Kompendium Praktische Psychiatrie

Hans-Bernd Rothenhäusler
Karl-Ludwig Täschner

Kompendium Praktische Psychiatrie

und Psychotherapie

2. Auflage

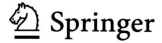 Springer

Univ.-Doz. Dr. Dr. Hans-Bernd Rothenhäusler
Universitätsklinikum für Psychiatrie der Medizinischen Universitätsklink Graz,
LKH - Universitätsklinikum Graz
Auenbruggerplatz 31
A-8036 Graz, Österreich

Prof. Dr. Karl-Ludwig Täschner
Institut für psychiatrische Begutachtung
Kirchstraße 6
D-70173 Stuttgart, Deutschland

ISBN 978-3-7091-1236-6   ISBN 978-3-7091-1237-3 (eBook)
DOI 10.1007/978-3-7091-1237-3
Springer Wien Heidelberg New York Dordrecht London

Bibliografische Information der Deutschen Nationalbibliothek
Die Deutsche Nationalbibliothek verzeichnet diese Publikation in der Deutschen Nationalbib-
liografie; detaillierte bibliografische Daten sind im Internet über http://dnb.d-nb.de abrufbar.

Springer Medizin ist Teil der Fachverlagsgruppe Springer Science+Business Media
www.springer.com

Vorwort zur 2. Auflage

Mit der vorliegenden Auflage ihres Psychiatrielehrbuchs unter dem erweiterten Titel „Kompendium Praktische Psychiatrie und Psychotherapie" versuchen die Autoren eine Lücke zu schließen zwischen den großen, handbuchartigen Lehrbüchern und den eher kurz gefassten Werken, die mittlerweile in großer Zahl am Markt erhältlich sind. Die Autoren waren bestrebt, ein praktisch verwendbares Kompendium vorzulegen, und so ist der Gedanke federführend gewesen, die Einfachheit und praktische Anwendbarkeit im psychiatrischen Alltag zur Geltung zu bringen.

Schon die erste Auflage von 2007 war aus diesen Ansätzen heraus zustandegekommen. Das Kompendium wurde ursprünglich für die Grazer Medizinstudierenden geschrieben, denen es im Kleingruppenunterricht und als Ergänzung für Vorlesungen, Übungen und Seminare im praxisorientierten Unterricht diente. Mit dem „Kompendium Praktische Psychiatrie" von 2007 wollten die Autoren einen Lehrtext zur Verfügung stellen, der die Aneignung des Wissensstoffs im Psychiatrieunterricht erleichtert, sowohl was die Vermittlung diagnostischer als auch therapeutischer und biopsychosozialer Zusammenhänge betrifft. Ferner war das Kompendium für die systematische Vorbereitung auf die Facharztprüfung gedacht, sollte aber auch den bereits praktisch tätigen Ärzten eine zweckmäßige und konkrete Handreichung sein.

Es zeigte sich bald, dass das Buch unter diesem Aspekten offenbar gut aufgenommen wurde und seinen Zweck erfüllte. So wurde die Ausarbeitung einer 2. Auflage schon nach relativ kurzer Zeit notwendig. Dazu erfolgte eine komplette Überarbeitung, Aktualisierung und Ergänzung der Inhalte (z. B. hyperkinetische Störung im Erwachsenenalter, Burnoutsyndrom, Grazer Konsiliarpsychiatrie-, Herzchirurgie-, Polytrauma-, HIV-, HCV-, Mobbing-, Stalkingstudien). Neu sind darüber hinaus typische Fallgeschichten zu klinisch relevanten psychiatrischen Störungsbildern und Behandlungssituationen (z. B. Demenz, Delir, paranoide Schizophrenie, unipolare Depression, generalisierte Angststörung, artifizielle Störungen) sowie ein umfänglicher didaktischer Anhang mit 100 Single-Choice-Prüfungsfragen und Informationen zu psychiatrischen, psychotherapeutischen und psychologischen Fachgesellschaften sowie Fachzeitschriften.

An dieser Stelle sei übrigens an einen Pionier psychiatrischer Lehrbücher erinnert: Das „Lehrbuch der Psychiatrie auf klinischer Grundlage für practische Ärzte und Studirende", von Dr. R. v. Krafft-Ebing, Professor in Graz, Stuttgart, Verlag von Ferdinand Enke, 1879" wurde bis 1902 mehrfach aufgelegt und galt damals im deutschsprachigen Raum als das Psychiatrielehrbuch für Studium und Beruf. Richard Fridolin Joseph Freiherr Krafft von Festenberg auf Frohnberg, genannt von Ebing, wurde 1840 im heutigen Bundesland Baden-Württemberg geboren und starb 1902 in Graz. Er war von 1873 bis 1889 Ordinarius für Psychiatrie an der Grazer Universität. Krafft-Ebing gilt als einer der Begründer der modernen klinischen Psychiatrie, der sich insbesondere für eine patientenbezogene Psychiatrie einsetzte.

Es hat für die Autoren des Kompendiums eine gewisse symbolische Bedeutung, dass sie mit diesem Buch gewissermaßen den Brückenschlag Krafft-Ebings zwischen Graz und Stuttgart nachvollziehen.

Den Grazer Studierenden, den österreichischen Kandidaten für die Facharztprüfung im Sonderfach Psychiatrie und Psychotherapeutische Medizin und den Kollegen des Zentrums für Seelische Gesundheit am Bürgerhospital des Klinikums Stuttgart möchten wir für viele Anregungen ebenso danken wie dem „Erfahrungsraum" Graz und Stuttgart insgesamt. Zu danken haben wir Renate Schulz, Thalia Andronis, Jeannette Krause und Claus-Dieter Bachem, die im Auftrag des Springer-Verlags die technische Betreuung des Manuskripts sowie seine Überarbeitungen bestens durchführten.

Hans-Bernd Rothenhäusler und Karl-Ludwig Täschner
Graz und Stuttgart, im Juni 2012

Inhaltsverzeichnis

Inhaltsverzeichnis

IX

Allgemeiner Teil

Einführung

1.1   Das Arbeitsfeld der Psychiatrie

„Psyche" bedeutet Seele, „Iatros" heißt Arzt. Beide griechischen Wörter sind in der Berufsbezeichnung „Psych-iater" („Seelen-Arzt") enthalten. Der Psychiater ist ein Arzt für psychische Leiden; die Psychiatrie („Seelenheilkunde") ist ein Fachgebiet der Medizin, welches die Lehre und Wissenschaft von der Erkennung und Behandlung psychischer Störungen umfasst.

Die Weltgesundheitsorganisation (WHO, World Health Organization) (2001) teilt im Kapitel V der 10. Revision ihrer Internationalen Klassifikation der Krankheiten (ICD-10, International Statistical Classification of Diseases and Related Health Problems, 10th revision) die **psychischen Störungen** in 11 Gruppen (F00–F99) ein. ◘ Tab. 1.1 gibt einen orientierenden Überblick über die psychiatrischen Diagnosen aus dem Kapitel V der ICD-10.

Die Krankheitserscheinungen im Arbeitsfeld der Psychiatrie sind demnach sehr vielfältig. Sie reichen von seelischen Störungen aus dem Bereich der sog. **Großen Psychiatrie** (z. B. Schizophrenien, bipolare affektive Störungen, rezidivierende depressive Störungen, Delire, Demenzen, Suchterkrankungen) über psychische Krankheiten aus der sog. **Kleinen Psychiatrie** (z. B. Persönlichkeitsstörungen, neurotische, Belastungs- und somatoforme Störungen) bis hin zur Gruppe der psychosomatischen Erkrankungen (z. B. Essstörungen, psychische Faktoren und Verhaltenseinflüsse bei Colitis ulcerosa, Asthma, Dermatitis, Magenulkus usw.). Folglich ist die heutige Psychiatrie ganzheitlich orientiert und pflegt **pluridimensionale** (Kretschmer 1919) bzw. **biopsychosoziale** (Engel 1977) Betrachtungsweisen. Sie versucht hiernach, das Individuum in allen seinen Teilaspekten zu erfassen: im gegenwärtigen Zustandsbild (Querschnitt), im Verlauf vor und während der Krankheit (Längsschnitt) und in seinen Beziehungen zur Umwelt, wobei aktuelle soziokulturelle Gegebenheiten und Veränderungen zu berücksichtigen sind. In einer pluridimensionalen bzw. biopsychosozialen Perspektive stützt sich der moderne Psychiater auf multimodale Therapieansätze (Psychopharmakotherapie, andere biologische Behandlungsmethoden, Psychotherapie, Psychoedukation, Soziotherapie usw.).

Diesem ganzheitlichen Psychiatrieverständnis wird in Österreich mit der neuen, zum 1.2.2007 in Kraft getretenen Verordnung des Bundesministeriums für Gesundheit und Frauen über die Ausbildung zum **Facharzt für Psychiatrie und Psychotherapeutische Medizin** Rechnung getragen. Denn das neue Sonderfach „Psychiatrie und Psychotherapeutische Medizin" umfasst die Prävention, die Diagnostik, die nichtoperative Behandlung einschließlich psychotherapeutischer Medizin, die Rehabilitation sowie die fachspezifische Begutachtung von psychischen und psychosomatischen Krankheiten oder Störungen sowie psychischen und sozialen Verhaltensauffälligkeiten. Die Mindestdauer der Ausbildung beträgt im Hauptfach 5 Jahre, wobei hierauf eine absolvierte Ausbildung in Kinder- und Jugendpsychiatrie in der Dauer von 8 Monaten anrechenbar ist. Als sog. Gegenfächer sind 6 Monate innere Medizin sowie 6 Monate Neurologie verpflichtend zu absolvieren. Eine Facharztprüfung ist mittlerweile obligat. Sie wird von der Österreichischen Ärztekammer abgenommen, welche die Österreichische Akademie der Ärzte mit der Organisation betraut hat. Weiterhin wird in der neuen Verordnung die **Kinder- und Jugendpsychiatrie** als selbstständiges Sonderfach begründet. Die Ausbildung zum Kinder- und Jugendpsychiater in Österreich erfordert eine mindestens 4-jährige Tätigkeit im Hauptfach sowie die Ableistung der Pflichtnebenfächer Kinder- und Jugendheilkunde, Psychiatrie und Neurologie für die Dauer von jeweils 10, 8 und 6 Monaten.

In Deutschland dauert die Ausbildung zum **Facharzt für Psychiatrie und Psychotherapie** mindestens 5 Jahre. Hierzu müssen die in der Weiterbildungsordnung aufgeführten Weiterbildungsinhalte während einer 1-jährigen Tätigkeit an einer anerkannten Einrichtung auf dem Gebiet der Neurologie und während der Dauer von mindestens 4 Jahren (hiervon mindestens

◻ **Tab. 1.1** Überblick über die psychiatrischen Diagnosen aus Kapitel V der ICD-10 (WHO)

ICD-10-Ziffer	Psychiatrische Krankheitsgruppen	Beispiele
F00–F09	Organische, einschließlich symptomatischer psychischer Störungen	Demenz bei Alzheimer-Krankheit, vaskuläre Demenz, Demenz bei Krankheit durch das Humane-Immundefizienz-Virus (HIV), Demenz bei Creutzfeldt-Jakob-, Pick-, Huntington-, Parkinson-Krankheit, Delir (nicht durch Alkohol oder sonstige psychotrope Substanzen bedingt), organische affektive Störungen, leichte kognitive Störung, organische Persönlichkeitsstörung usw.
F10–F19	Psychische und Verhaltensstörungen durch psychotrope Substanzen	Störungen (Abhängigkeits-, Entzugssyndrom usw.) durch Alkohol, Opioide, Cannabinoide, Sedativa oder Hypnotika, Kokain, Halluzinogene, Tabak usw.
F20–F29	Schizophrenie, schizotype und wahnhafte Störungen	Paranoide, hebephrene, katatone, undifferenzierte Schizophrenie, Schizophrenia simplex, schizotype Störung, wahnhafte Störung, schizoaffektive Störungen usw.
F30–F39	Affektive Störungen	Manische Episoden, bipolare affektive Störung, leichte, mittelgradige oder schwere depressive Episode, rezidivierende depressive Störungen, Zyklothymia, Dysthymia usw.
F40–F48	Neurotische, Belastungs- und somatoforme Störungen	Agoraphobie, soziale Phobien, spezifische Phobien, Panikstörung, generalisierte Angststörung, Zwangsstörung, akute Belastungsreaktion, posttraumatische Belastungsstörung, Anpassungsstörungen, dissoziative Störungen, somatoforme Störungen, Neurasthenie usw.
F50–F59	Verhaltensauffälligkeiten mit körperlichen Störungen und Faktoren	Anorexia nervosa, Bulimia nervosa, nichtorganische Schlafstörungen, nichtorganische sexuelle Funktionsstörungen, psychische und Verhaltensstörungen im Wochenbett usw.
F60–F69	Persönlichkeits- und Verhaltensstörungen	Paranoide, schizoide, dissoziale, emotional instabile, histrionische, anankastische, ängstliche oder abhängige Persönlichkeitsstörung, Störungen der Impulskontrolle, der Geschlechtsidentität oder der Sexualpräferenz, artifizielle Störung usw.
F70–F79	Intelligenzminderung	Leichte, mittelgradige, schwere oder schwerste Intelligenzminderung
F80–F89	Entwicklungsstörungen	Artikulationsstörung, Lese- und Rechtschreibstörung, frühkindlicher Autismus, Rett-Syndrom, Asperger-Syndrom usw.
F90–F98	Verhaltens- und emotionale Störungen mit Beginn in der Kindheit und Jugend	Hyperkinetische Störungen, Störung des Sozialverhaltens, emotionale Störungen des Kindesalters, Ticstörungen, Enuresis, Enkopresis, Stottern usw.
F99	Nicht näher bezeichnete psychische Störungen und Verhaltensstörungen	Nicht empfohlene Restkategorie für Störungen, bei denen keine andere Kodierung von F00–F98 verwendet werden kann.

3 Jahre im stationären Bereich) an einer für das Fach Psychiatrie und Psychotherapie akkreditierten Weiterbildungsstätte erworben werden. Nach einer bestandenen Prüfung bei der zuständigen Landesärztekammer erfolgt die Facharztanerkennung. Die Kinder- und Jugendpsychiatrie ist seit 1968 in Deutschland ein selbstständiges medizinisches Fachgebiet. 1992 wurde die Berufsbezeichnung „Facharzt für Kinder- und Jugendpsychiatrie" in **„Facharzt für Kinder- und Jugendpsychiatrie und -psychotherapie"** geändert. Weiterhin ist in Deutschland die psychotherapeutische und psychosomatische Medizin seit 1992 als eigene medizinische Fachdisziplin institutionalisiert. Das Sonderfach heißt derzeit **Psychosomatische Medizin und Psychotherapie.** Nach Ermann (1997) befasst sich die psychotherapeutische und psychosomatische Medizin in Deutschland hauptsächlich mit den seelischen Einflüssen bei der Krankheitsentstehung, Krankheitsverarbeitung und Behandlung. Ihre Krankheitslehre beinhaltet reaktive Störungen (z. B. Belastungsreaktionen), neurotische Störungen (z. B. Symptom- und Charakterneurosen), Psychosomatosen (z. B. Asthma bronchiale, Ulcus ventriculi et duodeni, Colitis ulcerosa), posttraumatische Neurosen (z. B. posttraumatische Persönlichkeitsstörungen) und somatopsychische Aspekte der Krankheitsverarbeitung. Als ihre wichtigste Behandlungsmethode gilt die Psychotherapie mit ihren unterschiedlichen Verfahren (z. B. analytische Psychotherapie, Verhaltenstherapie). Grundsätzlich bleibt an dieser Stelle kritisch anzumerken, dass sich die beiden medizinischen Fachgebiete „Psychiatrie und Psychotherapie" und „Psychosomatische Medizin und Psychotherapie" in Deutschland auf vielen Gebieten (z. B. Konsiliar-/Liaisontätigkeit) überschneiden. Aus der Perspektive des Patienten, aber auch des somatisch-medizinischen Fachkollegen ist diese oftmals konkurrierende Versorgungssituation der beiden Disziplinen mitunter verwirrend. In Österreich hingegen zeichnet sich mit der Etablierung des neuen Sonderfachs „Psychiatrie und Psychotherapeutische Medizin" eine integrative Entwicklung des psychosomatischen Versorgungsangebots ab.

Von der Psychiatrie ist die **Neurologie** als eigene Fachdisziplin abzugrenzen. Die Neurologie widmet sich der Prävention, der Diagnostik, der kausalen, symptomatischen und palliativen Behandlung sowie der Rehabilitation von primären und sekundären Erkrankungen und Funktionsstörungen des zentralen, peripheren und vegetativen Nervensystems sowie der Muskulatur. Neurologie und Psychiatrie waren früher in Österreich und Deutschland unter der Bezeichnung **Nervenheilkunde** zusammengefasst. In sog. Psychiatrischen und Nervenkliniken bzw. psychiatrisch-neurologischen Kliniken wurden sowohl neurologische als auch psychiatrische Patienten behandelt. Der Nervenarzt war Facharzt für Neurologie und Psychiatrie. Mit Beginn der 1950er Jahre wurden die kombinierten Ordinariate für Psychiatrie und Neurologie an den Universitäten in Deutschland und Österreich Schritt für Schritt voneinander getrennt (z. B. 1951 in Freiburg, 1957 in Tübingen, 1963 in Gießen und Göttingen, 1970 in München, 1990 in Graz). Nach wie vor bestehen aber einige Überschneidungsgebiete zwischen den beiden Disziplinen (z. B. neuropsychiatrische Erkrankungen wie Demenz bei Alzheimer-Krankheit, vaskuläre Demenz, Demenz bei Huntington-Krankheit).

Schließlich ist von der Psychiatrie die **Psychologie** zu unterscheiden. Psychologie stellt eine teils den naturwissenschaftlichen, teils den geisteswissenschaftlichen Fakultäten zugeordnete Wissenschaft dar, die sich mit der Erforschung des normalen Seelenlebens des Menschen und der zugehörigen Vorgänge befasst. Psychologie ist ein eigenes Studienfach, das in Deutschland in der Regel durch eine Diplomprüfung (Diplom-Psychologe) abgeschlossen wird. Im Mittelpunkt stehen die Anwendungsfächer klinische Psychologie und Psychotherapie (ätiologische Bedingungen psychischer Störungen und deren psychologische Behandlungen), pädagogische Psychologie (Erziehungs- und Sozialisationsprozesse) und Arbeits-, Betriebs- und Organisationspsychologie (Bedingungen menschlicher Arbeit und psychologische Grundlagen der

Tätigkeit in Betrieben, Organisationen usw.). In Österreich erfolgt die Ausbildung des Psychologen über ein Hochschulstudium (früher Doktorats-, heute Magisterstudium Psychologie), das in Wien, Graz, Innsbruck, Klagenfurt und Salzburg angeboten wird. Die Tätigkeitsbereiche des Psychologen umfassen pädagogische Psychologie, Umwelt-, Verkehrs-, Sport-, Kinder- und Jugend-, klinische und Gesundheits-, Organisations-, Wirtschafts- und Arbeitspsychologie, forensische Psychologie sowie Psychotherapie. **Klinische Psychologen** können in Krankenhäusern, Rehabilitationseinrichtungen, Heimen, Ambulanzen, Beratungsstellen und/oder freier Praxis arbeiten. Sie sind sowohl diagnostisch (z. B. Persönlichkeitsdiagnostik) als auch therapeutisch (klinisch-psychologische Behandlung) tätig (Psychologengesetz, 1991). Von der klinischen Psychologie ist die **Psychotherapie** zu differenzieren. Psychotherapie bedeutet Behandlung psychischer Krankheiten mit psychologischen Mitteln (z. B. beeinflussendes Gespräch). Sie reiht sich innerhalb der Psychiatrie in eine ganze Fülle anderer Behandlungsverfahren ein. Psychotherapie können Mediziner, Psychologen und Angehörige anderer Berufsgruppen erlernen. In Österreich gliedert sich die Ausbildung für Psychotherapie zum einen in das psychotherapeutische Propädeutikum (Grundausbildung zum Erwerb medizinischen, psychologischen sowie human- und sozialwissenschaftlichen Wissens), zum anderen in das psychotherapeutische Fachspezifikum (mindestens 4-jährige theoretische und praktische Ausbildung in akkreditierten psychotherapeutischen Vereinigungen) (Psychotherapiegesetz, 1991).

1.2 Einteilungsprinzipien psychischer Störungen

Die Psychiatrie deutschsprachiger Tradition teilte früher die psychischen Störungen nach einem didaktisch einprägsamen Schema, dem sog. **triadischen System**, ein in:
1. körperlich begründbare („exogene") psychische Störungen,
2. körperlich noch nicht begründbare („endogene") Psychosen,
3. abnorme Variationen seelischen Wesens.

Körperlich begründbare psychische Störungen beruhten hiernach auf somatischen Krankheiten, die als primäre Affektionen des Gehirns („Hirnkrankheiten" wie z. B. Hirntumoren, Hirntrauma, Neurosyphilis, erbliche oder an das Lebensalter gebundene degenerative Hirnkrankheiten, vaskuläre Demenz usw.) oder als sekundäre Affektionen des Gehirns (z. B. Endokrinopathien, metabolische Enzephalopathien, pharmakogene Psychosen, Eklampsie, Vergiftungen, Infektionskrankheiten usw.) zu identifizieren waren. Zu den **endogenen Psychosen** zählten die Schizophrenie mit den Typen Hebephrenie, Katatonie und paranoische Formen („Verrücktheiten"), die manisch-depressiven Erkrankungen („Gemütskrankheiten") und die genuine Epilepsie („Krampfkrankheiten") („Die drei Kreise der großen Psychosen" [Jaspers 1973]). Bei ihnen wurde zwar eine organische Funktionsstörung des Gehirns angenommen, die aber weder strukturell noch metabolisch nachzuweisen war. Bei den **abnormen Variationen seelischen Wesens** differenzierte die klassische deutschsprachige Psychiatrie zwischen den Störungen der Persönlichkeitsstruktur („Psychopathien"), den abnormen Erlebnisreaktionen („Neurosen") und den Intelligenzminderungen („Oligophrenien"). In dieser Gruppe handelte es sich also um quantitative Überschreitungen der Bandbreiten seelischen Seins, die sich in ihrem Wesen von normalen psychischen Äußerungen nicht unterschieden (Huber 1994).

Diese Einteilung bot größere Schwierigkeiten als in den anderen Fächern der Medizin, da sie nur scheinbar frei von Inkonsistenzen war, sowohl innerhalb der einzelnen nosologischen Entitäten als auch im Hinblick auf diagnostische Entscheidungsprozesse. Das lag teils in der Natur der Sache, aber auch in den überwiegend unzulänglichen Verfahrensweisen begründet, deren sich die Psychiatrie bediente. Denn oftmals wurde mit der Krankheitsdiagnose zugleich eine nicht belegbare Aussage über die Ursache der Krankheit gemacht. Begriffe wie „Endogenität" oder „Neurose" konnten durch umfassende wissenschaftlich-empirische Untersuchungen nicht hinreichend begründet werden. Beispielsweise legten neuere Forschungsergebnisse auf dem Gebiet der Stimmungserkrankungen ein multifaktorielles Bedingungsgefüge depressiver Störungen nahe, bei dem Persönlichkeitsfaktoren, genetische Prädisposition, traumatische Erfahrungen, physikalische Einwirkungen und aktuelle psychosoziale Stressoren interagierten. Des Weiteren wurden in der Routineversorgung nosologische und syndromale Feststellungen nicht selten gleichwertig nebeneinander verwendet und sogar zeitweise miteinander vermengt. Vielfach gleichartige Grundsachverhalte waren mit unterschiedlichen, willkürlich gewählten Begriffssystemen versehen. Vor diesem Hintergrund erschien die Psychiatrie mitunter von außen als unsystematisch, undurchsichtig und schließlich auch als unwissenschaftlich.

Diese externe Kritik an der Psychiatrie schwächte sich ab, nachdem mit Einführung des **DSM-III** (Diagnostic and Statistical Manual of Mental Disorders) der American Psychiatric Association (APA) im Jahre 1980 ein fundamental neues Klassifikationskonzept vorgestellt worden war. Die Gliederung nach DSM-III hatte eindeutig Argumente der Logik und sogar der klinischen Praxis auf ihrer Seite. Denn der Ansatz zur Einteilung der einzelnen nosologischen Entitäten war rein **deskriptiv-phänomenologisch**, frei von nicht belegbaren ätiopathogenetischen Modellen, und die neu eingeführte multiaxiale **operationalisierte Diagnostik** folgte explizit vorgegebenen diagnostischen Kriterien. Beispielsweise basierte die Typisierung der verschiedenen Depressionsformen fortan auf evidenten Ordnungskategorien wie Polarität, Zeitkriterium, Stärke der Symptomatik und Verlauf. Mit dem **DSM-III-R** aus dem Jahre 1987 wurde zusätzlich das **Komorbiditätsprinzip** verbindlich eingeführt. In der 10. Revision der ICD (ICD-10) im Jahre 1992 griff die WHO das moderne Klassifikationskonzept der APA auf. Die **kategoriale Diagnostik nach ICD-10** ist verbindlich für die Psychiatrie in Österreich und in Deutschland, weshalb sich der „Spezielle Teil" unseres kurzgefassten Psychiatrielehrbuchs an ihr maßgeblich orientiert (siehe auch ◘ Tab. 1.1).

Der Vollständigkeit halber sollen an dieser Stelle die in der traditionellen deutschsprachigen psychiatrischen Krankheitslehre relevanten Grundbegriffe **Psychosen, Neurosen, Reaktionen** und **Psychopathien** näher erläutert werden, obwohl diese Termini per se in der ICD-10 nicht mehr, allenfalls in Wortzusammensetzungen wie z. B. „psychotische Störung", „neurotische Störungen", erwähnt sind. Andererseits sind sie (mit Ausnahme des Begriffs „Psychopathien") bei den heutigen Psychiatern, Psychologen, Psychotherapeuten usw. immer noch geläufig und werden von ihnen nach wie vor informell in der alltäglichen Praxis verwendet.

Unter **Psychosen** werden im Allgemeinen psychiatrische Erkrankungen verstanden, die zu einer Beeinträchtigung der psychischen Funktionen in einem solchen Ausmaß geführt haben, dass dadurch Einsicht, Grundfähigkeiten der Lebensbewältigung oder der realitätsgerechten Auseinandersetzung mit der Umwelt nachhaltig gestört sind. In diesem Kontext ist auf die produktiven Symptome (z. B. Sinnestäuschungen, Wahnerlebnisse) hinzuweisen, die im Rahmen von Psychosen regelhaft auftreten. Im Speziellen werden exogene (körperlich begründbare oder organische) Psychosen oder Psychosyndrome und endogene (funktionelle) Psychosen unterschieden. Zu den exogenen Psychosen zählen nach Huber (1972) psychopathologische Syndrome der akuten (reversiblen) Formen (z. B. Durchgangssyndrome, Delir) und der chronischen (irreversiblen) Formen (z. B. Demenz). Innerhalb der funktionellen Psychosen dominieren die schizophrenen (z. B. Symptome ersten Ranges nach Kurt Schneider [1938]), schizoaffektiven (z. B. gleichzeitiges Vorhandensein von Symptomen sowohl einer schizophrenen als auch einer depressiven resp. manischen Krankheitsepisode) und affektiven (z. B. Melancholie oder schwere depressive Episode, Manie, bipolare affektive Störung mit psychotischen Symptomen) Psychosen.

Neurosen sind rein psychisch bedingte Gesundheitsstörungen. Ihre Symptome sind Folgen seelischer Konflikte, die selbst unbewusst bleiben. Sie umfassen im wesentlichen Angst, Zwangssymptome, aber auch Verstimmbarkeit, Selbstunsicherheit und Gehemmtheit, die dazu führen, dass neurotisch Kranke in ihrer Gefühlsbeziehung zu sich selbst, zur Umwelt und zu anderen Personen gestört sind (traditionelle Begriffe: Angstneurose, Zwangsneurose, depressive Neurose; neue Klassifikation: Panikstörung, phobische Störung, Zwangsstörung, Dysthymia usw.). Es können auch körperliche Symptome als sog. Konversionssymptome in den Vordergrund treten, ohne dass eine wirkliche organische Ursache vorliegt (traditioneller Begriff: hysterische Neurose; neue Klassifikation: dissoziative Störungen oder Konversionsstörungen, somatoforme Störungen usw.). Zwar kann das Verhalten neurotischer Patienten nachhaltig beeinträchtigt sein, sie behalten aber die Fähigkeit zur Realitätswahrnehmung, besitzen beträchtliche Einsicht und verwechseln im Allgemeinen auch nicht ihre krankhaften subjektiven Erfahrungen mit der äußeren Realität. Hierdurch unterscheiden sich Neurosen also grundsätzlich von der Krankheitsgruppe der Psychosen.

Bei **Reaktionen** handelt es sich um meistens relativ schnell vorübergehende psychische Störungen jeder Schwere und Art, die bei Personen ohne offensichtlich vorbestehende psychische Auffälligkeiten auftreten. Die Reaktionen (z. B. reaktive Depressionen, paranoide Reaktionen, reaktive Erregungen) stehen in enger zeitlicher und oftmals auch inhaltlicher Beziehung zu außergewöhnlichen psychosozialen oder auch körperlichen Belastungen.

An die Stelle des traditionellen Begriffs **Psychopathien** tritt in der modernen Psychiatrie der aus der angloamerikanischen Nomenklatur stammende Terminus **Persönlichkeitsstörungen**, weil sich mit der Bezeichnung „Psychopath" eine pejorative Bedeutung verbunden hat. So wird der Begriff „Psychopath" häufig als Sammelbegriff für charakterliche Insuffizienz benutzt. Im Allgemeinen werden Persönlichkeitsstörungen nicht im eigentlichen Sinn als Krankheiten, sondern als von einer Durchschnittsbreite abweichende (abnorme) Spielarten seelischen Wesens aufgefasst. Gemeint sind also Extremvarianten des menschlichen Charakters mit besonders akzentuierten Persönlichkeitsstrukturen, für deren Zustandekommen zumindest bei einer Reihe von Typen (z. B. paranoide Persönlichkeitsstörung, schizoide Persönlichkeitsstörung) eine diathetische oder konstitutionelle Prädisposition bedeutsamer zu sein scheint als lebensgeschichtliche Einflüsse. Nach Kurt Schneider (1923) gehört zur Definition auch, dass persönlichkeitsgestörte Menschen unter ihrer Abnormität leiden bzw. die Gesellschaft unter ihren Abnormitäten zu leiden hat.

1.3 Exkurs: Die Malariatherapie nach Wagner-Jauregg

Vor 100 Jahren litt ein hoher Prozentsatz der in psychiatrischen Anstalten langzeithospitalisierten Patienten an der progressiven Paralyse. Sie stellt eine klinische Form der Neurosyphilis dar, die regelhaft mit schweren psychiatrischen Auffälligkeiten einhergeht. Im Verlauf der progressiven Paralyse können delirante Syndrome, affektive Mischbilder, Erregungszustände und Persönlichkeitsveränderungen auftreten. Während des eigentlichen Höhestadiums werden Psychosen (z. B. euphorisch-expansive Psychose mit Größenwahn als klassische Form der

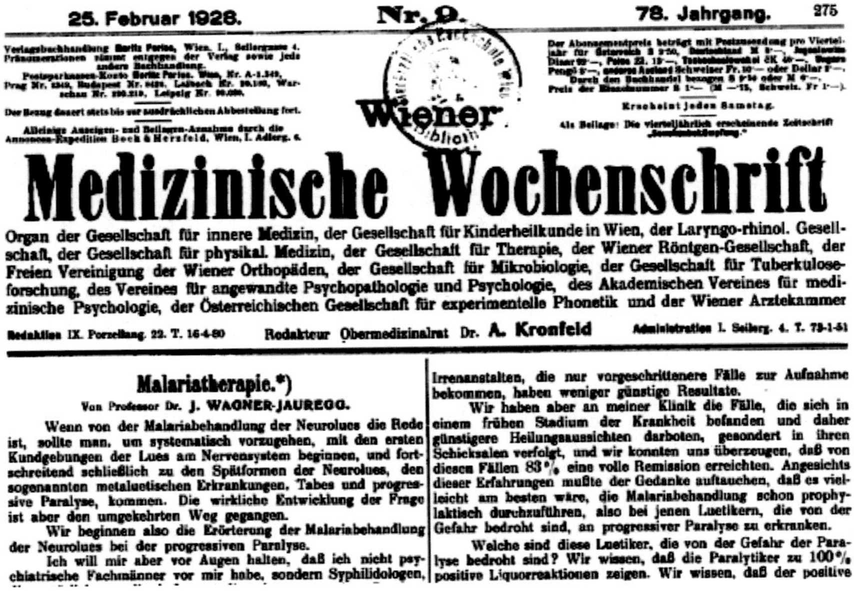

Abb. 1.1 Titelseite der Wiener Medizinischen Wochenzeitschrift vom 25. Februar 1928

progressiven Paralyse) und Demenz („Dementia paralytica") beobachtet. Unbehandelt führt die progressive Paralyse innerhalb weniger Jahre zu vegetativem Verfall mit letalem Ende.

Der desolate Krankheitsverlauf der progressiven Paralyse wurde erstmals 1917 somato-therapeutisch aufgehalten, als der österreichische Psychiater Julius Wagner Ritter von Jauregg (1857–1940) an der Wiener „Klinik für Psychiatrie und Neuropathologie Am Steinhof" Patienten mit progressiver Paralyse mit dem infektiösen Blut eines an Malaria tertiana Erkrankten impfte (Wagner-Jauregg 1928). Seinem Therapieversuch mitten im 1. Weltkrieg ging eine über 30-jährige Erforschung der möglichen Auswirkungen fieberhafter Erkrankungen auf Psychosen voraus (u. a. von 1889 bis 1893 als außerordentlicher Universitätsprofessor in Graz). Immer wieder begegnete Wagner-Jauregg im Rahmen seiner klinischen Tätigkeit stationären Patienten mit progressiver Paralyse, die durch eine zufällig hinzugetretene fieberhafte Erkrankung schlagartig, wenn auch nur vorübergehend, psychopathologisch gebessert waren. Denn der bakterielle Erreger der Syphilis, Treponema pallidum subsp. pallidum, einer Spirochäten-gattung, überlebt in der Regel Temperaturen von über 41 °C nicht. Auf der Suche nach einer kontrollierbaren Fiebertherapie kam er schließlich auf die durch Plasmodium vivax verur-sachte Malaria tertiana: Zum einen können die mittels induzierter Tertianainfektion hervorge-rufenen Fieberschübe von über 40 °C treponemizid wirken, zum anderen verläuft die Malaria tertiana oftmals gutartig; die Fieberanfälle dauern 3–4 h und kehren jeden 3. Tag wieder, bis nach 12 und mehr Fieberanfällen Normalisierung eintritt. Rekrudeszenzen sind häufig; indes ist Chinin aus Chinarinde als wirksames Malariamittel bereits seit dem 19. Jahrhundert ver-fügbar.

Die Resultate der von Wagner-Jauregg entdeckten Malariatherapie waren bemerkenswert. Zwischen 30 und 50 % der in psychiatrischen Anstalten institutionalisierten Patienten mit progressiver Paralyse konnten Anfang der 1920er Jahre in Europa geheilt und psychosozial reintegriert werden (◨ Abb. 1.1). 1927 wurde Wagner-Jauregg „für die Entdeckung der therapeutischen Bedeutung der Malariaimpfung bei progressiver Paralyse" der Nobelpreis für Physiologie und Medizin verliehen. Bis zur Entwicklung der „Penicillinkur" als kausale Therapie der Syphilis Mitte bis Ende 1940er Jahre blieb die Malariatherapie die einzig wirksame Behandlung der Neurosyphilis.

1.4 Evidenzbasierte Medizin

Nach Sackett et al. (2000) handelt es sich bei der evidenzbasierten Medizin (EBM) um „die Integration individueller klinischer Expertise mit der bestmöglichen externen Evidenz aus systematischer Forschung und den Werten und Erwartungen des Patienten".

Es werden folgende **Evidenzstufen** zur Bewertung von Studien unterschieden (mod. nach Wikipedia 2012):

- **Ia:** Evidenz aufgrund von Metaanalysen randomisierter, kontrollierter Studien
- **Ib:** Evidenz aufgrund mindestens einer randomisierten, kontrollierten Studie
- **IIa:** Evidenz aufgrund mindestens einer gut angelegten, kontrollierten Studie ohne Randomisierung
- **IIb:** Evidenz aufgrund mindestens einer anderen Art gut angelegter, quasi-experimenteller Studien
- **III:** Evidenz aufgrund gut angelegter, nichtexperimenteller, deskriptiver Studien, wie z. B. Vergleichsstudien, Korrelationsstudien und Fallkontrollstudien
- **IV:** Evidenz aufgrund von Berichten der Expertenausschüsse oder Expertenmeinungen und/oder klinischer Erfahrung anerkannter Autoritäten

Auf der Grundlage der Evidenzklassen können **Therapieempfehlungen** graduiert werden. Es werden folgende **Empfehlungsgrade** differenziert:

- **A: Eindeutige Empfehlung** aufgrund zumindest einer randomisierten kontrollierten Studie von insgesamt guter Qualität und Konsistenz, die sich direkt auf die jeweilige Empfehlung bezieht (Evidenzstufen Ia und Ib)
- **B: Im Allgemeinen ratsam** aufgrund gut durchgeführter klinischer Studien (Evidenzstufen II oder III). Es liegen aber keine randomisierten, kontrollierten Studien mit direktem Bezug zur Empfehlung vor
- **C: Vertretbar** aufgrund von Berichten der Expertenausschüsse oder Expertenmeinungen und/oder klinischer Erfahrung anerkannter Autoritäten (Evidenzstufe IV) oder Extrapolation der Evidenzstufen IIa, IIb oder III
- **D: Im Allgemeinen abzulehnen**
- **E: Eindeutige Ablehnung**

Beispiel

Zur Frage der Wirksamkeit und Verträglichkeit von Antidepressiva bei Fibromyalgiepatienten *ohne* Begleitdepression gibt es eine Reihe von veröffentlichten randomisierten, kontrollierten Untersuchungen. In der Zusammenschau kann festgehalten werden, dass die medikamentöse Therapie mit den dual wirksamen Serotonin- und Noradrenalin-Reuptake-Inhibitoren (SNRI) Milnacipran und Duloxetin bei dieser Patientenpopulation auf Evidenzstufe Ib gemäß den Richtlinien der EBM abgesichert ist. ◻ Tab. 1.2 gibt einen Überblick über die Graduierung der Therapieempfehlungen in Bezug auf die untersuchten Antidepressiva in der Behandlung von nicht depressiven Fibromyalgiepatienten.

◨ **Tab. 1.2** Graduierung der Therapieempfehlungen in Bezug auf die Gabe von Antidepressiva bei nicht depressiven Patienten mit Fibromyalgie (mod. nach Littlejohn u. Guymer 2006)

Wirksamkeit und Verträglichkeit von Antidepressiva bei Fibromyalgie	
Milnacipran	Eindeutige Therapieempfehlung
Duloxetin	Eindeutige Therapieempfehlung
Amitriptylin	Im Allgemeinen ratsam
Venlafaxin	Vertretbar
Fluoxetin	Vertretbar
Citalopram	Im Allgemeinen abzulehnen

Diagnostische Prinzipien

2.1 Allgemeines zur psychiatrischen Untersuchung

Die nachfolgende Darstellung gibt einen Überblick über diejenigen Vorgehensweisen bei der psychiatrischen Exploration und über die Bestandteile der psychiatrischen Diagnostik, die zu einer zuverlässigen Aussage über einen psychisch Kranken führen. Wir stellen dabei ideale Verhältnisse dar, an denen wir uns orientieren sollten. In der klinischen Routineversorgung wird es aber nur selten möglich sein, bis zu 60 min für eine psychiatrische Exploration aufzuwenden, auch nicht in der psychiatrischen Ordination bzw. Praxis. Abstriche in einzelnen Punkten werden daher nötig sein.

In ◘ Tab. 2.1 wird eine orientierende Übersicht über die notwendigen und im Einzelfall erforderlichen Bestandteile der psychiatrischen Diagnostik gegeben.

In ◘ Tab. 2.2 ist das Vorgehen bei der psychiatrischen Diagnostik (mod. nach Lauter 1991) zusammengefasst.

2.2 Psychiatrische Exploration

Unter psychiatrischer Exploration wird das psychiatrische Untersuchungsgespräch verstanden, mitunter wird es auch als psychiatrisches Interview bezeichnet. Wir unterscheiden Erstexploration, Nachexplorationen, Beratungen und ärztliche Gespräche. Am aufwendigsten ist die Erstexploration eines Patienten, den wir noch nicht kennen. Hier lassen wir das ärztliche Gespräch, dessen Inhalt allgemeine Themen sind, in die Exploration einmünden. Zu trennen ist dieser Gesprächstypus von psychotherapeutischen Gesprächen. Aber jedes ärztliche Gespräch und jede Exploration ist zugleich auch Therapie.

2.2.1 Äußere Bedingungen und Arrangement

Der Patient sollte in einer ruhigen, ungestörten Atmosphäre exploriert werden. Mögliche ruhestörende Faktoren sollten wir ausschalten (Telefon, Unterschriftsleistungen usw.). Der Raum sollte neutral eingerichtet sein. Er sollte dem Patienten nicht die vom Arzt gewollte persönliche Note aufdrängen. In der Regel kommt der Patient zu uns in unserer Eigenschaft als Arzt bzw. Therapeut, seltener zu uns als spezielle individuelle Person. Die ganze Untersuchungsatmosphäre sollte spontane, ungezwungene Äußerungen des Patienten ermöglichen. Die sog. Schreibtischschranke zwischen Patient und Arzt ist oft ungünstig. Blickkontakt sollte möglich sein, aber die Blickrichtung sollten beide Gesprächspartner frei wählen können. Je nach Wunsch des Patienten können auch Begleitpersonen der Erstexploration beiwohnen.

2.2.2 Verhalten des Arztes

Es ist eigentlich überflüssig zu erwähnen, dass der Arzt dem Patienten taktvoll und freundlich, aber distanziert gegenübertreten sollte. Dazu gehört auch eine neutrale, korrekte Kleidung des Arztes, der im Allgemeinen auch im psychiatrischen Bereich einen weißen Mantel oder Kittel trägt. Der Arztmantel ist weniger aus hygienischen Gründen als vielmehr aus Erwägungen heraus erforderlich, die mit den Erwartungen des Patienten zusammenhängen. Er unterstreicht die Funktion des Arztes als eines neutralen Zuhörers. Er lässt keinen Zweifel daran, dass hier

◘ **Tab. 2.1** Die obligaten und fakultativen Bestandteile der psychiatrischen Diagnostik	
Obligat	Exploration des Patienten
	Erhebung des psychopathologischen Befunds (Status psychicus)
	Neurologische und allgemeine körperliche Untersuchungen (Status neurologicus und Status somaticus)
Fakultativ	Interview mit Angehörigen oder Bezugspersonen
	Testpsychologische Untersuchungen
	Labordiagnostische Untersuchungen
	Apparative Zusatzdiagnostik

Menschen in unterschiedlichen Rollenfunktionen gegenübersitzen, was für den oft verunsicherten Patienten eine wichtige Hilfe sein kann. Barrieren zwischen Arzt und Patient entstehen eher durch die Person und das Verhalten des Arztes als durch den weißen Mantel, den er trägt. **Der Patient benötigt einen objektiven, weniger einen persönlichen Partner** (Bochnik et al. 1986); ersterem gegenüber ist er unbefangener und offener. Er sucht nicht Vertraulichkeit, sondern Vertrauenswürdigkeit, und symbolischer Ausdruck für Letzteres ist die typische Berufskleidung des Arztes.

Diese Feststellungen gelten in gleicher Weise für das Krankenpflegepersonal in der Klinik. Dass Vertrauen durch äußere Ähnlichkeit geschaffen würde, ist ein Irrtum, den die Wirklichkeit täglich korrigiert.

Der Arzt muss in der psychiatrischen Exploration **zuhören, verstehen und beobachten**. Er hat einen Menschen in psychischer Not vor sich, einen leidenden Menschen, der Hilfe sucht. Darauf müssen wir unser Verhalten einrichten. Die Struktur des Explorationsgesprächs bestimmt der Arzt. Den Inhalt und die Einzelheiten bestimmt der Patient. Den Fluss des Gesprächs können wir in Gang halten, etwa durch Wiederholungen oder Zusammenfassungen des bereits Gesagten, durch offene Fragen, die den Patienten anregen, eigene Erlebnis- und Sichtweisen zu schildern, z. B.: „Wie war das damals im Urlaub?" Wir sollten uns nicht dazu verleiten lassen, voreilig diagnostische Erwägungen zu äußern. Überhaupt sollten wir uns zunächst aller Wertungen enthalten. Freundlich, zuvorkommend, souverän und korrekt bei eingehaltener Distanz sollten wir auftreten, um das Vertrauen des Patienten gewinnen zu können.

Während des Explorationsgesprächs schreiben wir knappe Notizen nieder, ohne unsere Aufmerksamkeit davon fesseln zu lassen. Sie bleibt bei den Äußerungen des Patienten. Es bewährt sich, nach der Exploration die wesentlichen Inhalte derselben auf Band zu diktieren, weil im Laufe der Zeit Farbigkeit und Detailreichtum verblassen und wichtige Inhalte verloren gehen können.

2.2.3   Ablauf und Gliederung der Exploration

Wir gliedern die Exploration in **3** Teile, deren Gewicht allerdings unterschiedlich ist. In der **Einleitung** der Exploration finden wir zunächst Kontakt zum Patienten und verschaffen uns einen Eindruck, der vor allem auf äußeren Faktoren beruht. Im zweiten Teil erheben wir die **Anamnese**; und im dritten, abschließenden Teil erörtern wir **diagnostische, therapeutische und prognostische Erwägungen** mit dem Patienten.

▢ Tab. 2.2 Das Vorgehen bei der psychiatrischen Diagnostik (mod. nach Lauter 1991)	
Zuhören, Verstehen und Beobachten	Achten auf Verhalten, Ausdruck und Erleben des Patienten: Das Erleben wird beobachtet durch einfühlendes Sichhineinversetzen in die Erfahrungswelt des Kranken und anschauliche Vergegenwärtigung seines seelischen Zustands („psychopathologische Phänomenologie")
Beschreiben	Plastische Beschreibung der Beobachtungen, die sich auf das gesamte Erleben und Verhalten des Patienten bezieht, in einer natürlichen Umgangssprache
Benennen	Erfassung der Merkmalauffälligkeiten in der psychiatrischen Fachsprache („Taxonomie") und Zusammenfassung von Einzelmerkmalen („Symptome") zu typischen, überzufällig häufigen Merkmalkombinationen („Syndrome")
Interpretieren	Suche nach regelhaften ursächlichen Zusammenhängen durch *kausales Erklären* (Zusammenhang eines Symptoms oder Syndroms mit einem körperlichen Befund) oder *psychologisches Verstehen* (Verknüpfen eines Symptoms oder Syndroms mit einfühlbaren Erfahrungen oder Intentionen des Betroffenen)
Diagnostizieren und Klassifizieren	Zuordnung der psychischen Störung zu einer bestimmten *diagnostischen Kategorie* aufgrund von Gemeinsamkeiten der Symptomatologie, der Ursache, des Verlaufs, der Prognose oder Therapierbarkeit. Einordnung der psychischen Störung in ein psychiatrisches Klassifikationssystem. In Österreich und in Deutschland sind die operationalisierten Definitionen nach der Weltgesundheitsorganisation (WHO) in der ICD-10 aus dem Jahre 1992 verbindlich, in den USA die diagnostischen Kriterien der American Psychiatric Association (APA) im DSM-IV aus dem Jahre 1994 obligatorisch

Die Dauer der Erstexploration ist mit durchschnittlich 40 min zu veranschlagen; das sollten wir dem Patienten auch am Anfang mitteilen. Dass die **ärztliche Schweigepflicht** für die Inhalte der Exploration gilt, sollte der Patient gleichfalls wissen.

Einleitung der Exploration

Immer wieder ist zu betonen, dass die ersten Äußerungen des Patienten von besonderer Bedeutung sein können. Deshalb greifen wir in dieser Anfangsphase der Exploration möglichst wenig ein. Wir leiten allenfalls von anfänglich neutralen Gesprächsinhalten behutsam auf die vermutete Problematik bei dem Patienten über, um ihm dann ausreichend Gelegenheit zu spontanen Äußerungen zu geben.

▪ **Eindruck**

In der Einleitungsphase wenden wir uns vor allem dem äußeren Erscheinungsbild des Patienten zu. Hier sind folgende Einzelmerkmale zu beachten: seine Kleidung, Körperpflege einschließlich der Haartracht, seine Haltung, Gang, Händedruck, Redeweise und Ausdrucksverhalten.

▪ **Gesprächsführung**

Wir überlassen die Initiative in der Einleitungsphase überwiegend dem Patienten. Vor diesem Hintergrund sehen wir unsere Aufgabe darin,

━ das Äußere des Patienten zu beobachten,

━ seine Äußerungen in Art und Inhalt zu studieren,

- das Gespräch in Gang zu halten,
- die vorgetragenen Inhalte durch Nachfragen zu verdeutlichen oder zu klären,
- von ihm vorgetragene Gefühle zu verbalisieren.

Dies kann geschehen, indem wir

- unterstützende, bestätigende, verstärkende Bemerkungen neutralen Inhalts machen,
- das zuletzt vom Patienten Angesprochene wiederholen,
- den emotionalen Bedeutungsgehalt verdeutlichen,
- die vorgebrachten Gesprächsinhalte zusammenfassen.

▪ Konflikterfassung

Viele Patienten leiden unter inneren Spannungen, die aus Konflikten herrühren. Hier kommt es darauf an, die jeweiligen Lebensumstände zu klären, unter denen diese Konflikte erstmals auftraten. Denn wir müssen zugrunde legen, dass es sich dabei um Relikte unbewältigter Lebenssituationen handeln kann. Es gilt hier, Konfliktbewusstsein zu schaffen. Zugleich darf uns das Vorliegen von Konflikten, die weit verbreitet sind, nicht vom Blick auf den **ganzen** Patienten ablenken.

Zur Erfassung und Klärung von Konflikten bedarf es nicht zwingend der Verwendung tiefenpsychologischer Modellvorstellungen, da sie immer nur einen Teil der tatsächlichen Realität und obendrein nur auf ihre Weise zu erklären vermögen. Konfliktfelder wie Familie, Partnerschaft, Beruf und soziale Umwelt im weiteren Sinne sind eher durch eine rational orientierte Analyse in der Exploration zu erhellen. Konflikte resultieren häufig auch aus einer unausgeglichenen Bilanz von Belastung und Belastbarkeit.

Anamnese

Im zweiten Teil der psychiatrischen Exploration versuchen wir, die Anamnese zu erheben, die in erster Linie eine **Krankheits- und Lebensgeschichte** ist. Sie hat biographische, soziale und Krankheitsaspekte. Sie wird in der **Exploration des Kranken selbst** erhoben, später vertiefen wir sie ggf. durch Befragung von Personen aus seinem sozialen Umfeld im weiteren Sinne (z. B. Angehörige, Bezugspersonen, früher behandelnde Ärzte) (**Außen- oder Fremdanamnese**).

Der chronologische und der sachliche Zusammenhang bestimmen die **Struktur der Anamnese**. Der Krankheitsverlauf, die Symptomatik, das subjektive Krankheitserleben, die Auswirkungen von Therapie und Ähnliches sind hier zu erfragen. Besonderes Gewicht kommt dem Beschwerdebild zu: Wie hat es sich entwickelt und wie stellt es sich jetzt bei der Exploration dar? Beruf, Familie und Freizeit sind Bereiche, in denen sich die Krankheit auswirkt. Die Leistungsfähigkeit ist ein sehr störanfälliger Parameter, der besonderer Beachtung und Beurteilung bedarf. ◘ Tab. 2.3 fasst den Inhalt der psychiatrischen Anamnese zusammen.

Abschluss der Exploration

Im letzten Abschnitt des psychiatrischen Untersuchungsgesprächs sollten wir dem Patienten mitteilen, zu welchem vorläufigen Ergebnis uns die Exploration gebracht hat. Zuvor erhält der Patient Gelegenheit, noch einige Fragen zu stellen.

Als Erstes erörtern wir gemeinsam mit dem Patienten die **vorläufige Krankheitsdiagnose**. Wir führen ihm unsere Bewertungen und Schlussfolgerungen vor Augen und versuchen zu er-

◘ Tab. 2.3 Inhalt der psychiatrischen Anamnese

Aktuelle Krankheitsanamnese	Unmittelbarer Grund für die jetzige Konsultation oder Krankenhauseinweisung. Ausführliche Beschreibung der aktuellen Beschwerden des Patienten. Im Prinzip sind die Ausdrücke des Patienten zu gebrauchen. Beginn des aktuellen psychischen Leidens genau festlegen. Aktuelle psychiatrische Symptomatik, Krankheitsverlauf, subjektives Krankheitserleben, Reaktion auf die Symptome und Verarbeitung, aktuelle Konflikte, bislang durchgeführte diagnostische und therapeutische Maßnahmen sowie deren Erfolg und Verträglichkeit sind zu erfragen. Erwartungen an die Behandlung und Komplikationen (z. B. Suizidalität, Gesetzeskonflikte) sind zu eruieren. Auf aktuelle körperliche Erkrankungen und Einnahme von Internistika bzw. Neurologika ist zu achten.
Psychiatrische Vorgeschichte	Entwicklung, Art, Zeitpunkt, Dauer und Verlauf der früheren psychischen Erkrankungen, frühere Suizidversuche, chronologische Übersicht über Art, Zeitpunkt, Dauer und Verlauf ambulanter und/oder stationär psychiatrischer Vorbehandlungen (z. B. Psychopharmaka, Schlafentzugsbehandlung; Lichttherapie, Elektrokrampftherapie, psychodynamische Psychotherapie, Verhaltenstherapie, Psychoedukation usw.)
Suchtmittelanamnese	Nikotin, Alkohol, Beruhigungs- und Schmerzmittel, illegale Drogen. Chronologische Übersicht über Art, Zeitpunkt, Dauer und Verlauf früherer ambulanter und/oder stationärer suchtspezifischer Behandlungen, z. B. Akut- bzw. Entzugsbehandlung („Entgiftung"), abstinenzorientierte Postakutbehandlung („Entwöhnung"), substitutionsgestützte Postakutbehandlung, Nachsorgebehandlung, Selbsthilfeprogramme usw.
Somatische Anamnese	Chronologische Übersicht über Unfälle, Operationen und frühere körperliche Erkrankungen, beginnend mit den Kinderkrankheiten. Speziell zu erfragen sind Epilepsien und andere Erkrankungen des ZNS, Schädel-Hirn-Traumata, Endokrinopathien und Allergien. Bei Frauen zusätzlich: gynäkologische Erkrankungen und Operationen
Familienanamnese	Psychische Störungen einschließlich Suchterkrankungen, Suiziden und Suizidversuchen bei Verwandten ersten Grades und bei ferneren Verwandten, familiäre Häufung von körperlichen Erkrankungen (z. B. Krebs, Diabetes, Epilepsien, Hypertonie, Blutkrankheiten). Erkrankungen der Mutter in der Gravidität
Aktuelle psychosoziale Situation	Derzeitige familiäre, berufliche und finanzielle Situation, aktuelle Wohnverhältnisse, derzeitige Freizeitgestaltung und soziale Aktivitäten in gesellschaftlichen, politischen, kulturellen, religiösen und/oder weltanschaulichen Bereichen. Zufriedenheit bzw. Probleme mit der aktuellen psychosozialen Situation

▣ Tab. 2.3 *(Fortsetzung)* Inhalt der psychiatrischen Anamnese

Biographische Anamnese	Lebensgeschichte des Patienten mit Angaben zu folgenden Punkten:
	Prä-, peri- oder postnatale Komplikationen
	Frühkindliche Entwicklung (Laufenlernen, Sprechenlernen, Sauberwerden)
	Verhaltens-, Entwicklungs- und emotionale Störungen in der Kindheit (z. B. Bettnässen, Stottern, Alpträume, elektiver Mutismus, Autismus, Hyperaktivität)
	Geburtsort, Muttersprache, sozialer Status der Eltern und soziales Milieu, in dem der Patient aufgewachsen ist, Heimaufenthalte, Trennungserlebnisse, Familienatmosphäre, Scheidung der Eltern, Erziehungsprinzipien, Charakterisierung der Eltern und anderer Bezugspersonen, Verhältnis zu den Geschwistern, Stellung in der Geschwisterreihe
	Kindergarten, Einschulungsalter, Volksschulzeit, Schulleistungen, weiterführende Schulen, höchster Schulabschluss, Präsenz- oder Wehrdienst, Zivildienst, berufliche Entwicklung (z. B. Lehre, Studium)
	Kontakte, Freundschaften, Bezugspersonen, partnerschaftliche Bindungen und Beziehungen, sozioökonomischer Status der Partner, Umstände der Eheschließung, Scheidungen, Zahl, Alter und Herkunft der Kinder, Erziehungs- und Lebensstil
Sexualanamnese	Venerische Infektionen. Sexuelle Beziehungen (Beginn, Frequenz, Qualität), Libido, Versagen genitaler Reaktionen und Orgasmusstörungen, Störungen der Geschlechtsidentität (z. B. Transsexualismus) und der Sexualpräferenz (z. B. Pädophilie, Fetischismus). Ich-dystone Sexualorientierung bei hetero-, bi- oder homosexueller Ausrichtung. Vergewaltigungen. Bei Frauen zusätzlich: Menarche, Menses, letzte Periode, Menopause, Kontrazeption, Schwangerschaften, Geburten, Fehlgeburten, Abtreibungen
Persönlichkeitszüge	Exploration auffälliger Züge der Persönlichkeit. Speziell zu erfragen sind sonderbar-exzentrische (z. B. paranoide), extrovertierte (z. B. histrionische) und gefahrenvermeidende (z. B. ängstliche) Lebensstrategien
Außen- bzw. Fremdanamnese	Informationen über den Patienten, die nicht unmittelbar von ihm selbst stammen, sondern von Personen aus seinem sozialen Umfeld im weiteren Sinne. Grundsätzlich gilt die ärztliche Schweigepflicht gegenüber Angehörigen und anderen Personen. Der Patient kann ggf. seinen Arzt von der Schweigepflicht entbinden (z. B. bei einer vom Patienten gewünschten Miteinbeziehung von Familienangehörigen in die Therapie). Im Notfall sind bei einem krankheitsbedingt nichteinwilligungsfähigen Patienten diagnostische und therapeutische Maßnahmen als Geschäftsführung ohne Auftrag im Sinne eines rechtfertigenden Notstands zu betrachten.

klären, was für die getroffenen diagnostischen Feststellungen im Einzelnen spricht. Das sollte in verständlicher Sprache geschehen.

Zweitens erörtern wir die zunächst **einzuleitenden weiteren diagnostischen Maßnahmen,** sei es eine Psychodiagnostik mit psychologischen Verfahren, sei es eine weitere Exploration oder seien es auch laborchemische und/oder apparativ-technische Zusatzuntersuchungen.

Drittens machen wir Vorschläge für eine evtl. schon jetzt **einzuleitende Therapie.** Diese kann medikamentös ausgerichtet sein, aber auch aus psychotherapeutischen Maßnahmen bestehen.

Viertens schließlich werden wir uns auch zur **Prognose** äußern, wobei es darauf ankommen dürfte, Hoffnung und Zuversicht statt Angst und Resignation in den Vordergrund zu rücken. Bei vielen psychischen Krankheiten ist therapeutischer Optimismus durchaus am Platze und wohlbegründet. Aber auch dort, wo die Prognose eher dubios ist, sollten wir dem Patienten nicht gleich in der ersten Exploration die Hoffnung nehmen, dass sein Leiden, wenn nicht geheilt, so doch gelindert werden kann.

2.3 Erhebung des psychopathologischen Befunds (Status psychicus)

2.3.1 Allgemeines zur psychopathologischen Befunderhebung

Die deskriptive **Psychopathologie** ist eine erfahrungswissenschaftlich (empirisch) begründete Methodenlehre der Psychiatrie zur systematischen Erfassung von pathologischen psychischen Phänomenen bei seelisch erkrankten Menschen. Ihre praktischen Aufgaben sind demnach die der Erkennung, Beschreibung und Analyse von Phänomenen, welche den Symptomen der allgemeinen Medizin entsprechen (Peters 2007).

Die Vielzahl psychopathologischer Erscheinungen beim Menschen bedarf einer möglichst umfassenden und vollständigen systematischen Ordnung. Damit liefert die Psychopathologie das Inventar, das erforderlich ist, um psychische Krankheiten reproduzierbar beschreiben zu können. Mit Recht wird die Psychopathologie als das **Handwerkszeug des Psychiaters** bezeichnet. Während die krankhaften Erscheinungen durch die Psychopathologie erfasst werden, sind die normalen psychischen Abläufe und Zustände durch die Methodik der Psychologie zugänglich.

Gerade die Psychiatrie braucht möglichst randscharf definierte Begriffsbildungen, um als medizinische Fachrichtung bestehen zu können. Insbesondere bei der Feststellung und Beschreibung einer psychischen Krankheit ist dies unabdingbar. So hat sich der Psychiater nach Jaspers (1973) dabei zuerst zu fragen, welchen Tatbestand er vor sich hat, und sich darüber Rechenschaft abzulegen, was er eigentlich sieht. Auf diese Weise kommt er zu Befunden und findet damit eine klare Unterscheidung von bloßen Beschwerden, die der Patient äußert und die vielfach von unerfahrenen Untersuchern schon für Befunde, Symptome und gelegentlich sogar für Krankheiten gehalten werden. In einem weiteren logischen Schritt hat sich der Psychiater die Frage vorzulegen, was Befund, was Deutung und was hinzugedacht ist. Was stammt vom Untersucher und was vom Patienten? Ohne auf die Problematik des Erkenntnisprozesses überhaupt hier eingehen zu wollen, bleibt doch festzuhalten, dass es nicht um die Erlebnisse des Untersuchers, sondern um die Störungen des Patienten geht, wenn er bei diesem eine Krankheit feststellen will. Nicht was der Psychiater erlebt, fühlt und phantasiert, nicht wie der Patient wirkt, sondern was er an Symptomen zeigt, verdient festgehalten und als Grundlage der Diagnostik in erster Linie verwertet zu werden. Außerhalb des Kernbereichs der klinischen Psychiatrie mag das anders sein. Aber dort, wo es um psychisch kranke Menschen geht, die konkrete Hilfen brauchen, hat die Realität der Krankheit die Dominanz über die Phantasien des Untersuchers.

2.3.2   Der psychopathologische Befund (Status psychicus)

Die traditionelle deutschsprachige Psychopathologie hat eine Vielzahl psychopathologischer Symptome definiert. Nachfolgend werden die für die psychiatrische Routineversorgung wichtigsten psychopathologischen Begriffe dargestellt und erörtert. Die psychopathologischen Merkmaldefinitionen orientieren sich dabei an den Vorschlägen der **Arbeitsgemeinschaft für Methodik und Dokumentation in der Psychiatrie (AMDP)**. Die AMDP wurde 1965 aus der Verbindung einer deutschen und einer schweizerischen Arbeitsgruppe gegründet, der sich kurz darauf Psychiater aus Österreich anschlossen. Das Ziel der AMDP ist, international annehmbare einheitliche Definitionen auf dem Gebiet der Psychopathologie anzustreben und damit zur internationalen Vereinheitlichung psychiatrischer Diagnostik und Forschung beizutragen.

In ◘ Tab. 2.4 sind unter Berücksichtigung des AMDP-Systems die wichtigsten psychopathologischen Störungsbereiche und Merkmale aufgelistet.

Besonderheiten im allgemeinen Erscheinungsbild

Unter dieser Rubrik werden einige wenige Merkmale zusammengefasst, die während der ersten Kontaktaufnahme mit dem Patienten direkt beobachtet werden können. Hierzu gehören die Beachtung der **Art der Kontaktaufnahme** und die diskrete **Betrachtung des äußeren Erscheinungsbildes** des Patienten. Selbstverständlich werden in diesem Kontext auch nichtverbale Äußerungen von Emotionen registriert.

Als **Kontakt** bezeichnen wir die Beziehung eines Menschen zu seiner Umwelt, insbesondere zu anderen Menschen, und zwar auf verbaler und nichtverbaler Ebene. Kontakt ist eine meist emotional getragene Form der Kommunikation, bei der auch Sympathie und Antipathie eine Rolle spielen können. Die Fähigkeit der Zuwendung zum anderen, der emotionalen Teilhabe am Partner resp. der zwischenmenschlichen Interaktion ist eine störanfällige Funktion, die auch von der Reaktion des jeweils anderen abhängt. **Kontaktstörungen** sind häufige psychische Krankheitszeichen, die sich in erster Linie als Kontaktschwäche zeigen. Solche Menschen können gefühlsmäßig nicht ausreichend an der Gemeinschaft bzw. der Umwelt teilhaben. Die Zuwendung zum anderen ist erschwert, gehemmt, es kommt zur Abkehr von der Umgebung. Beispielsweise ist das äußerlich starre, emotionskarge, scheinbar beziehungsvermeidende Verhalten schizophren Erkrankter vielfach beschrieben worden. Im Status psychicus sollte festgehalten werden, wie der Patient Kontakt zum Untersucher aufnimmt (z. B. freundlich zugewandt, kooperativ, fester Händedruck, scheu, zurückhaltend, anklammernd, distanzlos, präpotent) und unter welchen Umständen das psychiatrische Untersuchungsgespräch zustande kommt (z. B. freiwillig, unter Druck von Angehörigen, auf Vermittlung der Polizei).

Bei der **Beschreibung des äußeren Erscheinungsbildes** werden Körperbau (z. B. kräftig, untersetzt, übergewichtig), Körperhaltung (z. B. vornübergebeugt, starr, kraftlos), Gang (z. B. unelastisch, schleppend), Körperpflege (z. B. wirres Haupthaar, grelles Make-up) und Kleidung (z. B. konventionell, ungepflegt, provokant) des Patienten berücksichtigt.

◫ **Tab. 2.4** Überblick über die wichtigsten psychopathologischen Grundbegriffe zur Erhebung des Status psychicus unter Berücksichtigung des AMDP-Systems

Psychopathologische Störungsbereiche	Psychopathologische Merkmale
Besonderheiten im allgemeinen Erscheinungsbild	Auffälliges äußeres Erscheinungsbild, Kontaktstörungen
Bewusstseinsstörungen	Quantitativ: Bewusstseinsverminderung; qualitativ: Bewusstseinstrübung, Bewusstseinseinengung, Bewusstseinsverschiebung
Orientierungsstörungen	Zeitliche Desorientiertheit, örtliche Desorientiertheit, situative Desorientiertheit, Desorientiertheit zur eigenen Person
Aufmerksamkeits- und Gedächtnisstörungen	Auffassungsstörungen, Konzentrationsstörungen, Merkfähigkeitsstörungen, Gedächtnisstörungen, Konfabulationen, Paramnesien[a]
Formale Denkstörungen	Gehemmtes Denken, Denkverlangsamung, umständliches Denken, eingeengtes Denken, Perseveration, Grübeln, Gedankendrängen, Ideenflucht, Vorbeireden, Sperrung/Gedankenabreißen, Inkohärenz bzw. Zerfahrenheit, Neologismen
Wahn[a]	Wahnstimmung, Wahnwahrnehmung, Wahneinfall, Wahngedanken, systematisierter Wahn, Wahndynamik, Beziehungswahn, Beeinträchtigungs- und Verfolgungswahn, Eifersuchtswahn, Schuldwahn, Verarmungswahn, hypochondrischer Wahn, Größenwahn, andere Wahninhalte
Sinnestäuschungen	Illusionen, Stimmenhören, andere akustische Halluzinationen, optische Halluzinationen, Körperhalluzinationen, Geruchs- und Geschmackshalluzinationen
Ich-Störungen[b]	Derealisation, Depersonalisation, Gedankenausbreitung, Gedankenentzug, Gedankeneingebung, andere Fremdbeeinflussungserlebnisse
Befürchtungen und Zwänge	Misstrauen, hypochondrische Befürchtungen[a], phobisches Verhalten, Zwangsdenken[a], Zwangsimpulse, Zwangshandlungen
Störungen der Affektivität	Ratlosigkeit, Gefühl der Gefühllosigkeit, Affektarmut, Störung der Vitalgefühle, Deprimiertheit, Hoffnungslosigkeit, Angst, Euphorie, Dysphorie, Gereiztheit, innerliche Unruhe, klagsamer bzw. jammernder Affekt, Insuffizienzgefühle, gesteigertes Selbstwertgefühl, Schuldgefühle, Verarmungsgefühle, Ambivalenz, Parathymie, Affektlabilität, Affektinkontinenz, Affektstarrheit
Antriebs- und psychomotorische Störungen	Antriebsarmut, Antriebshemmung, Antriebssteigerung, motorische Unruhe, Parakinesen, Manierismen bzw. bizarres Verhalten, theatralisches Verhalten, Mutismus, Logorrhö
Vegetative Störungen und Konversionssymptome	Ein- und Durchschlafstörungen, verminderter oder vermehrter Appetit, Verkürzung der Schlafdauer, Früherwachen, sexuelle Störungen, Tagesschwankungen, gastrointestinale Störungen, kardiorespiratorische Symptome, andere vegetative Störungen, Konversionssymptome

Tab. 2.4 (*Fortsetzung*) Überblick über die wichtigsten psychopathologischen Grundbegriffe zur Erhebung des Status	
Psychopathologische Störungsbereiche	Psychopathologische Merkmale
Selbst- und Fremdgefährdung	Suizidalität, Selbstbeschädigung, Aggressivität
Andere klinisch relevante Störungen	Pflegebedürftigkeit, Intelligenzminderung, süchtiges Verhalten, abnorme Gewohnheiten, anorektisches und bulimisches Verhalten, Mangel an Krankheitsgefühl, Mangel an Krankheitseinsicht, Ablehnung der Behandlung

aInhaltliche Denkstörungen
bIch-Störungen werden in der deutschsprachigen Psychiatrie im Gegensatz zu Konzepten aus dem angloamerikanischen Raum als eigenständige psychopathologische Merkmale verstanden und nicht den inhaltlichen Denkstörungen zugeordnet (Beispiel: Im Klassifikationsinstrument der American Psychiatric Association [DSM, Diagnostic and Statistical Manual] werden die von außen gelenkten Ich-Störungen als bizarre Wahnphänomene aufgefasst)

Bewusstsein

In einer klinisch-psychiatrischen Perspektive bezeichnet Bewusstsein einen Zustand geistiger Klarheit, Helligkeit und Beweglichkeit, der eine definierte Rangordnung inneren Erlebens und die Intaktheit der wesentlichen psychischen Funktionen beinhaltet. Bewusstsein ist als Voraussetzung für Wahrnehmen, Erleben, Verarbeiten, Denken, Wollen und Fühlen unerlässlich.

Für die Klinik ist die folgende **quantitative** Einteilung der Bewusstseinsstörungen (Bewusstseinsverminderung gemäß AMDP-System) von Relevanz:

- **Benommenheit:** Der Patient zeigt eine erschwerte allgemeine psychische Leistungsfähigkeit, er ist verlangsamt und in der Informationsverarbeitung eingeschränkt.
- **Somnolenz:** Der Patient ist apathisch und schläft leicht ein, ist aber leicht weckbar. Seine Reflexe sind erhalten.
- **Sopor:** Der Patient ist nur mit Mühe weckbar. Seine Reflexe sind weiterhin erhalten.
- **Präkoma:** Der Patient ist nicht mehr weckbar, zeigt aber noch Abwehrbewegungen auf starke Reize.
- **Koma:** stärkster Grad der Bewusstseinsverminderung; Reaktions- und Bewegungslosigkeit, erloschene Reflexe; Bewusstlosigkeit im engeren Sinne.

Qualitative Bewusstseinsstörungen auf der Basis des AMDP-Systems sind:

- **Bewusstseinstrübung:** Der Patient (z. B. mit einem deliranten Zustandsbild) ist in seiner geistigen Klarheit in Bezug auf die Vergegenwärtigung des Erlebens verschiedener Aspekte der eigenen Person oder der Umwelt beeinträchtigt.
- **Bewusstseinseinengung:** Das Denken, Fühlen und Wollen des Patienten ist auf ein bestimmtes äußeres oder inneres Erleben fokussiert (z. B. bei Hypnose, bei Dämmerzuständen).
- **Bewusstseinsverschiebung:** Das äußere oder innere Erleben ist durch Steigerung der Wachheit erweitert. Seine Wahrnehmung von Raum und Zeit sowie seine Sinnesempfindungen sind intensiviert (z. B. bei Meditation, bei Einnahme von Halluzinogenen).

Orientierung

Orientierung bezeichnet die Fähigkeit des Menschen, sich in den elementaren Bezügen seines Lebens zu jedem Zeitpunkt zurechtzufinden. Dazu zählen sowohl die Vergangenheit und Gegenwart, die jeweilige Umgebung als auch die eigene Person in allen ihren Vernetzungen zeitlicher, räumlicher und sozialer Art. Auch bei der Orientierung handelt es sich um eine Größe, die bei intaktem Funktionieren keiner besonderen Wahrnehmung unterliegt.

Orientierungsstörungen können als unscharfe Orientierung oder auch **Desorientiertheit** auftreten. Es kann sowohl die **zeitliche** (z. B. Wissen der Jahreszeit, des Wochentags usw.), die **örtliche** (z. B. Wissen des gegenwärtigen Aufenthaltsorts) als auch die **situative** Orientierung (z. B. Wissen des Grundes für die Untersuchungen im Krankenhaus) und die **zur eigenen Person** (z. B. Wissen des eigenen Namens, des Geburtstags, des Berufs usw.) eingeschränkt oder aufgehoben sein. Bei einem demenziellen Abbauprozess ist die Orientierung zur Person am wenigsten störanfällig und wird erst zuletzt in Mitleidenschaft gezogen.

Aufmerksamkeit und Gedächtnis

Aufmerksamkeit ist die Ausrichtung der geistigen Aktivität auf einen oder mehrere bestimmte Gegenstände. Bei Aufmerksamkeitsstörungen ist der Patient im Allgemeinen in seiner Fähigkeit beeinträchtigt, die Aufmerksamkeit auf einen Reiz hinzuwenden, relevante Aspekte zu erfassen und irrelevante Aspekte zu unterdrücken. **Gedächtnis** ist die Fähigkeit des Menschen, Sinneswahrnehmungen, Denk- und Erlebnisinhalte und Erfahrungen zu registrieren, nach bestimmten Auswahlkriterien verschieden lange zu speichern und bei geeignetem Anlass wieder verfügbar zu machen. Aufmerksamkeit und Gedächtnis sind die Voraussetzungen jedes Lernprozesses. Sinnesreize werden nach Relevanz wahrgenommen, in Ultrakurzzeit- (Sofort- oder Immediatgedächtnis), Kurzzeit- (Merkfähigkeit) bzw. Langzeitspeichern (Gedächtnis im engeren Sinne) aufgezeichnet und können bei Bedarf wieder mobilisiert werden.

Zur Beurteilung der kognitiven Leistungsfähigkeit im Rahmen der psychopathologischen Befunderhebung werden folgende Merkmale unterschieden:

- **Konzentrationsstörungen:** verminderte Fähigkeit, die Aufmerksamkeit ausdauernd einer Tätigkeit oder einem Thema zuzuwenden. Zur Prüfung der Konzentrationsfähigkeit wird der Patient gebeten, von 100 in 7er-Schritten rückwärts zu zählen („serial sevens"). Alternativ kommt die Aufzählung der Monatsnamen rückwärts in Betracht.
- **Auffassungsstörungen:** Störung der Fähigkeit, Wahrnehmungen in ihrer Bedeutung zu begreifen und sinnvoll miteinander zu verbinden. Klinisch wird die Auffassung geprüft, indem der Untersucher den Patienten bittet, Sprichwörter („Wer anderen eine Grube gräbt, fällt selbst hinein"; „Wer den Pfennig nicht ehrt, ist des Talers nicht wert"; „Der Apfel fällt nicht weit vom Stamm", „Ein Spatz in der Hand ist besser als die Taube auf dem Dach", „Einem geschenkten Gaul schaut man nicht ins Maul", „Ist die Katze aus dem Haus, tanzen die Mäuse auf dem Tisch", „Man soll das Fell des Bären nicht verteilen, bevor er erlegt ist" usw.) zu erklären. Des Weiteren können zur Prüfung der Auffassung Fabeln verwendet werden, die vom Patienten zu lesen, nachzuerzählen und zu deuten sind. Folgende Kurzfabeln eignen sich **beispielsweise** hierfür:

Beispiel

„Die Löwin und die Füchsin. Eine Füchsin, die auf ihre Fruchtbarkeit stolz war, schalt eine Löwin, dass sie nur ein einziges Junges zur Welt brächte. Die Löwin antwortete ihr darauf:‚Fürwahr, ich bringe nur eines zur Welt, aber dieses einzige ist ein Löwe.'" (Aesop)

„Die beiden Hähne. Von zwei Hähnen, welche um Hennen miteinander kämpften, behielt der eine die Oberhand über den andern. Der Überwundene zog sich zurück und verbarg sich an einem dunklen Orte; der Sieger aber flog aufwärts, stellte sich auf eine hohe Wand und krähte mit lauter Stimme. Da schoss jählings ein Adler herab und nahm ihn mit sich fort. Nunmehr kam der Versteckte ungehindert wieder aus seinem Verschlupf hervor und gesellte sich zu den Hennen." (Aesop)

- **Merkfähigkeitsstörungen:** Herabsetzung oder Aufhebung der Fähigkeit, sich frische Eindrücke über eine Zeit von bis zu 10 min zu merken. Die mnestische Prüfung erfolgt dergestalt, dass der Untersucher dem Patienten 3 Begriffe (z. B. Auto, Blume, Kerze) deutlich und langsam aufzählt. Anschließend wird er gebeten, diese Begriffe unmittelbar zu reproduzieren (Immediatgedächtnis) und sie sich zu merken. Nach knapp 10 min fragt ihn der Untersucher, welche der 3 genannten Wörter er erinnert (Kurzzeitgedächtnis).
- **Gedächtnisstörungen:** Herabsetzung oder Aufhebung des **Frischgedächtnisses** (bis etwa 1 h) und des **Altgedächtnisses** (Erinnerung an weiter zurückliegende Eindrücke oder Erfahrungen). Klinisch orientierend wird der Patient beispielsweise danach gefragt, ob er erinnere, was er zu Mittag gespeist habe. Weiterhin sollten ihm Fragen nach der eigenen Biographie gestellt werden. In diesem Kontext sind die **Amnesien** (inhaltlich oder zeitlich begrenzte Gedächtnislücken) sowie die **Zeitgitterstörung** (Einschränkung der Fähigkeit, Erlebtes in der zeitlich korrekten Abfolge zu berichten) zu erwähnen.
- **Konfabulationen:** Erinnerungslücken werden mit frei erfundenen Geschichten ausgefüllt, die der Patient aber für wahr hält. Gleichzeitig bestehen Merkfähigkeits- und Gedächtnisstörungen. Regelhaft treten Konfabulationen beim amnestischen bzw. Korsakow-Syndrom auf.
- **Paramnesien:** Erinnerungstäuschungen bei gleichzeitig unbeeinträchtigter kognitiver Leistungsfähigkeit. Paramnesien sind an sich inhaltliche Denkstörungen. Zu den Paramnesien gehören **Wahnerinnerungen** (Wahnhafte Umdeutung der Erinnerung an ein Ereignis in der Vergangenheit, z. B. bei beginnenden Schizophrenien), Déjà-vu-Erlebnisse (Gefühl, etwas schon einmal gesehen zu haben, obschon der Betroffene weiß, dass das nicht sein kann, z. B. bei Epilepsien), **Hypermnesien** (Steigerung der Erinnerungsfähigkeit im Sinne eines „Kalendergedächtnisses", z. B. in Fieberzuständen) und **Ekmnesien** (Störungen des Zeiterlebens, bei denen die Vergangenheit als Gegenwart erlebt wird, z. B. während der Hypnose).

Formale Denkstörungen

Das **Denken** besteht in der Herstellung von Ordnungen der jeweils angetroffenen Welt und vollzieht sich an Begriffen und Gegenständen nach Kriterien der Gleichheit, Ähnlichkeit oder Unterschiedlichkeit. Es können anschauliches (konkretes), abstraktes und begriffliches Denken gegeneinander abgegrenzt werden. Die Denkvorgänge führen zu nachvollziehbaren Ergebnissen, wenn sie nach klar definierten Regeln erfolgen (z. B. den Regeln der Logik).

Traditionellerweise werden 2 Formen der Denkstörungen unterschieden: **formale Denkstörungen** und **inhaltliche Denkstörungen**. Im AMDP-System sind die inhaltlichen Denkstörungen auf verschiedene Störungsbereiche (z. B. Wahn, Zwänge) aufgeteilt, während die formalen Denkstörungen als eigene Domäne aufscheinen (siehe ◻ Tab. 2.4). Formale Denkstörungen sind **Störungen des Denkablaufs** als Begriffsgegensatz zu den Störungen des Denkinhalts (inhaltliche Denkstörungen wie z. B. überwertige Ideen, Zwangsideen, Wahnideen). Sie manifestieren sich zumeist in den sprachlichen Äußerungen des Patienten. Bei der psychopathologischen Befunderhebung sollten folgende formale Denkstörungen berücksichtigt werden:

- **Verlangsamtes und gehemmtes Denken:** Die Denkabläufe des Patienten gestalten sich schleppend und zäh. Der Gedankengang scheint für den Patienten mühselig und mit Anstrengung verbunden und wird von ihm als Denkhemmung empfunden.
- **Umständliches Denken:** Das Wesentliche und Unwesentliche werden miteinander vermischt. Nebensächlichkeiten werden nicht beiseite gelassen. Der Gedankengang ist weitschweifig.
- **Eingeengtes Denken:** Der Patient kann sich von einigen wenigen Themen nicht lösen und bleibt an ihnen haften.
- **Perseverierendes Denken:** Haftenbleiben an zuvor gebrauchten Worten, die aber im aktuellen Kontext nicht mehr sinnvoll erscheinen. **Beispielsweise** benennt der Patient eine vorgehaltene Armbanduhr anfangs korrekt als „Armbanduhr", wiederholt später aber immer wieder „Armbanduhr", gleichwohl ihm ein „Füller", ein „Ehering" usw. gezeigt werden.
- **Grübelndes Denken:** Der Patient sinnt in einem fort über die gleichen, oftmals unangenehmen Inhalte nach.
- **Gedankendrängen:** Der Patient ist einer Fülle an sich gleichzeitig aufdrängenden Gedanken ausgesetzt.
- **Ideenflüchtiges Denken:** Der Patient kommt vom Hundertsten ins Tausendste. Es imponiert ein über die Maßen einfallsreicher Gedankengang.
- **Vorbeireden:** Der Patient geht nicht auf die Frage ein, bringt etwas inhaltlich anderes vor, obschon aus seiner Antwort erkennbar wird, dass er die Frage verstanden hat. **Beispiel:** „Wie viel ergibt eins plus vier?" Antwort des Patienten: „Sechs!"
- **Gesperrtes Denken und Gedankenabreißen:** Der Patient verliert plötzlich ohne erkennbaren Grund den roten Faden, was vom Patienten als Gedankenabreißen erlebt, vom Untersucher als Sperrung beobachtet wird. Mitunter erfährt der Patient das Gedankenabreißen zugleich als von außen gemacht, sozusagen als „Gedankenentzug".
- **Inkohärentes und zerfahrenes Denken:** Zusammenhang und Folgerichtigkeit des Denkens treten in den Hintergrund bzw. gehen verloren. Sprunghafte Denkabläufe treten in den Vordergrund. Es kommt zum Verlust von inneren und äußeren Ordnungsgesichtspunkten des Denkens. Der Gedankengang ist bizarr, unlogisch und chaotisch (z. B. bei der Schizophasie). **Beispiele:** „Ich bin jetzt im Haus ein Jahr links und rechts geimpft und wer kein Menschenfresser ist, ist über zwanzig Jahre alt!" Oder: „Früher sind die Leute aus blauäugigen Menschen bestanden und wie die Hirne schaffen!"
- **Neologismen:** unverständliche Wortneubildungen bis hin zu einer Art „Privat- oder Geheimsprache" des Patienten. Bei größerer Häufung von Neologismen kommt es zum „Wortsalat".

Wahn

Wahn gehört zu den inhaltlichen Denkstörungen. Er kann als eine objektiv falsche, voraussetzungslos gewisse, unkorrigierbare Überzeugungsbildung aufgefasst werden, die trotz vernünftiger und gewichtiger Gegengründe gesunder Mitmenschen vom wahnhaften Patienten aufrechterhalten wird. Die **Wahnkriterien** nach Jaspers (1973) sind hiernach:

- Subjektive Gewissheit
- Unkorrigierbarkeit
- Unmöglichkeit des Inhalts

Von den wahnhaften Überzeugungen müssen die **überwertigen Ideen** abgegrenzt werden. Sie stellen stark affektgetragene Überzeugungen dar, die den Vorstellungsablauf durch Vorherrschen einer einzigen Idee dominieren, ohne dass aber die Wahnkriterien erfüllt sind. Sie entstehen in der Regel aus einem emotional stark besetzten Erlebniskomplex (z. B. die erste Verurteilung einer sich querulatorisch verhaltenden Person). Wahn hingegen kann im Wesentlichen auf 3 Arten entstehen:

1. An eine bestimmte Vorstellung wird ohne erkennbaren Anlass eine wahnhafte Überzeugung geknüpft.
2. Ein reales Phänomen wird wahnhaft verfälscht.
3. Sinnestäuschungen werden zum Ausgangspunkt für wahnhafte Deutungen.

Oft geht dem Auftreten des Wahns ein Vorstadium eigentümlicher emotionaler Gespanntheit in Gestalt der **Wahnstimmung** voraus („Es liegt etwas in der Luft", Jaspers 1973). Der Patient hat die Gewissheit, dass „etwas im Gange ist", was er aber noch nicht konkret schildern kann („Wahn ohne Wahnidee"). Dabei kommt ihm die Außenwelt unheimlich, verändert und absonderlich vor. Er selbst fühlt sich bedroht und geängstigt, selten auch feierlich gehoben.

Bei der Beurteilung des Wahns sollte der Untersucher zwischen den formalen Merkmalen (z. B. Wahnwahrnehmung, Wahneinfall) und den inhaltlichen Merkmalen (z. B. Schuldwahn, Verfolgungswahn) differenzieren.

Zu den **formalen Wahnmerkmalen** gehören:

- **Wahnwahrnehmung:** Einer realen Sinneswahrnehmung wird eine abnorme Bedeutung (meist im Sinne der Eigenbeziehung) beigelegt. **Beispiel:** Ein Patient berichtet in hocherfreuter Stimmung, er habe auf dem Heimweg einen Hund vor dem Portal des Grazer Doms gesehen, der bei seinem Anblick die Pfote erhoben habe. Er sei gewiss, dass dies ihm die lang ersehnte Beförderung bedeuten solle.
- **Wahneinfall:** plötzliches und unvermitteltes Auftreten von wahnhaften Überzeugungen. **Beispiel:** „Jetzt weiß ich, dass ich der neue Messias bin!" Im Gegensatz zur Wahnwahrnehmung tritt der Wahneinfall spontan auf, ohne dass zuvor eine richtige Sinneswahrnehmung wahnhaft verarbeitet worden ist (Kurt Schneider 1966).
- **Wahngedanken:** dauerhaftes wahnhaftes Denken (Wahnideen). Sie entstehen aus der gedanklichen Ausarbeitung von Wahneinfällen oder Wahnwahrnehmungen.
- **Systematisierter Wahn:** Durch die sog. Wahnarbeit werden Wahngedanken durch logische oder paralogische Verknüpfungen zusammenhängend zu einem Wahngebäude ausgestaltet.
- **Wahndynamik:** Grad der affektiven Beteiligung, den ein Patient an seinem Wahn zeigt. Eine hohe Wahndynamik liegt beispielsweise vor, wenn ein Patient mit Verfolgungswahn sehr ängstlich und höchst erregt über seine Abwehrmaßnahmen gegen die vermeintlichen Feinde berichtet (z. B. Pläne zur Erforschung der Verfolger, bauliche Veränderungen der Wohnung zur besseren Terrorabwehr).

Die inhaltlichen Wahnmerkmale beziehen sich auf eine Vielzahl von möglichen Themen. Häufige **inhaltliche Wahnformen** sind:

- **Beziehungswahn:** wahnhafte Eigenbeziehung, z. B. Liebeswahn (dazugehörige Begriffe: erotischer Beziehungswahn, Erotomanie, De-Clérambault-Syndrom). Im Allgemeinen erlebt der Patient Menschen, Dinge und Abläufe in der Umgebung als auf sich bezogen. So seien Nachrichten in der Tageszeitung speziell seinetwegen gedruckt worden oder der zufällige Blick eines fremden Passanten bedeute zweifellos, dass dieser dem Patienten eine wichtige Botschaft übermitteln wolle.

- **Beeinträchtigungs- und Verfolgungswahn:** Der Patient wähnt sich als Ziel von Feindseligkeiten. Beispiel: Er sei davon überzeugt, dass der Papst ihn vernichten oder zumindest desavouieren wolle. Auch die katholischen Nachbarn seien seine Feinde. Deren Hintermänner warteten nur noch einen günstigen Moment ab, bis sie ihn töten könnten.
- **Eifersuchtswahn:** wahnhafte Überzeugung des Patienten, von seiner Ehefrau betrogen oder hintergangen zu werden („Wahn ehelicher Untreue"). Vorkommen besonders häufig bei Männern mit chronischer Alkoholkrankheit. Der Eifersuchtswahn wird auch als Othello-Syndrom bezeichnet.
- **Schuldwahn:** wahnhafte Überzeugung des Patienten, sich gegen Gott oder die Zehn Gebote versündigt, sich gegen die Familie verfehlt, gegen die Gesetze verstoßen zu haben.
- **Verarmungswahn:** Der Patient wähnt, seine finanzielle bzw. materielle Lebensgrundlage sei ernsthaft bedroht, er verarme.
- **Hypochondrischer Wahn:** Der Patient wähnt, die eigene Gesundheit sei durch spezielle Krankheiten bedroht, er werde dahinsiechen.
- **Größenwahn:** wahnhafte Selbstüberschätzung bis hin zur Identifizierung mit berühmten Persönlichkeiten der Gegenwart oder Vergangenheit. Der Größenwahn wird auch als Megalomanie bezeichnet. **Beispielsweise** hält sich der Patient für Gott, Napoleon, Einstein, für den Präsidenten der französischen Republik, für den Bundespräsidenten, für einen Abkömmling des edlen Geschlechts derer von Habsburg, derer von Württemberg, derer von Waldburg usw. (Abstammungswahn).
- **Andere Wahninhalte:** Doppelgängerwahn (dazugehöriger Begriff: Capgras-Zeichen), **nihilistischer Wahn** (wahnhafte Überzeugung, nicht mehr wirklich zu existieren oder nur zum Schein zu leben), Kleinheitswahn, Bestehlungswahn, Unschuldswahn, Ungezieferwahn (Synonym: Dermatozoenwahn), Querulantenwahn etc.

Sinnestäuschungen

Wahrnehmung ist ein komplexer Vorgang, der sich aus der Registrierung von Sinnesreizen unter Hinzuziehung von Erfahrungs- und Gedächtnisinhalten zusammensetzt und uns die Auffassung von Gegenständen der Außen- und Innenwelt ermöglicht. In der Nachbarschaft von Wahrnehmung sind die etwas unschärferen Empfindungen angesiedelt. **Sinnestäuschungen** sind Störungen der Wahrnehmung, die zu einer vermeintlichen Wahrnehmung von etwas nicht oder so nicht Vorhandenem führen. Im Wesentlichen sind 3 Arten von Sinnestäuschungen zu unterscheiden:

- **Illusionen:** Es handelt sich um Verkennungen. Illusionen gehen von realen Objekten aus, die verfälscht wahrgenommen (verkannt) oder missdeutet werden. Angst, Ablenkung und Reizoffenheit begünstigen das Zustandekommen illusionärer Verkennungen. **Beispiele:** Ein Kind hält im Halbdunkel des Kellers einen Besen für eine Hexe; die Muster einer Tapete werden für Fratzen gehalten.
- **Pseudohalluzinationen:** Wahrnehmungen ohne eine gegenständliche Reizquelle, bei denen der Patient indes mit sicherem Realitätsurteil die Unwirklichkeit der Trugwahrnehmung erkennt. Beispielsweise treten Pseudohalluzinationen als optische oder akustische Trugwahrnehmungen im Halbschlaf oder beim Aufwachen (**hypnagoge Sinnestäuschungen**) auf (Tölle 2011).

- **Halluzinationen:** für wirklich gehaltene Sinneswahrnehmungen, denen jedoch kein realer Reiz zugrunde liegt. Auf allen Sinnesgebieten (z. B. Gehör-, Gesichts-, Geruchs-, Tastsinn) kann halluziniert werden:
  1. **Akustische Halluzinationen:** Sie reichen von ungeformten elementaren akustischen Trugwahrnehmungen (**Akoasmen**) (z. B. hört der Patient es knirschen, krachen, klirren, klopfen) bis hin zum Stimmenhören (**Phoneme**). Innerhalb der Phoneme werden **Gedankenlautwerden** (Stimmen werden vom Patienten als eigene Gedanken wahrgenommen, gleichzeitig werden sie von ihm laut gehört), **dialogische Stimmen** (Stimmenhören in Form von Rede und Gegenrede), **kommentierende Stimmen** (Stimmen machen Anmerkungen zu des Patienten Tun und Treiben) und **imperative Stimmen** (Stimmen geben dem Patienten Befehle, Aufträge, Anweisungen usw.) unterschieden.
  2. **Optische Halluzinationen:** Sie reichen von ungeformten elementaren optischen Trugwahrnehmungen (**Photopsie**) (z. B. sieht der Patient Licht, Farbe, Blitze, Sterne, Kreise) über **komplexe optische Sinnestäuschungen** (z. B. Personen, Gegenstände, Tiere) bis hin zu **szenenhaften Halluzinationen** (z. B. Weltuntergang, Jüngstes Gericht). **Oneiroide Halluzinationen** sind traumähnliche, szenische, hauptsächlich visuelle Sinnestäuschungen, bei denen der Patient zumeist aktiv im Zentrum des Trugbildes steht.
  3. **Körperhalluzinationen:** Sie umfassen die **taktilen Halluzinationen** (haptische, den Tastsinn betreffende Trugwahrnehmungen, z. B. Gefühl des Elektrisiertwerdens, der Bestrahlung, sexuelle Empfindungen) und die Störungen des Leibempfindens (**Zönästhesien**). Typisch für die Zönästhesie ist das bizarre Gefühl, die Organe veränderten sich auf merkwürdige Weise, würden bestrahlt, verbrannt usw. In diesem Kontext ist auf das Kriterium des „Gemachten" zu achten. Der Patient führt die Missempfindungen in seinem Leib auf Außeneinfluss (z. B. fremde Mächte und Kräfte) zurück (**Leibhalluzination** oder zönästhetische Halluzination). **Beispiel:** „Ich spüre, wie mein Herz vom Satan Stück für Stück verbrannt wird!"
  4. Geruchs- und Geschmackshalluzinationen: olfaktorische und gustatorische Wahrnehmungen ohne reale Reizquelle. **Beispiele:** „Das Zimmer roch nach Leichengift." – „Plötzlich hatte ich einen fauligen Geschmack im Mund."

Ich-Störungen

Es werden 2 Gruppen von Ich-Störungen definiert: zum einen die **nicht durch eine Ich-fremde Instanz beeinflussten Ich-Störungen** (Derealisation, Depersonalisation), zum anderen **die von außen gemachten, fremdbeeinflussten Ich-Störungen** („Störung der Meinhaftigkeit", Ich-Haftigkeit, z. B. Gedankenausbreitung, Gedankenentzug, Gedankeneingebung).

- **Derealisation:** Gefühl, bei dem die Umgebung dem Patienten eigentümlich verändert, fremd und unwirklich vorkommt.
- **Depersonalisation:** Die eigene Person erscheint dem Patienten merkwürdig verändert, fremdartig und unreal.
- **Gedankenausbreitung:** Der Patient gibt an, dass andere Personen seine Gedanken lesen und folglich wissen könnten, was er denke.
- **Gedankenentzug:** Der Patient berichtet, dass ihm seine Gedanken von außen (z. B. von einer höheren Macht) weggenommen würden.
- **Gedankeneingebung:** Der Patient teilt mit, dass seine Gedanken von außen her gemacht, beeinflusst, gelenkt oder gesteuert würden („Telepathiegefühl").

- **Andere Fremdbeeinflussungserlebnisse:** Der Patient empfindet sein Fühlen, Streben, Wollen oder Handeln von außen gemacht oder beeinflusst. Beispielsweise fühlt sich der Patient selbst als Automat, als Roboter, als Marionette, die dirigiert, ferngelenkt, gesteuert, hypnotisiert wird.

Befürchtungen und Zwänge

In dieser Rubrik werden **nicht wahnhafte** ängstliche Befürchtungen zusammengefasst.

- **Misstrauen:** Der Patient imponiert aus einer ängstlichen und unsicheren Haltung heraus skeptisch und argwöhnisch gegenüber seiner Umwelt.
- **Hypochondrische Befürchtungen:** nichtpsychotische inhaltliche Denkstörung, die durch Befürchtungen des Patienten charakterisiert ist, körperlich krank zu sein. Unspezifische körperliche Missempfindungen werden vom ängstlichen Patienten als Symptome einer bestimmten somatischen Krankheit gedeutet.
- **Phobisches Verhalten:** sich entgegen rationaler Einsicht zwanghaft aufdrängende Angst vor bestimmten Situationen (z. B. Angst davor, auf die Straße zu gehen [Agoraphobie]) oder Objekten (z. B. Angst vor Spinnen, Insekten, Mäusen). Das Verhalten des Patienten ist darauf ausgerichtet, die Konfrontation mit den Angst auslösenden Situationen oder Objekten zu vermeiden.
- **Zwangsdenken:** nichtpsychotische inhaltliche Denkstörung, die durch sich immer wieder in monotoner Weise aufdrängende, durch Gegenvorstellungen nicht zu unterdrückende, gleichwohl als unsinnig erkannte Denkinhalte gekennzeichnet ist.
- **Zwangsimpulse:** immer wieder gegen einen inneren Widerstand sich aufdrängender Antrieb, bestimmte Handlungen auszuführen, die vom Patienten als unsinnig abgelehnt werden (z. B. Impuls einer Mutter, mit ihrem Auto das eigene Kind zu überfahren). In der Regel kommt es nicht zur befürchteten Handlung.
- **Zwangshandlungen:** zwanghaft gegen einen inneren Widerstand ausgeführte Handlungen (z. B. Waschzwang, Kontrollzwang). Bei Unterlassung oder Unterbrechung der Handlungen empfindet der Patient Angst.

Störungen der Affektivität

In dieser Kategorie sollen **Störungen der Gefühle, Stimmungen, Affekte, Emotionalität und Befindlichkeit** umschrieben werden.

Grundsätzlich wird der Begriff Stimmung von der Bezeichnung Affekt abgegrenzt. Die **Stimmung** bildet den gefühlhaften Teil des Erlebnishintergrunds; eine im Unterschied zum Affekt stets länger dauernde Gestimmtheit, welche die verschiedenen Erlebnisinhalte anfärbt. Ein traurig gestimmter Mensch nimmt ein Ereignis oder eine Umgebung anders wahr als ein freudig gestimmter oder gereizter Mensch. Eine ausgeglichene Stimmungslage wird vom Individuum – ähnlich wie eine ausgeglichene Antriebslage – meist gar nicht wahrgenommen, sondern tritt erst dann ins Bewusstsein, wenn sie einer Verstimmung bzw. Antriebsstörung Platz macht. Zwischen Stimmung und Antrieb bestehen intensive Wechselwirkungen. Eine **Verstimmung** ist eine Abweichung von der üblicherweise bei einem Menschen vorhandenen Stimmung. Verstimmungen sind meist flüchtiger Natur und gehen in der Regel in eine gereizt-dysphorische, selten in eine gehoben-überschwängliche (euphorische) Richtung. Angst begleitet oft eine krankhafte Verstimmung.

Unter **Affekt** wird eine in der Regel heftig ausgeprägte, kurz dauernde Gefühlsregung verstanden, die mit körperlich-vegetativen Begleiterscheinungen assoziiert sein kann. Zwischen Gefühlen (Emotionen) und Affekten lässt sich keine scharfe Grenze ziehen. Im Zustand affektgetragener Erregung kann es zu einer vorübergehenden Einengung des Bewusstseins auf Ausschnitte der Umgebung und zu reduzierter Wahrnehmung der Realität kommen; entsprechend eingeschränkt kann auch die Fähigkeit zu besonnenem Handeln werden. Dies ist mitunter von forensischer Bedeutung (z. B. Affektdelikte, Affektstau, Affektsturm). Rationale und affektiv getragene Antriebselemente können gelegentlich im Widerstreit liegen. Affektbeherrschung stellt eine Kulturleistung dar. Beispiele für Affekte sind Zorn oder Wut, Hass, Schrecken, Freude usw.

Störungen der Affektivität spielen bei allen psychischen Erkrankungen eine zentrale Rolle. Unter Berücksichtigung des AMDP-Systems sind folgende Merkmale klinisch relevant:

- **Ratlosigkeit:** Der Patient wirkt auf den Untersucher verwundert, hilflos und rätselnd. Er kommt sich innerlich verwirrt vor und zerbricht sich den Kopf über seine Situation.
- **Gefühl der Gefühllosigkeit:** qualvoll erlebtes Fühlen des Nichtfühlens. Der Patient äußert, er fühle sich leer, die Gefühle seien wie abgestorben, er könne weder Freude noch Mitleid, nicht einmal mehr Trauer empfinden.
- **Affektarmut:** Der Untersucher nimmt beim Patienten eine reduzierte Vielfalt der vorhandenen Affekte wahr. Beispielsweise zeigt ein depressiver Patient nur Traurigkeit, ein manischer Patient nur Euphorie.
- **Störung der Vitalgefühle:** Der Patient klagt über Müdigkeit, Kraftlosigkeit und Verlust an Lebensfrische.
- **Deprimiertheit:** Herabgestimmte, negativ getönte Befindlichkeit (z. B. Niedergeschlagenheit, Bedrücktheit, Verzweiflung), die bei schwerer Ausprägung auch am äußeren Eindruck des Patienten erkennbar ist (z. B. gebeugte Körperhaltung, schwerer Gang, leise und monotone Stimme, schlaffe und matte Gestik und Mimik).
- **Hoffnungslosigkeit:** Der Patient sieht alles wie durch eine „schwarze Brille". Mutlosigkeit im Sinne von Verzagtheit oder Pessimismus.
- **Ängstlichkeit:** Affektzustand unbestimmter Angst („Angst-vor-ich-weiß-nicht-was").
- **Euphorie:** Affektzustand des übersteigerten Wohlbefindens, der Heiterkeit, der feierlichen Gehobenheit, der Überschwänglichkeit.
- **Dysphorie:** morose, grämliche, mürrische, verdrießliche Stimmungslage.
- **Gereiztheit:** Affektzustand erhöhter Reizbarkeit.
- **Innerliche Unruhe:** Der Patient empfindet Nervosität, innere Anspannung und Getriebenheit („Äußerlich blockiert, aber innerlich wie ein Vulkan", Faust 1987).
- **Klagsamkeit:** Der Patient wirkt jammernd und lamentierend, mühselig und beladen, zugleich vorwurfsvoll und fordernd („Jammerdepression").
- **Insuffizienzgefühle:** Der Patient empfindet Minderwertigkeitsgefühle, hält sich für wertlos und unnütz.
- **Gesteigertes Selbstwertgefühl:** Der Patient glaubt sich besonders fleißig, einsatzfreudig, tüchtig, überlegen.
- **Schuldgefühle:** subjektives Empfinden von Schuld. **Beispielsweise** kann sich ein depressiver Patient wegen kleinerer Verfehlungen maßlos überzogen schuldig fühlen.
- **Verarmungsgefühle:** Der Patient befürchtet zu verarmen.
- **Ambivalenz:** Gleichzeitiges Vorhandensein gegensätzlicher Gefühle (z. B. quälendes Gefühl von Liebe und Hass zugleich gegenüber derselben Person). **Ambitendenz** ist eine Ambivalenz des Wollens. Hierbei werden miteinander unvereinbare Antriebe gleichzeitig wirksam, sodass es zum Abbruch der Handlung kommt.

- **Parathymie:** Affekte drücken das Gegenteil dessen aus, was dem Kontext des gesprochenen Wortes zugehörig wäre (**inadäquate oder paradoxe Affekte**). **Beispiel:** Ein schizophrener Patient berichtet unbeteiligt oder gar lachend über bedrohliche, ängstigende Wahnvorstellungen.
- **Affektlabilität:** Es kommt dabei besonders leicht zu einer affektiven Äußerung des Patienten, er wird z. B. schon bei objektiv geringem Anlass weinerlich.
- **Affektinkontinenz:** Affektive Regungen können nicht mehr kontrolliert werden.
- **Affektstarre:** Verminderung der affektiven Modulations- oder Schwingungsfähigkeit. Der Patient imponiert affektiv verflacht, kaum oder nicht emotional reagibel. **Beispiel:** Ein depressiver Patient freut sich nur wenig trotz eines Lottogewinns.

Antriebs- und psychomotorische Störungen

Antrieb ist diejenige innere Kraft des Menschen, die sein Handeln, aber auch sein Denken, Fühlen und Erleben in Gang setzt oder hält. In der Umgangssprache wird der Antrieb auch als Schwung, innere Energie, Dynamik oder Elan bezeichnet. Es handelt sich dabei um eine Grundfunktion, deren Existenz erst bei ihrem Nachlassen bzw. bei einem Überschuss derselben, und dann vor allem an ihren Ergebnissen bzw. Wirkungen, vom betroffenen Menschen selbst zu erkennen ist. Antriebsstörungen sind charakteristische Zeichen für das Vorliegen einer psychischen Erkrankung.

Die **Psychomotorik** stellt das komplexe Ergebnis psychischer Einflüsse auf die motorischen Abläufe des Menschen dar. Am Bewegungsablauf lässt sich der Zustand einer ganzen Reihe psychischer Funktionen erkennen: Antrieb, Stimmungslage, Affektlage usw. Gestik und Mimik als wesentliche Bestandteile der Psychomotorik sind bei psychischen Krankheiten häufig verändert. Besondere Beachtung verdienen auch das psychomotorische Tempo und seine Abweichungen.

Das AMDP-System zählt die folgenden Antriebs- und psychomotorischen Störungen auf:
- **Antriebsarmut:** Mangel an Interesse, Spontaneität und Aktivität. Die Antriebsarmut wird vom Patienten subjektiv registriert. Dem Untersucher wird sie erkennbar an der herabgesetzten psychischen Spannkraft und spärlichen spontanen Motorik des Patienten im Gespräch.
- **Antriebshemmung:** Der Patient fühlt sich unfähig, von ihm beabsichtigte Handlungsabläufe durchzuführen. Er erlebt sich aufgrund eines übergreifenden Aktivitätsmangels blockiert, sodass er zwar möchte, aber nicht kann.
- **Antriebssteigerung:** Der Patient hat vielerlei Ideen und Einfälle, entwickelt vielfältige Aktivitäten und Kontakte, ist betriebsam und unternehmenslustig, unruhig und rastlos. Seine psychischen Abläufe haben ein gesteigertes Tempo.
- **Motorische Unruhe:** Die motorische Aktivität des Patienten ist gesteigert und ungerichtet. Das Spektrum reicht von Händeringen und Nesteln über umtriebiges Umherlaufen bis zur Tobsucht. Das Gegenteil von motorischer Unruhe ist **Stupor**, worunter eine motorische Bewegungslosigkeit verstanden wird.
- **Parakinesen:** qualitativ abnorme, meist komplexe Bewegungen, die häufig die Gestik, die Mimik und auch die Sprache betreffen. Hierunter werden **Automatismen** (Handlungen und Bewegungen, die der Patient als nicht von ihm intendiert empfindet) und **Stereotypien** (Formelhaft erstarrte Äußerungen auf sprachlichem und motorischem Gebiet, die entweder dauerhaft beibehalten oder ohne erkennbaren Zweck in immer gleicher Form permanent wiederholt werden) subsumiert. Zahlreiche Symptome der katatonen Schi-

zophrenie, aber auch komplexe motorische Handlungen und vokale Äußerungen beim Gilles-de-la-Tourette-Syndrom können hier abgebildet werden. Folgende heterogene psychopathologische Symptome werden unter Parakinesen zusammengefasst:

1. **Negativismus:** Beim **aktiven Negativismus** führt der Patient automatisch das Gegenteil dessen aus, wozu er vom Untersucher aufgefordert wird. Beim **passiven Negativismus** lässt der Patient auf Aufforderungen keinerlei Reaktionen erkennen.
2. **Befehlsautomatie:** automatenhaftes Befolgen von Aufforderungen.
3. **Echolalie:** automatenhaftes Nachsprechen von Gehörtem.
4. **Echopraxie:** automatenhaftes Nachahmen von Gesehenem (auch als **Echokinese** bekannt).
5. **Verbigerationen:** Wortstereotypien: Der Patient wiederholt formelhaft unsinnige Wörter oder Sätze, ohne dass ein Zusammenhang zu früher im Gespräch gebrauchten sprachlichen Äußerungen besteht.
6. **Katalepsie:** Haltungsstereotypien: Übermäßig langes Verharren in vom Patienten aktiv eingenommenen oder passiv beigebrachten, auch unbequemen Körperhaltungen („starre Katalepsie"). Bei der **Flexibilitas cerea** („wächserne Biegsamkeit") verspürt der Untersucher beim passiven Bewegen der kataleptisch festgestellten Extremitäten des Patienten einen mäßigen Widerstand wie bei einer Gliederpuppe.

- **Manieriert-bizarres Verhalten:** Mimik, Gestik und/oder Sprache des Patienten imponieren verschroben, verschnörkelt, sonderbar, pathetisch, posenhaft, wichtigtuerisch, hochtrabend, affektiert, gekünstelt und/oder geziert.
- **Theatralisches Verhalten:** Der Patient erweckt den Eindruck, dass er seine Beschwerden übertreibt, aggraviert, aufbauscht.
- **Mutismus:** Wortkargheit bis hin zum Verstummen trotz organisch intakter Sprechorgane.
- **Logorrhö:** übermäßiger Rededrang vor dem Hintergrund einer gesteigerten Antriebsfunktion.

Vegetative Störungen und Konversionssymptome

Unter dieser Rubrik werden sowohl die durch Vermittlung des vegetativen Nervensystems entstehenden Symptome im engeren und weiteren Sinne als auch die auf einen innerpsychischen Konflikt mit symbolischem Ausdruckscharakter (Mechanismus der Konversion) beruhenden körperlichen Missempfindungen zusammengefasst.

Vegetative Störungen im weiteren Sinne beziehen sich auf:

- **Schlafstörungen:** Einschlafstörungen, Durchschlafstörungen („zerhackter" Schlaf), Verkürzung der Schlafdauer und Früherwachen (Patient gibt an, früher als üblich aufzuwachen und nicht wieder einschlafen zu können).
- **Appetitstörungen:** verminderter Appetit (Hypophagie) oder vermehrter Appetit (Hyperphagie).
- **Sexuelle Störungen:** z. B. Verminderung oder Steigerung der sexuellen Appetenz (Libido), Versagen genitaler Reaktionen (z. B. Erektionsstörung beim Mann, mangelnde vaginale Lubrikation bei der Frau) und Orgasmusstörungen.
- **Tagesschwankungen:** Es treten Schwankungen der Symptome im Verlauf des Tages auf (zirkadiane Besonderheiten). Die Beschwerden können am Morgen (Morgentief oder Morgenpessimum) oder am Abend (Abendtief) schlimmer sein.

Vegetative Störungen im engeren Sinne umfassen eine Fülle von heterogenen psychosomatischen Symptomkomplexen:

- **Psychovegetative gastrointestinale Symptome:** z. B. vermehrter Speichelfluss (Hypersalivation), Mundtrockenheit (Hyposalivation), Übelkeit (Nausea), Erbrechen (Vomitus), Verstopfung (Obstipation), Durchfall (Diarrhö), Gefühl von Überblähung, Kribbeln oder Unruhe in der Magengegend.
- **Psychovegetative kardiorespiratorische Symptome:** z. B. Brust- und Herzschmerz, Herzdruck, Herzrasen, schnelles und flaches Atmen (Tachypnoe), schweres Atemholen.
- **Psychovegetative urogenitale Symptome:** z. B. unangenehme Empfindungen im Genitalbereich, Brennen beim Wasserlassen, häufiger Harndrang, Druckgefühl in der Dammregion, Menstruationsstörungen.
- **Psychovegetative Haut- und Schmerzsymptome:** z. B. trockene, blasse und eingefallene Haut, leichtes Erröten, verschattete Augen, Gelenk- und Muskelschmerzen, Zungenbrennen, unklarer Juckreiz, Kribbelgefühl.

Konversionssymptome (dissoziative Symptome) betreffen häufig neurologische Symptombereiche:

- **Dissoziative Bewegungsstörungen:** z. B. pseudoneurologische Gehstörungen, Lähmungen, Schluckstörungen, Sprechstörungen.
- **Dissoziative Sensibilitäts- und Empfindungsstörungen:** z. B. psychogene Seh-, Riech-, Hör- und Fühlstörungen, Schwindel.
- **Dissoziative Anfälle:** z. B. psychogene Synkopen, pseudoepileptische Anfälle.

Selbst- und Fremdgefährdung

Bei der Abfassung des psychopathologischen Befunds muss die Einschätzung sowohl des **Suizidrisikos** als auch des **Fremdgefährdungsrisikos** dokumentiert werden. Denn klinische Faktoren wie das Vorliegen eines depressiven Syndroms, Status nach Suizidversuchen, Alkohol- und Drogenmissbrauch, schizophrene Störungen und Borderlinepersönlichkeitsstörung gehören zu den wichtigsten Risikofaktoren für suizidale Handlungen. Auch fremdaggressives Verhalten kann mit einer Reihe von psychiatrischen Erkrankungen (z. B. besonders schwere Manien mit starker Erregung [„Mania furiosa"], männliche schizophrene Patienten in ihren 30er- und 40er-Jahren mit strukturierten Wahnsystemen, Suchterkrankungen, komorbid vorliegende Persönlichkeitsstörungen mit dissozialer, emotional instabiler, schizoider und paranoider Symptomatik) assoziiert sein.

Im Status psychicus werden die folgenden Merkmale unterschieden:

- **Suizidalität:** Passive Todeswünsche, Wunsch nach einer „Pause im Leben" (**parasuizidale Pause**), Impulse, Gedanken, Absichten oder Pläne, sich das Leben zu nehmen (**Suizidgedanken**), Vorbereitungen zur Selbsttötung, begonnene, vorbereitete, abgebrochene oder durchgeführte Versuche, sich das Leben zu nehmen (**Suizidversuch**, suizidale Handlungen, Parasuizid) sind Ausdruck eines sich selbst gefährdenden Verhaltens. Bei einem Suizidversuch im Sinne der **parasuizidalen Geste** steht der Appell an die Umgebung im Vordergrund.
- **Selbstbeschädigung:** Verletzung des eigenen Körpers ohne damit verbundene Suizidabsichten (**selbstverletzendes Verhalten**). Hierzu zählen automutilative Verhaltensweisen wie Aufkratzen der Haut, Haareausreißen, Stirn gegen die Tischkante schlagen, Selbst-

Schneiden, Selbst-Brennen, Autokastration, Selbst-Enukleation usw. Auch **heimliche selbstschädigende Handlungen**, die zu nachweisbaren Verletzungen des Körpers (z. B. artifizielles Lymphödem durch Abschnürung einer Extremität) oder zu körperlichen Symptomen (z. B. Hyperthyreosis factitia durch Einnahme von Schilddrüsenhormonen) führen, werden hier notiert.

— **Aggressivität:** Impulse, Gedanken, Absichten oder Pläne, anderen Personen Gewalt anzutun. Auch bereits vollzogene fremdaggressive Handlungen werden hier abgebildet. Die Aggressionstendenzen und fremdaggressiven Handlungen reichen von Beschimpfungen über Zerstören von Gegenständen bis Gewalthandlungen gegen andere Personen.

Andere klinisch relevante Störungen

In diesem Störungsbereich wird eine Anzahl von Verhaltensstörungen und Einstellungen aufgelistet, die den anderen Merkmalbereichen nicht zugeordnet werden können, aber klinisch bedeutsam sind.

— **Pflegebedürftigkeit:** Hilfs- oder Pflegebedürftigkeit kann als Folge einer körperlichen (z. B. AIDS) oder psychischen Krankheit (z. B. Demenz bei Alzheimer-Krankheit) auftreten. Der Patient ist bei alltäglichen Tätigkeiten und in der Selbstversorgung (z. B. Zubereitung von Mahlzeiten, An- und Auskleiden, Körperpflege, selbstständiges Gehen) auf fremde Hilfe angewiesen.

— **Intelligenzminderung:** Unter **Intelligenz** wird die Fähigkeit des Menschen verstanden, geistige Leistungen zu erbringen. Dazu gehört auch die Fähigkeit, Sachverhalte verstehend zu erfassen, Erfahrungen zu sammeln und daraus sinnvolle, handlungsleitende Schlüsse zu ziehen. Schlussfolgerndes Denken und Begabung sind Stichworte in diesem Zusammenhang. Intellektuelle Fähigkeiten können angeboren sein, aber auch erworben werden. Sie bedürfen ständiger Übung, Schulung und Stützung. Während des psychiatrischen **Untersuchungsgesprächs** kann die Intelligenz des Patienten nur **grob orientierend beurteilt** werden. Hierzu werden sein **sozialer Lebenslauf** (z. B. Schulerfolg, Berufsausbildung) erfragt und sein **allgemeines Wissen** (z. B. Beherrschen der Grundrechenarten, Kenntnis der Himmelsrichtungen) bzw. sein **Abstraktionsvermögen** (z. B. Unterschiedsfragen: Kind/Zwerg, See/Fluss usw.; Erklärung von Fremdwörtern) geprüft. Die **exakte Erfassung des Intelligenzniveaus** gelingt nur mit Hilfe von **psychologischen Leistungstests** (Intelligenztests). Zu diesem Zweck wird der Intelligenzquotient (IQ) gemessen. Er drückt das Verhältnis der Intelligenzleistungen eines Menschen gegenüber dem statistischen Mittelwert seiner Altersgruppe aus. Die durchschnittliche Intelligenz wird durch einen IQ von 100 ausgedrückt, unterdurchschnittliche Intelligenzleistungen liegen darunter, höhere Leistungen darüber.

— **Süchtiges Verhalten:** Symptome der **psychischen Abhängigkeit** sind „Craving" (unwiderstehliches Verlangen, die psychotrope Substanz zu konsumieren), Kontrollverlust (verminderte Kontrolle über Beginn, Beendigung oder Menge des Substanzkonsums) und Vernachlässigung eigener wichtiger Interessen wegen des Substanzgebrauchs. Hauptzeichen der **körperlichen Abhängigkeit** umfassen Entzugssymptome nach Substanzkarenz und Toleranzentwicklung gegenüber der Substanzwirkung. Im psychopathologischen Befund sollten die vom Patienten zum Zeitpunkt der Untersuchung beobachteten Symptome im Gefolge des Substanzgebrauchs (z. B. Intoxikations- oder Entzugserscheinungen) schriftlich fixiert werden.

— **Abnorme Gewohnheiten:** In dieser Kategorie werden verschiedene Arten sich andauernd wiederholenden unangepassten Verhaltens erfasst, die nicht an anderer Stelle im Status psychicus abgebildet werden können und bei denen der Patient den Impulsen, das pathologische Verhalten auszuführen, nicht widerstehen kann. Nach einer vorausgehendem Gefühl der Anspannung folgt während des Handlungsablaufs ein Gefühl der Erleichterung (z. B. pathologisches Spielen, pathologisches Stehlen [Kleptomanie], pathologische Brandstiftung [Pyromanie]). Diese abnormen Gewohnheiten schädigen im Allgemeinen die Interessen des Patienten oder anderer Personen.

- **Anorektisches und bulimisches Verhalten:** Bei der **Anorexia nervosa** besteht ein pathologisches Bedürfnis, das eigene Körpergewicht zu reduzieren. Der Patient ist in der Regel untergewichtig und weist einen Body-Mass-Index (BMI) (Quetelets-Index) von 17,5 kg/m^2 oder weniger auf. **Bulimisches Verhalten** ist gekennzeichnet durch episodische Essanfälle mit Kontrollverlust und Verhaltensweisen, die einer Gewichtszunahme konsequent gegensteuern (z. B. selbst induziertes Erbrechen, Missbrauch von Abführmitteln).
- **Mangel an Krankheitsgefühl:** Der Untersucher und der Patient differieren in der Einschätzung der Schwere der vorliegenden Erkrankung des Patienten erheblich. Der Patient fühlt sich nicht krank, obwohl er objektiv an einer Krankheit leidet. Beispiel: Ein manischer Patient fühlt sich völlig gesund.
- **Mangel an Krankheitseinsicht:** Der Patient lehnt die Einschätzung des Untersuchers ab, dass seine pathologischen Erlebens- und Verhaltensweisen Ausdruck einer psychischen Störung sind. **Beispiel:** Ein schizophrener Patient ist trotz ausgeprägter produktiv psychotischer Symptomatik davon überzeugt, psychisch völlig gesund zu sein.
- **Ablehnung der Behandlung:** Widerstand des Patienten gegen verschiedene therapeutische Maßnahmen (z. B. Medikamenteneinnahme, Gruppentherapiesitzungen) bzw. gegen Krankenhausaufnahme und -aufenthalt.

Zum Zweck der Veranschaulichung sollen nachfolgend 2 **Beispielformulierungen** für die Abfassung eines psychopathologischen Befunds (Status psychicus) dargeboten werden:

Befundformulierung – Beispiel 1
Die 47-jährige wache und bewusstseinsklare Patientin mit einem leicht verwahrlosten äußeren Erscheinungsbild war im Kontaktverhalten äußerlich starr und emotionskarg, streckenweise misstrauisch. Die Patientin war in allen Qualitäten orientiert, und es bestanden keine Aufmerksamkeits- und Gedächtnisstörungen. Im formalen Denken war sie teilweise zerfahren, insgesamt weitschweifig. Inhaltlich waren wahnhafte Beeinträchtigungs- und Verfolgungsideen („Wände zuhause von Geheimdienstagenten voller Gift gespritzt") zu eruieren. Des Weiteren fanden sich Hinweise für akustische und Leibhalluzinationen („Ich habe heute morgen die Stimme des russischen Geheimdienstchefs gehört. Er hat sich mit seinem Stellvertreter über mich unterhalten"; „Ich habe starke Kopfschmerzen, seitdem die Agenten mich mit Sonderwaffen nachts bestrahlen"). Keine sicheren Ich-Störungen erfragbar. Affektiv war die Patientin während des Untersuchungsgesprächs affektstarr, teilweise parathym. Keine Zwangsgedanken und Zwangshandlungen zu eruieren. Psychomotorisch fielen manierierte Bewegungen auf. Ein- und Durchschlafstörungen wurden berichtet. Derzeit kein Anhalt auf akute Selbst- und/oder Fremdgefährdung. Krankheitsgefühl und Behandlungsbereitschaft vor dem Hintergrund der wahnhaften Beeinträchtigungen vorhanden.

Befundformulierung – Beispiel 2
Zur stationären Aufnahme wurde über die Rettung eine 52-jährige, blinde, altersentsprechend aussehende und ausreichend gepflegte, schlanke Frau in Begleitung ihres Ehemanns gebracht, zu welcher der interpersonale Kontakt zunächst etwas erschwert herstellbar war, da die Patientin zu Beginn des

Untersuchungsgesprächs ängstlich und zurückgezogen wirkte. Als aber von Seiten des Untersuchers zunächst der Schwerpunkt auf die gezielte Erhebung biographischer Details aus ihrer Kindheit, ihrer Schulzeit und ihres beruflichen Werdegangs gelegt wurde, öffnete sie sich, konnte Vertrauen fassen und war durchgängig kooperativ. Das Verhalten war im Gespräch insgesamt unauffällig und adäquat, indes wirkte sie bei Themen, die sie an belastende Gefühle der Furcht und der Hilflosigkeit im Kontext des früheren Aufenthalts auf der Intensivstation vor 3 Jahren erinnerten, in sich versunken und zurückgezogen.

Die Vigilanz der Patientin war nicht beeinträchtigt, sie war weder bewusstseinsvermindert noch bewusstseinsgetrübt.

Die Prüfung der kognitiven Leistungsfähigkeit bei der Patientin wurde mit Hilfe des Mini-Mental-Status-Tests (MMST) durchgeführt. Allerdings konnten etliche Aufgaben zum Themenkomplex Sprache, also Benennen einer Armbanduhr, Benennen eines Bleistifts, Schreiben eines vollständigen Satzes, Nachzeichnen einer geometrischen Figur usw. nicht gestellt werden, da die Patientin aufgrund einer offenbar zugrunde liegenden schweren zentralen Sehstörung eine hochgradige Minderung des Sehvermögens aufwies.

Das Sprechen selbst war verwaschen und undeutlich. Fragen zur örtlichen Orientierung (z. B. Bundesland, Stadt, Wohnort) wurden alle richtig beantwortet. Gleichfalls war die Patientin zur eigenen Person voll orientiert, und die aktuelle persönliche Lebensgeschichte wurde gewusst. Auch fand sich kein Anhalt auf eine situative Orientierungsstörung. Es fanden sich aber Hinweise für eine leichtgradige zeitliche Orientierungsstörung, bei der die Patientin zwar die Fragen zur Jahreszeit, zum Jahr und zum Monat richtig beantwortete, andererseits das Datum und den Wochentag aber nicht exakt kannte.

Die Prüfung der Merkfähigkeit und der Erinnerungsfähigkeit erbrachte keine Defizite. Frau M. konnte die 3 genannten Begriffe „Auto", „Blume" und „Kerze" unmittelbar reproduzieren. Auch war sie in der Lage, diese 3 zuvor gemerkten Begriffe über eine Zeit von etwa 10 min zu wiederholen. Freilich zeigten sich im Verlauf des Untersuchungsgesprächs Gedächtnisstörungen mittelgradiger Ausprägung, die sich dergestalt abbildeten, dass Frau M. unfähig war, relevante Details aus der Erinnerung an weiter zurückliegende Ereignisse (z. B. zeitliche Einordnung der Umsiedlung von Innsbruck nach Graz resp. von Graz nach Stuttgart oder der Umstände des Ablebens ihrer Mutter) in richtiger zeitlicher Ordnung zu berichten.

Am deutlichsten beeinträchtigt imponierten Aufmerksamkeit und Rechenfähigkeit. Die Patientin zeigte eine deutlich verminderte Fähigkeit, die Aufmerksamkeit ausdauernd einem Thema zuzuwenden, was sich beispielsweise in der Aufgabe „serial sevens" eindrucksvoll zeigte. Die Auffassung selbst, also die Fähigkeit, Wahrnehmungen in ihrer Bedeutung zu begreifen und sinnvoll miteinander zu verbinden, war insgesamt richtig, gelang jedoch nur verlangsamt (z. B. beim Erklären der Sprichwörter „Der Apfel fällt nicht weit vom Stamm", „Wer andern eine Grube gräbt, fällt selbst hinein").

Es zeigten sich keine formalen Denkstörungen in Form von Neologismen, Kontaminationen, Inkohärenz, Gedankenabreißen und Vorbeireden. Das formale Denken war geordnet, aber aufgrund der verwaschenen Sprache verlangsamt und schleppend.

Das inhaltliche Denken war geprägt durch intrusives Wiedererleben von Aspekten des als traumatisch empfundenen Krankenhausaufenthalts vor 3 Jahren, insbesondere der belastenden Erinnerung an das Wiedererwachen auf der Intensivstation, als sie bei sich den Verlust des Augenlichts feststellen musste, oder an das belastende innere Bild des hilflosen Ausgeliefertseins, als sie nach eigenem Empfinden wie „ein Stück Vieh" in irgendeinem Raum auf der Station abgestellt worden sei. Hinweise für paranoides Erleben fanden sich insgesamt nicht. Es ergab sich kein Anhalt auf Sinnestäuschungen oder auf halluzinatorisches Erleben. Ich-Störungen im Sinne von Störungen der Ich-Haftigkeit, wie

z. B. Gedankenentzug, Fremdbeeinflussungserlebnisse, waren nicht zu eruieren. Andererseits wurden Derealisations- und Depersonalisationsphänomene in Gestalt von zeitweise auftretenden Gefühlen der Losgelöstheit von vertrauten Personen, wie z. B. vom Ehemann und von den eigenen Kindern, bzw. von zeitweise vorhandenen Störungen der Ich-Identität (z. B. sie komme sich selbst fremd, unwirklich vor) berichtet.

Antrieb und Psychomotorik imponierten insgesamt verlangsamt. In der Beurteilung der Affektivität wurde negativ getönte Befindlichkeit mit niedergedrückter und niedergeschlagener Stimmung sowie einer pessimistischen Grundstimmung mit fehlender Zukunftsorientierung, Hoffnungslosigkeit, Schuld- und Insuffizienzgefühlen, Intereselosigkeit, innerer Anspannung und passiven Todeswünschen registriert. Zwangsdenken und Zwangshandlungen konnten nicht exploriert werden.

An psychovegetativen Symptomen wurden von der Patientin Störungen des Ein- und Durchschlafens sowie reduzierter Appetit berichtet.

Derzeit fanden sich keine Hinweise für akute Selbst- und/oder Fremdgefährdung, indes äußerte die Patientin passive Todeswünsche angesichts der Hilfs- und Pflegebedürftigkeit im Zusammenhang mit ihrer Blindheit. Es bestand ein ausgeprägtes Krankheitsgefühl. Frau M. war krankheitseinsichtig und behandlungsbereit.

2.4 Psychopathologische Syndrome

Die Erkennung und Beschreibung der **Beschwerden** eines Patienten, die Verdichtung zu **Symptomen**, das Zusammenfügen zum **Syndrom**, die Verarbeitung des Syndroms schließlich unter Hinzuziehung von Verlaufsgesichtspunkten, der Vorgeschichte und der Differenzialdiagnose zur **Krankheitsdiagnose** bedürfen klar anwendbarer Begriffsdefinitionen.

Unter Syndrom wird in der Regel die Kombination bestimmter Symptome verstanden, die gehäuft zusammen auftreten. Ein Syndrom ist in der Psychiatrie in den meisten Fällen nicht gleichbedeutend mit einer Krankheitseinheit. Gleichartige Syndrome können Ausdruck unterschiedlicher Krankheiten sein. Beispielsweise kann ein depressives Syndrom bei der Melancholie oder schweren depressiven Episode, aber auch bei der schizoaffektiven Störung und bei den Schizophrenien, selbst bei den organischen psychischen Störungen zu beobachten sein.

Bis heute trägt die zwar immer wieder zu fordernde, aber nie wirklich konsequent durchgeführte Trennung von Syndrom und nosologischer Krankheitseinheit zu der vielfach von außen her beklagten Unübersichtlichkeit des psychiatrischen Fachs und seiner Systematik bei, abgesehen von unterschiedlichen Betrachtungsweisen gleichartiger Sachverhalte durch verschiedene psychiatrisch-psychologische Schulen (z. B. biologische versus tiefenpsychologische Ausrichtung). Andererseits ist sicherlich nicht zu bestreiten, dass auch in der Psychiatrie eine ausgewogene Kombination von **Logik**, **Empirie**, aber auch **Intuition** für Diagnostik und Therapie essenziell ist (Gross 1988).

Die Herausarbeitung eines psychopathologischen Syndroms am Ende des psychiatrischen Untersuchungsgesprächs erfolgt auf rein deskriptiv-phänomenologischer Ebene. Die verschiedenen syndromatologischen Formen als psychopathologische Querschnittsbilder erweisen sich als praktisch hochrelevant im Hinblick auf erste sinnvolle therapeutische Interventionen und weiterführende differenzialdiagnostische Schritte. In ◻ Tab. 2.5 wird eine orientierende Übersicht über klinisch relevante Syndrome in der Psychiatrie gegeben.

◘ Tab. 2.5 Orientierende Übersicht über klinisch relevante Syndrome in der Psychiatrie

Syndrom	Symptomatik	Anmerkungen
Delirantes Syndrom	Akut innerhalb weniger Stunden oder Tage auftretender Verwirrtheitszustand (z. B. mit inkohärentem Gedankengang) mit einhergehenden quantitativen und qualitativen Störungen des Bewusstseins (häufig Benommenheit und Bewusstseinstrübung), der Orientierung, Aufmerksamkeit und Auffassung, des Gedächtnisses (häufig Beeinträchtigung des Immediat- und Kurzzeitgedächtnisses bei relativ intaktem Langzeitgedächtnis), der Wahrnehmung (häufig Illusionen, optisch halluzinierte Fäden, Flocken und/oder Tiere), der Psychomotorik (ausgeprägte motorische Unruhe, aber auch Hypoaktivität, oft in nicht vorhersehbarem Wechsel), des Schlaf-Wach-Rhythmus (häufig Umkehr des Tag-Nacht-Rhythmus) und der Affektivität (ratlos, deprimiert, ängstlich, dysphorisch oder euphorisch). Fluktuierendes Zustandsbild während eines 24-h-Beobachtungszeitraums mit regelhafter nächtlicher Verschlimmerung der Symptome. Vegetative Zeichen einer sympathikotonen Übererregung (z. B. Hyperhidrosis, Tremor, Tachykardie, Hypertonie) und Wahneinfälle können zusätzlich vorliegen.	Traditionellerweise gehörten die deliranten Syndrome in der deutschsprachigen Neuropsychiatrie zu den **akuten, reversiblen Formen** der organischen Psychosen oder Psychosyndromen. Der heutige Delirbegriff löste die alten Bezeichnungen wie „akuter exogener Reaktionstyp" nach Bonhoeffer (1917), „akutes psychoorganisches Syndrom" bzw. „Durchgangs- und Trübungssyndrome" ab. Zu den **Trübungssyndromen**, die mit Störungen des Bewusstseins einhergingen, zählten früher Verwirrtheitszustand (amentielles Syndrom oder Amentia), Delir und Dämmerzustand. Beim Verwirrtheitszustand imponierten Orientierungs-, Auffassungs-, Konzentrations-, Merkfähigkeits- und Bewusstseinsstörungen, inkohärentes Denken sowie veränderter Affekt. Kamen zusätzlich Halluzinationen oder Wahn, motorische Unruhe und vegetative Symptome hinzu, wurde die Bezeichnung „Delir" verwendet. Im Unterschied zum Delir und zum Verwirrtheitszustand dominierten beim Dämmerzustand eine traumhafte Bewusstseinseinengung ohne Vigilanzminderung, eine nur partiell eingeschränkte Orientiertheit und ein weitgehend geordneter Gedankengang (z. B. beim epileptischen Dämmerzustand und pathologischen Rauschzustand). Zu den **Durchgangssyndromen** (nach Wieck 1956), bei denen keine Störungen des Bewusstseins vorlagen, rechnete die ältere Psychiatrie u. a. „akuten Korsakow", „Halluzinosen", „akute Demenz" (auch „reversible Demenz" oder „demenzielles Durchgangssyndrom" genannt) (z. B. Pseudodemenz bei Depression).
		Syndromtherapeutisch bei deliranten Syndromen sind Antipsychotika mit keinen oder kaum anticholinergen Nebenwirkungen (z. B. Haloperidol, Risperidon) Medikamente der Wahl. Zur Therapie des Delirs bei Alkoholentzug werden in Österreich wie in den USA Benzodiazepine verabreicht, in Deutschland hingegen gilt Clomethiazol als Mittel der ersten Wahl.

◩ Tab. 2.5 *(Fortsetzung)* Orientierende Übersicht über klinisch relevante Syndrome in der Psychiatrie

Syndrom	Symptomatik	Anmerkungen
Demenzielles Syndrom	Charakteristische Symptome sind Störungen des Frisch- und Altgedächtnisses sowie intellektueller Abbau (Kritik, Begriffsbildung, Logik, Kombinationsfähigkeit, Auffassung, Urteilsvermögen). Störungen des Bewusstseins fehlen in der Regel. Verminderung der Affektkontrolle (z. B. Affektlabilität), Antriebsstörung (z. B. Antriebsarmut), Vergröberung des Sozialverhaltens und Persönlichkeitsveränderungen liegen häufig zusätzlich vor. Gelegentlich wird das demenzielle Syndrom durch Halluzinationen und Wahneinfälle kompliziert. Die mnestischen Defizite müssen mindestens 6 Monate vorhanden sein.	Früher wurden verschiedene psychopathologische Syndrome der **chronischen, irreversiblen Formen** von den organischen Psychosen oder Psychosyndromen abgegrenzt. Beim **chronischen hirnorganischen Psychosyndrom** (HOPS) handelte es sich um erworbene Beeinträchtigungen der kognitiven und intellektuellen Funktionen. Schwere Formen der hirnorganischen Psychosyndrome wurden als Demenz bezeichnet. Standen Persönlichkeitsveränderungen mit Störungen des Trieb-, Affekt- und Sozialverhaltens im Vordergrund bei allenfalls nur leichteren kognitiven Störungen, wurde eine **organische Wesensänderung** (organische Persönlichkeitsveränderung mit den Prägnanztypen apathisch-antriebsarm, euphorisch-umständlich oder reizbar-enthemmt nach Kurt Schneider [1966]) diagnostiziert. Als lokalisatorisch-fakultative Sonderform der organischen Persönlichkeitsveränderung galt das „hirnlokale Psychosyndrom" nach M. Bleuler (1954). Hierzu wurde u. a. das „**Orbitalhirnsyndrom**" gerechnet, das auf einer Schädigung der Stirnhirnbasis basierte und Symptome wie flache Euphorie, inadäquate Witzelsucht (Moria), soziale Distanzlosigkeit, sexuelle Aufdringlichkeit und Aggressivität hervorrief. Schließlich war das **pseudoneurasthenische** Syndrom („Hirnleistungsschwäche", „Enzephalopathie") mit Veränderungen der affektiven Reaktivität (z. B. gesteigerte Erregbarkeit) oder Asthenie (z. B. abnorme Ermüdbarkeit) zu berücksichtigen.
		Zur **Syndromtherapie** stehen Acetylcholinesterasehemmer und NMDA-Rezeptor-Antagonisten zur Verfügung.

> ◘ **Tab. 2.5** (*Fortsetzung*) Orientierende Übersicht über klinisch relevante Syndrome in der Psychiatrie

Syndrom	Symptomatik	Anmerkungen
Amnestisches Syndrom	Charakteristisch sind Störungen des Kurzzeit- und Langzeitgedächtnisses bei erhaltenem Immediatgedächtnis. Konfabulationen und Desorientiertheit zeitlicher Art sind häufig zu beobachten. In der Regel fehlen Störungen des Bewusstseins und allgemeiner intellektueller Abbau.	Syndromdiagnostisch voneinander zu unterscheiden sind delirantes Syndrom, Demenzsyndrom und amnestisches Syndrom. Nach Lauter (1988) sind Delir, Demenz und amnestisches Syndrom „**organische Psychosyndrome 1. Ranges**". Denn sie sind regelhaft mit kognitiven Beeinträchtigungen assoziiert, die an sich mit hoher Wahrscheinlichkeit auf eine organische Genese des psychopathologischen Syndroms verweisen. Hingegen handelt es sich bei den „**organischen Psychosyndromen 2. Ranges**" um Syndrome, die eher den schizophrenen, depressiven, manischen, ängstlichen etc. Syndromen ähneln und per se nicht auf exogene Ursachen deuten (z. B. organische Halluzinose, organische affektive Störung, organische wahnhafte Störung, organische Angststörung usw.). **Syndromtherapeutisch** sind Psychopharmaka primär nicht indiziert. Eine sofortige somatische Abklärung steht im Vordergrund (z. B. Ausschluss eines Wernicke-Korsakow-Syndroms, einer Herpes-simplex-Enzephalitis).
Syndrom der Intelligenzminderung (früher auch als oligophrenes Syndrom bezeichnet)	Psychopathologisch dominiert eine Minderung der intellektuellen Leistungsfähigkeit verschiedenen Schweregrades mit Beeinträchtigung von Fertigkeiten wie Kognition, Sprache, motorischen oder sozialen Fertigkeiten. Das Syndrom der Intelligenzminderung schwereren Ausmaßes ist häufig mit Verhaltensstörungen wie Stereotypien, abnormen Essgelüsten nach Sand, Staub, Mörtel, Haare usw. (Pica-Syndrom), Selbstbeschädigungen, dranghaften Verstimmungen und Erregungszuständen und/oder Aggressivität vergesellschaftet.	Intelligenzminderung als ein Zustand verzögerter oder unvollständiger Entwicklung der geistigen Fähigkeiten kann angeboren oder frühkindlich erworben sein (z. B. chromosomal vererbte Störungen wie Trisomie 21, hereditäre Störungen des Stoffwechsels wie Phenylketonurie, exogene Ursachen wie Alkoholembryopathie, Röteln während der Schwangerschaft, Schwangerschaftstoxikose, Geburtskomplikationen mit Asphyxia neonatorum [Erstickungszustand des Neugeborenen mit Sauerstoffmangel], frühkindliche entzündliche Erkrankungen des ZNS wie Masern). **Syndromtherapeutisch** bei im Vordergrund stehender anhaltender Anspannung und drohenden aggressiven Durchbrüchen ist das Atypikum Risperidon das Medikament der Wahl.

◧ Tab. 2.5 *(Fortsetzung)* Orientierende Übersicht über klinisch relevante Syndrome in der Psychiatrie

Syndrom	Symptomatik	Anmerkungen
Gehemmt-depressives Syndrom	Das **depressive Syndrom** ist gekennzeichnet durch psychische Einzelsymptome wie gedrückte Stimmungslage, Insuffizienzgefühle, Grübelneigung, Freud- und Interesselosigkeit (Anhedonie), Hoffnungs- und Perspektivlosigkeit, Entschlusslosigkeit usw. („Losigkeits-Symptome"), psychomotorische Symptome wie Hemmung oder Agitiertheit sowie vegetative Störungen im weiteren Sinne wie Schlaf- und Appetitstörungen, Nachlassen von Libido und Potenz, Kopf- und andere Schmerzen, Verlust an Lebensfrische, Tagesschwankungen usw. Beim **gehemmt-depressiven Syndrom** überwiegen psychomotorische und Denkhemmung mit Antriebsarmut sowie Schwung- und Teilnahmslosigkeit (auch **apathisches Syndrom** genannt).	Unter Berücksichtigung des Dreikomponentenschemas nach Kielholz u. Pöldinger (1968) können aktivierende Antidepressiva (z. B. Venlafaxin, Duloxetin, Reboxetin, selektive Serotoninwiederaufnahmehemmer) bei im Vordergrund stehender Hemmung syndromtherapeutisch verordnet werden.
Agitiert-depressives Syndrom	Das Erscheinungsbild des depressiven Syndroms wird durch psychomotorische Unruhe und Erregung, Angstzustände mit Spannung und jammernd-lamentierendem Wehklagen dominiert.	Unter Berücksichtigung des Dreikomponentenschemas nach Kielholz u. Pöldinger (1968) können dämpfende Antidepressiva (z. B. Mirtazapin, Amitripytlin, Doxepin) bei dominierender Agitiertheit **syndromtherapeutisch** appliziert werden.
Larviert-depressives Syndrom	Es besteht eine Dominanz vegetativer Störungen **im engeren Sinne** bei scheinbarem Fehlen typischer psychischer Symptome des depressiven Syndroms. Das zugrunde liegende depressive Zustandsbild versteckt sich gleichsam hinter der Maske (lateinisch: larva) der körperlichen Beschwerden (Walcher 1969).	Dazugehörige Begriffe sind somatisierte oder maskierte Depression. **Syndromtherapie:** Antidepressiva, vorzugsweise mit dualem Wirkmechanismus (z. B. Serotonin- und Noradrenalin-Reuptake-Inhibitoren wie Venlafaxin, Duloxetin und das in Österreich zugelassene Milnacipran)
Melancholisches Syndrom	Typischerweise finden sich emotionale Herabgestimmtheit ohne äußeren Anlass, ein Gefühl der Gefühllosigkeit, ein „Losigkeits-Syndrom", fehlende Affizierbarkeit, Antriebshemmung und vegetative Symptome **im weiteren Sinne** wie Schlafstörungen, frühes Erwachen, Tagesschwankungen der Stimmung mit Morgenpessimum, Libido- und Appetitverlust.	Dazugehörige Begriffe sind somatisches Syndrom (ICD-10), endogen-depressives Syndrom, endomorphes oder endogenomorphes depressives Syndrom und vitalisiertes depressives Syndrom. **Syndromtherapie:** Antidepressiva und therapeutischer Schlafentzug

◘ **Tab. 2.5** *(Fortsetzung)* Orientierende Übersicht über klinisch relevante Syndrome in der Psychiatrie

Syndrom	Symptomatik	Anmerkungen
Psychotisch-depressives Syndrom	Beim depressiven Syndrom stehen synthyme psychotische Phänomene wie Verarmungs-, Versündigungs-, Verschuldungs-, Bestrafungswahn sowie nihilistische und hypochondrische Wahninhalte im Vordergrund (**melancholisch-wahnhaftes Syndrom**).	Nach Kurt Schneider (1950) speist sich der depressive Wahn in Form des Versündigungswahns, des hypochondrischen Wahns und des Verarmungswahns aus den Urängsten des Menschen, also aus der Angst um das Seelenheil, die Gesundheit und den Besitz.
		Die **Syndromtherapie** impliziert die Kombination eines Antidepressivums mit einem Antipsychotikum bis zum Sistieren der psychotischen Symptomatik.
Manisches Syndrom	Charakteristische Symptome sind euphorische oder dysphorisch-gereizte Stimmungslage, beschleunigtes Denken bis zur Ideenflucht, Größenideen bis Größenwahn, Antriebssteigerung mit Mangel an Erschöpfbarkeit und vermindertem Schlafbedürfnis bis hin zu Enthemmungsphänomenen wie sozialer Distanzlosigkeit, sexueller Aufdringlichkeit und Erregungszuständen mit Aggressivität.	Früher spielte die progressive Paralyse als Folge einer ZNS-Beteiligung im Quartärstadium der Syphilis eine gewichtige Rolle in der Ätiopathogenese manischer Syndrome bei männlichen Anstaltspatienten. Die euphorisch-expansive (maniforme) Ausprägung der progressiven Paralyse galt sogar als klassische Form der progressiven Paralyse. Heute sind in der **Differenzialdiagnostik** manischer Syndrome neben bipolaren affektiven Störungen und Störungen durch psychotrope Substanzen auch HI-Virus-induzierte maniforme („AIDS mania") Erscheinungsbilder zu bedenken. **Syndromtherapie** in der Akutphase: atypische Antipsychotika wie Olanzapin, Risperidon, Quetiapin, Aripiprazol oder Ziprasidon und/oder Stimmungsstabilisierer wie Lithium oder Valproinsäure. Lithium ist aufgrund seiner engen therapeutischen Breite bei maniformen HIV-Patienten relativ kontraindiziert.

◨ **Tab. 2.5** *(Fortsetzung)* Orientierende Übersicht über klinisch relevante Syndrome in der Psychiatrie

Syndrom	Symptomatik	Anmerkungen
Schizo-phrenes Grundsyn-drom	Primär imponieren formale Denk-störungen wie inkohärentes und zerfahrenes Denken, gesperrtes Denken und Neologismen, Störungen der Affektivität wie Ambivalenz und Ambitendenz, Parathymie und affektive Verflachung sowie Störungen des Antriebs wie Manieriertheit oder bizarres Verhalten und **Autismus** (Abkapselung von der äußeren Realität [„wie von einer Glaswand umgeben"] und Rückzug auf das wahnhafte Innenleben, die eigene „verrückte" Gedankenwelt). Sekundär kommen häufig Ich-Störungen, inhaltliche Denkstörungen wie Wahn-wahrnehmung und Wahngedanken, Sinnestäuschungen wie akustische Halluzinationen und Störungen der Psychomotorik wie Automatismen und Stereotypien vor. Primär- und Sekundärsymptome prägen das Erscheinungsbild des **schizophrenen Syndroms**.	E. Bleuler (1911) teilte die vielgestaltige Symptomatik des schizophrenen Syndroms in Grund- und akzessorische Symptome ein. Zu den Grundsymptomen („**vier große A's**" der Schizophrenie) gehörten Assoziationsstörung (z. B. Denkzerfahrenheit), Affektstörung (z. B. Parathymie), Autismus und Ambivalenz des Wollens, des Fühlens und des Denkens. Die akzessorischen Symptome umfassten wahnhafte, halluzinatorische und katatone Störungen. **Syndromtherapie:** Antipsychotika
Paranoid-halluzina-torisches Syndrom	Wahn- und halluzinatorische Phänomene dominieren das psychopathologische Erscheinungsbild.	Zahlreiche exogene Ursachen für das paranoid-halluzinatorische Syndrom sind differenzialdiagnostisch in Erwägung zu ziehen (z. B. Endokrinopathien, Epilepsien, Hirntumoren, Enzephalitiden, Neurosyphilis, Morbus Wilson, Chorea Huntington, Drogen, Medikamente wie Kortikosteroide, L-Dopa usw.). **Syndromthera-peutisch** sind Antipsychotika die Medikamente der Wahl. **Ausnahme:** Bei iktalen Psychosen während eines nonkonvulsiven Status epilepticus ist nicht eine antipsychotische Pharmakotherapie, sondern eine intravenöse antiepileptische Therapie indiziert.
Hebe-phrenes Syndrom	Im Vordergrund stehen Manierismen und Possen sowie ein flacher und unangemessener affektiver Ausdruck mit Eindruck des Läppischen und Albernen im desorganisierten Verhalten. Formale Denkstörungen bis hin zur Zerfahrenheit komplettieren das psychopathologische Erscheinungsbild. Wahngedanken und Halluzinationen treten nur flüchtig auf.	Ein hebephrenes Syndrom aufgrund der hebephrenen Schizophrenie (desorganisierter Prägnanztyp) tritt in aller Regel nur bei Jugendlichen oder jungen Erwachsenen (meist zwischen dem 15. und 25. Lebensjahr) auf. Das **differenzialdiagnostische** und **syndromtherapeutische Prozedere** entspricht demjenigen beim paranoid-halluzinatorischen Syndrom.

⬛ Tab. 2.5 (*Fortsetzung*) Orientierende Übersicht über klinisch relevante Syndrome in der Psychiatrie

Syndrom	Symptomatik	Anmerkungen
Schizoaffektives Syndrom	Falls gleichzeitig sowohl Symptome des schizophrenen Syndroms als auch des depressiven Syndroms oder des manischen Syndroms zu beobachten sind, dann kann die Syndromdiagnose eines schizodepressiven resp. schizomanischen Syndroms aufgestellt werden.	In der Akutphase des schizoaffektiven Syndroms ist die Gabe von Antipsychotika **syndromtherapeutisch** auf jeden Fall indiziert. Beim schizodepressiven Syndrom kann zusätzlich eine Kombination mit Antidepressiva, beim schizomanischen Syndrom mit Stimmungsstabilisierern erwogen werden.
Katatones Syndrom	Charakteristisch sind Antriebs- und psychomotorische Störungen. Auf der einen Seite wird Stupor als Extremfall der psychomotorischen Hemmung mit hochgradiger Teilnahmslosigkeit, Erstarrung, Regungslosigkeit und hochgradiger energieloser Passivität, auf der anderen Seite werden psychomotorische Erregungszustände bis hin zu einem Bewegungssturm raptusartigen Gepräges beobachtet. Stupor und Erregungszustände können einander abrupt abwechseln. Häufige zusätzliche Symptome sind Parakinesen.	Katatone Störungen kommen bei den verschiedensten Erkrankungen vor (z. B. katatone Schizophrenie, depressiver Stupor im Rahmen einer schweren depressiven Episode mit psychotischen Symptomen, Intoxikationen, malignes neuroleptisches Syndrom, Tumoren im Bereich des Frontallappens, Enzephalitiden usw.). Bei nichtorganisch bedingten katatonen Störungen ist die intravenöse Gabe des Benzodiazepins Lorazepam zur Durchbrechung des katatonen Syndroms prinzipiell **syndromtherapeutisch** indiziert. Bei der lebensbedrohlichen **febrile Katatonie** (perniziöse Katatonie: Symptome der katatonen Schizophrenie, hohes Fieber ohne nachweisbare Infektion, Puls- und Blutdruckschwankungen, Elektrolytverschiebungen, Exsikkose) sind Intensivmaßnahmen angezeigt und als Therapie der Wahl gilt die Elektrokrampftherapie.
Suizidales Syndrom	Leitsymptome sind Suizidgedanken oder Suizidversuche. In erster Linie findet sich zusätzlich ein depressives Syndrom. Häufige Begleitsyndrome sind aber auch das Syndrom süchtigen Verhaltens, das Borderlinesyndrom und das schizophrene Syndrom.	Bei akuter Suizidalität ist der Patient ggf. auch gegen seinen Willen in eine psychiatrische Klinik einzuweisen, wo eine suizidale Handlung nach menschlichem Ermessen auszuschließen ist. Die medikamentöse **Syndromtherapie** ist sedierend-angstlösend zu orientieren. Benzodiazepine wie Lorazepam oder Oxazepam sind in der Akutphase essenziell. Beim Vorhandensein einer fassbaren Grunderkrankung (z. B. schizophrene Störungen, schwere depressive Episode, Störungen durch psychotrope Substanzen) ist diese speziell zu behandeln.
Syndrom süchtigen Verhaltens	Charakteristische Symptome sind Craving nach Alkohol, Medikamenten und/oder Drogen, Kontrollverlust, Entzugssymptome, Toleranzentwicklung und Vernachlässigung eigener wichtiger Interessen wegen des Substanzgebrauchs. Häufige Begleitsyndrome sind suizidale, delirante, depressive, Angst-, dissoziale, Borderline- und schizophrene Syndrome.	Die Einleitung der 4-gliedrigen Behandlungskette, bestehend aus Kontakt-, Entgiftungs-, Entwöhnungs- und Nachsorgephase, kann versucht werden. Spezifische medikamentöse Therapien spielen vor allem bei den einzelnen Entzugssyndromen eine Rolle.

☐ Tab. 2.5 *(Fortsetzung)* Orientierende Übersicht über klinisch relevante Syndrome in der Psychiatrie

Syndrom	Symptomatik	Anmerkungen
Borderline-syndrom	Bunt schillerndes psychopatho-logisches Erscheinungsbild mit affektiver Instabilität, Selbstbeschä-digungshandlungen und Suizidver-suchen, Impulsivität, anhaltenden Gefühlen von Leere, massiver Angstbesetztheit, Wutausbrüchen und durch Belastungen ausgelösten mikropsychotischen Erlebnissen. Häufig sind Kombinationen mit anderen Syndromen (z. B. suizidales, depressives, Angst-, süchtiges Syn-drom) anzutreffen.	Selektive Serotoninwiederaufnahmehemmer und Stimmungsstabilisierer (z. B. Lamotrigin, Valproinsäure) bieten sich zur **Syndromthera-pie** von Beeinträchtigungen in der Impuls-aggressionsregulation und der affektiven Dysregulation mit rasch fluktuierender Stimmungslage an. Niedrig dosierte aty-pische Antipsychotika können zur Linderung von Spannungszuständen, Irritabilität und passageren psychotischen Dekompensationen zeitlich begrenzt appliziert werden.
Dissoziales Syndrom	Im Vordergrund stehen rücksicht-loses Verhalten gegenüber anderen, fehlendes Mitgefühl, mangelndes Schuldbewusstsein sowie verschie-denste Normverletzungen bis hin zu delinquenten Entgleisungen. Süch-tige Begleitsyndrome sind häufig.	Früher wurde der Terminus „Soziopathie" verwendet.
		Verhaltens- und sozialtherapeutische Behand-lungsprogramme können versucht werden.
Angstsyn-drom	Isoliertes oder kombiniertes Auftreten von körperlichen (z. B. Herzklopfen, Atemnot, motorische Unruhe, Zittern, kalter Schweiß, tro-ckene Kehle) und psychischen (z. B. qualvolles Gefühl der Beklemmung, der Spannung, der Entfremdung, der inneren Unruhe, des Ausgeliefert-seins) Angstsymptomen, die keiner Gefahr zuzuschreiben sind. Sie treten anfallsartig (**Panikattacken**) oder als Dauerzustand (**diffuse, generalisierte Ängste**), aber auch als Furcht vor be-stimmten Objekten oder Situationen (**phobische Symptome**) auf. Depres-sive Begleitsyndrome sind häufig.	In der **Differenzialdiagnostik** ist eine Fülle von exogenen Faktoren bzw. organischen Grund-erkrankungen auszuschließen (z. B. Konsum bzw. Entzug von psychotropen Substanzen, Hyperthyreose, Phäochromozytom, Karzinoid, Hypoglykämie, Herzrhythmusstörungen, Angina pectoris, Myokardinfarkt, Temporallap-penepilepsie, Encephalomyelitis disseminata, demenzielle Erkrankungen, Lungenerkran-kungen).
		Syndromtherapeutisch kann die Panikatta-cke durch die kurzfristige Gabe eines stark anxiolytischen Benzodiazepins (z. B. lyophili-sierte Lorazepamplättchen sublingual) kupiert werden.

◘ Tab. 2.5 (*Fortsetzung*) Orientierende Übersicht über klinisch relevante Syndrome in der Psychiatrie

Syndrom	Symptomatik	Anmerkungen
Zwangs-syndrom	Charakteristische Symptome sind Zwangsdenken, Zwangshandlungen und/oder Zwangsimpulse (auch unter der Bezeichnung **anankastisches Syndrom** bekannt). Depressive und Angstsyndrome sind häufig zusätzlich zu beobachten.	Bei der **anankastischen Depression** handelt es sich nach Lauter (1962) um ein depressives Zustandsbild, bei dem depressive Symptome mit Zwangsgedanken sowie zwanghaften Befürchtungen und Antrieben vermischt sind. Häufige organische Ursachen des Zwangssyndroms sind Gilles-de-la-Tourette-Syndrom und andere Basalganglienerkrankungen. Zwangssymptome können auch bei schizophrenen Störungen auftreten.
		Die Syndromtherapie ist bei reinen Zwangshandlungen in der Regel ausschließlich verhaltenstherapeutisch zu führen, bei vorherrschenden Zwangsgedanken oder dominierendem Grübelzwang sind zusätzlich selektive Serotoninwiederaufnahmehemmer zu applizieren.

◨ **Tab. 2.5** *(Fortsetzung)* Orientierende Übersicht über klinisch relevante Syndrome in der Psychiatrie

Syndrom	Symptomatik	Anmerkungen
Somato-formes Syndrom	Typischerweise bestehen beim somatoformen Syndrom (sprachlich besser: beim **somatomorphen Syndrom**) multiple Beschwerden und Symptome, die wie körperlich verursachte aussehen, es aber nach dem gegenwärtigen Erkenntnisstand nicht sind (Hoffmann 1998). In der Regel sind psychovegetative gastrointestinale, kardiorespiratorische, urogenitale und/oder Haut- und Schmerzsymptome anzutreffen. Häufig sind zusätzlich depressive und Angstsyndrome zu beobachten.	Die alte Bezeichnung für somatoformes Syndrom heißt **Briquet-Syndrom** (Briquet 1859) im Sinne einer polysymptomatischen „hysterischen Neurose" (veraltetes Konzept für vielfältige Krankheitserscheinungen bei einer zur Dramatik und Selbstdarstellung neigenden Persönlichkeit).
		In der **Differenzialdiagnostik** sind Zönästhesien bei schizophrenen Störungen, Störungen des Leibempfindens bei depressiven Erkrankungen, Angststörungen und die einzelnen somatoformen Störungen abzugrenzen. Primär somatoforme Patienten weigern sich in der Regel hartnäckig, im Gegensatz zu depressiven Patienten (selbst mit einem larviert-depressiven Syndrom), die medizinische Feststellung zu akzeptieren, dass keine ausreichende körperliche Ursache für die somatischen Symptome vorliegt (**anhaltende Somatisierer versus fakultative Somatisierer**). Häufig tolerieren primär somatoforme Patienten ohne Begleitdepression Dosierungen von Antidepressiva nach den Regeln der Behandlung der depressiven Episode wenig oder nicht. Bei fehlenden depressiven oder Angstbegleitsyndromen ist die Gabe von Psychopharmaka **syndromtherapeutisch** nicht sinnvoll (Cave: Benzodiazepinabhängigkeit und vegetative Nebenwirkungen von Antidepressiva, die mit der zu behandelnden somatoformen Symptomatik konfluieren). Erste Therapieoption sind stets die psychotherapeutischen Behandlungsverfahren.

◻ Tab. 2.5 *(Fortsetzung)* Orientierende Übersicht über klinisch relevante Syndrome in der Psychiatrie

Syndrom	Symptomatik	Anmerkungen
Neurasthenisches Syndrom	Es dominieren Zustände von Ermüdbarkeit und rascher Erschöpfbarkeit bei erhöhter Empfindlichkeit, Reizbarkeit oder Anhedonie sowie Neigung zu unspezifischen psychovegetativen Missempfindungen wie Spannungskopfschmerz, Schwindelgefühl, muskuläre Schmerzen, Schlafstörungen usw.	Der Neurastheniebegriff wurde in der älteren Psychiatrie oftmals als „Papierkorb" für organisch nicht recht fassbare Beschwerden benutzt („psychovegetatives Syndrom"). In der modernen Medizin wiederholt sich diese problematische Praxis mit dem neuen, diagnostisch unscharfen Krankheitsbild des „Chronic-Fatigue-Syndroms".
		In der Differenzialdiagnostik sind zahlreiche psychiatrische Erkrankungen zu erwägen (z. B. organisch bedingte Störungen bei Enzephalitiden, Infektionen, Hirngefäßprozessen, Residualzustand nach Hirntrauma usw. [„pseudoneurasthenisches" oder „asthenisches" Syndrom], Vorstadium und Residuum bei schizophrenen Störungen, depressive Störungen, neurotische und Belastungsstörungen). **Syndromtherapeutisch** sind Antidepressiva einzusetzen.
Hypochondrisches Syndrom	Charakteristische Symptome sind hypochondrische Befürchtungen oder hypochondrischer Wahn.	Das hypochondrische Syndrom kann bei einer Reihe von psychiatrischen Erkrankungen vorkommen (z. B. hypochondrischer Wahn bei schweren depressiven Episoden mit psychotischen Symptomen, schizophrenen Störungen, organisch bedingten Störungen). Bei der **hypochondrischen Störung** aus der Gruppe der somatoformen Störungen dominiert entweder die Angst oder Überzeugung, an einer schweren und fortschreitenden körperlichen Krankheit zu leiden (hypochondrische Störung im engeren Sinne), oder seltener die anhaltende und überwertige Überzeugung, dass ein Körperteil entstellt sei, obschon der Körper objektiv als normal erscheint (körperdysmorphe Störung). **Syndromtherapeutisch** sind Antipsychotika indiziert, falls die Wahnkriterien erfüllt sind. Andernfalls bieten sich vorzugsweise selektive Serotoninwiederaufnahmehemmer als medikamentöse Therapie an.

☒ **Tab. 2.5** (*Fortsetzung*) Orientierende Übersicht über klinisch relevante Syndrome in der Psychiatrie

Syndrom	Symptomatik	Anmerkungen
Konversionssyndrom	Charakteristisch sind Konversionssymptome (dissoziative Symptome) im Sinne von mono- oder oligosymptomatischen, pseudoneurologischen Merkmalen auf den Gebieten der Willkürmotorik, Sensorik, Sensibilität und/oder Bewusstseinsregulation. Am häufigsten treten Gangstörungen, Armlähmungen bis hin zur Halbseitenlähmung auf, während dramatische Anfälle, Dämmerzustände, Blindheit und Taubheit in den westlichen Industrienationen sehr viel seltener sind.	Der Konversionsbegriff geht auf Freud (1895) zurück. Er bezeichnete **Konversion** als die Umsetzung unbewusster Vorstellungen und verdrängter Konflikte in eine körperliche Symptomatik, die diese in gleichsam **symbolischer** Weise zum Ausdruck bringt (Beispiel: Der Wunsch, etwas subjektiv als verboten Erlebtes zu berühren, kann eine dissoziative Handlähmung bewirken.)
		In der **Differenzialdiagnostik** müssen organische Ursachen (z. B. Epilepsie) sicher ausgeschlossen werden. Das Konversionssyndrom ist von der bewussten und absichtlichen Vortäuschung und Nachahmung von Krankheitssymptomen (Simulation) streng zu unterscheiden. **Syndromtherapeutisch** kommt eine medikamentöse Therapie nicht in Betracht, stattdessen stellen psychotherapeutische Verfahren auch in der Akutsituation das Mittel der Wahl dar.
Depersonalisations- und Derealisationssyndrom	Leitsymptome sind Entfremdungserlebnisse wie Depersonalisation und Derealisation.	Depersonalisation und Derealisation sind ubiquitäre dissoziative Phänomene, die bei einer Vielzahl von psychischen Störungen (z. B. schizophrene Störungen, beginnende Demenz, Suchterkrankungen, depressive und Angststörungen, dissoziative Störungen) vorkommen können. In der **Differenzialdiagnostik** sind insbesondere Epilepsien auszuschließen. **Syndromtherapeutisch** werden selektive Serotoninwiederaufnahmehemmer eingesetzt.

2

Syndrom	Symptomatik	Anmerkungen
Zentrales Serotoninsyndrom	Charakteristische Symptome sind Fieber, Schwitzen und Schüttelfrost, Ruhelosigkeit bis hin zur Erregung und Verwirrtheit, fluktuierende Vitalfunktionen wie kardiovaskuläre Instabilität mit ausgeprägten Blutdruck- und Herzfrequenzschwankungen, Myoklonien (nichtrhythmische Zuckungen, die plötzlich in einzelnen oder mehreren Muskelgruppen auftreten), Tremor und Hyperreflexie, Übelkeit, Erbrechen und Diarrhö.	Das zentrale Serotoninsyndrom ist eine potenziell lebensbedrohliche pharmakodynamische Arzneimittelwechselwirkung auf der Ebene der serotonergen Neurotransmission im Sinne einer serotonergen Überaktivität (z. B. bei Kombinationsbehandlungen aus selektiven Serotoninwiederaufnahmehemmern und Clomipramin oder reversiblen/selektiven/irreversiblen Monoaminooxidasehemmern [Moclobemid, Selegilin und das in Deutschland zugelassene Tranylcylpromin] oder Lithium). Bei sehr schweren Verläufen treten Krämpfe, Rhabdomyolyse (akuter Untergang der quergestreiften Muskeln mit paroxysmaler Myoglobinurie), disseminierte intravaskuläre Koagulopathie bis hin zu komatösen Zuständen auf. Die **Syndromtherapie** erfolgt durch sofortiges Absetzen aller serotonergen Substanzen, was in der Regel zu raschem Abklingen der Symptomatik innerhalb von 6 bis 12 h führt. Die Behandlung sollte bei Myoklonien mit Benzodiazepinen, bei Hyperthermie mit Paracetamol erfolgen. Bei schweren Komplikationen, wie das Auftreten von Temperaturen über 40,5 °C, sind zur Verhinderung einer Rhabdomyolyse oder disseminierten intravaskulären Koagulopathie aggressive Maßnahmen zur Kühlung sowie eine muskuläre Paralyse und eine endotracheale Intubation auf der Intensivstation notwendig.
Zentrales anticholinerges Syndrom	**Zentrale** anticholinerge Symptome der agitierten Verlaufsform sind eine delirante Symptomatik mit Desorientiertheit, Halluzinationen und psychomotorischer Unruhe. Bei der sedativen Verlaufsform stehen quantitative Bewusstseinsstörungen mit Somnolenz bis hin zu komatösen Zuständen im Vordergrund. **Periphere** anticholinerge Symptome sind Mydriasis, trockene und warme Haut, Fieber, Harnverhalte, Obstipation und tachykarde Herzrhythmusstörungen.	Beim potenziell lebensbedrohlichen zentral anticholinergen Syndrom handelt es sich um eine zentralnervöse unerwünschte Arzneimittelwirkung von Substanzen mit anticholinergem Effekt (z. B. trizyklische Antidepressiva wie Amitripytlin, Antipsychotika wie Clozapin, und Levomepromazin, Spasmolytika wie Atropin, Antiparkinsonmittel wie Biperiden). Als **syndromtherapeutische** Maßnahmen kommen das Absetzen der anticholinerg wirksamen Pharmaka bzw. bei Persistenz die parenterale Applikation von Physostigmin unter intensivmedizinischen Bedingungen mit kontinuierlichem EKG-Monitoring infrage.

◻ Tab. 2.5 (*Fortsetzung*) Orientierende Übersicht über klinisch relevante Syndrome in der Psychiatrie

◨ Tab. 2.5 (*Fortsetzung*) Orientierende Übersicht über klinisch relevante Syndrome in der Psychiatrie

Syndrom	Symptomatik	Anmerkungen
Malignes neuroleptisches Syndrom	Leitsymptome sind Fieber, extrapyramidale Störungen wie ausgeprägter Rigor (gesteigerte Grundspannung der Skelettmuskulatur mit Steifigkeit, die bei passiver Bewegung immer wieder ruckartig etwas nachlässt [„Zahnradphänomen"]) und Akinese (hochgradige Bewegungsarmut bis Bewegungslosigkeit), fluktuierende quantitative Bewusstseinsstörungen, Zeichen der vegetativen Dysfunktion wie Tachykardie, Tachypnoe, Hyperhidrose und Hypersalivation. Zusätzlich finden sich laborchemisch in der Regel Hinweise für Muskelschädigungen (z. B. erhöhte Kreatinkinase [CK]) und Leukozytose.	Das maligne neuroleptische Syndrom stellt eine sehr seltene, lebensbedrohliche zentralnervöse unerwünschte Arzneimittelwirkung von Antipsychotika dar. Am häufigsten wird es durch hohe Dosen hochpotenter Typika (z. B. Haloperidol) ausgelöst. Prinzipiell können aber alle Antipsychotika (typische und atypische) das maligne neuroleptische Syndrom verursachen. Junge Männer unter Antipsychotikatherapie sind besonders häufig betroffen. Es entwickelt sich akut innerhalb von 1 bis 3 Tagen. Die potenziellen renalen Komplikationen (akutes Nierenversagen infolge einer Rhabdomyolyse) sind vital gefährdend. Wichtige **Differenzialdiagnosen** sind febrile Katatonie, maligne Hyperthermie (seltene, meist letale Komplikation einer Allgemeinanästhesie, bei der die intravenöse Dantrolengabe indiziert ist), Enzephalitiden und zentrales Serotoninsyndrom (im Gegensatz zum malignen neuroleptischen Syndrom mit Erregung, Myokloni und Diarrhö). **Syndromtherapeutisch** sind das sofortige Absetzen der Antipsychotika, Monitoring der Vitalfunktionen, Maßnahmen der Kühlung und parenterale Flüssigkeitszufuhr obligat. Bei medizinischen Komplikationen ist die Aufnahme auf einer Intensivstation indiziert. Als medikamentöse Therapie kommen das Benzodiazepin Lorazepam oder die Dopaminergika Bromocriptin bzw. Amantadin oder das Muskelrelaxans Dantrolen in Betracht. Die Elektrokrampftherapie gilt als Therapie der zweiten Wahl.

2.5   Neurologische Untersuchung (Status neurologicus)

Die neurologische Untersuchung sollte jede psychiatrische Erstuntersuchung ergänzen. Es ist unerlässlich, die Diagnose auf eigene, selbst erhobene Befunde zu stützen, auch dann, wenn Befunde aus neurologischen Voruntersuchungen zur Verfügung stehen.

2.5.1   Voraussetzungen und Ziele

Die klinische Untersuchung erfolgt am weitgehend entkleideten Patienten. Das Klopfen von Reflexen durch die Strumpfhose oder hautenge Jeans ist jedenfalls zu vermeiden. Sind Missverständnisse bei der Untersuchung eines weitgehend entkleideten Patienten zu erwarten, so empfiehlt sich die Hinzuziehung einer Drittperson für die Dauer des Untersuchungsvorgangs.

Das Ziel der Untersuchung ist die **Erhebung zumindest eines neurologischen Übersichts-befunds**. Die Reihenfolge der Befunderhebung ist nicht zwingend vorgeschrieben, doch hat es sich als zweckmäßig erwiesen, beim Kopf zu beginnen und in Richtung Füße voranzuschreiten. Auf diese Weise wird die Erhebung eines Einzelbefunds vom Untersucher nicht so leicht vergessen, wenn er sich jeweils an einem bestimmten eingefahrenen Untersuchungsschema orientiert.

2.5.2   Umfang und Reihenfolge

Der Umfang der Statuserhebung sollte von der Zielsetzung der neurologischen Untersuchung und ihrem Stellenwert innerhalb des gesamten Untersuchungsvorgangs mitbestimmt werden. Bei einer strafrechtlichen Begutachtung, deren Ergebnis von einer klar festzustellenden schizophrenen Störung bestimmt wird, kommt der neurologischen Befunderhebung nicht die gleiche Bedeutung zu wie bei einem Patienten, der mit einer organischen psychischen Störung aufgrund einer Schädigung des Gehirns zur Untersuchung kommt.

In ◘ Tab. 2.6 sind die **5** relevanten Bereiche aufgelistet, auf die sich die klinisch-neurologische Untersuchung prinzipiell erstreckt.

Bei Verdacht auf eine erworbene **Sprachstörung** prüfen wir zusätzlich zur üblichen klinisch-neurologischen Untersuchung Teilfunktionen der Sprache. Diese umfassen die Spontansprache, das Benennen von Gegenständen, das Schreiben, das Lese- und Sprachverständnis sowie das Nachsprechen. Wir unterscheiden im Wesentlichen 4 verschiedene Formen der Sprachstörungen.

1. Bei der **motorischen Aphasie** (Broca-Aphasie) versteht der Patient das gesprochene Wort, kann aber selbst keine geordneten und zutreffenden sprachlichen Äußerungen hervorbringen.
2. Bei der **sensorischen Aphasie** (Wernicke-Aphasie) kann er zwar sprechen, aber das gesprochene Wort nicht verstehen. Er redet zwar viel und auch meist verständliche Worte, die Rede ist aber inhalts- und informationsarm oder -leer.
3. Bei der **globalen Aphasie handelt** es sich um eine Kombination von motorischer und sensorischer Aphasie mit deutlich reduzierter Sprachproduktion und erheblich beeinträchtigtem Sprachverständnis.
4. Bei der **amnestischen Aphasie** imponieren Wortfindungsstörungen. Sie werden in der Spontansprache durch Umschreibungen kaschiert, zeigen sich aber bei Benennungsaufgaben. Nachsprechen und Sprachverständnis sind intakt, die Spontansprache ist flüssig.

◨ **Tab. 2.6** Relevante Bereiche der klinisch-neurologischen Untersuchung (mod. nach Täschner 1989)	
Hirnnerven	Untersuchung der Hirnnerven I bis XII:
	I. Hirnnerv (Nervus olfactorius): Geruchsprüfung
	II. Hirnnerv (Nervus opticus): Spiegelung des Augenhintergrunds, Inspektion der Papille, orientierende Seh- und Gesichtsfeldprüfung
	III. Hirnnerv (Nervus oculomotorius): Pupillenprüfung auf Weite, Seitenrelation, Form, Reaktion auf Licht und Nahesehen
	IV. Hirnnerv (Nervus trochlearis): geringfügige Abweichung des Bulbus nach oben, wird am deutlichsten beim Blick nach unten
	V. Hirnnerv (Nervus trigeminus): enthält sensible und motorische Anteile. Die 3 Äste (Stirn-, Oberkiefer- und Unterkieferast) versorgen sensibel vor allem die Gesichtshaut, aber auch Teile der Mundschleimhaut, des Gehörgangs und des Auges. Der motorische Anteil verläuft im dritten Ast (Unterkieferast) und innerviert vor allem die Kaumuskulatur. Wir prüfen in erster Linie die Austrittsstellen der 3 Äste an der Nasenwurzel, am Ober- und am Unterkiefer.
	VI. Hirnnerv (Nervus abducens): Abduktion des Auges (Blick nach außen) ist erschwert oder aufgehoben, zugleich treten Doppelbilder auf.
	VII. Hirnnerv (Nervus facialis): Er besorgt die motorische Innervation der Gesichtsmuskulatur. Bei der peripheren Fazialisparese sind alle Äste betroffen, die genannte Gesichtshälfte ist gelähmt. Bei der zentralen Fazialisparese ist in der Regel nur der Mundwinkel betroffen. Wir prüfen die mimische Innervation durch Beobachtung des unwillkürlichen Mienenspiels, die willkürliche Innervation hingegen anhand von – Stirnrunzeln, – Lidschluss, – Zähnezeigen, – Backenaufblasen.
	VIII. Hirnnerv (Nervus vestibulocochlearis): Er wird untersucht durch Hörprüfung (Ticken einer mechanischen Armbanduhr vor dem Ohr) bzw. durch Prüfung des Nystagmus, vor allem des Blickrichtungsnystagmus (Blick nach den 4 Seiten).
	IX. Hirnnerv (Nervus glossopharyngeus): Er wird durch Prüfung der Gaumensegelfunktion geprüft („Ah-Sagen").
	X. Hirnnerv (Nervus vagus): Schluckstörungen und Heiserkeit können auf Läsionen des X. Hirnnerven hinweisen.
	XI. Hirnnerv (Nervus accessorius): Hier müssen die Funktionen des Musculus sternocleidomastoideus und des Musculus trapezius geprüft werden.
	XII. Hirnnerv (Nervus hypoglossus): Bei einseitigen Läsionen des Nervus hypoglossus zeigt die Zunge Seitenabweichungen beim Herausstrecken bzw. auch einseitige atrophische Veränderungen.
Reflexe	Prüfung der Muskeleigenreflexe (z. B. Bizepssehnenreflex, Patellarsehnenreflex), der Fremdreflexe (z. B. Bauchhautreflexe) und der pathologischen Reflexe der sog. Babinski-Gruppe (Pyramidenbahnzeichen) (z. B. **Babinski-Zeichen**: tonische Dorsalbewegung der Großzehe und gleichzeitige Spreizung der übrigen Zehen bei Bestreichen der lateralen Fußsohle von der Ferse nach vorn).

▣ Tab. 2.6 *(Fortsetzung)* Relevante Bereiche der klinisch-neurologischen Untersuchung (mod. nach Täschner 1989)	
Muskulatur und Motorik	Inspektion der Muskulatur (z. B. Muskelatrophien, faszikuläre Zuckungen, Tremor, Myoklonien). Orientierung über das Vorliegen von motorischen Lähmungen (**Paresen:** inkomplette Lähmungen; **Plegien:** komplette Lähmungen) mittels sog. Halteversuche (z. B. Armvorhalteversuch). Bewertung der groben Kraft einzelner Muskelgruppen nach **Kraftgraden** von 0 (keine Muskelaktivität), 1 (sichtbare Muskelkontraktion ohne Bewegungseffekt), 2 (Bewegungseffekt bei Ausschaltung der Schwerkraft), 3 (Bewegung gegen die Schwerkraft), 4 (Bewegung gegen Widerstand möglich) bis 5 (normale Muskelkraft). Prüfung des Tonus der Muskulatur (Rigor, Spastik).
Koordination	Untersuchung der Koordination mittels Gangprüfung (Normalgang, Blindgang, Seiltänzergang), Prüfung der Zielbewegungen (z. B. Finger-Nasen-Versuch, Knie-Hacken-Versuch), **Romberg-Versuch** (Stehen mit geschlossenen Augen und Füßen bei vorgehaltenen Armen) bzw. **Unterberger-Tretversuch** (Auf-der-Stelle-Treten mit geschlossenen Augen und nach vorne ausgestreckten Armen) und Diadochokinese (z. B. Glühbirne einschrauben).
Sensibilität	Orientierende Sensibilitätsprüfung durch Untersuchung der Berührungsempfindlichkeit an Körper, Gesicht und Gliedmaßen sowie taktiles Zahlenerkennen, Untersuchung der Tiefensensibilität (Vibrationsempfindung mittels skalierter Stimmgabel und Überprüfung des Erkennens geführter bzw. passiver Bewegungen der Gliedmaßen) und Untersuchung der Temperatur- und Schmerzempfindung (z. B. Spitz-stumpf-Diskrimination).

Für Nichtneurologen existiert ein **Minimalprogramm einer neurologischen Statuserhebung** (nach Finke 1975), das in der folgenden Übersicht zusammengefasst ist. Fällt eine der im Minimalprogramm genannten Prüfungen pathologisch aus oder äußert der Patient von vornherein Beschwerden neurologischer Art, so ist das komplette neurologische Untersuchungsprogramm auszuführen.

Minimalprogramm einer klinisch-neurologischen Untersuchung für Nichtneurologen (nach Finke 1975)

- Gang
- Sprache
- Mimik
- Muskeleigenreflexe
- Babinski-Zeichen
- Bauchhautreflexe
- Vibrationsempfindung
- Pupillen
- Augenmotilität
- Blickrichtungsnystagmus

Zum Zweck der Veranschaulichung soll nachfolgend eine **Beispielformulierung** für die Abfassung eines neurologischen Untersuchungsbefunds (Status neurologicus) dargeboten werden:

Beispiel einer Befundformulierung

Im Bereich des Kopfes konnten keine pathologischen Befunde erhoben werden. Die Kalotte war weder druck- noch klopfschmerzhaft, die Beweglichkeit des Kopfes aktiv und passiv uneingeschränkt, die Nervenaustrittspunkte waren druckschmerzfrei. Anzeichen für Meningismus lagen nicht vor.

Bei der differenzierten Prüfung der Hirnnerven gab der Patient weder Veränderungen des Geruchs- noch des Geschmackssinns an, das Gesichtsfeld war fingerperimetrisch frei, Doppelbilder wurden verneint. Beide Pupillen reagierten prompt und seitengleich auf Licht und Konvergenz, die Okulomotorik war ungestört. Die Sensibilität des Gesichts war nicht eingeschränkt, der Kaumuskel normoton, die mimische Muskulatur seitengleich innerviert und unauffällig, der Cornearereflex auslösbar. Pathologische Nystagmusformen fielen nicht auf, Schwindel wurde vom Patienten aktiv verneint. Der Rinne-Versuch war nicht pathologisch verändert, das Hörvermögen war in der grob orientierenden Untersuchung nicht beeinträchtigt. Die Uvula war mittelständig, die Gaumensegel hoben sich seitengleich, der Schluckakt erschien unbeeinträchtigt, es bestand keine Heiserkeit. Die Schultern konnten gegen Widerstand gehoben, der Kopf gegen Widerstand zur Seite gedrückt werden, die Zunge war in Beweglichkeit und Trophik unauffällig.

Die peripheren Reflexe waren seitengleich auslösbar beim Bizepssehnen-, Brachioradialissehnen- und Patellarsehnenreflex, der Trizepssehnenreflex erschien rechts schwerer auslösbar als links, die Achillessehnenreflexe konnten beidseitig nicht sicher ausgelöst werden. Fremdreflexe (Bauchhautreflexe) waren in allen Etagen auslösbar, pathologische Reflexe der Babinski-Gruppe waren nicht auslösbar. Im Bereich der Muskulatur und Motorik ergaben sich keine auffälligen Befunde, kein Tremor, kein Rigor, keine Spastik. Zehen- und Fersengang sowie alle Vorhalteversuche gelangen einwandfrei.

Im Bereich der Koordination waren der Finger-Nase-, der Finger-Finger-, der Knie-Hacken-Versuch sowie einfache und erschwerte Gehproben (Blindgang, Einbeinhüpfen und Seiltänzergang) unauffällig. Es bestand Eudiadochokinese, Romberg- und Unterberger-Zeichen waren nicht pathologisch verändert.

Im Bereich der Sensibilität ergab sich keine Einschränkung im Sinne von Hypästhesien, Parästhesien oder Schmerzsyndromen, die Berührungs-, Schmerz- und Temperatursensibilität war uneingeschränkt, ebenso die Lage- und Bewegungssensibilität. Das Vibrationsempfinden zeigte im Bereich der Hände links 6/8, rechts 5/8, bei den Füßen rechts und links jeweils 5/8. Die Spitz-stumpf-Unterscheidung war unauffällig.

2.6 Allgemeine körperliche Untersuchung (Status somaticus)

Jeder stationäre psychiatrische Patient sollte sorgfältig körperlich untersucht werden, um somatische Krankheiten feststellen zu können, die gleichzeitig, aber unabhängig von der psychischen Störung bestehen, bzw. um eine mögliche körperliche Verursachung oder Mitverursachung einer psychischen Störung zu erkennen. Auch können hierdurch konstitutionelle Besonderheiten erkannt werden, die sich mittelbar oder unmittelbar auf das seelische Leben des Patienten auswirken. Schließlich wird dem Patienten das Bewusstsein vermittelt, dass er in seiner körperlich-seelischen Gesamtheit akzeptiert wird.

☐ Tab. 2.7 zeigt eine Zusammenfassung der Organsysteme und somatischen Merkmale, die bei der allgemeinen körperlichen Untersuchung durch Inspektion, Palpation, Auskultation und Perkussion berücksichtigt werden können.

Zum Zweck der Veranschaulichung soll nachfolgend eine **Beispielformulierung** für die Abfassung eines allgemeinen körperlichen Untersuchungsbefunds (Status somaticus) dargeboten werden:

2

◘ Tab. 2.7 Status somaticus

Allgemeines	Alter, Gewicht, Größe, Körperbau und Konstitution
	Allgemeinzustand (AZ)
	Ernährungszustand (EZ)
	Temperatur, Blutdruck, Puls, Atmung
	Allergien
Haut	Farbe: Blässe, Röte, Zyanose, Ikterus, abnorme Pigmentation
	Beschaffenheit: feucht – trocken, kalt – warm, exsikkotisch, ödematös
	Effloreszenzen: Maculae, Papeln, Pusteln, Blasen, Ulzera, Petechien, Ekchymosen
	Hauttumoren, Narben, Nävi
	Sexualbehaarung
	Nägel: Brüchigkeit, abgebissen
Schleimhäute	Farbe: Blässe, Beläge, Aphten, Ulzera, Blutungen
Lymphknoten	Nuchal, submandibulär, zervikal, supraklavikulär, axillär, inguinal
	Zahl, Größe, Form, Konsistenz, Dolenz
Augen	Cornea, Skleren, Konjunktiva
Ohren	Äußeres
Schilddrüse	Größe, Konsistenz, Knoten, Verschieblichkeit, ggf. Halsumfang für Verlaufsbeobachtung messen
Skelett	Schädel, Wirbelsäule, Rippen, Becken, Extremitäten, Deformitäten, Dolenz
Gelenke	Deformitäten, Beweglichkeit, Schwellung, Dolenz
Mammae	Knoten, Einziehung der Mamillen
Respirationssystem	Obere Luftwege: Nase (Septumdeviation, Durchgängigkeit), Sinusdruckpunkte, Stridor
	Thorax: Deformität (Kyphoskoliose, Trichterbrust, Buckel)
	Bau: schmal, fassförmig
	Lunge: Perkussion, Auskultation
Zirkulationssystem	Herz: Auskultation
	Arterien: Palpieren der Karotis, Radialis, Femoralis, Poplitea, Tibialis posterior und Dorsalis pedis
	Venen: Varizen, Thrombosen, Halsvenenstauung
Verdauungssystem	Mund und Rachen: Lippen, Mundschleimhaut, Zähne, Zahnfleisch, Zunge, Tonsillen, Pharynx, Fötor
	Abdomen: Form, Größe, Narben, Striae, Peristaltik, ggf. Bauchumfang über Nabel messen für Verlaufsbeobachtung, Palpation von Resistenzen, Druckdolenz, Abwehrspannung, Entlastungsschmerz, Palpation und Perkussion von Leber und Milz, Hernien
Urogenitalsystem	Nierenlogen: Druckdolenz, Tumoren; ggf. äußere Genitale

Beispiel einer Befundformulierung

49-jähriger Patient in gutem Allgemein- und adipösem Ernährungszustand (Größe 173 cm, Gewicht 108 kg), Puls: 80/min, regularis; Blutdruck im Liegen rechts 135/90 mmHg und links 150/95 mmHg, nach dem Aufsetzen rechts 150/110 mmHg und links 160/105 mmHg. Rechts submandibulär war ein haselnussgroßer Lymphknoten tastbar, im Bereich des Kopfes ansonsten keine pathologischen Befunde zu erheben. Die Schilddrüse war, soweit beurteilbar, palpatorisch nicht vergrößert, die Schleimhaut der Mundhöhle gut durchblutet, der Rachen leicht gerötet, Foetor nicotinum. Das Gebiss zeigte oben einen sanierten, unten einen sanierungsbedürftigen Status. Der Brustkorb imponierte symmetrisch, es fiel eine Gynäkomastie auf. Die Beweglichkeit der Wirbelsäule war in der orientierenden Untersuchung unauffällig. Der Klopfschall der Lungen war perkutorisch sonor, das Auskultationsgeräusch gedämpft, wohl am ehesten bedingt durch die Adipositas. Die Herztöne waren rein, regelmäßig, kein Anhalt für Vitien. Gefäße allseits gut palpabel. Das Abdomen war weich, adipös, indolent, keine pathologischen Resistenzen feststellbar. Reizlose Appendektomienarbe. Die Lebergröße konnte aufgrund der Adipositas nicht beurteilt werden. Die Darmgeräusche waren über allen 4 Quadranten leise, aber hörbar. Die Nierenlogen waren frei, indolent.

2.7 Testpsychologische Untersuchungen

2.7.1 Allgemeines

In der klinischen Praxis kommt es nicht selten darauf an, bestimmte Befunde möglichst genau zu quantifizieren oder weiteren Aufschluss über bereits festgestellte Störungen oder Symptome zu erhalten. Vielfach benötigen wir genaue Angaben zum psychischen Leistungsverhalten eines Patienten, in anderen Fällen brauchen wir eine möglichst umfassende Beschreibung der Persönlichkeitsstruktur. Wieder andere standardisierte Untersuchungsverfahren dienen der weiteren Diagnostik eines Krankheitsbilds.

Vor diesem Hintergrund eröffnen sich typische Fragestellungen an die klinische Psychologie, die uns insbesondere mit Hilfe der von ihr entwickelten Testverfahren die benötigten Informationen liefern kann. Wir sollten die psychologischen Untersuchungsverfahren kennen, um den Stellenwert und die Bedeutung der so erhobenen Befunde richtig einzuschätzen, aber auch um dezidierte Fragestellungen im Hinblick auf das zur Verfügung stehende Inventar formulieren zu können.

Im Rahmen einer testpsychologischen Untersuchung werden in der Regel Verfahren eingesetzt, welche die **Gütekriterien der klassischen Testtheorie** erfüllen. Hier sind im Einzelnen zu nennen:

- **Objektivität**: Grad der Unabhängigkeit der Testergebnisse von den Rahmenbedingungen (z. B. Person des Untersuchers, Untersuchungssituation). Eine hohe Objektivität kann durch eine weitgehende Standardisierung des Tests in Bezug auf seine Durchführung, Auswertung und Interpretation erzielt werden;
- **Reliabilität**: Grad der Zuverlässigkeit oder Testgenauigkeit. Ein Test wird als reliabel eingeschätzt, wenn er ein Merkmal möglichst zuverlässig, möglichst genau, ohne Fehler misst. Reliabilität ist folglich eine Voraussetzung für die Replizierbarkeit oder Reproduzierbarkeit von Testergebnissen;
- **Validität**: Grad der Gültigkeit. Der Test misst tatsächlich das Merkmal, das erfasst werden soll.

Bei allen Testuntersuchungen ergibt sich das Problem der **Simulation**. Je intelligenter der getestete Proband ist, desto leichter wird es ihm fallen, das Ergebnis des Tests von vornherein in eine von ihm gewünschte Richtung zu verfälschen. Hingegen wird ein weniger intelligenter Mensch hier auf besondere Schwierigkeiten stoßen und weniger Möglichkeiten der Simulation zur Verfügung halten können. Auch bei Befindlichkeitsskalen und insbesondere bei Fragebogentests zur Persönlichkeitsstruktur muss mit einer entsprechenden willkürlichen Beeinflussung des Testergebnisses durch den Untersuchten gerechnet werden.

Im Folgenden wollen wir die am häufigsten gebrauchten Leistungs- und Persönlichkeitstests kurz ansprechen und abschließend auf einige Selbst- und Fremdbeurteilungsskalen zur Objektivierung und Quantifizierung störungsbezogener und klinisch relevanter Bereiche eingehen.

2.7.2 Leistungstests

Intelligenztests

Hamburg-Wechsler-Intelligenztest für Erwachsene (HAWIE) Der HAWIE enthält 2 Teile, den Verbal- und den Handlungsteil, die aus 6 bzw. 5 Untertests bestehen. Der **Verbalteil** testet:
1. allgemeines Wissen,
2. allgemeines Verständnis,
3. Zahlen nachsprechen,
4. rechnerisches Denken,
5. Gemeinsamkeiten finden,
6. Wortschatz.

Der **Handlungsteil** testet:
1. Zahlensymboltest,
2. Bilder ordnen,
3. Bilder ergänzen,
4. Mosaiktest,
5. Figuren legen.

Anhand detaillierter Anweisungen werden die einzelnen Untertests mit dem Probanden durchgeführt. Die Dauer der einzelnen Untertests ist begrenzt. Die Gesamtuntersuchung sollte 60–65 min dauern. Die einzelnen Leistungen werden mit Punkten bewertet. Ihre Summe ergibt den Intelligenzquotienten (IQ), der für Verbal- und Handlungsteil getrennt berechnet wird. Der Gesamt-IQ wird anhand einer Tabelle ermittelt. Die Bewertung eines Probanden erfolgt stets in Relation zur mittleren Leistung seiner Altersgruppe. Der Normwert liegt bei IQ=100 (90–110). Folgende Richtwerte gelten nach unten hin:
- IQ-Bereich 50–69: leichte Intelligenzminderung
- IQ-Bereich 35–49: mittelgradige Intelligenzminderung
- IQ-Bereich 20–34: schwere Intelligenzminderung
- IQ-Bereich unter 20: schwerste Intelligenzminderung

Raven-Test (progressiver Matrizentest) Es handelt sich um einen **sprachfreien Intelligenztest**. Er kann insbesondere auch bei Migranten angewendet werden, die der deutschen Sprache nicht ausreichend mächtig sind. Beim Raven-Test sollen verschiedene geometrische Figuren in vorgeschriebener Weise als zusammengehörig erkannt und geordnet werden. Hiernach wird die **sprach- und kulturunabhängige Grundintelligenz,** vor allem die Fähigkeit zum logischen Denken, Unterscheiden und Vergleichen, gemessen. Insgesamt gibt es 60 Aufgaben in 5 Gruppen. Die Testdauer beträgt im Allgemeinen 45 min. Anhand des Lösungsschlüssels wird die Anzahl der richtig gelösten Aufgaben festgestellt und die Abweichung von der Erwartungsnorm bestimmt. Nach Altersklassen wird die jeweilige Leistung ermittelt. Danach lässt sich der Intelligenzgrad bestimmen.

Intelligenzstrukturtest (IST) Der IST stellt ein zum Teil sprachgebundenes Testverfahren dar zur **Erfassung der Intelligenzstruktur.** Es sind 9 verschiedene **Aufgabengruppen verbaler und nonverbaler Natur** zu lösen. Der Test erfasst im Einzelnen verschiedene Denkfunktionen, die Urteilsbildung, die Abstraktions- und Kombinationsfähigkeit, die Merkfähigkeit und das allgemeine Vorstellungsvermögen. Der IST kann in etwa 90 min ausgeführt werden. Die Auswertung erfolgt anhand von vorgegebenen Schablonen. Es wird ein Intelligenzquotient (IQ) bestimmt, der sich wiederum an Altersnormen orientiert. Mit Hilfe des IST lassen sich insbesondere **Begabungsschwerpunkte** bei den Probanden ermitteln.

Spezielle Leistungstests

Benton-Test Beim Benton handelt es sich um einen sprachfreien Test zur Erfassung der **visuellen Wahrnehmung, des visuellen Gedächtnisses und der visuokonstruktiven Fähigkeiten.** Er arbeitet nach dem Prinzip, dass den Patienten verschiedenartige geometrische Figuren jeweils für die Dauer von 10 sec dargeboten werden. Anschließend sind sie aus dem Gedächtnis nachzuzeichnen. Die Komplexität wächst im Verlauf des Tests. Die ermittelten Normwerte sind vom Lebensalter und von der Intelligenz abhängig. Der Benton ist besonders zur **Erfassung von Hirnschädigungen** aufgrund von Verletzung, Erkrankung oder Fehlentwicklung geeignet.

Konzentrationsverlaufstest (KVT) Hierbei handelt es sich um einen Test zur Messung der **Konzentrationsleistungen im Verlauf** einer vorgegebenen Zeitspanne. Gemessen werden die Sorgfaltsleistungen und die Arbeitsgeschwindigkeit. Der Patient soll 60 Zahlenkarten mit je 36 2-stelligen Zahlen nach bestimmten Kriterien sortieren. Die Konzentrationsleistung entspricht dem Verhältnis von Fehlern zu der Zeit, die aufgewandt worden ist. Der Test eignet sich auch zur **Objektivierung von Hirnleistungsschwächen.** Sein Ergebnis ist unabhängig von der Intelligenz.

Aufmerksamkeitsbelastungstest (Test d2) Der Test d2 ist ein Verfahren zur Messung der **kognitiven Verarbeitungsgeschwindigkeit.** Es müssen verschiedene Kombinationen der Buchstaben d und p in Kombination mit 2 kleinen Strichen in verschiedener Stellung markiert werden. Für jede Zeile darf der Patient nicht länger als 20 sec aufwenden. Die gesamte Testdauer beträgt etwa 8 min. Die Normwerte sind altersabhängig, aber weitgehend unabhängig von der Intelligenz. Der Test eignet sich zur **Objektivierung hirnorganischer Veränderungen.**

Syndromkurztest (SKT) Der SKT wird zur Messung des **Schweregrads von Gedächtnis- und Aufmerksamkeitsstörungen** eingesetzt. Er umfasst 9 Subtests, deren maximale Bearbeitungszeit jeweils 60 sec beträgt. Die Subtests beziehen sich darauf, Gegenstände zu benennen, Gegenstände unmittelbar zu reproduzieren, Zahlen zu lesen, Zahlen zu ordnen, Zahlen zurückzulegen, Symbole zu zählen, Interferenztest, Gegenstände nach Ablenkung zu reproduzieren und Gegenstände wiederzuerkennen. Bei der Erstuntersuchung ist mit einer Testdauer von etwa 15 min, bei Testwiederholungen mit ca. 10 min zu rechnen. Die in den Subtests ermittelten Rohwerte lassen sich unter Beachtung des Alters und des Intelligenzniveaus des Patienten anhand von Tabellen in Normwerte übertragen. Die Summe der Normwerte aus den 9 Subtests ergibt den SKT-Gesamtwert. Die Interpretation dieses Gesamtwerts orientiert sich an klinischen Zustandsbildern, die dem Schweregrad der festgestellten kognitiven Leistungseinbußen entsprechen. Folgende Richtwerte gelten:

- 0–4: keine kognitiven Defizite
- 5–8: Verdacht auf kognitive Leistungsdefizite
- 9–13: leichte kognitive Leistungsdefizite
- 14–18: mittelgradige kognitive Leistungsdefizite
- 19–23: schwere kognitive Leistungsdefizite
- 24–27: sehr schwere kognitive Leistungsdefizite

2.7.3   Persönlichkeitstests

Objektive Verfahren

Minnesota Multiphasic Personality Inventory (MMPI) Der MMPI ist ein Fragebogen zur Erfassung **klinisch relevanter Persönlichkeitsdimensionen.** Neben 10 klinischen Skalen verfügt er über 3 Validitätsskalen, die bestimmte Antworttendenzen wie Simulation oder Abwehr erfassen können. Im Einzelnen enthält der Fragebogen 566 Feststellungen, die sich den klinischen Skalen Hysterie, Depressivität, Hypochondrie, Psychopathie, Maskulinität/Feminität, Paranoia, Psychasthenie, Schizoidie, Hypomanie und Introversion/Extraversion zuordnen lassen. Der Patient hat die Feststellungen jeweils als richtig oder falsch anzukreuzen. Die Testdauer liegt bei ca. 90 min. Mit Hilfe von vorgefertigten Schablonen erfolgt eine Auswertung.

Beispiel einer MMPI-Testinterpretation
Es liegt ein gültiges Profil vor, da die Verrechnung der Kontrollskalen unauffällig ist. Das Profil verläuft auf 6 der 10 Skalen außerhalb des Normbereichs. Der Gipfel und Extremwert liegt auf der Skala „Hysterie" (T=86), weitere Extremwerte finden sich auf den Skalen „Hypochondrie" (T=85), „Depressivität" (T=80), „Psychasthenie" (T=76) sowie „Schizoidie" (T=77). Die V-Konfiguration auf den sog. Neuroseskalen weist auf eine unreife, selbstzentrierte Persönlichkeit mit starken hysterischen Strukturanteilen hin, die eine naive Sicht von sich und der Welt hat, sich sehr stark mit Fragen der körperlichen Gesundheit beschäftigt und bei seelischen Konflikten mit körperlichen Beschwerden reagiert. Darüber hinaus spricht der Profilverlauf auch für exzentrisches Denken, sozialen Rückzug, Selbstzweifel, wenig psychische Widerstandskraft sowie starke innere Anspannung.

Freiburger Persönlichkeitsinventar (FPI-R) Das FPI-R ist ein Fragebogen zur Erfassung **individueller Persönlichkeitsstrukturen.** Der Patient hat 212 Fragen mit „stimmt" oder „stimmt nicht" zu beantworten, die folgenden Persönlichkeitsdimensionen zuzuordnen sind: Lebenszufriedenheit, soziale Orientierung, Leistungsorientierung, Gehemmtheit, Erregbarkeit, Aggressivität, Beanspruchung, körperliche Beschwerden, Gesundheitssorgen, Offenheit, Extraversion und Emotionalität. Die Testdauer beträgt etwa 50 min. Die Auswertung erfolgt mittels Schablone. Es ergibt sich ein charakteristisches Persönlichkeitsprofil, das eine Aussage über die Persönlichkeitsstruktur des Untersuchten zulässt.

Temperament- und Charakterinventar (TCI) Das TCI dient zur Messung der **Temperaments-und Persönlichkeitsdimensionen**. Es basiert auf der von Cloninger et al. (1993) entwickelten psychobiologischen 7-Faktoren-Persönlichkeitstheorie, die ein dimensionales Modell von Persönlichkeitsstörungen darstellt. 240 Feststellungen werden vom Patienten mit „Ja" oder „Nein" beantwortet. Daraus werden die 4 eher hereditär prädisponierten Temperamentsdimensionen und die 3 stärker entwicklungspsychologisch und sozial beeinflussten Persönlichkeitsdimensionen gewonnen. Die Testdauer beträgt etwa 60 min.

Die 4 Temperamentsdimensionen „novelty seeking" (Neugierverhalten), „harm avoidance" (Schadensvermeidung), „reward dependence" (Belohnungsabhängigkeit) und „persistence" (Beharrlichkeit) könnten aus einer modernen Betrachtungsweise heraus eine Neuinterpretation der altgriechischen Lehre von den 4 Temperamenten „sanguinisch" („reward dependent"), „melancholisch" („harm avoidant"), „cholerisch" („novelty seeking") und „phlegmatisch" („persistent") darstellen. In einer biologischen Perspektive ist festzustellen, dass die 4 Temperamente neurogene Mechanismen des Lernens repräsentieren und mit hereditär vorbestimmten zentralen Hirnfunktionssystemen assoziiert sind. So bezieht sich „novelty seeking" auf das Hirnfunktionssystem Verhaltensaktivierung, dessen wichtigster Neurotransmitter Dopamin ist. „Harm avoidance" wird im Zusammenhang mit dem zerebralen Funktionssystem der Verhaltensinhibition gesehen, das durch die GABAerge und die in den dorsalen Raphekernen aktive serotoninerge Erregungsübertragung moduliert wird. „Reward dependence" steht in Relation zum System der Belohnungsabhängigkeit, das durch noradrenerge und in den mittleren Raphekernen durch aktive serotoninerge Transmitter gesteuert wird. Schließlich ist „persistence" mit dem System der partialen Verstärkung verbunden, in dem Glutamat und das in den dorsalen Raphekernen aktive Serotonin als Neuromodulatoren fungieren.

Die 3 „epigenetischen" Persönlichkeitsdimensionen „self-directedness" (Selbstlenkungsfähigkeit), „cooperativeness" (Kooperativität) und „self-transcendence" (Selbsttranszendenz) vergegenwärtigen durch soziale Umweltbedingungen beeinflusste Faktoren, bei denen biographische Erfahrungen die Entwicklung eines individuellen Konzepts von sich und den anderen terminieren. „Selbstlenkungsfähigkeit" ist als interpersonelle Autonomie einer Person, „Selbsttranszendenz" als Integration einer Person in die Gesellschaft und „Kooperativität" als Integration einer Person in zwischenmenschliche Beziehungen aufzufassen.

Projektive Verfahren

Rorschachtest Bei diesem Verfahren handelt es sich um **das bekannteste projektive Verfahren zur Persönlichkeitsdiagnostik**. Projektiv werden diese Verfahren deshalb genannt, weil davon ausgegangen wird, dass bei der Beschreibung von unbestimmtem optischem Bildmaterial Assoziationen einfließen, die eine Projektion eigener Probleme beinhalten. Es werden 10 Tafeln (I bis X) mit seitengleichen Zufallsbildern nach Art von **Tintenklecksen** auf weißem Grund vorgelegt, 5 Tafeln sind in verschiedenen Grau- und Schwarztönungen, 2 in Rot und Schwarz, die restlichen 3 in mehreren verschiedenen Farben gedruckt. Die Tafeln werden dem Probanden nach festgelegten Regeln gezeigt. Der Proband soll sich dazu spontan äußern. Die Antworten werden wörtlich protokolliert. Bei einem möglichen zweiten Durchgang stellt der Untersucher auch Fragen. Die Testdauer beträgt im Allgemeinen 30–40 min oder länger. Die Antworten werden kategorisiert und signiert.

Der Rorschachtest beruht auf den Zusammenhängen von Wahrnehmungs- und Persönlichkeitstheorien und auf der Erkenntnis, dass es rein kognitive Wahrnehmung nicht gibt, sondern dass sie immer durch die früheren Erlebnisse des Wahrnehmenden und seinen Kulturraum beeinflusst wird. Die Unbestimmtheit des Materials fördert die Projektion affektiver Inhalte, und der Umstand, dass der Proband nicht die komplexe Beziehung zwischen Zeichen und Bezeichnetem kennt, macht dieses Verfahren gegenüber bewussten Verfälschungstendenzen und Manipulationen weitgehend unempfindlich.

Beispiel einer Rorschach-Testinterpretation
Es fällt auf, dass der Proband die bei hirnorganisch beeinträchtigten Patienten üblicherweise zu beobachtende Willfährigkeit zum Versuch nicht zeigt, sondern sich ablehnend verhält, verächtlich die Tafeln anschaut und seine Abneigung formuliert („Die abstrakten Sachen mach ich nicht" oder „Ich kann damit nichts anfangen"). Mit der weit unterdurchschnittlichen Produktivität (Antwortzahl = 9), der verringerten assoziativen Flüssigkeit (durchschnittliche Reaktionszeit = 19 sec) und den beiden totalen Ausfällen zu VII und X wären wesentliche Merkmale einer organischen psychischen Störung aufgrund einer Funktionsstörung des Gehirns gegeben, doch sind andererseits die wenigen Deutungen auf relativ gutem Formniveau und das Testverhalten atypisch. Insofern spricht das Protokoll eher für einen zwar realistisch denkenden (gut durchschnittlicher Realitätsindex = 6), mehr aufs Praktische als aufs Theoretische ausgerichteten Menschen mit allerdings wenig Bewusstseinsreife und Introspektionsfähigkeit, labiler Affektivität und phobischen Zügen.

Thematic-Apperception-Test (TAT) Dieses gleichfalls **projektive Testverfahren zur Persönlichkeitsdiagnostik** umfasst 3 Serien von je 10 **Bildtafeln, die soziale Situationen darstellen**, ferner eine **Leertafel**. Er bietet visuelle Reize von höherem Strukturierungsgrad, als es bei den Klecksbildtechniken des Rorschachtests der Fall ist. Der TAT zeigt auf 27 von den 30 Testbildern in Grau-Schwarz-Schattierungen menschliche Figuren in verschiedenen szenischen Zusammenhängen. Der Proband soll die Situation beschreiben. Zur Interpretation existiert ein Auswertungsschema. Der Test ermöglicht im Allgemeinen eine plastische Darstellung der Probleme des Patienten.

Rosenzweig-Picture-Frustration-Test (RPF) Der RPF bietet spezifische **Frustrationssituationen in Form von Zeichnungen**, auf welchen 2 oder mehrere Personen in eine entsprechende Situation verwickelt sind, die eine der beiden verärgert. Die vorgegebenen **Sprechblasen** sind vom Probanden auszufüllen. Der Test dauert etwa 20 min. Die Auswertung erfolgt nach einem standardisierten Schema. Der Test ist als ergänzendes Verfahren zu einer psychiatrischen Untersuchung durchaus brauchbar und gibt manchen Einblick in die Persönlichkeitsstruktur des Untersuchten, besonders in die Reaktionsform bei Versagungen.

2.7.4 Selbst- und Fremdbeurteilungsskalen zur Objektivierung und Quantifizierung störungsbezogener und klinisch relevanter Bereiche

Mini-Mental-Status-Test (MMST, Folstein-Test) Der MMST ist ein **Screeninginstrument zur Erfassung kognitiver Störungen, insbesondere demenzieller Syndrome, bei älteren Patienten**. Die Skala besteht aus 11 Items, die sich auf Orientierung, Aufnahmefähigkeit, Aufmerksamkeit und Rechnen, Gedächtnis, Sprache, Ausführung einer Anweisung, Lesen, Schreiben und konstruktive Praxie beziehen. Der Test dauert durchschnittlich 10 min. Insgesamt können bis zu 30 Punkte vergeben werden, wobei 0 Punkte einer sehr schweren Demenzform entsprechen und 30 den maximal erreichbaren Punktwert bei einer fehlerfreien Beantwortung darstellt.

Die Grenze zwischen dem Normalbefund und einer leichten kognitiven Störung wird mit 24–26 Punkten angegeben. Bei Patienten mit mindestens abgeschlossener Volksschule bzw. Grundschule weist eine Leistung im MMST von weniger als 24 Punkten auf ein leichtgradig demenzielles Syndrom hin. Der Übergang von leichten zu mittelschweren demenziellen Syndromen wird bei 18 Punkten, der Übergang von mittelschweren zu schweren Demenzformen bei 11 Punkten gesehen. Grundsätzlich ersetzt der MMST aber keine umfassende neuropsychologische Testung.

Münchener Alkoholismustest (MALT) Der MALT wird zur Erfassung von **Symptomen des Alkoholismus** eingesetzt. Er besteht aus einem Fremdbeurteilungs- und einem Selbstbeurteilungsteil. Die **Fremdbeurteilung** bezieht sich auf die Kriterien Lebererkrankung, Polyneuropathie, Delirium tremens, Alkoholkonsum pro Tag, Alkoholkonsum pro Monat, Foetor alcoholicus und Aufsuchen von Ratgebern, während der **Selbstbeurteilungsteil** 24 Feststellungen zum Trinkverhalten enthält, die vom Patienten mit „Ja" oder „Nein" zu beantworten sind. Nach einem bestimmten Schema ist die Diagnose des **Verdachts auf Alkoholismus** (Testwert von 6 bis 10 Punkten) bzw. eines **manifesten Alkoholismus** (Testwert von 11 und mehr Punkten) zu stellen. Die MALT-Diagnose Alkoholismus umfasst sowohl Alkoholmissbrauch als auch Alkoholabhängigkeit.

Delirium-Rating-Scale (DRS) Die DRS-Fremdbeurteilungsskala von Trzepacz et al. (1998) dient der **syndromalen Diagnostik eines Delirs**. Der Untersucher beurteilt über einen 24-h-Beobachtungszeitraum die Gesamtdauer der Störung, die psychopathologischen Merkmale Depersonalisations- bzw. Derealisationsphänomene, Illusionen und/oder Halluzinationen, systematisierter Wahn, Wahngedanken und/oder Wahneinfall, Hypo- oder Hyperaktivität, kognitive Beeinträchtigungen, Schlaf-Wach-Rhythmusstörungen, Affektlabilität sowie mögliche Hinweise auf eine organische Verursachung des Störungsbilds und das Kriterium des fluktuierenden Verlaufs der Symptomatik. Die Summenwerte der DRS-Skala können zwischen 0 und 32 Punkten schwanken. Werte unter 12 Punkten werden als unauffällig angesehen. Werte zwischen 12 und 17 Punkten weisen auf ein leichtes Delir hin. Der Übergang vom leichten zum mittelschweren Delir wird bei 18 Punkten, der Übergang vom mittelschweren zum schweren Delir bei 29 Punkten gesehen.

Posttraumatic-Stress-Syndrome-10-Questions-Inventory (PTSS-10) Der PTSS-10-Selbstbeurteilungsfragebogen erfasst das **aktuelle Vorliegen und die Intensität von spezifischen posttraumatischen Stresssymptomen**. Er berücksichtigt Symptome wie Schlafstörungen, Alpträume, Depressivität, Hypervigilanz, Rückzugshaltung, allgemeine Irritabilität, häufige Stimmungsschwankungen, Vermeidung von Aktivitäten, die eine Erinnerung an das traumatische Ereignis auslösen, sowie erhöhte Muskelanspannungen. Der Patient bewertet das Vorliegen und die Auftretenshäufigkeit von 10 posttraumatischen Stresssymptomen jeweils zwischen 1 (niemals) und 7 (immer). Der minimale Summenwert des PTSS-10 beträgt 10, der maximale Wert 70. Werte über 35 Punkte werden mit einer hohen Wahrscheinlichkeit assoziiert, dass die diagnostischen Kriterien einer posttraumatischen Belastungsstörung erfüllt sind. Der Test dauert ungefähr 10 min.

Impact-of-Event-Scale (IES) Die IES-Selbstbeurteilungsskala von Horowitz et al. (1979) wird zur **syndromalen Diagnostik einer posttraumatischen Belastungsstörung** (PTBS; PTSD: „posttraumatic stress disorder") verwendet. Die Auftretenshäufigkeit von 15 PTBS-/PTSD-

Symptomen wird beurteilt. Die Testdauer beträgt ca. 10 min. Die Summenwerte der IES-Skala reichen von 0 bis 75 Punkte. Werte von unter 9 Punkten gelten als unauffällig. Werte zwischen 9 und 25 Punkten weisen auf eine leichte PTBS (PTSD) hin. Der Übergang von einer leichten zu einer mäßigen PTBS (PTSD) wird bei 26 Punkten, der Übergang von einer mäßigen zu einer schweren PTBS (PTSD) bei 44 Punkten gesehen. Als Cut-off-Wert für eine klinisch signifikante Traumatisierung wird ein Wert von 26 vorgeschlagen.

Symptom-Checkliste (SCL-90-R) Die Symptom-Checkliste von Derogatis (1977) in der deutschsprachigen Version von Franke (1995) ist eine **Selbstbeurteilungsskala zur Erfassung subjektiver Beeinträchtigung durch körperliche und psychische Symptome.** In der aus 90 Items bestehenden SCL-90-R bewertet der Patient das Vorliegen und die Ausprägung von körperlichen und psychischen Beschwerden in den letzten 7 Tagen jeweils zwischen 0 (überhaupt nicht) und 4 (sehr stark). Beispiele für Items sind „Wie sehr litten Sie in den letzten 7 Tagen unter Kopfschmerzen?", „Wie sehr litten Sie in den letzten 7 Tagen unter plötzlichem Erschrecken ohne Grund?", „Wie sehr litten Sie in den letzten 7 Tagen unter dem Gefühl, dass man den meisten Menschen nicht trauen kann?". Die Antworten werden den psychopathologischen Skalen Somatisierung, Zwanghaftigkeit, Unsicherheit im Sozialkontakt, Depressivität, Ängstlichkeit, Aggressivität bzw. Feindseligkeit, phobische Angst, paranoides Denken und Psychotizismus zugeordnet. Zusätzlich werden 3 globale Kennwerte berücksichtigt, die Auskunft über das Antwortverhalten geben: Der GSI („global severity index") misst die grundsätzliche psychische Belastung, der PSDI („positive symptom distress") gibt Aufschluss über die Intensität der Antworten, und der PST („positive symptom total") informiert über die Anzahl der vorhandenen Symptome, bei denen eine Belastung vorliegt. Die durchschnittliche Testbearbeitungszeit liegt bei 15 min.

Screening für Somatoforme Störungen (SOMS) Der SOMS-Selbstbeurteilungsfragebogen ist ein **Screeninginstrument für somatoforme Störungen.** Er enthält insgesamt 68 Items. Die Items 1–53 beinhalten alle körperlichen Symptome, die für eine Somatisierungsstörung sowohl nach der ICD-10 als auch nach dem DSM-IV bedeutsam sind. Zusätzlich wird die somatoforme autonome Funktionsstörung berücksichtigt. In den Items 54–68 werden zum einen die zentralen Ein- und Ausschlusskriterien für die Somatisierungsstörung überprüft, zum anderen Fragen nach weiteren somatoformen Störungen (z. B. hypochondrische Störung, anhaltende somatoforme Schmerzstörung) gestellt. Der Beobachtungszeitraum des SOMS bezieht sich auf die zurückliegenden 2 Jahre (SOMS-2). Die zentrale Ergebnisvariable des SOMS ist der Somatisierungsindex, der die Summe der positiv beantworteten, diagnoserelevanten körperlichen Symptome des Patienten wiedergibt. Die Testdauer beträgt etwa 30 min. Für die Veränderungsmessung zum Zweck der Evaluation von Therapieverläufen existiert eine modifizierte Version des SOMS mit insgesamt 53 Items. Dieser sog. SOMS-7 misst das Vorhandensein und die Intensität von spezifischen somatoformen Symptomen während der vergangenen 7 Tage.

Fragebogen zu Dissoziativen Symptomen (FDS) Bei dem FDS von Freyberger et al. (1999) handelt es sich um ein **Selbstbeurteilungsverfahren zur syndromalen Diagnostik dissoziativer Phänomene.** Er stellt eine erweiterte, deutsche Adaption der Dissociative Experience Scale (DES) von Bernstein u. Putnam (1986) dar. Die DES-Skala umfasst 28 Items, die sich auf dissoziative Erfahrungen aus den Bereichen Amnesie, Depersonalisation, Derealisation, Identitätsstörungen und Absorptions-/Suggestibilitätsneigung beziehen. Der FDS enthält zusätzlich zu diesen 28 Items weitere 16 Items. Als Subskalen sind im FDS die 4 dissoziativen Dimensionen Amnesie, Absorption, Derealisation und Konversion berücksichtigt. Zur formalen Auswertung werden die Itemwerte zu einem Summenwert addiert. Der Gesamtrohwert FDS wird durch 44, der Gesamtrohwert DES durch 28, der Subskalenrohwert Amnesie durch 8, der Subskalenrohwert Absorption durch 9, der Subskalenrohwert Derealisation durch 6 und der Subskalenrohwert Konversion durch 9 dividiert. Die so berechneten Mittelwerte können als Dissoziationsmaße gewertet werden. Die Bearbeitungszeit beträgt etwa 15 min zur Beantwortung der 44 Items.

Beck-Depressionsinventar (BDI) Zur Selbstbeurteilung der Schwere depressiver Beschwerden wird vorteilhaft das BDI eingesetzt. Es enthält 21 Gruppen von Aussagen, in welchen in einfachen Sätzen depressive Symptome in aufsteigender Schwere und zunehmender Beeinträchtigung von 0 (nicht vorhanden) bis 3 (starke Ausprägung) beschrieben sind. Die Summenwerte des BDI können zwischen 0 und 63 Punkten liegen. Werte unter 11 Punkten werden als unauffällig erachtet, Werte zwischen 11 und 17 Punkten deuten auf eine milde bis mäßige Ausprägung depressiver Symptomatologie, ein Punktwert von 18 und darüber gilt in der Regel als klinisch relevant. Als depressive Beschwerden werden berücksichtigt: traurige Stimmung, Pessimismus, Versagen, Unzufriedenheit, Schuldgefühle, Strafbedürfnis, Selbsthass, Selbstanklagen, Selbstmordimpulse, Weinen, Reizbarkeit, sozialer Rückzug, Entschlussunfähigkeit, Körperbild, Arbeitsunfähigkeit, Schlafstörungen, Ermüdbarkeit, Appetitverlust, Gewichtsverlust, Hypochondrie und Libidoverlust. Die Bearbeitungszeit beträgt ungefähr 15 min.

Montgomery-Åsberg-Depression-Rating-Scale (MADRS) Die MADRS-Fremdbeurteilungsskala gilt als zeitökonomisches Instrument zur **syndromalen Diagnostik einer Depression**. Sie enthält 10 Items, die sich auf die Zielsymptome sichtbare Traurigkeit, berichtete Traurigkeit, innere Spannung, Schlaflosigkeit, Appetitverlust, Konzentrationsschwierigkeiten, Untätigkeit, Gefühllosigkeit, pessimistische Gedanken und Selbstmordgedanken beziehen. Die Summenwerte der MADRS reichen von 0 bis 60 Punkte. Ausgeprägte depressive Syndrome liegen bei einem Summenwert von mindestens 29 Punkten vor. Werte von unter 13 Punkten gelten als unauffällig.

Hamilton-Depressionsskala (HAMD) Bei der HAMD-Fremdbeurteilungsskala handelt es sich um ein viel verwendetes Instrument zur **Einschätzung des Schweregrads einer Depression**. Je nach Version werden 6, 17, 21 oder 24 Symptome hinsichtlich ihrer Intensitäten beurteilt. Die Evaluation beruht auf den Ergebnissen eines Interviews, in welches auch Angaben von Außenstehenden eingehen können. In den meisten Untersuchungen wird auf die **17-Item-Version** zurückgegriffen. Sie dauert gewöhnlich 30 min. Es werden Fragen zu den folgenden Kriterien gestellt: depressive Stimmung, Schuldgefühle, Selbstgefährdung, Ein- und Durchschlafstörungen, Schlafstörungen am Morgen, Verlust des Interesses an der Arbeit, depressive Hemmung, Erregung, psychische Angstsymptome, körperliche Angstsymptome, Genitalsymptome, allgemeine körperliche Symptome, gastrointestinale Symptome, Hypochondrie, Gewichtsverlust und Krankheitseinsicht. Die Summenwerte der 17-Item-Version können zwischen 0 und 52 Punkten schwanken. Werte unter 10 Punkten gelten als unauffällig. Eine milde Depression liegt bei Werten zwischen 10 und 13 vor. Der Übergang von einer leichten zu einer mäßigen Depression wird bei 14 Punkten, der Übergang von einer mäßigen zu einer schweren Depression bei 18 Punkten gesehen.

Young Mania Rating Scale (YMRS) Die Young Mania Rating Scale von R.C. Young in der deutschsprachigen Version von Mühlbacher et al. (2011) ist eine **Fremdbeurteilungsskala zur Bestimmung des Schweregrads manischer Symptome bei bipolar affektiv erkrankten Patienten**. Sie besteht aus 11 Items: gehobene Stimmung, gesteigerte motorische Aktivität bzw. Energie, sexuelles Interesse, Schlaf, Reizbarkeit, Geschwindigkeit und Qualität der Sprechweise, Sprach- und Denkstörungen, Inhalte, expansiv-aggressives Verhalten, äußere Erscheinung und Krankheitseinsicht. Bei der Bewertung der Items durch den Untersucher werden die Angaben des Patienten innerhalb eines Zeitraums von 48 h, die Patientenge-schichte, klinische Eindrücke und Angaben von Familienangehörigen berücksichtigt. Die Summenwerte der YMRS können zwischen 0 und 60 Punkten schwanken. Höhere YMRS-Werte bedeuten eine schwerere Manie. Ausgeprägte manische Symptome liegen bei einem Summenwert von mindestens 26 Punkten vor. Werte von unter 12 Punkten gelten als unauf-fällig.

Hamilton-Anxiety-Scale (HAMA) Die HAMA-Fremdbeurteilungsskala misst den **Schwere-grad von Angstzuständen**. Die Grundlage für die Beurteilung ist ein Interview. Die der Eva-luation der Symptomausprägung zugrunde zu legende Zeitspanne sollte die Woche vor dem Interview mitberücksichtigen. Im Ganzen werden 14 Angstsymptome mit Ausprägungen zwischen 0 (nicht vorhanden) und 4 (sehr stark) beurteilt. Die HAMA bezieht sich einer-seits auf psychische Angstsymptome wie ängstliche Stimmung, Spannung, Furcht, Schlaf-losigkeit, intellektuelle Leistungsbeeinträchtigung, depressive Stimmung und Rastlosigkeit beim Interview, andererseits auf somatische Angstsymptome wie muskuläre, sensorische, kardiovaskuläre, respiratorische, gastrointestinale, urogenitale und neurovegetative Symp-tome. Die Testdauer beträgt ungefähr 20 min. Nach einem bestimmten Schema werden 3 Faktorenwerte (Faktor I: somatische Angst; Faktor II: psychische Angst; Faktor III: Gesamt-wert als Gradmesser der Angst) ermittelt. Die HAMA-Skala eignet sich sehr gut für Verlaufs-beschreibungen.

Brief-Psychiatric-Rating-Scale (BPRS) Die BPRS-Fremdbeurteilungsskala dient der **Quanti-fizierung des Ausmaßes von psychotischen Symptomen, insbesondere bei schizophrenen Patienten**. Die Grundlage für die Beurteilung bildet ein etwa 20 min dauerndes klinisches Interview, das durch eine gezielte Befragung ergänzt werden kann. Insgesamt werden 18 Sym-ptome mit Ausprägungen zwischen 1 (nicht vorhanden) bis 7 (extrem stark) beurteilt. Die BPRS-Skala berücksichtigt Symptome wie Körperbezogenheit, Angst, emotionale Zurückge-zogenheit, Zerfall der Denkprozesse, Schuldgefühle, Gespanntheit, Auffälligkeiten der Psy-chomotorik (z. B. Manieriertheit und Affektiertheit), Größenideen, depressive Stimmung, Feindseligkeit, paranoide Inhalte, Halluzinationen, motorische Verlangsamung, unkoopera-tives Verhalten, bizarre Denkinhalte, affektive Abstumpfung, Erregung und Orientierungs-störungen. Nach einem bestimmten Schema werden Faktorenwerte errechnet, die für die Auswertungen zu verwenden sind. Der BPRS-Fragebogen eignet sich besonders für Verlaufs-beschreibungen bei schizophrenen Patienten. Er gilt als anerkanntes Instrument zur Erfassung der Wirksamkeit von Antipsychotika.

Positive and Negative Syndrom Scale (PANSS) Die PANSS-Fremdbeurteilungsskala misst den **Schweregrad von Positivsymptomatik, Negativsymptomatik und Allgemeinpsychopatholo-gie bei schizophrenen Patienten**. Die Positivskala enthält 7 Items: Wahnideen, formale Denk-störungen, Halluzinationen, Erregung, Größenideen, Misstrauen bzw. Verfolgungsideen und

Feindseligkeit. Die Negativskala umfasst 7 Items: Affektverflachung, emotionaler Rückzug, mangelnder affektiver Rapport, soziale Passivität und Apathie, Schwierigkeiten beim abstrakten Denken, Mangel an Spontaneität und Flüssigkeit der Sprache sowie stereotype Gedanken. Die Skala der Allgemeinpsychopathologie besteht aus 16 Items: Sorge um die Gesundheit, Angst, Schuldgefühle, Anspannung, Manierismen und unnatürliche Körperhaltung, Depression, motorische Verlangsamung, unkooperatives Verhalten, ungewöhnliche Denkinhalte, Desorientiertheit, mangelnde Aufmerksamkeit, Mangel an Urteilsfähigkeit, Willensschwäche, mangelnde Impulskontrolle, Selbstbezogenheit sowie aktives soziales Vermeidungsverhalten. Jedes dieser Items wird bezüglich des Vorhandenseins der Symptomatik auf einer 7-stufigen Ratingskala von 1 (nicht vorhanden) bis 7 (extrem schwer vorhanden) eingeschätzt. Höhere PANSS-Werte bedeuten eine schwerere Erkrankung.

Frankfurter Beschwerdefragebogen (FBF) Bei dem FBF von Süllwold (1991) handelt es sich um ein Selbstbeurteilungsverfahren zur **Erfassung sog. Basisstörungen nach Huber** (1966). Basisstörungen oder Basissymptome sind vom schizophrenen Patienten erlebte Störungen der Wahrnehmung und des Denkens, soweit sie nicht den Charakter geläufiger klinischer Symptome tragen. Hierzu gehören u. a. erlebte Denkstörung, erlebte Gedächtnisstörungen, Gedankenabreißen, erlebte Denkverlangsamung, erlebte Störung des Sprachverständnisses, Verlust automatischer Fertigkeiten (z. B. Rasieren kann nur mit bewusster Maximalaufmerksamkeit ausgeführt werden). Basissymptome können vor allem im Vorfeld der Schizophrenie auftreten und werden während des Untersuchungsgesprächs vom Patienten oft nicht spontan berichtet. Vor diesem Hintergrund ist es von Vorteil, sie durch Selbstbeobachtung und Selbstaussagen des Patienten zu erfassen. In dem aus 98 Items bestehenden FBF nimmt der Patient zu verschiedenen Aussagen Stellung. Beispiele für Items sind „Die täglichen Kleinarbeiten gehen nicht mehr wie gewohnt, ich muss mir jeden Schritt erst neu überlegen", „Ich ziehe mich vor Menschen zurück, weil ich solche Schwierigkeiten habe, Gesprächen zu folgen", „Ich kann mir die Gesichter vertrauter Personen nicht mehr richtig vorstellen". Die Antworten werden insgesamt 10 nach phänomenologischen Gesichtspunkten postulierten Kategorien zugeordnet (z. B. Verlust der Kontrolle, Reizüberflutung, Automatismusverlust). Der FBF ist von großer klinischer Bedeutung, um die nur der subjektiven Beobachtung und Beurteilung zugänglichen und eher diskret auftretenden Basissymptome zu ermitteln.

Befindlichkeitsskala (Bfs) Die von v. Zerssen (1976) entwickelte Selbstbeurteilungsskala dient der **Erfassung von Befindlichkeitsstörungen**. Sie gibt Auskunft über den momentanen Zustand des Patienten (Querschnittsbild). Mit ihrer Hilfe können gerade vorliegende Beeinträchtigungen des subjektiven Wohlbefindens erfasst werden. Dem Patienten wird eine Liste mit je 28 Gegensatzpaaren von Eigenschaftswörtern (z. B. frisch/matt, müde/ausgeruht, scheu/zugänglich) vorgelegt, denen er zustimmen kann. Der Test kann in etwa 10 min durchgeführt werden. Die Auswertung erfolgt mittels Testnormen für Altersklassen zwischen 20 und 64 Jahren. Die Bfs gibt Hinweise auf krankheitsbedingte psychische Veränderungen. Bei Verlaufsbeobachtungen kann sie sinnvollerweise eingesetzt werden.

Medical-Outcomes-Study-Short-Form-Survey (SF-36) Die SF-36-Selbstbeurteilungsskala misst mittels 36 einfacher Testfragen die **gesundheitsbezogene Lebensqualität**. Es liegen ihr 8 Gesundheitskonzepte zugrunde: körperliche Funktionsfähigkeit, körperliche Rollenfunktion, körperliche Schmerzen, allgemeine Gesundheit, Vitalität, soziale Funktionsfähigkeit, emotionale Funktionsfähigkeit und seelisches Wohlbefinden. Nach einem bestimmten Schema lassen sich die in den Testfragen ermittelten Rohwerte in Normwerte für die einzelnen Lebensqualitätsdimensionen übertragen. Die Normwerte können zwischen 0 und 100 schwanken, wobei höhere Werte eine günstigere Lebensqualität anzeigen. Die Testdauer beträgt zwischen 15 und 20 min.

Transplant Evaluation Rating Scale (TERS) Die von Twillmann et al. (1993) entwickelte TERS-Fremdbeurteilungsskala dient der **Ermittlung des psychosozialen Funktionsniveaus von Transplantationskandidaten.** Sie ist Ergebnis einer Revision ihres Vorläufers, der PLS-Skala (Psychosocial-Level-System-Skala), und setzt sich aus 10 unterschiedlichen Dimensionen psychosozialer Funktionen zusammen. Der Untersucher evaluiert das Vorhandensein von aktuellen psychischen Störungen (syndromale und Persönlichkeitsstörungen), psychischen Störungen in der Vorgeschichte und Substanzgebrauch bzw. Substanzmissbrauch. Des Weiteren werden Compliance (Adhärenz), Gesundheitsverhalten, Qualität der familiären bzw. sozialen Unterstützung, bisheriges und aktuelles Copingverhalten, Affektqualität und kognitiver Status in der Vergangenheit und zum aktuellen Untersuchungszeitpunkt beurteilt. Für die Bewertung der einzelnen psychosozialen Funktionsbereiche stehen dem Rater jeweils 3 Kategorien zur Verfügung („gut, mittel, schlecht"). Diesen entsprechen numerische Werte (1, 2, 3), die gemäß einer theoretischen Implikation – wie entscheidend ist das einzelne Item für die zu untersuchende Frage? – unterschiedlich gewichtet werden. So lässt sich ein Summenscore ermitteln, der reziprok das aktuelle psychosoziale Funktionsniveau des jeweiligen Transplantationskandidaten widerspiegelt, d. h., je höher der errechnete Summenscore, desto schlechter das aktuelle psychosoziale Funktionsniveau. Die TERS-Skala beginnt bei 26,5 und reicht bis zu einer maximalen Wertung von 79,5 Punkten. Als psychometrisches Instrument zur biopsychosozialen Beurteilung von Organtransplantationskandidaten kann sie zur Unterscheidung der 3 Beurteilungsgruppen (keine Bedenken, Risikopatient oder erhebliche Bedenken) beitragen. Insgesamt bleibt aber die Entscheidung über eine Organtransplantation stets interdisziplinär, ethisch reflektiert und trotz aller noch notwendigen Standardisierungen individuell.

Clinical-Global-Impression-Scale (CGI) Mittels der CGI-Fremdbeurteilungsskala wird der **klinische Gesamteindruck** des Patienten evaluiert. Die Skala besteht aus 3 Items: Item 1 beurteilt den globalen Schweregrad der seelischen Erkrankung (0 = nicht beurteilbar, 1 = überhaupt nicht krank, 2 = Grenzfall psychiatrischer Erkrankung, 3 = nur leicht krank, 4 = mäßig krank, 5 = deutlich krank, 6 = schwer krank und 7 = extrem schwer krank), Item 2 bezieht sich auf die Gesamtbeurteilung der Zustandsänderung (0 = nicht beurteilbar, 1 = sehr viel besser, 2 = viel besser, 3 = nur wenig besser, 4 = unverändert, 5 = etwas schlechter, 6 = viel schlechter und 7 = sehr viel schlechter) und Item 3 enthält den Wirksamkeitsindex (Verhältnis von therapeutischem Effekt und unerwünschten Wirkungen). Jedes Item wird getrennt ausgewertet. Die Berechnung eines Gesamtwerts entfällt. Die Testdauer beläuft sich auf etwa 5–10 min. Die CGI-Skala eignet sich hervorragend für Verlaufsbeschreibungen bei Patienten mit psychischen Erkrankungen.

2.8 Apparative Zusatzdiagnostik

2.8.1 Vitalparameter

Die **Vitalparameter** sind Maßzahlen, welche die Grundfunktionen des menschlichen Körpers wiedergeben. Zu ihnen gehören **Blutdruck, Puls und Temperatur.** Jeder Psychiater muss in der Lage sein, beim bewusstlosen Patienten dessen Basisfunktionen Atmung und Kreislauf zu sichern und aufrechtzuerhalten, bis er in die Betreuung des zuständigen Spezialisten übergeht. Die Überwachung der Vitalfunktionen ist bei Patienten mit Verdacht auf zentrales Serotoninsyndrom, zentrales anticholinerges Syndrom, malignes neuroleptisches Syndrom oder febrile Katatonie essenziell. Die Vitalparameter werden in der Regel von den Pflegekräften erhoben und im Überwachungsblatt dokumentiert. Prinzipiell ist es empfehlenswert, dass der behandelnde Psychiater bei seinen stationären Risikopatienten einmal pro Tag selbst den Blutdruck und den Puls misst.

2.8.2 Elektrokardiogramm (EKG)

Die **Herzstromkurve** oder das Elektrokardiogramm (EKG) misst bioelektrische Potenziale bzw. Potenzialdifferenzen, die bei der Erregungsausbreitung und Erregungsrückbildung im Herzen entstehen. **Die Ableitung des EKGs** ist in den nachfolgenden psychiatrischen Untersuchungssituationen **obligat:**

- bei psychiatrischen Patienten mit gleichzeitig bestehenden kardiovaskulären Erkrankungen, insbesondere mit koronarer Herzerkrankung, Status nach Myokardinfarkt, Herzrhythmusstörungen, angeborenem Long-QT-Syndrom;
- bei psychiatrischen Patienten mit Elektrolytstörungen wie Hypokaliämie, Hypomagnesämie und Hypokalzämie;
- vor jeder medikamentösen Einstellung mit potenziell kardiotoxischen Psychopharmaka zum Ausschluss von Kontraindikationen (z. B. atrioventrikuläre Blockbilder des Herzens (u. a. AV-Block II. Grades bzw. III. Grades bei trizyklischen Antidepressiva, QTc-Intervall >450 ms bei Männern bzw. QTc-Intervall >470 ms bei Frauen vor einer Sertindoltherapie);
- in der Verlaufsroutine während einer kontinuierlichen Psychopharmakotherapie (z. B. mit Lithium, trizyklischen Antidepressiva, Citalopram, Escitalopram, Antipsychotika);
- vor und im Verlauf von Kombinationstherapien aus Psychopharmaka und Internistika, welche bekanntermaßen QTc-Verlängerungen hervorrufen. Hierzu gehören:
  - Antiarrhythmika der Klassen IA und III (z. B. Chinidin, Disopyramid, Amiodaron, Sotalol),
  - trizyklische Antidepressiva (TZA),
  - Antipsychotika (z. B. Pimozid, Sertindol, Haloperidol),
  - Makrolidantibiotika und Chinolone (z. B. Erythromycin, Moxifloxacin),
  - einige Antihistaminika (z. B. Astemizol, Mizolastin, Terfenadin),
  - einige Antimykotika (z. B. Fluconazol),
  - einige Antiprotozoenmittel (z. B. Pentamidin),
  - Antimalariabehandlung (z. B. Halofantrin),
  - einige Antiemetika (z. B. Domperidon),
  - Methadon.

Sinnvoll ist die Durchführung eines EKGs bei älteren Patienten mit deliranten Syndromen zum Ausschluss von Differenzialdiagnosen wie Herzrhythmusstörungen und Herzinfarkt. Vor einer EKT-Behandlung ist ein EKG indiziert, damit Kontraindikationen wie schwere Herzrhythmusstörungen und rezenter Myokardinfarkt ausgeschlossen werden können.

2.8.3 Elektroenzephalographie (EEG)

Das **Hirnstrombild** oder Elektroenzephalogramm (EEG) gehört als wichtige zusätzliche neurophysiologische Untersuchungsmethode zur klinischen Routine bei der psychiatrischen Diagnoseerhebung. Es kommt an erster Stelle in der Diagnostik von epilepsieassoziierten depressiven Verstimmungen und Psychosen. Auch dient es der Verlaufsroutine bei Patienten, die mit Psychopharmaka behandelt werden (z. B. Senkung der Krampfschwelle durch Clozapin, Clomipramin, Maprotilin usw.). Hilfreich kann ein EEG-Screening bei der Differenzialdiagnostik der deliranten Syndrome sein. Hierdurch können diffuse zerebrale Prozesse wie Intoxikationen, Enzephalitiden und Stoffwechselerkrankungen abgegrenzt werden, die mitunter ausschließlich durch psychopathologische Auffälligkeiten imponieren.

Mit Hilfe von Elektroden an der Schädeloberfläche des Patienten werden im EEG bioelektrische Potenzialschwankungen von Neuronenverbänden der Großhirnrinde abgeleitet, die im EEG-Gerät verstärkt und aufgezeichnet werden. In der Auswertung des EEG werden Grundrhythmus (Alpha-Rhythmus mit einer Frequenz von 8 bis 12 pro Sekunde, Beta-Rhythmus mit 13–30 pro Sekunde, Theta-Rhythmus mit 4–7 pro Sekunde und Delta-Rhythmus mit ½–3 pro Sekunde), EEG-Aktionen, die sich vom Grundrhythmus abheben (Herdbefunde) und besondere Wellenformen (z. B. Spikes, Polyspikes, Spikes und Waves) beschrieben. Auf diese Weise können im EEG pathologische Befunde wie Epilepsiepotenziale (z. B. bei Temporallappenepilepsie), Herdbefunde (z. B. bei einem Hirntumor) und Allgemeinveränderungen (z. B. bei einer Enzephalitis) erhoben werden. In diesem Zusammenhang ist darauf hinzuweisen, dass bei der Demenz durch eine Creutzfeldt-Jakob-Krankheit ein charakteristisches EEG mit typischen periodischen, triphasischen Wellen bei vorherrschender Delta-Hintergrundaktivität beobachtet werden kann. Schließlich ist noch der Umstand anzumerken, dass Psychopharmaka wie Benzodiazepine eine starke Beta-Rhythmus-Überlagerung im EEG bedingen können, was die Anwendungsbreite des EEG als diagnostisches Hilfsmittel schwächen kann. Deshalb ist auf dem Anforderungsschein für die Durchführung eines EEG neben den Verdachtsdiagnosen und den aktuellen klinischen Befunden prinzipiell auch die aktuelle Medikation schriftlich zu fixieren.

2.8.4 Computertomographie des Schädels (CCT)

Bei der **kranialen Computertomographie** (CCT) handelt es sich um ein **strukturelles, computergesteuertes, bildgebendes Röntgenverfahren**, bei dem die Gewebsdichte des Schädels und des Gehirns schichtweise erfasst und in Grautönen rekonstruiert wird. Es entsteht eine Serie meist horizontaler Querschnittbilder der Schädelbasis bis zum Scheitel, welche die jeweiligen Dichteverteilungen wiedergeben (**isodens:** gesundes Hirngewebe, Hirninfarkt während der ersten 3 Tage usw.; **hyperdens:** Knochen, Blut, Kalkablagerungen usw.; **hypodens:** Liquor, Hirninfarkte ab dem dritten Tag usw.). Durch intravenöse Gabe von Kontrastmitteln kann die

Aussagekraft gesteigert werden (z. B. Kontrastmittelanreicherung aufgrund einer durch Metastasen induzierten Störung der Blut-Hirn-Schranke).

Die CCT ist seit ihrer Einführung Mitte der 1970er Jahre zu einem unentbehrlichen Routineverfahren auch in der Psychiatrie geworden, vor allem bei Fragen nach hirnatrophischen Prozessen im Rahmen der verschiedensten psychiatrischen Krankheiten (Demenzerkrankungen, Alkoholabhängigkeit, Anorexia nervosa, Schizophrenien usw.), aber auch bei Verdacht auf raumfordernde Prozesse während der differenzialdiagnostischen Abklärung psychopathologischer Auffälligkeiten. Gerade bei allen psychiatrischen Erstmanifestationen, insbesondere aus dem schizophrenen Formenkreis, aber auch bei allen diagnostisch unklaren Zustandsbildern ist eine CCT durchzuführen.

2.8.5 Kranielle Kernspintomographie oder Magnetresonanztomographie (kraniale MRT)

Die kranielle Kernspintomographie stellt ein **strukturelles bildgebendes Verfahren** dar, das eine exaktere Differenzierung von grauer und weißer Substanz, auch in tieferliegenden Hirnabschnitten, als die CCT zulässt. Des Weiteren fehlt die Strahlenbelastung. Auf der anderen Seite ist sie im Vergleich zur CCT kosten- und zeitaufwendiger. Das MRT-Verfahren nutzt den Drehimpuls (Spin), den Atomkerne in unterschiedlichem Ausmaß besitzen und der ein spezifisches Magnetfeld aufbaut, das durch von außen kommende Hochfrequenzimpulse modifiziert werden kann. Die anatomischen Strukturen des Gehirns können in koronarer, sagittaler und axialer Ebene dargestellt werden. Als Kontrastmittel wird Gadolinium eingesetzt. Es existieren unterschiedliche, gewebespezifische Relaxationszeiten, welche die Signalintensität bestimmen. So können je nach Fragestellung T1- oder T2-gewichtete Bilder angefertigt werden. In der T1-Gewichtung wird der Liquor gegenüber dem grauen Hirngewebe hypointens abgebildet, sodass eine gute Kontrastierung zwischen grauer und weißer Substanz erzielt wird. In der T2-Gewichtung verhält sich dagegen der Liquor im Vergleich zum Hirngewebe hyperintens.

Bei pathologischen CCT-Befunden ist die kranielle Kernspintomographie zusätzlich durchzuführen. Bei Verdacht auf Demenzerkrankungen ist sie zum Ausschluss von Differenzialdiagnosen das strukturelle Verfahren der Wahl (z. B. gute Darstellung morphologischer Auffälligkeiten bei der Alzheimer-Demenz, Demenz bei multipler Sklerose usw.).

2.8.6 Funktionelle bildgebende Verfahren

Die funktionellen Verfahren ermöglichen die Untersuchung physiologischer und pathophysiologischer Prozesse im Gehirn (z. B. Messung des regionalen Glukosestoffwechsels mittels Positronenemissionscomputertomographie [**PET**], der regionalen Gehirndurchblutung mittels Single-Photon-Emissionscomputertomographie [**SPECT**], der regionalen Stoffwechselvorgänge, die aufgrund von Aktivität entstehen, mittels funktioneller Magnetresonanztomographie [**fMRT**]). Im Allgemeinen sind diese Verfahren innerhalb der Psychiatrie wissenschaftlichen Fragestellungen vorbehalten (z. B. Studium des Dopaminrezeptorsystems oder der frontalen Kortizes bei schizophrenen Patienten). Gleichwohl werden sie an verschiedenen universitären Zentren fakultativ zur Abklärung demenzieller Syndrome eingesetzt.

2.9   Labordiagnostische Untersuchungen

2.9.1   Routinelabor

Bei stationär aufgenommenen psychiatrischen Patienten ist die Bestimmung des Routinelabors zu Beginn der Krankenhausbehandlung erforderlich. Dessen Resultate geben wertvolle Hinweise auf mögliche **organische Ursachen** von beobachteten psychopathologischen Auffälligkeiten. Nicht minder klinisch relevant sind sie im Hinblick auf die Auswahl eines im Einzelfall nicht nur wirksamen, sondern auch **gut verträglichen und sicheren Psychopharmakons.** So können bereits zu Beginn der psychiatrischen Behandlung unerwünschte wechselseitige Interaktionen zwischen einer definierten körperlichen Krankheit (z. B. laborchemischer Nachweis von pathologischen Nierenwerten) und einem indizierten Psychopharmakon (z. B. Berücksichtigung der unterschiedlichen Clearanceparameter für Antidepressiva) vermieden werden. Ebenso ist die regelmäßige Kontrolle der Leber- und Nierenwerte sowie des Differenzialblutbilds für die **Verlaufsroutine** bei psychiatrischen Patienten unter einer kontinuierlichen Psychopharmakotherapie essenziell. Vor diesem Hintergrund wird erst eine **individualisierte Psychopharmakotherapie** für den Patienten möglich.

Zum Routinelabor bei Aufnahme gehören:

- Differenzialblutbild: Screening für Entzündungen, Anämien, Malignome und Medikamentennebenwirkungen;
- Elektrolyte (Natrium, Kalium, Calcium): Screening für Elektrolytentgleisungen, Nebenschilddrüsenleiden und Medikamentennebenwirkungen;
- C-reaktives Protein (CRP): Screening für entzündliche und neoplastische Erkrankungen;
- ASAT (GOT), ALAT (GPT), Gamma-GT: Screening für Leberfunktionsstörungen, Alkohol- oder Substanzabusus, Medikamentennebenwirkungen;
- Kreatinin: Screening für Niereninsuffizienz;
- Blutzucker: Screening für Diabetes mellitus;
- TSH: Screening für Schilddrüsenfunktionsstörungen;
- Cholesterin und Triglyzeride: Screening für primäre und sekundäre Hyperlipoproteinämien und Medikamentennebenwirkungen;
- Schwangerschaftstest im Urin: Nachweis der für das humane Choriongonadotropin (hCG) spezifischen Beta-hCG-Untereinheit. Zu beachten ist, dass eine Behandlung mit Psychopharmaka, insbesondere im **ersten Trimenon der Schwangerschaft,** nur dann durchgeführt werden sollte, wenn das mit der psychiatrischen Erkrankung verbundene Risiko für Mutter und Fetus das mit der psychopharmakotherapeutischen Behandlung assoziierte Risiko übersteigt.

Bei pathologischen Befunden im Routinelabor kann eine weiterführende diagnostische Abklärung durch den jeweils infrage kommenden somatischen Fachkollegen erforderlich sein.

2.9.2   Drogen- und Medikamentenscreening

Die Durchführung eines Drogen- und Medikamentenscreenings ist indiziert bei:
- Verdacht auf schädlichen Alkohol- oder Substanzgebrauch,
- Verdacht auf Intoxikation,
- Verdacht auf Entzugserscheinungen,

- Überwachen des Therapieverlaufs bei Entgiftungen und Entwöhnungen,
- Monitoring des Beikonsums bei substitutionsgestützten Behandlungen.

In der akuten Behandlungssituation ist zunächst die **Atemalkoholkonzentration (AAK)** zu bestimmen. Da zwischen Blutalkoholkonzentration und Atemluftkonzentration ein überschaubares Verhältnis besteht (die AAK entspricht etwa 1/2.100 der venösen Blutalkoholkonzentration), kann die Atemalkoholbestimmung als **Vortest** (z. B. mittels Alcotest®) verwendet werden. Sie lässt semiquantitative Feststellungen zu. Diese sind für die Entscheidung bedeutsam, ob ein akut erregter, aber vermutlich alkoholisierter Patient sedierend-angstlösende Medikamente wie Benzodiazepine erhalten darf oder nicht.

❶ **Cave!**
Als Faustregel gilt: keine Gabe von Benzodiazepinen bei Patienten mit einer Atemalkoholkonzentration von über 0,9 Promille. Andernfalls ist die Gefahr einer kritischen Verstärkung der atemdepressiven Wirkung zu groß.

Genaue Ergebnisse werden durch die Bestimmung der **Blutalkoholkonzentration (BAK)** aus einer venösen Blutprobe erzielt. Bei der Materialgewinnung ist zu beachten, dass vor der Blutentnahme keine Alkoholdesinfektion erfolgen sollte. Die BAK-Messung gelingt mit Hilfe des gaschromatographischen Verfahrens. Die exakten Messwerte beziehen sich jedoch lediglich auf den Entnahmezeitpunkt. Alternativ kann im Einzelfall **Ethylglucuronid (EtG)**, ein Nebenmetabolit des Ethanols, im Serum oder Urin bestimmt werden. Mittels EtG lässt sich relativ spezifisch ein Alkoholkonsum innerhalb der letzten 80 h nachweisen.

Indirekte Hinweise auf einen **Alkoholmissbrauch** können zum einen die **laborchemischen Standardparameter** wie erhöhtes mittleres korpuskuläres Erythrozytenvolumen (MCV) (Halbwertszeit der Erythrozyten etwa 100 Tage), erhöhte Gamma-GT-Spiegel (Halbwertszeit bei gesunder Leber ca. 26 Tage) und erhöhte Transaminasenwerte (ASAT, ALAT) (im Fall einer gleichzeitig bestehenden ethyltoxischen Leberaffektion), zum anderen die Serumkonzentrationserhöhung des desialinisierten Transferrins **CDT ("carbohydrate deficient transferrin")** geben. Denn täglicher Konsum von mehr als 60 g Alkohol (z. B. mehr als 3 Flaschen 0,5-l-Export-Bier) während mindestens einer Woche kann zu einer Erhöhung des CDT im Serum führen. Bei Alkoholabstinenz normalisieren sich in der Regel die CDT-Werte mit einer durchschnittlichen Halbwertszeit von etwa 14 Tagen. Zu beachten ist, dass unter Umständen nicht alkoholbedingte Leberschädigungen (z. B. primär biliäre Zirrhose, chronisch aktive Hepatitis, medikamenteninduzierte Hepatopathie) Ursachen für eine CDT-Erhöhung sein können.

Bei **speziellen Fragestellungen im Rahmen einer psychiatrischen Begutachtung** interessiert häufig eine BAK zu einem Stunden vor der Blutentnahme zurückliegenden Zeitpunkt. Zu diesem Zweck muss rückgerechnet werden. Wird zugrunde gelegt, dass sich die BAK durch den körpereigenen Abbau kontinuierlich und konstant verringert, so folgt daraus, dass die abgebaute Menge zu der aktuell festgestellten BAK hinzugezählt werden muss, um auf die früher vorhandene BAK zu kommen. Wir rechnen im Allgemeinen mit einem Abbauwert zwischen 0,1 und 0,2 Promille pro Stunde. In der Regel kommt eine Rückrechnung mit einem stündlichen Abbauwert von 0,15 Promille der Wirklichkeit am nächsten.

Beispiel
Wird bei einem Straftäter um 15:00 Uhr Blut entnommen und eine BAK von 1,5 Promille festgestellt, wurde die Straftat aber bereits um 12:00 Uhr verübt, so muss 3 h zurückgerechnet werden. In diesen

3 h hat der Proband zwischen 0,3 und 0,6 Promille Blutalkohol abgebaut. Um diesen Wert ist also das Ergebnis der Blutentnahme zu niedrig. Die BAK zur Tatzeit wird dann also zwischen 1,8 und 2,1 Promille gelegen haben.

Bei forensischen Fragestellungen (z. B. Klärung der Fahreignung bei Verdacht auf chronischen Alkoholmissbrauch) wird zur Beurteilung auch die CDT-Serumkonzentration als Langzeitmarker herangezogen. Vereinzelt wird die Analytik der direkten Alkoholmarker Ethylglucuronid (EtG) bzw. der Fettsäureethylester (FSEE) im Haar durchgeführt.

Mit dem **Drogen- und Medikamentenscreening im Urin** werden folgende Substanzen qualitativ nachgewiesen:

- Amphetamine inkl. Metamphetamine („Speed"), **Methylendioxy-Metamphetamin (MDMA)** („Ecstasy"), Methylendioxy-Amphetamin („Love Drug") und Methylendioxy-Ethamphetamin („Eve"),
- Gamma-Butyrolacton (GBL) („Liquid Ecstasy"),
- Barbiturate („Blues", „Downers"),
- Benzodiazepine („Benzos", „Bennies"),
- Opiate wie Morphin, Heroin („Brown Sugar", „Shit", „Horse"), Codein und Opium,
- Opioide wie Methadon bzw. Levomethadon als linksdrehendes Enantiomer des Razemats Methadon. Einzelne Labors messen statt Methadon dessen Hauptmetabolit EDDP (Ethylidin-Dimethyl-Diphenylpyrrolidin), da es zum einen nicht durch den ph-Wert des Urins beeinflusst wird, zum anderen durch Messung von EDDP die substitutionsgestützte Behandlung mit Methadon nicht vorgetäuscht werden kann (z. B. manipulatives Beimischen von geringen Mengen an Methadon im Urin und Verkauf der Hauptmenge der ärztlich verordneten Methadondosis auf dem Schwarzmarkt),
- Kokain („Koks", „Schnee") bzw. Benzoylecgonin als Metabolit des Kokains („Crack"),
- Cannabinoide bzw. Tetrahydrocannabinol (THC) als Hauptwirkstoff von Cannabis („Haschisch", „Marihuana", „Gras"), synthetische Cannabinoide („Spice").

Die **qualitative** Bestimmung der Substanzgruppen erfolgt mittels immunchromatographischer Verfahren. Als Material genügt dem Labor etwa 10 ml frisch entnommener Urin, der in eine Monovette aufgezogen werden sollte. Bei Bedarf kann die Probe im Kühlschrank bis 24 h dunkel gelagert werden. Entsprechend den vom Testhersteller angegebenen Grenzwerten wird anhand der immunologischen Reaktion angezeigt, ob die Messergebnisse aus der Urinprobe **positiv oder negativ** sind. Bei positiven Ergebnissen ist eine semiquantitative Konzentrationsangabe möglich. Generell ist zu beachten, dass die gesuchten Drogen oder Medikamente bzw. die erfassten Metabolite je nach ihren Halbwertszeiten unterschiedlich lange nach dem letzten Substanzgebrauch im Urin nachweisbar sind. ◻ Tab. 2.8 gibt eine orientierende Übersicht über die unterschiedlichen Nachweiszeiten der einzelnen Substanzgruppen im Urin.

Prinzipiell zu empfehlen ist die zusätzliche Bestimmung von ph-Wert und Kreatinin im Urin, da die Nachweisgrenzen von der Konzentration des Urins abhängig sind. Denn niedrige Kreatininwerte können auf eine Urinverdünnung (z. B. infolge einer exzessiven Flüssigkeitsaufnahme, einer forcierten Diurese durch Einnahme von Diuretika, eines retrograden Auffüllens der Blase usw.) oder Nichtverwendung von Urin, veränderte ph-Werte auf einen manipulativen Säure- oder Laugenzusatz hinweisen. Auch ist dem Labor eine vollständige Medikamentenliste des Patienten wegen möglicher Kreuzreaktivitäten der verwendeten Tests anzugeben. Eine **Drogenanalytik im Serum** ist grundsätzlich möglich. Aufgrund der deutlich

Tab. 2.8 Nachweiszeiten von Drogen und Medikamenten im Urin

Substanzgruppe	Dauer der Nachweisbarkeit im Urin
Amphetamine	Bis zu 72 h
Barbiturate	Kurz wirksame Barbiturate (z. B. Cyclobarbital) bis zu 24 h, lang wirksame Barbiturate (z. B. Phenobarbital) bis zu 21 Tagen
Benzodiazepine	Je nach Halbwertszeit unter 6 h bis über 90 h
Opiate	In der Regel 2 Tage lang nachweisbar, Codein manchmal bis zu 4 Tagen
Methadon	24–48 h
Kokain bzw. Benzoylecgonin	2–4 Tage
Cannabinoide bzw. THC	5–20 Tage je nach Konsumhäufigkeit

geringeren Konzentrationen der Substanzen im Serum im Vergleich zu Urin wird aber Urin als Material der Wahl klar bevorzugt.

Bei forensischen Fragestellungen sind **Bestätigungsanalysen** mit beweisendem Charakter (z. B. gekoppelte Gaschromatographie/Massenspektrometrie, hochauflösende Flüssigkeitschromatographie) unumgänglich. Mit ihnen können auch quantitative Analyseergebnisse erzielt werden. Sollten Informationen über einen länger zurückliegenden Substanzgebrauch von Interesse sein, bietet sich die **Drogenanalytik im Haar** an. Durchschnittlich besteht ein Haarwachstum von 1 cm pro Monat. Folglich kann z. B. mit einem Haarbüschel von 3 cm Länge ab Kopfhaut ein Zeitraum von drei Monaten überprüft werden.

2.9.3 Liquordiagnostik

Die Untersuchung des Liquor cerebrospinalis ist generell bei allen **Erstmanifestationen von psychiatrischen Erkrankungen, denen eine organische Ätiopathogenese zugrunde liegen könnte** (z. B. schizophrenes Syndrom, hebephrenes Syndrom, paranoid-halluzinatorisches Syndrom, katatones Syndrom, schizoaffektives Syndrom, demenzielles Syndrom, psychotisch-depressives Syndrom, manisches Syndrom, neurasthenisches Syndrom) angezeigt. Ferner ist sie bei **diagnostisch unklaren oder atypischen Erscheinungsformen** empfehlenswert.

Vor der Durchführung einer Liquorpunktion (in der Regel Lumbalpunktion) müssen folgende Kontraindikationen ausgeschlossen werden:
1. Entzündungen im Bereich der Punktionsstelle (Ausschluss durch Inspektion),
2. Blutungsneigung (Ausschluss durch Messung von Thrombozytenzahl und Gerinnungsparametern),
3. erhöhter Hirndruck (Ausschluss durch Durchführung einer CCT).

Die Resultate des **Liquorbefunds** erstrecken sich auf Aussehen, Zellzahl, Zellbild, Gesamteiweiß-, Glukose- und Laktatkonzentration. Zur Evaluierung des aktuellen Zustands der Blut-Hirn-Schranke, z. B. Ausschluss von raumfordernden Prozessen im Gehirn, Guillain-Barré-Syndrom, traumatischen ZNS-Läsionen als möglichen Erkrankungen mit Schrankenstörung, ist die Bestimmung des Liquor-Serum-Quotienten des Albumins notwendig. Das Serum-Liquor-Paar muss zeitnah entnommen werden. Bei Verdacht auf einen chronisch-entzündlichen

◼ Tab. 2.9 Serodiagnostik und serologische Reaktionen zur Beurteilung der Behandlungsbedürftigkeit der Syphilis

Suchreaktionen	Bestätigungsreaktionen	Behandlungsbedürftigkeit
TPHA (Treponema-pallidum-Hämagglutinationstest) – Test zum Nachweis erregerspezifischer treponemaler Antikörper (ca. 4 Wochen nach der Infektion reaktiv)	VDRL-Titration	IgM-FTA-ABS-Test
VDRL (Venereal-Disease-Research-Laboratory-Test) – Mikroflockungstest – bzw. RPRC (Rapid-Plasma-Reagin-Card-Test) – Makroflockungsschnelltest zum Nachweis von Phospholipoidantikörpern (ca. 4–6 Wochen nach der Infektion reaktiv)	IgG-FTA-ABS (Fluoreszenz-Treponema-Antikörper-Absorptionstest) – Test zum Nachweis von treponemalen Antikörpern im Patientenserum mittels der indirekten Immunfluoreszenz	19S-IgM-FTA-ABS-Test, der eine chromatographische Trennung der 19S-IgM-Antikörperfraktion von der 7S-IgG-Antikörperfraktion im Serum beinhaltet
IgM-/IgG-ELISA (Enzyme-Linked-Immuno-Sorbent-Assay) (polyvalent) zum Nachweis treponemenspezifischer Antikörper der Klassen IgM und IgG (ca. ab der 3. Woche nach der Infektion reaktiv)	IgG-/IgM-Immunoblot zum Nachweis von IgG- und IgM-Antikörpern gegen als Treponema-pallidum-spezifisch akzeptierte Strukturantigene	VDRL-Titration: Titerstufe von mindestens 1:8 oder eine Titererhöhung um mehr als 2 Stufen

Prozess im ZNS (z. B. Neurosyphilis, multiple Sklerose, HIV-assoziierte Demenz, Neuroborreliose, Neurotuberkulose) werden die Immunglobuline beurteilt mittels Bestimmung der oligoklonalen Banden zum Nachweis einer intrathekalen IgG-Synthese, graphischer Darstellung der Quotientendiagramme nach Reiber (1994) und Messung von Antikörperspezifitätsindizes (ASI). Je nach klinischer Fragestellung wird der Liquor auf Spezialmarker (z. B. Kombination aus erhöhtem Tau-Protein und erniedrigtem Beta-Amyloid bei Verdacht auf Demenz bei Alzheimer-Krankheit) untersucht.

2.9.4   Sero- und Liquordiagnostik der Neurosyphilis

Angesichts der jüngsten Entwicklung der Syphilisepidemie in den westlichen Industrienationen ist prinzipiell eine **Stufendiagnostik zur Serodiagnose bei allen erstmals in einem psychiatrischen Krankenhaus aufgenommenen Patienten** anzuraten. Denn psychisch kranke Menschen sind unter Umständen einem erhöhten Risiko ausgesetzt, sich mit Syphilis anzustecken (z. B. risikoreiches Sexualverhalten bei Patienten mit Manie, Borderlinepersönlichkeitsstörung, Kokainabhängigkeit usw.) bzw. eine Neurosyphilis zu erleiden (z. B. Primäraffekte oder Syphilide werden von kognitiv beeinträchtigten Patienten nicht wahrgenommen oder schizophrene Patienten suchen trotz syphilitischer Effloreszenzen keinen Arzt auf). Schließlich sollte bei allen **Patienten mit neu aufgetretenen psychotischen oder demenziellen Zustandsbildern** der Liquor untersucht werden, um eine Neurosyphilis differenzialdiagnostisch ausschließen resp. frühzeitig behandeln zu können. Auch wenn eine Restitutio ad integrum bei bereits eingetretenem Hirnparenchymverlust nicht mehr möglich ist, so ist zumindest die Defektheilung bzw. der Stillstand des progredienten Krankheitsprozesses mittels adäquater Antibiose das erreichbare therapeutische Ziel bei Patienten mit Neurosyphilis.

In ◻ Tab. 2.9 sind die unterschiedlichen serologischen Untersuchungsmethoden zur Diagnostik bzw. zur Beurteilung der Behandlungsbedürftigkeit der Syphilis zusammengefasst. Die aufgelisteten serologischen Syphilisreaktionen eignen sich zum Nachweis treponemaler Antikörper sowohl im Serum als auch im Liquor. Bei klinisch auffälligen Patienten, bei denen der Zeitpunkt der Treponema-pallidum-Infektion unklar ist, vor allem bei Zeiträumen von 3 oder mehr Jahren, ist eine **Liquorpunktion zum Ausschluss einer Neurosyphilis** indiziert. Auch gilt, dass bei allen Syphilis-HIV-koinfizierten Patienten eine Liquoruntersuchung durchgeführt werden soll, da bis zu 40 % dieser Patienten bereits im Sekundärstadium der Syphilis einen pathologischen Liquorbefund aufweisen.

Durch die Korrelation der Serum- mit den Liquortestergebnissen werden intrathekal produzierte Antikörperbildungen im ZNS erfasst. Zu diesem Zweck wird der **ITpA-Index (Index intrathekal produzierter Treponema-pallidum-Antikörper)** berechnet: ITpA-Index = TPHA-Titer im Liquor/Gesamt-IgG im Liquor × Gesamt-IgG im Serum/TPHA-Titer im Serum. Der Normalwert liegt bei 0,5–2; ein ITpA-Indexwert >2 begründet den Verdacht auf einen Treponemenbefall des ZNS, ein ITpA-Indexwert ≥3 beweist mit hoher Spezifität und Sensitivität die spezifische lokale Antikörpersynthese im ZNS. Ferner ist auf eine Pleozytose und eine Totalproteinvermehrung im Liquor cerebrospinalis bei positiver Syphilisserologie zu achten („**luisches Liquorsyndrom**").

2.9.5 Sero- und Liquordiagnostik von HIV-induzierten neuropsychiatrischen Störungen

Seit der Erstbeschreibung des erworbenen Immundefektsyndroms (**AIDS**: „acquired immune deficiency syndrome"; im französischen Sprachraum: **SIDA**: „Syndrome d'Immuno-Déficience Acquise") im Jahre 1981 starben mehr als 37 Millionen Menschen an den Folgen der Humane-Immundefizienz-Virusinfektion („human immunodeficiency virus", HIV-Infektion). Mit der Einführung der hochaktiven antiretroviralen Therapie („highly active antiretroviral therapy", HAART) 1995 gelang es, in der entwickelten Welt die AIDS-Inzidenz deutlich zu verringern. Angesichts des signifikanten Überlebensvorteils unter HAART stellen die **durch die Neurotropie des HI-Virus bedingten neuropsychiatrischen Erkrankungen** eine zunehmend relevante psychiatrische Herausforderung dar.

Seit 1985 liegen etablierte **serologische Tests zum Nachweis HIV-spezifischer Antikörper** vor. Sie sollten bei allen psychiatrischen Patienten mit anamnestischen Hinweisen auf früheres Risikoverhalten (z. B. intravenöser Drogengebrauch) durchgeführt werden. Der HIV-Test setzt die Einverständniserklärung des einwilligungsfähigen Patienten voraus. Die Aufklärung sollte grundsätzlich schriftlich und nach ausreichender Bedenkzeit erfolgen. Bei Verdacht auf eine HIV-assoziierte Demenz ist die **Liquoranalytik** einschließlich der HI-Viruslastbestimmung obligat.

2.9.6 Labordiagnostische Untersuchungen bei speziellen Fragestellungen

Zur **Klärung der Ursachen demenzieller Syndrome** wird eine Fülle von labordiagnostischen Untersuchungen empfohlen. Hierzu gehören neben dem Routinelabor und der Liquordiagnostik einschließlich der Demenzmarker (z. B. Tau-Protein, Beta-Amyloid), die Lues- und

Lymeserologie, der HIV-Test, das Drogen- und Medikamentenscreening, die Bestimmung von Coeruloplasmin, Kupfer, Folsäure, Cobalamin (Vitamin B_{12}), Thiamin (Vitamin B_1), Ammoniak und Phosphat sowie die Analyse der Vaskulitisparameter. Bei konkreten klinischen Hinweisen auf neuropsychiatrische Erbkrankheiten sind genetische Analysen angezeigt (z. B. Nachweis des Huntington-Gens auf Chromosom 4).

Zum Zweck der organischen Abklärung insbesondere von **Angst- und depressiven Störungen können Hormonuntersuchungen mit Basalwerten und Stimulationstests** erforderlich sein. Hierzu zählen Steroidbestimmungen zur Funktionsprüfung der Nebennierenrinde (z. B. Cortisol- und ACTH-Werte [ACTH = adrenocorticotropes Hormon] im Serum, Dexamethasonsuppressionstest usw.) und Konzentrationsmessungen von Sexualhormonen, Katecholaminen, Parathormon und Prolaktin.

Bei Verdacht auf **Intelligenzminderung** ist eine Reihe von molekulargenetischen Untersuchungen durchzuführen (z. B. molekulargenetische Untersuchung auf Trisomie 21, Fragiles-X-Syndrom usw.). Auch müssen angeborene Stoffwechselstörungen im Bereich der organischen Säuren (z. B. Phenylketonurie) labordiagnostisch abgeklärt werden.

2.9.7   Plasmaspiegelbestimmungen von Psychopharmaka

Indikationen zur Bestimmung der Serumkonzentration von Psychopharmaka und ihrer Metabolite (**Plasmaspiegel**) sind:

- Routinebestimmungen zur Therapieoptimierung im Rahmen des therapeutischen Drug Monitoring (TDM), z. B. wirksame Serumspiegel („therapeutisches Fenster") bei einigen trizyklischen Antidepressiva;
- Überprüfung der Compliance bzw. Adhärenz (Einnahmezuverlässigkeit des Patienten bezüglich der verordneten Arzneimittel; Therapietreue);
- Erkennung von Medikamentenwechselwirkungen (z. B. bei Kombinationsbehandlungen aus Arzneimitteln, die über die CYP450-Enzyme metabolisiert werden, und Pharmaka, welche die primär in der Leber lokalisierten Cytochrom-P450-System-Isoenzyme [CYP-Isoenzyme] inhibieren bzw. induzieren);
- Auftreten von ausgeprägten Nebenwirkungen;
- Medikamentenumstellungen;
- fallbezogene Plasmaspiegelbestimmungen bei Risikopatienten (z. B. mit Leber- und/oder Nierenfunktionsstörungen);
- Verdacht auf Intoxikationen.

Pharmakokinetische Interaktionen

Zahlreichen Arzneimittelinteraktionen liegt ein **pharmakokinetischer Mechanismus** zugrunde. Dabei wird die Konzentration eines Arzneimittels durch Absorption, Verteilung (z. B. Verdrängung eines Antidepressivums aus der Eiweißbindung), Metabolismus (Phase-I- und Phase-II-Enzyme) und Exkretion beeinflusst. Da sich die wichtigsten Enzyme für den Arzneistoffmetabolismus als substratspezifische **CYP-Isoenzyme** (CYP2B6, CYP1A2, CYP2C9, CYP2C19, CYP2D6 und CYP3A4) identifizieren lassen, sind für die Prävention von unerwünschten und klinisch relevanten Medikamentenwechselwirkungen Kenntnisse über wichtige **CYP-Substrate, -Inhibitoren und -Induktoren** wesentlich. Ferner ist klinisch bedeutsam, dass für die beiden CYP-Isoenzyme **CYP2D6** und **CYP2C19 genetische Polymorphismen** vorliegen können, die einen vollständigen Aktivitätsverlust („**poor metaboliser**"), eine verminderte („**intermediate metaboliser**"), eine gesteigerte („**extensive metaboliser**") oder eine übersteigerte („**ultrarapid metaboliser**") Aktivität dieser Isoenzyme zur Folge haben. Etwa 10 % der europäischen und weißen nordamerikanischen (kaukasischen) Bevölkerung besitzen nur eine geringe bis keine Aktivität von CYP2D6, während von der schwarzen Bevölkerung nur etwa 6 % von einem CYP2D6-Defekt betroffen sind. Etwa 3 % der Weißen und immerhin ca. 20 % der Bevölkerung im ostasiatischen Raum weisen einen CYP2C19-Poor-Metaboliser-Status auf.

So können bei Patienten mit einer genetisch determinierten langsamen Metabolisierung trotz Beachtung der Dosierungsempfehlungen im Austria-Codex® bzw. in der Roten Liste® schwere Nebenwirkungen auftreten. Patienten mit einer genetisch determinierten schnellen Metabolisierung hingegen respondieren trotz Compliance bzw. Adhärenz und ausreichender Dosierung nicht auf die lege artis durchgeführte Psychopharmakotherapie („Pseudotherapieresistenz"). Die **pharmakogenetische Diagnostik** von CYP2D6- und CYP2C19-Polymorphismen kann im Einzelfall im Sinne der Abwägung des Nutzen-Risiko-Verhältnisses zur Therapieoptimierung beitragen.

In ◘ Tab. 2.10 sind wichtige **Internistika bzw. Neurologika** als Cytochrom-P450-Substrate aufgelistet, die für eine moderne Psychopharmakotherapie in der medizinischen Routineversorgung bedeutsam sind.

◘ Tab. 2.11 gibt eine Übersicht über **Psychopharmaka** als Cytochrom-P450-Substrate.

◘ Tab. 2.12 zählt klinisch relevante Cytochrom-P450(CYP)-**Inhibitoren** bzw. -**Induktoren** auf.

Nachfolgend möchten wir exemplarisch einige klinisch relevante pharmakokinetische Arzneimittelinteraktionen erwähnen:

Beispiele pharmakokinetischer Arzneimittelinteraktionen

— Die Cumarinderivate Phenprocoumon (vor allem in Deutschland, Österreich, Schweiz, Beneluxstaaten und Skandinavien zur therapeutischen Blutgerinnungshemmung eingesetzt), Warfarin (vor allem in den angelsächsischen Ländern zur therapeutischen Blutgerinnungshemmung verordnet) und Acenocoumarol (vor allem in französischsprachigen und romanischen Ländern zur therapeutischen Blutgerinnungshemmung verwendet) liegen als Racemat aus 2 Enantiomeren vor. R-/S-Acenocoumarol, R-/S-Phenprocoumon und das wirksamere S-Warfarin unterliegen einem CYP2C9-Metabolismus. R-Warfarin wird hauptsächlich über CYP1A2 abgebaut. Die gerinnungshemmende Wirkung der Antikoagulanzien wird durch den starken CYP2C9- und CYP1A2-Hemmer Fluvoxamin und den mäßigen CYP2C9-Inhibitor Fluoxetin/Norfluoxetin klinisch relevant verstärkt. Vorläufigen Daten zufolge könnte es eine pharmakodynamische Interaktion zwischen Paroxetin und Warfarin geben, wodurch es zu verstärktem Bluten bei unveränderten Prothrombinzeiten kommen kann. Die Warfarinkinetik wird durch Paroxetin nicht beeinflusst. Klinisch relevante Interaktionen mit Cumarinderivaten sind bei gleichzeitiger Gabe von Citalopram bzw. Venlafaxin aller Wahrscheinlichkeit nach nicht zu erwarten. Beide Antidepressiva implizieren keine klinisch relevanten inhibitorischen Effekte auf die CYP-Enzyme. Ferner zeichnen sie sich durch eine relativ geringe Plasmaproteinbindung aus; sie beträgt bei Venlafaxin nur 30 %, bei Citalopram 50 %. Sertralin beispielsweise, das zwar auch ein nur geringes Interaktionsrisiko aufweist, hat andererseits aber eine Plasmaproteinbindung von über 95 %, sodass eine Wirkverstärkung von Cumarinderivaten durch Verdrängung aus der Eiweißbindung in der Literatur erwähnt wird.

— Starke CYP3A4-Inhibitoren können einen Anstieg der Konzentrationen von Amiodaron, Halofantrin oder Terfenadin bedingen, was sich im vermehrten Auftreten von fatalen Erregungs-

□ Tab. 2.10 Wichtige Internistika/Neurologika als Cytochrom-P450-Substrate (CYP-Substrate), die für eine moderne Psychopharmkotherapie in der medizinischen Routineversorgung klinisch relevant sind (mod. nach Cozza et al. 2003)

Betroffene CYP	Substrate
CYP2B6	Propofol (Anästhetikum); Tamoxifen[a] (Antiöstrogen)
CYP1A2	R-Warfarin (Antikoagulans); Theophyllin (Bronchodilatator); Pentoxifyllin (durchblutungsförderndes Mittel); Flutamid (Antiandrogen); Grepafloxacin (Gyrasehemmer); Ondansetron[a] (Antiemetikum); Propranolol[a] (Beta-Rezeptorenblocker); Carbamazepin[a] (Antikonvulsivum)
CYP2C9	S-Warfarin, R-/S-Acenocoumarol, R-/S-Phenprocoumon (Antikoagulanzien); Tolbutamid, Glipizid (orale Antidiabetika); Losartan, Valsartan (Angiotensin-II-Rezeptorantagonisten); Diclofenac, Ibuprofen, Indometacin, Naproxen, Piroxicam (nonsteroidale Antirheumatika); Phenytoin[a], Carbamazepin[a], Phenobarbital[a], Primidon[a], Valproinsäure[a] (Antikonvulsiva); Fluvastatin (HMG-CoA-Reduktase-Hemmer); Tamoxifen[a] (Antiöstrogen)
CYP2C19 polymorph	Barbiturate; Lansoprazol[a], Omeprazol[a], Pantoprazol[a], Rabeprazol[a] (Protonenpumpenblocker); Proguanil (Antimalariamittel); Propranolol[a] (Beta-Rezeptorenblocker); Phenytoin[a], Phenobarbital[a], Primidon[a], Valproinsäure[a] (Antikonvulsiva)
CYP2D6 polymorph	Opioidanalgetika; Flecainid, Mexiletin, Propafenon (Antiarrhythmika); Ondansetron[a] (Antiemetikum); Propranolol[a] und andere Beta-Rezeptorenblocker; Tamoxifen[a] (Antiöstrogen)
CYP3A4	Ciclosporin A, Tacrolimus (Immunsuppressiva); Steroide; HMG-CoA-Reduktase-Hemmer (außer Pravastatin[b], Fluvastatin); Makrolide; HIV-Protease-Inhibitoren (PI); Calciumantagonisten; Azol-Antimykotika; Alprazolam, Midazolam, Triazolam (Benzodiazepine); Astemizol, Loratadin; Terfenadin (Antihistaminika); Carbamazepin[a], Ethosuximid, Felbamat, Oxcarbazepin, Tiagabin, Zonisamid (Antikonvulsiva); Ondansetron[a] (Antiemetikum); Lansoprazol[a], Omeprazol[a], Pantoprazol[a], Rabeprazol[a] (Protonenpumpenblocker); Amiodaron, Lidocain, Chinidin (Antiarrhythmika); Ciprofloxacin (Gyrasehemmer); Chloroquin, Halofantrin, Primaquin (Antimalariamittel)

[a]Substrate von mehreren CYP-Isoenzymen
[b]Nicht-CYP450-abhängige Metabolisierung

leitungsstörungen am Herzen äußern kann. Bei der Verschreibung von HMG-CoA-Reduktase-Hemmern (außer von Fluvastatin und Pravastatin) muss beachtet werden, dass bei gleichzeitiger Gabe von CYP3A4-Inhibitoren potenziell lebensbedrohliche Rhabdomyolysen ausgelöst werden können. Die gleichzeitige Verabreichung von CYP3A4-Inhibitoren und dem atypischen Antipsychotikum Sertindol ist wegen des erhöhten Risikos ventrikulärer Arrhythmien kontraindiziert.

— CYP3A4-Induktoren können die Konzentration von Tacrolimus (FK506) senken, was Wirkungsverlust zur Folge haben kann und das Risiko einer Transplantatabstoßung massiv erhöht. Auch besteht die Gefahr einer „Pseudotherapieresistenz" bei schizophrenen Patienten unter einer Kombinationstherapie aus CYP3A4-Induktoren und einem Antipsychotikum, das via CYP3A4 abgebaut wird.

— Rauchen und Omeprazol induzieren CYP1A2. Es besteht beispielsweise die Gefahr des Wirkverlusts von Clozapin, Olanzapin, Duloxetin usw.

— Potente CYP2D6-Inhibitoren sollten nicht gleichzeitig mit Sertindol appliziert werden, da das Risiko von QTc-Zeit-Verlängerungen signifikant ansteigt. Bei gleichzeitiger Gabe von CYP2D6-In-

◻ Tab. 2.11 Psychopharmaka als Cytochrom-P450-Substrate (CYP-Substrate) (mod. nach Cozza et al. 2003)

Betroffene CYP	Substrate
CYP2B6	Bupropion, Sertralin[a] (Antidepressiva)
CYP1A2	Fluvoxamin[a], Mirtazapin[a], Duloxetin[a], Doxepin[a], Imipramin[a], Agomelatin[a] (Antidepressiva); Clozapin[a], Olanzapin[a], Ziprasidon[a], Fluphenazin[a], Haloperidol[a], Perphenazin[a], Pimozid[a], Asenapin[a] (Antipsychotika)
CYP2C9	Fluoxetin[a], Sertralin[a], Agomelatin[a] (Antidepressiva)
CYP2C19 polymorph	Moclobemid[a], Citalopram[a], Escitalopram[a], Fluoxetin[a], Sertralin[a], Amitriptylin[a], Clomipramin[a], Imipramin[a], Trimipramin[a], Agomelatin[a] (Antidepressiva); Diazepam[a], Flunitrazepam[a], Temazepam[a] (Benzodiazepine); Clozapin[a], Perphenazin[a] (Antipsychotika)
CYP2D6 polymorph	Paroxetin, Venlafaxin[a], Nortriptylin, Citalopram[a], Escitalopram[a], Fluoxetin[a], Fluvoxamin[a], Sertralin[a], Mirtazapin[a], Trazodon[a], Duloxetin[a], Amitriptylin[a], Clomipramin[a], Doxepin[a], Imipramin[a], Trimipramin[a], Moclobemid[a] (Antidepressiva); Aripiprazol[a], Clozapin[a], Olanzapin[a], Risperidon[a], Fluphenazin[a], Haloperidol[a], Sertindol[a], Perphenazin[a], Asenapin[a] (Antipsychotika); Atomoxetin (ADHS-Medikament)
CYP3A4	Reboxetin, Citalopram[a], Escitalopram[a], Fluoxetin[a], Sertralin[a], Mirtazapin[a], Trazodon[a], Amitriptylin[a], Clomipramin[a], Doxepin[a], Imipramin[a], Trimipramin[a], Venlafaxin[a] (Antidepressiva); Alprazolam, Clonazepam, Midazolam, Triazolam, Diazepam[a], Flunitrazepam[a], Temazepam[a] (Benzodiazepine); Quetiapin, Aripiprazol[a], Clozapin[a], Risperidon[a], Ziprasidon[a], Sertindol[a], Haloperidol[a], Perphenazin[a], Asenapin[a] (Antipsychotika)

[a]Substrate von mehreren CYP-Isoenzymen. Notabene: Das Antidepressivum Milnacipran und das atypische Antipsychotikum Amisulprid werden vorwiegend renal eliminiert. Für das atypische Antipsychotikum Paliperidon finden sich derzeit keine Hinweise auf eine signifikante Rolle von CYP-Isoenzymen bei dessen Metabolisierung. Der Metabolismus des Antidepressivums Tianeptin erfolgt vorwiegend durch Beta-Oxidation und nicht über das Cytochrom-P450-System.

hibitoren können angesichts der geringen therapeutischen Breite von trizyklischen Antidepressiva (z. B. Nortripytlin) ernst zu nehmende vegetative Begleiterscheinungen und kardiotoxische Effekte auftreten. Starke CYP2D6-Inhibitoren können die Wirkung von Tamoxifen (z. B. Nolvadex®), einem Antiöstrogen zur adjuvanten Behandlung des Mammakarzinoms, herabsetzen. Denn eine Begleitmedikation, die CYP2D6 hemmt, kann zu verringerten Konzentrationen des aktiven Metaboliten Endoxifen führen.

— Johanniskraut, das als potenter CYP3A4-Induktor gilt, sollte bei depressiven Patienten mit schwerwiegenden somatischen Erkrankungen nicht appliziert werden. Diese Patienten erhalten oftmals lebenswichtige Arzneimittel (z. B. Kalziumantagonisten, Immunsuppressiva, nichtnukleosidische Reverse-Transkriptase-Inhibitoren [NNRTI], Proteaseinhibitoren [PI]), deren metabolische Clearance durch Johanniskraut signifikant erhöht werden kann. Wirkungsverlust ist die Folge, falls das lebenswichtige Präparat nicht dosisangepasst wird.

Da seit kurzem von verschiedenen Fachgesellschaften Augmentationsbehandlungen mit atypischen Antipsychotika bei der therapieresistenten Depression vermehrt empfohlen werden, soll ◻ Tab. 2.13 eine Übersicht über klinisch relevante Interaktionen zwischen ausgewählten Antidepressiva und Antipsychotika geben.

Tab. 2.12 Klinisch relevante Cytochrom-P450(CYP)-Inhibitoren bzw.-Induktoren (mod. nach Cozza et al. 2003)

CYP-Isoenzyme	Inhibitoren	Induktoren
CYP2B6	Paroxetin (Antidepressivum); Efavirenz, Ritonavir, Nelfinavir (HIV-Medikamente)	Cyclophosphamid (Zytostatikum); Carbamazepin als Paninduktor
CYP1A2	Fluvoxamin (Antidepressivum); Ciprofloxacin und andere Fluorochinolone (Gyrasehemmer), Flutamid, Mexiletin, Propafenon (Internistika)	Rauchen; Omeprazol, Esomeprazol (Internistika); Kohlgemüse; Carbamazepin als Paninduktor
CYP2C9	Fluvoxamin, Fluoxetin (Antidepressiva); Ritonavir, Fluconazol, Sulfaphenazol (Internistika)	Nur mäßige oder schwache CYP2C9-Induktoren bekannt (z. B. Phenobarbital[a], Cyclophosphamid); Carbamazepin als Paninduktor
CYP2C19	Fluoxetin und dessen aktiver Metabolit Norfluoxetin, Fluvoxamin (Antidepressiva); Omeprazol, Esomeprazol, Ritonavir (Internistika)	Nur mäßige oder schwache CYP2C19-Induktoren bekannt (z. B. Phenytoin); Carbamazepin als Paninduktor
CYP2D6	Fluoxetin und dessen aktiver Metabolit Norfluoxetin, Paroxetin, Bupropion, Sertralin[b] (Antidepressiva); Haloperidol (Antipsychotikum); Cimetidin, Chinidin, Metoclopramid, Ritonavir (Internistika)	Nicht bekannt
CYP3A4	Norfluoxetin (aktiver Metabolit des Antidepressivums Fluoxetin); Ciprofloxacin, Ketoconazol, Clarithromycin, Erythromycin, Indinavir, Ritonavir, Efavirenz, Diltiazem, Mibefradil (Internistika); Grapefruit	Phenytoin (Antikonvulsivum); Rifabutin, Rifampicin, Ritonavir[a] (Internistika), Johanniskraut (Antidepressivum); Carbamazepin als Paninduktor

[a]Induktorischer Effekt erst nach mehreren Wochen
[b]Dosisabhängig (höhere Dosen bedingen stärkere Hemmung)

Zum Zweck der Veranschaulichung der klinischen Relevanz von pharmakokinetischen Interaktionen sollen nachfolgend **Beispiele** dargeboten werden:

Fallbeispiel 1

Ein 31-jähriger Patient mit rezidivierender depressiver Störung wurde wegen einer mittelgradigen depressiven Episode erfolgreich mit Paroxetin, 20 mg 2-mal 1, akut behandelt. Anschließend wurde eine 6-monatige Erhaltungstherapie mit Paroxetin, 20 mg 2-mal 1, durchgeführt. Da bei dem Patienten bereits 3 depressive Episoden innerhalb von 5 Jahren aufgetreten waren, wurde mit ihm eine mehrjährige prophylaktische Langzeittherapie (Rezidivprophylaxe) mit Paroxetin, 20 mg 2-mal 1, vereinbart. Als der mittlerweile 33-jährige Patient wegen einer vom Internisten diagnostizierten Refluxösophagitis Cimetidin (z. B. Ulcostad®), 1-mal 800 mg vor dem Schlafengehen, verordnet bekam, entwickelte er paroxetintypische Nebenwirkungen wie Übelkeit und Kopfschmerzen. In diesem Kontext ist in einer pharmakokinetischen Perspektive zu beachten, dass Paroxetin über CYP2D6 metabolisiert wird und Cimetidin CYP2D6 stark inhibiert. Vor diesem Hintergrund wurde bei gleichzeitiger Fortführung der Cimetidingabe die Paroxetindosis von 20 mg 2-mal 1 auf 20 mg 1-mal 1 jeweils zum Frühstück reduziert. Hierunter verschwanden Übelkeit und Kopfschmerzen wieder. Die Rezidivpro-

◼ Tab. 2.13 Übersicht über klinisch relevante Interaktionen zwischen ausgewählten Antidepressiva und Antipsychotika

	Aripiprazol*	Clozapin*	Olanzapin*	Quetiapin*	Risperidon*	Ziprasidon*	Haloperidol**
Abbau über	CYP2D6, CYP3A4	CYP1A2, CYP2C19, CYP2D6, CYP3A4	CYP1A2, CYP2D6	CYP3A4	CYP2D6, CYP3A4	CYP1A2, CYP3A4	CYP1A2, CYP2D6, CYP3A4
Amitriptylin[a] CYP2C19, CYP2D6, CYP3A4	CYP	Gewicht, Sedierung, CYP	Gewicht, Sedierung, CYP	Gewicht, Sedierung	Gewicht, CYP	QTc	Gewicht, QTc, CYP
Bupropion[b] CYP2B6	CYP	Krampfschwelle, CYP	CYP	Keine Interaktion	CYP	Keine Interaktion	Krampfschwelle, QTc, CYP
Citalopram[c] CYP2C19, CYP2D6, CYP3A4	CYP	CYP	CYP	Keine Interaktion	CYP	Keine Interaktion	QTc, CYP
Duloxetin[d] CYP1A2, CYP2D6	CYP	Rauchen, CYP	Rauchen, CYP	Keine Interaktion	CYP	Rauchen	Rauchen, CYP
Escitalopramv[e] CYP2C19, CYP2D6, CYP3A4	CYP	CYP	CYP	Keine Interaktion	CYP	Keine Interaktion	QTc, CYP
Fluoxetin[f] CYP2C9, CYP2C19, CYP2D6, CYP3A4	Wirkverstärkung, CYP	CYP	Wirkverstärkung, CYP	CYP	Wirkverstärkung, CYP	QTc, CYP	QTc, CYP
Mirtazapin[g] CYP1A2, CYP2D6, CYP3A4	Keine Interaktion	Gewicht, Sedierung, Rauchen, Granulozytopenie	Gewicht, Sedierung, Rauchen	Gewicht, Sedierung	Gewicht	Rauchen	Gewicht, Sedierung, CYP
Paroxetin[h] CYP2D6	Wirkverstärkung, CYP	Gewicht, CYP	Wirkverstärkung, Gewicht, CYP	Gewicht, CYP	Wirkverstärkung, Gewicht, CYP	QTc, CYP	QTc, CYP

◘ Tab. 2.13 *(Fortsetzung)* Übersicht über klinisch relevante Interaktionen zwischen ausgewählten Antidepressiva und Antipsychotika

	Aripi-prazol*	Clozapin*	Olan-zapin*	Queti-apin*	Risperi-don*	Ziprasi-don*	Haloperi-dol**
Sertralin[i] CYP2B6, CYP2C9, CYP2C19, CYP2D6, CYP3A4	CYP	CYP	CYP	Keine Interaktion	CYP	Keine Interaktion	CYP
Venlafaxin[j] CYP2D6, CYP3A4	CYP	CYP	CYP	Keine Interaktion	CYP	Keine Interaktion	CYP

*Die atypischen Antipsychotika besitzen keine nennenswerten aktiven inhibitorischen oder induktiven Effekte auf die Pharmakokinetik anderer Pharmaka. Hingegen können Substanzen, die Cytochrom-P450-Isoenzyme hemmen, einen erheblichen Anstieg der Plasmakonzentrationen von Atypika bewirken, was je nach Nebenwirkungspotenzial des eingesetzten Atypikums zu erheblichen unerwünschten Arzneimittelreaktionen führen kann
**Das typische Antipsychotikum Haloperidol ist ein starker CYP2D6-Inhibitor
[a]Amitriptylin – cave: Gewichtszunahme sehr häufig, QTc-Intervall-Verlängerung, Sedierung, schwache bis mäßige Inhibition von CYP2C19 und CYP2D6, anticholinerge Nebenwirkungen verstärkt
[b]Bupropion – cave: Herabsetzung der Krampfschwelle, Bupropion hemmt CYP2D6 mäßig
[c]Citalopram – cave: QTc-Intervall-Verlängerung in hohen Konzentrationen, Citalopram hemmt CYP2D6 leicht
[d]Duloxetin: Duloxetin hemmt CYP2D6 mäßig, Rauchen (Induktion von CYP1A2) verringert die Plasmaspiegel beider Medikamente
[e]Escitalopram – cave: QTc-Intervall-Verlängerung in hohen Konzentrationen, Escitalopram hemmt CYP2D6 leicht
[f]Fluoxetin – cave: Fluoxetin hemmt CYP2D6 sehr stark, CYP2C9, CYP2C19, CYP3A4 weniger stark und CYP1A2 leicht
[g]Mirtazapin – cave: starke Gewichtszunahme und Sedierung, Rauchen (Induktion von CYP1A2) verringert die Plasmaspiegel beider Medikamente
[h]Paroxetin – cave: Paroxetin hemmt CYP2D6 sehr stark, weniger stark CYP1A2 und CYP3A4, häufige Gewichtszunahme, anticholinerge Nebenwirkungen verstärkt
[i]Sertralin: Sertralin in höheren Dosen hemmt CYP2D6
[j]Venlafaxin: Venlafaxin hemmt CYP2D6 leicht

phylaxe wurde mit Paroxetin, 20 mg 1-mal 1, fortgesetzt, da internistischerseits eine Dauertherapie mit Cimetidin indiziert war.

Fallbeispiel 2
Ein 42-jähriger Patient mit vorbekannter rezidivierender depressiver Störung war seit Jahren erfolgreich auf Duloxetin, 60 mg 1-mal 1, antidepressiv eingestellt. Wegen gastroösophagealer Refluxkrankheit erhielt er internistischerseits den Protonenpumpenhemmer Omeprazol, 1-mal 40 mg täglich. Nach mehreren Wochen fühlte sich der Patient trotz mehrjähriger, regelmäßiger Einnahme von Duloxetin, 60 mg 1-mal 1 täglich, zunehmend wieder traurig, mühseliger im Denken, initiativloser und entschlussunfähiger. In diesem Zusammenhang ist in einer pharmakokinetischen Sichtweise zu bedenken, dass Duloxetin über CYP1A2 und CYP2D6 verstoffwechselt wird und Omeprazol CYP1A2

☐ Tab. 2.14 Therapeutische Plasmaspiegel bei Antidepressiva (nach Schatzberg u. Nemeroff 2006)	
Antidepressiva	Therapeutische Plasmaspiegel (ng/ml) bei wirksamen Dosen
Amitriptylin	80–200[a]
Nortriptylin	50–150
Clomipramin	>150[b]
Imipramin	>200[c]
[a]Summe aus Amitriptylin- und Nortriptylinplasmakonzentrationen [b]Summe aus Clomipramin- und Desmethylclomipraminplasmakonzentrationen [c]Summe aus Imipramin- und Desmethylimipraminplasmakonzentrationen	

hemmt. Vor diesem Hintergrund wurde bei gleichzeitiger Fortführung der Omeprazolgabe die Duloxetindosis von 60 mg 1-mal 1 auf 60 mg 2-mal 1 jeweils zum Frühstück gesteigert. Hierunter remittierten die depressiven Symptome wieder. Die Rezidivprophylaxe wurde mit Duloxetin, 60 mg 2-mal 1 fortgesetzt, da internistischerseits eine Dauertherapie mit Omeprazol indiziert war.

Therapeutisches Monitoring bei Antidepressiva

Für einige trizyklische Antidepressiva sind **wirksame Serumspiegel** definiert worden. So existieren für **Amitripytlin** und **Nortriptylin** sog. therapeutische Fenster, bei denen die klinisch sichtbare Wirkung mit einem U-förmigen Verlauf der Konzentrationswirkungsbeziehung korreliert. Für **Clomipramin** und **Imipramin** sind zur Erzielung einer antidepressiven Wirkung untere Plasmaspiegelschwellenwerte festgestellt worden. Für alle anderen Antidepressiva sind verlässliche therapeutische Plasmaspiegelbereiche bislang noch nicht bekannt. ☐ Tab. 2.14 führt die klinisch belegten therapeutischen Plasmaspiegel bei Antidepressiva auf.

Therapeutisches Monitoring bei Antipsychotika

Plasmaspiegelbestimmungen haben für die antipsychotische Therapie (mit Ausnahme von Clozapin) bis jetzt noch keine direkte therapeutische Relevanz. Denn die Ergebnisse zu Plasmakonzentrationen von Antipsychotika in Korrelation zu deren klinischer Wirksamkeit zeigen eine große allgemeine Schwankungsbreite. Innerhalb der Gruppe der atypischen Antipsychotika sind jedoch für Clozapin Konzentrationseffektbeziehungen gut etabliert. So liegt für Clozapin der untere Schwellenwert für das akute Therapieansprechen bei 350 ng/ml. Für eine Langzeittherapie sind Clozapinplasmakonzentrationen zwischen **350 und 600 ng/ml** anzustreben. Clozapin wird in der Regel bei schizophrenen Patienten verwendet, wenn alle anderen psychopharmakotherapeutischen Möglichkeiten ausgeschöpft sind (z. B. der Patient spricht nicht auf mindestens 2 verschiedene Antipsychotika an oder verträgt diese nicht). Die Therapie mit Clozapin erfordert regelmäßige Blutbildkontrollen als Vorsorge gegen eine Leukopenie bzw. Agranulozytose und eine entsprechende Aufklärung des Patienten. In ☐ Tab. 2.15 werden die nach den Vorgaben der Hersteller obligaten Laboruntersuchungen und Behandlungshinweise bei Gabe von Clozapin aufgelistet.

2

◘ Tab. 2.15 Laboruntersuchungen und Behandlungshinweise bei Gabe von Clozapin (nach Vorgaben der Hersteller)

Vor der Gabe von Clozapin	Leukozytenzahl >3,5 G/l bei normalem Differenzialblutbild
Während der Gabe von Clozapin	In den ersten 18 Wochen wöchentlich Leukozytenkontrolle, anschließend alle 4 Wochen Leukozytenkontrolle
Nach Absetzen von Clozapin	Leukozytenkontrolle über weitere 4 Wochen
Absetzen von Clozapin obligat	Leukos <3,0 G/l und/oder neutrophile Granulozyten <1,5 G/l
Absetzen von Clozapin empfehlenswert	Eosinophile Granulozyten >3,0 G/l oder Thrombozyten <50,0 G/l

Therapeutisches Monitoring bei Lithium

Salze des Alkalimetalls Lithium werden sowohl zur Rezidivprophylaxe bei bipolarer affektiver Störung, schizoaffektiver Störung, rezidivierender derpressiver Störung als auch zur Akutbehandlung manischer Syndrome eingesetzt.

Zur Erzielung der **rezidivprophylaktischen Wirkung** sind Lithiumplasmakonzentrationen zwischen **0,6 und 0,8 mmol/l** notwendig. Der erforderliche **Lithiumspiegel im Serum bei Patienten im Seniorenalter** beträgt in der Regel etwa **0,5 mmol/l**, da bei ihnen eine erhöhte Empfindlichkeit gegenüber Lithium (z. B. neurotoxische Symptome wie Tremor, Ataxie, Schwindel usw.) bekannt ist. Hinsichtlich der **antimanischen Wirkung** ist ein therapeutisches Fenster für Lithium zwischen **1,0 und 1,2 mmol/l** definiert.

Lithium verfügt über eine nur geringe therapeutische Breite. Bei Plasmakonzentrationen **über 1,6 mmol/l** treten im Allgemeinen **Symptome einer Lithiumintoxikation** auf, im Einzelfall auch schon bei Lithiumkonzentrationen ab 1,2 mmol/l. Vor diesem Hintergrund sind regelmäßige Lithiumspiegelbestimmungen essenziell. Bei der Neueinstellung auf eine Lithiumprophylaxe sind sie während des ersten Monats wöchentlich, danach monatlich und schließlich nach einem halben Jahr vierteljährlich durchzuführen. Die Blutentnahme zur Lithiumbestimmung sollte zu konstanter Tageszeit, möglichst morgens, und zwar 12±0,5 h nach der letzten Einnahme des lithiumhaltigen Medikaments, erfolgen.

Lithium wird ausschließlich renal eliminiert. Bei einer Komedikation mit Pharmaka, welche die renale Lithiumclearance vermindern (z. B. nichtsteroidale Antiphlogistika, ACE-Hemmer, Thiaziddiuretika), sind häufigere Kontrollen des Lithiumspiegels und entsprechende Dosisanpassungen vorzunehmen. Auf Zeichen einer Lithiumintoxikation (z. B. grobschlägiger Händetremor, verwaschene Sprache, Ataxie) muss bei Patienten mit Fieber, Durchfall, Erbrechen, Schwitzen, kochsalzarmer Diät oder Schleifendiuretika geachtet werden. Denn Lithium wird als einwertiges Kation in der Niere wie Natrium behandelt. Folglich führt eine Erniedrigung des Natriumgehalts im Körper zu einer erhöhten tubulären Rückresorption von Lithium. Bei älteren Patienten sind Dosierungen in den unteren Bereichen angezeigt; andernfalls können die physiologischerweise auftretenden pharmakokinetischen Altersveränderungen wie Erniedrigung des Verteilungsvolumens und Reduktion der renalen Clearance Lithiumplasmakonzentrationen im toxischen Bereich bedingen.

Therapeutisches Monitoring bei Antikonvulsiva (Antiepileptika)

Carbamazepin und Valproinsäure werden als Antimanika und Stimmungsstabilisierer zur Behandlung bipolarer affektiver Störungen verwendet. Lamotrigin wirkt stimmungsstabilisierend und ist für die Prophylaxe depressiver Episoden im Rahmen einer bipolaren affektiven Störung zugelassen. Für andere Antikonvulsiva wie Gabapentin, Oxcarbazepin, Tiagabin, Topiramat und Zonisamid sind antimanische und sedierende Effekte bekannt.

Innerhalb der Gruppe der Antikonvulsiva gibt es für Carbamazepin und Valproinsäure Belege für ein prophylaktisches Fenster. Für Lamotrigin ist ein therapeutischer Bereich bislang noch nicht definiert. Die erforderlichen **Carbamazepinplasmakonzentrationen** reichen von **6 bis 12 µg/ml.** Für **Valproinsäure** liegt das therapeutische Fenster zwischen **50 und 100 µg/ml.** Die Blutentnahmen zur Carbamazepin- bzw. Valproinsäurebestimmung sind 12±0,5 h nach der letzten und vor der morgendlichen Einnahme durchzuführen. Bei der Neueinstellung auf eine Carbamazepin- bzw. Valproinsäureprophylaxe werden im ersten Monat wöchentliche, danach bis zu einem halben Jahr lang monatliche Spiegelbestimmungen empfohlen. Schließlich genügen bei langfristig stabilen Patienten halbjährliche Kontrollen.

Auf die zahlreichen möglichen **Medikamenteninteraktionen** aufgrund der paninduktorischen Effekte von Carbamazepin auf die CYP-Isoenzyme wurde bereits hingewiesen (siehe ▫ Tab. 2.12). Zu ergänzen ist, dass Carbamazepin hämatotoxische Nebenwirkungen hervorrufen kann, weshalb Kombinationen mit anderen potenziell knochenmarktoxischen Pharmaka (z. B. Clozapin) zu vermeiden sind. Kombinationstherapien aus Carbamazepin und Lithium erhöhen das Risiko neurotoxischer Nebenwirkungen von Lithium bzw. Carbamazepin, weshalb häufigere Spiegelbestimmungen für beide Substanzen anzuraten sind. Die Antikonvulsiva Valproinsäure und Lamotrigin werden im Wesentlichen während der Phase-II-Reaktion mit Glucuronsäure gekoppelt, wobei für Valproinsäure neben der Glucuronidierung auch Biotransformationsreaktionen durch CYP2C9 und CYP2C19 bekannt sind. Bei einer Kombinationsbehandlung aus Valproinsäure und Lamotrigin werden erhöhte Lamotriginkonzentrationen gemessen, weil Valproinsäure die Glucuronidierung kompetitiv hemmt. Schwere, potenziell lebensgefährliche Hautausschläge wie Stevens-Johnson-Syndrom und toxisch epidermale Nekrose sowie Multiorganversagen sind als Folge der durch Valproinsäure reduzierten Clearance von Lamotrigin beobachtet worden.

2.10 Abfassung des psychiatrischen Aufnahmeberichts und der Krankengeschichte

Nach der psychiatrischen Erstuntersuchung eines in einer psychiatrischen Klinik eingetretenen Patienten ist zunächst ein **Aufnahmebericht** zu erstellen. ▫ Tab. 2.16 gibt eine orientierende Übersicht über die Gliederung des psychiatrischen Aufnahmeberichts.

Zur **Kurzcharakterisierung** des aufgenommen Patienten im Rahmen der morgendlichen Klinikbesprechungen empfiehlt es sich, den Inhalt des psychiatrischen Aufnahmeberichts prägnant wiederzugeben. Hierzu möchten wir die nachfolgende **Beispielformulierung** geben:

Beispiel: Kurzfassung eines psychiatrischen Aufnahmeberichts

„Es handelte sich um die erste stationär-psychiatrische Aufnahme im Hause und insgesamt des 22-jährigen, ledigen, freien Redaktionsmitarbeiters bei der „Kleinen Zeitung" der uns mit einem paranoid-halluzinatorischen Syndrom über den Grazer Kollegen Herrn Dr. J. zugewiesen wurde und freiwillig auf der Station 2b verblieb.

	Tab. 2.16 Gliederung des psychiatrischen Aufnahmeberichts
1.	Name, Geburtstag, Wohnort, Datum und Uhrzeit der Aufnahme, Name des Aufnahmearztes
2.	Anlass und Umstände der Aufnahme
3.	Rechtlicher Status In Österreich: freiwillig, Unterbringung auf Verlangen bzw. Unterbringung ohne Verlangen des Patienten, Sachwalterschaft In Deutschland: freiwillig, Unterbringung mit dem Willen bzw. gegen den Willen des Patienten, Betreuung
4.	Psychiatrische Anamnese mit Angaben zur jetzigen Symptomatik, zur psychiatrischen Vorgeschichte, Suchtmittelanamnese, Familienanamnese, aktuellen psychosozialen Situation, somatischen Anamnese und ggf. Außen- bzw. Fremdanamnese
5.	Psychopathologischer Befund (Status psychicus)
6.	Allgemeiner körperlicher Untersuchungsbefund (Status somaticus)
7.	Neurologischer Untersuchungsbefund (Status neurologicus)
8.	Differenzialdiagnostische Überlegungen und vorläufige Diagnose(n) nach der ICD-10
9.	Weitere diagnostische Maßnahmen
10.	Therapieplan

Bei Aufnahme berichtete der Patient, dass er sich durch einen in Wien lebenden Schriftsteller namens „Gell-Man" beeinflusst und gesteuert fühle. Auch höre er seine Stimme, wobei er ihm mitteile, er besitze „extrem niedriges Quantenpotenzial". Weiters fühle er sich durch Kollegen bei der „Kleinen Zeitung" beeinträchtigt, da sie mittels „energetischer Wechselwirkungen" seine journalistische Arbeit sabotieren würden.

Ein ambulanter Behandlungsversuch erfolgte bei Dr. J. seit einer Woche mit Abilify® 10 mg täglich, das er bislang gut vertragen habe.

Im Status psychicus war der wache, bewusstseinsklare und in allen Qualitäten orientierte Patient im formalen Denken assoziativ gelockert und wirkte streckenweise zerfahren. Inhaltlich imponierten Beziehungs- und Beeinträchtigungsideen. Es waren akustische Halluzinationen und Fremdbeeinflussungserlebnisse zu eruieren. Affektiv fielen Ambivalenz, Parathymie und verringerte Schwingungsfähigkeit auf. Akute suizidale und fremdaggressive Tendenzen konnten nicht exploriert werden. Der Patient war behandlungsbereit.

Diagnostisch ist der Verdacht auf Erstmanifestation einer paranoiden Schizophrenie zu äußern.

Die antipsychotische Medikation mit Abilify® 10 mg täglich wurde fortgeführt."

Die Dokumentation der **Krankengeschichte** umfasst **im ersten Teil** die Kurzcharakterisierung des Patienten und den aktuellen Aufnahmegrund, die Umstände und Rechtsgrundlage der Aufnahme, erste Angaben zum Inhalt der psychiatrischen Anamnese (siehe ◻ Tab. 2.2), den Status psychicus bzw. Status somaticus bzw. Status neurologicus bei Aufnahme, die differenzialdiagnostischen Überlegungen und vorläufigen Diagnosestellungen sowie die Begründung geplanter diagnostischer und therapeutischer Maßnahmen. **Im zweiten Teil** werden im Verlauf mittels Erstellung von Dekursen die Angaben zum Inhalt der psychiatrischen Anamnese ergänzt, die Resultate der Laboruntersuchungen, apparativen Zusatzdiagnostik und testpsychologischen Untersuchungen dokumentiert und interpretiert, Änderungen des psychopathologischen Befunds während des Klinikaufenthalts unter besonderer Berücksichtigung der

Therapie gegenübergestellt, ggf. wichtige Nebenwirkungen, die durch die Therapie entstanden sind, und Tatsachen, die rechtliche Konsequenzen haben, festgehalten sowie relevante Therapieänderungen fixiert und begründet. Des Weiteren werden in der Krankengeschichte Berichte über ärztliche bzw. therapeutische Gespräche mit dem Patienten, Gespräche mit Angehörigen oder anderen wichtigen Bezugspersonen, Aufklärungen und evtl. besondere Vorfälle erstellt. **Im dritten Teil** folgen die Begründung für die Beendigung des stationären Aufenthalts, die Wiedergabe des Entlassungsgesprächs mit dem Patienten und die abschließende kritische Beurteilung des Krankheits- und Therapieverlaufs mit endgültiger Diagnose und Stellungnahme zur weiterführenden Therapie (Epikrise).

Therapeutische Prinzipien

3.1 Psychopharmakotherapie

3.1.1 Antidepressiva

Substanzen

Erst seit der Entdeckung von Imipramin als Antidepressivum durch R. Kuhn im Jahre 1957 stehen uns Antidepressiva zur Verfügung. Aus den trizyklischen Antidepressiva (TZA) wurde eine ganze Reihe derartiger Substanzen entwickelt, und es folgten darauf die tetrazyklischen und die chemisch neuartigen Antidepressiva. Unter Berücksichtigung ihrer zeitlichen Entwicklung können Antidepressiva eingeteilt werden in:

- klassische Antidepressiva oder Antidepressiva der 1. Generation: nichtselektive irreversible Hemmstoffe der Monoaminoxidaseinhibitoren (MAO-Inhibitoren, **MAOI**), z. B. Tranylcypromin; trizyklische Antidepressiva (**TZA**), z. B. Imipramin, Amitriptylin, Desipramin;
- Antidepressiva der 2. Generation: modifizierte trizyklische (z. B. Amitripytlinoxid), tetrazyklische (**TetraZA**) (Mianserin, Maprotilin) und chemisch anders aufgebaute Antidepressiva (z. B. Viloxazin);
- selektive Serotonin-Reuptake-Inhibitoren (**SSRI**) (Fluoxetin, Fluvoxamin, Paroxetin, Citalopram, Sertralin, Escitalopram);
- selektive reversible Hemmstoffe der Monoaminoxidase-A (MAO-A; **RIMA**) (Moclobemid);
- selektive Noradrenalin-Reuptake-Inhibitoren (**NARI**) (Reboxetin);
- Antidepressiva mit dualem Wirkmechanismus: noradrenalin- und serotoninspezifisches Antidepressivum (**NaSSA**) (Mirtazapin); duales serotonerges Antidepressivum (**DSA**) (Trazodon, Nefazodon); Serotonin- und Noradrenalin-Reuptake-Inhibitoren (**SNRI**) (Venlafaxin, Milnacipran, Duloxetin);
- Glutamatmodulatoren (**GM**) (Tianeptin);
- dual wirksame Noradrenalin-Dopamin-Reuptake-Inhibitoren (**NDRI**) (Bupropion);
- Melatoninagonisten und $5HT_{2c}$-Antagonisten (Valdoxan).

Ferner ist das Phytopharmakon Johanniskraut (Hypericum perforatum) als pflanzliches Antidepressivum zu nennen, das in Österreich und Deutschland zur Behandlung leichter bis mittelschwerer Depressionen zugelassen ist.

◘ Tab. 3.1 gibt einen Überblick über die derzeit in Österreich und Deutschland zugelassenen und für die psychiatrische Praxis relevanten Antidepressiva.

Neben der Zuordnung der einzelnen Antidepressiva nach den strukturellen und pharmakologischen Eigenschaften ist noch eine Einteilung nach den Hauptwirkungen der jeweiligen Substanz in der psychiatrischen Routineversorgung verbreitet, die als sog. **Dreikomponentenschema** nach Kielholz u. Pöldinger (1968) bezeichnet wird:

- Antidepressiva vom Amitriptylintyp: depressionslösend und psychomotorisch dämpfend
- Antidepressiva vom Imipramintyp: depressionslösend und psychomotorisch neutral
- Antidepressiva vom Desipramintyp: depressionslösend und psychomotorisch antriebssteigernd

◘ Tab. 3.2 gibt eine orientierende Übersicht über die derzeit verfügbaren Antidepressivawirkstoffklassen unter Berücksichtigung ihrer Wirkung nach den vorstehend genannten 3 Wirktypen.

3

◨ **Tab. 3.1** Überblick über die für die psychiatrische Praxis relevanten Antidepressiva einschließlich des von den Herstellern angegebenen Dosierungsrahmens

Wirkstoffe[a] (Wirkstoffklassen)	Handelsnamen[b] (Österreich)	Handelsnamen[c] (Deutschland)	Anfangsdosis (mg/die)[d]	Tagesdosis (mg/die)
Agomelatin (Melatoninagonist)	Valdoxan®	Valdoxan®	25	25–50
Bupropion[e] (NDRI)	Wellbutrin® XR	Elontril®	150	150–300
Tianeptin (GM)	Stablon®	Nicht im Handel	3-mal 12,5	3-mal 12,5
Escitalopram[f] (SSRI)	Cipralex®	Cipralex®	10	10–20
Citalopram[g] (SSRI)	Seropram®, Pram®, Citalostad® u. a.	Cipramil®, Sepram®, Citalon® u. a.	20	20–40
Paroxetin (SSRI)	Seroxat®, Parocetan®, Ennos®, Allenopar®, Paroxat® u. a.	Seroxat®, Tagonis® u. a.	20	20–50
Fluoxetin[h] (SSRI)	Fluctine®, Mutan®, Felicium®, Flux®, Positivum® u. a.	Fluctin®, Fluxet® u. a.	20	20–80
Sertralin (SSRI)	Gladem®, Tresleen®, Adjuvin® u. a.	Zoloft® u. a.	50	50–200
Fluvoxamin (SSRI)	Floxyfral®	Fevarin®, Fluvohexal® u. a.	50	100–300*
Venlafaxin (SNRI)	Efectin ER®, Venaxibene®, Venlafab® u. a.	Trevilor retard® u. a.	75	75–375*
Duloxetin (SNRI)	Cymbalta®	Cymbalta®	60	60–120*
Milnacipran (SNRI)	Ixel®	Nicht im Handel	2-mal 50	100–200*
Mirtazapin (NaSSA)	Mirtel®, Mirtabene®, Mirtapel®, Mirtaron® u. a.	Remergil® u. a.	15	15–45
Trazodon (DSA)	Trittico® retard	Thombran® u. a.	50	100–600*
Reboxetin (NARI)	Edronax®	Edronax®, Solvex®	2-mal 4	8–12
Moclobemid (RIMA)	Aurorix®	Aurorix®, Moclobeta® u. a.	2-mal 150	300–600

◻ **Tab. 3.1** (*Fortsetzung*) Überblick über die für die psychiatrische Praxis relevanten Antidepressiva einschließlich des von den Herstellern angegebenen Dosierungsrahmens

Wirkstoffe[a] (Wirkstoffklassen)	Handelsnamen[b] (Österreich)	Handelsnamen[c] (Deutschland)	Anfangsdosis (mg/die)[d]	Tagesdosis (mg/die)
Tranylcypromin (MAOI)	Nicht im Handel	Jatrosom®	10	20–60*
Amitriptylin (TZA)	Saroten®, Tryptizol®	Saroten®, Amineurin® u. a.	25	100–300*
Doxepin (TZA)	Nicht im Handel	Aponal®, Doneurin® u. a.	25	100–300*
Imipramin (TZA)	Nicht im Handel	Tofranil® u. a.	25	100–300*
Trimipramin (TZA)	Nicht im Handel	Stangyl® u. a.	25	100–300*
Nortriptylin (TZA)	Nicht im Handel	Nortrilen®	3-mal 10	100–150
Clomipramin (TZA)	Anafranil®	Anafranil® u. a.	25	100–150
Maprotilin (TetraZA)	Ludiomil®	Ludiomil® u. a.	25	75–150
Mianserin (TetraZA)	Tolvon®	Tolvin®, Mianeurin® u. a.	30	60–90
Johanniskraut (pflanzlich)	Jarsin®, Psychotonin®-Tropfen u. a.	Jarsin® u. a.	3-mal 300	900

[a]Das duale serotonerge Antidepressivum Nefazodon wurde 2003 von der Herstellerfirma aufgrund von Berichten über nefazodonvermittelte, schwere irreversible Leberfunktionsstörungen in allen europäischen Ländern und Kanada zurückgezogen.

[b]Harmomed®, ein Kombinationspräparat aus dem TZA Dosulepin und dem Benzodiazepin Diazepam, ist aufgrund der möglichen Abhängigkeitsentwicklung nicht zu empfehlen. Limbitrol®, ein Kombinationspräparat aus dem TZA Amitriptylin und dem Benzodiazepin Chlordiazepoxid, ist aufgrund der möglichen Abhängigkeitsentwicklung nicht zu empfehlen.

[c]Amitriptylinoxid (z. B. Equilibrin®) gilt zwar als wirksames Antidepressivum, indes ist ein im Vergleich zu Amitriptytlin günstigeres Nebenwirkungsprofil klinisch nicht abgesichert.

[d]Niedrigere Anfangsdosen sind bei depressiven Senioren bzw. Hochbetagten und bei depressiven Patienten mit somatischer Komorbidität angezeigt.

[e]Retardiertes Bupropion XR („extended release")

[f]Escitalopram ist mit einer dosisabhängigen QTc-Intervall-Verlängerung assoziiert. Seit 2011 ist die Maximaldosis von Escitalopram bei älteren Patienten über 65 Jahre 10 mg täglich. Die Maximaldosis von Escitalopram für Erwachsene unter 65 Jahre bleibt 20 mg täglich.

[g]Citalopram ist mit einer dosisabhängigen QTc-Intervall-Verlängerung assoziiert. Die Maximaldosis von Citalopram beträgt jetzt 40 mg täglich. Bei älteren Patienten und Patienten mit verminderter Leberfunktion wird die Maximaldosis auf 20 mg täglich gesenkt.

[h]Fluoxetin ist in Österreich und Deutschland zur Behandlung von Episoden einer Major Depression bei Kindern ab 8 Jahren und Jugendlichen zugelassen.

* Die genannten höheren Dosierungen sollten in der Regel klinisch-stationären Behandlungen vorbehalten bleiben.

◘ **Tab. 3.2** Wirktypen von Antidepressivawirkstoffklassen nach dem sog. Dreikomponentenschema		
Psychomotorisch sedierend	**Psychomotorisch neutral**	**Psychomotorisch aktivierend**
NaSSA, DSA, TZA (Amitripytlin, Amitriptylinoxid, Doxepin, Trimipramin), TetraZA (Mianserin, Maprotilin)	TZA (Imipramin), Johanniskraut, Agomelatin, Tianeptin	NDRI, SSRI, SNRI, NARI, MAOI, RIMA, TZA (Clomipramin, Nortriptylin)

Wirkungen und Indikationen

Im Zentrum der neurobiochemischen Eigenschaften der Antidepressiva steht ihre Fähigkeit, die **serotonerge und/oder noradrenerge Neurotransmission im ZNS zu verstärken**. Ein wesentlicher Wirkmechanismus der Antidepressiva ist die Erhöhung der Konzentration der Neurotransmitter Serotonin und/oder Noradrenalin im synaptischen Spalt durch Hemmung der Wiederaufnahme (z. B. *nichtselektive* Serotonin- und Noradrenalinwiederaufnahmehemmung durch TZA, *selektive* Serotonin- und Noradrenalinwiederaufnahmehemmung durch SNRI, *nichtselektive* Noradrenalinwiederaufnahmehemmung durch Maprotilin, *selektive* Noradrenalinwiederaufnahmehemmung durch Reboxetin). Die Konzentrationserhöhung von Noradrenalin bzw. Serotonin im synaptischen Spalt kann auch durch Erhöhung der Noradrenalinausschüttung infolge einer mianserin- oder mirtazapinvermittelten präsynaptischen α_2-Rezeptorenblockade bzw. durch Erhöhung der Serotoninausschüttung mit Hilfe einer mirtazapinvermittelten Blockade der serotonergen Autorezeptoren erzielt werden. Des Weiteren kann der Mangel an Serotonin und Noradrenalin im synaptischen Spalt durch Hemmung der MAO-A ausgeglichen werden (z. B. durch MAOI und RIMA). Schließlich kann eine agomelatinvermittelte $5HT_{2c}$-Blockade zur Dopamin- und Noradrenalinerhöhung im frontalen Kortex führen.

Den Antidepressiva ist die **stimmungsaufhellende und die antriebsnormalisierende (auch -steigernde) Wirkung** gemeinsam. Viele ältere und einige moderne Antidepressiva enthalten auch eine sedierende Wirkungskomponente. Beim Gesunden bleibt die Stimmung unbeeinflusst; Antidepressiva sind deshalb auch nicht bei einfühlbaren Trauerreaktionen oder Stimmungsvariationen anzuwenden, sondern nur bei wirklich krankhaften depressiven Verstimmungen.

Die **Hauptwirkung der Antidepressiva** zielt gegen **depressive Zustandsbilder**. Sie sind **nosologieübergreifend wirksam** (z. B. depressive Episoden im Rahmen von unipolaren depressiven Störungen, depressive Episoden im Rahmen von bipolaren affektiven Störungen, Dysthymia, postschizophrene Depression, Wochenbettdepression, organische depressive Störung, Anpassungsstörungen mit längerer depressiver Reaktion). Folglich können wir folgende **Zielsymptome** durch Gabe von Antidepressiva beeinflussen:

- **Psychische Einzelmerkmale** der Depression: Niedergeschlagenheit, Freudlosigkeit, Interesselosigkeit, Insuffizienzgefühle, Hoffnungslosigkeit, Angstzustände, Schuldgefühle, Entscheidungsunfähigkeit, Verarmungsideen, Versündigungsideen, Suizidgedanken usw.
- **Psychomotorische Einzelmerkmale** der Depression: einerseits Hemmung im Sinne von Mangel an Energie, Initiative und Anteilnahme, Antriebsarmut, Wortkargheit, Hypomimie sowie Bewegungsarmut bis hin zum Stupor (**gehemmt-depressives Syndrom**), andererseits Agitiertheit in Form von rastloser Unruhe, gesteigerter motorischer Aktivität und Getriebenheit bis hin zum ziellosen Umherirren mit leerem Beschäftigungsdrang (**agitiert-depressives Syndrom**)

- **Somatische Einzelmerkmale** der Depression: Tagesschwankungen, Morgenpessimum, schwere Träume, unruhiger, „zerhackter" Schlaf und frühes Erwachen, Verlust an Lebensfrische, Kraftlosigkeit, Druck oder Schmerz in der Herzgegend, Magendruck, Spannungsschmerz im Nacken- und Kopfbereich, Nachlassen von Libido und Potenz, Menstruationsstörungen usw.

Für zahlreiche Antidepressiva gibt es neben dem Anwendungsgebiet zur Behandlung depressiver Zustandsbilder eine Reihe von **weiteren Indikationsgebieten**. In ◘ Tab. 3.3 werden die im Austria Codex® bzw. in der Roten Liste® aufgeführten zusätzlichen Indikationen der einzelnen Antidepressiva zusammengefasst. Die modernen Antidepressiva Sertralin, Escitalopram, Paroxetin und Venlafaxin könnten unseres Erachtens als „Breitbandantidepressiva" bezeichnet werden.

Bei den vorstehend genannten Krankheitszuständen gibt es in der wissenschaftlichen Literatur Hinweise, dass Antidepressiva mit ähnlichen pharmakodynamischen Wirkmechanismen wie die in den einzelnen Anwendungsgebieten zugelassenen Antidepressiva eine vergleichbare Wirksamkeit in gleichen Indikationen aufweisen (z. B. selektive Serotoninwiederaufnahmehemmer zur Behandlung der posttraumatischen Belastungsstörung). Des Weiteren bestehen Krankheitsbilder, die sich zwar unter der Gabe von Antidepressiva signifikant bessern, für die aber die eingesetzten Antidepressiva nicht zugelassen sind. So ist beispielsweise die Wirksamkeit von Duloxetin und Milnacipran bei nichtdepressiven Patienten mit Fibromyalgie auf der Basis von randomisierten, placebokontrollierten Studien abgesichert. In diesem Kontext gilt prinzipiell, dass sog. **Off-Label-Verordnungen** (Verordnung eines zugelassenen Fertigarzneimittels außerhalb des in der Zulassung beantragten und von den nationalen oder europäischen Zulassungsbehörden genehmigten Gebrauchs) nur auf der Grundlage gültiger Leitlinien der ärztlichen Fachgesellschaften (z. B. Österreichische Gesellschaft für Psychiatrie und Psychotherapie [ÖGPP], Österreichische Gesellschaft für Neuropsychopharmakologie und biologische Psychiatrie [ÖGPB], Deutsche Gesellschaft für Psychiatrie, Psychotherapie und Nervenheilkunde [DGPPN]) bzw. anerkannter wissenschaftlicher Literatur durchzuführen sind.

Nebenwirkungen

Im Vergleich zu den Antidepressiva der 1. und 2. Generation (TZA, MAOI, TetraZA) zeigen die neueren Antidepressiva geringere Toxizität und günstigere Nebenwirkungsprofile.

Die Notwendigkeit diätetischer Maßnahmen schränkt die Anwendung von MAOI in der psychiatrischen Routineversorgung stark ein. Bei vorliegender Inhibition der MAO-A und MAO-B gelangt nämlich Tyramin in den Kreislauf und führt zu einer vermehrten Ausschüttung von Katecholaminen mit konsekutivem Anstieg des Blutdrucks. Letale Komplikationen wurden im Zusammenhang mit hypertonen Blutdruckkrisen berichtet. Folglich müssen tyraminhaltige Nahrungsmittel, wie z. B. Sauerkraut, Sojaprodukte, gealtertes Fleisch, reifer Käse, Fischhalbkonserven, Saubohnen, Salami, fermentierte Würste, getrocknete Früchte, schwere Rot- und Süßweine, saure Sahne, vermieden werden. Die Gefahr eines zentralen Serotoninsyndroms besteht bei Kombinationsbehandlungen aus MAOI (auch RIMA) und Clomipramin, SSRI, SNRI, Mirtazapin, L-Tryptophan oder sympathomimetischen Substanzen (z. B. freiverkäufliche Erkältungsmittel, verschiedene Medikamente aus dem anästhesiologischen Bereich, Migränemittel). Im Gegensatz zu den TZA und Maprotilin verursachen neuere Antidepressiva keine oder kaum anticholinerge Nebenwirkungen (Mundtrockenheit, Obstipation,

3

◻ Tab. 3.3 Weitere Indikationsgebiete von Antidepressiva

Indikationsgebiete	Wirkstoffe
Posttraumatische Belastungsstörung	Paroxetin, Sertralin
Panikstörung und Agoraphobie	Paroxetin, Sertralin, Citalopram, Escitalopram, Clomipramin, Venlafaxin
Soziale Phobie	Paroxetin, Sertralin, Escitalopram, Moclobemid, Venlafaxin
Phobien	Clomipramin
Generalisierte Angststörung	Paroxetin, Escitalopram, Venlafaxin, Duloxetin
Zwangsstörung	Paroxetin, Sertralin[a], Fluvoxamin, Fluoxetin, Citalopram, Escitalopram, Clomipramin
Bulimia nervosa	Fluoxetin
Diabetische Polyneuropathie	Duloxetin
Chronische Schmerzzustände	Amitriptylin, Doxepin, Imipramin, Clomipramin
Schlafstörungen	Amitriptylin, Doxepin, Trazodon[b]
Erektile Dysfunktionen	Trazodon[c]
Entzugssyndrome	Doxepin
Unterstützung der Raucherentwöhnung	Bupropion[d]
Enuresis nocturna	Imipramin[e]
Narkoleptisches Syndrom	Clomipramin

[a]Auch bei Kindern ab 6 Jahren
[b]Anhaltende Schlafstörungen bei Depressionen
[c]Im Rahmen von Depressionen und ohne schwerwiegende Ursachen
[d]Nur als Bupropionformulierung in Zyban®
[e]Beim Ausschluss organischer Ursachen. Notabene: Milnacipran ist in den USA als Savella® im Handel. Savella ist zur Therapie der Fibromyalgie zugelassen. Auch Duloxetin ist in den USA zur Therapie der Fibromyalgie zu gelassen.

delirogene Potenz, Probleme bei Prostatahypertrophie und Glaukom), keine oder deutlich geringere orthostatische Hypotension und keine oder deutlich geringere chinidinähnlichen Effekte (QTc-Zeit-Verlängerung). Gerade die Klasse-Ia-Antiarrhythmika-ähnlichen Wirkungen von TZA und Maprotilin begründen aus heutiger Sicht eine relative Kontraindikation für TZA und Maprotilin bei depressiven Patienten mit kardiovaskulären Erkrankungen. Bei den neueren Antidepressiva (mit Ausnahme von Bupropion) ist das Risiko epileptischer Anfälle in therapeutischen Dosen relativ gering, verglichen mit TZA und TetraZA. Insbesondere für das TZA Clomipramin und das TetraZA Maprotilin ist das prokonvulsive Risiko am höchsten. Die Gabe des TetraZA Mianserin ist mit möglichen Granulozytopenien assoziiert, weshalb die Hersteller wöchentliche Kontrollen des weißen Blutbilds empfehlen. TZA und TetraZA führen zu Appetit- und Gewichtszunahme, während neuere Antidepressiva (mit Ausnahme von Mirtazapin) diesbezüglich als weitestgehend unproblematisch eingeschätzt werden können. Bei Trazodon, Moclobemid, Agomelatin, Bupropion und Mirtazapin treten keine SSRI-typischen Nebenwirkungen wie Übelkeit, verminderte Libido und erektile Dysfunktion auf. Unter der

Einnahme von Trazodon wurde mehrfach Priapismus (urologischer Notfall!) und gelegentlich orthostatische Hypotension beschrieben. Die SNRI Milnacipran, Duloxetin und Venlafaxin (in niedrigen Dosisbereichen) zeigen prinzipiell SSRI-ähnliche Nebenwirkungen. Bei Venlafaxin ist Übelkeit deutlich häufiger als bei Duloxetin und Milnacipran zu beobachten. Venlafaxin kann bei Dosierungen über 200 mg/die mit anhaltenden Erhöhungen des Blutdrucks assoziiert sein. Reboxetin verursacht häufig Schlaflosigkeit, Schwitzen, Mundtrockenheit und Obstipation. Johanniskrautpräparate können eine Photosensibilisierung bedingen. Bei Anwendung von Agomelatin sind regelmäßige Leberfunktionstests vorgeschrieben. Denn bei der höheren Agomelatindosis von 50 mg täglich kam es in klinischen Studien bei 1,36 % der Patienten zu Transaminasenanstiegen um das 3-Fache. Gemäß der unabhängigen Pharmainfo XXIV/4/2009 wurden bei mit Agomelatin behandelten Patienten auch schwere lebertoxische Fälle beobachtet. Unter der Gabe von Antidepressiva, insbesondere unter einer Therapie mit SSRI oder SNRI, aber auch unter einer Behandlung mit Reboxetin oder Mirtazapin, kann es in seltenen Fällen zu einem Syndrom der inadäquaten Adiuretinsekretion (SIADH) kommen, was sich laborchemisch als Hyponatriämie manifestiert.

◘ Tab. 3.4 gibt einen Überblick über die Risiken, die häufigen Nebenwirkungen und die Kontraindikationen von Antidepressiva

Der Schwerpunkt muss bei der Vermeidung, weniger bei der Behandlung unerwünschter Nebenwirkungen liegen. Das **Vorgehen beim Auftreten von Nebenwirkungen** während der antidepressiven Pharmakotherapie kann folgende Strategien umfassen:

- **Zentrales Serotoninsyndrom:** sofortiges Absetzen aller serotonergen Substanzen, was in der Regel zu raschem Abklingen der Symptomatik innerhalb von 6 bis 12 h führt. Die Behandlung sollte bei Myoklonien mit Benzodiazepinen, bei Hyperthermie mit Paracetamol erfolgen. Bei schweren Komplikationen, wie dem Auftreten von Temperaturen über 40,5 °C, sind zur Verhinderung einer Rhabdomyolyse oder disseminierten intravaskulären Koagulopathie aggressive Maßnahmen zur Kühlung sowie eine muskuläre Paralyse und eine endotracheale Intubation auf der Intensivstation notwendig.
- **Zentrales anticholinerges Syndrom:** Absetzen der anticholinerg wirksamen Pharmaka bzw. bei Persistenz parenterale Applikation von Physostigmin unter intensivmedizinischen Bedingungen mit kontinuierlichem EKG-Monitoring.
- **Orthostatische Hypotonie:** Blutdruckkontrolle und Kreislaufmittel (z. B. Dihydergot® 2-mal 2,5 mg/die, Effortil® morgens nach dem Aufstehen 25 Tropfen mit Flüssigkeit einnehmen).
- **Mundtrockenheit:** symptomatische Maßnahmen (z. B. Kaugummi).
- **Schwitzen:** Muskarinrezeptorenblocker (z. B. morgens und abends jeweils 1 Tablette Gastrozepin® zu 50 mg vor den Mahlzeiten einnehmen). Gastrozepin® ist kontraindiziert bei Glaukom und Prostataadenom.
- **Blasenentleerungsstörungen, Obstipation:** Cholinesterasehemmer (z. B. 1 Tablette Ubretid® zu 5 mg morgens ½ Stunde vor dem Frühstück).
- **Sexuelle Funktionsstörungen:** Gabe von erektionsfördernden Medikamenten (z. B. 1 Tablette Viagra® zu 25 mg, 1 Tablette Cialis® zu 10 mg) oder Wechsel des Antidepressivums (z. B. Mirtazapin, Moclobemid, Bupropion und Agomelatin verursachen in der Regel keine sexuellen Funktionsstörungen). In der Literatur gibt es zudem Hinweise, dass die Mirtazapinzugabe, die Bupropionzugabe oder die Trazodonzugabe zur Besserung von SSRI-induzierten sexuellen Dysfunktionen beitragen kann.

3

◼ **Tab. 3.4** Häufige Nebenwirkungen und Kontraindikationen von Antidepressiva		
Wirkstoffklassen	**Häufige Nebenwirkungen**	**Kontraindikationen[a]**
TZA	Anticholinerge Effekte, Störungen der Erregungsleitung des Herzens (u. a. QTc-Zeit-Verlängerung), orthostatische Hypotension (bei den sekundären Aminen, z. B. Nortriptylin, in sehr viel geringerem Ausmaß), Gewichtszunahme, prokonvulsives Risiko (bei Clomipramin am höchsten)	Schwere Leber- und Nierenerkrankungen, akutes Harnverhalten, Engwinkelglaukom, Prostatahypertrophie, Delirien, paralytischer Ileus, Pylorusstenose, mittlere bis schwere kardiovaskuläre Erkrankungen, epileptische Anfälle. Relative Kontraindikation: u. a. fortgeschrittenes Alter und kognitive Einschränkungen
TetraZA	Maprotilin: TZA-ähnliche Nebenwirkungen und hohes prokonvulsives Risiko	Siehe TZA
	Mianserin: Gewichtszunahme, Granulozytopenien	
MAOI (Tranylcypromin)	Orthostatische Hypotonie	Genuss tyraminhaltiger Nahrungsmittel. Kombination mit Clomipramin, SSRI, SNRI, Mirtazapin und sympathomimetischen Substanzen. Zustand nach Hirninfarkt, Phäochromozytom, Karzinoid, arterieller Hypertonie, bevorstehende Operation mit notwendiger Narkose, maligne Hyperthermie in der Vorgeschichte, schwere Leber- und Nierenerkrankungen, Delirien
SSRI[b]	Gastrointestinale Nebenwirkungen (z. B. Übelkeit) und sexuelle Funktionsstörungen (z. B. erektile Dysfunktion)	Kombination mit MAOI/RIMA und potenten serotonergen Substanzen oder tryptophanhaltigen Pharmaka. Zusätzlich bei Citalopram und Escitalopram: angeborenes Long-QT-Syndrom, bekannte QTc-Intervall-Verlängerung, gleichzeitige Anwendung von Citalopram bzw. Escitalopram mit anderen Arzneimitteln, die bekanntermaßen das QTc-Intervall verlängern
RIMA (Moclobemid)	Unruhe, Schlafstörung	Phäochromozytom, Thyreotoxikose, Kombination mit serotonerg wirksamen oder tryptophanhaltigen Substanzen, Delirien, schwere Leber- und Nierenerkrankungen
SNRI[c]	SSRI-ähnliche Nebenwirkungen; >200 mg/die Venlafaxin: Erhöhungen des Blutdrucks; Duloxetin, Milnacipran: Schwitzen	Kombination mit MAOI/RIMA und potenten serotonergen/tryptophanhaltigen Substanzen. Zusätzlich bei Venlafaxin: Hypertonie, Glaukom, Miktionsstörungen. Zusätzlich bei Milnacipran: unkontrolliertes Engwinkelglaukom. Zusätzlich bei Duloxetin: unkontrollierte Hypertonie

⬛ **Tab. 3.4** (*Fortsetzung*) Häufige Nebenwirkungen und Kontraindikationen von Antidepressiva

Wirkstoffklassen	Häufige Nebenwirkungen	Kontraindikationen[a]
NaSSA (Mirtazapin[d])	Gewichtszunahme, Einzelfälle von weißen Blutbildveränderungen	Kombination mit MAOI/RIMA und potenten serotonergen Substanzen. Bekannte Leukopenien
DSA (Trazodon)	Mehrfach Priapismus. Gelegentlich orthostatische Hypotension	Frischer Herzinfarkt, Karzinoid, schwere Leber- und Nierenerkrankungen
NARI (Reboxetin[e])	Schlaflosigkeit, Schwitzen, Mundtrockenheit, Obstipation	Glaukom, Harnretention, kardiovaskuläre Erkrankungen
Melatoninagonisten (Agomelatin[f])	Übelkeit, Schwindel, Kopfschmerz; bei der höheren Agomelatindosis von 50 mg/die vereinzelt Transaminasenerhöhungen um das 3-Fache	Leberschäden
GM (Tianeptin[g])	Übelkeit, Schwindel, Kopfschmerz	Kombination mit MAOI/RIMA
NDRI (Bupropion[h])	Schlafstörung, Unruhe, Kopfschmerz, Mundtrockenheit; dosisabhängiges Risiko von Krampfanfällen	Krampfneigung, Epilepsie, Tumor des ZNS, Alkoholentzugs- und Benzodiazepinentzugssyndrome, Kombination mit anderen bupropionhaltigen Pharmaka (z. B. Zyban®), Kombination mit MAOI/RIMA
Phytopharmaka (Johanniskrautpräparate)	Photosensibilisierung	Cave: Kombination mit zahlreichen Pharmaka, da potenter CYP3A4-Induktor

[a]Generell dürfen Antidepressiva nicht angewandt werden bei akuter Intoxikation mit zentral dämpfenden Substanzen (z. B. Alkohol, Benzodiazepine), bei akuten Delirien und bei akuten Manien.
[b]Bei **Leberinsuffizienz**: Citalopram: max. 20 mg täglich; Escitalopram: max. 10 mg täglich; Fluoxetin: 20 mg alle 2 Tage; Paroxetin: Dosisanpassung erforderlich; Sertralin: Dosisanpassung erforderlich. Bei **Niereninsuffizienz** Clearance <30 ml/min: Citalopram: keine Anpassung erforderlich; Escitalopram: Dosisanpassung erforderlich; Fluoxetin: keine Anpassung erforderlich; Paroxetin: Anpassung erforderlich; Sertralin: keine Anpassung erforderlich
[c]Bei **Leberinsuffizienz**: Duloxetin: Kontraindikation; Milnacipran: keine Anpassung erforderlich; Venlafaxin: Reduktion um 50 % erforderlich. Bei **Niereninsuffizienz** Clearance <30 ml/min: Duloxetin: Kontraindikation; Milnacipran: Dosisanpassung erforderlich; Venlafaxin: Reduktion um 50 % erforderlich
[d]Bei **Leberinsuffizienz**: Mirtazapin: Dosisanpassung erforderlich. Bei **Niereninsuffizienz** Clearance <30 ml/min: Mirtazapin: Reduktion um 44 % erforderlich
[e]Bei **Leberinsuffizienz**: Reboxetin: Reduktion um 50 % erforderlich. Bei **Niereninsuffizienz** Clearance <30 ml/min: Reboxetin: Reduktion um 50 % erforderlich
[f]Bei **Leberinsuffizienz**: Agomelatin: Kontraindikation. Des Weiteren gilt unter Agomelatintherapie: GOT (AST) und GPT (ALT) sollten zu Therapiebeginn, nach 6 Wochen (Ende der Akuttherapie), nach 12 Wochen und nach 24 Wochen (Ende der Erhaltungstherapie) sowie danach, wenn klinisch indiziert (z. B. bei Anzeichen einer hepatischen Dysfunktion), bestimmt werden. Falls die Leberwerte erhöht sind, sollten die Leberfunktionstests innerhalb von 48 Stunden wiederholt werden. Bei einem Transaminasenanstieg um das 3-Fache des oberen Normbereichs soll die Behandlung abgesetzt und regelmäßige Kontrollen bis zum Rückgang auf Normalwerte der Transaminasen durchgeführt werden. Bei **Niereninsuffizienz** Clearance <30 ml/min: Agomelatin: keine Anpassung erforderlich
[g]Bei **Leberinsuffizienz**: Tianeptin: Reduktion um 34 % erforderlich. Bei **Niereninsuffizienz** Clearance <30 ml/min: Tianeptin: Reduktion um 34 % erforderlich
[h]Bei **Leberinsuffizienz**: Bupropion: max. 150 mg täglich. Bei **Niereninsuffizienz** Clearance <30 ml/min: Bupropion: max. 150 mg täglich

3.1.2 Antipsychotika (Neuroleptika)

Substanzen

Antipsychotika sind Arzneimittel mit antipsychotischem Wirkspektrum. Früher wurden sie wegen ihrer „nervendämpfenden", mehr oder weniger stark beruhigenden Wirksamkeit („Neurolepsie") als „Neuroleptika" bezeichnet. Seit 1952 haben wir Antipsychotika zur Verfügung, nachdem Delay et al. (1952) die antipsychotische Wirkung des Phenothiazinderivats Chlorpromazin (früher als Megaphen® auf dem Markt) entdeckt haben. In den Folgejahren ist eine Vielzahl an **typischen** (Synonyme: Typika, Antipsychotika der 1. Generation [FGA: **F**irst **G**eneration **A**ntipsychotics], klassische, konventionelle, traditionelle) **Antipsychotika aus verschiedenen chemischen Gruppen** entwickelt worden:
- Phenothiazine (z. B. Levomepromazin, Perphenazin, Perazin, Fluphenazin, Prothipendyl)
- Thioxanthene (z. B. Chlorprothixen, Flupentixol, Zuclopenthixol)
- Butyrophenone (z. B. Haloperidol, Pipamperon, Melperon)
- Diphenylbutylpiperidine (z. B. Fluspirilen, Pimozid)
- Substituierte Benzamide (z. B. Sulpirid, Tiaprid)

Die typischen Antipsychotika unterscheiden sich in Bezug auf ihre antipsychotische Wirkungsstärke („neuroleptische Potenz" nach Haase [1978]), ihre extrapyramidalen Begleitwirkungen („neuroleptische Schwelle" nach Haase) und ihre sedierende Wirkung. Hiernach werden die **Typika** eingeteilt in:
- **hochpotente** Antipsychotika: in niedriger bis mittlerer Dosierung starke antipsychotische Wirksamkeit, ausgeprägte extrapyramidale Begleitwirkungen und geringe Sedierung (z. B. Benperidol, Haloperidol, Flupentixol, Fluphenazin, Pimozid, Fluspirilen, Perphenazin);
- **mittelpotente** Antipsychotika: in niedriger bis mittlerer Dosierung mittelstarke antipsychotische Wirksamkeit, mäßige extrapyramidale Begleitwirkungen und mäßige Sedierung (z. B. Perazin, Zuclopenthixol);
- **niedrigpotente** Antipsychotika: in niedriger bis mittlerer Dosierung schwache antipsychotische Wirksamkeit, geringe extrapyramidale Begleitwirkungen und ausgeprägte Sedierung (z. B. Levomepromazin, Prothipendyl, Chlorprothixen, Pipamperon, Melperon, Sulpirid).

1958 wurde erstmals in der Schweiz das Dibenzodiazepin Clozapin synthetisiert, das 1972 zunächst in der Schweiz und in Österreich, später auch in zahlreichen anderen Ländern zur Behandlung schizophrener Psychosen zugelassen wurde. Mit der Einführung von Clozapin als Antipsychotikum wurde die bis dahin unumstößliche Lehrmeinung revidiert, extrapyramidale Begleitwirkungen seien Voraussetzung für die antipsychotische Wirksamkeit. Denn Clozapin weist eine gute antipsychotische Wirkung auf, ohne extrapyramidale Begleitwirkungen zu entfalten. Folglich gilt **Clozapin als Prototyp unter den atypischen** (Synonyme: Atypika, Antipsychotika der 2. Generation [SGA: **S**econd **G**eneration **A**ntipsychotics], neuere) **Antipsychotika**. Die Verordnung von Clozapin setzt jedoch die Befolgung bestimmter Sicherheitsmaßnahmen voraus (siehe 2.9.7, Abschn. „Therapeutisches Monitoring bei Antipsychotika"), weil bei Clozapinbehandlung dosisunabhängig das Risiko einer Granulozytopenie und Agranulozytose besteht. Seit Anfang der 1990er Jahre sind in Österreich und Deutschland insgesamt 9 weitere Atypika in den Handel gebracht worden, die im Vergleich zu Clozapin ein signifikant niedrigeres Risiko für Blutbildveränderungen aufweisen.

◘ **Tab. 3.5** Einteilung der Atypika nach dem Rezeptorprofil	
Rezeptorprofile	**Wirkstoffe (chemische Gruppen)**
Multirezeptorantagonisten	Clozapin (Dibenzodiazepin)
	Olanzapin (Thienobenzodiazepin)
	Quetiapin (Dibenzothiazepin)
	Asenapin (Dibenzoxepinopyrrol)
Selektive Dopamin-D_2/D_3-Rezeptorantagonisten	Amisulprid (substituiertes Benzamid)
D_2-5-HT$_2$-Antagonisten	Risperidon (Benzisoxazolderivat)
	Ziprasidon (Benzisothiazylpiperazin)
	Sertindol (Imidazolidinon)
	Paliperidon (Benzisoxazolderivat)
Partielle D_2-5-HT$_{1A}$-Agonisten (Dopamin-Serotonin-Systemstabilisatoren)	Aripiprazol (Dichlorphenyl-Piperazinyl-Chiloninon)
D_2/D_3: D_2/D_3-artige Dopaminrezeptoren, 5-HT: 5-Hydroxytryptamin (Serotonin)	

Im Vergleich zu Typika, insbesondere zu hochpotenten Antipsychotika, zeigen **Atypika einerseits ein deutlich geringeres Risiko für extrapyramidale Begleitwirkungen, andererseits eine überlegene Wirkung bei schizophrener Negativsymptomatik, depressiver Symptomatik und Störungen der kognitiven Leistungsfähigkeit.** Die Atypika stellen jedoch weder chemisch noch pharmakologisch eine einheitliche Substanzklasse dar. In einer pharmakodynamischen Perspektive unterscheiden sie sich bezüglich ihrer Angriffsschwerpunkte auf die verschiedenen Neurotransmittersysteme des ZNS zum Teil erheblich. ◘ Tab. 3.5 gibt eine Einteilung der Atypika nach dem Rezeptorprofil wieder.

Für die psychiatrische Praxis bietet sich eine **klinische Einteilung der Antipsychotika** an, die sich auf die Unterscheidung zwischen hochpotenten, mittelpotenten und niedrigpotenten Typika auf der einen Seite und Atypika auf der anderen Seite gründet. ◘ Tab. 3.6 gibt einen Überblick über die derzeit in Österreich und/oder Deutschland zugelassenen Antipsychotika.

Wirkungen und Indikationen

Antipsychotika weisen ein **weitgehend übereinstimmendes Hauptwirkungsspektrum** auf, dessen Anteile von Medikament zu Medikament unterschiedlich stark ausgeprägt sein können. Dazu gehören folgende Hauptwirkungen:

- Dämpfung von Trugwahrnehmungen, vor allem akustischer Halluzinationen, Denkstörungen und Wahnerlebnissen (**antipsychotische Wirkung**)
- Psychomotorische Dämpfung, emotionaler Ausgleich und befriedende Wirkung auf affektive Gespanntheit (**antiaggressive Wirkung**)

Sowohl die **Typika** als auch die **Atypika** entfalten ihre **antipsychotische Wirkung über eine Blockade D_2-artiger Dopaminrezeptoren** im mesolimbischen System.

3

◻ Tab. 3.6 Überblick über die derzeit zugelassenen Antipsychotika einschließlich des von den Herstellern für die Therapie schizophrener Störungen angegebenen Dosierungsrahmens

Wirkstoffe (klinische Einteilung[a])	Handelsnamen[b] (Österreich)	Handelsnamen (Deutschland)	Tagesdosis[c] (mg/die)	Kommentare
Amisulprid (AT)	Solian® u. a.	Solian® u. a.	Oral: 50–800 (in Ausnahmefällen max. 1.200 in mehreren Einzeldosen)	Negativsymptomatik: 50–300 mg/die, Plussymptomatik: 400–800 mg/die
Aripiprazol[d] (AT)	Abilify®, Abilify® Injektionslösung 7,5 mg/ml	Abilify®, Abilify® Injektionslösung 7,5 mg/ml	Oral: initial 10 oder 15. Maximale Tagesdosis: 30	Erhaltungsdosis: 15 mg/die
				Intramuskuläre Applikationsform ist zur schnellen Beherrschung von Agitiertheit und Erregungszuständen bei der Schizophrenie verfügbar. 1 Durchstechflasche Abilify® enthält 9,75 mg. Die empfohlene Anfangsdosis der Aripiprazol-Injektionslösung beträgt 9,75 mg (1,3 ml) als einmalige intramuskuläre Injektion. Eventuell zweite i.m.-Injektion 2 h nach der ersten Injektion. Maximal 3 Injektionen binnen 24 h
Asenapin[e] (AT)	Sycrest® Sublingualtabletten 5 mg und 10 mg	Sycrest® Sublingualtabletten 5 mg und 10 mg	Oral: 2-mal 5 (max. 2-mal 10)	Um eine optimale Resorption zu gewährleisten, muss die Sycrest®-Sublingualtablette unter die Zunge gelegt werden, bis sie sich vollständig aufgelöst hat. Sie darf nicht gekaut oder geschluckt werden. Nach der Einnahme muss 10 min lang Essen und Trinken vermieden werden.
Clozapin[f] (AT)	Leponex®, Lanolept® u. a.	Leponex®, Elcrit® u. a.	Oral: 200–450 (max. 900)	Initial 1- bis 2-mal täglich 12,5 mg, langsame Dosissteigerung bis 300 mg/die binnen 2–3 Wochen
				Anwendungsgebiete sind therapieresistente Schizophrenie und Psychosen bei Morbus Parkinson.
				Cave: Agranulozytoserisiko!

◩ **Tab. 3.6** (*Fortsetzung*) Überblick über die derzeit zugelassenen Antipsychotika einschließlich des von den Herstellern für die Therapie schizophrener Störungen angegebenen Dosierungsrahmens

Wirkstoffe (klinische Einteilung[a])	Handelsnamen[b] (Österreich)	Handelsnamen (Deutschland)	Tagesdosis[c] (mg/die)	Kommentare
Olanzapin (AT)	Zyprexa®, Aedon®, Zalasta®, Zyprexa®-Pulver und Lösungsmittel zur Herstellung einer Injektionslösung 10 mg, Zypadhera® als Depotpräparat	Zyprexa®, Zyprexa®-Pulver und Lösungsmittel zur Herstellung einer Injektionslösung 10 mg, Zypadhera® als Depotpräparat	Oral: 5–20	Bevorzugte Anfangsdosis 10 mg/die
				Zur schnellen Beherrschung von Agitation und Erregungszuständen bei der Schizophrenie intramuskuläre Gabe von ½ Injektion zu 5 mg bis 1 Injektion zu 10 mg möglich. Zweite Injektion (5–10 mg) frühestens nach 2 h (max. 20 mg i.m. innerhalb von 24 h)
				Olanzapinpamoat (Zypadhera®) als Depotpräparat zur Erhaltungstherapie bei der Schizophrenie. Intramuskuläre, tief intragluteale Applikation. Cave: Postinjektionssyndrom mit Symptomen passend zu einer Olanzapinüberdosierung. Daher muss eine Nachbeobachtung des Patienten für 3 h nach Depotapplikation durch entsprechend qualifiziertes Personal in einer medizinischen Einrichtung erfolgen.

◩ Tab. 3.6 (*Fortsetzung*) Überblick über die derzeit zugelassenen Antipsychotika einschließlich des von den Herstellern für die Therapie schizophrener Störungen angegebenen Dosierungsrahmens

Wirkstoffe (klinische Einteilung[a])	Handelsnamen[b] (Österreich)	Handelsnamen (Deutschland)	Tagesdosis[c] (mg/die)	Kommentare
Paliperidon (AT)	Nur als Depotpräparat im Handel: Xeplion®-Depot -Injektionssuspension	Invega®, Xeplion® als Depotpräparat	Oral: 1-mal täglich (morgens) 6, Dosierungsbereich 3–12	Paliperidon ist der primäre, aktive Metabolit von Risperidon
				Anwendungsgebiete sind Schizophrenie sowie manische Symptome im Rahmen einer schizoaffektiven Störung.
				Paliperidonpalmitat (Xeplion®) als Depotpräparat zur Erhaltungstherapie bei der Schizophrenie. Alle 4 Wochen tief intragluteal oder deltoidal
Quetiapin (AT)	Nicht retardiertes Quetiapin: Seroquel®, Quetialan® u. a.	Nicht retardiertes Quetiapin: Seroquel®	Nicht retardiertes Quetiapin Tagesdosis 1. Tag 50, 2. Tag 100, 3. Tag 200, 4. Tag 300. Die üblich wirksame Tagesdosis liegt bei 300–450 (150–750), Tagesdosis auf 2 Einnahmen verteilt	Retardiertes Quetiapin soll im Ganzen geschluckt und nicht geteilt, zerkaut oder zerkleinert werden. Retardiertes Quetiapin soll nicht zu den Mahlzeiten eingenommen werden, da eine fetthaltige Mahlzeit und die zeitgleiche Einnahme von retardiertem Quetiapin zu relevanten Erhöhungen der Quetiapinplasmakonzentration führt. Daher sollte die Verabreichung mindestens 1 Stunde vor einer Mahlzeit erfolgen.
	Retardiertes Quetiapin: Seroquel® XR	Retardiertes Quetiapin: Seroquel® prolong	Retardiertes Quetiapin (Seroquel® XR bzw. Seroquel® prolong): Tagesdosis 300 am 1. Tag, 600 am 2. Tag, dann Einstellung auf 400–800.	Umstellung von nicht retardiertem Quetiapin auf retardiertes Quetiapin: Die gleiche Tagesdosis wird 1-mal täglich gegeben.
				Bei älteren Patienten: mit 12,5 mg nicht retardiertes Quetiapin beginnen bzw. mit 50 mg retardiertes Quetiapin beginnen

◻ **Tab. 3.6** (*Fortsetzung*) Überblick über die derzeit zugelassenen Antipsychotika einschließlich des von den Herstellern für die Therapie schizophrener Störungen angegebenen Dosierungsrahmens

Wirkstoffe (klinische Einteilung[a])	Handels-namen[b] (Österreich)	Handels-namen (Deutsch-land)	Tagesdosis[c] (mg/die)	Kommentare
Risperidon[g] (AT)	Risperdal®, Aleptan® u. a. Risperdal Consta® als Depotpräparat	Risperdal® u. a., Risperdal Consta® als Depotprä-parat	Oral: 4–6 (Ma-ximaldosis 16)	Einschleichende Dosierung: 1. Tag 2 mg/die, 2. Tag 4 mg/die; optimale Tagesdosis: 4–6 mg.
				Ältere Patienten: 1. Tag 2-mal 0,5 mg, dann 2-mal täglich 1–2 mg
				Risperdal Consta® als Depotprä-parat zur Erhaltungstherapie bei der Schizophrenie. Alle 2 Wochen tief intragluteal oder deltoidal mit Spezialnadel
Sertindol (AT)	Serdolect®	Serdolect®	Oral: 12–20 (in Ausnahmefäl-len max. 24)	Initial 4 mg/die, alle 4–5 Tage um 4 mg/die erhöhen
				Cave: Erhöhtes Risiko für QTc-Verlängerungen. Daher ist eine EKG-Überwachung vor und wäh-rend der Behandlung erforderlich.
Ziprasidon (AT)	Zeldox®, Zeldox®-Pulver und Lösungs-mittel zur Her-stellung einer Injektionslö-sung 20 mg/ml	Zeldox®, Zeldox®-Pulver und Lösungs-mittel zur Herstellung einer Injek-tionslösung 20 mg/ml	Oral: 80–160	Initial 2-mal 40 mg/die
				Erhaltungsdosis evtl. 2-mal täglich 20 mg
				Orale Gabe von Zeldox® muss stets mit ausreichend Nahrung erfolgen, da die Bioverfügbarkeit von Zeldox® bei Nüchternein-nahme signifikant reduziert ist.
				Für die Akuttherapie von Erregungszuständen bei der Schizophrenie intramuskuläre Gabe von ½ Injektion zu 10 mg bis 1 Injektion zu 20 mg möglich. Eventuell alle 2 h ½ Injektion zu 10 mg bis max. 40 mg/die i.m. und höchstens für 3 Tage

3

◻ **Tab. 3.6** (*Fortsetzung*) Überblick über die derzeit zugelassenen Antipsychotika einschließlich des von den Herstellern für die Therapie schizophrener Störungen angegebenen Dosierungsrahmens

Wirkstoffe (klinische Einteilung[a])	Handels-namen[b] (Österreich)	Handels-namen (Deutsch-land)	Tagesdosis[c] (mg/die)	Kommentare
Benperidol (hpT)	Nicht im Handel	Glianimon®	Oral: 2 bis max. 40 in mehreren Einzeldosen	Erhaltungsdosis 1–6 mg/die
Bromperi-dol (hpT)	Nicht im Handel	Impromen®, Tesoprel®	Oral: 5–20 (max. 50 in mehreren Einzeldosen)	Erhaltungsdosis 1–10 mg/die
Flupentixol[h] (hpT)	Fluanxol®	Fluanxol® u. a.	Oral: abhängig vom psy-chotischen Zustandsbild: meist initial 3–15 in mehre-ren Einzeldo-sen (max. 40 in mehreren Einzeldosen)	Zur Langzeitbehandlung beträgt die Tagesdosis in der Regel 5–20 mg.
Fluphenazin (hpT)	Nicht im Handel	Dapotum®, Lyogen® u. a.	Oral: 1–20 (max. 40 in mehreren Einzeldosen)	Dauerbehandlung meist 1–5 mg/die
Fluspirilen (hpT)	Nicht im Handel	Imap®, Fluspi® u. a.	Ausschließlich intramuskulär und intraglu-täal: 2–8 mg/wöchentlich	Erhaltungsdosis für ambulante Patienten: 2–6 mg/wöchentlich i.m.

◻ **Tab. 3.6** (*Fortsetzung*) Überblick über die derzeit zugelassenen Antipsychotika einschließlich des von den Herstellern für die Therapie schizophrener Störungen angegebenen Dosierungsrahmens

Wirkstoffe (klinische Einteilung[a])	Handelsnamen[b] (Österreich)	Handelsnamen (Deutschland)	Tagesdosis[c] (mg/die)	Kommentare
Haloperidol (hpT)	Haldol®	Haldol® u. a.	Oral: 2–9, maximale Tagesdosis 40–60	Anwendungsgebiete sind u. a. akute und chronische Schizophrenie, akute Manie, akute psychomotorische Erregungszustände, organisch bedingte Psychosen.
				Zur Akutbehandlung ist die parenterale Applikation möglich. 1 Ampulle Haldol® enthält 5 mg Haloperidol. Initial 1–2 Ampullen intramuskulär, stündlich wiederholen bis zur ausreichenden Kontrolle der Symptomatik. Maximale Tagesdosis 40–60 mg intramuskulär. Cave: Höhere Dosen sowie die intravenöse Gabe können das Risiko von QTc-Verlängerungen und Torsades de pointes erhöhen. Daher wird vom Hersteller seit 2010 die Haldol®-Injektionslösung nur zur intramuskulären Verabreichung empfohlen. Bei intravenöser Verabreichung von Haldol® muss eine engmaschige EKG-Überwachung durchgeführt werden.
Perphenazin (hpT)	Nicht im Handel	Decentan® u. a.	Oral: 8–12	In akuten Fällen bis zu 24 mg/die
Pimozid (hpT)	Orap®	Orap®	Oral: initial 2–4, dann meist 6	In Ausnahmefällen Maximaldosis 16 mg/die
Perazin (mpT)	Nicht im Handel	Taxilan® u. a.	Oral: 75–600	Bei ambulanter Behandlung in der Regel nicht mehr als 300 mg/die
Zuclopenthixol (mpT)	Cisordinol®, Cisordinol Acutard®	Ciatyl-Z®, Ciatyl-Z Acuphase®	Oral: initial 10–30, Erhaltungsdosis: 20–40	Initiale intramuskuläre Akutbehandlung mit Zuclopenthixolazetat-Ampullen (Acutard® oder Acuphase®) zu 50 mg möglich: einmalige Gabe von 50 bis 150 mg i.m., evtl. Wiederholung nach 1–3 Tagen
Chlorprothixen (npT)	Truxal®	Truxal®	Oral: 30–400	Bei ambulanter Behandlung in der Regel 15–90 mg/die
Levomepromazin (npT)	Nozinan®	Neurocil®, Levium® u. a.	Oral: 25–200 (max. bis 400)	Anwendungsgebiete sind agitierte Psychosen und psychomotorische Erregungszustände.

3

■ **Tab. 3.6** (*Fortsetzung*) Überblick über die derzeit zugelassenen Antipsychotika einschließlich des von den Herstellern für die Therapie schizophrener Störungen angegebenen Dosierungsrahmens

Wirkstoffe (klinische Einteilung[a])	Handels-namen[b] (Österreich)	Handels-namen (Deutsch-land)	Tagesdosis[c] (mg/die)	Kommentare
Melperon (npT)	Buronil®	Eunerpan®, Melneurin® u. a.	Oral: Tages-dosis initial 25–100, dann 200	Erhaltungsdosis 2-mal 100 mg/die
				Anwendungsgebiete sind u. a. Psychosen, gesteigerte Erreg-barkeit, Unruhe, besonders bei älteren Menschen.
Pipamperon (npT)	Nicht im Handel	Dipiperon® u. a.	Oral: 120–360 in mehreren Einzeldosen	Bei ambulanter Behandlung in der Regel 60–120 mg/die
Prothipen-dyl (npT)	Dominal®	Dominal®	Oral: einschlei-chend bis 320 in mehreren Einzeldosen	Bei ambulanter Behandlung in der Regel oral 40–160 mg/die
				Zur Akutbehandlung psychomo-torischer Erregungszustände, in der Klinik parenterale (i.m. oder langsam i.v.) Gabe von 1 bis 3 Ampullen zu 40 mg täglich, maxi-mal 3- bis 4-mal täglich. Maximale Tagesdosis: 160 mg/die
Sulpirid (npT)	Dogmatil®, Meresa®	Dogmatil®, Meresa® u. a.	Oral: Tages-dosis initial 3-mal 100, dann 400–800 in mehreren Einzeldosen; maximale Tagesdosis 1.000	In Österreich zusätzlich zuge-lassen für die Behandlung depres-siver Zustandsbilder und der Menièreschen Krankheit. Hierbei beträgt die Tagesdosis initial 50–150 mg, dann 150–300 mg in 2–3 Einzelgaben (nicht nach 16:00 Uhr).
			Letzte Einzel-gabe nicht nach 16:00 Uhr wegen der zentral erregenden Wirkung von Sulpirid	

◨ **Tab. 3.6** (*Fortsetzung*) Überblick über die derzeit zugelassenen Antipsychotika einschließlich des von den Herstellern für die Therapie schizophrener Störungen angegebenen Dosierungsrahmens

Wirkstoffe (klinische Einteilung[a])	Handelsnamen[b] (Österreich)	Handelsnamen (Deutschland)	Tagesdosis[c] (mg/die)	Kommentare

[a]AT: Atypika, hpT: hochpotente Typika, mpT: mittelpotente Typika, npT: niedrigpotente Typika

[b]Tiaprid (Delpral®), ein D_2-Antagonist, wird u. a. auf einigen Intensivstationen am LKH Graz zur Behandlung psychomotorischer Störungen bei chronischem Alkoholismus parenteral eingesetzt. Eine Ampulle Delpral® enthält 100 mg Tiaprid (Dosierung: 300–400 mg/die, Dosisreduktion bei Nierenschäden). Weitere Anwendungsgebiete von Delpral® sind Dyskinesien und Bewegungsanomalien (z. B. bei Chorea Huntington). In Deutschland ist Tiaprid (Tiapridex®) nur zur Therapie von Dyskinesien zugelassen.

[c]Niedrigere Dosen sind im Allgemeinen bei älteren Patienten und Patienten mit relevanter somatischer Komorbidität angezeigt. Die angegebenen höheren Dosierungen sollten in der Regel klinisch-stationären Behandlungen vorbehalten bleiben.

[d]Aripiprazol ist in Österreich zur Behandlung der Schizophrenie bei Jugendlichen ab 15 Jahren zugelassen. In den USA ist Aripiprazol zusätzlich zur Behandlung von Reizbarkeit im Zusammenhang mit autistischen Störungen bei Kindern ab 5 Jahren und Jugendlichen indiziert.

[e]Asenapin ist in den USA als Saphris® im Handel. Saphris® ist zur Therapie der Schizophrenie und der akuten Manie zugelassen.

[f]Clozapin ist in Österreich zur Behandlung der therapieresistenten Schizophrenie bei Jugendlichen ab 16 Jahren zugelassen.

[g]Risperidon ist in Österreich zur Behandlung der Schizophrenie bei Jugendlichen ab 15 Jahren zugelassen. Risperidon ist auch zur Behandlung impulshafter Verhaltensauffälligkeiten im Rahmen von autistischen Störungen bei Kindern ab 5 Jahren und Jugendlichen indiziert.

[h]Deanxit®, ein Kombinationspräparat aus dem antidepressiv wirkenden Melitracen und dem Typikum Flupentixol, ist in Österreich für die Behandlung von leichten depressiven Verstimmungen im nicht psychotischen Bereich zugelassen. Eine Dragée Deanxit® enthält 10 mg Melitracen und 0,5 mg Flupentixol (Dosierung: 1- bis 2-mal täglich eine Dragée).

◻ Tab. 3.7 Klinische Wirkungsprofile der Atypika bei schizophrenen Störungen

Wirkpotenz von Atypika auf schizophrene Zieldimensionen	Positivsymptomatik	Negativsymptomatik	Kognitive Störungen	Depressive Symptomatik	Therapieresistenz
Amisulprid	+++	++	?	++	++
Aripiprazol	+++	++	++	++	?
Clozapin	+++	+	++	+++	+++
Olanzapin	+++	+	++	+++	++
Quetiapin	++	+	+	+++	++
Risperidon	+++	+	++	++	++
Sertindol	+++	++	?	++	?
Ziprasidon	++	+	?	++	?

+++ starke, ++ mittelstarke, + schwache Wirkpotenz, ? derzeit nicht belegt

Nach der „Dopaminhypothese der Schizophrenie" von Carlsson (1988) ist die schizophrene **Positivsymptomatik** (Synonyma: Plussymptomatik, produktive Symptome) (Halluzinationen, Wahn, psychotische Ich-Störungen, zerfahrenes Denken, bizarres Verhalten, Erregung und Spannung) auf eine dopaminerge Hyperaktivität in der mesolimbischen Bahn zurückzuführen, während die schizophrene **Negativsymptomatik** (Synonym: Minussymptomatik) (Verarmung der Sprache und der Inhalte, Affektverflachung, Freudlosigkeit, sozialer Rückzug, Minderung der Initiative) mit einer dopaminergen Hypoaktivität im mesokortikalen System assoziiert ist. Da **hochpotente Typika** auch **D_2-artige Dopaminrezeptoren** in den mesokortikalen, nigrostriatalen und tuberoinfundibulären Bahnen **gleich stark blockieren** sollen, sind sie in der Regel wenig oder nicht wirksam bei Negativsymptomatik und verursachen pharmakogene Depressionen, induzieren extrapyramidale Begleitwirkungen (Synonym: **extrapyramidalmotorische Symptome**, EPS) (Frühdyskinesien, Parkinsonoid, Akathisie, Spätdyskinesien) und rufen Prolaktinerhöhungen hervor. Die Atypika hingegen zeigen deutlich weniger üblicherweise mit der D_2-Rezeptorblockade im nigrostriatalen System einhergehende extrapyramidale Begleitwirkungen und zielen zusätzlich gegen Negativsymptomatik, **depressive Symptomatik** (z. B. Deprimiertheit, Hoffnungslosigkeit, Suizidalität) und **kognitive Störungen** (z. B. Beeinträchtigungen der Aufmerksamkeit, Exekutivfunktionen und Wortflüssigkeit). Denn der **atypische Wirkungsmechanismus** beruht auf einer **präferenziellen funktionellen Beeinflussung der dopaminergen Neurotransmittersysteme** in den mesolimbischen, mesokortikalen Bahnen und nigrostriatalen Bahnen. Mögliche Erklärungsansätze für den Wirkungsmechanismus von Atypika sind u. a. mesolimbische Bindungsselektivität, 5-HT_2-Rezeptorblockade, partieller Agonismus an D_2-artigen Dopaminrezeptoren.

Beispielsweise wirkt Aripiprazol im Sinne der Toposelektivität bei zu niedriger dopaminerger Aktivität (Minussymptomatik) als Agonist und bei zu hoher dopaminerger Aktivität (Plussymptomatik) als Antagonist. Im nigrostriatalen System führt Aripiprazol zwar zu einer fast kompletten D_2-Rezeptorokkupation, nicht jedoch zu einer vollständigen Blockade der dopaminergen Neurotransmission vor dem Hintergrund seiner etwa 20 bis 30%igen intrinsischen Aktivität an D_2-artigen Dopaminrezeptoren („partieller Agonismus"). Schließlich fungiert Aripiprazol als partieller Agonist an 5-HT_{1A}-Rezeptoren (antidepressive Effekte) und als Antagonist an 5-HT_{2A}-Rezeptoren (Besserung der Negativsymptomatik) und an 5-HT_{2C}-Rezeptoren (Abnahme des Prolaktinanstiegs).

◘ Tab. 3.7 gibt eine orientierende Übersicht über die klinischen Wirkungsprofile der Atypika bei schizophrenen Störungen (mod. nach Lieberman u. Tasman 2006).

Das **Hauptindikationsgebiet** der Antipsychotika bilden die **schizophrenen Störungen**. Weitere Indikationen in der psychiatrischen Praxis sind psychotische Zustandsbilder und/ oder psychomotorische Erregungszustände bei einer Reihe von psychischen Störungen und neuropsychiatrischen Krankheiten (Atypika als „Breitbandpsychopharmaka"). In der folgenden Übersicht sind die **weiteren psychiatrischen Indikationsgebiete** von Antipsychotika sowie einige Behandlungshinweise für die Routineversorgung zusammengefasst.

Weitere psychiatrische Indikationsgebiete von Antipsychotika

Psychotische Zustandsbilder und/oder psychomotorische Erregungszustände bei nachfolgenden Erkrankungen:

- Manien sowie manische oder gemischte affektive Episoden im Rahmen von bipolaren affektiven Störungen (vorzugsweise Atypika mit Ausnahme von Clozapin)
- Schizoaffektive Störungen (vorzugsweise Atypika, insbesondere Paliperidon)
- Depressive Episoden mit psychotischen Symptomen (vorzugsweise Quetiapin, Olanzapin, Aripiprazol und Risperidon in Kombination mit Antidepressiva)
- Wahnhafte Störungen (Diphenylbutylpiperidine wie z. B. Pimozid und Atypika wie z. B. Risperidon sind am ehesten wirksam)
- Delirien (vorzugsweise Haloperidol und Risperidon; zusätzlich sind zur psychomotorischen Dämpfung Prothipendyl, Pipamperon und Melperon geeignet; Antipsychotika mit starken anticholinergen Begleiteffekten wie z. B. Clozapin und Levomepromazin sind zu vermeiden, da sie selbst delirogene Effekte entfalten können)
- Demenzen (vorzugsweise das bei Verhaltensstörungen bei Demenz zugelassene Risperidon; zusätzlich ist zur psychomotorischen Dämpfung Melperon geeignet; Clozapin und Quetiapin sind bei psychotischen Symptomen bei Morbus Parkinson und bei Demenz vom Lewy-Körperchen-Typ zu favorisieren)
- Entwicklungsstörungen (vorzugsweise Risperidon und Aripiprazol; Risperidon ist in Österreich, Aripiprazol ist in den USA zur Behandlung von Autismus bei Kindern und Jugendlichen zugelassen)
- Intelligenzminderungen (Levomepromazin ist beispielsweise bei Erregungszuständen im Rahmen von Intelligenzminderung zugelassen)
- Gilles-de-la-Tourette-Syndrom (vorzugsweise Haloperidol, Pimozid, Risperidon, Olanzapin, Ziprasidon und Quetiapin)
- Chorea Huntington (Tiaprid ist zur Behandlung von Bewegungsstörungen bei Chorea Huntington und von psychomotorischen Störungen bei älteren Patienten zugelassen; Typika wie Haloperidol und Pimozid sowie Atypika wie Risperidon sind wirksam)

- Medikamenten- oder drogeninduzierte Psychosen, z. B. aufgrund von Steroiden, L-Dopa, Kokain, Amphetaminen usw. (vorzugsweise Haloperidol, Aripiprazol und Olanzapin; bei L-Dopa induzierten Psychosen bei Patienten mit Morbus Parkinson sind Clozapin und Quetiapin vorzuziehen)
- Alkoholentzugssyndrome und Alkoholhalluzinosen (vorzugsweise Haloperidol und Risperidon; in Österreich sind Tiaprid für die Behandlung psychomotorischer Störungen bei Alkoholkrankheit, Melperon für die Therapie von Unruhezuständen bei Alkoholentzug zugelassen)
- Epilepsieassoziierte interiktale Psychosen (vorzugsweise Atypika mit Ausnahme von Clozapin)
- HIV-assoziierte schizophreniforme Psychosen und HIV-induzierte Manien (vorzugsweise Olanzapin, Risperidon, Aripiprazol, Quetiapin und andere Atypika mit Ausnahme von Clozapin)
- Persönlichkeitsstörungen, z. B. mikropsychotische Episoden im Rahmen von Borderlinepersönlichkeitsstörungen (Atypika in niedriger Dosierung, vorzugsweise Olanzapin, Quetiapin, Risperidon, Aripiprazol)

Einige **Antipsychotika** sind **in niedrigerer Dosierung zugelassen** zur Behandlung von
- **Schlafstörungen** (z. B. Chlorprothixen, Levomepromazin, Pipamperon, Melperon, Prothipendyl, Perazin),
- **Angstzuständen** (z. B. Melperon, Perphenazin, Fluspirilen, Chlorprothixen),
- **depressiven Zustandsbildern** (z. B. Sulpirid, retardiertes Quetiapin im Sinne einer Augmentationstherapie),
- **chronischen Schmerzen** (z. B. Perphenazin, Levomepromazin, Chlorprothixen, Prothipendyl, Haloperidol als Zusatzmedikation).

Nichtpsychiatrische Anwendungsgebiete von Antipsychotika sind
- Übelkeit und Erbrechen (zugelassen sind z. B. Prothipendyl, Perphenazin, Haloperidol),
- Narkoseprämedikation (zugelassen ist z. B. Prothipendyl),
- Morbus Menière (zugelassen ist z. B. Sulpirid),
- Dyskinesien und Bewegungsanomalien (zugelassen ist z. B. Tiaprid),
- juckende Dermatosen (zugelassen ist z. B. Prothipendyl).

Nebenwirkungen

Extrapyramidale Begleitwirkungen bzw. extrapyramidalmotorische Symptome (**EPS**) treten unter hochpotenten Typika im Gegensatz zu niedrig- bis mittelpotenten Typika bereits in niedriger bis mittlerer Dosierung häufig auf. Atypika zeigen im Vergleich zu Typika eine signifikant niedrigere dosisabhängige Wahrscheinlichkeit von EPS. Unter den Atypika haben Risperidon (≥ 6 mg/die) und Amisulprid das höchste dosisabhängige Risiko für EPS. Bis auf Akathisie ist die Inzidenz von EPS unter Olanzapin, Ziprasidon und Aripiprazol derjenigen unter Plazebo vergleichbar. Außer Clozapin weisen Quetiapin und Sertindol unter den Atypika das geringste Risiko für EPS auf. Clozapin wird in der psychiatrischen Praxis überdies zur Behandlung von neuroleptisch bedingten Spätdyskinesien immer wieder mit Erfolg eingesetzt. ◘ Tab. 3.8 gibt eine orientierende Übersicht über antipsychotikainduzierte EPS unter Berücksichtigung von klinischen Faktoren und therapeutischen Möglichkeiten.

◨ **Tab. 3.8** Klinik und Therapie von antipsychotikabedingten extrapyramidalmotorischen Symptomen (EPS)

	Frühdyskinesien	Parkinsonoid	Akathisie	Spätdyskinesien
Symptome	Zungenschlundkrämpfe, Blickkrämpfe, Verkrampfungen der Halsmuskulatur und daraus resultierende choreatiforme Torsionen des Kopfes, aber auch der Extremitäten	Rigor, Hypokinese, Amimie, kleinschrittiger Gang, gebeugte Körperhaltung, Tremor	Bewegungsunruhe, Trippeln, unwiderstehlicher Drang, herumlaufen zu müssen, der Patient kann keine längere Zeit (Minuten) still sitzen, stehen oder liegen. Häufig als extrem quälend erlebt, sodass aggressive oder suizidale Handlungen auftreten können	Periorale bzw. orale Unruhe, später choreatische Hyperkinesen im Kopfbereich und an den Extremitäten, bei massiver Ausprägung groteske Bewegungsabläufe am ganzen Körper von athetotisch-dystonem Charakter. Im Schlaf treten sie nicht auf. Unter emotionaler Belastung nehmen sie zu. Symptomdauer beträgt mindestens 4 Wochen. Gesamtdauer einer eventuell früheren und der jetzigen Antipsychotikabehandlung beläuft sich auf mindestens 3 Monate.
Auftreten	Vor allem am Beginn der Behandlung unter hochpotenten Typika bzw. bei starker Dosiserhöhung	Nach 7–10 Tagen der Behandlung, vor allem bei mittlerer und hoher Dosierung stark wirkender Typika	Meist nach mehrwöchiger Therapie, gelegentlich auch schon in den ersten Tagen. Häufigstes EPS (bis zu 20–25 % aller Patienten unter Typika)	Nach monate- bis jahrelanger Behandlung mit meist hochpotenten Typika in bis zu 20 % aller Fälle; potenziell irreversibel
Risikofaktoren	Jüngeres Alter, männliches Geschlecht, Gabe von hochpotenten Typika, hohe Dosierungen bzw. parenterale Verabreichung von Typika	Ältere Patienten, höhere Dosierungen potenter Typika	Im Prinzip haben alle Antipsychotika ein dosisabhängiges Risiko für Akathisie mit Ausnahme von Clozapin und Quetiapin	Höheres Alter, weibliches Geschlecht, Diabetes mellitus, affektive Störungen, jahrelange Gabe von Typika in höheren Dosierungen

3

◻ **Tab. 3.8** *(Fortsetzung)* Klinik und Therapie von antipsychotikabedingten extrapyramidalmotorischen Symptomen (EPS)

	Frühdyskinesien	Parkinsonoid	Akathisie	Spätdyskinesien
Therapie	Intravenöse Gabe einer Ampulle Biperiden (Akineton®) zu 5 mg. Biperiden ist ein zentrales Anticholinergikum	Initial 2-mal ½ Tablette Akineton® zu 2 mg, dann Erhaltungsdosis mit 1–2 Tabletten Akineton® retard 4 mg oder vorübergehend Akineton® und Dosisänderung oder vorübergehend Akineton® und Wechsel auf ein Atypikum	Reduktion der Dosis, ggf. vorübergehendes Absetzen des Antipsychotikums (wenn möglich), danach Übergang auf ein (anderes) Atypikum. Versuch mit dem Beta-Blocker Propranolol (Inderal®, Dociton®) 30–90 mg/die per os und/oder einem Benzodiazepin (z. B. Lorazepam 1–2 mg/die, Diazepam 10 mg/die) als Begleitmedikation	**Vorbeugung:** Beachtung der Risikofaktoren; bei chronischem Verlauf der schizophrenen Störung mit möglichst niedriger Antipsychotikadosierung auszukommen trachten; Überwachung des Patienten auf evtl. im Zungenbereich beginnende Dyskinesien; plötzliches Absetzen von Antipsychotika nach jahrelangen Gaben vermeiden
				Therapieversuch: Tiaprid (Delpral®, Tiapridex®) 300–800 mg/die, Umstellung auf Clozapin; kein Antiparkinsonmittel, auch kein Akineton® geben

Das **maligne neuroleptische Syndrom** ist eine sehr seltene, lebensbedrohliche zentralnervöse Arzneimittelwirkung von Antipsychotika (Inzidenz: 0,02–3,23 %, Letalität: 5–20 %, falls unbehandelt). Am häufigsten tritt es am Beginn einer Behandlung mit hochpotenten Typika in hohen Dosierungen auf. In sehr seltenen Fällen ist es unter der Gabe von Clozapin, Risperidon, Olanzapin und Quetiapin beobachtet worden. Als Risikofaktoren gelten jüngeres Alter, männliches Geschlecht, somatische Begleiterkrankungen, Dehydration, Gabe von hochpotenten Typika, rasche Aufdosierung und intramuskuläre Darreichungsformen. Leitsymptome sind Rigor, Fieber und Zeichen der vegetativen Dysfunktion (siehe auch ◻ Tab. 2.5). Häufig geht die Symptomtrias mit einer CK-Erhöhung (>300 U/L), einer Leukozytose (>15 G/L) und quantitativen Störungen des Bewusstseins einher. Die Therapie der Wahl besteht aus dem sofortigen Absetzen aller Antipsychotika, Maßnahmen der Kühlung, parenteraler Flüssigkeitszufuhr und Überwachung der Vitalfunktionen, ggf. unter intensivmedizinischen Bedingungen. Gleichzeitig sollte das Benzodiazepin Lorazepam langsam intravenös in höherer Dosierung für die Dauer von 5 bis 10 Tagen appliziert werden (z. B. 3-mal 1 Ampulle Temesta® bzw. Tavor® zu 2 mg). Alternativ kommen intravenöse Dantroleninfusionen oder die orale Gabe von Bromocriptin (z. B. 10 mg Parlodel® bzw. Pravidel®) oder Amantadin (z. B. 200 mg PK-Merz®) in Betracht. Die ECT gilt als Therapie der zweiten Wahl.

Typika blockieren die D_2-artigen Dopaminrezeptoren in den tuberoinfundibulären Bahnen. Folglich sind **antipsychotikainduzierte Hyperprolaktinämien** unter Typika häufig. Unter

Gabe von Amisulprid und Risperidon besteht ein erhöhtes, dosisabhängiges Risiko für das Auftreten von Prolaktinanstiegen über die Norm. Hyperprolaktinämien können nachfolgende **sexuelle Funktionsstörungen** bedingen:

- bei Frauen oft Libidominderung, Orgasmusstörungen, Störungen des Menstruationszyklus bis hin zu Sub- oder Infertilität, Hypoöstrogenämie;
- bei Männern häufig Libidoverlust, Erektions- und Ejakulationsstörungen, Hypospermie;
- antipsychotikainduzierte Gynäkomastie bei 3 % aller Frauen und 6 % aller Männer;
- antipsychotikainduzierte Galaktorrhö bei knapp 3 % aller Männer und bei etwa 10–50 % aller Frauen.

Zusätzlich wird in der Literatur diskutiert, ob die **Osteoporose bei Frauen** als Folge von langzeitigen antipsychotikainduzierten Hyperprolaktinämien entstehen kann. Oftmals sind jedoch Hyperprolaktinämien unter Gabe von Antipsychotika im Verlauf reversibel oder bleiben asymptomatisch. Falls symptomatische antipsychotikainduzierte Hyperprolaktinämien persistieren, ist die Umstellung auf ein Atypikum ohne erhöhtes Risiko für Prolaktinanstiege über der Norm ratsam (z. B. Aripiprazol, Quetiapin).

Bis zu 50 % der über eine längere Zeit mit Antipsychotika behandelten Patienten sind übergewichtig. Die Appetitanregung und daraus resultierende **Gewichtszunahme** ist unter niedrig- bis mittelpotenten Typika und unter Atypika, welche die Histamin-1-Rezeptoren und die 5-HT$_{2C}$-Rezeptoren blockieren, besonders hoch. So ist das Risiko für Gewichtszunahme unter Clozapin (mittlere Gewichtszunahme nach 10 Wochen Clozapin in einer Standarddosis: 4,45 kg) und Olanzapin (mittlere Gewichtszunahme nach 10 Wochen Olanzapin in einer Standarddosis: 4,15 kg) als höher einzustufen als unter anderen Atypika (z. B. mittlere Gewichtszunahmen nach 10 Wochen Quetiapin, Risperidon oder Ziprasidon in Standarddosen: 2,16 kg, 2,10 kg oder 0,04 kg). Schwerwiegende somatische Komplikationen von Gewichtszunahmen können Diabetes mellitus, kardiovaskuläre Erkrankungen, Kolonkarzinom und Osteoarthritis sein. Im Gegensatz zu hochpotenten Typika sollen **Atypika**, insbesondere Clozapin und Olanzapin, mit einem erhöhten **Risiko für die Entwicklung metabolischer Symptome** (z. B. pathologische Glukosetoleranz, Hyperglykämien, Hyperlipidämien, Ketoazidose) assoziiert sein. Psychoedukative Interventionen und diätetische Maßnahmen zur Reduktion Herz-Kreislauf-gefährdender Verhaltensweisen (z. B. Nikotinkonsum, Fehlernährung, körperliche Inaktivität) sind in jedem Fall angezeigt. Bei **Vorliegen eines metabolischen Syndroms** (Koinzidenz von abdomineller Adipositas, gestörter Glukosetoleranz, Hypertonie und Hypertriglyzeridämie) ist die Umstellung auf ein gewichtsneutrales Atypikum (z. B. Ziprasidon, Aripiprazol) zu empfehlen.

Niedrig- bis mittelpotente Typika, Pimozid, Haloperidol in hoher intravenöser Dosierung, Ziprasidon und vor allem Sertindol gehören zu den Arzneimitteln, die bekanntermaßen **QTc-Zeit-Verlängerungen** hervorrufen. Die Verlängerung der QTc-Zeit kann insbesondere bei Patienten mit kardialen Vorschädigungen zur Induktion von Torsade de pointes mit potenziell tödlichem Ausgang disponieren. Vor diesem Hintergrund darf **Sertindol** nur unter Einhaltung bestimmter Vorsichtsmaßnahmen angewendet werden:

- Vor und während der Behandlung mit Sertindol ist eine EKG-Überwachung erforderlich. Sertindol ist kontraindiziert, wenn bei männlichen Patienten ein QTc-Intervall >450 ms und bei Frauen >470 ms beobachtet wird.
- Arzneimittel, die mit dem Auftreten pathologischer QTc-Verlängerungen einhergehen können, dürfen nicht mit Sertindol kombiniert werden (z. B. Antiarrhythmika der Klassen I und III, Erythromycin, Gatifloxacin, Terfenadin).

Gleichzeitige Verabreichung von Sertindol und starken CYP3A4-Inhibitoren (z. B. Indinavir, Diltiazem, Erythromycin, Ketoconazol) (siehe auch Kap. 2.9.7, „Beispiele pharmakokinetischer Arzneimittelinteraktionen") ist kontraindiziert. Meist relativ rasch nach Beginn der Behandlung mit niederpotenten Typika treten **vegetative Nebenwirkungen** auf, die auf die Blockade von Alpha-1-Adrenorezeptoren und muskarinischen Rezeptoren zurückzuführen sind:

- Hypotonie, orthostatische Dysregulation mit Reflextachykardie und Schwindel (Blockade der Alpha-1-Adrenorezeptoren);
- Blasenentleerungsstörungen bis hin zur Harnverhaltung, Sinustachykardie, Akkomodationsstörungen, Obstipation bis hin zum paralytischen Ileus, Mundtrockenheit, bei zu rascher Aufdosierung delirante Syndrome (anticholinerge Effekte).

Unter den atypischen Multirezeptorantagonisten zeigt Clozapin das höchste dosisabhängige Risiko für anticholinerge Nebenwirkungen und orthostatische Dysregulation. **Antipsychotika mit starken anticholinergen Nebenwirkungen sind bei Prostataadenom, Engwinkelglaukom und deliranten Syndromen kontraindiziert.** Als Begleitmedikation können bei orthostatischer Hypotonie die Kreislaufmittel Dihydergot® oder Effortil®, bei Tachykardien der kardioselektive Beta-Blocker Atenolol sowie bei Blasenentleerungsstörungen und Obstipation der Cholinesterasehemmer Distigmin verabreicht werden.

Andere mögliche Nebenwirkungen von Antipsychotika sind:
- dosisabhängige Senkung der Krampfschwelle: Das prokonvulsive Risiko ist für Clozapin am höchsten, für Risperidon am niedrigsten;
- allergische Reaktionen: vor allem unter Phenothiazinen;
- pharmakogene Depression: vor allem unter hochpotenten Typika;
- Sedierung: vor allem unter niederpotenten Typika, Clozapin und Quetiapin (initial sedierend);
- clozapininduzierte Kardiomyopathie mit unter Umständen tödlichem Ausgang (vereinzelt in kasuistischen Beiträgen berichtet);
- zerebrovaskuläre Effekte: Bei älteren Demenzpatienten besteht unter der Gabe von Typika und Atypika ein im Vergleich zu Plazebo erhöhtes Risiko für zerebrovaskuläre Ereignisse (z. B. Schlaganfall);
- Agranulozytose: unter Clozapin in 1 % aller Fälle (siehe auch ◘ Tab. 3.9);
- Transaminasenanstieg: Unter Typika und Atypika können in der Regel asymptomatische und prinzipiell reversible Leberenzymanstiege in den ersten 3 Monaten nach Beginn der Behandlung auftreten. Extrem selten sind intrahepatische Cholestasen unter Antipsychotika.

◘ Tab. 3.9 gibt eine orientierende Übersicht über die Nebenwirkungsprofile der Atypika im Vergleich zum hochpotenten Typikum Haloperidol (mod. nach Lieberman u. Tasman 2006).

3.1.3 Stimmungsstabilisierer (Phasenprophylaktika) und Antimanika

Substanzen

Stimmungsstabilisierer („mood stabilizer", Phasenprophylaktika) sind Medikamente, die aufgrund der rezidivprophylaktischen und stimmungsstabilisierenden Wirkung zur prophylak-

◻ Tab. 3.9 Nebenwirkungsprofile der Atypika im Vergleich zu Haloperidol

Nebenwirkungen von Antipsychotika	Haloperidol	Clozapin	Olanzapin	Quetiapin	Amisulprid	Risperidon	Ziprasidon	Sertindol	Aripiprazol
Akathisie	+++	0	+	0	++	++	+	0	+
Spätdyskinesien	+++	0	+	0	+	++	+	0 bis +	+
Malignes neuroleptisches Syndrom	++	+	+	0	+	+	+	+	0
Hyperprolaktinämien	+++	0	0 bis +	0	++	+++	0 bis +	0 bis +	0
Gewichtszunahme[a]	+	+++	+++	+	+	+	0	+	0
QTc-Verlängerung[b]	++	0	0	+	+	+	++	+++	0
Orthostatische Hypotonie	+	+++	++	++	0	+	+	+	+
Tachykardie	+	+++	++	++	0	+	+	+	0
Anticholinerge Effekte	+	+++	++	+	0	0	0	0	0
Transienter Transaminasenanstieg[a]	++	++	++	+	+	+	+	+	0
Agranulozytose[a]	0	++	0	0	0	0	0	0	0
Sedierung	+	+++	++	+++	+	+	+	+	+
Krampfanfälle	0 bis +	+++	0 bis +	0 bis +	0 bis +	0	0 bis +	0 bis +	0 bis +

[a]Dosisunabhängige Nebenwirkungen
[b]Eine QTc-Zeit-Verlängerung auf über 500 ms gilt als Risikofaktor für ventrikuläre Arrhythmien (z. B. Torsades de pointes).
0 nicht vorhanden oder kein signifikanter Unterschied zu Plazebo; + gering; ++ mäßig; +++ ausgeprägt

tischen Langzeittherapie bipolarer affektiver Störungen verabreicht werden. Als Antimanika werden Arzneimittel mit antimanischen Effekten bezeichnet. ◘ Tab. 3.10 gibt einen Überblick über die derzeit in Österreich und Deutschland eingesetzten Stimmungsstabilisierer und/oder Antimanika.

Wirkungen und Indikationen

Die Verwendung von **Lithiumsalzen** in der Medizin geht auf die Erfahrung zurück, dass sie bei affektiven Störungen das Auftreten erneuter Krankheitszeichen in einem ansehnlichen Teil der Fälle verhindern bzw. die Häufigkeit des Auftretens erneuter manischer und depressiver Episoden deutlich reduzieren. Eine sichere theoretische Begründung für diese empirisch gesicherte Feststellung existiert bis heute nicht. Lithiumsalze zur Rezidivprophylaxe bei bipolaren affektiven Störungen bzw. unipolaren depressiven Störungen gehören zum festen Medikamentenschatz in der Psychiatrie, zumal sie auch eine therapeutische Wirkung gegenüber manischen Episoden entfalten. Die phasenverhütende Wirkung der Lithiumsalze tritt in der Regel mit ca. halbjähriger Verzögerung ein. Eine Dosierung zur Erzielung eines konstanten Wirkspiegels ist wegen der geringen therapeutischen Breite der Lithiumsalze vonnöten (► Kap. 2.9.7, Abschn. „Therapeutisches Monitoring bei Lithium").

Antikonvulsiva wirken antimanisch und häufig stimmungsstabilisierend. So werden sowohl Carbamezepin als auch Valproinsäure als Antimanika und Stimmungsstabilisierer bei bipolaren affektiven Störungen in der psychiatrischen Praxis eingesetzt. Lamotrigin ist zur Prävention depressiver Episoden bei Patienten mit bipolaren affektiven Störungen zugelassen (► Kap. 2.9.7, Abschn. „Therapeutisches Monitoring bei Antikonvulsiva [Antiepileptika]"). Der genaue Wirkmechanismus der Antikonvulsiva ist noch nicht geklärt. Einige Antikonvulsiva (z. B. Tiagabin, Vigabatrin) bedingen antimanische und sedierende Effekte über eine Verstärkung der inhibitorischen synaptischen Neurotransmission; andere Antikonvulsiva (z. B. Lamotrigin, Felbamat) vermindern in erster Linie die exzitatorische synaptische Transmission. Neben den Wirkungen auf die inhibitorischen und exzitatorischen Transmittersysteme kommen bei zahlreichen Antikonvulsiva weitere Wirkmechanismen (z. B. Beeinflussung der spannungsabhängigen Ionenkanäle) bzw. noch unbekannte Wirkmechanismen zum Tragen.

Prinzipiell sind alle **Antipsychotika** (Typika und Atypika) aufgrund der allgemein dämpfenden, befriedenden und beruhigenden Effekte antimanisch wirksam. Wegen des mit Typika assoziierten höheren Risikos für extrapyramidalmotorische Symptome sind indes Atypika den Typika im Allgemeinen vorzuziehen. Innerhalb der Gruppe der Atypika sind in Österreich und Deutschland derzeit Olanzapin, retardiertes und nicht retardiertes Quetiapin, Risperidon, Ziprasidon, Aripiprazol und Asenapin als Antimanika zugelassen. Ziprasidon ist sogar als Antimanikum bei Kindern ab 10 Jahren und Jugendlichen indiziert. Paliperidon ist zwar nicht zur Behandlung der bipolaren Manie, aber zur Therapie von manischen Symptomen im Rahmen von schizoaffektiven Störungen zugelassen. Als **Phasenprophylaktika** sind in Österreich und Deutschland derzeit folgende Atypika im Handel:

- retardiertes und nicht retardiertes Quetiapin (bei bipolaren Patienten, die in der manischen oder depressiven Episode auf die Quetiapin-Behandlung ansprachen),
- Olanzapin (bei bipolaren Patienten, die in der manischen Episode auf die Olanzapinbehandlung ansprachen),
- Aripiprazol (zur Prävention neuer manischer Episoden bei bipolaren Patienten, die überwiegend manische Episoden hatten und deren manische Episoden auf die Aripiprazolbehandlung ansprachen).

In Österreich und Deutschland besteht für retardiertes und nicht retardiertes Quetiapin zusätzlich eine Zulassung zur Behandlung der bipolaren Depression.

Nebenwirkungen

Vor Beginn der Einstellung auf ein Lithiumsalz ist eine Reihe von Untersuchungen zu empfehlen, so neben der internistischen und neurologischen Untersuchung des Patienten die Untersuchung des Blutbilds, der Nierenfunktion und der Schilddrüsenfunktion, daneben sollten auch EKG, Blutdruck und Puls, EEG, Körpergewicht und Halsumfang untersucht werden. Schließlich ist die Durchführung eines Schwangerschaftstests vor der Lithiumeinstellung obligat. Denn Lithiumsalze sind teratogen. In der Literatur werden **lithiuminduzierte kardiovaskuläre Missbildungen** (u. a. Ebstein-Anomalie) beschrieben, sodass Lithium nach Möglichkeit erst nach dem 2. Schwangerschaftstrimenon und nur bei strenger Indikationsstellung und entsprechender Nutzen-Risiko-Abwägung gegeben werden sollte. Perinatale Risiken unter Lithium sind u. a. „Floppy-infant-Syndrom" und reversible Struma. Stillen unter Lithiumgabe ist nicht zu empfehlen.

Unter der Wirkung der prophylaktisch wirksamen Lithiumdosis können folgende **Nebenwirkungen** beobachtet werden:
— Übelkeit
— Durchfall, Erbrechen
— Feinschlägiger Händetremor
— Polyurie, Durst
— Gewichtszunahme
— Vergrößerung der Schilddrüse
— Wassereinlagerung, Ödeme
— Müdigkeit
— Schwindel, Sprachstörungen, Gedächtnisstörungen

Eine **Wirkungsverstärkung** von Lithiumsalzen kann durch Abnahme der Lithiumclearance, Hemmung der renalen Prostaglandinsynthese und/oder Verminderung der Nierendurchblutung bedingt sein. Zugrunde liegende Faktoren sind u. a.:
— natriumarme Kost bzw. Diät,
— gleichzeitige Einnahme von nichtsteroidalen Antiphlogistika (z. B. Diclofenac, Ibuprofen), Metronidazol, ACE-Hemmer, Tetrazykline und/oder Diuretika.

Vermehrte Nebenwirkungen von Lithium bis hin zur Neurotoxizität (z. B. delirantes Syndrom) sind unter Kombinationen von Lithium und hochpotenten Typika, Carbamazepin, Phenytoin, SSRI und Clomipramin, Kalziumkanalblocker beschrieben.

Die **Überdosierung** von Lithiumsalzen (z. B. auch bei einer Dehydratation, etwa durch große Hitze, Erbrechen und anderes) kann zu folgenden Symptomen führen:
— Erbrechen, Durchfall
— Grobschlägiger Händetremor
— Müdigkeit
— Schwindel
— Verwaschene Sprache
— Ataxie

3

□ Tab. 3.10 Überblick über die derzeit in Österreich und Deutschland eingesetzten Stimmungsstabilisierer und/oder Antimanika einschließlich des von den Herstellern angegebenen Dosierungsrahmens

Wirkstoffe (Arzneimittelgruppen)	Handelsnamen (Österreich)	Handelsnamen (Deutschland)	Tagesdosis^a (mg/die)	Kommentare
Lithiumcarbonat (Lithiumsalze)	Quilonorm® retard, Tabletten 450 mg, Neurolepsin®	Quilonorm® retard, Tabletten 450 mg, Hypnorex® retard, Tabletten 400 mg u. a.	**Einstellung auf Quilonorm® retard bzw. Quilonorm® retard zur Rezidivprophylaxe:** Beginn mit ½ Tablette morgens und mit 1 Tablette abends, ca. 7 Tage später Blutentnahme zur Bestimmung des Lithiumspiegels im Serum. Bei Werten unter 0,6 mmol/l Steigerung der Lithiumdosis um ½–1 Tablette, bei Werten über 0,8 mmol/l Reduktion der Lithiumdosis um ½–1 Tablette. Erneute Untersuchung des Lithiumspiegels nach ca. 7 Tagen. Das prophylaktische Fenster liegt zwischen 0,6 und 0,8 mmol/l.	Lithiumsalze werden sowohl als Stimmungsstabilisierer als auch als Antimanika eingesetzt. Sie sind zur Behandlung akuter Manien und zur Phasenprophylaxe bipolarer affektiver Störungen zugelassen.
			Einstellung auf Hypnorex® retard zur Rezidivprophylaxe: 1.–3. Tag: 1 Tablette abends, 4.–7. Tag: 1 Tablette morgens und 1 Tablette abends. 12 h nach der letzten Lithiumeinnahme Serumkontrolle des Lithiumspiegels. Dosisanpassung, bis der Lithiumspiegel zwischen 0,6 und 0,8 mmol/l liegt	Bei Einstellung auf **Lithiumsalze zur Rezidivprophylaxe** ist einschleichend zu dosieren. Bestimmungen des Lithiumspiegels sind nach 7, 14, 21 und 28 Tagen erforderlich. Im ersten halben Jahr sind monatliche, danach vierteljährliche Lithiumspiegelkontrollen ausreichend.
				Bei der **Therapie der manischen Episode** rasche Aufdosierung indiziert (z. B. Tagesdosis Quilonorm® retard mindestens 2.200 mg). Lithiumspiegelkontrollen alle 2–3 Tage. Das therapeutische Fenster liegt zwischen 1,0 und 1,2 mmol/l. Bei Besserung der manischen Symptomatik, langsame Reduktion und Übergang in eine prophylaktische Erhaltungsdosis.

Substanz	Handelsname	Präparate	Dosierung	Bemerkungen
Lithiumaspartat (Lithiumsalze)	Nicht im Handel	Lithium-Aspartat® Tabletten 500 mg	Behandlungsbeginn einschleichend mit 3 Tabletten täglich, danach 6 Tabletten täglich auf 2–3 Einnahmen verteilen.	
Carbamazepin (Antikonvulsiva)		Tegretal® retard, Tabletten 200 mg und 400 mg, Tegretol®, Tabletten 200 mg und 400 mg, Tegretal®, orale Suspension, Deleptin®, Neurotop® u. a.	**Zur Rezidivprophylaxe** einschleichend aufdosieren mit abendlichem Schwerpunkt, Beginn mit 200 bis 400. Ca. 7 Tage später Blutentnahme zur Bestimmung des Carbamazepinspiegels im Serum. Das prophylaktische Fenster liegt zwischen 6 und 12 µg/ml. Dosissteigerungen in der Regel um 200 mg/die. **Zur Therapie der akuten Manie zugelassen:** 400–600 (max. 1.600) in 2–3 Einzelgaben. Das therapeutische Fenster liegt zwischen 6 und 12 µg/ml.	Carbamazepin wird sowohl als Stimmungsstabilisierer als auch als Antimanikum eingesetzt. Carbamazepin ist zur Rezidivprophylaxe bipolarer affektiver Störungen indiziert, wenn keine Behandlung mit Lithium möglich ist. Bestimmungen des Carbamazepinspiegels sind nach 7, 14, 21 und 28 Tagen erforderlich. Im ersten halben Jahr sind monatliche, danach halbjährliche Carbamazepinspiegelkontrollen ausreichend.

[a] Niedrigere Dosen sind im Allgemeinen bei älteren Patienten angezeigt.

[b] Aripiprazol ist in den USA zusätzlich indiziert zur Zusatztherapie depressiver Episoden im Rahmen von unipolaren affektiven Störungen. Es handelt sich hierbei um eine Augmentationstherapie bei Patienten, die unzureichend auf die Monotherapie mit einem Antidepressivum angesprochen haben (z. B. Zugabe von Aripiprazol zu SSRI bzw. SNRI). In dieser Indikation beträgt die Dosierung für Abilify® initial 2–5 mg täglich. Die Erhaltungsdosis liegt bei 5–10 mg Abilify® täglich.

[c] Asenapin ist in den USA als Saphris® im Handel. Saphris® ist zur Therapie der Schizophrenie und der akuten Manie zugelassen.

[d] In den USA ist Symbyax®, ein Kombinationspräparat aus Olanzapin und Fluoxetin, zur Therapie der bipolaren Depression und zur Therapie der therapieresistenten Depression zugelassen.

[e] Retardiertes Quetiapin (Seroquel® XR bzw. Seroquel® prolong) ist indiziert zur Zusatztherapie depressiver Episoden im Rahmen von unipolaren affektiven Störungen. Es handelt sich hierbei um eine Augmentationstherapie bei Patienten, die unzureichend auf die Monotherapie mit einem Antidepressivum angesprochen haben (z. B. Zugabe von retardiertem Quetiapin zu SSRI bzw. SNRI). In dieser Indikation beträgt die Tagesdosis für Seroquel® XR bzw. Seroquel® prolong: 50 mg am 1. und 2. Tag und 150 mg am 3. und 4. Tag. Die Erhaltungsdosis für Seroquel® prolong liegt bei 150 (bis 300) mg pro Tag.

[f] Zeldox® ist als Antimanikum bei Kindern ab 10 Jahren und Jugendlichen zugelassen.

3

◻ **Tab. 3.10** *(Fortsetzung)* Überblick über die derzeit in Österreich und Deutschland eingesetzten Stimmungsstabilisierer und/oder Antimanika einschließlich des von den Herstellern angegebenen Dosierungsrahmens

Wirkstoffe (Arzneimittelgruppen)	Handelsnamen (Österreich)	Handelsnamen (Deutschland)	Tagesdosis[a] (mg/die)	Kommentare
Valproinsäure (Antikonvulsiva)	Depakine® Chronosphere-Retardgranulat in Beuteln 50 mg, 250 mg und 500 mg, Depakine® chrono retard, Tabletten 300 mg und 500 mg, Depakine®, Tropfen 300 mg/ml, Convulex® u. a.	Ergenyl® chrono, Orfiril® long u. a.	**Zur Therapie der akuten Manie zugelassen:** oral: initial 1.000, dann 1.000–2.000, max. 3.000. In der akuten Manie werden Valproinsäurespiegel im Serum bis 120 μg/ml gut toleriert.	Valproinsäure wird sowohl als Stimmungsstabilisierer als auch als Antimanikum eingesetzt.
			Zur Rezidivprophylaxe: oral: Beginn mit 500–1.000, verteilt auf mehrere Einzeldosen, Erhaltungsdosis in der Regel 1.200–2.100. Das prophylaktische Fenster liegt zwischen 50 und 100 μg/ml.	Bestimmungen des Valproinsäurespiegels sind nach 7, 14, 21 und 28 Tagen erforderlich. Im ersten halben Jahr sind monatliche, danach halbjährliche Valproinsäurespiegelkontrollen ausreichend.
Lamotrigin (Antikonvulsiva)	Lamictal®, lösliche Tabletten 5 mg, 25 mg, 50 mg, 100 mg und 200 mg, Gerolamic® u. a.	Lamictal®, lösliche Tabletten 2 mg, 5 mg, 25 mg, 50 mg, 100 mg und 200 mg u. a.	**Zur Prävention depressiver Episoden bei Patienten mit bipolaren affektiven Störungen zugelassen:** einschleichend aufdosieren; Beginn mit 25 in den ersten 2 Wochen, Steigerung um jeweils 25 alle 2 Wochen. Übliche Erhaltungsdosis 100–200.	Lamotrigin wird als Stimmungsstabilisierer eingesetzt.
				Für Lamotrigin ist ein therapeutischer Lamotriginspiegel im Serum bislang noch nicht definiert.

Aripiprazol[b] (Atypika)	Abilify® Tabletten 5 mg, 10 mg, 15 mg und 30 mg, Abilify®, Schmelztabletten 10 mg und 15 mg, Abilify®, Lösung zum Einnehmen 1 mg/ml, Abilify®, Injektionslösung 7,5 mg/ml	Abilify® Tabletten 5 mg, 10 mg, 15 mg und 30 mg, Abilify®, Schmelztabletten 10 mg und 15 mg, Abilify®, Lösung zum Einnehmen 1 mg/ml, Abilify®, Injektionslösung 7,5 mg/ml	**Zur Therapie der akuten Manie zugelassen:** oral: 15, max. 30	Aripiprazol wird sowohl als Antimanikum als auch als Stimmungsstabilisierer eingesetzt.
			Zur Rezidivprophylaxe zugelassen: oral: 15	Intramuskuläre Applikationsform ist zur schnellen Beherrschung von Agitiertheit und Erregungszuständen bei manischen Episoden verfügbar. 1 Durchstechflasche Abilify® enthält 9,75 mg. Die empfohlene Anfangsdosis der Aripiprazol-Injektionslösung beträgt 9,75 mg (1,3 ml) als einmalige intramuskuläre Injektion. Eventuell zweite i.m.-Injektion 2 h nach der ersten Injektion. Maximal 3 Injektionen binnen 24 h.

[a] Niedrigere Dosen sind im Allgemeinen bei älteren Patienten angezeigt.

[b] Aripiprazol ist in den USA zusätzlich indiziert zur Zusatztherapie depressiver Episoden im Rahmen von unipolaren affektiven Störungen. Es handelt sich hierbei um eine Augmentationstherapie bei Patienten, die unzureichend auf die Monotherapie mit einem Antidepressivum angesprochen haben (z. B. Zugabe von Aripiprazol zu SSRI bzw. SNRI). In dieser Indikation beträgt die Dosierung für Abilify® initial 2–5 mg täglich. Die Erhaltungsdosis liegt bei 5–10 mg Abilify® täglich.

[c] Asenapin ist in den USA als Saphris® im Handel. Saphris® ist zur Therapie der Schizophrenie und der akuten Manie zugelassen.

[d] In den USA ist Symbyax®, ein Kombinationspräparat aus Olanzapin und Fluoxetin, zur Therapie der bipolaren Depression und zur Therapie der therapieresistenten Depression zugelassen.

[e] Retardiertes Quetiapin (Seroquel® XR bzw. Seroquel® prolong) ist indiziert zur Zusatztherapie depressiver Episoden im Rahmen von unipolaren affektiven Störungen. Es handelt sich hierbei um eine Augmentationstherapie bei Patienten, die unzureichend auf die Monotherapie mit einem Antidepressivum angesprochen haben (z. B. Zugabe von retardiertem Quetiapin zu SSRI bzw. SNRI). In dieser Indikation beträgt die Tagesdosis für Seroquel® XR bzw. Seroquel® prolong: 50 mg am 1. und 2. Tag und 150 mg am 3. und 4. Tag. Die Erhaltungsdosis für Seroquel® XR bzw. Seroquel® prolong liegt bei 150 (bis 300) mg pro Tag.

[f] Zeldox® ist als Antimanikum bei Kindern ab 10 Jahren und Jugendlichen zugelassen.

3

■ **Tab. 3.10** *(Fortsetzung)* Überblick über die derzeit in Österreich und Deutschland eingesetzten Stimmungsstabilisierer und/oder Antimanika einschließlich des von den Herstellern angegebenen Dosierungsrahmens

Wirkstoffe (Arzneimittelgruppen)	Handelsnamen (Österreich)	Handelsnamen (Deutschland)	Tagesdosis[a] (mg/die)	Kommentare
Asenapin[c] (Atypika)	Sycrest® Sublingualtabletten 5 mg und 10 mg	Sycrest® Sublingualtabletten 5 mg und 10 mg	**Zur Therapie der akuten Manie zugelassen:** oral 2-mal 10, bei Nebenwirkungen auf 2-mal 5 reduzieren	Asenapin wird als Antimanikum eingesetzt.

Um eine optimale Resorption zu gewährleisten, muss die Sycrest®-Sublingualtablette unter die Zunge gelegt werden, bis sie sich vollständig aufgelöst hat. Sie darf nicht gekaut oder geschluckt werden. Nach der Einnahme muss 10 min lang Essen und Trinken vermieden werden. |
| Olanzapin[d] (Atypika) | Zyprexa® Velotab-Schmelztablette 5 mg, 10 mg und 15 mg, Zyprexa®, Tabletten 2,5 mg, 5 mg, 10 mg und 15 mg, Zyprexa®, Pulver und Lösungsmittel zur Herstellung einer Injektionslösung 10 mg | Zyprexa® Velotab-Schmelztablette 5 mg, 10 mg, 15 mg und 20 mg, Zyprexa®, Tabletten 2,5 mg, 5 mg, 7,5 mg, 10 mg, 15 mg und 20 mg, Zyprexa®, Pulver und Lösungsmittel zur Herstellung einer Injektionslösung 10 mg u. a. | **Zur Therapie der akuten Manie zugelassen:** oral: initial bei Monotherapie 15, bei Kombinationstherapie 10; max. 20

Zur Rezidivprophylaxe zugelassen: oral: initial 10, max. 20 | Olanzapin wird sowohl als Antimanikum als auch als Stimmungsstabilisierer eingesetzt.

Intramuskuläre Applikationsform ist zur schnellen Beherrschung von Agitation und Erregungszuständen bei manischen Episoden verfügbar (5–20 mg/die). |

Quetiapin (Atypika)	Seroquel® Tabletten 25 mg, 100 mg, 200 mg und 300 mg, Quetialan® u. a.	Seroquel® Tabletten 25 mg, 100 mg, 200 mg und 300 mg	**Zur Therapie mittelgradiger bis schwerer manischer Episoden zugelassen**	Nicht retardiertes Quetiapin und retardiertes Quetiapin werden einerseits als Antimanika, andererseits zur Behandlung der bipolaren Depression eingesetzt.
	Seroquel® XR-Retardtabletten[e] 50 mg, 200 mg, 300 mg und 400 mg	Seroquel® prolong Retardtabletten[e] 50 mg, 200 mg, 300 mg und 400 mg	Nicht retardiertes Quetiapin: 1. Tag: 100, 2. Tag: 200, 3. Tag: 300, 4. Tag: 400. Übliche Tagesdosis 400–800, Tagesdosis auf 2 Einnahmen verteilt	Nicht retardiertes Quetiapin und retardiertes Quetiapin sind zur Rezidivprophylaxe bipolarer affektiver Störungen indiziert.
			Retardiertes Quetiapin (Seroquel® XR bzw. Seroquel® prolong): Tagesdosis 300 am 1. Tag, 600 am 2. Tag, dann Einstellung auf 400–800	Retardiertes Quetiapin soll im Ganzen geschluckt und nicht geteilt, zerkaut oder zerkleinert werden. Retardiertes Quetiapin soll nicht zu den Mahlzeiten eingenommen werden, da eine fetthaltige Mahlzeit und die zeitgleiche Einnahme von retardiertem Quetiapin zu relevanten Erhöhungen der Quetiapinplasmakonzentration führt. Daher sollte die Verabreichung mindestens 1 h vor einer Mahlzeit erfolgen.
			Zur Therapie schwerer depressiver Episoden im Rahmen von bipolaren affektiven Störungen:	Umstellung von nicht retardiertem Quetiapin auf retardiertes Quetiapin: Die gleiche Tagesdosis wird 1-mal täglich gegeben.

[a] Niedrigere Dosen sind im Allgemeinen bei älteren Patienten angezeigt.

[b] Aripiprazol ist in den USA zusätzlich indiziert zur Zusatztherapie depressiver Episoden im Rahmen von unipolaren affektiven Störungen. Es handelt sich hierbei um eine Augmentationstherapie bei Patienten, die unzureichend auf die Monotherapie mit einem Antidepressivum angesprochen haben (z. B. Zugabe von Aripiprazol zu SSRI bzw. SNRI). In dieser Indikation beträgt die Dosierung für Abilify® initial 2–5 mg täglich. Die Erhaltungsdosis liegt bei 5–10 mg Abilify® täglich.

[c] Asenapin ist in den USA als Saphris® im Handel. Saphris® ist zur Therapie der Schizophrenie und der akuten Manie zugelassen.

[d] In den USA ist Symbyax®, ein Kombinationspräparat aus Olanzapin und Fluoxetin, zur Therapie der bipolaren Depression und zur Therapie der therapieresistenten Depression zugelassen.

[e] Retardiertes Quetiapin (Seroquel® XR bzw. Seroquel® prolong) ist indiziert zur Zusatztherapie depressiver Episoden im Rahmen von unipolaren affektiven Störungen. Es handelt sich hierbei um eine Augmentationstherapie bei Patienten, die unzureichend auf die Monotherapie mit einem Antidepressivum angesprochen haben (z. B. Zugabe von retardiertem Quetiapin zu SSRI bzw. SNRI). In dieser Indikation beträgt die Tagesdosis für Seroquel® XR bzw. Seroquel® prolong: 50 mg am 1. und 2. Tag und 150 mg am 3. und 4. Tag. Die Erhaltungsdosis für Seroquel® XR bzw. Seroquel® prolong liegt bei 150 (bis 300) mg pro Tag.

[f] Zeldox® ist als Antimanikum bei Kindern ab 10 Jahren und Jugendlichen zugelassen.

3

□ Tab. 3.10 (*Fortsetzung*) Überblick über die derzeit in Österreich und Deutschland eingesetzten Stimmungsstabilisierer und/oder Antimanika einschließlich des von den Herstellern angegebenen Dosierungsrahmens

Wirkstoffe (Arzneimittelgruppen)	Handelsnamen (Österreich)	Handelsnamen (Deutschland)	Tagesdosis* (mg/die)	Kommentare
			Nicht retardiertes Quetiapin: 1-mal täglich vor dem Schlafengehen: 1. Tag: 50, 2. Tag: 100, 3. Tag: 200, 4. Tag: 300. Die Tagesdosis beträgt in der Regel 300. Es kann in dieser Indikation bis 600 erhöht werden.	Bei älteren Patienten: mit 12,5 mg nicht retardiertem Quetiapin beginnen bzw. mit 50 mg retardiertem Quetiapin beginnen
			Retardiertes Quetiapin (Seroquel® XR bzw. Seroquel® prolong): 1-mal täglich vor dem Schlafengehen: 1. Tag: 50, 2. Tag: 100, 3. Tag: 200, 4. Tag: 300. Die Tagesdosis beträgt in der Regel 300. Es kann in dieser Indikation bis 600 erhöht werden.	
			Zur Rezidivprophylaxe zugelassen:	
			Nicht retardiertes Quetiapin: Die Tagesdosis beträgt 300–800 in 2 Einzeldosen.	
			Retardiertes Quetiapin (Seroquel® XR bzw. Seroquel® prolong): Die Tagesdosis, verabreicht vor dem Schlafengehen, beträgt 300–800.	

Risperidon (Atypika)	Risperdal® Quicklet-Tabletten 1 mg und 2 mg, Risperdal® Tabletten 1 mg, 2 mg, 3 mg und 4 mg, Risperdal®-1-mg/ml-Lösung zum Einnehmen, Aleptan® u. a.	Risperdal® Quicklet-Tabletten 1 mg, 2 mg, 3 mg und 4 mg, Risperdal® Tabletten 0,5 mg, 1 mg, 2 mg, 3 mg und 4 mg, Risperdal®-1-mg/ml-Lösung zum Einnehmen u. a.	**Zur Zusatztherapie bei manischen Episoden zugelassen:** initial 1-mal 2, Tagesdosis meist 1–6	Risperidon wird als Antimanikum eingesetzt. Ältere Patienten: 1. Tag 2-mal 0,5 mg, dann 2-mal täglich 1–2 mg.
Ziprasidon (Atypika)	Zeldox® Kapseln[f] 20 mg, 40 mg, 60 mg und 80 mg, Zeldox®, Suspension zum Einnehmen 10 mg/ml	Zeldox® Kapseln[f] 20 mg, 40 mg, 60 mg und 80 mg, Zeldox®, Suspension zum Einnehmen 10 mg/ml	**Zur Therapie bei manischen oder gemischten Episoden zugelassen:** oral: akut 2-mal 40, Dosissteigerung auf 2-mal 80 (max. 160), Steigerung auf Maximaldosis innerhalb von 2–3 Tagen möglich	Ziprasidon wird als Antimanikum eingesetzt. Orale Gabe von Zeldox® muss stets mit ausreichend Nahrung erfolgen, da die Bioverfügbarkeit von Zeldox® bei Nüchterneinnahme signifikant reduziert ist.
Zuclopenthixol (Typika)	Cisordinol® Acutard Ampulle zu 50 mg, Cisordinol Tabletten 2 mg, 10 mg und 25 mg	Ciatyl-Z® Acuphase Ampulle zu 50 mg, Ciatyl-Z® Tabletten 2 mg, 10 mg und 25 mg	**Zur Behandlung bei akuten Psychosen und Manien zugelassen:** oral: initial 10–30, dann alle 2–3 Tage um 10–20 ansteigend. Die Tagesdosis beträgt 40 (bis 150).	Zuclopenthixol wird als Antimanikum eingesetzt. Intramuskuläre Applikationsform ist zur Initialbehandlung akuter Manien zugelassen: einmalige Gabe von 50 bis 150 mg i.m., Wiederholung nach 1–3 Tagen möglich

Tab. 3.10 (*Fortsetzung*) Überblick über die derzeit in Österreich und Deutschland eingesetzten Stimmungsstabilisierer und/oder Antimanika einschließlich des von den Herstellern angegebenen Dosierungsrahmens

Wirkstoffe (Arzneimittelgruppen)	Handelsnamen (Österreich)	Handelsnamen (Deutschland)	Tagesdosis[a] (mg/die)	Kommentare

[a] Niedrigere Dosen sind im Allgemeinen bei älteren Patienten angezeigt.

[b] Aripiprazol ist in den USA zusätzlich indiziert zur Zusatztherapie depressiver Episoden im Rahmen von unipolaren affektiven Störungen. Es handelt sich hierbei um eine Augmentationstherapie bei Patienten, die unzureichend auf die Monotherapie mit einem Antidepressivum angesprochen haben (z. B. Zugabe von Aripiprazol zu SSRI bzw. SNRI). In dieser Indikation beträgt die Dosierung für Abilify® initial 2–5 mg täglich. Die Erhaltungsdosis liegt bei 5–10 mg Abilify® täglich.

[c] Asenapin ist in den USA als Saphris® im Handel. Saphris® ist zur Therapie der Schizophrenie und der akuten Manie zugelassen.

[d] In den USA ist Symbyax®, ein Kombinationspräparat aus Olanzapin und Fluoxetin, zur Therapie der bipolaren Depression und zur Therapie der therapieresistenten Depression zugelassen.

[e] Retardiertes Quetiapin (Seroquel® bzw. Seroquel® prolong) ist indiziert zur Zusatztherapie depressiver Episoden im Rahmen von unipolaren affektiven Störungen. Es handelt sich hierbei um eine Augmentationstherapie bei Patienten, die unzureichend auf die Monotherapie mit einem Antidepressivum angesprochen haben (z. B. Zugabe von retardiertem Quetiapin zu SSRI bzw. SNRI). In dieser Indikation beträgt die Tagesdosis für Seroquel® XR bzw. Seroquel® prolong: 50 mg am 1. und 2. Tag und 150 mg am 3. und 4. Tag. Die Erhaltungsdosis für Seroquel® XR bzw. Seroquel® prolong liegt bei 150 (bis 300) mg pro Tag.

[f] Zeldox® ist als Antimanikum bei Kindern ab 10 Jahren und Jugendlichen zugelassen.

Im fortgeschrittenen Stadium können typische **Symptome der Lithiumvergiftung** auftreten:
- Rigor und Muskelfibrillationen
- Krampfanfälle und Bewusstseinsstörungen
- Schock, Koma und schließlich Herzversagen

Die **Therapie der akuten Lithiumintoxikation** kann von Magenspülung bis Hämodialyse reichen. Bei leichter Lithiumintoxikation (Lithiumserumspiegel zwischen 1,5 und 2,0 mmol/l) wird eine Infusion isotoner Kochsalzlösung und eine Natriumsubstitution zur Steigerung der renalen Lithiumclearance empfohlen. Bei schwerer Lithiumintoxikation (Lithiumserumspiegel >2,0 mmol/l) ist die Hämodialyse indiziert.

Bei der **Dauerbehandlung** mit Lithiumsalzen ist die vierteljährliche Serumspiegelbestimmung mit folgenden Untersuchungen zu verbinden:
- Kreatinin im Serum
- Elektrolyte im Serum
- Kontrolle von Körpergewicht und Halsumfang
- Blutdruck und Puls
- Jährliche Kontrolle der T_3-, T_4- und TSH-Werte, der Kreatininclearance, des EKG und des EEG

Kontraindikationen für Lithiumsalze bestehen bei folgenden Vorerkrankungen:
- Störungen der Nierenfunktion
- Schwere Herz-Kreislauf-Störungen
- Störungen der Serumelektrolyte, besonders des Kalium- und Natriumhaushalts
- Störungen der Nebennierenrindenfunktion

Schließlich stellt – wie erwähnt – die Schwangerschaft eine Kontraindikation der Gabe von Lithiumsalzen dar, zumindest in ihrer ersten Hälfte.

❶ Es sei betont, dass **vor jeder Allgemeinnarkose** Lithium abgesetzt werden sollte, da die Wirkung neuromuskulärer Blocker durch Lithium verlängert wird.

Vor Beginn der Einstellung auf Carbamazepin sind Blutbild, Kreatinin im Serum, Serumelektrolyte, Leberenzyme, EKG, EEG sowie Blutdruck und Puls zu untersuchen. Im Rahmen der halbjährlichen Serumspiegelbestimmungen sind insbesondere Blutbild, Leberenzyme, und Serumelektrolyte zu kontrollieren (▶ Kap. 2.9.7, Abschn. „Therapeutisches Monitoring bei Antikonvulsiva [Antiepileptika]"). Ein Schwangerschaftstest vor einer Carbamazepineinstellung ist erforderlich, da Carbamazepin teratogen ist. Die Carbamazepineinnahme im 1. Trimenon geht mit einem erhöhten **Risiko für Neuralrohrdefekte** einher. Schwangere Patientinnen, bei denen Carbamazepin nicht abgesetzt werden kann, sollten daher prophylaktisch 4–5 mg Folsäure täglich im 1. Trimenon erhalten. Nach Benkert u. Hippius (2011) sollte während der Schwangerschaft auf Carbamazepin verzichtet werden. Perinatale Risiken umfassen neonatale Hämorrhagien und hepatische Dysfunktionen. Vom Stillen unter Carbamazepin ist abzuraten.
Nebenwirkungen unter Carbamazepintherapie sind:
- häufig: Erbrechen, Schwindel, Müdigkeit, asymptomatische Erhöhung der Leberwerte, Tremor, geringe Leukopenie,
- selten: allergische Hautveränderungen (z. B. Stevens-Johnson-Syndrom), Hyponatriämie, Hypokalzämie, Herzrhythmusstörungen, aplastische Anämie.

Aufgrund der möglichen hämotoxischen Nebenwirkungen unter Carbamazepin sind Kombinationen von Carbamazepin und anderen unter Umständen knochenmarktoxischen Arzneimitteln (z. B. Clozapin) nicht zu empfehlen. Bei Kombinationstherapien ist darauf zu achten, dass CYP3A4-Hemmer den Carbamazepinspiegel erhöhen, CYP3A4-Induktoren den Carbamazepinspiegel senken (► Kap. 2.9.7, Abschn. „Pharmakokinetische Interaktionen"). **Kontraindikationen** für Carbamazepin sind:

- Knochenmarkdepression;
- schwere Leberschäden;
- AV-Block;
- Überempfindlichkeit gegen TZA, denn Carbamazepin ist strukturchemisch ein Dibenzoazepin-Carboxamid – folglich ähnelt es in der Struktur dem trizyklischen Antidepressivum Imipramin;
- Vorsicht bei Herz-Kreislauf-, Leber-, Nierenerkrankungen, Glaukom und/oder gleichzeitiger Therapie mit MAOI.

Vor Beginn der Einstellung auf Valproinsäure sind Blutbild, Kreatinin im Serum, Leberenzyme, Amylase und Lipase im Serum, Gerinnungsparameter und EEG zu untersuchen. Die halbjährlichen Serumspiegelbestimmungen sind mit den vorstehend genannten labordiagnostischen Untersuchungen zu verbinden (► Kap. 2.9.7, Abschn. „Therapeutisches Monitoring bei Antikonvulsiva [Antiepileptika]"). Ein Schwangerschaftstest ist vor einer Valproinsäureeinstellung notwendig, denn Valproinsäure wird als sehr teratogen eingeschätzt. Valproinsäure erhöht im 1. Trimenon signifikant das **Risiko für Neuralrohrdefekte**. Schwangere Patientinnen, bei denen Valproinsäure nicht abgesetzt werden kann, sollten daher prophylaktisch 4–5 mg Folsäure täglich im 1. Trimenon erhalten. Nach Benkert u. Hippius (2011) sollte während der Schwangerschaft auf Valproinsäure verzichtet werden. Perinatale Risiken umfassen neonatale Hämorrhagien und hepatische Dysfunktionen. Vom Stillen unter Valproinsäure ist abzuraten. **Nebenwirkungen** unter Valproinsäuretherapie sind:

- häufig: Erbrechen, Schwindel, Tremor, asymptomatische Erhöhung der Leberwerte, Gewichtszunahme, geringe Leukopenie oder Thrombozytopenie,
- selten: Pankreatitis, Haarverlust, Thrombozytopenie und Gerinnungsstörungen, systemische Lupus erythematodes, bei jungen Frauen polyzystische Ovarien, bei Kindern und Jugendlichen schwerwiegende Leberfunktionsstörungen.

Kombinationen von Valproinsäure und Gerinnungshemmern bzw. Antikoagulanzien sind zu vermeiden. Die enzyminduzierenden Antikonvulsiva Carbamazepin, Phenobarbital, Primidon und Phenytoin beschleunigen die Ausscheidung von Valproinsäure (► Kap. 2.9.7, Abschn. „Pharmakokinetische Interaktionen"). **Kontraindikationen** für Valproinsäure sind:

- schwere Leberschäden (vor allem bei familiärer Häufung),
- hepatische Porphyrie;
- Vorsicht bei Blutungsneigung, Nierenschäden, Hirnschäden, Stoffwechselerkrankungen, Kleinkindern.

Vor Beginn der Einstellung auf Lamotrigin sind Blutbild, Kreatinin im Serum, Leberenzyme, Gerinnungsparameter und EEG zu untersuchen. Vierteljährlich sind Blutbild, Leberenzyme und Gerinnungsparameter zu kontrollieren. Die Durchführung eines Schwangerschaftstests vor der Lamotrigineinstellung ist anzuraten. Nach Benkert u. Hippius (2011) ist Lamotrigin teratogen. Denn im Belfaster „UK Epilepsy and Pregnancy Register" wurde ein mit 5,4 % höheres Fehlbildungsrisiko für Lamotrigindosen über 200 mg täglich ermittelt. Im nordamerikanischen Epilepsieregister zeigte sich eine deutlich erhöhte Häufigkeit von Fehlbildungen von Mund und Gaumen. Zudem wissen wir aus der Epileptologie, dass die Lamotriginclearance während der Schwangerschaft erheblich gesteigert ist, sodass der antikonvulsive Schutz von Lamotrigin sinkt bzw. die phasenprophylaktische Wirkung von Lamotrigin vermindert ist. Nach Benkert u. Hippius sollte während der Schwangerschaft auf Lamotrigin verzichtet werden. Mögliche **Nebenwirkungen** unter Lamotrigin sind leichte Hautausschläge bis schwere allergische Hautveränderungen (z. B. Stevens-Johnson-Syndrom), asymptomatische Erhöhung der Leberwerte, Blutbildveränderungen, Übelkeit, Müdigkeit, Diplopie, Tremor, Schwindel und Ataxie. Valproinsäure verlangsamt den Abbau von Lamotrigin (cave: schwere, potenziell lebensgefährliche Hautausschläge und Multiorganversagen möglich) (▶ Kap. 2.9.7, Abschn. „Therapeutisches Monitoring bei Antikonvulsiva [Antiepileptika]"). Folglich muss bei Patienten mit einer Valproinsäurezusatztherapie Lamotrigin einschleichend dosiert werden. Bei schweren Nierenschäden ist Lamotrigini kontraindiziert.

Die möglichen Nebenwirkungen antimanisch wirksamer Antipsychotika können unter ▶ Kap. 3.1.2, Abschn. „Nebenwirkungen" nachgeschlagen werden. Bei Asenapin sind als häufigste Nebenwirkungen Somnolenz, Benommenheit, EPS (außer Akathisie) und Gewichtszunahme beschrieben.

3.1.4 Anxiolytika (Tranquilizer)

Substanzen

Anxiolytika sind **Arzneimittel mit angstlösenden, beruhigenden und emotional entspannenden Effekten.** Sie gehören ganz überwiegend der Stoffgruppe der Benzodiazepine an. Früher wurden sie wegen ihrer sedierenden Wirksamkeit als „Tranquilizer" bezeichnet. **Benzodiazepine** wirken in unterschiedlicher Ausprägung angstlösend, dämpfend, schlafanstoßend, muskelentspannend und antikonvulsiv. Folglich unterscheiden wir innerhalb der Benzodiazepine insgesamt **5 Gruppen** nach ihrer Hauptwirkung:
1. Benzodiazepin-Tranquilizer: z. B. Lorazepam (Temesta®, Tavor® u. a.)
2. Benzodiazepin-Hypnotika: z. B. Flunitrazepam (Rohypnol®, Somnubene® u. a.)
3. Benzodiazepin-Narkotika: z. B. Midazolam (Dormicum® u. a.)
4. Benzodiazepin-Muskelrelaxanzien: z. B. Tetrazepam (Myolastan®, Musaril® u. a.)
5. Benzodiazepin-Antikonvulsiva: z. B. Clonazepam (Rivotril® u. a.)

Anxiolytika im engeren Sinne sind:
- Benzodiazepin-Tranquilizer,
- Hydroxyzin,
- Buspiron,
- Pregabalin.

Anxiolytika im weiteren Sinne sind:
- **Niedrigdosierte Antipsychotika:** Melperon, Perphenazin, Fluspirilen und Chlorprothixen sind in niedriger Dosierung zur Behandlung von Angstzuständen zugelassen. Stein et al. (2011) konnten jüngst in einer randomisierten, kontrollierten Studie zeigen, dass retardiertes Quetiapin die Symptome der generalisierten Angststörung effektiv reduzierte.

— **Antidepressiva**: Die „Breitbandantidepressiva" Sertralin, Escitalopram, Paroxetin und Venlafaxin sind zur Behandlung unterschiedlicher Angststörungen (z. B. Panikstörung und Agoraphobie, soziale Phobie) zugelassen (siehe hierzu auch ◘ Tab. 3.1).

— **Beta-Rezeptorenblocker**: Insbesondere bei lipophilen Beta-Blockern, welche die Blut-Hirn-Schranke leichter passieren, ist die Tranquilizerwirkung besonders stark ausgeprägt. Als Zusatztherapie bei Angst oder Angstzuständen ist beispielsweise Propranolol (Inderal®, Dociton® u. a.) zugelassen.

— **Opipramol**: Opipramol ist als Insidon®-50-mg-Dragée im Handel. Anwendungsgebiete sind generalisierte Angststörung und somatoforme Störungen. Opipramol hat auch eine antidepressive Wirkungskomponente. Die empfohlene Dosierung liegt bei morgens und mittags 50 mg sowie abends 100 mg. Die Maximaltagesdosis beträgt 3-mal 100 mg. Kontraindikationen sind Kombinationen mit MAOI, akuter Harnverhalt, delirante Syndrome, Engwinkelglaukom, Prostatahypertrophie, paralytischer Ileus, AV-Block und frischer Myokardinfarkt.

◘ Tab. 3.11 gibt einen Überblick über die derzeit in Österreich und/oder Deutschland zugelassenen Anxiolytika im engeren Sinne.

Wirkungen und Indikationen

Benzodiazepine binden an spezifische Strukturen des $GABA_A$-Rezeptors und verstärken so die Wirkung des inhibitorischen Neurotransmitters GABA (Gammaaminobuttersäure). Das **Wirkungsspektrum von Benzodiazepin-Tranquilizern** umfasst:
— Angstlösung,
— Beruhigung,
— inneren Ausgleich,
— antiaggressive Wirkung,
— Schlafanstoß,
— Muskelentspannung.

Aus diesem breit gefächerten Wirkungsspektrum folgt ein entsprechend weiter Indikationsbereich. Zum **Indikationsspektrum von Benzodiazepin-Tranquilizern** gehören:
— Angst,
— Unruhe,
— Spannung,
— innere Erregung,
— Aggressivität,
— Unlust,
— Verstimmung,
— Schlafstörungen,
— Muskelverspannungen.

Benzodiazepin-Tranquilizer (z. B. Xanor®) sind auch als Zusatzmedikament bei der Behandlung der Depression einzusetzen. Sie mildern die Angstsymptomatik und innere Erregung über die Wirkung der ohnehin angewandten Antidepressiva hinaus. In der Krisenintervention (z. B. suizidales Syndrom), der Notfallmedizin (z. B. Herzinfarkt), in der Anästhesiologie (z. B. vor

☐ Tab. 3.11 Überblick über die derzeit zugelassenen Anxiolytika im engeren Sinne einschließlich des von den Herstellern angegebenen Dosierungsrahmens

Wirkstoffe (chemische Gruppen)	Handelsnamen (Österreich)	Handelsnamen (Deutschland)	Tagesdosis[a] (mg/die)	Kommentare
Lorazepam (Oxazolbenzodiazepine)	Temesta®, Merlit® u. a.	Tavor®, Laubeel® u. a.	Oral: 2–3 in mehreren Einzeldosen. Schwere Angst: 5–7,5 in mehreren Einzeldosen	Mittellang wirkendes[b] Benzodiazepin; keine CYP450-abhängige Metabolisierung; parenterale Applikationsform verfügbar, z. B. 1–2 Temesta®- bzw. Tavor®-Ampullen zu 2 mg entweder i.m. (unverdünnt) oder i.v. (1:1) verdünnt bei akuter Angst
Oxazepam (Oxazolbenzodiazepine)	Praxiten®, Adumbran®, Anxiolit®	Adumbran®, Praxiten® u. a.	Oral: 2- bis 3-mal 15, in schweren Fällen bis 2-mal 50	Mittellang wirkendes[b] Benzodiazepin; keine CYP450-abhängige Metabolisierung
Alprazolam (Triazolobenzodiazepine)	Xanor®, Alprastad® u. a.	Tafil® u. a.	Oral: initiale Tagesdosis 0,75–1,5 in 2–3 Einzeldosen; Erhaltungsdosis 0,5–4 in 2–3 Einzeldosen	Mittellang wirkendes[b] Benzodiazepin; CYP3A4-abhängige Metabolisierung
Diazepam (Desmethyldiazepame)	Gewacalm®, Psychopax®, Umbrium®, Stesolid®, Valium® u. a.	Valium®, Stesolid® u. a.	Oral: ambulant Tagesdosis initial 2–5, dann bis 10; stationär bis 3-mal 10	Lang wirkendes[b] Benzodiazepin; CYP3A4- und CYP2C19-abhängige Metabolisierung; intramuskuläre, intravenöse und rektale Applikationsformen verfügbar
Bromazepam (Desmethyldiazepame)	Lexotanil® u. a.	Lexotanil® u. a.	Oral: ambulant 1,5–3 bis 3-mal; stationär 2- bis 3-mal 6	Mittellang wirkendes[b] Benzodiazepin; CYP3A4-abhängige Metabolisierung
Prazepam (Desmethyldiazepame)	Demetrin®	Demetrin®	Oral: Tagesdosis initial 20, später 10–15 in mehreren Einzeldosen	Lang wirkendes[b] Benzodiazepin; CYP3A4-abhängige Metabolisierung
Chlordiazepoxid (Desmethyldiazepame)	Limbitrol® (1 Kapsel enthält eine Kombination aus 12,5 mg Amitripytlin und 5 mg Chlordiazepoxid)	Librium® u. a.	Oral: ambulant Tagesdosis 2–6 Kapseln Limbitrol®, Hauptdosis abends; stationär schrittweise Dosiserhöhung um 1 Kapsel Limbitrol® täglich bis Maximaltagesdosis 12 Kapseln Limbitrol®	Lang wirkendes[b] Benzodiazepin; CYP3A4-abhängige Metabolisierung

◘ Tab. 3.11 (*Fortsetzung*) Überblick über die derzeit zugelassenen Anxiolytika im engeren Sinne einschließlich des von den Herstellern angegebenen Dosierungsrahmens

Wirkstoffe (chemische Gruppen)	Handelsnamen (Österreich)	Handelsnamen (Deutschland)	Tagesdosis[a] (mg/die)	Kommentare
Clobazam (Desmethyldiazepame)	Frisium®	Frisium®	Oral: 20–30, bei älteren Patienten 10–15	Lang wirkendes[b] Benzodiazepin; CYP3A4-abhängige Metabolisierung
Clorazepat (Desmethyldiazepame)	Tranxilium®	Tranxilium®	Oral: 10–20, bei Bedarf 50–150 in mehreren Einzeldosen (stationär in Ausnahmefällen bis 300)	Lang wirkendes[b] Benzodiazepin; CYP3A4-abhängige Metabolisierung
Pregabalin[c]	Lyrica®	Lyrica®	Oral: 150–600 in 2–3 Einzeldosen; initiale Tagesdosis 150, z. B. Tagesdosis 2-mal 75	Keine CYP450-abhängige Metabolisierung; nahezu ausschließlich renale Elimination; bislang keine Abhängigkeitsentwicklung beschrieben
Buspiron (Azapirone)	Buspar® ist nicht mehr im Handel	Anxut®, Busp®. Bespar® ist nicht mehr im Handel	Oral: 15–30 in mehreren Einzeldosen (max. 60)	Kurze Halbwertszeit von etwa 2–3 h; keine sedierenden Effekte; keine Abhängigkeitsentwicklung; lange Wirklatenz von 10 bis 14 Tagen
Hyroxycin (Diphenylmethanderivate)	Atarax®	Atarax®	Oral: 50 in drei Einzeldosen, z. B. Tagesdosis 12,5 mg – 12,5 mg – 25 mg. Maximale Tagesdosis: 300	Antihistaminikum; delirogene Potenz

[a]Niedrigere Dosen sind im Allgemeinen bei älteren Patienten und Patienten mit relevanter somatischer Komorbidität angezeigt. Die angegebenen höheren Dosierungen sollten in der Regel klinisch-stationären Behandlungen vorbehalten bleiben.
[b]Kurz wirkend: Halbwertszeit <5 h, mittellang wirkend: Halbwertszeit zwischen 5 und 24 h, lang wirkend: Halbwertszeit >24 h
[c]Pregabalin ist ein GABA-Analogon, das in Österreich und Deutschland auch zur Behandlung peripherer und zentraler neuropathischer Schmerzen und zur Zusatztherapie partieller Anfälle mit und ohne Generalisierung eingesetzt wird. Pregabalin ist in den USA zur Therapie der Fibromyalgie zugelassen.

operativen oder diagnostischen Eingriffen) und in der Frauenheilkunde und Geburtshilfe (z. B. Eklampsie, Präeklampsie) sind Benzodiazepin-Tranquilizer unentbehrliche Arzneimittel.

Das Antiepileptikum **Pregabalin** ist indiziert zur Therapie der generalisierten Angststörung. **Buspiron** als ein Anxiolytikum ohne sedierende Effekte ist zur Behandlung von Angst- und Spannungszuständen im Rahmen von Angststörungen zugelassen. Die Anwendungsgebiete von **Hydroxyzin** beziehen sich auf die symptomatische Behandlung von Angststörungen, Pruritus und auf die Prämedikation vor chirurgischen Eingriffen.

Nebenwirkungen

Bei kurzfristiger Verordnung von Benzodiazepinen sind als Nebenwirkungen im Sinne einer relativen Überdosierung denkbar:

- Benommenheit, Schwindel und Müdigkeit mit Beeinträchtigung der Fahrtauglichkeit,
- Einschränkung der Aufmerksamkeit und Konzentrationsschwäche,
- amnestische Störungen (gerade bei älteren Patienten),
- Muskelschwäche und Ataxie (Gefahr von Schenkelhalsfrakturen durch Stürze insbesondere bei älteren Patienten),
- Sprachstörungen,
- sexuelle Störungen,
- paradoxe Wirkungen in Gestalt von Erregung und Unruhe (vor allem bei älteren Patienten);
- Blutdruckabfall und Atemdepression,
- Obstipation,
- verminderter Blasentonus.

Eine typische **Nebenwirkung bei kontinuierlicher längerdauernder Einnahme von Benzodiazepinen** ist die Ausbildung einer Abhängigkeit. Nach einer kontinuierlichen Gabe über 3–4 Wochen können im Allgemeinen Abhängigkeitsentwicklungen beobachtet werden. Dass bei einem Patienten eine Benzodiazepinabhängigkeit vorliegt, erkennen wir am Auftreten von Entzugserscheinungen bei plötzlichem Absetzen des Benzodiazepin-Tranquilizers (▶ Kap. 5.2 „Störungen durch sonstige psychotrope Substanzen"). **Kontraindikationen für Benzodiazepine** sind:

- Myasthenia gravis,
- schwere ataktische Syndrome,
- Alkoholintoxikation und Intoxikation mit anderen zentraldämpfenden Medikamenten,
- Opioidintoxikation.

Während der **Schwangerschaft** sollten nach Möglichkeit im 1. Trimenon keine Benzodiazepine verabreicht werden, da ein erhöhtes teratogenes Risiko besteht (z. B. Spaltbildungen im Gesichtsbereich). Im 2. und 3. Trimenon können bei strenger Indikationsstellung am ehesten Lorazepam und Oxazepam appliziert werden, da sie aufgrund der **CYP450-unabhängigen** Metabolisierung weniger stark als die anderen Benzodiazepine im Fetus kumulieren. **Perinatal** sind Benzodiazepine kontraindiziert; sie können ein sog. Floppy-infant-Syndrom induzieren. Hierbei dominieren beim Neugeborenen Muskel- und Trinkschwäche, erniedrigte Körpertemperatur und erniedrigter Blutdruck. **Während der Stillzeit** können Benzodiazepine in niedriger Dosierung appliziert werden. Jedoch sollte beim Neugeborenen auf das Auftreten von Benzodiazepinnebenwirkungen geachtet werden, da Benzodiazepine in die Muttermilch übergehen können.

◘ Tab. 3.12 fasst die Nebenwirkungen sowie die Kontraindikationen von Pregabalin, Buspiron und Hydroxycin zusammen.

3.1.5 Hypnotika

Substanzen

Hypnotika sind **schlaffördernde Medikamente**. Bei der Behandlung von Schlafstörungen ist einer kausalen Therapie gegenüber symptomatischen Maßnahmen immer der Vorzug zu geben. Suggestive bzw. nichtmedikamentöse Vorgehensweisen rangieren stets vor Medikamentengaben, wenn auf diese Weise ein Erfolg zu erzielen ist. Auch gilt bezüglich der Dosierung: **so wenig wie möglich, so viel wie nötig**. Die Gabe von Hypnotika ist zeitlich streng zu limitieren, wie wir dies bei den Benzodiazepin-Tranquilizern ebenfalls schon dargestellt haben. Die Begründung ist die gleiche, zumal wir vielfach Wirksubstanzen mit der gleichen chemischen Struktur vor uns haben, nämlich Benzodiazepin-Hypnotika. Die abhängigkeitserzeugende Wirkung dieser Substanzen ist auf andere Weise als durch restriktive Verordnung und konsequente Überwachung der Einnahme nicht zu steuern. Da die Wirkung von Monosubstanzen besser zu kontrollieren ist als die auf Interaktionen beruhende Wirkungspalette von Kombinationspräparaten, geben wir Ersteren den Vorzug. Kombinationspräparate sind in der Mehrzahl entbehrlich, weil sie gegenüber exakt dosierten Monosubstanzen keine greifbaren Vorteile bieten. Heute werden in der Regel **Benzodiazepin-Hypnotika** und **Nichtbenzodiazepin-Hypnotika** als Schlafmittel verwendet. ◘ Tab. 3.13 gibt einen Überblick über die derzeit in Österreich und/oder Deutschland zugelassenen Benzodiazepin-Hypnotika und Nichtbenzodiazepin-Hypnotika.

Andere bei Schlafstörungen zugelassene bzw. häufig verabreichte Medikamente sind u. a.:

- Antidepressiva wie Amitriptylin (25–50 mg), Mirtazapin (7,5–15 mg), Maprotilin (25–75 mg), Trazodon (25–150 mg) und L-Tryptophan. Bei L-Tryptophan handelt es sich um einen Serotoninpräkursor, der früher in Österreich auch in der Behandlung bei Depressionen eingesetzt wurde. Zur Behandlung von Schlafstörungen werden 500–1000 mg L-Tryptophan verabreicht (Kalma®-500-mg-Filmtabletten). Nebenwirkungen von L-Tryptophan sind Schwindel und Erbrechen. Als Kontraindikationen von L-Tryptophan gelten Leber- und Nierenerkrankungen, Karzinoidsyndrom und Kombinationen mit MAOI/RIMA sowie potenten serotonergen Substanzen.
- Verschiende Antipsychotika in niedriger Dosierung: Chlorprothixen, Levomepromazin, Pipamperon, Melperon, Prothipendyl, Perazin u. a. Auch die Atypika Olanzapin (2,5–10 mg) und Quetiapin (25–75 mg) haben eine schlaffördernde Wirkung.
- Antihistaminika wie Diphenhydramin (z. B. Noctor®, Vivinox® u. a.).
- Melatoninpräparate wie Circadin®; Circadin® ist in Österreich und Deutschland zugelassen zur Kurzzeitbehandlung der Insomnie bei Patienten ab 55 Jahren.

Früher wurden häufig **Barbiturate** als sedativ-hypnotische („schlaferzwingende") Medikamente eingesetzt. Barbiturate zeigen eine abgestufte, dosisabhängige Wirkung: Geringe Mengen führen zur Beruhigung, steigende Dosen zu Schlaf, Narkose, Koma und schließlich zum Tod. Sie wirken praktisch auf das gesamte Zentralnervensystem ein, und zwar im Sinne einer

◻ Tab. 3.12 Nebenwirkungen sowie Kontraindikationen von Pregabalin, Buspiron und Hydroxycin

Wirkstoffe	Nebenwirkungen	Kontraindikationen
Pregabalin	Benommenheit, Schläfrigkeit, Schwindel, Gewichtszunahme (Vorsicht bei Diabetespatienten!), verschwommenes Sehen (Beeinträchtigung der Fahrtauglichkeit!)	Derzeit keine absoluten Kontraindikationen bekannt. Zu beachten sind folgende Aspekte: Dosisreduktion bei Nierenschäden. Keine Daten bei Kindern und Jugendlichen. Nicht stillen. Vorsicht bei Kombination mit Lorazepam, da Pregabalin die Wirkung von Lorazepam verstärken kann. Vorsicht bei Lactoseintoleranz, da Lyrica® Lactosemonohydrat enthält
Buspiron	Schwindel, Tinnitus, Kopfschmerzen, Unruhe, Schlafstörungen, Magenbeschwerden	Myasthenia gravis, akutes Engwinkelglaukom, schwere Leber- und Nierenschäden, Intoxikationssyndrome. Anamnestisch bekannte Krampfanfälle. Vorsicht bei Kombinationen mit MAOI oder SSRI, Kindern und Jugendlichen, Schwangerschaft und Stillperiode
Hydroxycin	Anticholinerge Effekte, delirogene Potenz, paradoxe Wirkungen in Gestalt von Erregung und Unruhe	Engwinkelglaukom, Prostataadenom, Intoxikationssyndrome, Kombination mit MAOI, Leber- und Nierenschäden, Schwangerschaft und Stillperiode

mehr oder minder ausgeprägten Narkose. Sie führen zu einer Reduzierung der Traumschlafanteile (REM-Schlafanteile) im Schlafprofil. Sie wirken auch auf vegetative Funktionen ein, so auf die Atmung, den Blutdruck und die Herfrequenz. Sie führen Schlaf herbei, erzwingen ihn, ob ein Schlafbedürfnis (Müdigkeit) besteht oder nicht. Barbiturate sind bei Überdosierung schnell toxisch wirksam und daher in der Psychiatrie obsolet.

Wirkungen und Indikationen

Sowohl Benzodiazepin-Hypnotika als auch Nichtbenzodizapin-Hypnotika binden an spezifische Strukturen des GABA$_A$-Rezeptors und verstärken so die Wirkung des inhibitorischen Neurotransmitters GABA (Gammaaminobuttersäure). Beide strukturchemisch unterschiedliche Hypnotikagruppen können durch Flumazenil (z. B. Anexate®) als einem supportiven Antidot antagonisiert werden. Bei ihnen ist im Gegensatz zu den Barbituraten auch in höherer Dosierung keine narkotische Wirkung zu beobachten. Sie wirken nicht auf das gesamte zentrale Nervensystem. Sie beeinflussen den REM-Schlafanteil nur geringfügig und lassen die wesentlichen vegetativen Funktionen intakt. Unter ihrer Wirkung bleibt der Patient weckbar. Die Toxizität dieser Pharmaka ist relativ gering, die therapeutische Breite groß.

Die **Indikation** zur Verordnung von Schlafmitteln ist klar: Wenn bei hartnäckigen Schlafstörungen nichtmedikamentöse Maßnahmen ausgereizt sind, kann ein Versuch mit Hypnotika unternommen werden. Die zeitliche Begrenzung der Medikation auf höchstens einige Wochen sollte vom Arzt kontrolliert werden. An die Möglichkeit der Intervallbehandlung sollten wir denken.

3

◨ **Tab. 3.13** Überblick über die derzeit in Österreich und/oder Deutschland zugelassenen Benzodiazepin-Hypnotika und Nichtbenzodiazepin-Hypnotika

Wirkstoffe (chemische Gruppen)	Handelsnamen (Österreich)	Handelsnamen (Deutschland)	Tagesdosis[a] (mg/die)	Kommentare
Flunitrazepam (Thienodiazepine)	Rohypnol®, Somnubene® u. a.	Rohypnol®, Fluninoc® u. a.	Oral: 0,5–1 (max. 2); Risikopatienten (Abhängigkeitsanamnese) 0,5; max. 4 Wochen anwenden	Mittellang wirkendes[b] Benzodiazepin; CYP3A4- und CYP2C19-abhängige Metabolisierung
Nitrazepam (Thienodiazepine)	Mogadon®	Mogadan®, Novanox® u. a.	Oral: 5–10 (max. 20); ältere, geschwächte Personen: 2,5–5; möglichst kurz (max. 8–12 Wochen) anwenden	Mittellang wirkendes[b] Benzodiazepin; CYP3A4-abhängige Metabolisierung
Brotizolam (Thienodiazepine)	Lendorm®	Lendormin®	Oral: 0,125–0,25; nicht länger als 2 Wochen behandeln	Kurz wirkendes[b] Benzodiazepin; CYP3A4-abhängige Metabolisierung
Lormetazepam (Desmethyldiazepame)	Noctamid®	Noctamid® u. a.	Oral: 0,5–1 (max. 2); möglichst kurzzeitig behandeln	Mittellang wirkendes[b] Benzodiazepin; CYP3A4-abhängige Metabolisierung
Triazolam (Triazolobenzodiazepine)	Halcion®	Halcion®	Oral: 0,125–0,25 (max. 0,5); Anwendungsdauer max. 2 Wochen	Kurz wirkendes[b] Benzodiazepin; CYP3A4-abhängige Metabolisierung
Cinolazepam (Desmethyldiazepame)	Gerodorm®	Nicht im Handel	Oral: 40; bei älteren Menschen mit 20 mg beginnen; nicht mehr als 3 Wochen behandeln	Kurz wirkendes[b] Benzodiazepin; CYP3A4-abhängige Metabolisierung
Zolpidem (Imidazolpyridine)	Ivadal®, Zoldem®, Mondeal®	Zoldem® u. a.	Oral: 10; bei älteren Patienten 5; Anwendungsdauer max. 4 Wochen	Kurz wirkendes[b] Nichtbenzodiazepin; CYP3A4-, CYP1A2- und CYP2C9-abhängige Metabolisierung
Zopiclon (Zyklopyrrolone)	Somnal®	Ximovan® u. a.	Oral: 7,5; bei Risikopatienten 3,75; Anwendungsdauer max. 4 Wochen	Kurz wirkendes[b] Nichtbenzodiazepin; CYP3A4-abhängige Metabolisierung
Zaleplon (Pyrazolopyrimidine)	Sonata®	Sonata®	Oral: 10; bei älteren Patienten 5; Anwendungsdauer max. 2 Wochen	Kurz wirkendes[b] Nichtbenzodiazepin; CYP3A4-abhängige Metabolisierung

[a]Niedrigere Dosen sind im Allgemeinen bei älteren Patienten und Patienten mit relevanter somatischer Komorbidität angezeigt. Die angegebenen höheren Dosierungen sollten in der Regel klinisch-stationären Behandlungen vorbehalten bleiben.
[b]Kurz wirkend: Halbwertszeit <5 h, mittellang wirkend: Halbwertszeit zwischen 5 und 24 h, lang wirkend: Halbwertszeit >24 h

Nebenwirkungen

Bei der Verwendung von Hypnotika ist mit folgenden Nebenwirkungen zu rechnen:
- Überdosierung,
- Abhängigkeit,
- „Hang-over",
- paradoxe Wirkungen, vor allem bei älteren Patienten.

Die Überdosierung eines Schlafmittels kann beabsichtigt oder unbeabsichtigt sein. Im ersteren Fall handelt es sich meist um Suizidversuche. Im zweiten Fall spielt Unkenntnis über die Kumulationseffekte bzw. auch toxischen Dosen eines Schlafmittels die Hauptrolle. Benzodiazepin-Hypnotika können bei länger dauerndem Gebrauch zu Dosissteigerung, Toleranzentwicklung und Abhängigkeit führen. Abhängigkeitsentwicklungen sollen bei den Nichtbenzodiazepin-Hypnotika seltener auftreten. Die Kumulationsneigung mancher Benzodiazepin-Hypnotika (z. B. Flunitrazepam) kann dazu führen, dass am Morgen nach der Einnahme noch Müdigkeit, Antriebsmangel, Interesselosigkeit und allgemeine psychomotorische Verlangsamung vorherrschen. Wir sprechen vom sog. **Hang-over**, also dem Überhang der Medikamentenwirkung noch zu einem unerwünschten Zeitpunkt. Hierbei ist die Fahrtauglichkeit in besonderem Maße beeinträchtigt. Im Fall von „Hang-over" kommt es darauf an, durch exakte Dosierung gegenzusteuern, ggf. auch das Schlafmittel zu wechseln. Benzodiazepin-Hypnotika und Nichtbenzodiazepin-Hypnotika sind prinzipiell während der Schwangerschaft und der Stillperiode kontraindiziert.

3.1.6 Antidementiva (Nootropika)

Substanzen

Antidementiva sind zentral wirksame Medikamente, die gegen Störungen des Frisch- und Altgedächtnisses, der Konzentration und Aufmerksamkeit sowie gegen intellektuellen Abbau (z. B. Beeinträchtigungen der Auffassungsfähigkeit und des Urteilsvermögens) zielen und beeinträchtigte soziale Alltagsaktivitäten (z. B. Hilfe notwendig bei Essenszubereitung, Einkaufen, Körperpflege, finanziellen Angelegenheiten) wiederherstellen können. Früher wurden Substanzen, die Hirnleistungsstörungen im Rahmen von hirnorganischen Psychosyndromen günstig beeinflussen, als Nootropika bezeichnet. ◘ Tab. 3.14 gibt einen Überblick über die derzeit in Österreich und/oder Deutschland zugelassenen Antidementiva, für welche nach evidenzbasierten Kriterien ein antidementiver Effekt belegt ist.

Nootropisch wirksame Substanzen ohne überzeugenden Wirksamkeitsnachweis als Antidementiva sind u. a. das Extractum Gingko biloba (z. B. Gingol®), der Calciumantagonist Nimodipin (z. B. Nimotop®), das Ergotderivat Nicergolin (z. B. Ergotop®), das den neuronalen Energiestoffwechsel aktivierende Piracetam (z. B. Cerebryl®, Nootropil®) und Vitamin E.

Wirkungen und Indikationen

Galantamin, Donepezil und Rivastigmin verhindern den Acetylcholinabbau durch Hemmung der Cholinesterase. Da beim Morbus Alzheimer ein cholinerges Defizit im Zusammenhang mit der neuronalen Degeneration des Nucleus basalis Meynert besteht, führt die durch diese Substanzen bedingte Erhöhung der Acetylcholinkonzentration im ZNS zu einer Verbesserung der kognitiven Defizite. Memantin hingegen antagonisiert die Wirkung einer pathologisch erhöhten glutamater-

3

◾ **Tab. 3.14** Überblick über die derzeit zugelassenen Antidementiva mit belegter antidementiver Wirksamkeit einschließlich des von den Herstellern angegebenen Dosierungsrahmens

Wirkstoffe (funktionelle Klassifikation)	Handelsnamen (Österreich)	Handelsnamen (Deutschland)	Tagesdosis (mg/die)	Kommentare
Galantamin (Acetylcholinesterasehemmer)	Reminyl® retard Kapseln 8 mg, 16 mg oder 24 mg; Reminyl® orale Lösung 4 mg/ml	Reminyl® retard Kapseln 8 mg, 16 mg oder 24 mg; Reminyl® orale Lösung 4 mg/ml		Zugelassen zur symptomatischen Behandlung der leichten bis mittelschweren Demenz vom Alzheimer-Typ; **cave:** u. a. CYP2D6- und CYP3A4-abhängige Metabolisierung
			Retardpräparation: initial 1-mal 8 morgens, ab 5. Woche morgendliche Erhaltungsdosis mit 16 (max. 24); bei Leberschäden Tagesdosis 4–8	
			Lösung: Tagesdosis initial morgens 4 und abends 4 über 4 Wochen, langsame Dosissteigerung bis auf 16 in 2 Einzeldosen als Erhaltungsdosis (max. 24), bei mäßigen Leberschäden maximal 16	
Donepezil (Acetylcholinesterasehemmer)	Aricept® Filmtabletten 5 mg oder 10 mg; Aricept Evess® Schmelztabletten 5 mg oder 10 mg	Aricept® Filmtabletten 5 mg oder 10 mg; Aricept Evess® Schmelztabletten 5 mg oder 10 mg	Oral: initial 5 abends, bei Bedarf nach 4 Wochen auf 10 abends erhöhen; maximale Tagesdosis 10	Zugelassen zur symptomatischen Behandlung der leichten bis mittelschweren Demenz vom Alzheimer-Typ; **cave:** u. a. CYP2D6- und CYP3A4-abhängige Metabolisierung

⬛ **Tab. 3.14** (*Fortsetzung*) Überblick über die derzeit zugelassenen Antidementiva mit belegter antidementiver Wirksamkeit einschließlich des von den Herstellern angegebenen Dosierungsrahmens

Wirkstoffe (funktionelle Klassifikation)	Handelsnamen (Österreich)	Handelsnamen (Deutschland)	Tagesdosis (mg/die)	Kommentare
Rivastigmin (Acetylcholinesterasehemmer)	Exelon® Hartkapseln 1,5 mg, 3 mg, 4,5 mg oder 6 mg; Exelon® transdermales Pflaster[a] 4,6 mg/24 h oder 9,5 mg/24 h	Exelon® Hartkapseln 1,5 mg, 3 mg, 4,5 mg oder 6 mg; Exelon® transdermales Pflaster[a] 4,6 mg/24 h oder 9,5 mg/24 h	Oral: initial morgens und abends 1,5, langsame Dosissteigerung bis auf 6 in 2 Einzeldosen (max. 12 in 2 Einzeldosen)	Zugelassen zur symptomatischen Behandlung der leichten bis mittelschweren Demenz einerseits vom Alzheimer-Typ, andererseits bei idiopathischem Parkinson-Syndrom; **notabene:** nicht-CYP450-abhängige Metabolisierung
			Transdermales Pflaster[a]: initial 4,6 mg/24 h; nach 4 Wochen 9,5 mg/24 h als Erhaltungsdosis	
Memantin (NMDA[b]-Rezeptorantagonisten)	Ebixa® Filmtabletten 5 mg, 10 mg, 15 mg oder 20 mg; Ebixa® Tropfen; Axura® Filmtabletten 5 mg, 10 mg, 15 mg oder 20 mg; Axura® Tropfen	Ebixa® Filmtabletten 5 mg, 10 mg, 15 mg oder 20 mg; Ebixa® Tropfen; Axura® Filmtabletten 5 mg, 10 mg, 15 mg oder 20 mg; Axura® Tropfen	Oral: 5 in der 1. Woche, 10 in der 2. Woche, 15 in der 3. Woche, ab der 4. Woche Erhaltungsdosis 20 als Einmalgabe am Morgen; Dosisreduktion bei schweren Nierenschäden	Zugelassen zur symptomatischen Behandlung der mittelschweren bis schweren Demenz vom Alzheimer-Typ; **notabene:** nicht-CYP450-abhängige Metabolisierung

[a]Transdermales Exelon®-Pflaster: 1-mal täglich auf gesunde Haut aufkleben, nach 24 h wechseln. Empfohlene Hautregionen sind oberer und unterer Rückenbereich, Oberarm und Brustkorb. Die geplante Klebestelle sollte sauber, trocken und unbehaart sein. Notabene: immer zuerst das Pflaster kleben und erst danach die Haut eincremen. Beim Wechsel des Pflasters immer zuerst das neue Pflaster an eine andere Stelle kleben als an den Tagen zuvor. Mit Baby- oder Olivenöl kann das alte Pflaster sehr schonend gelöst werden.
[b]NMDA (N-Methyl-D-Aspartat): glutamaterge Neurotransmission wird über NMDA-Rezeptoren vermittelt

gen Neurotransmission. Beim Morbus Alzheimer soll eine via Glutamat vermittelte exzitatorische Neurotransmission vorliegen, die zum postsynaptischen Neuronenuntergang führen kann.

Medikamente der ersten Wahl in der Behandlung der leichten bis mittelschweren **Alzheimer-Demenz** (Mini-Mental-Status-Test: 12–26 Punkte) sind Galantamin, Donepezil und Rivastigmin. Memantin ist zur Behandlung der mittelschweren bis schweren Alzheimer-Demenz angezeigt. Zu Therapiebeginn mit Memantin muss das Ergebnis der Mini-Mental-Status-Testung kleiner bzw. gleich 14 Punkte betragen. Die Therapie mit Memantin ist zu beenden, wenn im Mini-Mental-Status-Test weniger als 3 Punkte erzielt werden. Es liegen positive Studienergebnisse für die

3

◻ **Tab. 3.15** Nebenwirkungen und Kontraindikationen von Antidementiva		
Wirkstoffe	**Nebenwirkungen**	**Kontraindikationen**
Galantamin	Cholinerge Begleiteffekte wie z. B. Übelkeit, Erbrechen, Diarrhö, Tremor, Bradykardie; verstärkte Nebenwirkungen bei Kombination mit CYP2D6- und CYP3A4-Inhibitoren	Schwere Leber- und Nierenschäden, keine Kombination mit Cholinomimetika oder bradykardinen Substanzen (Digoxin, Beta-Blocker), Vorsicht bei bradykarden Herzrhythmusstörungen und Asthma bronchiale
Donepezil	Cholinerge Begleiteffekte wie z. B. Übelkeit, Erbrechen, Diarrhö, Tremor, Bradykardie mit Schwindel; verstärkte Nebenwirkungen bei Kombination mit CYP2D6- und CYP3A4-Inhibitoren	Schwere Leberinsuffizienz, Vorsicht bei Asthma bronchiale, Magen-Darm-Ulzera, vorbestehender Bradykardie; Wechselwirkungen mit Beta-Blockern, Cholinergika und Anticholinergika
Rivastigmin	Cholinerge Begleiteffekte wie z. B. Übelkeit, Erbrechen, Diarrhö, Tremor, Bradykardie, Schwindel; verstärkte Nebenwirkungen bei Nierenfunktionsstörungen	Schwere Leberinsuffizienz, Vorsicht bei Asthma bronchiale, Magen-Darm-Ulzera, vorbestehender Bradykardie; Wechselwirkungen mit Cholinergika und Anticholinergika
Memantin	Keine cholinergen Begleiteffekte, aber Halluzinationen, Verwirrtheit und Schwindel beschrieben; verstärkte Nebenwirkungen bei Nierenfunktionsstörungen.	Schwere Nierenschäden; Vorsicht bei Epilepsie

Kombinationstherapie aus Memantin und einem Acetylcholinesterasehemmer (z. B. Donepezil) bei Patienten mit schwerer Alzheimer-Demenz (Mini-Mental-Status-Test: ≤11 Punkte) vor.

Rivastigmin ist auch bei der leichten bis mittelschweren **Parkinson-Demenz** zugelassen und gilt als Mittel der ersten Wahl bei **Demenz vom Lewy-Körperchen-Typ**.

Die Gabe von Donepezil oder Memantin ist neben Maßnahmen zur Verhinderung von Schlaganfallrezidiven (z. B. konsequente Behandlung kardiovaskulärer Risikofaktoren wie arterieller Hypertonus, Diabetes mellitus, Hyperlipidämie usw.) bei **vaskulären Demenzen** empfehlenswert.

Acetylcholinesterasehemmer sind bei **frontotemporalen Demenzen** (z. B. Demenz bei Pick-Krankheit) nicht wirksam, da sich im Gegensatz zum Morbus Alzheimer keine Beeinträchtigung der cholinergen Neurotransmission findet. Auch die kognitiven Defizite im Rahmen einer **Demenz bei Chorea Huntington** können durch Acetylcholinesterasehemmer nicht positiv beeinflusst werden.

Nichtkognitive Symptome bei Demenzerkrankungen, sog. **BPSD-Symptome** (BPSD: „behavioral and psychological symptoms of dementia"), umfassen psychomotorische Agitation, Aggression, Apathie, Halluzinationen und paranoide Vorstellungen. Sowohl Acetylcholinesterasehemmer als auch Memantin sind in Kombination mit gezielt ausgewählten Antipsychotika (z. B. Risperidon) und/oder Antidepressiva (z. B. Citalopram, Sertralin) und/oder Stimmungsstabilisierer (z. B. Valproinsäure) wirksam.

Nebenwirkungen

◻ Tab. 3.15 fasst die Nebenwirkungen und Kontraindikationen von Antidementiva zusammen.

3.2   Nichtmedikamentöse biologische Therapieverfahren

3.2.1   Elektrokrampftherapie

Indikationen

Die Elektrokrampftherapie (EKT oder ECT/„electroconvulsive therapy") ist bei lege artis durchgeführtem, interdisziplinärem Vorgehen im stationären Rahmen und richtiger Indikationsstellung ein wirksames und sicheres, biologisch fundiertes Therapieverfahren. Im Gegensatz zu Österreich und Deutschland wird es in den USA und in anderen Ländern relativ häufig und zunehmend auch im ambulanten Setting nicht nur unter dem Aspekt der Kostenersparnis angewandt. In ◘ Tab. 3.16 sind die Indikationen für den Einsatz der ECT in der Psychiatrie zusammengefasst. Zudem wird die ECT in der Neurologie beim Morbus Parkinson eingesetzt, falls die Einstellung auf Antiparkinsonmedikamente nicht ausreichend erfolgreich ist.

Wirkmechanismus

Der Wirkmechanismus der ECT ist bei all den vorstehend genannten Krankheitszuständen bislang nicht im Einzelnen geklärt. Aus experimentellen Untersuchungen existieren aber umfassende Daten, die die **sequenzielle Stimulierung der monoaminergen Transmittersysteme im ZNS** für die antidepressive Wirkung der ECT verantwortlich machen. Hiernach sollen 1–2 ECT-Sitzungen zu einer dopaminergen, 3–5 Behandlungen zu einer noradrenergen und schließlich 6–8 Sitzungen zu einer serotonergen Wirkverstärkung im Gehirn führen.

Durchführung

◘ Tab. 3.17 gibt Hinweise für eine sachgemäße Durchführung der ECT.

Wirksamkeit

Die auf eine Reihe von randomisierten, kontrollierten Studien basierende Evidenz weist auf eine sehr gute Wirksamkeit der ECT bei der Behandlung von schweren depressiven Episoden hin. Die ECT bedingt bei dieser Indikation Remissionsraten zwischen 60 und 80 %. Die Ansprechrate soll bei älteren depressiven Patienten, insbesondere mit der Diagnose einer schweren depressiven Episode mit psychotischen Symptomen, höher sein als bei depressiven Patienten im mittleren Lebensalter. Bei der Indikation manischer Episoden wird die Responserate in der Literatur mit über 80 % angegeben. Während die ECT als Therapie der ersten Wahl bei der perniziösen Katatonie unumstritten ist, stellt sich die studienbasierte Evidenz für die Wirksamkeit der ECT bei chronifizierten Verläufen schizophrener Erkrankungen als eher spärlich dar. Vereinzelt wird in der Literatur immerhin berichtet, dass die ECT bei etwa 80 % der Patienten mit therapieresistenten akuten Schizophrenien günstige Effekte gezeigt haben soll.

Risiken und Nebenwirkungen

Die Kurzzeitnarkose macht das wesentliche Risiko der ECT aus. In diesem Zusammenhang sind potenziell tödlich verlaufende Narkosezwischenfälle zu nennen. Mögliche Nebenwirkungen der ECT sind:

◘ Tab. 3.16 Psychiatrische Indikationsgebiete der Elektrokrampftherapie

In erster Linie	In zweiter Linie
Schwere depressive Episode mit psychotischen Symptomen („wahnhafte Depression")	Therapieresistente Depressionen
Schwere depressive oder schizodepressive Episode mit hoher Suizidalität	Therapieresistente Manien
Schwere depressive oder schizodepressive Episode mit Nahrungsverweigerung oder depressivem Stupor	Therapieresistente akute Schizophrenien (insbesondere bei katatoner Symptomatik)
Lebensbedrohliche febrile Katatonie (perniziöse Katatonie)	Malignes neuroleptisches Syndrom
Therapieresistente Depressionen und in der Krankengeschichte dokumentiertes, sehr gutes früheres Ansprechen auf die ECT	Schwere Depression bzw. Manie in der Schwangerschaft und Stillzeit sowie im höheren Alter, wenn die Patientin bzw. der Patient die Risiken einer Psychopharmakotherapie vermeiden möchte

- vorübergehender Anstieg der Herzfrequenz, des Blutdrucks und/oder des intrakraniellen Drucks,
- postiktaler, nur wenige Minuten andauernder Verwirrtheitszustand,
- vorübergehende Kopfschmerzen und/oder Muskelschmerzen und/oder Übelkeit,
- passager auftretende kognitive Störungen (z. B. retrograde Amnesie), die spätestens 6 Monate nach der ECT-Behandlung remittieren,
- subjektive Beeinträchtigung des autobiographischen Gedächtnisses.

Übereinstimmend wird heutzutage die Ansicht vertreten, dass die ECT **keine strukturelle Schädigung des Gehirns** verursacht.

Bei depressiven Patienten wird die unilaterale Elektrodenplatzierung auf der nichtdominanten Kopfseite bevorzugt, weil sie im Vergleich zur bilateralen Elektrodenapplikation praktisch keine Nebenwirkungen zeigt. Auf der anderen Seite wird die bilaterale Elektrodenplatzierung mit einem schnelleren Wirkeintritt und einer besseren Wirksamkeit assoziiert. Trotz des höheren Risikos von meist passageren kognitiv-amnestischen Beeinträchtigungen wird sie in der Behandlung der Manien und der schizophrenen Störungen bevorzugt eingesetzt.

3.2.2 Schlafentzug (Wachtherapie)

Indikationen

Das Hauptindikationsgebiet des therapeutischen oder antidepressiven Schlafentzugs (Wachtherapie) ist die **depressive Episode, insbesondere mit melancholischem (somatischem oder endogenomorphem) Syndrom.** Hierbei wird der Schlafentzug (SE) als Ergänzung der antidepressiven Pharmako- und Psychotherapie im Sinne einer adjuvanten Behandlung empfohlen. Eine eigenständige Therapieform ist der SE nicht. Als weitere Indikationen gelten:

- Verkürzung der Wirklatenz der Antidepressiva in der Behandlung depressiver Zustandsbilder (auch depressiver Syndrome bei Schizophrenien oder bipolarer Depressionen, aber

Vorsicht wegen Induktion akuter psychotischer Exzerbationen bzw. wegen des „Switchrisikos");
- adjuvante Behandlungsstrategie bei therapieresistenten Depressionen;
- differenzialdiagnostisches Verfahren zur Differenzierung depressiver Pseudodemenzen von demenziellen Erkrankungen.

Wirkmechanismus

Trotz intensiver Beforschung verschiedener Wirkmechanismen während der vergangenen 30 Jahre (z. B. chronobiologische Forschung, Schlafforschung, Untersuchungen mit bildgebenden Verfahren, Neurotransmissionsforschung) konnte das Wirkprinzip des SE bislang nicht detailliert geklärt werden. In einer chronobiologischen Perspektive bestehen bei depressiv Erkrankten Veränderungen des REM-Schlaf-Musters (REM: „rapid eye movements") im Sinne einer Vorverlagerung und Verlängerung der ersten REM-Phase gegenüber dem physiologischen Schlaf-Wach-Rhythmus. Der SE soll eine Resynchronisation und eine Wiederherstellung der üblichen Phasenposition im Sinne einer Regulierung des gestörten Biorhythmus bei Depressiven bewirken. Hiermit könnte die vorübergehende Stimmungsaufhellung depressiver Patienten erklärt werden.

Durchführung

Für die psychiatrische Routineversorgung kommen 2 Arten des SE infrage:
- **Partieller Schlafentzug der zweiten Nachthälfte:** Der Patient schläft bis zum Wecken um 01:30 Uhr. Er durchwacht die zweite Nachthälfte und geht erst wieder am Abend dieses Tages zu einer für ihn üblichen Zeit schlafen. Der partielle SE kann 2-mal pro Woche durchgeführt werden.
- **Totaler Schlafentzug:** Am Tag 1 steht der Patient um 07:00 Uhr auf, durchwacht die erste und zweite Nachthälfte und geht erst wieder um 19:00 Uhr am Tag 2 schlafen (36 Stunden Schlafentzug), bis er wieder um 07:00 Uhr am Tag 3 geweckt wird (12 Stunden Schlaf). Wiederholung des totalen SE erfolgt nach 5–7 Tagen.

Partieller SE und totaler SE können kombiniert werden. So wird zuerst mit dem totalen SE begonnen und im weiteren Verlauf wird an jedem dritten Tag ein partieller SE der zweiten Nachthälfte für die Dauer des stationären Aufenthalts wiederholt.

Es hat sich bewährt, den SE auf einer Station in einer Gruppe mit mehreren Patienten im Beisein eines diplomierten Krankenpflegers bzw. einer diplomierten Krankenschwester durchzuführen. Während des gemeinsamen Durchwachens gehen die Patienten in Begleitung spazieren, machen gymnastische Übungen, spielen Wort- oder Kartenspiele usw. Am Tag nach der durchwachten Nacht nehmen die SE-Patienten am üblichen Therapieprogramm der Station teil. Einnicken oder kurze Schlafepisoden sollten insbesondere während der zweiten Nachthälfte und während des Tags nach durchwachter Nacht vermieden werden, weil sonst der antidepressive Effekt des SE verlorengeht. Prinzipiell ist es von Vorteil, die antidepressive Pharmakotherapie neben dem SE weiterzuführen. Ein dämpfendes Antidepressivum sollte jedoch an Tagen vor dem SE abgesetzt werden.

Neben dem partiellen bzw. totalen SE existieren noch der REM-Schlafentzug (selektiver Entzug der REM-Schlafphasen über mehrere Wochen hin) und die sog. „Phase-advance-Therapie" (sequenzielle Vorverschiebung des Schlaf-Wach-Rhythmus nach einem bestimm-

◘ Tab. 3.17 Durchführung der Elektrokrampftherapie

Sorgfältige Information und Aufklärung des für eine ECT infrage kommenden, einwilligungsfähigen Patienten über Nutzen und Risiken des Behandlungsverfahrens sowie Behandlungsalternativen	Schriftliche Einverständniserklärung des Patienten; bei lebensbedrohlichen Zuständen ist die sofortige Behandlung statthaft.
Somatisch-medizinische Voruntersuchungen	EKG, Thoraxröntgen, CCT bei Verdacht auf erhöhten intrakraniellen Druck, Röntgen der Wirbelsäule bei Patienten im höheren Lebensalter, Laboruntersuchungen (Blutbild, Elektrolyte, Leber- und Nierenwerte, Cholinesterase, Gerinnungsparameter), Bestimmung der Händigkeit, Ausschluss von Hirndruck und schweren Herzkrankheiten sowie Beurteilung des Narkoserisikos durch den Anästhesisten
Vor der ECT Absetzen von Pharmaka, welche die Krampfschwelle bzw. das Narkoserisiko erhöhen	Benzodiazepine und Antikonvulsiva nach Möglichkeit vor der ECT absetzen, da sie die Krampfschwelle erhöhen. Tranylcypromin ist wegen der Gefahr hypertensiver Krisen unter Narkose abzusetzen. Eine Lithiumbehandlung muss vor der ECT nicht unbedingt unterbrochen werden, auch wenn sie mit dem Risiko postiktaler Verwirrtheitszustände in Verbindung gebracht wird.
Narkose und Muskelrelaxation	Der Patient muss vor der Narkose nüchtern sein. Vor der Einleitung der Kurzzeitnarkose (z. B. mit Brietal® [Methohexital]) und der Muskelrelaxation (z. B. Lysthenon® [Suxamethonium]) Gabe von Atropin zur Vermeidung muskarinartiger Effekte (Bradykardie, Bronchialsekretion) durch den Anästhesisten
Ablauf und Monitoring während der ECT-Durchführung	Laufende Überwachung von Puls, Blutdruck, Atmung und Sauerstoffsättigung sowie kontinuierliches EKG-Monitoring durch den Anästhesisten. Vor der elektrischen Stimulation durch den Psychiater wird ein Ruhe-EEG abgeleitet. Es wird bei **unilateraler Elektrodenplatzierung auf der nichtdominanten Kopfseite** eine kurzzeitige Stromdurchflutung des Gehirns bewirkt. Alternativ kommt eine bilaterale Elektrodenplatzierung in Betracht. Die **Dauer des Krampfanfalls** wird durch die Aufzeichnung von EEG und EMG (Elektromyogramm) überwacht. Der Krampfanfall sollte **mindestens 25 sec** andauern, andernfalls ist die ECT nicht wirksam. Im Anschluss an die Behandlung ist eine ca. 2- bis 3-stündige Überwachung von Blutdruck und Puls angezeigt.
Behandlungsverlauf	**Alle 2–3 Tage wird eine ECT-Sitzung durchgeführt, bis die Gesamtanzahl von 6 bis 12 Sitzungen erreicht wird.** Nach erfolgreicher ECT-Behandlung ist eine **Erhaltungstherapie mit Psychopharmaka** essenziell (z. B. Beginn mit Paroxetin bei Depressionen, Fortführung der Lithiummedikation usw.), weil die Rückfallrate ohne weiterführende Pharmakotherapie mit 50–95 % sehr hoch ist. Falls eine psychopharmakotherapeutische Erhaltungstherapie nicht gelingt, ist die Durchführung einer **Erhaltungs-ECT** angezeigt. Die Frequenz der ECT-Sitzungen beträgt zu Beginn eine Behandlung pro Woche, später eine Behandlung pro Monat.

ten Schlafschema über 2–3 Wochen hin). Sie sind aufgrund der komplizierten Durchführung (z. B. Schlaflabor für den REM-Schlafentzug notwendig) personal- und organisationsintensiv, weshalb sie in der klinischen Praxis nicht angewandt werden.

Wirksamkeit

Etwa 50–60 % der mit SE behandelten Patienten weisen bereits am ersten Tag nach dem SE eine signifikante Stimmungsaufhellung auf. Partieller oder totaler SE ist hiernach die einzige antidepressive Intervention, die mit sehr guten antidepressiven Effekten innerhalb kürzester Behandlungszeit assoziiert ist. Auf der anderen Seite sind die stimmungsaufhellenden Effekte in der Regel transient, sodass schon nach der nächsten durchschlafenen Nacht die gedrückte Stimmungslage wieder zur Gänze auftritt. Anhaltende Remissionen nach einem einmaligen SE sind selten (höchstens 15 %). Zur Aufrechterhaltung der antidepressiven Wirkung des SE sind zum einen Wiederholungen des SE, zum anderen die Kombination des SE mit einer antidepressiven Pharmakotherapie indiziert.

Risiken und Nebenwirkungen

SE kann krankheitsprovozierend wirken. Nachfolgende Risiken sind in der Literatur beschrieben:

- Provokation suizidaler Krisen, schizophrener Manifestationen, epileptischer Anfälle, hypomanischer oder manischer Nachschwankungen
- Verschlechterung der depressiven Symptomatik, falls Kurzschlafepisoden während der zweiten Nachthälfte und am Tag nach dem SE auftreten

Vor diesem Hintergrund ist eine Reihe von **relativen Kontraindikationen** für den Einsatz des SE zu berücksichtigen:

- Idiopathische, symptomatische und kryptogene Epilepsien
- Erhöhte Krampfbereitschaft bei Patienten im Suchtmittelentzug
- Akute Suizidalität
- Akute psychotische Zustandsbilder
- Depressive Patienten mit bipolaren affektiven Störungen und anamnestischen Hinweisen für ein Umschlagen in die Manie unter antidepressiver Pharmakotherapie
- Multimorbid körperlich erkrankte Patienten mit Begleitdepression

Über die Risiken des SE bei depressiven Patientinnen in der Schwangerschaft besteht derzeit noch kein Konsens innerhalb der Expertenausschüsse.

Im Allgemeinen gibt es bei lege artis durchgeführtem SE praktisch keine Nebenwirkungen. Mitunter werden Müdigkeit, Schläfrigkeit und Kopfschmerz am Tag nach dem SE berichtet.

3.2.3 Lichttherapie

Indikationen

Das Hauptanwendungsgebiet der Lichttherapie (Phototherapie) ist die **saisonale depressive Störung („Winterdepression")**. Als weitere psychiatrische Behandlungsindikationen der Lichttherapie werden in der Literatur genannt:

- Nichtjahreszeitlich gebundene Depressionen
- Prämenstruelle dysphorische Störung
- Wochenbettdepression
- Bulimia nervosa
- Negativsymptomatik bei Schizophrenien

Auch bei gesunden Personen, die als Schichtarbeiter tätig sind, kann die Lichttherapie antriebssteigernd wirken und zu einer Verbesserung der emotionalen Befindlichkeit führen. Schließlich entfaltet die Lichttherapie positive Effekte beim Jetlagsyndrom im Gefolge von Zeitzonenwechsel (z. B. günstige Beeinflussung von Ein- und Durchschlafstörungen, Tagesmüdigkeit, reduzierter Leistungsfähigkeit).

Wirkmechanismus

Die Wirkungsweise ist noch nicht geklärt. Früher galt die sog. **Melatoninhypothese** als plausibles Erklärungsmodell. Sie besagt, dass bei Patienten mit „Winterdepression" eine gestörte Ausschüttung von Melatonin vorliege, die durch die Lichttherapie positiv beeinflusst werde. Melatonin ist ein wichtiger Neurotransmitter für die Regulation zirkadianer Rhythmen im ZNS. Neueste Studienergebnisse unterstützen eher die **photochemische Hypothese**. Hiernach wirkt die Lichttherapie ausschließlich über das Auge antidepressiv, nicht über die Haut. Lichtimpulse, welche die retinalen Photorezeptoren erreichen, werden in Nervenimpulse umgewandelt und via Tractus retinohypothalamicus an das Gehirn weitergegeben. Infolgedessen wird eine Potenzierung des serotonergen, zum Teil auch des noradrenergen Neurotransmittersystems erzielt.

Durchführung

■ Tab. 3.18 gibt eine Übersicht praktischer Richtlinien zur Lichttherapie.

Wirksamkeit

Die Wirksamkeit der Lichttherapie bei der saisonalen depressiven Störung ist auf der Basis von randomisierten, kontrollierten Studien sehr gut belegt. Die Ansprechrate liegt bei dieser Indikation zwischen 60 und 90 %. Die Latenz bis zum Auftreten des antidepressiven Effekts beträgt etwa 3–7 Tage. Mit einer Remission der „Winterdepression" ist in der Regel nach einer 2- bis 4-wöchigen adäquaten Lichttherapie zu rechnen. Bei nur partiellem Ansprechen auf die Lichttherapie empfiehlt sich eine Kombination mit SSRI (insbesondere Fluoxetin oder Sertralin) oder retardiertem Bupropion XR („extended release"). Nonresponder sollten auf jeden Fall eine antidepressive Pharmakotherapie mit SSRI oder retardiertem Bupropion XR („extended release") erhalten. Kontrovers werden die Studienergebnisse zur Wirksamkeit der Lichttherapie bei den nichtjahreszeitlich gebundenen Depressionen diskutiert. Folglich kann die Lichttherapie bei Patienten mit nichtsaisonalen Depressionen bestenfalls als eine Ergänzung der antidepressiven Pharmako- und Psychotherapie betrachtet werden. Positive Effekte der Lichttherapie bei den anderen genannten Indikationsgebieten (z. B. prämenstruelle dysphorische Störung, Jetlagsyndrom usw.) sind in der Literatur beschrieben, indes nicht gemäß den Richtlinien der evidenzbasierten Medizin abgesichert.

☐ **Tab. 3.18** Praktische Richtlinien zur Lichttherapie	
Somatisch-medizinische Voruntersuchungen	Voruntersuchung und Verlaufskontrollen durch den Augenarzt sind anzuraten, falls beim Patienten Hinweise für degenerative Retinopathien bestehen.
Vor der Empfehlung einer Lichttherapie Frage nach der Einnahme von Photosensibilisatoren	Relativ kontraindiziert für den Einsatz der Lichttherapie ist die Einnahme folgender Pharmaka: Johanniskrautpräparate, Antipsychotika aus der Gruppe der Phenothiazine, Diuretika wie Hydrochlorothiazid, Antiarrhythmika wie Amiodaron, nichtsteroidale Antiphlogistika wie Naproxen und Ketoprofen, antibakterielle Substanzen wie Fluorochinolone oder systemische Psoralene.
Lichttherapiegerät	Zum Beispiel Davita LD 440® mit 8 Leuchtstoffröhren (8×55 Watt), flimmerfreiem Licht ohne Stroboskopeffekte und ohne störende Brummgeräusche; die Beleuchtungsstärke dieses Geräts beträgt günstigerweise 10.000 Lux.
Therapeutischer Lichtintensitätsbereich	2.500–10.000 Lux (gemessen an den Augen)
Strahlungsemission	Helles weißes Licht mit vollem Spektrum außer Infrarot- und ultravioletter Strahlung zwecks Verhinderung von Augen- und Hautschäden
Abstand des Patienten vom Lichttherapiegerät	Aufstellen des Lichttherapiegeräts in Augenhöhe vor dem Patienten in einer Entfernung von etwa 65–80 cm.
Frequenz und Behandlungsdauer der Lichttherapiesitzungen nach evidenzbasierten Kriterien	**Täglich** kurz nach dem Aufstehen 30-minütige Sitzung bei 10.000 Lux für die Dauer von **2 bis 4 Wochen**. Bei saisonal depressiven Patienten kann die Lichttherapie als **Erhaltungstherapie** bis zum Frühjahr bzw. Sommer fortgeführt werden.

Risiken und Nebenwirkungen

Bei sorgfältiger Beachtung der relativen Kontraindikationen (degenerative Retinopathien, Photosensibilisatoren) stellt die Lichttherapie ein sicheres Therapieverfahren dar. Untersuchungen über die Langzeitanwendung der Lichttherapie ergaben bislang **keine Hinweise auf durch die Lichttherapie verursachte Augen- oder Netzhautschäden**. Mögliche Nebenwirkungen der Lichttherapie sind:

- überanstrengte Augen,
- Kopfschmerz,
- Übelkeit,
- Sehstörungen,
- Unruhegefühle,
- hypomanische bis manische Verstimmungen (sehr selten!).

Zumeist sind die Nebenwirkungen nur schwach ausgeprägt und in der Regel transient.

3.2.4 Repetitive transkranielle Magnetstimulation (rTMS)

Innerhalb der Psychiatrie stellt die repetitive TMS ein innovatives Therapieverfahren dar, das jedoch ausschließlich auf spezialisierte psychiatrische Fachabteilungen limitiert ist. Hierbei handelt es sich um eine nichtinvasive, neurophysiologische Methode, mit welcher kortikale Neuronen durch magnetische Induktion in ihrer elektrischen Aktivität stimuliert werden.

Das rTMS-Gerät besteht aus einer computergesteuerten Stromquelle und einer ring- oder schleifenförmigen Spule von ca. 10 bis 20 cm Durchmesser, die in geringem Abstand über die zu stimulierende Hirnregion des Patienten (z. B. linker oder rechter präfrontaler Kortex) gehalten wird. Ein direkter Kontakt zwischen der rTMS-Spule und dem Schädel des Patienten erfolgt nicht. Im Gegensatz zur ECT sind weder Kurzzeitvollnarkose noch Muskelrelaxation notwendig.

Ergebnisse aus mehreren kontrollierten rTMS-Studien an depressiven Patienten zeigen, dass die Anwendung von **rasch und regelmäßig aufeinanderfolgenden, hochfrequenten (1–20 Hertz) Einzelstimuli links präfrontal** im Vergleich zur Plazebostimulation **stimmungs-aufhellende Effekte** bewirkt. Hierbei wird die rTMS etwa 30-minütig täglich über die Dauer von 2 Wochen angewandt.

Mögliche **Nebenwirkungen** der rTMS sind transiente Kopfschmerzen nach der rTMS, unangenehme Missempfindungen oder leichte Kopfschmerzen während der rTMS, vorübergehende Gereiztheit und in seltenen Fällen epileptische Anfälle. Als **Kontraindikationen** gelten Epilepsien, erhöhter intrakranieller Druck, Schädel-Hirn-Trauma, Infarkte, neurochirurgische Eingriffe, Cochlea-Implantate, metallische Objekte im Kopf (ausgenommen Zahnprothesen), Herzschrittmacher und Schwangerschaft.

3.2.5 Vagusnervstimulation (VNS)

Die Vagusnervstimulation (VNS) gilt als innovatives Therapieverfahren zur Behandlung therapieresistenter Depressionen. Ihre Anwendung ist aber nach wie vor auf spezialisierte psychiatrische Fachabteilungen beschränkt. Innerhalb der Neurologie hingegen ist die VNS seit längerem als antiepileptisches Verfahren etabliert. So ist sie bereits seit 1994 in Europa bzw. seit 1997 in den USA als Behandlungsverfahren bei Patienten mit therapierefraktären Epilepsien zugelassen.

Bei dieser neuen psychiatrischen Behandlungsform wird der linke Vagusnerv in regelmäßigen Abständen über feine Elektroden gereizt. Die Impulse werden über die afferenten Bahnen des Vagusnervs zunächst in den Nucleus tractus solitarius (NTS) weitergeleitet und beeinflussen von dort positiv subkortikale Strukturen, die mit der Emotionsverarbeitung assoziiert sind. Diese Neuromodulation verschiedener Gehirnregionen durch VNS kann zur Besserung therapieresistenter depressiver Zustandsbilder führen.

Das Gerät zur Vagusnervstimulation besteht aus einem etwa taschenuhrgroßen Pulsgenerator („Schrittmacher") und einem Elektrodenkabel. Während einer ca. einstündigen Operation in Intubationsnarkose wird zunächst der Pulsgenerator unterhalb des Schlüsselbeins unter der Haut der Brustwand implantiert. Anschließend wird der Vagusnerv etwa 2 cm mikrochirurgisch im linken Halsbereich freipräpariert und die Elektrode um den Vagusnerv gelegt und befestigt. Das Kabel wird nach subkutaner Tunnelung zur linken Brustseite mit dem Pulsgenerator verbunden. Intraoperativ werden Impedanzmessung und Gerätetest durchgeführt. Die **elektrische Reizung des linken Vagusnervs** erfolgt **intermittierend repetitiv** (z. B. alle 5 min eine 30 sec dauernde Stimulation).

Komplikationen im Kontext der Vollnarkose machen das Hauptrisiko der VNS aus. Mögliche **Nebenwirkungen** sind Heiserkeit, leichte Veränderung der Stimmhöhe, Parästhesien in der Halsregion, Husten und Schluckbeschwerden, Brustschmerzen und Übelkeit. Da für die VNS der linke und nicht der rechte Vagusnerv herangezogen wird, sind vagusvermittelte Herzfrequenz- und Blutdruckreaktionen seltener zu beobachten. Als **Kontraindikationen** werden Herz- und Lungenerkrankungen, Schluckstörungen, Ulcera ventriculi et duodeni und gleichzeitige Behandlung mit anderen Hirnstimulationen (z. B. Tiefenhirnstimulation [THS] bei Morbus Parkinson) in der Literatur genannt.

3.3 Psychotherapie

3.3.1 Allgemeines

Unter Psychotherapie verstehen wir die **therapeutische Beeinflussung von regelwidrigen seelischen Zuständen durch psychologische Verhaltensweisen.** Psychotherapie ist ein nicht-medikamentöses Verfahren, wird aber durch Psychopharmakotherapie häufig erst ermöglicht. Psychotherapie wenden wir vor allem bei seelischen Störungen aus den Gebieten der „Kleinen Psychiatrie" und „Psychosomatik" (z. B. neurotische, Belastungs- und somatoforme Störungen, Essstörungen) an, während sie bei psychischen Störungen aus dem Bereich der „Großen Psychiatrie" (z. B. schwere depressive Episoden, Schizophrenien, bipolare affektive Störungen, Demenzen) die Funktion einer begleitenden Therapie erfüllen kann. Mit psychologischen Mitteln beeinflussen wir vor allem Störungen, bei denen psychologische Faktoren als ätiologietheoretischer Schwerpunkt erkennbar sind bzw. bei denen psychologische Faktoren den Verlauf wesentlich beeinflussen.

Psychotherapie ist auf der einen Seite von unspezifischen Vorgehensweisen abzugrenzen, wie z. B. gutem Zureden oder Erklären einer Medikamentenwirkung oder einer chirurgischen Operationstechnik oder etwa der Zielsetzung bei deren Anwendung. Allerdings werden gelegentlich auch solche Maßnahmen als psychotherapeutische Interventionen in einem weitgefassten Sinne bezeichnet. Auf der anderen Seite grenzen wir Psychotherapie von Erziehung oder auch Indoktrination ab, die mit Belohnungen bzw. Sanktionen, Interventionen im täglichen Leben und der Durchsetzung von Wünschen der Erzieher, aber auch mit konkreten Hilfen als grundlegenden Prinzipien arbeiten.

Psychotherapie in einem klassischen Sinne hingegen verzichtet auf konkrete Hilfen, Geschenke, Strafen oder Sanktionen. Der Psychotherapeut interveniert nicht in der konkreten Lebenswirklichkeit des Patienten, hält sich mit eigenen Meinungen zurück, tritt als Person in den Hintergrund, erfüllt keine Vorbildfunktion, belohnt nicht, fordert nichts und lässt dem Patienten Raum, selbst aus seiner seelischen Störung herauszufinden. Klassische Psychotherapie versucht, dem Patienten die Möglichkeit zu verschaffen, die eigene Problemsituation zu erkennen, zu durchdringen, zu bewältigen und schließlich zu überwinden. Der Patient ist unter der Anleitung des Psychotherapeuten der aktive Teil. Die Themen der Psychotherapie liefert der Patient anhand seiner Störungen und Leiden. Wesentliches Element der Psychotherapie ist das Gespräch zwischen Patient und Therapeut; hierzu ist eine vertrauensvolle Beziehung erforderlich.

> Vertrauen des Patienten zum Psychotherapeuten auf der einen Seite, Kompetenz und Beherrschung der Regeln der angewandten Psychotherapie in Theorie, Methodik, Zielsetzung und praktischer Durchführung auf der anderen Seite sind Voraussetzungen erfolgreicher Psychotherapie.

3.3.2   Arztlich-psychotherapeutisches Gespräch

Das ärztliche Gespräch ist eine sowohl diagnostische als auch therapeutische Methode. Auf die diagnostische Zielsetzung beim ärztlichen Gespräch sind wir bereits eingegangen. Hier geht es uns um seine therapeutische Bedeutung. Wir meinen weder die üblich informelle Unterredung mit dem Patienten noch die nach strengen Regeln durchgeführte klientenzentrierte Gesprächspsychotherapie. Uns geht es vielmehr um den verstehenden Kontakt zum Patienten, den wir dazu nützen, eine Arzt-Patient-Beziehung aufzubauen und zu erhalten, die für den Patienten Führung und Stützung beinhaltet. Solche ärztlich-psychotherapeutischen Gespräche können auch längerfristig durchgeführt werden und den Charakter einer führenden und stützenden Psychotherapie annehmen. Dabei geht es einerseits um die Entlastung des Patienten, andererseits um das Angebot von Verhaltensänderung, die der Therapeut aufzeigen kann. Es gehört zur ärztlichen Kunst, dabei ein ausgeglichenes Verhältnis von Distanz und Nähe einzuhalten.

3.3.3   Kognitiv-verhaltenstherapeutische Psychotherapieverfahren

Die **Verhaltenstherapie (VT)** wurde von Eysenck (1967) auf den Grundlagen der experimentellen Physiologie (z. B. bedingter Reflex nach Pawlow [1910]) und der Lernpsychologie (z. B. Behaviorismus nach Watson [1924] und Thorndike [1935]) entwickelt. Sie beruht auf der **Vorstellung, dass alles Verhalten gelerntes Verhalten ist, damit also auch wieder verlernt werden kann.** Auch unerwünschtes Verhalten im Rahmen einer psychischen Störung kann damit wieder beseitigt werden. Verhaltenstherapie ist eine stark systematisierte, problemorientierte Psychotherapieform, die inzwischen durch den **kognitiven Ansatz** nach Beck (1975) (z. B. kognitive VT bei Depressionen) erweitert worden ist.

Die **Strategie** der VT kann in 5 Phasen aufgeteilt werden:
1. Problemanalyse mit Verhaltensanalyse auf Symptomebene nach dem **SORKC**-Schema:
   - Identifikation externer, kognitiver, somatischer und/oder psychosozialer **S**timuli, die das Krankheitsverhalten auslösen;
   - **Organismus**- oder Personvariable bezeichnet individuelle somatische Faktoren und Werthaltungen des Patienten, welche das Krankheitsverhalten beeinflussen;
   - Unterteilung des Krankheitsverhaltens (**R**eaktion) in physiologische, motorische, emotionale und kognitive Reaktionen;
   - **Kontingenz** bezieht sich nach Kanfer et al. (1991) auf die Regelmäßigkeit des Auftretens der Konsequenz nach der Reaktion;
   - kurz- und langfristige **Konsequenzen** (**C**) des Krankheitsverhaltens.
2. **Beziehungs- und Motivationsanalyse** (z. B. Funktionsanalyse: Funktion des Krankheitsverhaltens für den Patienten selbst und die Interaktion mit seinem familiären und beruflichem Umfeld)
3. **Indikationsstellung** für verhaltenstherapeutische Interventionen (z. B. Zielanalyse)
4. Durchführung **verhaltensändernder Interventionen** (VT im engeren Sinne)
5. **Stabilisierungsphase** und **Evaluation**

Verhaltensanalyse auf Symptomebene nach dem SORKC-Schema – eine Fallgeschichte

Frau M., 38 Jahre, Sekretärin, ledig, keine Kinder.

Frau M. kommt mit der Rettung auf Vermittlung ihres Hausarztes in die psychiatrische Ambulanz. Sie leide seit Jahren unter starken Ängsten. Die Ängste seien insbesondere beim Opernbesuch, beim Betreten von Supermärkten und beim Warten in der U-Bahn-Station auf die Metro aufgetreten.

In diesen Situationen habe sie immer wieder Herzklopfen und Atemnot empfunden. Ihre Kehle habe sich dann trocken angefühlt. Ihre Hände seien kaltschweißig geworden. Sie habe gezittert. Ein qualvolles Gefühl der Beklemmung und Spannung habe sich eingestellt. Gelegentlich habe sich die Spannung bis zur Todesangst gesteigert. Dann sei sie auch in Panik geraten und habe fluchtartig das Opernparkett, die U-Bahn-Station, die Supermarkthalle verlassen. Erst wenn sie in ihrer Wohnung angekommen sei, habe sie sich wieder sicher gefühlt. Die qualvolle Angst sei dann rasch abgeklungen. Derzeit meide sie alle öffentlichen Verkehrsmittel und jeglichen Opernbesuch. In den Supermarkt gehe sie auch nicht mehr. Immer öfter kaufe sie online ein, ohne aus der Wohnung zu gehen.

Mit 33 Jahren sei sie im Krankenhaus wegen einer Endometriose stationär behandelt worden. Ihr damaliger Partner habe sie während des Krankenhausaufenthalts wegen einer jüngeren Frau verlassen. Sie habe es damals überhaupt nicht fassen können, dass ihr Expartner so gemein habe sein können.

In jener Zeit permanenten Grübelns über ihre Trennung und über ihre Einsamkeit habe sie erstmals bei einem Opernbesuch mitten in der Vorstellung ein qualvolles Gefühl der Beklemmung und des Ausgeliefertseins erlitten. Ihr sei schwindlig gewesen und sie habe Hitzewallungen und Kribbeln im ganzen Körper empfunden. Sie habe damals gedacht, sie verliere die Kontrolle über sich und werde wahnsinnig. Abrupt habe sie das Operngebäude verlassen. Einige Tage später habe sie bemerkt, dass sie sich auch beim Betreten von Supermärkten und beim Warten in der U-Bahn-Station auf die Metro zunehmend innerlich unruhig und ängstlich fühle.

Syndromdiagnose: Angstsyndrom mit Agoraphobie und Panikattacken

SORKC-Schema:

- Stimulus **S**:
    - erstmals im Rahmen eines Opernbesuchs; in jener Zeit grübelt Frau M. ständig über ihre Trennung und über ihre Einsamkeit;
- Organismus **O**:
    - individuelle körperlich-emotionale Faktoren: Frau M. ist zum Zeitpunkt des erstmaligen Auftretens des Angstsyndroms biopsychosozial stark belastet durch eine körperliche Krankheit („Endometriose") und durch eine plötzliche Trennung vom Partner;
    - kognitive Grundeinstellung: Ohne Unterstützung durch einen Partner erlebt sich Frau M. kritischen Lebensereignissen schutzlos ausgeliefert.
- Reaktion **R**:
    - physiologisch: Schwindel, Hitzewallungen, Kribbeln usw.;
    - emotional: Gefühl der Beklemmung und Gefühl des Ausgeliefertseins;
    - kognitiv: „Ich verliere die Kontrolle über mich." „Ich werde wahnsinnig.";
    - motorisch: abruptes Verlassen des Operngebäudes.
- Kontingenz **K**: Die Konsequenzen C finden nur statt, wenn R vorausging.
- Konsequenzen **C**:

— Durch den Verzicht auf Opernvorstellungen bleibt die Konfrontation mit der Angst auslösenden Situation aus. Folglich führt das Vermeidungsverhalten zunächst zur Beendigung eines unangenehmen Zustands auf ein Verhalten hin (negative Verstärkung). Im Verlauf entsteht jedoch sekundär eine Übertragung des Vermeidungsverhaltens auf andere, ähnliche Situationen, wie öffentliche Verkehrsmittel und Supermärkte (Generalisierung). Frau M. ist zunehmend an ihre Wohnung „gefesselt".

Verfahren der Verhaltenstherapie (VT)

1. **Operante Methoden** (Verhaltensformung durch positive und negative Verstärkung, Bestrafung und **Löschung**): z. B. mittels **Biofeedback, „token economy"**
2. **Selbstkontrolle und Selbststeuerung**: z. B. innerer Dialog im Rahmen der Selbstverbalisation
3. **Reizkonfrontation**: z. B. systematische Desensibilisierung unter Einsatz von Entspannungsmethoden nach Wolpe (1972), graduiertes oder massives In-vivo-Reizkonfrontationstraining („Exposure" oder „Flooding" nach Marks [1987])
4. **Modelllernen**: z. B. Problemlösungstraining, Training sozialer Kompetenz, Kommunikationstraining
5. **Kognitive Verfahren**: z. B. Umstrukturierung depressionstypischer Grundannahmen wie Schwarz-Weiß-Denken, willkürliche Schlussfolgerungen, unangebrachte Verallgemeinerungen usw. durch kognitives Neubenennen, **„sokratischer Dialog"** zur geleiteten Entdeckung und Veränderung ungünstiger Denkweisen. In einer „sokratischen Fragetechnik" provoziert der Therapeut den Patienten freundlich, die hierin ausgedrückten unrealistischen Einstellungen und falschen Vorannahmen auf ihren objektiven Gehalt hin zu überprüfen und den meist irrationalen Charakter ihrer Allgemeinaussagen herauszufordern. Ziel hierbei ist, ungünstige Denkweisen des Patienten (z. B. „Meine Freundin ist schon zum zweiten Mal zu spät zur Verabredung gekommen; sie liebt mich also überhaupt nicht mehr.") im Verlauf der Therapie durch eine rationalere Lebenseinstellung zu ersetzen.

Die VT mit kognitiven Ansätzen ist das Psychotherapieverfahren der ersten Wahl bei Zwangs-, Angst- und Essstörungen. Die **kognitive VT** nach Beck (1975) gilt nach evidenzbasierten Kriterien als wirksames Therapieverfahren bei depressiven Störungen. Die **dialektisch-behaviorale Psychotherapie** (DBT) nach Linehan (1987) ist eine Form der Verhaltenstherapie, mit der nachweislich eine signifikante Reduktion des parasuizidalen und impulsiven Verhaltens chronisch suizidaler Patienten mit Borderlinepersönlichkeitsstörung erzielt werden kann. Verhaltenstherapeutische Ansätze können selbst bei Patienten mit schizophrenen Störungen sinnvoll zum Einsatz kommen (z. B. Integriertes Psychologisches Trainingsprogramm [IPT] schizophrener Patienten). Die VT hat gegenüber anderen Psychotherapieformen den Vorteil der Ökonomie und relativ leichten Erlernbarkeit, ist rational-empirisch ausreichend begründet und führt zu nachprüfbaren Ergebnissen.

3.3.4 Humanistische Psychotherapieverfahren

Humanistische Psychotherapieverfahren basieren auf existenzialphilosophischen, tiefenpsychologischen und ethischen Grundsätzen. **Ziele** dieser Verfahren sind Stärkung der Autonomie, Selbstverwirklichung, positiver Realitätsbezug, Fähigkeit zur authentischen mitmenschlichen Begegnung und Selbstverantwortung des Patienten. Zu den humanistischen Psychotherapieverfahren zählen im engeren und weiteren Sinne u. a.

- klientenzentrierte Gesprächspsychotherapie nach Rogers (1951),
- Gestalttherapie nach Perls (1969),
- Transaktionsanalyse nach Berne (1961),
- Logotherapie und Existenzanalyse nach Frankl (1946).

Die **klientenzentrierte Gesprächspsychotherapie** geht von drei Voraussetzungen aus: positive emotionale Zuwendung zum Patienten (**Wertschätzung**), Echtheit und Aufrichtigkeit der Haltung des Therapeuten (**Kongruenz**) und Bereitschaft zu einfühlendem Verstehen des Patienten (**Empathie**). Die praktische Vorgehensweise ist durch Regeln strukturiert, die flexibel gehandhabt werden können. Der Patient berichtet über seine Erlebensweisen und Wahrnehmungen, und der Therapeut wiederholt vor allem den emotionalen Gehalt des Gesprochenen. Er hält den Gedankengang des Patienten im Fluss und versucht, die Inhalte zu präzisieren und zu verdeutlichen, sodass der Patient sich selbst mit seinen Erlebnissen und Konflikten in neuer Sichtweise betrachten kann. Die Gesprächspsychotherapie führt zu einer empirisch nachprüfbaren Symptomreduktion und emotionalen Stabilisierung bei Patienten mit psychischen Störungen wie neurotischen und Belastungsstörungen, Suchtkrankheiten u. a.

Die **Gestalttherapie** fußt auf der Grundannahme, wonach der **menschliche Organismus ganzheitlich organisiert** sei und Leib, Seele und Geist untrennbare Aspekte des Gesamtorganismus seien, die stets nach einem Zustand innerer Ausgeglichenheit strebten. Hiernach tritt ein **Bedürfnis als dominierende Gestalt** in den Vordergrund, und nach seiner Befriedigung kommt es zu einem erneuten inneren Homöostasezustand durch Selbstregulation. Hat der Organismus diese Fähigkeit nicht, dann ist er krank, er kann seine Wirklichkeit nicht mehr gestalten. Die Gestalttherapie benutzt eine Mischung aus Einzel- und Gruppentechniken (Einzeltherapie auf dem Hintergrund der Gruppe, „Hot-seat-Position" [„hot-seat" = heißer Stuhl] des Patienten vor der Gruppe). Das Behandlungsziel der Gestalttherapie ist die Freilegung verschütteter Lebensmöglichkeiten im Hier und Jetzt (Perls [1969]: „Hier und jetzt findet unser Leben statt – der Verstand kommt immer eine Sekunde zu spät.").

Die **Transaktionsanalyse** betrachtet unterschiedliche Kommunikationsformen (elterliches, kindliches oder erwachsenes Verhalten), die sich auf wechselnde Kombinationen sog. Ich-Zustände (Eltern-Ich-Zustand: Patient fühlt, denkt oder handelt so, wie er es von Autoritätspersonen übernommen hat; Erwachsenen-Ich-Zustand: Patient fühlt, denkt oder handelt reif und der Situation angemessen; Kind-Ich-Zustand: Patient fühlt, denkt oder handelt trotzig oder hilflos) zwischen den Beteiligten zurückführen lassen. Hierdurch sollen **Selbsterleben** des Patienten und sein **Verhalten gegenüber Mitmenschen (Transaktion) analysiert** sowie mögliche negative Grundhaltungen und starre Beziehungsmuster des Patienten transparent werden (z. B. Bewusstwerdung des inneren Lebensplans oder Skripts). Ziel der Transaktionsanalyse ist ein Akzeptieren der eigenen Person („Ich bin O.K., so wie ich bin.") und eine Veränderung dysfunktionalen Verhaltens gegenüber anderen Menschen.

Die **Logotherapie und Existenzanalyse** nach Frankl (1946) ist ein **von der Existenzphilosophie beeinflusstes Psychotherapieverfahren**. Sie gilt nach der Psychoanalyse von Freud (1900) und der Individualpsychologie von Adler (1912) als „Dritte Wiener Richtung der Psychotherapie". Bei ihr steht der **Versuch der Sinngebung menschlichen Daseins** im Mittelpunkt (das griechische Wort „logos" steht für „Vernunft"). Dabei versucht der Therapeut dem Patienten die Fähigkeit zu vermitteln, selbst die Verantwortung für seine Existenz und die für ihn sinngebenden Werte seines Lebens zu übernehmen. Voraussetzung für eine solche Form der Psychotherapie sind ein hoher Differenzierungsgrad des Patienten und die Fähigkeit zur Selbstreflexion. Insbesondere bei depressiven Verstimmungen und Angstzuständen nichtpsychotischer Genese ist die Logotherapie ein sinnvolles Verfahren.

3.3.5 Suggestiv-und Entspannungsverfahren

Es werden **auto- und heterosuggestive Verfahren** unterschieden. Zu den selbstsuggestiven Verfahren zählen u. a. das autogene Training nach Schultz (1932) und die progressive Relaxation nach Jacobson (1938). Als klassisches fremdsuggestives Verfahren ist die Hypnose zu nennen, deren heutige Form hauptsächlich auf Schultz zurückgeht. Die Suggestiv- und Entspannungsverfahren sind u. a. angezeigt bei Belastungs- und Schlafstörungen, Angstzuständen, depressiven Verstimmungen und Schmerzzuständen. Eine Gegenanzeige besteht bei psychotischen Zustandsbildern.

Beim **autogenen Training** handelt es sich um ein Entspannungsverfahren, das mit formelhaften Abläufen den Patienten zu innerer Ruhe, Gelassenheit, Ausgeglichenheit und Entspannung hinführen soll. Der Patient lernt stufenweise, sich bei einer bestimmten Körperhaltung schwer, warm und vollkommen locker zu fühlen. Es gelingt im Allgemeinen schon nach wenigen Übungen, vegetative Funktionen zu beeinflussen und zu innerer Ruhe zu finden. Das Verfahren kann im Liegen oder im Sitzen, allein oder unter Anleitung, auch in Gruppen durchgeführt werden und zeichnet sich nicht zuletzt durch seine Ökonomie aus. Denn es ist ohne Aufwand an jedem Ort, in fast jeder Situation durchführbar, und schon 5 Minuten autogenes Training führen beim Geübten zur Entspannung.

Auch die **progressive Relaxation** dient der autosuggestiven Entspannung. Mit Hilfe von Übungen erlernt der Patient unterschiedliche Muskelgruppen in genau zu befolgenden Schritten progressiv anzuspannen und loszulassen (Relaxation), bis ein körperlicher und seelischer Entspannungszustand eintritt.

Bei der **Hypnose** handelt es sich um einen fremdbeeinflussten schlafähnlichen Zustand bei eingeengter Bewusstseinslage und erhöhter Reizoffenheit gegenüber dem Therapeuten. Dieser geht so vor, dass er nach einer Prüfung der Beeinflussbarkeit des Patienten diesen einen kleineren Gegenstand fixieren lässt, bis der Patient in einen Zustand der Somnolenz verfällt, in welchem ihm dann verbale Suggestionen im Rahmen des angestrebten therapeutischen Ziels gegeben werden. Danach wird der Patient im Zustand der Hypnose belassen, nach etwa 30 Minuten jedoch durch klar gegebene Anweisungen wieder „zurückgeholt" (Desuggestion).

3.3.6 Körperorientierte Psychotherapieverfahren

Bei den körperorientierten Psychotherapieverfahren („Body Psychotherapy") werden **körperlicher Ausdruck und körperliche Erlebnisfähigkeit als Zugang zu zentralen Konflikten des Patienten** verwendet. Als Gründer der Körperpsychotherapie gilt Reich (1933) („Charakteranalyse"). Körperorientierte Psychotherapieverfahren sind von der Körpertherapie zu unterscheiden. Die Körpertherapie benutzt zwar den Körper als Mittler und Gegenstand zur Förderung der seelischen und körperlichen Gesundheit, bearbeitet aber keine zentralen Konflikte im Sinne einer Psychotherapieform. Beispiele für Körpertherapieverfahren sind Atemtherapie, Eutonie, Feldenkrais, Massage usw. Zu den körperorientierten Psychotherapieverfahren hingegen zählen u. a. die bioenergetische Analyse nach Lowen (1979) und das Psychodrama nach Moreno (1959).

Die **bioenergetische Analyse** geht davon aus, dass unbewusste seelische Konflikte Lebenskraft (Bioenergie) binden. Dies führe zu Veränderungen der Körperhaltung („Der Körper lügt nicht.") und zu muskulären Verspannungen („emotionaler Panzer"). Wesentliches Element der bioenergetischen Diagnostik ist hiernach die Beobachtung des körperlichen Ausdrucks des Patienten („Körperlesen"). Mittels Imitation seiner Körperhaltung durch den Therapeuten („Spiegeln") kann die Beobachtung zusätzlich verstärkt werden. In der Therapie werden **mit Hilfe von Körperübungen verdrängte Emotionen des Patienten freigelegt**, die anschließend in Gesprächen analysiert werden. Ziel der „Bioenergetik" ist es, die vorher gebundene Energie dem Patienten wieder zur Verfügung zu stellen und dadurch sein Selbstgefühl zu stärken.

Beim **Psychodrama** handelt es sich um eine **Methode des Rollenspiels in der Gruppe**, durch die **Konflikte und Fantasien in Handlung und dramatische Darstellung** umgesetzt werden. Auf diese Weise können Haltungen, Einstellungen und Verhaltensweisen der Beteiligten sichtbar dargestellt werden. Das Ziel dieser Form der Gruppentherapie besteht in einer Förderung der Selbstkontrolle, der Einsicht in eigene innere Abläufe und der Eröffnung einer Möglichkeit der Wandlung eigenen Verhaltens. Es werden Alltagssituationen gespielt, die in der Regel der Lebensgeschichte eines der beteiligten Patienten entnommen sind. Mit Hilfe verschiedener Darstellungstechniken werden zentrale Konflikte des Patienten bearbeitet. Wesentliche Elemente des Psychodramas sind: die Bühne oder Spielfläche, die vom Gruppenkreis deutlich abgesetzt ist; der Protagonist, der seine Konflikte darstellt; der Leiter des Psychodramas, der die Funktion hat, in der Gruppe ein Klima herzustellen, in dem der Protagonist schließlich aktiv werden kann (er hat die Leitung des Spiels und verdeutlicht im Zusammenwirken mit dem Darsteller dessen Absichten); die psychodramatischen Techniken, die man in Initialtechniken (zum Ingangsetzen des Spiels), Handlungstechniken (zum Darstellen und Realisieren der Spielinhalte), Abschlusstechniken und Rahmentechniken unterteilen kann; Assistenten (Hilfstherapeuten), die bei der Realisierung des Psychodramas helfen und die Rolle von Personen aus dem sozialen Umfeld (Konfliktfeld) des Protagonisten zu übernehmen haben; die Teilnehmer der Gruppen, die ein Klima des Vertrauens und der Kommunikation herzustellen haben, in welchem das Psychodrama als Darstellung persönlicher Konflikte realisierbar wird. Das Psychodrama kann vor allem bei Belastungsstörungen, Persönlichkeitsstörungen und Suchtkrankheiten angewandt werden, nicht hingegen bei psychotischen Zustandsbildern.

3.3.7 Psychoanalytische und tiefenpsychologische Psychotherapieverfahren

Psychoanalytische und tiefenpsychologische Behandlungsverfahren umfassen Psychotherapieformen, die sich an Freud (1910) („Psychoanalyse"), Jung (1935) („Analytische Therapie"), Adler (1912) („Individualtherapie") u. a. orientieren. Einerseits gründen sich die **Verfahren der tiefenpsychologischen Psychotherapie** („psychodynamic psychotherapy") auf der Krankheits- und Persönlichkeitstheorie der **Psychoanalyse** („psychoanalysis"), andererseits benutzen sie von der Psychoanalyse abweichende Behandlungstechniken. **Verfahren der analytischen Psychotherapie** („psychoanalytic psychotherapy") modifizieren hingegen die Behandlungstechnik der Psychoanalyse (z. B. Abstinenzregel, Inhalts-, Übertragungs- und Widerstandsdeutungen) nicht. Sie unterscheiden sich von der Psychoanalyse lediglich im Hinblick auf den Behandlungsrahmen (z. B. Stundenfrequenz, Behandlungsdauer, Behandlung im Sitzen statt im Liegen, Gruppentherapie, Begrenzung der Deutungen auf einen zentralen Konflikt oder Fokus).

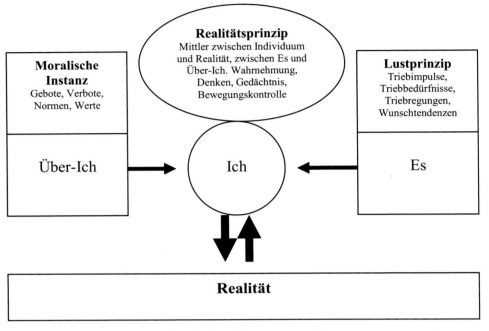

□ **Abb. 3.1** „Freudsches Strukturmodell der Psyche", „Drei-Instanzen-Modell" im Sinne von Freud (1923)

Die von Freud (1915) entwickelte **Psychoanalyse** beruht auf der **Grundvorstellung, dass psychische Störungen ihre Ursache in Kindheitserlebnissen und Triebkonflikten** (libidinöse Triebbedürfnisse [Sexualtriebe] und physiologische Selbsterhaltungsbedürfnisse [Ich-Triebe], lebenserhaltende Triebe [Eros] und aggressive Triebe [Thanatos]) **haben.** Diese Erlebnisse geraten im Laufe des Lebens in Vergessenheit, die daraus erwachsenden Störungen jedoch bleiben bestehen.

Beispiel
Ein unverarbeiteter Konflikt kann auf symbolhafte Weise körperlich zum Ausdruck gebracht und dadurch zugleich unbewusst werden (Konversion). Ermann (1997) führt in diesem Zusammenhang einige Beispiele für den Ausdrucksgehalt von Konversionssymptomen an:
— Sexuelle Schaulust und damit assoziierte Schuldgefühle bilden einen unverarbeiteten Kindheitskonflikt. Dieser kann im Erwachsenenalter durch den Anblick eines sexuell erregenden Aktes aktiviert werden. Der Wunsch, etwas Verbotenes anzusehen, kann zu einer funktionellen Blindheit (dissoziative Sensibilitäts- und Empfindungsstörung) führen.
— Der Wunsch, aus einer langjährigen Partnerschaft zu fliehen, kann als bedrohlich erlebt werden und eine Gangstörung (dissoziative Bewegungsstörung) bewirken.
— Der Wunsch, etwas subjektiv als verboten Erlebtes zu berühren (z. B. Penis), kann eine Armlähmung (dissoziative Bewegungsstörung) hervorrufen.

Die psychischen Störungen können dadurch beseitigt werden, dass es gelingt, die zugehörigen Kindheitserlebnisse aufzuspüren und auszusprechen, also zu bearbeiten (reine Verbalbehandlung). Um nun an diese zunächst nicht zugänglichen Erlebnisse der frühen Kindheit heranzukommen, bedient sich der Psychoanalytiker der Methode der freien Assoziation.

◨ **Tab. 3.19** Wichtige Abwehrmechanismen im Sinne von S. Freud (mod. nach Silbernagel 1988)		
Abwehrmechanismus	Erläuterung	Beispiel
Projektion	Unerwünschte eigene Gefühle und Impulse werden unbewusst einer anderen Person zugeschrieben.	Ein Patient, der selbst aggressiv ist, unterstellt unbewusst dem ihn behandelnden Arzt die Aggression, die er bei sich selber wahrzunehmen nicht in der Lage ist.
Regression	Wiederauftreten von entwicklungsmäßig früheren, nicht mehr altersadäquaten Erlebnis- und Verhaltensweisen	Ein Patient mit Status nach Myokardinfarkt verhält sich in der Rehabilitationsphase unbewusst wie ein Kleinkind. Er lässt sich weiterhin waschen und füttern.
Reaktionsbildung	Inakzeptable Triebregungen werden durch das Gegenteil ersetzt.	Eine Ärztin bekämpft unbewusste aggressive Impulse gegenüber einer Kollegin dadurch, dass sie zu ihr besonders freundlich und hilfsbereit ist.
Verleugnung	Angstmachende Wahrnehmungen werden verneint, die äußere Realität wird nicht anerkannt, objektive Sinneseindrücke werden als unwahr hingestellt.	Ein abrupt aufgeklärter Patient behauptet später, niemals aufgeklärt worden zu sein.
Identifikation	Der Handelnde übernimmt unbewusst Verhaltensweisen, Einstellungen und Werte einer anderen Person.	Ein Patient identifiziert sich nach einer Operation so sehr mit dem ängstlichvorsichtigen Arzt und dessen Behandlungsanweisungen, dass er selbst zu einem Zeitpunkt, an dem keinerlei Gefährdung mehr besteht, ein sinnloses Ritual der Infektionsabwehr zelebriert.
Rationalisierung	Für eine eigene Verhaltensweise wird eine rationale Scheinbegründung gegeben. Das eigentliche, für das Über-Ich aus moralischen Gründen nicht akzeptable Motiv wird dabei unbewusst verschleiert.	Ein übergewichtiger Diabetiker behauptet voller Überzeugung, er habe seine Diät nicht einhalten können, weil seine Frau sich nicht genügend darum gekümmert habe. Er kann sich nicht eingestehen, dass er die mit der Diät verbundenen Einschränkungen nicht auf sich nehmen will.

Dadurch kann nach Auffassung der Psychoanalyse das Unterbewusste des Menschen bewusst gemacht werden. Der Therapeut hält den Fluss der Einfälle und Gedanken in Gang, ohne indessen aktiv ins Geschehen einzugreifen (Abstinenz). Weitere Zugänge zum Unbewussten sind nach den Behandlungsregeln der Psychoanalyse die Traumdeutung und die Deutung von Fehlleistungen, vor allem von Versprechern. Die Psychoanalyse beschreibt ihre Lehre in einem eigenen Vokabular. Widerstand und Übertragung, Abwehr und Abwehrmechanismen gehören ebenso dazu wie das Schichtenmodell der Persönlichkeit von Es, Ich und Über-Ich („Freudsches Strukturmodell der Psyche", „Drei-Instanzen-Modell"; ◨ Abb. 3.1).

◨ Tab. 3.19 gibt eine Übersicht der wichtigsten Abwehrmechanismen im Sinne von S. Freud.

Mit Hilfe der **Methode des Deutens** nähert sich der Therapeut dem **Inhalt und der Bedeutung von freien Assoziationen, Träumen, Übertragungs- und Widerstandsphänomenen.** Damit gelingt es, neurotische Konflikte und Störungen auf ihre frühkindlichen Ursachen zurückzuführen, sodass der Patient die Konflikte schließlich bewältigen kann. Auf diese Weise versucht die Psychoanalyse, bewusstes Leben und die Fähigkeit zu zielstrebiger und freier Konfliktbewältigung an die Stelle der Einengung durch neurotische Störungen zu setzen. Die klassische Psychoanalyse hat 5–6 Einzelpsychotherapiewochenstunden. Sie ist somit langwierig und aufwendig, weshalb heutzutage Verfahren der analytischen Psychotherapie (z. B. psychoanalytische Fokaltherapie, psychoanalytische Gruppentherapie) üblich sind.

Als ein Beispiel für **Spezialverfahren der tiefenpsychologischen Psychotherapie** führen wir das **katathyme Bilderleben** an.

Das katathyme (das griechische Wort „katathýmios" bedeutet „am Herzen liegend, erwünscht") Bilderleben wurde von Leuner (1985) entwickelt. In Entspannung erhält der Patient die **Anregung, sich bestimmte Situationen intensiv vorzustellen und sich gefühlsbetont hineinzuversetzen** (Tagträume, Imaginationen). Die dann vom Patienten beschriebenen Fantasien werden vom Therapeuten interpretiert. Über seine Erlebnisse soll der Patient zur Erkenntnis eigener Konflikte und der eigenen Persönlichkeit kommen. Solche Übungen sind gerade bei Angstzuständen und Belastungsstörungen sinnvoll. Zu den Kontraindikationen zählen psychotische Zustandsbilder. Ziel ist die Aufdeckung und Bearbeitung zunächst unbewusster Konfliktherde. Dieses Therapieverfahren hat in der Regel eine Wochenstunde und insgesamt eine Dauer von 30 bis 80 Sitzungen.

3.3.8 Systemische Psychotherapieverfahren

Systemische Psychotherapieverfahren wurzeln in der System- und Kommunikationstheorie (u. a. von Bertalanffy 1966; Watzlawick 1969), wonach biologisch-psychisch-gesellschaftliche Zusammenhänge das Verhalten des Menschen bestimmen. Die **systemische Familientherapie** geht von der Hypothese aus, dass familiäre Beziehungen des Individuums während des ganzen Lebens seine psychosoziale Entwicklung wesentlich mitbestimmen und dass deshalb verhaltensändernde bzw. therapeutische Maßnahmen nur sinnvoll sein können, wenn sie die Struktur der familiären Beziehung im engeren Sinne und das soziale Umfeld im weiteren Sinne mit einschließen und zur Therapie nutzen.

In diesem Zusammenhang kann mit Hilfe der **Kommunikationstherapie** nach Watzlawick (1969) eine Änderung der Kommunikationsregeln in der Familie angestrebt werden, um den systemstabilisierenden Charakter des psychischen Symptoms eines Familienmitglieds entbehrlich zu machen. Methodisch werden verschiedene Verhaltensanweisungen eingesetzt, die sich auf die gegenwärtige Situation des zwischenmenschlichen Systems beziehen. Hierzu gehören beispielsweise die **paradoxe Intervention** (gezielte Symptomverschreibung durch den Therapeuten) und das **zirkuläre Fragen** (Therapeut spricht mit einem Dritten über das Verhalten zweier anderer Personen in bestimmten Situationen).

Die Wirksamkeit der systemischen Familientherapie ist für Störungen im Kindes- und Jugendalter besonders gut belegt. Das gilt vor allem für Drogenmissbrauch, Störungen des Sozialverhaltens, Delinquenz, Essstörungen und die Bewältigung körperlicher Krankheiten. Gleichfalls sind Wirksamkeit und Langzeitwirkung bei einer Reihe von psychischen Störungen im Erwachsenenalter (z. B. Substanzstörungen, depressive Erkrankungen, Essstörungen) nach evidenzbasierten Kriterien abgesichert.

3.3.9 Integrative Psychotherapieverfahren

In der allgemeinen und integrativen Psychotherapie (u. a. Grawe 1994) werden verschiedene psychotherapeutische Ansätze (vorzugsweise analytische, verhaltenstherapeutische, systemische und humanistische Behandlungsstrategien) verknüpft, um schulenübergreifende, individualisierte Psychotherapieformen für die Patienten zu entwickeln. Ziel ist es, sowohl evidenzbasierte als auch indikationsspezifische bzw. störungsorientierte Psychotherapieverfahren zur Verfügung zu haben.

Eine integrative Kurzzeitpsychotherapie stellt die **interpersonelle Psychotherapie** nach Klerman et al. (1984) dar. Sie verbindet verhaltenstherapeutische, analytische und systemische Ansätze. Im Zentrum der interpersonellen Psychotherapie steht die Bearbeitung zwischenmenschlicher Probleme des Patienten, die als wesentlich für die Entstehung psychischer Störungen (z. B. Depressionen) aufgefasst werden. Es wird bei diesem integrativen Verfahren insbesondere auf die Problembereiche Verlusterlebnisse, Partnerschaftskonflikte und Rollenwechsel fokussiert. Ziel ist es, eine Remission der Symptome und eine Verbesserung der interpersonellen Problembewältigung zu erreichen. Die interpersonelle Psychotherapie umfasst in der Regel 20 wöchentliche Einzelsitzungen.

3.4 Psychoedukation

Unter dem Begriff Psychoedukation werden „**systematische didaktisch-psychotherapeutische Interventionen** zusammengefasst, die dazu geeignet sind, **Patienten und ihre Angehörigen** über die Krankheit und ihre Behandlung zu informieren, das Krankheitsverständnis und den selbstverantwortlichen Umgang mit der Krankheit zu fördern und sie bei der Krankheitsbewältigung zu unterstützen" (Bäuml u. Pitschel-Walz 2003).

Ziele der psychoedukativen Angehörigengruppen sind:
- die Angehörigen durch Informationsvermittlung, Entlastung und Erfahrungsaustausch zu unterstützen;
- sie als Verbündete bei der Therapie des psychisch erkrankten Familienmitglieds zu gewinnen und in dessen Therapie aktiv zu integrieren.

Ziele der psychoedukativen Patientengruppen umfassen:
- Aufklärung über Art und Verlauf der psychischen Störung, deren Behandlungsmöglichkeiten und die tiefere Bedeutung der Compliance bzw. Adhärenz,
- Vermittlung von Kompetenzen und förderlichen Copingstrategien im Umgang mit der psychischen Störung,
- emotionale Entlastung und Verbesserung des subjektiven Befindens,
- Förderung der Compliance bzw. Adhärenz mit dem Ziel, den Ausgang („Outcome") der psychischen Störung positiv zu beeinflussen.

Nach Fleischhacker et al. (2011) sind „**Compliance**" und „**Adhärenz**" Begriffe, die beschreiben, in welchem Ausmaß sich ein Patient an die empfohlene Therapie (z. B. medikamentöses Behandlungsregime, diätetische Maßnahmen, Änderung von Lebensgewohnheiten) des Arztes hält („Therapietreue", „Patientenmitarbeit" usw.). In der wissenschaftlichen Literatur werden „Compliance" und „Adhärenz" zum Teil synonym verwendet, indes seit einiger Zeit der englischsprachige Terminus **„Adherence"** (deutsch: Adhärenz) präferiert. Die zunehmende Priorisierung des Begriffs „Adherence" hängt nach Zimmerer et al. (2009) damit zusammen, dass im Englischen der Begriff „Compliance" (deutsch: Einhaltung, Fügsamkeit) „Elemente der Unterwürfigkeit" enthalte und folglich einem anachronistischen, „paternalistischen Modell der Arzt-Patienten-Beziehung" entspreche. Hingegen stehe der Terminus „Adherence" (deutsch: Dabeibleiben, Festhalten) für ein zeitgemäßes, „informatives Modell der Arzt-Patienten-Beziehung". Denn hierbei wird der Patient aktiv im Rahmen einer **partizipativen** oder „partnerschaftlichen" **Entscheidungsfindung** („shared decision making") in die anstehenden Therapiemaßnahmen eingebunden.

Psychiatrische **Indikationsbereiche für Psychoedukation** sind:

- schizophrene und schizoaffektive Störungen,
- unipolare affektive Störungen,
- bipolare affektive Störungen,
- Angststörungen,
- Zwangsstörungen,
- Belastungsstörungen,
- Essstörungen,
- Persönlichkeitsstörungen,
- demenzielle Erkrankungen.

Die psychoedukativen Patienten- und Angehörigengruppen können sowohl im ambulanten als auch im stationären Setting durchgeführt werden. Die psychoedukativen Gruppen werden von Psychiatern oder Psychologen geleitet. Als Co-Therapeuten kommen in der Regel diplomierte Krankenschwestern oder -pfleger in Betracht. ◘ Tab. 3.20 gibt einen Überblick über die Psychoedukation bei Psychosen bzw. bei Depressionen an der Ambulanz der Grazer Universitätsklinik für Psychiatrie.

Beispiele erfolgreicher Psychoedukation

In den von der Arbeitsgruppe um H.-B. Rothenhäusler an der Grazer Universitätsklinik für Psychiatrie durchgeführten Evaluationsstudien (Kreiner et al. 2009, 2012) wurden Effekte von Psychoedukation bei depressiven und psychoseerfahrenen Patienten untersucht.

49 depressive Patienten nahmen an den insgesamt 9 Einheiten umfassenden und 2-mal wöchentlich stattfindenden Psychoedukationsgruppen teil und wurden mittels Fremdbeurteilungs- und Selbstbeurteilungsfragebögen vor und nach der Psychoedukation untersucht. Unsere **Grazer Psychoedukationsstudie** bei depressiven Patienten (Kreiner et al. 2009) zeigte eine signifikante Verbesserung in den Bereichen psychische Lebensqualität, Lebenszufriedenheit, Psychopathologie, krankheitsbezogenes Wissen und Compliance bzw. Adhärenz nach Psychoedukation. Mittels Regressionsanalysen wurden Variablen identifiziert, welche den Ausgang bei den depressiven Studienteilnehmern begünstigten. Die überwiegende Mehrheit unserer depressiven Patienten empfahl die Teilnahme an Psychoedukation weiter und erlebte den Zuwachs an krankheitsbezogenem Wissen als hilfreich.

Auch bei den untersuchten 26 psychoseerfahrenen Patienten (Kreiner et al. 2012) konnte eine Verbesserung des psychischen Wohlbefindens, des krankheitsbezogenen Wissens und eine Reduktion der psychopathologischen Symptomatik demonstriert werden. Das Ausmaß der Psychopathologie hatte zwar einen Einfluss auf die psychische Lebensqualität und den krankheitsbezogenen Wissenszuwachs, wobei aber auch psychoseerfahrene Patienten mit schwererer Symptomatik von der Psychoedukation profitierten. Eine differenzierte, mehrdimensionale Betrachtung des Konzepts

◻ Tab. 3.20 Psychoedukation bei Psychosen bzw. bei Depressionen an der Ambulanz der Grazer Universitätsklinik für Psychiatrie	
Psychoedukation bei Psychosen	**Psychoedukation bei Depressionen**
Für Patienten mit schizophrenen oder schizoaffektiven Störungen: 9 Gruppensitzungen, 2-mal pro Woche, je 60 min, geschlossene Gruppenform, 8–15 Patienten	Für Patienten mit depressiven Störungen: 9 Gruppensitzungen, 2-mal pro Woche, je 60 min, geschlossene Gruppenform, 8–15 Patienten
Für Angehörige: 8 Gruppensitzungen, 1-mal pro Woche, je 120 min, geschlossene Gruppenform, 8–20 Angehörige	Für Angehörige: 8 Gruppensitzungen, 1-mal pro Woche, je 120 min, geschlossene Gruppenform, 8–20 Angehörige
1. Sitzung: Begrüßung, Organisation, Ablauf, Gruppenregeln, Inhalte und Ziele	1. Sitzung: Vorstellung der Teilnehmer, Einführung Depressionsspirale
2. Sitzung: Krankheitsbegriff, Symptomatik, Diagnostik („Ist das überhaupt eine Psychose?")	2. Sitzung: Was sind Depressionen? Symptome, Dreieck: Fühlen, Denken, Handeln
3. Sitzung: somatische Brücke („Wie passen Chemie und Seele zusammen?")	3. Sitzung: Was wissen wir über die Ursachen? Vulnerabilitäts-Stress-Modell, Diagnosen
4. Sitzung: Ursachen-Vulnerabilitäts-Stress-Bewältigungsmodell („Ich war schon immer sensibler und unkonventioneller als andere.")	4. Sitzung: Wie werden Depressionen behandelt? Medikamente. Reizübertragung – Synapsenmodell
5. Sitzung: Medikamente und Nebenwirkungen	5. Sitzung: Wie werden Depressionen behandelt? Psychologische Behandlung, Psychotherapie, ergänzende Therapieformen
6. Sitzung: psychologische Behandlung, Psychotherapie und psychosoziale Maßnahmen	6. Sitzung: Wie soll man mit der depressiven Erkrankung umgehen? Steigerung angenehmer Aktivitäten
7. Sitzung: Rezidivprophylaxe, Frühwarnzeichen, Krisenplan	7. Sitzung: Wie soll man mit der depressiven Erkrankung umgehen? Negative Gedanken erkennen und korrigieren, Krisenplan
8. Sitzung: Ernährung	8. Sitzung: Ernährung
9. Sitzung: Zusammenfassung, Abschlusssitzung	9. Sitzung: Zusammenfassung, „Goldene Regeln"

Lebensqualität war für die Ergebnisevaluation notwendig. Psychoedukationsgruppen, die sich mit unterschiedlichen Krankheiten aus dem psychotischen Formenkreis beschäftigten, waren eine im Klinikalltag gut durchführbare und erfolgreiche Behandlungsmethode.

Generell unterstrichen die Ergebnisse der Grazer Psychoedukationsstudie die **klinische Relevanz der Psychoedukation in einer modernen, pluridimensionalen Psychiatrie.**

3.5 Ergänzende nichtbiologische Therapieverfahren

▪ **Beschäftigungstherapie**
Sie ist eine **in der Klinik angewandte Form der Werktherapie (Ergotherapie).** Sie betont das gestalterische, kreative, aber auch produktorientierte Werken, den ergebnisorientierten Um-

gang mit dem Material, meist in der Gruppe. Sie dient der Förderung von Antrieb und Selbstvertrauen, der Stimmungshebung, der Konfliktfindung und der Fähigkeit, in der Gruppe tätig zu sein und zielstrebig an einer Sache zu arbeiten. Verfahren wie Malen, Flechten, Schnitzen, Töpfern oder Drucken finden breite Anwendung.

- **Arbeitstherapie**

Sie ist eine weitere **in der Klinik angewandte Form der Werktherapie (Ergotherapie).** Sie betont stärker die Arbeitsleistung als Mittel der Therapie, ist damit dem rehabilitierenden Vorgehen näher als die Beschäftigungstherapie, führt an handwerkliche und auch einfache industrielle Verfahren heran, betont ebenfalls die Gruppenaktivität, das Kontaktverhalten und das Prinzip der stufenweisen gesteigerten Belastung, enthält Elemente der Belohnung von Leistung und fördert das Selbstvertrauen und die Belastbarkeit des Patienten.

- **Kunsttherapie**

Hierbei geht es um die therapeutische Anwendung von Bildender Kunst (insbesondere Malerei, aber auch Bildhauerei). Durch den schöpferischen Prozess des bildnerischen Gestaltens hat der Patient die Möglichkeit, seine Gefühle, Gedanken, Träume usw. nonverbal auszudrücken und mitzuteilen. Dabei geht es in der Kunsttherapie weniger um die formalästhetische Kritik des vom Patienten geschaffenen Werks als vielmehr um seine Bedeutung als Medium für den Patienten zur kathartischen Sichtbarmachung seiner Gefühlskonflikte nach außen, zur Förderung seines Selbstbewusstseins und zur Entfaltung seiner Persönlichkeit.

- **Musiktherapie**

Es handelt sich um ein Behandlungsverfahren, das sich der salutogenen Effekte von Musik bedient. Es werden aktive und rezeptive Musiktherapien unterschieden. Bei der in der Psychiatrie häufiger angewandten aktiven Form improvisiert der Patient frei auf Instrumenten. In der Regel werden sog. Orff-Instrumente (z. B. Glockenspiel, Metallophon, Xylophon, Pauken, Trommeln, Triangeln) benutzt. Aber auch die Möglichkeit von einfachen „körpereigenen Instrumenten" (z. B. Klatschen, Stampfen) besteht. In der rezeptiven Musiktherapie wird dem Patienten Musik auf Tonträger zur Entspannung, aber auch zur Vertiefung bestimmter Themen angeboten.

- **Tanztherapie**

Sie verwendet das Medium Tanz, um Leib, Seele und Geist als Gesamtorganismus erfahrbar zu machen. Hierzu folgt der Patient entweder seinen eigenen Bewegungsimpulsen oder den personen- bzw. themenzentrierten, motorischen Vorschlägen des Therapeuten.

- **Physio- und Bewegungstherapie**

Hierbei kommt die Anwendung des Repertoires der physikalischen Verfahren in Betracht: Krankengymnastik (einzeln und in Gruppen), Sport (z. B. Jogging als Möglichkeit für depressiv Erkrankte, dem quälenden Grübeln zu entkommen), Massage, Bäderbehandlung (z. B. Kneippanwendungen zur morgendlichen Aktivierung), aber auch die Anwendung von Wärme (z. B. Fangopackungen). Im Vordergrund der Zielsetzungen der Physio- und Bewegungstherapie steht die Steigerung des körperlichen und seelischen Wohlbefindens des Patienten.

3.6 Soziotherapie und spezielle Institutionen

Der Soziotherapie liegt die Vorstellung zugrunde, dass Verlauf und Ausgang psychischer Krankheiten durch **Berücksichtigung der zwischenmenschlichen Beziehungen und der sozialen Umgebung** des Patienten positiv beeinflusst werden können. Hierbei werden u. a. folgende **psychosoziale und umgebungsbedingte Stressoren** beachtet:

- Probleme mit der Hauptbezugsgruppe (z. B. Scheidung, körperlicher Missbrauch),
- Probleme im sozialen Umfeld (z. B. mangelnde Kontakte, Diskriminierung),
- berufliche Probleme (z. B. Arbeitsplatzverlust, „Mobbing"),
- Wohnungsprobleme (z. B. Streit mit Vermietern, drohende Obdachlosigkeit),
- wirtschaftliche Probleme (z. B. Schulden, Armut),
- andere Stressoren (z. B. Probleme beim Zugang zu einer adäquaten medizinischen Versorgung).

Soziotherapeutische Maßnahmen umfassen:

- Techniken der Psychoedukation,
- Einbeziehung von relevanten Personen aus dem sozialen Umfeld des Patienten,
- Freizeitgestaltung,
- Hilfestellung bezüglich Alltagsbewältigung, Arbeit, Wohnen und finanzieller Belange,
- Techniken der Ergotherapie,
- mobile Betreuung und Hausbesuche,
- Krisenintervention,
- Verbindungsdienst zu den Krankenhäusern und Nachbetreuung in gemeindenahen, komplementären Einrichtungen (z. B. in psychosozialen Zentren oder sozialpsychiatrischen Diensten).

Ziele der Soziotherapie sind die psychosoziale Integration bzw. Reintegration des Patienten in seine Um- und Mitwelt sowie die Förderung seiner Lebensqualität und Lebenszufriedenheit.

Im Rahmen ihrer **sozialpsychiatrischen** Ausrichtung hat die Psychiatrie außer ihren klassischen Institutionen (Praxis, Ambulanz, Krankenhaus) mannigfaltige außerklinische Einrichtungsformen entwickelt, ohne die sie heute nicht mehr wirkungsvoll behandeln könnte (z. B. pro mente®-Einrichtungen, „Grüner Kreis" in Österreich). Hier ist in erster Linie an eine Vielzahl von **Beratungsstellen** zu denken, die häufig Zuständigkeiten für spezielle Fragestellungen entwickelt haben: Suchtberatung, Ehe- und Partnerberatung, Konfliktberatung usw. Häufig stehen Laienhelfer neben professionellen Kräften zur Verfügung. **Psychosoziale Zentren bzw. sozialpsychiatrische Dienste** betreuen psychisch Kranke und bieten eine breite Palette von sozialtherapeutischen Maßnahmen an. **Angehörigengruppen** dienen der Information der Familie des psychisch Kranken (z. B. bei Morbus Alzheimer). **Selbsthilfegruppen** spielen vor allem im Suchtbereich eine wesentliche Rolle, um die Patienten zu stabilisieren und eine Nachbehandlung und Therapiemotivierung zu bewirken (z. B. „Anonyme Alkoholiker" in Österreich und Deutschland). In **therapeutischen Wohngruppen** leben viele psychisch Kranke, die den Anschluss an die Familie (noch) nicht wiedergefunden haben.

> Alle diese psychosozialen Institutionen sollten dem behandelnden Arzt vor Ort bekannt sein, damit er rechtzeitig die richtige und hilfreichste Weichenstellung vornehmen kann.

Spezieller Teil

Organische einschließlich symptomatischer psychischer Störungen (F00–F09)

4.1 Demenz

4.1.1 Allgemeines

Lauter (1988), der Nestor der deutschsprachigen Gerontopsychiatrie, betont, dass das **normale Altern kein Defizit** sei, sondern einen Entwicklungsprozess darstelle. **Kompetenzen**, die während **des normalen psychologischen Alterns** erlangt werden, sind nach Lauter (1991):

- die Fähigkeit, Kompromisse zwischen Erwartetem und Erreichbarem einzugehen;
- die Fähigkeit, die Grenzen des Lebens zu akzeptieren und sich gleichzeitig an den kleinen Dingen zu freuen, die das Leben bietet;
- die Fähigkeit, die eigene Biographie in eine umfassende Ordnung zu stellen, neu zu bewerten und hieraus Quellen der Identität zu schöpfen;
- die Fähigkeit, zu einem vertieften Urteil über konkrete Lebensfragen und ethische Probleme zu gelangen;
- die Fähigkeit, eigene Bedürfnisse zugunsten anderer Menschen zurückzustellen;
- die Möglichkeit, sich mit den Zielen und Schicksalen anderer zu beschäftigen;
- die Gewinnung eines Verantwortungsgefühls für die nächste Generation;
- die Fähigkeit, Hoffnungen und Pläne nicht auf weit entfernte Zeitpunkte, sondern auf die nächste Zukunft zu richten.

Auf der anderen Seite ist das **Alter an sich der wichtigste Risikofaktor für das Auftreten einer Demenz.** So beträgt nach Förstl (2011) die Häufigkeit der Alzheimer-Demenz bei den 30- bis 59-Jährigen 0,02 %, bei den 60- bis 69-Jährigen 0,3 %, bei den 70- bis 79-Jährigen 3,2 % und bei den 80- bis 90-Jährigen 10,8 %. Insgesamt leiden in den westlichen Industrienationen ca. 7 % der Bevölkerung im Alter über 65 Jahre unter einem demenziellen Syndrom. Hierbei sind Frauen im höheren Lebensalter etwa doppelt so häufig von Demenzerkrankungen betroffen als Männer im höheren Lebensalter. Die Geschlechterunterschiede in den Häufigkeitsraten sollen u. a. durch hormonelle und genetische Faktoren bedingt sein. Angesichts der demographischen Alterung in den wirtschaftlich entwickelten Ländern (z. B. im Jahre 1900 4 % der Bevölkerung >65 Jahre, im Jahre 1985 12 % der Bevölkerung >65 Jahre und im Jahre 2000 22 % der Bevölkerung >65 Jahre) stellen die Demenzerkrankungen, insbesondere die Alzheimer-Demenz, eine medizinische und soziale Herausforderung ersten Ranges dar. Bereits in den 1980er Jahren forderte Lauter et al. (1989) völlig zu Recht eine „angemessene gesellschaftliche Vorsorge gegen die auf uns zukommende Demenzlawine".

In einer **ätiopathogenetischen** Perspektive unterscheiden wir zwischen primären und sekundären Demenzerkrankungen. Primären Demenzformen liegen primäre Affektionen des Gehirns, also degenerative und vaskuläre Hirnkrankheiten im engeren Sinne, zugrunde; sekundäre Demenzformen sind auf Körperkrankheiten zurückzuführen, die das Gehirn mitbetreffen. ◻ Tab. 4.1 gibt einen orientierenden Überblick über verschiedene Ursachen der Demenz.

Primär zerebral degenerative und vaskuläre Demenzen (z. B. Morbus Alzheimer, Morbus Pick, Demenz bei Chorea Huntington usw.), aber auch einige sekundäre Demenzformen (z. B. Demenz bei Creutzfeldt-Jakob-Krankheit) können derzeit nicht ursächlich behandelt werden und sind daher prinzipiell **irreversibel**. Eine Reihe von **potenziell reversiblen**, sekundären Demenzformen (z. B. Demenz bei Normaldruckhydrozephalus, Demenz bei Endokrinopathien) können sich durch eine rechtzeitige, ätiologiespezifische Therapie vollständig oder zumindest teilweise zurückbilden. **Etwa 10–15 % aller Demenzformen sind potenziell reversibel!**

4

◘ Tab. 4.1 Ursachen der Demenz

Primäre Demenzformen	
Demenz bei Alzheimer-Krankheit	**Neurodegenerative Hirnkrankheit**, die gekennzeichnet ist durch:
	– Progrediente kortikale Atrophie im Temporal- und Parietallappen
	– Alzheimersche Neurofibrillenveränderungen (intrazelluläre neurofibrilläre Bündel, die u. a. aus dem mikrotubulären Tau-Protein bestehen)
	– Amyloide Plaques (extrazelluläre Ablagerung von Beta-Amyloid-Peptiden)
	Ursachen sind u. a.:
	– Autosomal dominante Mutationen auf dem Amyloidvorläuferproteinen (Chromosom 21), Präsenilin-1-Gen (Chromosom 14) oder Präsenilin-2-Gen (Chromosom 1) bei der familiären Form der Alzheimer-Demenz mit frühem bzw. präsenilem Krankheitsbeginn vor dem 65. Lebensjahr (etwa 10 % aller Alzheimerpatienten)
	– Verdacht auf polygenetische Erbgänge bei der sporadischen Form der Alzheimer-Demenz mit spätem bzw. senilem Krankheitsbeginn nach dem 65. Lebensjahr (etwa 90 % aller Alzheimerpatienten)
	– Cholinerges Defizit im Zusammenhang mit der neuronalen Degeneration des Nucleus basalis Meynert
	Gesicherte **Risikofaktoren:**
	– Höheres Lebensalter
	– Demenzerkrankungen bei Verwandten ersten Grades
	– Leichte kognitive Störung („mild cognitive impairment") in der Vorgeschichte
	– Homozygote Träger des Epsilon-Allels des Gens für das Apolipoprotein-E (Apo-E) auf Chromosom 19
Vaskuläre Demenz	Nach der ICD-10 ist die vaskuläre Demenz das Ergebnis einer Infarzierung des Gehirns als **Folge einer vaskulären Erkrankung.** Die Infarkte sind meist klein, kumulieren aber in ihrer Wirkung. Es werden unterschieden:
	– **Vaskuläre Demenz mit akutem Beginn:** nach einer Reihe von Schlaganfällen als Folge von zerebrovaskulärer Thrombose, Embolie oder Blutung
	– **Multiinfarktdemenz:** vorwiegend kortikale Demenz mit schrittweiser Verschlechterung nach mehreren transitorischen ischämischen Attacken, die multiple lakunäre Infarkte im Hirngewebe bedingen
	– **Subkortikale vaskuläre Demenz (Morbus Binswanger):** arterielle Hypertonie in der Anamnese und ischämische Herde im Marklager der Hemisphären ohne Schädigung der Hirnrinde
	– **Sonstige vaskuläre Demenzformen:** CADASIL („cerebral autosomal dominant arteriopathy with subcortical infarcts and leukoencephalopathy"): Mutation im Notch3-Gen auf Chromosom 19, die eine Mikroangiopathie der hirnversorgenden Blutgefäße bedingt; zerebrale Amyloidangiopathie u. a.
Mischtyp aus Alzheimer-Demenz und vaskulärer Demenz	Primär zerebrale Demenzform gemischter neurodegenerativer und vaskulärer Ätiopathogenese („**Mischformen**")

◻ **Tab. 4.1** (*Fortsetzung*) Ursachen der Demenz

Demenz vom Lewy-Körperchen-Typ	**Neurodegenerative Hirnkrankheit**, die gekennzeichnet ist durch:
	– Regelhaft histologisch nachzuweisende Lewy-Körperchen („Lewy-Bodies") vor allem in den Basalganglien, im limbischen System und im Kortex. Lewy-Körperchen sind intrazytoplasmatische, Alpha-Synuklein-positive Proteinaggregate.
	– Zumeist amyloide Plaques
	– Selten alzheimersche Neurofibrillenveränderungen
Frontotemporale Demenzen	**Neurodegenerative Hirnkrankheiten**, die gekennzeichnet sind durch frontotemporal betonte Hirnatrophien. Zu ihnen zählt u. a. die Demenz bei Pick-Krankheit; bei ihr finden sich Pick-Körper, die u. a. aus Tau-Protein und Ubiquitin bestehen können.
Demenz bei Parkinson-Krankheit	**Neurodegenerative Demenzform**, die sich im **Verlauf eines Morbus Parkinson** entwickelt.
Demenz bei Chorea Huntington	**Neurodegenerative Hirnkrankheit**, die autosomal-dominant mit nahezu kompletter Penetranz vererbt wird. Ursache ist das Huntington-Gen auf Chromosom 4 mit einer Vervielfachung eines CAG-Basen-Tripletts über einen kritischen Schwellenwert. Komplette Penetranz bei einer CAG-Zahl von ≥40, inkomplette Penetranz bei einer CAG-Zahl von 36 bis 39; niedrigste CAG-Zahl bei Huntington-Kranken ist 36.
Sekundäre Demenzformen	
Demenz nach Schädel-Hirn-Trauma	Demenzform, die sich als Folgeerscheinung eines Schädel-Hirn-Traumas im Verlauf entwickeln kann.
Demenz bei Normaldruckhydrozephalus	Demenzform als Ergebnis einer idiopathischen oder symptomatischen Liquorzirkulationsstörung im Gehirn
Demenz bei zerebralen Raumforderungen	Demenzform als Ergebnis intrakranieller Neoplasien (z. B. Meningeom), chronisch subduraler Hämatome, intrakranieller Abszesse usw.
Demenz bei Epilepsie	Demenzform, die sich im Verlauf einer Epilepsie entwickelt
Demenz bei multipler Sklerose	Demenzform, die sich im Verlauf einer multiplen Sklerose entwickelt
Demenz bei Creutzfeldt-Jakob-Krankheit	Demenzform, die neuropathologisch charakterisiert ist durch Neuronenverlust, Astrozytose und spongiöse Veränderungen und ausgelöst wird durch abnorm konfigurierte, nukleinsäurefreie, proteinhaltige Partikel („**Prionen**"). Prionen sind infektiös. Die **infektiöse Form** der Creutzfeldt-Jakob-Krankheit kann iatrogen verursacht sein (z. B. Übertragung durch kontaminierte Hornhauttransplantate, ungenügend sterilisierte Instrumente). Des Weiteren werden die **sporadische Form** (Spontanmutation im Prionproteingen), die **familiäre Form** (autosomal-dominant vererbte Mutation im Prionproteingen) und die **neue Variante** (fragliche Übertragung des BSE-Erregers; BSE = bovine spongiforme Enzephalopathie) der Creutzfeldt-Jakob-Krankheit unterschieden.
Demenz bei HIV-Krankheit	Infektiöse Demenzform, die sich im Verlauf einer HIV-Erkrankung entwickelt
Demenz bei Neurosyphilis	Infektiöse Demenzform, die sich im Verlauf einer ZNS-Beteiligung der Syphilis entwickelt („Dementia paralytica")

◻ Tab. 4.1 *(Fortsetzung)* Ursachen der Demenz

Demenz bei sonstigen Infektionen	Infektiöse Demenzformen, die sich im Verlauf einer Neuroborreliose, einer viralen Enzephalitis, einer Neurosarkoidose usw. entwickeln
Demenz bei Endokrinopathien	Demenzformen, die sich im Verlauf von Diabetes mellitus, Schild- und Nebenschilddrüsenleiden usw. entwickeln
Demenz bei Vitaminmangelzuständen	Demenzformen, die sich im Verlauf von Vitamin-B_{12}-, Folsäure-, Niacin- oder Thiaminmangel („Korsakow-Syndrom") entwickeln
Demenz bei metabolischen Störungen	Demenzformen, die sich im Verlauf von Elektrolytstörungen, hepatischen und urämischen Enzephalopathien, Morbus Wilson (autosomal-rezessiv vererbte Störung des Kupferstoffwechsels) usw. entwickeln
Demenz bei Alkoholabhängigkeit	Demenzform, die sich im Gefolge einer langdauernden und schweren Alkoholabhängigkeit manifestiert („Dementia alcoholica")
Demenz bei Intoxikationen	Demenzformen infolge von chronischen Intoxikationen mit organischen Lösungsmitteln, Schwermetallen, Pestiziden, Kohlenmonoxid, Medikamenten, Drogen usw.
Demenz bei anderen somatischen Krankheiten	Demenzformen infolge von zerebralen Lipidstoffwechselstörungen, Panarteriitis nodosa, Guam-Parkinson-Demenz-Komplex usw.

Der Vollständigkeit halber seien die Begriffe „**kortikale Demenz**" und „**subkortikale Demenz**" erwähnt. Die subkortikale Demenz bezieht sich auf dementive Entwicklungen im Rahmen von Basalganglienaffektionen (z. B. Demenz bei Morbus Parkinson, Demenz bei Chorea Huntington usw.). Hierbei dominieren extrapyramidalmotorische Störungen, psychomotorische Verlangsamung und affektive Verstimmtheit. Die kortikale Demenz steht ursprünglich im Zusammenhang mit Schädigungen im Kortex und Hippocampus (z. B. Morbus Alzheimer). Charakteristisch sind folglich sog. **Werkzeugstörungen**, wie z. B. Aphasie, Apraxie, mnestische Defizite, Störungen des Urteilsvermögens usw. bei insgesamt unauffälliger Motorik.

Epidemiologischen Studien zufolge stellt die Alzheimer-Demenz bei Weitem die häufigste Demenzform dar, gefolgt von der vaskulären Demenz, den Mischformen und der Demenz vom Lewy-Körperchen-Typ. ◻ Tab. 4.2 gibt die Häufigkeiten der verschiedenen Demenzformen wieder (nach Diehl 2003).

4.1.2   Klinik

Grundsätzlich kann im Rahmen von Demenzerkrankungen jede psychische Funktion betroffen sein. Im Beginn treten folgende Symptome auf: rasche Ermüdbarkeit, Kopfschmerzen, Schwindel, Ohrensausen, Reizbarkeit. In einem zweiten Stadium treten die Störungen des Gedächtnisses und der Merkfähigkeit sowie der kognitiven Funktionen stärker in den Vordergrund. Dann spielen folgende Symptome die Hauptrolle: Vergesslichkeit, Gedächtnisstörungen bzw. Erinnerungslücken, Antriebsstörungen, Affektstörungen, psychomotorische Störungen. Schließlich treten Orientierungsstörungen (zeitliche, räumliche, situative, die Person betreffende) hinzu. Erinnerungslücken werden durch Konfabulationen ausgefüllt. Die Patienten sind immer stärker in ihrer Kritik- und Urteilsfähigkeit eingeschränkt. Das schlussfolgernde Denken ist gleichfalls betroffen. Die Patienten zeigen schließlich schwere mnesti-

◨ **Tab. 4.2** Häufigkeiten der verschiedenen Demenzformen (nach Diehl 2003)	
Demenz bei Alzheimer-Krankheit	60 %
Vaskuläre Demenz	15 %
Mischtyp aus Alzheimer-Demenz und vaskulärer Demenz	10 %
Demenz vom Lewy-Körperchen-Typ	5 %
Frontotemporale Demenzen	<5 %
Andere Demenzformen (z. B. bei Morbus Parkinson, bei Chorea Huntington, bei zerebralen Raumforderungen, nach Schädel-Hirn-Traumata)	<10 %

sche Defizite und Störungen im Umgang mit Gegenständen. Gravierende Alltagsfehlleistungen sind dann typisch; einfachste Alltagsfähigkeiten wie Anziehen, Körperhygiene, Essen usw. sind nicht mehr möglich. Am Ende zerfällt auch die Fähigkeit des sprachlichen Ausdrucks, und die Patienten können sich nicht mehr sinnvoll mitteilen.

Pflegende Angehörige sind infolge akzessorischer Begleitsymptome demenziell erkrankter Menschen, wie z. B. zielloser Bewegungsdrang, Unruhe, Passivität, Unselbstständigkeit, mit daraus resultierenden intensiven praktisch-pflegerischen Aufgaben in besonderem Maße physischen, psychischen und emotionalen Belastungen ausgesetzt. Diese problematischen Verhaltensweisen werden heutzutage unter dem Begriff des BPSD („behavioral and psychological symptoms of dementia") subsumiert. ◨ Tab. 4.3 fasst die wichtigsten BPSD-Symptome zusammen.

◨ Tab. 4.4 gibt einen orientierenden Überblick über Klinik und Verlauf verschiedener Demenzformen.

Fallgeschichte

In Begleitung seiner Ehefrau kommt Herr T., 57 Jahre, in die psychiatrische Akutambulanz. Herr T. gibt an, seit ungefähr 1½ Jahren vergesslicher geworden zu sein. Er wisse oft nicht mehr, wo er seine Lesebrille hingelegt habe. Ansonsten habe er keine größeren Schwierigkeiten gehabt. Seine Ehefrau jedoch berichtet, dass ihr Mann wiederholt die Wochentage und Monate durcheinandergebracht habe. Auch habe er sich gelegentlich innerhalb der Stadt nicht mehr zurechtgefunden. Freunde und Bekannte zu erinnern sei für ihn an sich kein Problem, jedoch vergesse er auffallend häufig Telefonnummern. Lieferungen an verschiedene Kunden der im Familienbesitz befindlichen Fleischerei habe er wiederholt nicht durchgeführt, weil er sie einfach vergessen habe. Früher sei ihr Mann immer ein lebensfrischer und aktiver Mensch gewesen; mittlerweile sei er eher passiv und wirke oft traurig.

Somatische und Suchtanamnese bei Herrn T.: keine hypoxischen Hirnschäden, kein Herzinfarkt, kein Apoplex, keine maligne Grunderkrankung, kein Bluthochdruck, keine Zuckerkrankheit, keine Schilddrüsenerkrankung, kein Nikotin- und/oder Alkoholabusus, keine Medikamente.

Status psychicus bei Herrn T.: wach, zur Person und zum Ort orientiert, zeitlich und situativ nicht orientiert. Mnestische Defizite in Gestalt von Gedächtnislücken und Merkfähigkeitsstörungen, konzentrations- und auffassungsgestört. Kein Anhalt auf formale und inhaltliche Denkstörungen sowie Ich-Störungen. In der Affektivität niedergeschlagen, besorgt, ängstlich. Psychomotorisch eher antriebsvermindert. Derzeit kein Anhalt auf akute Selbst- und/oder Fremdgefährdung. Keine Schlaf- und/oder Appetitstörungen.

Im Mini-Mental-Status-Test erreicht Herr T. 18 von 30 Punkten. Die Montgomery-Åsberg-Depression-Skala (MADRS) wird mit Hilfe der Ehefrau durchgeführt. Herr T. erzielt im MADRS 16 Punkte.

◻ Tab. 4.3 BPSD-Symptome

Psychomotorische Agitiertheit	Zielloses Umherlaufen
	Rastlosigkeit, Unruhe
	Schlafstörungen und Störungen des Tag-Nacht-Rhythmus
Aggressives Verhalten	Reizbarkeit
	Verbale Aggressivität
	Physische Aggressivität
Psychotische Symptome	Wahnvorstellungen
	Halluzinationen
Depressive Symptome	Niedergeschlagenheit
	Angst
	Insuffizienzgefühle
	Schuldgefühle
Psychomotorische Hemmung	Mangel an Energie und Initiative
	Rückzug
	Apathie

4.1.3 Diagnostik und Differenzialdiagnostik

Das diagnostische Vorgehen des Psychiaters im Rahmen der Demenzdiagnostik stützt sich auf Eigen-, Außen-, Familien- und biographische Anamnese, klinische Evaluation differenzieller Merkmale des Status psychicus, Status neurologicus und Status somaticus, neuropsychologische Testung und Zusatzuntersuchungen im Sinne einer zielführenden organischen Diagnostik. Mit Ausnahme der Chorea Huntington, die mittels Genanalyse identifiziert werden kann, werden die primär zerebralen degenerativen und vaskulären Demenzformen zumeist klinisch diagnostiziert. So hat beispielsweise die Diagnose der Alzheimer-Demenz zu Lebzeiten der Betroffenen immer nur Wahrscheinlichkeitscharakter. Eine sichere Diagnose ist erst durch die Autopsie möglich. Andererseits sind die klinischen Diagnosekriterien bei der Alzheimer-Demenz neuropathologisch gut validiert, sodass in aller Regel bis zu 90%ige Übereinstimmungen zwischen klinischer und neuropathologisch gesicherter Diagnose erzielt werden.

Als **Screeninginstrument** zur Erfassung demenzieller Syndrome dient der Mini-Mental-Status-Test (MMST). Gleichzeitig kann er für die differenzierte Beurteilung sowohl des Schweregrads als auch des Verlaufs einer Demenz eingesetzt werden. ◻ Tab. 4.5 gibt eine deutschsprachige Version des MMST wieder.

Die **diagnostischen Kriterien der Demenz nach der ICD-10** sind:

- Störung von Gedächtnisfunktionen, die zu einer Beeinträchtigung des Funktionierens im Alltag oder Beruf führt.
- Störungen in mindestens einem weiteren kognitiven Bereich (z. B. Sprache, Objekterkennung, Urteilsvermögen, abstraktes Denken, höhere kortikale Funktionen wie Aphasie,

□ Tab. 4.4 Klinik und Verlauf verschiedener Demenzformen

Demenzformen	Klinik und Verlauf
Alzheimer-Demenz	Charakteristisch ist ein schleichend beginnender Prozess mit zunehmender Vergesslichkeit (etwa 10 % der Patienten mit einer leichten kognitiven Störung [„mild cognitive impairment"] entwickeln pro Jahr eine Alzheimer-Demenz). Die Alzheimer-Demenz schreitet allmählich fort. Es entwickeln sich Orientierungsstörungen: anfangs zeitliche, später räumliche Desorientiertheit, schließlich situative und die Person betreffende Desorientiertheit. Wortfindungsstörungen sowie Apraxie und andere Werkzeugstörungen (Aphasie, Akalkulie usw.) treten hinzu. BPSD-Symptome wie Wahn, Halluzinationen, Weglauftendenzen, Unruhe usw. können zusätzlich auftreten. Einige Patienten erkennen die kognitiven Defizite und reagieren depressiv bis hin zu einem suizidalen Syndrom. Andere Patienten hingegen imponieren unangemessen heiter bzw. suchen ihre Defizite zu verbergen. Die äußere Fassade, charakteristische Persönlichkeitszüge und im weiteren Sinne auch typisches soziales Verhalten bleiben relativ lange erhalten. In durchschnittlich 6–8 Jahren durchlaufen die Alzheimer-Patienten die verschiedenen Stadien von leichter Demenz über mittelschwere Demenz bis hin zur schweren Demenz mit Bettlägerigkeit und Pflegebedürftigkeit. Die Krankheitsprogression entspricht hierbei einer jährlichen Leistungsabnahme im Mini-Mental-Status-Test (MMST) um durchschnittlich 2–4 Punkte. Eine rasche Progression bei Alzheimer-Demenz liegt vor, wenn die jährliche Leistungsabnahme im MMST ≥5 Punkte beträgt. Ein früher Beginn der Alzheimer-Demenz soll mit einer raschen Demenzprogression assoziiert sein.
Vaskuläre Demenz	Die vaskuläre Demenz beginnt entweder plötzlich oder zeigt eine schrittweise bzw. fluktuierende Verschlechterung der kognitiven bzw. neurologischen Funktionen. In der Anamnese finden sich transitorische ischämische Attacken und/oder Schlaganfälle sowie vaskuläre Risikofaktoren wie arterielle Hypertonie, Diabetes mellitus, Hypercholesterinämie, Rauchen und/oder Vorhofflimmern usw. In den strukturellen bildgebenden Verfahren sind vaskuläre Veränderungen nachweisbar. Der Verlauf ist variabel. Die Kontrolle vaskulärer Risikofaktoren ist hierbei essenziell.
Demenz vom Lewy-Körperchen-Typ	Ein Krankheitsbeginn vor dem 60. Lebensjahr ist wie bei der Alzheimer-Demenz selten. Der kognitive Abbau verläuft progredient, jedoch ist eine rasche Krankheitsprogression häufiger als bei der reinen Alzheimer-Demenz zu beobachten. Im Unterschied zur Alzheimer-Demenz sind fluktuierender Verlauf der kognitiven Defizite, insbesondere Aufmerksamkeitsschwankungen, ausgeprägte optische Halluzinationen, bereits initial auftretende motorische Parkinson-Symptome, Unverträglichkeit von Antipsychotika (im Allgemeinen selten unter Gabe von Clozapin oder Quetiapin) sowie Stürze und Synkopen charakteristisch. Im Gegensatz zum Morbus Alzheimer sind Männer häufiger als Frauen betroffen. Das definierende Kriterium der Demenz vom Lewy-Körperchen-Typ gegenüber der Demenz bei Morbus Parkinson ist das frühzeitige Auftreten eines demenziellen Syndroms vor Manifestation eines Parkinson-Syndroms oder spätestens innerhalb des ersten Jahres nach Manifestwerden eines Parkinson-Syndroms.

4

◻ **Tab. 4.4** (*Fortsetzung*) Klinik und Verlauf verschiedener Demenzformen

Demenzformen	Klinik und Verlauf
Frontotemporale Demenzen	Eine Subgruppe der frontotemporalen Demenzen stellt die Demenz bei Pick-Krankheit dar. Morbus Pick beginnt häufig schleichend zwischen dem 40. und 60. Lebensjahr mit langsamer Progredienz. Initial finden sich typischerweise Persönlichkeitsänderungen und Auffälligkeiten im emotionalen und sozialen Bereich wie z. B. Distanzlosigkeit, Taktverlust, sexuelle Enthemmung, Hyperphagie, Wechsel zwischen verbalen Aggressionsdurchbrüchen, depressiver Stimmungslage, Witzelsucht und Apathie („**Frontalhirnsymptome**"). Später folgen Störungen im Bereich des Gedächtnisses, der Orientierung und der Sprache (z. B. Aphasie). Die mittlere Erkrankungsdauer ab Diagnosestellung liegt etwa bei 7 Jahren.
Demenz bei Parkinson-Krankheit	Bis zu 40 % aller Parkinson-Kranken entwickeln allmählich eine Demenz („Demenz bei Paralysis agitans").
Demenz bei Chorea Huntington	Die Krankheit beginnt überwiegend zwischen dem 30. und 50. Lebensjahr, selten bereits vor dem 20. Lebensjahr bzw. selten erst nach dem 60. Lebensjahr. Initial imponieren psychische Veränderungen: zunächst mürrisch-moros, nervös und erregbar, dann zunehmend verlangsamt und depressiv („**subkortikale Funktionen**"). Die Suizidrate ist in der Frühphase der Erkrankung hoch. Im Verlauf kann jede psychische Funktion betroffen sein: sexuelle Enthemmung, Aggressionsdurchbrüche, dementive Entwicklung unterschiedlichen Schweregrads, Inkohärenz, Verfolgungs- und Eifersuchtsideen, halluzinatorische Phänomene u. a. Neurologisch imponiert eine häufig distal beginnende choreatische Bewegungsstörung, die sich später über den ganzen Körper ausbreitet. Diese führt zusammen mit der Dysphagie zu Problemen bei der Nahrungsaufnahme mit konsekutivem Gewichtsverlust. Die mittlere Krankheitsdauer beträgt 15–20 Jahre. Häufigste Todesursache ist eine Pneumonie.
Demenz bei Normaldruck-hydrozephalus	Klinische Leitsymptome sind Gangataxie, imperativer Harndrang, fluktuierende Aufmerksamkeitsstörungen und Antriebsminderung. Unbehandelt entwickelt sich eine Demenz.
Demenz bei Creutzfeldt-Jakob-Krankheit	Die Krankheit beginnt gehäuft um das 60. Lebensjahr. Ein Krankheitsbeginn ist aber bei Erwachsenen in jedem Alter möglich; insbesondere bei der neuen Variante der Creutzfeldt-Jakob-Krankheit liegt der Krankheitsbeginn im Alter zwischen 18 und 40 Jahren. Charakteristisch ist die sehr rasche Krankheitsprogression, die innerhalb von Monaten zum Tod führt. Bei der neuen Variante sind längere Krankheitsverläufe von 1 bis 2 Jahren beschrieben. Klinisch finden sich eine sehr rasch progrediente Demenz und unterschiedlichste neurologische Störungen wie z. B. zerebelläre Symptome, Pyramidenbahnzeichen, extrapyramidale Symptome, Sehstörungen usw. Myoklonien sind typisch. Im EEG sind häufig typische periodische, triphasische Wellen bei vorherrschender Delta-Hintergrundaktivität nachzuweisen.
Demenz bei HIV-Krankheit, Neurosyphilis, Thiaminmangel und Alkoholabhängigkeit	Siehe hierzu ▶ Kap. 4.3, 4.4 und 5.1

■ **Tab. 4.5** Mini-Mental-Status-Test (MMST)

Orientierung (max. 10 Punkte)	Welches Jahr haben wir? (1 Punkt)
	Welchen Monat? (1 Punkt)
	Welcher Wochentag ist heute? (1 Punkt)
	Welche Jahreszeit haben wir nun? (1 Punkt)
	Den Wievielten haben wir heute? (1 Punkt)
	Wie heißt Ihr Hausarzt? Bzw.: Können Sie mir den Namen Ihres behandelnden Arztes nennen? (1 Punkt)
	In welchem Stock befinden wir uns hier? (1 Punkt)
	In welcher Anstalt sind Sie hier? Bzw.: Wie ist Ihre Adresse? (1 Punkt)
	In welcher Stadt ist diese Anstalt? Bzw.: In welcher Stadt ist dieses Haus? (1 Punkt)
	In welchem Land befinden wir uns hier? (1 Punkt)
Aufnahmefähigkeit (max. 3 Punkte)	Fragen Sie den Patienten, ob Sie sein Gedächtnis testen dürfen. Dann sagen Sie langsam und deutlich Buch, Haus, Blume (jedes Wort in etwa 1 sec). Nachdem Sie alle 3 Worte gesagt haben, bitten Sie den Patienten die Worte zu wiederholen. Diese erste Wiederholung bestimmt seinen Score (1 Punkt für jede richtige Antwort, max. 3 Punkte).
	Fahren Sie nun fort (bis zu 6 Wiederholungen), die 3 Worte zu sagen, bis der Patient alle 3 Worte wiederholen kann.
Aufmerksamkeit und Rechnen (max. 5 Punkte)	Bitten Sie den Patienten, bei 100 beginnend, fortlaufend 7 abzuziehen. Hören Sie nach fünf Subtraktionen auf. Bewerten Sie die Anzahl der richtigen Subtraktionen (93, 86, 79, 72, 65).
	Oder:
	Wenn der Patient den „Reihensubtraktionstest" nicht ausführen will oder kann, bitten Sie ihn, das Wort „Woche" rückwärts zu buchstabieren: Der Score ist die Anzahl der Buchstaben in korrekter (verkehrter) Reihenfolge (E, H, C, O, W).
Gedächtnis (max. 3 Punkte)	Bitten Sie den Patienten, die 3 Worte, die Sie ihm zuvor nannten (siehe hierzu Aufgabe „Aufnahmefähigkeit"), zu nennen.

■ Tab. 4.5 *(Fortsetzung)* Mini-Mental-Status-Test (MMST)

Sprache und Verständnis (max. 9 Punkte)	**Benennen:** Zeigen Sie dem Patienten zuerst eine Armbanduhr, dann einen Bleistift und fragen Sie ihn, was das jeweils sei (max. 2 Punkte).
	Wiederholung: Lassen Sie den Patienten wiederholen: „Keine Wenns, Unds oder Abers" (max. 1 Punkt).
	Dreistufenbefehl: Geben Sie dem Patienten ein glattes, leeres Blatt Papier und sagen Sie: „Nehmen Sie das Blatt Papier in Ihre rechte Hand, falten Sie es halb und legen Sie es auf den Boden" (max. 3 Punkte).
	Lesen: Lassen Sie den in großer Druckschrift geschriebenen Text „Schließen Sie Ihre Augen" lesen und bitten Sie den Patienten, dem Geschriebenen Folge zu leisten. Eine Antwort ist nur richtig, wenn der Patient die Augen auch wirklich schließt (max. 1 Punkt).
	Schreiben: Geben Sie dem Patienten ein leeres Blatt Papier und bitten Sie ihn, einen Satz zu schreiben. Dieser soll spontan geschrieben werden. Er muss ein Substantiv und ein Verb enthalten und sinnvoll sein. Grammatik und Interpunktion brauchen nicht korrekt zu sein (max. 1 Punkt).
	Zeigen Sie dem Patienten eine **Zeichnung** mit 2 sich überschneidenden Fünfecken und bitten Sie den Patienten, dies genau zu kopieren. Alle 10 Ecken müssen erkennbar sein und die Figuren müssen sich schneiden. Tremor und Drehungen werden ignoriert (max. 1 Punkt).
Auswertung (max. 30 Punkte)	Addieren Sie die erreichten Punkte der Einzelaufgaben
	Über 26 Punkte: unauffällig
	24–26 Punkte: leichte kognitive Störung[a,b]
	19–23 Punkte: leichtes demenzielles Syndrom
	12–18 Punkte: mittelschweres demenzielles Syndrom
	0–11 Punkte: schweres demenzielles Syndrom

[a]Die leichte kognitive Störung („mild cognitive impairment") stellt ein Zwischenstadium zwischen subjektiven Gedächtnisstörungen und manifester Demenz dar. Nach der ICD-10 ist sie charakterisiert durch Gedächtnisstörungen, Lernschwierigkeiten und die verminderte Fähigkeit, sich längere Zeit auf eine Aufgabe zu konzentrieren. Eine relevante Beeinträchtigung des Funktionierens im Alltag oder Beruf besteht nicht. Etwa 80 % der Patienten mit leichter kognitiver Störung entwickeln im Langzeitverlauf das Vollbild einer Demenz, insbesondere einer Alzheimer-Demenz.
[b]Nach der Österreichischen Alzheimer Gesellschaft bestehen leichte bis mittelschwere Formen der Alzheimer-Krankheit bei einem MMST-Richtwert zwischen 12 und 26 Punkten.

— Die Verminderung der Affektkontrolle und des Antriebs oder eine Veränderung des Sozialverhaltens manifestiert sich in mindestens einem der folgenden Merkmale:
  — emotionale Labilität,
  — Reizbarkeit,
  — Apathie,
  — Vergröberung des Sozialverhaltens.
— Die kognitiven Beeinträchtigungen müssen mindestens seit 6 Monaten bestehen.
— Ausschluss eines Delirs.

Obligatorische diagnostische Schritte im Rahmen der Diagnostik bei Demenzerkrankungen sind in ◘ Tab. 4.6 zusammengefasst (nach Dal-Bianco 2010 [Österreichische Gesellschaft für Neurologie]).

Optionale Schritte bei der Demenzdiagnostik nach Dal-Bianco (2010):
— EEG
— SPECT/PET
— Dopamintransporter SPECT
— Genetik
  — Apolipoprotein E
  — Autosomal dominante Mutationen
  — CADASIL
  — Huntington-Gen
— Liquoranalyse
  — Tau-Protein, Phospho-Tau-Protein
  — Amyloid-ß1-42-Peptid
  — 14-3-3-Protein
— Serologie
  — Lues-Serologie
  — HIV
  — Parathormon
  — Antineuronale Antikörper
  — Schilddrüsenantikörper (TAK/MAK)

Da etwa 10–15 % aller Demenzformen als potenziell reversibel gelten, sind eine konsequente Diagnostik der zugrunde liegenden Ursache und entsprechende **differenzialdiagnostische Überlegungen** essenziell. Nur durch eine rechtzeitige, ätiologiespezifische Therapie können sich diese Demenzen zurückbilden. Auch bei den irreversiblen Demenzformen hilft eine frühzeitige Diagnosestellung, die Symptomprogression gerade primär zerebral degenerativer und vaskulärer Demenzen durch Gabe von Antidementiva bzw. durch konsequente Behandlung kardiovaskulärer Risikofaktoren zu verzögern.

Die klinischen Merkmale zur **Unterscheidung von Delir und Demenz** sind in ◘ Tab. 4.17 zusammengefasst. Schwierig ist auch die differenzialdiagnostische **Abgrenzung von Demenz und Depression** („depressive Pseudodemenz"). ◘ Tab. 4.7 gibt eine orientierende Übersicht über wichtige klinische Merkmale zur Unterscheidung von Demenz und Depression (mod. nach Wolfersdorf et al. 2000).

Im Gegensatz zur Demenz und zum Delir ist für die **organische Amnesie** folgende Symptomatik charakteristisch:
— Störungen des Kurzzeit- und Langzeitgedächtnisses bei erhaltenem Immediatgedächtnis,

4

◻ **Tab. 4.6** Obligatorische diagnostische Schritte im Rahmen der Diagnostik bei Demenzerkrankungen nach Dal-Bianco (2010), Österreichische Gesellschaft für Neurologie	
Anamnese	Eigenanamnese
	Außenanamnese
	Familienanamnese
	Sozialanamnese
Statuserhebung	Status neurologicus
	Status psychicus
	Status somaticus
Neuropsychologie[a]	Kognitive Tests
	Depressionsskalen
	Erfassung von Psychosen und Verhaltensstörungen
Laborparameter	Komplettes Blutbild
	Elektrolyte (Natrium, Kalium, Chlorid, Calcium, Phosphat)
	Nierenfunktionsparameter
	Leberfunktionsparameter
	Blutzucker
	Schilddrüsenfunktionsparameter (TSH, T_4)
	Vitamin B_{12}/Folsäure
Strukturelle bildgebende Verfahren	CCT, besser kraniale MRT
	Koronare Schichten
	Atrophiemuster

[a]Instrumente zur Beurteilung der kognitiven Leistungsfähigkeit sind u. a. der Syndromkurztest (SKT), der Uhrentest, das strukturierte Interview zur Diagnose von Demenzen vom Alzheimer-Typ (SIDAM) und die CERAD-Batterie („consortium to establish a registry for Alzheimer's disease"). Skalen zur Erfassung der Alltagskompetenz bzw. zur Beurteilung des globalen Funktionsniveaus sind u. a. das FAST („functional assessment staging") nach Reisberg (1988), die GDS (Global Deterioration Scale) nach Reisberg et al. (1988) und die IADL („instrumental activities of daily living").

— Konfabulationen und Desorientiertheit zeitlicher Art,
— Störungen des Bewusstseins und allgemeiner intellektueller Abbau fehlen.

Ursachen einer organischen Amnesie sind u. a.:
— Schädel-Hirn-Traumata,
— Schlaganfälle, zerebrale Blutungen, Ischämien, transitorische globale Amnesie,
— Epilepsien, Migräne, zerebraler Tumor,
— Hypoglykämie,
— substanzvermittelte amnestische Syndrome (z. B. Alkohol, Barbiturate, Benzodiazepine, Steroide),
— Herpes-simplex-Enzephalitis, tuberkulöse Meningitis usw.

◻ Tab. 4.7 Klinische Merkmale zur Unterscheidung von Demenz und Depression

Demenz	Depression
Schleichender Beginn	Rascher Beginn
Symptomdauer seit Monaten bzw. Jahren	Symptomdauer seit Wochen bzw. Monaten
Stabiler kognitiver Funktionsverlust, zeitliche, oft auch räumliche Desorientiertheit	Fluktuierende, schwankende kognitive Defizite, keine Desorientiertheit
In der neuropsychologischen Testung finden sich oft zu Beginn der dementiven Entwicklung fast richtige Antworten. Der Patient ist sehr bemüht. Es kann aber auch zur Verweigerung bzw. zum Abbruch der Leistungstests durch den Patienten kommen, weil er sich „überführt" fühlt. Eher geringer Leidensdruck.	In der neuropsychologischen Testung finden sich oft Antworten wie „Ich weiß nicht". Der Patient bemüht sich häufig nicht so sehr, ist jedoch sehr betroffen über bemerkte Funktionsverluste. Starker Leidensdruck.
Erstkontakt: Patient wird zumeist von seinen Angehörigen, mitunter auch von der Polizei, zum Arzt gebracht. Der Patient „spürt", dass „etwas nicht stimmt".	Erstkontakt: Patient kommt in aller Regel selbst zum Arzt. Vegetative Vorzeigesymptomatik.

4.1.4 Therapie

Essenziell ist, zugrunde liegende Ursachen potenziell reversibler Demenzformen rechtzeitig nach den Regeln der jeweiligen Fachgebiete zu behandeln. ◻ Tab. 4.8 gibt eine orientierende Übersicht über somatische Behandlungsstrategien bei potenziell reversiblen Demenzformen.

Eine kausale Therapie der primär degenerativen und vaskulären Demenzformen existiert derzeit nicht. Auf der anderen Seite konnte in großen klinischen Studien nachgewiesen werden, dass Antidementiva (▶ Kap. 3.1.6) bei der Alzheimer-Demenz eine Verzögerung der Symptomprogression um 6–12 Monate bewirken. Acetylcholinesterasehemmer sind Mittel der ersten Wahl in der Behandlung leichter und mittelschwerer Alzheimerdemenz; Memantin ist bei mittelschwerer bis schwerer Alzheimerdemenz zugelassen, die Kombination von Memantin mit dem Acetylcholinesterasehemmer Donepezil ist bei schwerer Alzheimer-Demenz empfohlen. Antidementiva verbessern bzw. erhalten nicht nur die kognitive Leistungsfähigkeit zum Zeitpunkt des Therapiebeginns, sondern entfalten auch einen positiven Einfluss auf akzessorische BPSD-Symptome. Zudem können sie das globale Funktionsniveau der Alzheimer-Patienten verbessern oder zumindest stabilisieren. Antidementiva sind in Form einer kontinuierlichen Langzeitbehandlung einzusetzen; Auslass- und Absetzversuche sind nicht ratsam. ◻ Tab. 4.9 gibt eine orientierende Übersicht über Behandlungsstrategien mit Antidementiva gegen kognitive Störungen im Gefolge von primär degenerativen und vaskulären Demenzformen (mod. nach Dal-Bianco 2010 [Österreichische Gesellschaft für Neurologie]).

Acetylcholinesterasehemmer können den Übergang der leichten kognitiven Störung („mild cognitive disorder") in eine Alzheimer-Demenz nicht verhindern.

Die antidementive Behandlung der kognitiven Störungen ist durch folgende **kognitive Verfahren** zu ergänzen:
— Kognitives Training (Gedächtnistraining)
— Erinnerungstherapie (z. B. Aktualisierung von Erinnerungen auf der Basis des Langzeitgedächtnisses)
— Realitätsorientierungstraining (z. B. Kompensation von Orientierungsstörungen durch wiederholte Hinweise auf den aktuellen Kontext wie Ort, Zeit und Personen)

▣ Tab. 4.8 Somatische Behandlungsstrategien bei potenziell reversiblen Demenzformen

Potenziell reversible Demenzformen	Somatische Behandlungsstrategien
Demenz bei Normaldruckhydrozephalus	Therapeutische Lumbalpunktion, evtl. dauerhafte Therapie mittels neurochirurgischer Anlage eines Ventrikelkatheters (z. B. ventrikuloperitonealer Shunt)
Demenz bei zerebralen Raumforderungen	Bei **Meningeomen** gilt die vollständige operative Tumorentfernung als Therapie der Wahl, bei **intrakraniellen Abszessen** sind operative Ausräumung des Hirnabszesses und systemische Antibiose indiziert, bei **chronisch subduralen Hämatomen** kommen eine operative Druckentlastung und Hämatomausräumung durch den Neurochirurgen in Betracht usw.
Demenz bei Neurosyphilis	Intravenöse Gabe der gut liquorgängigen Benzylpenicillin-natriumsalze (Penicillin G)
Demenz bei HIV-Krankheit	Hochaktive antiretrovirale Therapie (HAART), die HIV-Medikamente mit hoher Liquorpenetrationsfähigkeit (z. B. Zidovudin, Nevirapin, Lopinavir, Indinavir) mitenthalten
Demenz bei sonstigen Infektionen	Zum Beispiel bei **Neuroborreliose** intravenöse Therapie mit Ceftriaxon, bei **Neurosarkoidose** Langzeittherapie mit Steroiden, bei viraler Enzephalitis mit Verdacht auf **Herpes-simplex-Enzephalitis** Kurzinfusionstherapie mit Aciclovir
Demenz bei Endokrinopathien	Zum Beispiel bei **Diabetes mellitus** Insulintherapie, bei **Hypothyreose** Substitutionstherapie mit Schilddrüsenhormonen, bei **primärem Hyperparathyreoidismus** operative Entfernung der vergrößerten Epithelkörperchen, bei **Hypoparathyreoidismus** Langzeittherapie mit Vitamin-D-Präparaten und Kalziumzufuhr
Demenz bei Vitaminmangelzuständen	Zum Beispiel bei **funikulärer Myelose** Vitamin-B_{12}-Substitution, bei **Pellagra** Niacinsubstitution, bei **Wernicke-Enzephalopathie** und Korsakow-Syndrom Thiaminsubstitution
Demenz bei metabolischen Störungen	Zum Beispiel bei **Morbus Wilson** kupferarme Diät und D-Penicillamin (zusätzlich mit Vitamin B_6), bei **urämischer Enzephalopathie** Hämodialyse oder Hämofiltration, bei **hepatischer Enzephalopathie** Eiweißmangelkost, Alkoholkarenz, Lactulose und Lactitol als Basistherapeutika zur Reduktion der Ammoniakkonzentration, Ornithinaspartat zur Steigerung der körpereigenen Ammoniakentgiftungsleistung und Metronidazol gegen die Ammoniak bildenden Darmbakterien
Demenz bei Intoxikationen	Zum Beispiel bei **chronischer Bleiintoxikation** Therapie mit Chelatbildnern wie EDTA und D-Penicillamin (zusätzlich mit Vitamin B_6)

◻ **Tab. 4.9** Behandlungsstrategien mit Antidementiva gegen kognitive Störungen im Rahmen von primär degenerativen und vaskulären Demenzformen

Alzheimer-Demenz	Leichte bis mittelschwere Formen: Acetylcholinesterasehemmer Mittel der ersten Wahl
	Mittelschwere bis schwere Formen: Memantin empfohlen
	Schwere Formen: Kombinationstherapie von Memantin und Donepezil
Vaskuläre Demenz	Donepezil oder Memantin sind neben sekundärpräventiven Maßnahmen zur Verhinderung von Schlaganfallrezidiven Mittel der ersten Wahl
Demenz vom Lewy-Körperchen-Typ	Rivastigmin Mittel der ersten Wahl
Demenz bei Parkinson-Krankheit	Rivastigmin Mittel der ersten Wahl
Frontotemporale Demenzen	Acetylcholinesterasehemmer sind hierbei gegen kognitive Störungen nicht wirksam
	Eventuell SSRI
	Behandlung nicht-kognitiver Symptome steht im Vordergrund
Demenz bei Chorea Huntington	Antidementiva sind hierbei gegen kognitive Störungen nicht wirksam
	Antidementiva sind hierbei gegen kognitive Störungen nicht wirksam
	Behandlung nicht-kognitiver Symptome steht im Vordergrund

Nichtkognitive, akzessorische BPSD-Symptome werden gezielt symptom- bzw. syndromorientiert behandelt. Nach Marksteiner u. Fleischhacker (2006) darf hierbei eine Verschreibung psychotroper Medikamente erst dann erfolgen, wenn andere nichtpharmakologische Maßnahmen nicht ausreichend wirksam waren und der Schweregrad der Symptome eine medikamentöse Therapie zwingend erforderlich erscheinen lässt. Eine Behandlung sollte dann mit möglichst niedrigen Dosen erfolgen. Nach erfolgreicher symptom- bzw. syndromorientierter Psychopharmakotherapie sind in jedem Fall Auslass- und Absetzversuche vorzunehmen. ◻ Tab. 4.10 gibt eine orientierende Übersicht über Behandlungsstrategien mit Psychopharmaka gegen akzessorische BPSD-Symptome im Zusammenhang mit primär degenerativen und vaskulären Demenzformen (mod. nach Dal-Bianco 2010 [Österreichische Gesellschaft für Neurologie]; Marksteiner u. Fleischhacker 2006).

Cave: Unter Gabe von Atypika (z. B. Olanzapin) zur Behandlung von Verhaltensauffälligkeiten bei Demenzerkrankungen wurde ein signifikant häufigeres Auftreten von zerebrovaskulären Ereignissen und gegenüber Plazebo eine erhöhte Mortalität beschrieben. Hierbei handelt es sich wahrscheinlich um einen Klasseneffekt aller Atypika. Andererseits besteht keine studienbasierte Evidenz, dass Typika in der Indikation Verhaltensstörung im Rahmen einer demenziellen Erkrankung ein günstigeres Nutzen-Risiko-Profil aufweisen.

Nichtpharmakologische Maßnahmen bei BPSD-Symptomen sind:

- **Psychoedukation:** Annährend zu 90 % werden die demenziell erkrankten älteren Menschen von nahestehenden Familienmitgliedern versorgt. Daher sind Information und Schulung des pflegenden Angehörigen zum Umgang mit dem Demenzkranken wesent-

▣ **Tab. 4.10** Behandlungsstrategien mit Psychopharmaka gegen akzessorische BPSD-Symptome im Rahmen von primär degenerativen und vaskulären Demenzformen

Psychomotorische Agitiertheit	Basistherapie mit Antidementiva
	Risperidon als Mittel der ersten Wahl
	Olanzapin, Quetiapin und Aripiprazol
	Quetiapin ist bei Demenz vom Lewy-Körperchen-Typ und bei Parkinson-Demenz von Vorteil
	Trazodon oder Zolpidem bei Schlafstörungen
Aggressives Verhalten	Basistherapie mit Antidementiva
	Risperidon als Mittel der ersten Wahl
	Olanzapin, Quetiapin und Aripiprazol
	Quetiapin ist bei Demenz vom Lewy-Körperchen-Typ und bei Parkinson-Demenz von Vorteil
Psychotische Symptome	Basistherapie mit Antidementiva
	Risperidon als Mittel der ersten Wahl
	Olanzapin, Quetiapin und Aripiprazol
	Quetiapin ist bei Demenz vom Lewy-Körperchen-Typ und bei Parkinson-Demenz von Vorteil
Depressive Symptome	Basistherapie mit Antidementiva
	SSRI oder Moclobemid als Mittel der ersten Wahl
	Mirtazapin
	Bei Angstsymptomen Buspiron bzw. Therapieversuch mit Oxazepam, Lorazepam oder Alprazolam (**cave:** Gefahren-Nutzen-Analyse vor Einsatz von Benzodiazepinen!)
Psychomotorische Hemmung	Basistherapie mit Antidementiva
	SSRI oder Moclobemid

lich. Psychoedukative Angehörigengruppen können zur „**Erhaltung von Wohlbefinden, Lebenssicherheit und menschenwürdigem Dasein**" (Lauter et al. 1989) sowohl des pflegenden Angehörigen als auch des demenziell Erkrankten beitragen. Hierbei spielen die Angehörigenberatungen durch die Selbsthilfegruppen der Alzheimer-Gesellschaften u. a. eine wichtige Rolle. Sie sind in der Lage, den pflegenden Angehörigen über die Demenzerkrankung zu informieren und ihm Lösungsstrategien im täglichen Umgang mit dem Demenzkranken nahezubringen. Beispielsweise sollten beim aggressiven und agitierten Demenzpatienten einfache, im ruhigen Ton vorgebrachte Sätze verwendet und unnötige Diskussionen vermieden werden. Beim wahnhaften Demenzpatienten macht es keinen Sinn, ihm seine Wahneinfälle ausreden zu wollen. Der Bewegungsdrang des Demenzpatienten sollte akzeptiert werden, insofern hieraus keine Gefährdung für den Patienten resultiert.

— **Milieutherapie**: Die Umgebung des Demenzpatienten sollte unter Berücksichtigung milieutherapeutischer Prinzipien gestaltet werden. Hierzu gehören u. a. sinnvolle Orientierungshilfen, vertraute Einrichtungsgegenstände, übersichtliche Raumgestaltung unter Verwendung von sanften Farben und unter Vermeidung von grellem Licht, ausreichende sensorische Anregung und strukturierter Tagesablauf mit gemeinsamen Mahlzeiten und geeigneten Beschäftigungsmöglichkeiten.

- **Kunsttherapie.**
- **Musiktherapie.**
- **Physiotherapie.**
- Sicherstellung einer ausgewogenen und ausreichenden **Ernährung** (z. B. bei Chorea Huntington).
- **Häusliche Pflege:** Der häuslichen Pflege sollte nach Rothenhäusler u. Kurz (1997) Vorrang eingeräumt werden, vorausgesetzt, dass nicht die Schwere der Demenzerkrankung resp. nicht die drohende Gefahr der Überlastung mit dem Risiko chronischer Erkrankungen beim pflegenden Angehörigen selbst oder von Gewalt in familiären Pflegebeziehungen eine Institutionalisierung begründet.

4.2 Delir

4.2.1 Allgemeines

Beim Delir handelt es sich um einen **akut auftretenden Verwirrtheitszustand** mit einhergehenden **Störungen des Bewusstseins und der Psychomotorik** sowie mit in der Regel **fluktuierender Symptomatik** während eines 24-h-Beobachtungszeitraums. Wir unterscheiden zwischen:

- **Delir, das nicht durch Alkohol oder sonstige psychotrope Substanzen bedingt ist** (Synonyme: akute exogene Reaktionstypen nach Bonhoeffer (1917), akutes psychoorganisches Syndrom, akutes hirnorganisches Syndrom, akuter Verwirrtheitszustand, akutes medikamentös bedingtes Delir u. a.);
- **Delir, das durch Alkohol oder sonstige psychotrope Substanzen hervorgerufen wird.** Am häufigsten sind Alkoholentzugssyndrom oder Prädelir, Delirium tremens, Benzodiazepinentzugsdelir und Delirien bei Substanzintoxikationen. Delirien aufgrund von Störungen durch Alkohol und sonstige psychotrope Substanzen werden im ▶ Kap. 5 abgehandelt.

Streng genommen löst der heutige Delirbegriff das Durchgangssyndrom nach Wieck (1956) nicht ab. Zwar handelt es sich hierbei gleichfalls um akute und prinzipiell reversible psychoorganische Symptomenmuster; sie gehen jedoch typischerweise ohne Bewusstseinsstörung einher (z. B. affektive, produktive, amnestische Prägnanztypen). In diesem Zusammenhang ist darauf hinzuweisen, dass in der Praxis häufig der Begriff „Durchgangssyndrom" für alle akuten psychoorganischen Syndrome mit und ohne Bewusstseinsstörung verwendet wird. So oder so taucht der Terminus „Durchgangssyndrom" in der ICD-10 nicht mehr auf.

In einer **neuropathogenetischen** Perspektive wird nach Trzepacz (2000) für das **nicht durch Alkohol hervorgerufene Delir** ein Ungleichgewicht zwischen der zentralen cholinergen und der zentralen noradrenergen Neurotransmission angenommen. Vor diesem Hintergrund erscheint es plausibel, dass beispielsweise Alzheimer-Patienten zu nächtlichen deliranten Episoden neigen bzw. Medikamente mit anticholinergen und/oder dopaminergen Effekten im Allgemeinen ein erhöhtes Delirrisiko beinhalten. Eine Liste wichtiger **delirogen wirksamer**

Arzneimittel ist in ◨ Tab. 4.11 aufgeführt (mod. nach Rothenhäusler u. Kapfhammer 1999b; Rothenhäusler 2008b, 2010d).

Zahlreiche **organische Faktoren** können ein Delir auslösen. ◨ Tab. 4.12 gibt eine Übersicht über häufige Ursachen eines Delirs (mod. nach Wise u. Trzepacz 1996).

Als gesicherte **Risikofaktoren für ein Delir** gelten (mod. nach Trzepacz 2000):

- hohes Lebensalter (besonders >80 Jahre),
- Multimorbidität,
- schlechter körperlicher Allgemeinzustand,
- Polypharmazie,
- vorbestehende demenzielle Erkrankung,
- Schwerhörigkeit,
- Harnwegsinfekte,
- Einnahme von anticholinerg wirkenden Pharmaka,
- niedriges S-Albumin,
- Alkoholabusus,
- metabolische Störungen,
- Dehydration,
- Narkose, Operationen (insbesondere herzchirurgische und orthopädische Eingriffe), Behandlung auf der Intensivstation („ICU psychosis"),
- abruptes Absetzen von Benzodiazepinen.

Epidemiologischen Studien zufolge schwankt die **Prävalenz** des Delirs bei Allgemeinkrankenhauspatienten zwischen 10 und 50 %. Die **Inzidenz** postoperativer Delirien nach allgemeinchirurgischen Eingriffen beträgt etwa 5–10 %, nach Herzoperationen ca. 20 %, nach onkologisch-abdominellen Resektionen zwischen 20 und 30 % und nach orthopädischen Eingriffen (z. B. Hüftoperationen) bis zu 50 %. Besonders hohe Inzidenzraten finden sich bei älteren Patienten im Allgemeinkrankenhaus, bei Notfalleingriffen, bei stationären Demenzpatienten und bei multimorbiden Patienten.

4.2.2 Klinik

Die Symptomatik des Delirs ist in ◨ Tab. 4.13 zusammengefasst.

Es sei betont, dass uns nicht immer das **Vollbild eines Delirs** begegnet. Vielfach können in den Stunden oder Tagen vor dem manifesten Delir folgende **Symptome eines abortiven oder unvollständigen Delirs** beobachtet werden: Ängstlichkeit, psychomotorische Unruhe oder gesteigerte Reizbarkeit. Diese Einzelsymptome lassen den Untersucher nicht immer gleich an eine delirante Symptomatik denken. Häufig kommt es dann **in den frühen Abendstunden zur deliranten Dekompensation** („Sundowning-Phänomen") mit folgenden Symptomen: Verwirrtheit, Verkennung der Umgebung, erschwerte Auffassung, ängstliche Verstimmung, motorische Unruhe, Suggestibilität, optische und akustische Halluzinationen sowie vegetative Symptome.

In einer klinischen Betrachtungsweise kann nach Lipowski (1990) das Delir in **3 Subtypen** unterteilt werden:

1. Hyperaktives-hyperalertes Delir: Es dominieren Agitiertheit und psychomotorische Unruhe bis hin zum Erregungszustand, erhöhte Irritierbarkeit und Halluzinationen.
2. Hypoaktives-hypoalertes Delir: Im Vordergrund stehen Antriebsarmut, Verlangsamung und Apathie bis hin zur Somnolenz.

◘ Tab. 4.11 Liste wichtiger delirogen wirksamer Arzneimittel

Indikationsgruppen	Arzneistoffe
Antiprotozoenmittel	Metronidazol, Quinacrin
Antibiotika	Gyrasehemmer (z. B. Norfloxazin, Ciprofloxacin), Aminogylcosidantibiotika (z. B. Tobramycin, Gentamycin), Cephalosporine (z. B. Cefalexin)
Virustatika	Aciclovir
Antimykotika	Amphotericin B
Antimalariamittel	Chloroquin
Substanzen mit anticholinergem Effekt	Trizyklische Antidepressiva (v. a. Amitriptylin), niedrigpotente typische Antipsychotika (v. a. Phenothiazine, wie z. B. Levomepromazin), Clozapin, Antiparkinsonmittel (z. B. Biperiden, Trihexyphenidyl), Antihistaminika (z. B. Dexchlorpheniramin, Clemastin, Diphenhydramin), Spasmolytika (z. B. Atropin, Scopolamin, Homatropin)
Antiepileptika	Phenobarbital, Phenytoin, Valproinsäure
Nichtsteroidale Antiphlogistika	Indometacin, Ibuprofen, Phenylbutazon, Naproxen
Glukokortikoide	Cortisol, Prednisolon, Triamcinolon, Dexamethason
Antiparkinsonmittel	Amantadin, Carbidopa, Levodopa (siehe auch Substanzen mit anticholinergem Effekt)
Antituberkulotika	Isoniazid, Rifampicin
Analgetika	Opioide, Salicylsäurederivate
Immunsuppressiva	Fluoroucracil
Herz-Kreislauf-Mittel	Beta-Blocker (v. a. Propranolol), Clonidin, Digitalisglykoside, Chinidin, Procainamid, Lidocain, Mexiletin, Disopyramid, Methyldopa
Sedativa/Hypnotika	Barbiturate, Benzodiazepine, Bromide
Sympathomimetika	Amphetamine, Phenylephrin, Theophyllin, Lithium
Ulcustherapeutika	Cimetidin
Entzug psychotroper Substanzen	Alkohol, Barbiturate, Benzodiazepine
Thyreostatika	Propylthiouracil

3. Gemischtes Delir: Charakteristisch ist ein rascher Wechsel von hyperaktiven und hypoaktiven Symptomen.

Im Gegensatz zum hyperaktiven-hyperalerten Delir wird das hypoaktive-hypoalerte Delir in der medizinischen Versorgungssituation oftmals nicht erkannt oder verkannt. **Unbehandelt kann das Delir aber letal verlaufen oder zu irreversiblen demenziellen Syndromen führen.** Vor allem für ältere Patienten in Allgemeinkrankenhäusern besteht ein hohes psychiatrisches Erkrankungsrisiko, verbunden mit der Gefahr, nach der Entlassung weiterhin pflegebedürftig zu sein und häufiger in Heimen institutionalisiert werden zu müssen. **Delirien können trotz Behandlung prolongiert verlaufen.** Protrahierte Delirien bedingen erhebliche sekundäre Ge-

◘ Tab. 4.12 Häufige Ursachen eines Delirs (Eselsbrücke: „I WATCH DEATH")

Infektionen („infection")	Enzephalitis, Meningitis, Syphilis, HIV, Sepsis
Entzug („withdrawal")	Alkohol, Barbiturate, Sedativa/Hypnotika
Akute metabolische Störungen („acute metabolic")	Azidose, Alkalose, Elektrolytstörungen, hepatische Enzephalopathie, urämische Enzephalopathie
Trauma („trauma")	Schädel-Hirn-Trauma, allgemeinchirurgische Operationen, v. a. herzchirurgische und orthopädische Eingriffe, schwere Verbrennungen, Hitzschlag
ZNS-Erkrankungen („CNS pathology")	Intrazerebrale Blutungen, Vaskulitis, Hirninfarkt, entzündliche Hirnerkrankungen, raumfordernde intrakranielle Prozesse, Epilepsien
Hypoxie („hypoxia")	Anämie, Kohlenmonoxidvergiftung, akute Hypotonie, Herz-Lungen-Versagen
Vitaminmangelsyndrome („deficiencies")	Vitamin B_{12} (Cyanocobalamin), Vitamin B_1 (Thiamin), Vitamin B_6 (Pyridoxin), Folsäure
Endokrinopathien („endocrinopathies")	Hyperglykämie, Hypoglykämie, Hyperthyreose, Hypothyreose, Cushing-Syndrom, Morbus Addison, Hyperparathyreoidismus, Hypoparathyreoidismus
Herz-Kreislauf-Erkrankungen („acute vascular")	Herzrhythmusstörungen, hypertensive Enzephalopathie, Herzinfarkt
Toxika oder Medikamente („toxins or drugs")	Lösungsmittel, Pestizide, Medikamente (◘ Tab. 4.11)
Schwermetalle („heavy metals")	Blei, Mangan

sundheitsrisiken und große Belastungen sowohl für die betroffenen Patienten und Angehörigen als auch für das Pflegeteam. Schließlich verursachen sie Mehrkosten aufgrund des gesteigerten Betreuungsaufwands und der längeren stationären Verweildauer.

Fallgeschichte 1

Aus der Transplantationschirurgie erfolgte eine Konsilanforderung an den psychiatrischen Konsiliardienst um 08.45 Uhr. Bei Frau Z., geboren 1966, stationär-chirurgisch bei Status nach orthotoper Lebertransplantation (OLT bzw. LTx: Liver Transplantation) – die somatomedizinische Indikation zur Lebertransplantation bei Frau Z. war eine primär biliäre Zirrhose –, imponierten erstmals während der Nacht Verwirrtheit, Insomnie, Halluzinationen („Raben und Aaskrähen im Zimmer") und Unruhe. Fachärztlicher Befund und Therapieempfehlung wurden höflich erbeten.

Die konsiliarpsychiatrische Untersuchung am Bett der Patientin erfolgte um 09.15 Uhr. Die eher schläfrige Patientin berichtete dem Konsiliarpsychiater, sie fühle sich aktuell überhaupt nicht verwirrt. Denn sie wisse sehr wohl, wo sie sich hier befinde („Kaiser-Josef-Markt"). Ihr sei völlig schleierhaft, dass jemand behaupten könne, sie sei verwirrt. Das Schlafen falle ihr aber seit der Operation (Status post OLT) nachts eher schwer, manchmal sei sie auch etwas durcheinander. Immer wieder fühle sie sich geängstigt, weil sie witzige Dinge um sich herum wahrnehme („Raben", „Aaskrähen", „Propellermaschinen"). Das möchte sie aber jetzt nicht weiter vertiefen. Sie traue dem Referenten nicht so recht. Sie sei müde und möchte jetzt in Ruhe gelassen werden. Man solle sie jetzt endlich alleine lassen!

Zum Zeitpunkt der fachärztlichen Untersuchung war die 46-jährige Patientin im Status psychicus wach bis leicht benommen, zur Person orientiert, zu den anderen Qualitäten nicht orientiert,

◨ **Tab. 4.13** Symptomatik des Delirs

Psychischer Befund		
Fluktuierender Verlauf	Bewusstseinsstörungen	Bewusstseinsverminderung, Bewusstseinstrübung
	Orientierungsstörungen	Zeitlich > örtlich > situativ > zur eigenen Person
	Aufmerksamkeits- und Gedächtnisstörungen	Auffassungs-, Konzentrations-, Merkfähigkeits-, Immediatgedächtnisstörungen, Konfabulationen
	Formale Denkstörungen	Perseverationen, Inkohärenz
	Inhaltliche Denkstörungen	Wahneinfälle > Wahngedanken > systematisierter Wahn
	Sinnestäuschungen	Illusionen, taktile Halluzinationen, Geruchs- und Geschmackshalluzinationen, optische Halluzinationen > akustische Halluzinationen
	Ich-Störungen	Derealisation, Depersonalisation
	Störungen der Affektivität	Affektinkontinenz > Affektlabilität mit schnellem Stimmungswechsel zwischen Gereiztheit, Dysphorie, Angst und Deprimiertheit
	Antriebs- und psychomotorische Störungen	Antriebssteigerung, motorische Unruhe oder Antriebsarmut
	Andere Störungen	Aggressivität, Selbstbeschädigung, Ablehnung der Behandlung, Pflegebedürftigkeit
Somatischer Befund		
Fluktuierender Verlauf	Schlaf- und Vigilanzstörungen	Umkehr des Schlaf-Wach-Rhythmus mit Schläfrigkeit am Tag und Schlaflosigkeit während der Nacht
	Vegetative Störungen	Vermehrtes Schwitzen, erhöhte Pulsfrequenz, Blutdruckabfall
	Neurologische Störungen	Grobschlägiger Tremor bzw. Asterixis, Muskeltonus- und Reflexstörungen

insgesamt über einen 24-h-Beobachtungszeitraum herrschte ein fluktuierender Verlauf vor mit vor allem während der Nacht auftretender Agitiertheit, Desorientiertheit und halluzinatorischem Erleben, paranoidem Erleben, zeitweise morosem und dysphorischem Affekt. Leichtgradige Schlaf-Wach-Rhythmus-Umkehr. Derzeit gab es keinen Anhalt auf akute Selbst- und/oder Fremdgefährdung. Aus der chirurgischen Fieberkurve war zu entnehmen, dass keine operative Komplikationen bei der vor wenigen Tagen durchgeführten OLT auftraten. Auch wurden akute neurovaskuläre Ereignisse (z. B. hypoxische Hirnschäden) neurologischerseits ausgeschlossen. Keine positive Suchtanamnese. Immunsuppressivaspiegel der Patientin waren derzeit leicht erhöht.

Fallgeschichte 2

Aus der Anästhesiologie/dem Aufwachraum erfolgte eine Konsilanforderung an den psychiatrischen Konsiliardienst um 06.15 Uhr. Herr A., geboren 1933, derzeit im Aufwachraum bei Zustand nach Übernähung der A. iliaca externa sinistra, war jetzt postoperativ verwirrt, agitiert, bettflüchtig. Fachärztlicher Befund und Therapieempfehlung wurden höflich erbeten.

Die konsiliarpsychiatrische Untersuchung am Bett des Patienten im Aufwachraum erfolgte um 06.30 Uhr. Eine geordnete Exploration des sehr agitierten Patienten gelang nicht, da er im Gedankengang inkohärent imponierte. Des Weiteren war er extrem motorisch unruhig, dysphorisch und gereizt, schlug mit den Händen um sich, fühlte sich offensichtlich vom Referenten bedroht, den er wüst beschimpfte. Er schwadronierte von „schwarzen Käfern", „wilder Trut" und „dunklen Mächten".

Es waren keine vegetativen Zeichen einer sympathikotonen Übererregung (z. B. Hyperhidrosis, Tremor, Tachykardie, Hypertonie) beim Patienten zum Zeitpunkt der konsiliarpsychiatrischen Untersuchung nachweisbar. Aus der anästhesiologischen Fieberkurve war zu entnehmen, dass der Patient bereits von der Anästhesiologie im Aufwachraum in den frühen Morgenstunden wegen Agitiertheit bis hin zur Bettflüchtigkeit Gewacalm®, Nozinan®, Delpral® und Dipidolor® erhalten hatte. Die Medikamente hatten indes jeweils nur kurzfristig einen günstigen Effekt entfaltet. Die Gabe von 1 Ampulle Gewacalm® in Kombination mit Dipidolor® hatte zudem einen Blutdruckabfall bewirkt. Neurologischerseits waren bereits akute neurovaskuläre Ereignisse (z. B. Apoplex) ausgeschlossen worden. Es war keine positive Suchtanamnese bekannt.

4.2.3   Diagnostik und Differenzialdiagnostik

Das diagnostische Vorgehen des Psychiaters stützt sich in erster Linie auf Eigen-, Außen-, Medikamenten- und Suchtanamnese (◘ Tab. 4.11) sowie auf die klinische Evaluation differenzieller Merkmale des Status psychicus (◘ Tab. 4.13). In ◘ Tab. 4.14 sind die diagnostischen ICD-10-Kriterien für das Delir zusammengefasst.

Für die differenzierte Beurteilung sowohl des Schweregrads als auch des Verlaufs des Delirs kann die deutschsprachige Bearbeitung der **Delirium-Rating-Scale (DRS)** nach Rothenhäusler (2008b) eingesetzt werden. ◘ Tab. 4.15 gibt die eigene deutsche Version der DRS-Fremdbeurteilungsskala wieder.

Am **häufigsten** kommen als **Ursachen** des Delirs das **Alkoholentzugssyndrom** und das **Benzodiazepinentzugssyndrom** in Betracht. Hier liegen in der Regel starke vegetative Begleitsymptome (Fieber bis 38,5 °C, Blutdruckschwankungen, Tachykardie, Tremor, Schwitzen) vor. Daneben haben wir vor allem an **superimponierende Delirien bei Demenzerkrankungen**, **Delirien** aufgrund von **delirogen wirksamen Medikamenten** und/oder **Polypharmazie** und **postoperative Delirien** zu denken.

◘ Tab. 4.14 Diagnostische Kriterien für das Delir nach der ICD-10

Bewusstseinsstörung (Bewusstseinstrübung), d. h. verminderte Klarheit in der Umgebungswahrnehmung, mit einer reduzierten Fähigkeit, die Aufmerksamkeit zu fokussieren, aufrechtzuerhalten und umzustellen	
Störung der Kognition, manifestiert durch die **2** folgenden Merkmale:	1. Beeinträchtigung des Immediatgedächtnisses (der unmittelbaren Wiedergabe) und des Kurzzeitgedächtnisses bei relativ intaktem Langzeitgedächtnis
	2. Desorientierung zu Zeit, Ort oder Person
Mindestens 1 der folgenden **psychomotorischen Störungen:**	1. Rascher, nicht vorhersagbarer Wechsel zwischen Hypo- und Hyperaktivität
	2. Verlängerte Reaktionszeit
	3. Vermehrter oder verminderter Redefluss
	4. Verstärkte Schreckreaktion
Störung des Schlafs oder des **Schlaf-Wach-Rhythmus, mindestens** durch **1** der folgenden Merkmale manifestiert:	1. Schlafstörung, in schweren Fällen völlige Schlaflosigkeit, mit oder ohne Schläfrigkeit am Tag oder Umkehr des Schlaf-Wach-Rhythmus
	2. Nächtliche Verschlimmerung der Symptome
	3. Unangenehme Träume oder Alpträume, die nach dem Erwachen als Halluzinationen oder Illusionen weiterbestehen können
Plötzlicher Beginn und Änderung der Symptomausprägung im Tagesverlauf	
Objektiver Nachweis aufgrund der Anamnese, der körperlichen, neurologischen und laborchemischen Untersuchungen **einer zugrunde liegenden zerebralen oder systemischen Krankheit** (außer einer durch psychotrope Substanzen bedingten[a]), die für die klinischen Symptome verantwortlich gemacht werden kann	
[a]Beim durch Alkohol oder sonstige psychotrope Substanzen hervorgerufenen Delir müssen sowohl die allgemeinen Kriterien für ein Entzugssyndrom bzw. für eine akute Intoxikation als auch die allgemeinen Kriterien für ein Delir erfüllt sein.	

Auf jeden Fall sind allgemeinmedizinisch-internistische und neurologische Statuserhebungen einschließlich basaler Laboruntersuchungen (Urinstatus, Blutbild, Entzündungsparameter, Schilddrüsenparameter, Elektrolyte, Blutzucker, Kalzium, Albumin, Harnstoff, Leberwerte) und EKG durchzuführen. Gegebenenfalls müssen zur **weiteren Klärung der Ätiologie des Delirs** Ammoniak, Thiamin-, Folsäure- und Vitamin B_{12}-Spiegel bestimmt sowie serologische Tests zum Nachweis von HIV-spezifischen Antikörpern und/oder Syphiliserregern, Drogen- und Medikamentenscreenings im Urin (z. B. Digitoxin, Lithium), Blutgasanalyse, Thoraxröntgenaufnahmen und EEG durchgeführt werden. Neurologische Herdzeichen (z. B. sensible und motorische Ausfälle, Aphasie) gehören nicht zum Delir und müssen zu Liquordiagnostik und Diagnostik mittels struktureller bildgebender Verfahren führen. ◘ Tab. 4.16 gibt eine orientierende Übersicht über **notfallmäßig zu klärende somatische Differenzialdiagnosen beim Delir** (mod. nach Rothenhäusler u. Kapfhammer 1999b; Rothenhäusler 2008b, 2010d).

Psychiatrische Differenzialdiagnosen des Delirs sind im Wesentlichen:

- Schizophrenie und verwandte psychotische Störungen,
- affektive Störungen,
- Alkoholhalluzinose,
- Demenz.

4

◻ **Tab. 4.15** Delirium-Rating-Skala (DRS) zur Schweregrad- bzw. Verlaufsbeurteilung des Delirs (engl. Originalfassung von Trzepacz et al. [1988], dt. Version von Rothenhäusler [2008b])

Item 1: Zeitkriterium	Gesamtdauer des Störungsbilds beträgt länger als 6 Monate (kein Punkt)
	Störungsbild entwickelt sich allmählich in einer Zeitspanne von weniger als 6 Monaten (1 Punkt)
	Störungsbild entwickelt sich rasch innerhalb eines Monats (2 Punkte)
	Störungsbild entwickelt sich abrupt innerhalb einer kurzen Zeitspanne (innerhalb von 1 bis 3 Tagen) (3 Punkte)
Item 2: Kriterium der Wahrnehmungsstörung	Keine Wahrnehmungsstörung beobachtet oder anamnestisch eruierbar (kein Punkt)
	Depersonalisations- oder Derealisationssymptome (1 Punkt)
	Illusionäre Verkennungen mit reduzierter Realitätskontrolle (2 Punkte)
	Illusionäre Verkennungen mit fehlender Realitätskontrolle (3 Punkte)
Item 3: Kriterium der halluzinierenden Sinnestäuschungen	Keine halluzinierenden Sinnestäuschungen (kein Punkt)
	Ausschließlich akustische Halluzinationen (1 Punkt)
	Optische Halluzinationen (mit oder ohne akustische Halluzinationen) (2 Punkte)
	Taktile Halluzinationen, Geruchs- und Geschmackshalluzinationen (mit oder ohne optische oder akustische Halluzinationen) (3 Punkte)
Item 4: Kriterium des wahnhaften Erlebens	Kein wahnhaftes Erleben (kein Punkt)
	Systematisierter Wahn (1 Punkt)
	Neu aufgetretene Wahngedanken (2 Punkte)
	Neu aufgetretene Wahneinfälle (3 Punkte)
Item 5: Kriterium der psychomotorischen Störung	Keine Hypo- oder Hyperaktivität (kein Punkt)
	Leichtgradige Unruhe, Nervosität (1 Punkt)
	Mittelgradige motorische Unruhe mit Herausziehen intravenöser Zugänge usw. (2 Punkte)
	Entweder schwergradige motorische Unruhe mit möglicher Aggressivität, wobei Maßnahmen zur Fixierung durchgeführt werden müssen, oder ausgeprägte Hypoaktivität und Antriebsverminderung (nicht infolge einer katatonen schizophrenen Störung oder depressiven Episode) (3 Punkte)
Item 6: Kriterium der Störungen der Kognition	Keine kognitiven Beeinträchtigungen (kein Punkt)
	Leichtgradige kognitive Beeinträchtigungen, die im Zusammenhang mit akuten Schmerzen, Erschöpfung, Depression oder Ängsten aufgrund einer körperlichen Erkrankung stehen (1 Punkt)
	Kognitive Beeinträchtigungen, die in einem wichtigen kognitiven Funktionsbereich ausgeprägt vorhanden sind, z. B. Gedächtnisstörungen (2 Punkte)
	Beträchtliche kognitive Beeinträchtigungen, die mehrere kognitive Funktionsbereiche betreffen; mindestens 1-mal innerhalb von 24 h tritt Desorientiertheit auf; Merkfähigkeitsstörungen, reduzierte Fähigkeit, die Aufmerksamkeit zu fokussieren (3 Punkte)
	Schwergradige kognitive Beeinträchtigungen mit Perseverationen, Konfabulationen, Desorientiertheit zur eigenen Person, Beeinträchtigungen des Langzeit- und Kurzzeitgedächtnisses und Unfähigkeit, mit der psychischen Statuserhebung zu kooperieren (4 Punkte)

◻ **Tab. 4.15** (*Fortsetzung*) Delirium-Rating-Skala (DRS) zur Schweregrad- bzw. Verlaufsbeurteilung des Delirs (engl. Originalfassung von Trzepacz et al. [1988], dt. Version von Rothenhäusler [2008b])

Item 7: Kriterium der organischen Ursache	Medizinische Krankheitsfaktoren sind nicht ursächlich für das vorliegende Störungsbild (kein Punkt)
	Vorhandensein medizinischer Krankheitsfaktoren, die das Störungsbild erklären könnten (1 Punkt)
	Hinweise auf Verursachung des Störungsbilds durch bestimmte Arzneimittel, Infektionen, ZNS-Läsionen, metabolische Störungen oder andere medizinische Krankheitsfaktoren (2 Punkte)
Item 8: Kriterium der Schlaf-Wach-Rhythmus-Störung	Nicht vorhanden (kein Punkt)
	Gelegentlich Schläfrigkeit während des Tages und geringgradige Durchschlafstörungen; Alpträume treten auf, jedoch Realitätskontrolle vorhanden (1 Punkt)
	Häufiges Einnicken während des Tages und Schlaflosigkeit während der Nacht, sodass eine Schlaf-Wach-Rhythmus-Umkehr besteht (2 Punkte)
	Ausgeprägte Schläfrigkeit am Tag, Schwierigkeiten während der Exploration wach zu bleiben, Verlust der Kontrolle über die eigene Wachheit und Somnolenz (3 Punkte)
	Abgleiten in stuporöse oder komatöse Zustände (4 Punkte)
Item 9: Kriterium der Affekt- und Stimmungslabilität	Nicht vorhanden (kein Punkt)
	Wechsel der Affekt- und Stimmungslage, der innerhalb von Stunden auftritt und nicht der Kontrolle des Patienten unterliegt (1 Punkt)
	Ausgeprägter Wechsel der Affekt- und Stimmungslage, der situationsinadäquat ist und Störungen der Affektivität wie Angstzustände, Weinkrämpfe und Dysphorie einschließt; die Stimmungsschwankungen wechseln rasch innerhalb von wenigen Minuten (2 Punkte)
	Schwere Affektinkontinenz einschließlich Wutausbrüchen bzw. pathologischem Lachen und Weinen (3 Punkte)
Item 10: Kriterium des fluktuierenden Verlaufs	Kein fluktuierender Verlauf bzw. das Störungsbild ist vorwiegend während des Tages vorhanden (kein Punkt)
	Nächtliche Verschlimmerung der Symptomatik (2 Punkte)
	Fluktuierender Verlauf der Symptomatik während eines 24-h-Beobachtungszeitraums (4 Punkte)
Auswertung	Summenwert (max. Wert innerhalb von 24 h) zwischen 0 und 32 Punkten
	Unter 12 Punkte: unauffällig
	12–17 Punkte: leichtes Delir
	18–28 Punkte: mittelschweres Delir
	29–32 Punkte: schweres Delir

4

◘ **Tab. 4.16** Notfallmäßig zu klärende somatische Differenzialdiagnosen beim Delir	
Wernicke-Enzephalopathie	Ataxie, Ophthalmoplegie, Alkoholanamnese
Hypertensive Enzephalopathie	Stauungspapille, hoher Blutdruck
Hypoglykämie	Insulinpflichtiger Diabetes mellitus, erniedrigte Glukose
Hypoperfusion des ZNS	Niedriger Blutdruck, niedriger Hämatokrit, Herzinfarkt, kardiale Arrhythmien, Herzinsuffizienz
Hypoxämie	Arterielle Blutgase
Intrakranielle Blutung	Bewusstlosigkeit in der Anamnese, neurologische Herdzeichen
Meningitis oder Enzephalitis	Meningismus, Leukozytose, Fieber
Vergiftung	Toxizitätszeichen (z. B. Pupillenanomalien, Ataxie)

Nichtorganische psychische Störungen können im Allgemeinen durch ihre konstant bleibenden Symptommuster zuverlässig vom deliranten Syndrom abgegrenzt werden. In schwierigen Fällen, **z. B. bei hypoaktiven-hypoalerten Delirien,** die nicht selten als depressive Zustandsbilder fehlinterpretiert werden, **ist ein EEG sinnvoll.** Ein Delir wird über eine diffuse Verlangsamung der hirnelektrischen Grundaktivität aufgezeigt. Da dieser pathologische EEG-Befund bei effizienter Therapie des Delirs reversibel ist, eignet sich das EEG im Übrigen auch zur Verlaufskontrolle. Im Gegensatz zum Delir fehlt bei der Alkoholhalluzinose die Bewusstseinstrübung.

Schwierig ist die **Abgrenzung des Delirs von der Demenz,** zumal superimponierende Delirien bei Demenzerkrankungen häufig sind. Beispielsweise belegen Studien, dass 25–40 % der hospitalisierten Demenzpatienten zusätzlich delirant sind. ◘ Tab. 4.17 fasst die klinischen Merkmale zur Unterscheidung von Delir und Demenz zusammen (mod. nach Lipowski 1990).

4.2.4 Therapie

Eine **stationäre Behandlung** ist sowohl beim Prädelir als auch beim manifesten Delir stets indiziert. Beim Vorliegen eines schweren Delirs ist die **Behandlung auf einer geschlossenen psychiatrischen Station** unter Anwendung des Unterbringungsgesetzes angezeigt, sofern zugrunde liegende somatische Erkrankungen bzw. ein therapierefraktäres Delirium tremens bzw. ein Delir aufgrund einer Intoxikation nicht sogar die **Behandlung auf einer Intensivstation** erforderlich machen. Unter Umständen muss der delirante Patient auf der geschlossenen Station in ein Netzbett verlegt oder an ein Bett (z. B. 5-Punkt-Fixierung) angegurtet werden. Diese weitergehenden Beschränkungen seiner Bewegungsfreiheit sind vom behandelnden Arzt jeweils gesondert anzuordnen und zu begründen.

Als **therapeutische Intervention** steht die **Beseitigung delirauslösender Ursachen** an erster Stelle. Immerhin gelingt bei ca. 80 % der deliranten Patienten die Identifikation eines organisch relevanten Bedingungsfaktors (◘ Tab. 4.11, ◘ Tab. 4.12, ◘ Tab. 4.16), sodass neben einer adjuvanten und symptomatischen Therapie auch eine **spezifische Therapie** möglich ist (z. B. Antihypertensiva bei hypertensiver Enzephalopathie, Thiamin bei Wernicke-Enzephalopathie, Hämodialyse bei urämischer Enzephalopathie, Antibiotika bei Harnwegsinfekt, Aciclovir bei Herpes-simplex-Enzephalitis). **Delirogen wirksame Arzneimittel** sind **sofort abzusetzen,**

◘ Tab. 4.17 Klinische Merkmale zur Unterscheidung von Delir und Demenz

Delir	Demenz
Abruptes Auftreten mit feststellbarem Datum	Allmählicher Beginn, der nicht genau datiert werden kann
Akute Erkrankung, im Allgemeinen Tage bis Wochen, selten länger als 1 Monat	Chronische Erkrankung mit typischerweise progredientem Verlauf über Jahre
Frühe Desorientiertheit	Desorientiertheit zu einem späteren Zeitpunkt der Erkrankung
Bewusstseinstrübung	Bewusstseinstrübung erst im Terminalstadium
Stündliche bzw. tageszeitliche Schwankungen	Befund von Tag zu Tag konstant
Hyperaktiv oder hypoaktiv	Psychomotorische Veränderungen typischerweise zu einem späten Zeitpunkt der Erkrankung

außer wenn sie für die somatische Therapie des Patienten unverzichtbar sind (z. B. Glukokortikoide bei Blutkrankheiten und rheumatischen Erkrankungen, Glukokortikoide im Rahmen der Immunsuppression nach Transplantationen, Glukokortikoide zum Zweck der Substitution bei primärer Nebennierenrindeninsuffizienz und bei Morbus Addison).

Adjuvante medizinische Maßnahmen sind:
- engmaschige Kontrollen der Vitalparameter,
- Flüssigkeitsbilanzierung,
- Elektrolytsubstitution,
- Vitaminsubstitution.

Es sei betont, dass **ein zu rascher Ausgleich einer Hyponatriämie** zu einer **zentralen pontinen Myelinolyse** führen kann. Als **Faustregel** für die Behebung einer Hyponatriämie gilt: Die Zunahme der Natriumserumkonzentration darf den Wert von 0,6 mmol/h nicht überschreiten. Bei Patienten mit **Delirien unklarer Ätiologie** hat die **Vermeidung einer Wernicke-Enzephalopathie oberste Priorität**, sodass die Indikation zur Gabe von Vitamin B_1 (Thiamin) großzügig zu stellen ist (z. B. 1 Neurobion®-Ampulle akut 1-mal täglich intramuskulär [tief intraglutäal], später 1- bis 3-mal wöchentlich 1 Ampulle i.m.). Sollten im Rahmen der Korrektur des Flüssigkeitshaushalts Kohlenhydratlösungen (z. B. Glukose 5 %, Glukose 10 %) verwendet werden, muss auf jeden Fall Thiamin substituiert werden. Denn das Glukoseangebot führt zu einem erhöhten Bedarf an Vitaminen, sodass ein erhöhtes Risiko für die Entwicklung einer Wernicke-Enzephalopathie besteht. Bei Vitaminmangel bzw. erhöhtem Vitaminbedarf im Rahmen der Delirbehandlung ist es vorteilhaft, Vitamin-B-Kombinationspräparate per os einzusetzen (z. B. Neurobion® forte Dragées, welche die Vitamine B_1, B_6 und B_{12} enthalten).

Adjuvante pflegerische Maßnahmen sind:
- Abschirmung des Patienten gegen unnötige Reize: Der Patient sollte nicht in einem sehr lebhaften Tagraum oder neben einem sehr aktiven Schwesternstützpunkt zum Zweck der besseren Überwachung untergebracht sein.
- Vermeidung einer sensorischen Deprivation: Das Krankenzimmer sollte beleuchtet sein, auch in der Nacht sollte ein Notlicht vorhanden sein. Brille und Hörgerät sollten vom betroffenen Patienten getragen werden.
- Personelle Kontinuität der pflegerischen Betreuung (Bezugsschwester, Bezugspfleger).

— Vermehrte vorsichtige Tagesaktivierung.
— Nach Möglichkeit Miteinbeziehung von Angehörigen und vertrauten Personen im Rahmen der regelmäßigen Kontaktaufnahme mit dem Patienten.

Symptomatische Psychopharmakotherapie beim nicht durch Alkohol oder sonstige psychotrope Substanzen bedingten Delir

Als **Psychopharmakon der ersten Wahl** kommt das hochpotente Typikum **Haloperidol** in Betracht. Haloperidol kontrolliert nicht nur effektiv verschiedene delirante Symptome, wie Sinnestäuschungen, Agitiertheit und psychomotorische Unruhe bis hin zu Erregungszuständen, sondern gleicht auch das zerebrale Ungleichgewicht zwischen dem cholinergen und noradrenergen Neurotransmittersystem aus.

In der Regel kann ein **nicht durch Entzug bedingtes Delir** mit einer **Tagesgesamtdosis zwischen 2 mg und 10 mg Haloperidol** in mehreren Einzeldosen effektiv behandelt werden. Die Höhe der Dosierung richtet sich nach Symptomatik und Verträglichkeit. Bei älteren Patienten sollte die Behandlung mit der halben Dosierung beginnen und, wenn notwendig, den Erfordernissen angepasst werden. In akuten Ausnahmefällen kann die Gabe von wesentlich höheren Tagesgesamtdosen erforderlich sein. Die Haloperidolmedikation ist auch nach Supprimierung der deliranten Symptomatik für die Dauer von 3 bis 4 Tagen beizubehalten und dann sukzessiv auszuschleichen. Ein abruptes Absetzen von Haloperidol sollte auf jeden Fall vermieden werden, weil dadurch das Delir erneut auftreten kann.

Die Halbwertszeit von Haloperidol beträgt 10–19 h, die Wirklatenz liegt bei 3–19 min. Haloperidol kann nicht nur oral, sondern auch parenteral (intramuskulär, intravenös) verabreicht werden. Die intravenöse Gabe von Haloperidol ist jedoch seit 2010 vom Hersteller nicht mehr empfohlen.

Haloperidol ist selbst in höheren Dosierungen gerade bei somatisch schwer erkrankten Patienten relativ sicher und in der Regel gut verträglich, denn es verursacht keine klinisch relevanten anticholinergen und vegetativen Nebenwirkungen. Es weist keine atem- und kreislaufdepressiven Effekte auf. Das prokonvulsive Risiko ist relativ gering. Die kurzfristige und niedrigdosierte Gabe von Haloperidol bedingt bei deliranten Patienten, die nicht gleichzeitig an Morbus Parkinson, Demenz vom Lewy-Körperchen-Typ oder HIV-induzierter Demenz leiden, relativ selten extrapyramidalmotorische Symptome. Prinzipiell zu beachten ist aber, dass Haloperidol in höheren Dosen sowie bei intravenöser Gabe das Risiko von QTc-Verlängerungen und Torsades de pointes erhöhen kann. Daher wird vom Hersteller seit 2010 die Haldol®-Injektionslösung nur zur intramuskulären Verabreichung empfohlen. Die intravenöse Verabreichung von Haldol® ist also nur noch unter den besonderen Voraussetzungen des Off-Label-Gebrauchs möglich. Bei intravenöser Verabreichung von Haldol® muss eine engmaschige EKG-Überwachung zur Erkennung einer QTc-Prolongation und schwerwiegender Herzrhythmusstörungen durchgeführt werden. Beim Auftreten einer Verlängerung des QTc-Intervalls im EKG und ventrikulärer Arrhythmien bzw. Torsades de pointes ist die Behandlung mit Haldol® sofort abzubrechen, und es sind entsprechende Maßnahmen zu ergreifen.

Bei mittelschweren und schweren hyperaktiven-hyperalerten Delirien empfiehlt sich oftmals die Zugabe von **Prothipendyl** oder **Melperon** zu Haloperidol, insbesondere abends bzw. nachts, damit eine ausreichende psychomotorische Dämpfung erzielt werden kann. Nach Benkert u. Hippius (2011) blockiert Prothipendyl die D_1- und D_2-artigen Dopaminrezeptoren sowie die 5-HT_{2A}-Rezeptoren. Anticholinerge Nebenwirkungen sind hiernach unter der Gabe von Prothipendyl nicht beschrieben. Bei Melperon fehlt gleichfalls die anticholinerge Komponente.

Verschiedene Autoren lehnen eine Delirbehandlung mit Haloperidol aufgrund des Risikos für extrapyramidalmotorische Störungen und Spätdyskinesien ab. Anstatt des Haloperidols favorisieren sie **Atypika** in der Delirbehandlung. Tatsächlich ist in kasuistischen Beiträgen und prospektiven Fallserien wiederholt über gute antidelirante Effekte von Risperidon (Tagesdosis zwischen 0,5 mg und 4 mg) und Quetiapin (Tagesdosis zwischen 25 mg und 150 mg) berichtet worden. Risperidon ist im Übrigen zur Behandlung von Verhaltensstörungen bei Patienten mit Demenz zugelassen, bei denen Symptome wie Aggressivität, Agitation, Umherwandern oder psychotische Symptome dominieren. Bei leichten Delirien und bei superimponierenden Delirien im Rahmen von Demenzerkrankungen kann es in der Tat vorteilhaft sein, **Risperidon** zu verabreichen. Superimponierende Delirien bei Morbus Parkinson, Demenz vom Lewy-Körperchen-Typ und HIV-induzierter Demenz sind jedoch wegen des erhöhten Risikos für extrapyramidalmotorische Symptome vorzugsweise mit **Quetiapin** zu behandeln. Das häufig zur Behandlung von psychotischen Zustandsbildern im Rahmen eines Morbus Parkinson oder einer Demenz vom Lewy-Körperchen-Typ verabreichte Clozapin sollte bei superimponierenden Delirien nicht gegeben werden, da es aufgrund seiner anticholinergen Nebenwirkungen das anticholinerge Delir in der Regel verstärkt. Erst jüngst haben Grover et al. (2011) die Ergebnisse ihrer prospektiven Follow-up-Studie zur Wirksamkeit von **Olanzapin** in der Delirbehandlung publiziert. Die Studie konnte eine suffiziente antidelirante Wirkung von Olanzapin (Tagesdosis zwischen 1,25 mg und 20 mg) bei guter Verträglichkeit demonstrieren.

Bei Delirien aufgrund von Intoxikationen mit anticholinerg wirksamen Substanzen im Sinne eines schweren und persistierenden zentralen anticholinergen Syndroms ist es günstig, **Physostigmin** unter intensivmedizinischen Bedingungen parenteral einzusetzen. **Benzodiazepine** sind beim nicht durch Alkohol oder durch sonstige psychotrope Substanzen bedingten Delir zu **vermeiden**. Denn gerade bei älteren deliranten Patienten können sie zu zusätzlichen kognitiven Einschränkungen führen. In diesem Zusammenhang sind neben möglichen paradoxen Reaktionen mit Erregung und Unruhe auch die atemdepressiven Nebenwirkungen der Benzodiazepine zu beachten.

Die **Gabe von Benzodiazepinen** ist aber **beim Alkohol- oder Benzodiazepinentzugsdelir** in jedem Fall **indiziert**. Gleichfalls kann der Einsatz von Benzodiazepinen zur zusätzlichen Behandlung von Angst, Unruhe und Erregung im Rahmen von schweren hyperaktiven-hyperalerten Delirien im postoperativen Verlauf (z. B. nach herzchirurgischen Eingriffen) in Erwägung gezogen werden. Hierbei empfiehlt sich die Gabe von **Lorazepam**. Für Lorazepam ist eine parenterale Applikationsform verfügbar. Im Vergleich zu Diazepam ist es besser steuerbar, da es keine aktiven Metaboliten und eine kürzere Halbwertszeit aufweist. An dieser Stelle sei betont, dass sich ein schneller Wechsel verschiedener sedierender Pharmaka ungünstig auf die Delirbehandlung auswirkt. Denn sie können sich gegenseitig im Hinblick auf die sedierenden Effekte potenzieren, was einerseits eine starke Vigilanzverminderung, andererseits paradoxe Reaktionen mit Erregungszuständen hervorrufen kann. Daher ist es ratsam, das zuerst gewählte sedierende Medikament beizubehalten und die Dosis systematisch zu steigern.

◫ Tab. 4.18 gibt eine orientierende Übersicht über unsere **Grazer Therapieschemata** nach Rothenhäusler (2008b, 2010d) beim nicht durch Alkohol oder durch sonstige psychotrope Substanzen bedingten Delir.

■ **Anmerkungen:**
1. Alternativen zu Prothipendyl sind:
   — Melperon: Buronil® bzw. Eunerpan:Eunerpan® 25-mg-, 50-mg-, 100-mg-Dragées, 5-ml-Lösung, 50-mg-Ampullen zur intramuskulären Applikation; bei schweren Un-

■ **Tab. 4.18** Grazer Therapieschemata nach Rothenhäusler (2008b, 2010d) beim nicht durch Alkohol oder durch sonstige psychotrope Substanzen bedingten Delir

Leichtes hyperaktives-hyperalertes Delir bzw. leichtes, mittelschweres oder schweres hypoaktives-hypoalertes Delir bei Patienten ohne Morbus Parkinson, Demenz vom Lewy-Körperchen-Typ oder HIV-induzierte Demenz	Initial 1-mal 0,5 mg Risperidon als Schmelztablette (Risperdal® Quicklet® 1-mg- und 2-mg-Tabletten). Alternativ: initial 1-mal 5 Tropfen Haloperidol. Haldol-Tropfen®: 1 ml (= 20 Tropfen) enthält 2 mg Haloperidol
	Aufdosierung nach Verträglichkeit: Risperidon bis 2 mg/die in mehreren Einzeldosen bzw. Haloperidol bis 2 mg/die in mehreren Einzeldosen
Mittelschweres hyperaktives-hyperalertes Delir bei Patienten ohne Morbus Parkinson, Demenz vom Lewy-Körperchen-Typ oder HIV-induzierte Demenz	Initial: 1-mal 2,5 mg Haloperidol als intravenöse 15-min-Kurzinfusion. Haloperidol kann mit 250 ml 5%iger Glukoseinfusionslösung gemischt werden. 1 Haldol®-Ampulle enthält 5 mg Haloperidol. Aufdosierung nach Verträglichkeit: Haloperidol bis 5 mg/die in mehreren Einzeldosen. **Cave:** Die intravenöse Gabe von Haloperidol kann das Risiko von QTc-Verlängerungen und Torsades de pointes erhöhen. Daher ist eine engmaschige EKG-Überwachung obligat.
	Zusätzlich zur psychomotorischen Dämpfung: 1-mal 40 mg Prothipendyl per os nachts. 1 Dominal-forte®-Filmtablette enthält 80 mg Prothipendyl. Gegebenenfalls Dosissteigerung auf 4-mal 40 mg Prothipendyl. **Cave:** Kreislaufregulationsstörungen
Schweres hyperaktives-hyperalertes Delir bei Patienten ohne Morbus Parkinson, Demenz vom Lewy-Körperchen-Typ oder HIV-induzierte Demenz	Initial: 1-mal 5 mg Haloperidol als intravenöse 15-min-Kurzinfusion. Haloperidol kann mit 250 ml 5%iger Glukoseinfusionslösung gemischt werden. 1 Haldol®-Ampulle enthält 5 mg Haloperidol. Dosissteigerung mit 5 mg Haloperidol als intravenöse Kurzinfusion in stündlichen Abständen so lange, bis eine ausreichende Kontrolle der Symptomatik erreicht wird. Die max. Tagesdosis beträgt 40–60 mg parenteral. **Cave:** Hyperhydratation, extrapyramidalmotorische Symptome, QTc-Zeit-Verlängerung, paradoxe Wirkung besonders bei älteren Patienten. Bei älteren Patienten sollte die Behandlung mit der halben Dosierung beginnen und wenn notwendig den Erfordernissen angepasst werden. Bei intravenöser Gabe von Haloperidol muss eine engmaschige EKG-Überwachung durchgeführt werden.
	Zusätzlich zur psychomotorischen Dämpfung: 1-mal 40 mg Prothipendyl als intravenöse 15-min-Kurzinfusion nachts. Prothipendyl ist mit allen herkömmlichen Lösungsmitteln mischbar. 1 Dominal-forte®-Ampulle enthält 40 mg Prothipendyl. Dosissteigerung bis 3-mal 40 mg Prothipendyl/die als intravenöse Infusion möglich. **Cave:** Kreislaufregulationsstörungen. Alternative z. B. bei schweren agitierten, postoperativen Delirien nach herzchirurgischen Eingriffen: 1-mal 1–2 mg Lorazepam als intravenöse 15-min-Kurzinfusion nachts. Lorazepam ist für mindestens 1 h mit 5%iger Glukoselösung oder physiologischer Kochsalzlösung kompatibel (1:1 verdünnt). 1 Temesta®- bzw. 1 Tavor®-Ampulle enthält 2 mg Lorazepam. Dosissteigerung bis 4-mal 1 mg Lorazepam/die als intravenöse Infusion möglich.

◻ **Tab. 4.18** (*Fortsetzung*) Grazer Therapieschemata nach Rothenhäusler (2008b, 2010d) beim nicht durch Alkohol oder durch sonstige psychotrope Substanzen bedingten Delir

Delir bei Morbus Parkinson, Demenz vom Lewy-Körperchen-Typ bzw. HIV-induzierter Demenz	Initial 1-mal 25 mg Quetiapin per os. **Cave**: orthostatische Hypotonie. Langsame Aufdosierung je nach Symptomatik und Verträglichkeit bis max. 150 mg Quetiapin täglich in mehreren Einzeldosen
	Wenn orale Gabe nicht möglich, dann Applikation von 1-mal 40 mg Prothipendyl als intravenöse 15-min-Kurzinfusion. Prothipendyl ist mit allen herkömmlichen Lösungsmitteln mischbar. 1 Dominal-forte®-Ampulle enthält 40 mg Prothipendyl. Langsame Dosissteigerung je nach Symptomatik und Verträglichkeit bis max. 120 mg Prothipendyl täglich in mehreren Einzeldosen. Ein Parkinsonoid tritt bei Dominal-forte®-Ampullen in der Regel nicht auf, sondern kann nur bei Überdosierungen in seltenen Fällen beobachtet werden.
Delirien aufgrund von Intoxikationen mit anticholinerg wirksamen Substanzen im Sinne eines schweren und persistierenden zentralen anticholinergen Syndroms	Parenterale Applikation des indirekten Parasympathomimetikums Physostigmin unter intensivmedizinischen Bedingungen. Dosierung: 2 mg Physostigmin langsam (2 min) intravenös injizieren. Eventuell nach 30–40 min wiederholen. 1 Ampulle Anticholium® enthält 2 mg Physostigmin.
	Physostigmin kann schwere cholinerge Nebenwirkungen auf Herz, Lunge, ZNS und Gastrointestinaltrakt hervorrufen. Kontraindiziert ist die Gabe von Physostigmin bei Asthma bronchiale. Als Antidot steht Atropin zur Verfügung (1 mg Atropin intravenös, weitere Dosen nach Bedarf).

ruhe- und Verwirrtheitszuständen mit Aggressivität initial 25 mg und Dosissteigerung bis zu 300 mg/die in mehreren Einzeldosen nach Symptomatik und Verträglichkeit möglich;

— Pipamperon: Dipiperon® 40-mg-Tabletten, 14-ml-Saft; bei Verwirrtheit, psychomotorischer Erregung und Aggressivität initial 60 mg und Dosissteigerung bis 360 mg/die in mehreren Einzeldosen nach Symptomatik und Verträglichkeit möglich.

2. Notabene: Höhere Dosen von Haloperidol sowie die intravenöse Gabe von Haloperidol können das Risiko von QTc-Verlängerungen und Torsades de pointes erhöhen. Daher empfiehlt der Hersteller seit 2010 die Haldol®-Injektionslösung nur zur intramuskulären Verabreichung. In Österreich und Deutschland ist also die intravenöse Verabreichung von Haloperidol nur unter den besonderen Voraussetzungen des Off-Label-Gebrauchs möglich. In diesem Zusammenhang sei indessen auf Meyer-Massetti et al. (2010, 2011) verwiesen:

— „…Use of the IV route in patients with acute delirium has several advantages over the IM or oral route, including rapid onset, immediate bioavailability, and ease and safety of administration…" (Meyer-Massetti et al. 2010)

— „…The absolute number of the WHO global individual case safety report (ICSR) regarding QT prolongation, torsades and/or cardiac arrest were:
  – haloperidol (365 cases),
  – olanzapine (489) and
  – quetiapine (520).

Reporting rates of haloperidol did not increase over the last two decades.

- 32 % of the haloperidol cases involved oral,
- 16.4 % intramuscular and
- 22.7 % intravenous administration

The difference of the reporting odds ratios of haloperidol and quetiapine were not statistically significant. Olanzapine was associated with a slightly lower reporting odds ratio. While regulatory agencies advise against the use of intravenous haloperidol, review of VigiBase does not reveal that the intravenous route is any more likely to be associated with cardiac adverse events …" (Meyer-Massetti et al. 2011)

4.3   Neurosyphilis

4.3.1   Allgemeines

Erstmals 1495 wurde bei der Belagerung Neapels durch den französischen König Karl VIII. eine neu aufgetretene Krankheit beobachtet, die sich zu Beginn des 16. Jahrhunderts in Europa mit den durch die Lande ziehenden Söldnerheeren seuchenartig ausbreitete. Der italienische Arzt Girolamo Fracastoro (1484–1553) prägte 1530 in seinem in Gedichtform publizierten Traktat „Syphilidis, sive morbi gallici, libri tres" für diese Krankheit in Anlehnung an Sypilos, einem der sieben getöteten Söhne der hochmütigen Königin Niobe, den Begriff „Syphilis"; Niobe, die durch ihre blasphemischen Reden den Zorn und die Rache der Götter heraufbeschworen hatte, verlor während zweier furchtbarer Strafgerichte all ihre vierzehn Kinder (P. Ovidi Nasonis Metamorphoses, Liber Sextus, 204–266 Ira deorum: filii Niobae necantur). Syphilis, auch „harter Schanker" oder im deutschen bzw. angloamerikanischen Sprachraum „Franzosenkrankheit" bzw. „French disease" genannt, heißt in der klinischen Medizin fernerhin Lues venerea („Lustseuche"). Denn bei der Syphilis handelt es sich um eine **Infektionskrankheit,** die durch den **bakteriellen Erreger Treponema pallidum, subsp. pallidum aus der Gattung der Spirochäten** verursacht wird. Die Übertragung des Syphiliserregers geschieht mehrheitlich durch Sexualkontakte.

Es werden **4 Stadien** der klassischen Syphilisinfektion (Lues acquisita) unterschieden (mod. nach Schöfer 2004):

- **Syphilis I** (Primärsyphilis) mit Ulcus durum (Primäraffekt, harter Schanker) und regionärer Lymphknotenschwellung (Primärkomplex, Bubo). Die Inkubationszeit beträgt im Mittel 21 Tage (Spannbreite: 9–90 Tage).
- **Syphilis II** (Sekundärsyphilis) mit disseminierten, symmetrisch angeordneten, nicht juckenden, polymorphen Exanthemen und klinischen Allgemeinsymptomen (z. B. Müdigkeit, Krankheitsgefühl, leichtes Fieber, Halsschmerzen, Muskel- und Gelenkschmerzen). Dieses Stadium der hämatogenen Treponemenaussaat setzt meist zwischen der 7. und 12. Woche post infectionem ein.
- **Syphilis III** (Tertiärsyphilis) mit typischen gummiartigen, druckdolenten, subkutanen Knoten (Gummen). Das Tertiärstadium entsteht in der Regel 3–5 (max. 10) Jahre nach dem Abklingen der Sekundärsyphilis.
- **Syphilis IV** (Quartär- oder Metasyphilis) mit Tabes dorsalis (fortschreitend-entzündliche Degeneration der Hinterwurzeln und der Hinterstränge im Rückenmark mit Piabeteiligung) und **progressiver Paralyse** (subakute bis chronische, bevorzugt die frontotemporalen Gehirnregionen, aber auch die Stammganglien betreffende Meningoenzephalitis). Die

Quartärsyphilis tritt meist erst Jahrzehnte (Spannbreite: 4–30 Jahre) nach einer unbehandelt gebliebenen Syphilisinfektion auf.

Als gefährliche Organmanifestation ist die **Neurosyphilis** (Syphilis des ZNS) zu nennen. Sie kann in den Stadien Syphilis II bis Syphilis IV auftreten. Folglich wird die Neurosyphilis untergliedert in:

- ZNS-Beteiligung im Sekundärstadium der Syphilis: asymptomatische bzw. symptomatische meningovaskuläre Syphilis, Basiliarmeningitis, akute transverse Dorsalmyelitis;
- ZNS-Beteiligung im Tertiärstadium der Syphilis: Lues cerebrospinalis mit meningitischen, gummösen oder vaskulären Erscheinungsbildern;
- ZNS-Beteiligung im Quartärstadium der Syphilis: Tabes dorsalis, **progressive Paralyse** und Taboparalyse (Kombination von progressiver Paralyse und Tabes dorsalis).

Vor 100 Jahren litt ein hoher Prozentsatz der in psychiatrischen Anstalten langzeithospitalisierten Patienten an der progressiven Paralyse. Es wird geschätzt, dass zum Ende des 19. Jahrhunderts in Europa ungefähr 45 % der in psychiatrischen Einrichtungen hospitalisierten männlichen Patienten an Neurosyphilis, insbesondere an der progressiven Paralyse, erkrankt waren. Heutzutage ist der Durchseuchungsgrad mit Syphilis und die Anzahl der manifesten Neurosyphilisfälle relativ hoch in den städtischen Ballungsräumen der weniger entwickelten Länder mit niedrigem sozialen Lebensstandard und ungenügender Gesundheitsversorgung (z. B. Staaten der ehemaligen Sowjetunion). Andererseits zeigen neueste epidemiologische Untersuchungen, dass auch in zahlreichen Ländern der Europäischen Union, insbesondere in Deutschland, **seit 2001** eine **signifikant gestiegene Syphilisinzidenz** zu verzeichnen ist. Vor diesem Hintergrund ist künftig mit einer Zunahme der Neurosyphilisfälle an den psychiatrischen Krankenhäusern in Österreich und Deutschland zu rechnen.

4.3.2 Klinik

So wie die **frühsyphilitischen Erscheinungsformen** wegen der Wandelbarkeit ihrer morphologischen Bilder („Chamäleon", „Clown" oder „Affe" der Dermatologie, „großer Imitator" diverser Erkrankungen) jede Hautkrankheit mimikryartig nachahmen („nachäffen") können, können die **Spätformen der Neurosyphilis**, insbesondere die **progressive Paralyse (Dementia paralytica)**, jedes psychiatrische Krankheitsbild imitieren.

In einer **psychopathologischen** Perspektive sind bei der Neurosyphilis alle möglichen Prägnanztypen akuter (z. B. aspontane, produktive oder amnestische Durchgangssyndrome) oder chronischer (z. B. organische Persönlichkeitsveränderung oder Demenz) organischer Psychosyndrome anzutreffen. In diesem Zusammenhang ist auf das **Gesetz der Noxenunspezifität organischer Psychosyndrome nach Bonhoeffer** (1917) zu verweisen; einerseits können verschiedene Hirnkrankheiten (primäre Affektion des Gehirns) bzw. unterschiedliche Körperkrankheiten, die das Gehirn mitbetreffen (sekundäre Affektion des Gehirns) zu gleichen, in psychopathologischer Hinsicht nicht differenzierbaren Psychosyndromen führen, andererseits kommen bei ein und derselben somatischen Grundkrankheit alle möglichen Typen organischer Psychosyndrome vor.

Die **frühluetische Neurosyphilis** beginnt im Allgemeinen schleichend und zeigt häufig nur diskrete psychopathologische Befunde **mit uncharakteristischen, diagnostisch neutralen pseudoneurasthenischen Symptomen** (z. B. allgemeine Schwäche, Reizbarkeit, Kopfschmerzen, Konzentrationsstörungen, Ermüdbarkeit und Lustlosigkeit). Bleibt die Neurosyphilis unbehandelt, kann sie in das Prodromal- oder Initialstadium einer progressiven Paralyse übergehen. **Beim einleitenden Stadium der progressiven Paralyse**, aber auch bei den anderen Spätformen der Neurosyphilis (z. B. Lues cerebrospinalis), kann bereits eine deutliche Symptomatik mit mannigfaltigen psychopathologischen Erscheinungsbildern beobachtet werden:

- Amnestische Zustandsbilder (z. B. plötzlicher, passagerer Gedächtnisverlust)
- Manisch-expansive Zustandsbilder (z. B. triviale Größenideen, flegelhaftes Verhalten, übertriebene Einkäufe)
- Depressiv-hypochondrische Zustandsbilder (z. B. gedrückte Stimmung, Anergie, suizidale Ideation, hypochondrische Ideen)
- Pseudoneurotisch-hysteriforme Zustandsbilder (z. B. frei flottierende Ängste, multiple Phobien, dissoziative Reaktionen aller Art, Zwangssymptome, chaotische polymorphperverse Sexualität)
- Delirante Zustandsbilder (z. B. akut auftretende Verwirrtheitszustände mit einhergehender Bewusstseinstrübung und insgesamt rascher Fluktuation von Symptomen)

Im weiteren Verlauf bildet sich das eigentliche **Höhestadium der progressiven Paralyse** aus, in welchem es zu akuten Psychosen oder zu einem demenziellen Syndrom kommt. Traditionellerweise werden für dieses Stadium in einer psychopathologischen Perspektive **4 Formen** unterschieden (nach Hoche 1912):

- Bei der **euphorisch-expansiven** (maniformen) Psychose der progressiven Paralyse, die als klassische Form gilt, prägen gehobene Stimmung und Größenwahn das psychopathologische Erscheinungsbild.
- Bei der **depressiven** Psychose der progressiven Paralyse imponiert eine ausgeprägte Melancholie mit Versündigungswahn, Kleinheitswahn und nihilistischen Wahnideen.
- Bei der **paranoiden** Psychose der progressiven Paralyse zeigen sich Wahnbildungen (Beeinträchtigungs- und Verfolgungsideen), die sich zeitweise systematisiert darstellen, oftmals indes flüchtige, von Sinnestäuschungen oder Erregungen begleitete Episoden bleiben.
- Bei der **einfach-dementen** Verlaufsart der progressiven Paralyse (Dementia paralytica) steht der schleichend-progrediente Verlauf im Vordergrund.

Im Initialstadium der progressiven Paralyse treten neurologische Symptome in Gestalt von dysarthrischen Sprechstörungen (z. B. verwaschene Sprache, Verdopplung von Silben) und Störungen der mimischen Muskulatur (z. B. schlaffe Gesichtszüge und zugleich unruhiges kurzes Zucken perioral) in Erscheinung. Im fortgeschrittenen Stadium der progressiven Paralyse kommen folgende neurologische Symptome vor:

- Abgeschwächte Fremdreflexe bei sehr lebhaften Eigenreflexen
- Ataxie
- Reflektorische Pupillenstarre auf Lichteinfall bei erhaltener Konvergenzreaktion (Argyll-Robertson-Phänomen bei 30 % der Fälle)
- Grand-Mal-Anfälle
- Passager für Stunden oder Tage andauernde apoplektiforme Symptome (z. B. Hemiplegien, Aphasien) („paralytische Anfälle")
- Kombinationen mit Tabes dorsalis (Hinterwurzel- und Hinterstrangsymptome mit Areflexie, Muskelatonie, Störungen der Oberflächensensibilität [„lanzinierende", blitzartig einschießende, Schmerzen], Störungen des Lageempfindens usw.) („Tabo-Paralyse")

Im **Endstadium** führt die progressive Paralyse unbehandelt zu einer schwersten **Demenz** (Dementia paralytica) und schließlich zum **Tod**.

Es gibt Hinweise, dass im Zeitalter der Antibiotikatherapien (z. B. kurzfristige Antibiose zur Behandlung von Harnwegsinfektionen bei nicht diagnostizierten Syphilispatienten) neue klinische Erscheinungsformen der Neurosyphilis mit zunächst eher asymptomatischen, später atypischen Verlaufsarten („formes frustes") entstanden sind. Andererseits scheinen bei Komorbidität mit der HIV-Infektion häufiger extrem maligne neuropsychiatrische Komplikationen der Syphilis vorzukommen.

Im Hinblick auf die **Prognose** der Syphilis wissen wir, dass etwa 75 % aller unbehandelten Patienten mit Syphilis spontan nach dem Sekundärstadium genesen; immerhin ca. 25 % erkranken an einer Syphilis III mit einem hohen Risiko einer ZNS-Beteiligung; etwa 15 % aller unbehandelt gebliebenen Syphilispatienten zeigen Symptome der progressiven Paralyse und der Tabes dorsalis. Überdies wird eine nicht unbeträchtliche Anzahl an Syphilispatienten weder stadiengerecht noch lege artis behandelt, sodass eine spätere Neurosyphilis nicht verhindert wird. Auch das gehäufte Auftreten von Neurosyphilis trotz durchgeführter Syphilisstandardtherapie bei unbehandelten HIV-infizierten Patienten mit fortgeschrittener Immundefizienz ist in diesem Zusammenhang zu beachten. Auch wenn eine Restitutio ad integrum bei bereits eingetretenem Hirnparenchymverlust im Rahmen von Neurosyphilis nicht mehr möglich ist, so erscheint zumindest eine Defektheilung bzw. ein Stillstand des progredienten Krankheitsprozesses mittels suffizienter Antibiotikatherapie bei Patienten mit Neurosyphilis realistisch.

4.3.3 Diagnostik und Differenzialdiagnostik

Neben einer eingehenden psychiatrischen und neurologischen Befunderhebung sind **serologische und Liquoruntersuchungen** zur Diagnostik der Neurosyphilis unerlässlich.

Die für die psychiatrische Praxis relevanten serologischen Untersuchungsmethoden zur Diagnostik bzw. zur Beurteilung der Behandlungsbedürftigkeit der Neurosyphilis können unter ► Kap. 2.9.4 nachgeschlagen werden.

Die Neurosyphilis stellt eine wichtige **Differenzialdiagnose** bei neu aufgetretenen schizophrenen, maniformen und demenziellen Zustandsbildern dar. Nur durch frühzeitige Diagnose, rechtzeitige und suffiziente Antibiotikatherapie der Neurosyphilis können irreversible, chronische organische Psychosyndrome vermieden werden. Eine bereits eingetretene kortikale Atrophie ist irreversibel. Vor diesem Hintergrund und angesichts der aktuellen epidemiologischen Daten der Syphilis in zahlreichen Ländern der Europäischen Union ist prinzipiell eine Stufendiagnostik zur Serodiagnose der Syphilis bei allen erstmals in einem psychiatrischen Krankenhaus aufgenommen Patienten anzuraten.

4.3.4 Therapie

Die **antibiotische Therapie mit Penicillin** ist das Mittel der Wahl zur Behandlung der Neurosyphilis. Eine Resistenzentwicklung wurde bis heute nicht beobachtet. Sicher treponemizidwirksame Konzentrationen im Liquor cerebrospinalis werden in der Regel mittels **intravenöser** Gabe der gut liquorgängigen Benzylpenicillinnatriumsalze (Penicillin G) erzielt.

Die **europäischen Leitlinien (Eur-LL)** empfehlen zur Behandlung der Neurosyphilis folgendes Prozedere:

- Intravenöse Applikation von 6-mal 2–6 Mega I.E. Penicillin G für 10–21 Tage
- Bei Penicillinallergie Doxycyclin 2-mal 200 mg/Tag per os über 28 Tage

Bei Penicillinallergie besteht jedoch keine sichere Behandlungsalternative. Folglich wird bei Neurosyphilispatienten mit Penicillinallergie auch eine Desensibilisierung mit anschließender Standardpenicillintherapie bzw. Standardpenicillintherapie unter Glukokortikoidschutz (1 mg/kg Körpergewicht) durchgeführt. Auf diese Weise kann das Risiko eines Therapieversagens bei diesen Problempatienten minimiert werden.

Unter Penicillintherapie werden von den Treponemen hitzestabile Pyrogene freigesetzt („Endotoxinschock"), die in den ersten 24 h der „Penicillinkur" eine **Jarisch-Herxheimer-Reaktion** mit Fieber, Schüttelfrost, grippeähnlicher Symptomatik, Kopfschmerzen und Tachykardien mit Blutdruckabfall verursachen können. Sie kann durch die Gabe von 50 mg Prednisolon vor der ersten Penicillininjektion vermieden werden.

Der Therapieerfolg bei der Neurosyphilis sollte durch halbjährige Liquoruntersuchungen bis zu 2 Jahre nach Abschluss der antibiotischen Behandlung kontrolliert werden. Eine **Therapiewiederholung** ist nach Schöfer (2004) anzuraten,
- wenn die klinischen Symptome persistieren oder wieder auftreten,
- wenn sich in der Verlaufskontrollreaktion mittels VDRL-Titration kein 4-facher Titerrückgang nach 6 Monaten zeigt,
- wenn eine vor Beginn der Antibiose festgestellte Pleozytose bzw. Gesamteiweißvermehrung im Liquor nach 6 Monaten nicht abnimmt,
- wenn keine Liquorsanierung nach 2 Jahren erzielt wird.

Patienten mit „syphilitischen Psychosen" können in den Zustand der Erregung geraten. Die Symptome psychomotorischer Erregungszustände reichen von Antriebssteigerung, Gereiztheit über Enthemmung, Abbau der Verhaltenskontrolle, ekstatisch-euphorischer Erregung bis hin zu raptusartigen Bewegungsstürmen. Schwere Erregungszustände gefährden den an Neurospyhilis erkrankten Patienten selbst und seine Umgebung.

Zur **Durchbrechung der psychomotorischen Erregung** bei Selbst- oder Fremdgefährdung ist die parenterale Injektion von 5 bis 10 mg **Haloperidol i.m.** indiziert. Diese Dosis kann stündlich wiederholt werden, bis der Erregungszustand abgeklungen ist. Die innerhalb der ersten 24 h notwendig gewordene Gesamtdosis sollte jedoch 40–60 mg Haloperidol intramuskulär nicht überschreiten. Der Einsatz von Haloperidol darf wegen des Risikos extrapyramidalmotorischer Störungen (EPS) nur kurzfristig sein. Bei entsprechender **Kooperation des Patienten** muss auf eine **orale Medikation mit Atypika** umgestellt werden, die gegenüber den herkömmlichen hochpotenten Typika deutlich geringere EPS und Spätdyskinesien aufweisen. Dabei kommen Quetiapin und Aripiprazol am ehesten zur symptomatischen Behandlung „syphilitischer Psychosen" in Betracht, denn beide Atypika wirken im Gegensatz zu Clozapin und Olanzapin kaum bzw. nicht anticholinerg. Im Vergleich zu Ziprasidon und Sertindol verlängern sie nicht signifikant die QTc-Zeit (z. B. von klinischer Relevanz bei gleichzeitiger kardiovaskulärer Organmanifestation der Syphilis). Schließlich eignen sie sich aufgrund der im Verhältnis zu Risperidon allenfalls sehr geringen striatalen D_2-Rezeptorbesetzung sehr gut für die symptomatische Therapie von psychotischen Patienten mit neurosyphilisassoziierten Basalganglienaffektionen.

Defektheilungen der Neurosyphilis mit im Vordergrund stehendem demenziellen bzw. depressiven Syndrom können symptomatisch mit Acetylcholinesterasehemmern und/oder Memantin bzw. SSRI vorteilhaft behandelt werden.

4.4 HIV-induzierte psychische Störungen

4.4.1 Allgemeines

1981 wurde in Kalifornien erstmals eine neue, eigenständige **Immunsystemerkrankung** beschrieben, die 1982 den bis heute international gängigen Namen **AIDS** („acquired immune deficiency syndrome"; im französischen Sprachraum: **SIDA**: „Syndrome d'Immuno-Déficience Acquise") erhielt. Verursacht wird AIDS durch den humanpathogenen **Retrovirus HIV** („human immunodeficiency virus") aus der Gruppe der Lentiviren, dessen Typ 1 1983 von Montagnier (Montagnier 1997) am Institut Pasteur in Paris bzw. 1984 von Gallo (1991) am National Cancer Institute in Bethesda isoliert worden ist. HIV-2, das eine mildere Pathogenität als HIV-1 aufweist, ist 1986 beim Menschen gefunden worden. Bis heute wurden mittels komplexer Sequenzanalysen beim HIV-1 insgesamt 3 Gruppen (M, N und O) identifiziert, wobei die Gruppe M mit ihren 9 Subtypen am häufigsten bei HIV-infizierten Menschen in Europa, Nord- und Südamerika sowie Zentral- und Ostafrika vorkommt.

Die Übertragung des HI-Virus geschieht mehrheitlich durch Sexualkontakte, aber auch durch Benutzung kontaminierter Spritzen und Kanülen bei intravenösem Drogengebrauch. Von der Mutter auf das Kind kann das Virus intrauterin, perinatal oder durch Muttermilch übertragen werden. Vor Etablierung serologischer Tests zum Nachweis HIV-spezifischer Antikörper im Jahre 1985 waren Bluttransfusionen und Organtransplantationen häufige Übertragungswege. Ein Restrisiko indes bleibt, insbesondere im Zusammenhang mit der Organlebendspende.

1986 stand mit Azidothymidin (AZT) oder Zidovudin, einem nukleosidischem Reverse-Transkriptase-Inhibitor (NRTI), ein erster Wirkstoff zur Verfügung, der das Progressionsrisiko der HIV-Erkrankung signifikant reduzierte. Mit der Einführung der hochaktiven antiretroviralen Therapie „HAART" („highly active antiretroviral therapy") 1995, einer Kombinationsbehandlung aus verschiedenen antiretroviralen Medikamenten (z. B. Kombination aus 2 Nukleosidanaloga [NRTI] und einem Proteaseinhibitor [PI]), gelang es, in der entwickelten Welt die AIDS-Inzidenz und folglich die Mortalitätsraten um ein Mehrfaches zu verringern.

Die **HIV-Erkrankung** wird nach den Kriterien der **CDC-Klassifikation** (CDC = Center for Disease Control and Prevention) eingeteilt, wobei sowohl klinische (A–C) als auch Laborkategorien (1–3) berücksichtigt werden. Die 3 **klinischen** CDC-Kategorien der HIV-Erkrankung sind:

- **Kategorie A**: Sie beinhaltet die asymptomatische HIV-Infektion mit Serokonversionssyndrom und persistierender generalisierter Lymphknotenschwellung.
- **Kategorie B**: Sie impliziert die HIV-assoziierten Erkrankungen, die nicht AIDS-definierend sind (z. B. orale Haarleukoplakie, oropharyngeale Kandidose, Herpes zoster, bazilläre Angiomatose, periphere Neuropathie).
- **Kategorie C**: Sie umfasst die AIDS-definierenden Erkrankungen (z. B. Kaposi-Sarkom, Lymphome, Tuberkulose, Pneumocystis jirovecii [früher: Pneumocystis-carinii-Pneumonie/PCP], ösophageale Kandidose, ZNS-Toxoplasmose, Zytomegalie-/[CMV-] Retinitis).

Bei den CDC-Laborkategorien der HIV-Erkrankung wird der aktuelle Immunstatus der Patienten mit Hilfe der CD4$^+$-T-Lymphozytenanzahl beschrieben, denn der CD4$^+$-Rezeptor dient dem HI-Virus als Andockstelle an Wirtszellen, die es zur Vermehrung benötigt. Die 3 CDC-**Laborkategorien** der HIV-Erkrankung sind:

- **Kategorie 1** mit ≥500 CD4$^+$-T-Lymphozyten/μl,
- **Kategorie 2** mit 200–499 CD4$^+$-T-Lymphozyten/μl,
- **Kategorie 3** mit <200 CD4$^+$-T-Lymphozyten/μl.

Trotz moderner antiretroviraler Kombinationstherapien wie **HAART** („highly active antiretroviral therapy") kann die HIV-Infektion auch heute noch nicht geheilt werden. Grundsätzlich werden 3 **Stadien** der im Allgemeinen immer noch letal verlaufenden HIV-Infektion unterschieden:

1. **Akutes retrovirales Syndrom**: Patienten mit harmloser, mononukleoseähnlicher Krankheit (4–6 Wochen)
2. **Latenzphase**: asymptomatische Patienten nach CDC-Kategorie A (meist mehrjährig)
3. **Krankheitsphase**: symptomatische Patienten nach CDC-Kategorie B oder C (Krankheitsprogression je nach Wirksamkeit der applizierten antiretroviralen Therapie).

HIV-induzierte psychische Störungen können in jedem Krankheitsstadium der HIV-Infektion auftreten. Gleichwohl werden sie während der klinischen Manifestation C oder B der CDC-Klassifikation wesentlich häufiger und ausgeprägter beobachtet. In einer klinischen Perspektive unterscheiden wir 3 Hauptgruppen:

1. HIV-induzierte kognitiv-motorische Störungen
   - Subsyndromales kognitiv-motorisches Störungsbild mit minimalen Gedächtnis- und Aufmerksamkeitsstörungen sowie gering verlangsamter Extremitätenmotorik bei normaler Kraft und unauffälligem Gang; Schwierigkeiten bei der Arbeit oder anderen alltäglichen Tätigkeiten sind nicht vorhanden.
   - Leichte kognitiv-motorische Störung (MCMD: „minor cognitive-motor disorder") mit geringen Beeinträchtigungen der kognitiven Funktionen, die durch vermehrte Anstrengung teilweise kompensiert werden können; die motorischen Fähigkeiten sind leichtgradig dysfunktional, indes kann der Betroffene ohne Hilfe gehen.
   - HIV-induzierte Demenz (Synonyme: HIV-Enzephalopathie; AIDS-Demenz-Komplex; HIV-assoziierter kognitiv-motorischer Komplex) mit mäßigen, schweren oder sehr schweren kognitiven und motorischen Leistungseinbußen; die HIV-induzierte Demenz ist in der ICD-10 als „Demenz bei Krankheit durch das Humane-Immundefizienz-Virus (HIV)" kategorial erfasst.
2. HIV-induzierte affektive Störungen
   - HIV-induzierte Manie („AIDS mania")
   - HIV-induzierte Depression
3. HIV-induzierte schizophreniforme Störung

Von den primär durch das HI-Virus induzierten psychopathologischen Syndromen sind **sekundäre**, durch psychotrop wirksame Internistika (z. B. antiretrovirale Substanzen, Tuberkulostatika) bzw. durch opportunistische ZNS-Infektionen oder ZNS-Malignome hervorgerufene **delirante Zustandsbilder** zu unterscheiden. Ohne Einschränkung gilt auch für HIV-induzierte psychopathologische Syndrome das **Bonhoeffersche Prinzip der Unspezifität organischer Psychosyndrome**.

Jüngsten **epidemiologischen Daten** der HIV-Epidemie zufolge beträgt die Gesamtzahl der HIV-positiven Menschen derzeit weltweit 34 Mio. Im Jahr 2010 kam es global zu 2,7 Mio. HIV-Neuinfektionen (UNAIDS/WHO 2011). In Deutschland waren 2010 ungefähr 70.000 Menschen von der HIV-Infektion betroffen, etwa 550 Menschen starben an AIDS und die Zahl der HIV-Neuinfektionen lag bei ca. 3.000. Die dramatische Zunahme der HIV-Inzidenz in Deutschland (2001: ca. 1.400 Neuinfektionen; 2004: ca. 2.000 Neuinfektionen; 2005: ca. 2.600 Neuinfektionen) wird als Ausdruck des veränderten Risikoverhaltens innerhalb der Risikogruppe der homosexuellen Männer gesehen. Denn Männer, die Sex mit Männern haben

(MSM), stellten 2010 in Deutschland mit 73 % die größte Gruppe der HIV-Infizierten, gefolgt von der Gruppe der Personen, die ihre HIV-Infektion durch heterosexuelle Kontakte erworben haben (20 %). Über intravenösen Drogengebrauch infizierten sich 6 %, via Mutter-Kind-Transmission 1 % (Robert Koch-Institut 2010). Auch in Österreich wurde in den letzten Jahren ein signifikanter Anstieg der HIV-Neuinfektionen registriert (2003: 422 Neuinfektionen; 2005: 453 Neuinfektionen; 2007: 515 Neuinfektionen; 2011: vermutlich >530 Neuinfektionen). Derzeit leben in Österreich rund 12.000–15.000 Menschen, die sich mit HIV infiziert haben. Insgesamt wurden bis 2011 in Österreich 3.659 AIDS-Fälle (davon 1.945 Patienten verstorben) erfasst (Department für Virologie der Medizinischen Universität Wien 2011).

Mit der Einführung von HAART Mitte der 1990er Jahre gelang es, die Mortalitätsraten zumindest in der entwickelten Welt deutlich zu verringern; auf der anderen Seite muss angesichts des signifikanten Überlebensvorteils unter HAART künftig mit einer Zunahme der durch die Neurotropie des HI-Virus bedingten kognitiv-motorischen, affektiven und schizophreniformen Störungen gerechnet werden.

In der entwickelten Welt beträgt die jährliche **Inzidenzrate der HIV-induzierten Demenz** nach Ausbruch von AIDS 7 %, und das kumulative Erkrankungsrisiko für die HIV-induzierte Demenz während der Dauer der HIV-Erkrankung wird auf eine Größenordnung von 5 bis 20 % geschätzt. Die **Prävalenzangaben zur HIV-induzierten schizophreniformen Störung** schwanken zwischen 0,23 und 15,2 %. Die durchschnittliche **Inzidenz der HIV-induzierten Manie** liegt bei ca. 8 %. Schätzungen der **Prävalenz von Depressionen** im Gefolge bzw. im Kontext einer HIV-Erkrankung sind inkonsistent. Zwischen 4 und 14 % aller HIV-Patienten leiden gleichzeitig an einer depressiven Episode, wobei sich die Punktprävalenz für depressive Störungen auf über 30 % erhöht, wenn leichte oder unterschwellige depressive Störungen mitberücksichtigt werden.

4.4.2 Klinik

Klinisch imponieren bei den **HIV-induzierten kognitiv-motorischen Störungen** kognitive, behaviorale und/oder motorische Symptome. Häufige HIV-induzierte kognitive Defizite sind Konzentrationsstörungen, Verlangsamung der Informationsverarbeitungsgeschwindigkeit, Vergesslichkeit, implizite Lern- und Gedächtnisstörungen und Schwierigkeiten bei der Problemlösung (exekutive Funktionen). Auf der Verhaltensebene werden oftmals Passivität, Apathie, Gleichgültigkeit, Indolenz, Trägheit, Initiativlosigkeit und sozialer Rückzug, gelegentlich psychotische Symptome beobachtet. An motorischen Symptomen finden sich meistens Verlangsamung der Feinmotorik (z. B. Knöpfe schließen, Tippen auf Rechnertastatur) und Gangstörungen. Störungen der höheren kortikalen Funktionen (z. B. Aphasie und Agnosie) entwickeln sich erst spät. Die HIV-induzierte Demenz wird folglich zu den subkortikalen Demenzformen gerechnet.

Für die im Gefolge der HIV-Erkrankung in Erscheinung tretenden maniformen Zustandsbilder wurde der Begriff **„AIDS mania"** eingeführt. Dabei verband Lyketsos et al. (1997) mit dem Terminus „AIDS mania" eine nosologische Intention. In der Tat lässt sich die HIV-induzierte Manie durch die klinischen Befunde vorläufig hinreichend begründen. Phänomenologisch kommen häufiger Gereiztheit und Irritabilität als gehobene Stimmung und Euphorie vor. Die betroffenen HIV-Kranken zeigen seltener Rededrang, weisen häufiger kognitiv-dysfunktionale Symptome auf und sind weniger betriebsam und antriebsgesteigert als Patienten mit „primärer" Manie. Die Verlaufsformen der HIV-induzierten Manie gestalten sich oftmals

◨ **Tab. 4.19** Memorial-Sloan-Kettering-Skala (MSK-Skala) zur Schweregrad- und Verlaufseinteilung des AIDS-Demenz-Komplexes (ADC: „AIDS dementia complex") (engl. Originalfassung Price u. Brew 1992, dt. Version Rothenhäusler 2006a)

Stadien der ADC	Schweregrad	Funktionelle Charakteristika
Stadium 0	Keine Defizite	Unauffällige kognitive und motorische Funktionsfähigkeit
Stadium 0,5	Subsyndromale Defizite	Entweder minimale oder fragliche kognitive oder motorische Symptome eines HIV-1-assoziierten kognitiv-motorischen Komplexes bzw. geringgradige Auffälligkeiten (z. B. verlangsamte Extremitätenmotorik), die jedoch nicht zu Schwierigkeiten bei der Arbeit oder anderen alltäglichen Tätigkeiten führen. Normale Kraft, unauffälliger Gang
Stadium 1	Leichte Defizite	Objektivierbare Auffälligkeiten (Symptome, Befunde, neuropsychologische Testergebnisse) mit charakteristischen intellektuellen oder motorischen Funktionseinbußen eines HIV-1-assoziierten kognitiv-motorischen Komplexes. Mit Ausnahme von anstrengenderen Tätigkeiten kann alles bei der Arbeit oder im täglichen Leben erledigt werden. Hilfestellungen beim Gehen sind nicht notwendig
Stadium 2	Mäßige Defizite	Gangstörung. Anstrengendere Tätigkeiten im täglichen Leben können nicht mehr erledigt werden. Andererseits keine Beeinträchtigungen bei der Ausübung einfacher alltäglicher Tätigkeiten oder in der Selbstversorgung. Gehfähig, aber möglicherweise auf Gehstütze angewiesen
Stadium 3	Schwere Defizite	Ausgeprägte kognitive Beeinträchtigungen (Unfähigkeit, neue oder persönlich relevante Informationen aufzunehmen, komplexe Gespräche zu führen; ausgeprägte allgemeine kognitive Verlangsamung oder motorische Leistungseinbußen) (selbständiges Gehen nicht möglich, Hilfestellung beim Gehen nötig oder Rollator erforderlich, allgemeine motorische Verlangsamung, auch umständliche Armbewegungen)
Stadium 4	Endstadium	Vegetativer Verfall; Sprachverständnis und soziale Kommunikation in rudimentärer Form; nahezu oder völlig mutistisch; Paraparese bzw. Paraplegie mit Harn- und Stuhlinkontinenz

als langwieriger und die Erfolgsquoten der Stimmungsstabilisierer sind weit geringer als bei der „primären" Manie. Die Unterscheidung zwischen **HIV-induzierten depressiven Zustands-bildern** und „primären" Depressionen auf der Basis einer psychopathologischen Analytik ist schier unmöglich. Des Weiteren besteht bei der HIV-Erkrankung infolge der möglichen Affektion subkortikaler Hirnareale ein gleitendes Spektrum von melancholischem Erscheinungsbild, demenziellem Syndrom und motorischen Auffälligkeiten, sodass die HIV-induzierte Depression gegenüber der HIV-induzierten Demenz mit Begleitdepression nur schwer abzugrenzen ist. Einzelne der bei HIV-Patienten häufig applizierten Medikamente bedingen pharmakogene Depressionen.

Analog zur paranoiden Psychose der progressiven Paralyse bestimmen eher flüchtige, von Sinnestäuschungen begleitete Wahnbildungen die Klinik der **HIV-induzierten schizophreniformen Störung**. Häufig zu beobachtende Symptome sind Verfolgungs- und Größenideen, Zönästhesien, akustische und optische Halluzinationen, kognitive Leistungseinbußen sowie inadäquater Affekt. Bizarrer Wahn, Gedankeneingebung, Gedankenentzug, Gedankenausbreitung, Willensbeeinflussung und Wahnwahrnehmung prägen eher selten das klinische Bild der HIV-induzierten schizophreniformen Störung. Vereinzelt werden katatone Symptome beobachtet. Während bei der „primären" Schizophrenie optische Sinnestäuschungen im Allgemeinen weit seltener als akustische beschrieben sind, erlebten immerhin fast die Hälfte der von der Arbeitsgruppe um Sewell (Sewell et al. 1994) untersuchten nichtdeliranten HIV-Patienten mit Erstmanifestation einer Psychose optische halluzinatorische Phänomene. Die Verläufe der HIV-induzierten schizophreniformen Störungen sollen günstiger als bei den „primären" Schizophrenien sein, da bei der überwiegenden Mehrheit der betroffenen HIV-Patienten klinische Remissionen unter antipsychotischer Therapie erzielt werden.

4.4.3 Diagnostik und Differenzialdiagnostik

Bei Verdacht auf HIV-induzierte psychische Störungen sind zuallererst **serologische Tests zum Nachweis HIV-spezifischer Antikörper** durchzuführen (▶ Kap. 2.9.5).

Zur Diagnosestellung **HIV-induzierter kognitiv-motorischer Störungen** sind neben einer umfassenden psychiatrischen und neurologischen Befunderhebung Feinmotorikuntersuchungen und neuropsychologische Diagnostik notwendig. Der Finger-Tapping-Test (TAP) und der Wiener Reaktionstest (RT) können vorteilhaft zur Beurteilung der Feinmotorik verwendet werden. Als neuropsychologischer Screeningtest zur Erfassung HIV-induzierter kognitiver Leistungseinbußen dient die **HIV-Demenz-Skala** nach Power et al. (1995). Sie besteht aus 5 Items, die sich auf Merkfähigkeit, Erinnerungsfähigkeit, Aufmerksamkeit, psychomotorische Geschwindigkeit und konstruktive Praxie beziehen und für die bis zu 16 Punkte vergeben werden. Eine Punktzahl unter 11 weist auf eine HIV-assoziierte kognitive Beeinträchtigung hin. In einer klinisch-funktionellen Perspektive bietet sich eine Schweregrad- und Verlaufseinteilung der HIV-induzierten kognitiv-motorischen Störungen nach der **Memorial-Sloan-Kettering-Skala** (MSK-Skala) an. ◻ Tab. 4.19 gibt eine eigene, deutsche Version der MSK-Skala wieder.

Aus differenzialdiagnostischen Gründen sind apparative Diagnostik (kraniale MRT, CCT, evtl. EEG, evtl. multimodal evozierte Potenziale, evtl. SPECT, evtl. PET) und Liquoranalytik einschließlich der HI-Viruslastbestimmung durchzuführen. Nach Eggers u. Rosenkranz (2005) sind nachfolgende wichtige **Differenzialdiagnosen der HIV-induzierten Demenz** zu bedenken:

- Neurosyphilis
- ZNS-Malignome
- Opportunistische Infektionen
- Tuberkulöse Meningitis
- Intoxikation
- Pseudodemenz bei Depression
- Normaldruckhydrozephalus, Parkinson-Syndrome und andere Formen der subkortikalen Demenzen
- Demenz bei Alzheimer-Krankheit und andere neurodegenerative Erkrankungen

Zur Erfassung **HIV-induzierter affektiver bzw. schizophreniformer Störungen** sind im Prinzip dieselben diagnostischen Schritte wie beim Verdacht auf HIV-induzierte kognitiv-motorische Störungen einzuleiten.

In ◘ Tab. 4.20 wird ein Überblick über die notwendigen und im Einzelfall erforderlichen **diagnostischen Schritte** bei HIV-induzierten psychischen Störungen gegeben.

In der **Differenzialdiagnostik der HIV-induzierten Manie** und der **HIV-induzierten schizophreniformen Störung** sind neben bipolaren affektiven Störungen, Schizophrenie, schizoaffektiven Störungen und drogeninduzierten Psychosen delirante, paranoid-halluzinatorische und maniforme Syndrome aufgrund von ZNS-Malignomen, Neurosyphilis und opportunistischen Infektionen auszuschließen. Gleichfalls sind die durch Pharmaka verursachten maniformen Zustandsbilder (z. B. Didanosin, Zidovudin oder AZT) und paranoid-halluzinatorischen Phänomene (z. B. Aciclovir, Efavirenz, Ganciclovir, Isoniazid, Ketoconazol) differenzialdiagnostisch zu bedenken. Die **HIV-induzierte Depression** ist von unipolaren und bipolaren affektiven Störungen, Demenzerkrankungen, Neurosyphilis, opportunistischen Infektionen und depressiven Syndromen im Gefolge von ZNS-Malignomen abzugrenzen. Zahlreiche bei HIV-Patienten eingesetzte Arzneimittel können depressive Zustandsbilder hervorrufen (z. B. Foscarnet, Lamivudin, Pyrimethamin, Cotrimoxazol). Eine pragmatische Haltung beinhaltet sowohl die sorgfältige Evaluation der depressiven Kernsymptome, des Antriebs und der kognitiven Symptome beim HIV-Patienten als auch die psychologische Test- und neuroradiologische Diagnostik im akuten Querschnittsbild und im Langzeitverlauf.

4.4.4 Therapie

Da die **HIV-induzierte Demenz** unter den AIDS-definierenden Erkrankungen subsumiert wird, gehört die hochaktive antiretrovirale Therapie (HAART) bei ihr zur Basisbehandlung. Denn gemäß den **Deutsch-Österreichischen Leitlinien zur antiretroviralen Therapie der HIV-Infektion** kann HAART zur Remission oder Linderung von HIV-assoziierten Symptomen im Rahmen der klinischen CDC-Kategorien B (z. B. periphere Neuropathie) und C (z. B. HIV-induzierte Demenz, opportunistische Infektionen) vorteilhaft verabreicht werden. Folglich ist nach Brockmeyer (2003) bei symptomatischen HIV-Patienten, unabhängig von Immunstatus und Viruslast, eine HAART-Behandlungsindikation grundsätzlich gegeben. Auch wenn bei einer HIV-assoziierten Demenz **dauerhafte** Remissionen bzw. Defektheilungen unter HAART nicht erzielt werden, so können zumindest vorübergehende Besserungen der kognitiv-motorischen Leistungseinbußen als Therapieerfolg gelten. Auch bei den leichteren Formen der HIV-assoziierten kognitiv-motorischen Störungsbilder kann HAART die Schwere und Progredienz

■ **Tab. 4.20** Obligate und fakultative Schritte bei HIV-induzierten psychischen Störungen	
Obligat	Status somaticus, Status neurologicus, Status psychicus
	Drogenscreening und Evaluation psychotroper Effekte von Pharmaka
	Neuropsychologische Diagnostik
	Feinmotorikuntersuchungen
	Kraniale Kernspintomographie und kraniale Computertomographie
	Liquoranalytik einschließlich der HI-Viruslastbestimmung
Fakultativ	EEG
	Multimodal evozierte Potenziale
	Funktionelle bildgebende Verfahren wie PET und SPECT

der Defizite positiv beeinflussen. Als initiale HAART-Therapieschemata stehen 3 antiretrovirale Medikamentenkombinationen zur Auswahl:

- Kombination eines Proteaseinhibitors (PI) mit 2 Reverse-Transkriptase-Inhibitoren (NRTI)
- Kombination eines nichtnukleosidischen Reverse-Transkriptase-Inhibitors (NNRTI) mit 2 Reverse-Transkriptase-Inhibitoren (NRTI)
- Kombination von 3 Reverse-Transkriptase-Inhibitoren (NRTI)
- Andere Mehrfachkombinationstherapien

Die Integrasehemmer (z. B. Raltegravir) und die Fusionshemmer (z. B. Maraviroc, Enfuvirtid) gehören zu den neueren pharmakologischen Medikamentengruppen der HIV-Therapie.

Nach dem aktuellen Stand der Forschung sollen Mehrfachkombinationstherapien, die HIV-Medikamente mit hoher Liquorpenetrationsfähigkeit (z. B. Zidovudin, Nevirapin, Lopinavir, Indinavir) mitenthalten, am besten bei **HIV-induzierten kognitiv-motorischen Störungen** wirken. Vereinzelte Studien haben eine günstige Beeinflussung der HIV-assoziierten kognitiven Symptome unter Selegilin, einem selektiven Hemmstoff der Monoaminooxidase B, und unter amphetaminergen Stimulanzien (z. B. Methylphenidat) nachweisen können.

■ Tab. 4.21 gibt einen Überblick über eine Reihe von antiretroviralen Wirkstoffen und ihren wichtigsten Nebenwirkungen.

Wenn die diagnostische Abklärung eine **HIV-induzierte schizophreniforme Störung** nahelegt, dann ist neben dem symptomatischen Einsatz wirksamer und gut verträglicher Antipsychotika der Beginn einer hochaktiven antiretroviralen Therapie zwecks evtl. indizierter Senkung der Viruslast zu erwägen. Die symptomatische Behandlung HIV-induzierter schizophreniformer Symptome sollte dezidiert nebenwirkungsgeleitet sein, da bei HIV-Kranken aufgrund sekundärer Affektionen der Basalganglien die Anfälligkeit gegenüber extrapyramidalmotorischen Symptomen (EPS) beträchtlich erhöht ist. Folglich kommen primär atypische Antipsychotika zum Einsatz, wobei so niedrig und so kurzfristig wie möglich verordnet werden sollte. Innerhalb der Gruppe der Atypika kommt unserer Erfahrung nach neben Aripiprazol und Risperidon bei einer Dosierung unter 6 mg/die vorzugsweise Quetiapin zur symptomatischen Behandlung von HIV-induzierten schizophreniformen Störungen in Betracht, da es aufgrund einer sehr geringen striatalen D_2-Rezeptorbesetzung in der Regel keine EPS

◼ Tab. 4.21 Überblick über eine Reihe von Medikamenten zur HIV-Therapie: Wirkstoffklassen, Wirkstoffe, Liquorpenetrationsfähigkeit und Hauptnebenwirkungen (mod. nach Potthoff u. Brockmeyer 2010; Letendre et al. 2010)

Wirkstoffe (Wirkstoffklassen)	Liquorpenetrations-fähigkeit	Hauptnebenwirkungen
Zidovudin, AZT (NRTI)	4	Neutropenie, Anämie, Myopathie, psychotrope Effekte
Lamivudin (NRTI)	2	Kopfschmerz, Neuropathie, psychotrope Effekte
Abacavir (NRTI)	3	Hypersensitivitätssyndrom
Stavudin (NRTI)	2	Pankreatitis, Lipodystrophie
Didanosin (NRTI)	2	Neuropathie, Pankreatitis, psychotrope Effekte
Tenofovir (NRTI)	1	Diarrhö, Übelkeit, Nierenfunktionsstörungen
Emtricitabin (NRTI)	3	Kopfschmerz, Anämie
Zalcitabin (NRTI)	1	Neuropathie, orale Ulzera
Nevirapin (NNRTI)	4	Exanthem, Hepatotoxizität
Efavirenz (NNRTI)	3	Psychotrope Effekte, Exanthem
Saquinavir (PI)	1	Diarrhö, Übelkeit, Hyperlipidämie
Indinavir (PI)	3	Nephrolithiase, Hyperbilirubinämie
Nelfinavir (PI)	1	Diarrhö, Übelkeit
Lopinavir (PI)	3	Hyperlipidämie, Diarrhö
Atazanavir (PI)	2	Hyperbilirubinämie, Diarrhö
Fosamprenavir (PI)	3	Diarrhö, Exanthem, Kopfschmerz
Ritonavir (PI)	1	Diarrhö, Übelkeit, Hypertriglyzeridämie
Enfuvirtid (FI)	1	Lokale Induration an Einstichstelle

NRTI: Reverse-Transkriptase-Inhibitoren; NNRTI: Reverse-Transkriptase-Inhibitoren, nichtnukleosidisch; PI: Proteaseinhibitoren; FI: Fusionsinhibitoren; Liquorpenetrationsfähigkeit nach Letendre et al. (2010): 4 bedeutet hohe Liquorpenetrationsfähigkeit, 1 bedeutet geringe Liquorpenetrationsfähigkeit.

auslöst. Clozapin sollte bei HIV-Patienten wegen des dosisunabhängigen Risikos schwerer Blutbildveränderungen nicht appliziert werden. Auch können die antiretroviralen Substanzen Ritonavir, Indinavir und Efavirenz als potente CYP3A4-Inhibitoren einen mehrfachen Anstieg der Clozapinserumkonzentrationen bewirken, sodass das Risiko für Krampfanfälle deutlich erhöht sein kann.

Da sich die **HIV-induzierte Manie** meistens erst in der fortgeschrittenen Krankheitsphase der klinischen CDC-Kategorien B oder C manifestiert, ist in jedem Fall eine primäre Therapie mit HAART ernsthaft zu bedenken. Während der HAART-Ära soll „AIDS mania" in der Tat seltener geworden sein, weil HAART eine langfristige und effektive Senkung der Viruslast unter die Nachweisgrenze im Labor (etwa 50 HIV-Kopien/ml Blut) erzielen kann. Für eine effiziente und gut verträgliche symptomatische Behandlung HIV-induzierter maniformer Zustandsbilder kommen in erster Linie die bei primären manischen Episoden zugelassenen atypischen Antipsychotika Olanzapin, Risperidon und Quetiapin in Betracht, da einerseits konventionelle Antipsychotika ein hohes EPS-Risiko implizieren, andererseits das klassische Lithium aufgrund seiner engen therapeutischen Breite und hohen Toxizität bei HIV-Patienten relativ kontraindiziert ist. Denn Diarrhö, reduzierter Ernährungs- und Kräftezustand, Nierenfunktionsstörungen mit Elektrolytverschiebungen sind häufige Symptome und klinische Probleme bei symptomatischen HIV-Patienten, sodass durch eine konsekutive Verminderung der renalen Lithiumclearance eine vital bedrohliche Lithiumintoxikation ausgelöst werden kann. Selbst bei Serumlithiumkonzentrationen innerhalb des therapeutischen Bereichs sind gehäuft delirante Syndrome bei kognitiv beeinträchtigten HIV-Patienten beobachtet worden. Demnach ist grundsätzlich auch von einer Lithiumphasenprophylaxe bei Patienten mit bipolarer affektiver Störung und komorbider HIV-Infektion bzw. bei Patienten mit HIV-induzierter Manie abzuraten.

Hingegen könnte dem atypischen Antipsychotikum Olanzapin sowohl bei der Akutbehandlung als auch bei der Phasenprophylaxe primärer und sekundärer manischer Syndrome bzw. bipolarer affektiver Störungen bei HIV-Kranken ein hoher Stellenwert zukommen. Olanzapin ist nicht nur in der Indikation Manie zugelassen, sondern auch für die Prophylaxe. Des Weiteren sind die unter Olanzapin sehr häufig auftretenden Nebenwirkungen Appetitsteigerung und Gewichtszunahme bei symptomatischen HIV-Patienten in kachektischem Zustand durchaus erwünscht. Auch was die in den letzten Jahren verstärkt ins Blickfeld gerückten Blutbildveränderungen unter Antipsychotika der zweiten Generation anbelangt, dürften Leukopeniefälle unter Olanzapin eher eine Rarität darstellen. In einer prospektiven Fallserie bei AIDS-Patienten mit HIV-induzierten maniformen Zustandsbildern hat sich Risperidon in einem niedrigeren Dosierungsbereich (1–4 mg/die) als wirksam erwiesen, ohne EPS zu induzieren.

Im Vergleich zu den bei maniformen Zustandsbildern effizienten atypischen Antipsychotika, die keine nennenswerten aktiven inhibitorischen oder induktiven Effekte auf die Pharmakokinetik anderer Pharmaka besitzen, stellt der Stimmungsstabilisierer Carbamazepin einen potenten CYP3A4-Induktor dar. Da zahlreiche antiretrovirale Substanzen über CYP3A4 metabolisiert werden, kann es unter Carbamazepin zu einer fatalen Wirkabschwächung der HIV-Therapie kommen. Ferner sind unter Carbamazepin hämatotoxische Nebenwirkungen beschrieben. Vereinzelt wurde auf die raschen antimanischen Effekte von Valproinsäure in der Behandlung der „AIDS mania" hingewiesen. Andererseits werden valproinsäureinduzierte Mechanismen diskutiert, die zu einer Erhöhung der Replikationsrate und Pathogenität von HIV führen sollen. Valproinsäureassoziierte hepatotoxische Effekte sind gleichfalls zu bedenken. Insgesamt sollte die Entscheidung für den Einsatz von Valproinsäure bei maniformen HIV-Patienten auf einer individuellen Nutzen-Risiko-Kalkulation erfolgen.

HIV-induzierte Depressionen konnten in der Studie der Arbeitsgruppe um Low-Beer (2000) wirksam unter einer intensivierten antiretroviralen Therapie mit Proteaseinhibitoren behandelt werden. Als effektive, symptomatische Behandlungsmöglichkeiten zur Linderung der Begleitdepression bei HIV-Patienten stehen generell klassische und moderne Antidepressiva sowie Psychostimulanzien zur Verfügung.

Mehrere randomisierte, plazebokontrollierte Studien zu Wirksamkeit und Verträglichkeit von Antidepressiva bei depressiven Patienten mit HIV-Erkrankung sind während der 1990er Jahre publiziert worden. Imipramin, Fluoxetin und Paroxetin zeigten eine signifikante Reduktion der depressiven Symptomatik ohne negative Beeinflussung der $CD4^+$-T-Lymphozytenzahl. In offenen, prospektiv durchgeführten Untersuchungen bei depressiven HIV-Patienten

4

☐ Tab. 4.22 Medikamente zur HIV-Therapie als Cytochrom-P450-Substrate, -Inhibitoren und -Induktoren (Cytochrom-P450 = CYP) (mod. nach Rothenhäusler 2008a, 2011)

Wirkstoffe	CYP-Substrat	CYP-Inhibitor	CYP-Induktor
Amprenavir (PI)	3A4	3A4 (++)	Nicht berichtet
Indinavir (PI)	3A4	3A4 (+++)	Nicht berichtet
Lopinavir (PI)	3A4	3A4 (++)	Induktion der Glucuronsäure-konjugation
Nelfinavir (PI)	3A4	3A4 (+), 2B6 (+)	Nicht berichtet
Ritonavir (PI)	3A4	3A4 (+++), 2D6 (+++), 2C9 (+++), 2C19 (+++), 2B6 (+)	Erst nach mehreren Wochen 3A4 (+++)
Saquinavir (PI)	3A4	3A4 (+)	Nicht berichtet
Efavirenz (NNRTI)	3A4	3A4 (++), 2B6 (+)	3A4 (++)
Nevirapin (NNRTI)	3A4	Nicht berichtet	3A4 (++)

NNRTI: Reverse-Transkriptase-Inhibitoren, nichtnukleosidisch; PI: Proteaseinhibitoren; (+): schwach; (++): mäßig; (+++): stark

erwiesen sich die modernen Antidepressiva Citalopram, Fluvoxamin, Mirtazapin, Reboxetin und Venlafaxin als wirksam und gut verträglich.

Vor dem Hintergrund der durch Antidepressiva der ersten und zweiten Generation verursachten anticholinergen Nebenwirkungen (delirogene Potenz, kognitive Beeinträchtigung, Mundtrockenheit, Obstipation usw.) und angesichts ihrer relativ geringen therapeutischen Breite sind die modernen Antidepressiva Mittel der Wahl. Die neueren, aktivierenden Antidepressiva (z. B. Venlafaxin, Duloxetin, Reboxetin, selektive Serotoninwiederaufnahmehemmer) können bei im Vordergrund stehender Hemmung, die modernen, dämpfenden Antidepressiva (z. B. Mirtazapin) bei dominierender Agitiertheit syndromorientiert verordnet werden. Interaktionsarme Antidepressiva sind im Hinblick auf die Prävention von unerwünschten und klinisch relevanten Arzneimittelinteraktionen stets vorzuziehen. Deshalb wird beispielsweise von der Anwendung von Johanniskraut bei depressiven HIV-Patienten unter antiretroviraler Therapie abgeraten, da dessen CYP3A4-induktorische Wirkung die metabolische Clearance von Proteaseinhibitoren signifikant erhöht.

Die Arbeitsgruppe um Breitbart (Breitbart et al. 2000) konnte in einer randomisierten, plazebokontrollierten Studie an HIV-Patienten mit Erschöpfungssyndrom („fatigue") nachweisen, dass die Psychostimulanzien Methylphenidat (Maximaldosis: 60 mg/die) und Pemolin (Maximaldosis: 150 mg/die) nicht nur die neurasthenischen, sondern auch die depressiven Symptome bei hervorragender Verträglichkeit signifikant verbesserten.

■ **Pharmakokinetische Arzneimittelinteraktionen und HIV-Therapie**

Seit Einführung von „HAART" impliziert eine effiziente HIV-Therapie polypharmazeutische Kombinationsstrategien. Des Weiteren machen komorbide Störungen bei der HIV-Erkrankung die Applikation diverser Pharmaka notwendig. In diesem Kontext ist das gehäufte Auftreten von pharmakokinetischen Arzneimittelinteraktionen zu beachten. Im Gegensatz zu den Nukleosidanaloga (NRTI) werden die nichtnukleosidischen Reverse-Transkriptase-Inhibitoren

(NNRTI) und die Proteaseinhibitoren (PI) durch Phase-I-Reaktionen biotransformiert; sie sind größtenteils Substrate von CYP3A4. Ihr Abbau kann durch CYP3A4-Inhibitoren (z. B. Ciprofloxacin, Ketoconazol, Clarithromycin, Erythromycin, Grapefruit) gehemmt und durch CYP3A4-Induktoren (z. B. Carbamazepin, Phenytoin, Phenobarbital, Primidon, Rifabutin, Rifampizin, Johanniskraut) beschleunigt werden. Gleichzeitig sind die meisten PI und NNRTI CYP3A4-Inhibitoren. Ritonavir hemmt sogar 4 Isoenzyme des Leberenzymsystems Cytochrom-P-450 (CYP). Andererseits induzieren Efavirenz, Nevirapin und Ritonavir CYP3A4. Hieraus ergeben sich komplexe Interaktionsmöglichkeiten. ◘ Tab. 4.22 gibt einen Überblick über die Interaktionen zwischen den klinisch relevanten CYP-Isoenzymen und den PI bzw. NNRTI.

Kombinationsbehandlungen aus antiretroviralen Medikamenten mit CYP3A4-inhibitorischer Potenz und klassischen, trizyklischen Antidepressiva, die im Wesentlichen über CYP3A4 metabolisiert werden, sollten vermieden werden; andernfalls besteht ein erhöhtes Risiko, fatale Erregungsleitungsstörungen am Herzen oder ein delirantes Syndrom zu erleiden. Sollte die Gabe von Benzodiazepinen (größtenteils CYP3A4-Substrate) indiziert sein, sind vorzugsweise die nicht durch das CYP-System verstoffwechselten Benzodiazepine Lorazepam und Oxazepam zu wählen. Mit Methadon (CYP3A4-Substrat) substituierte HIV-Patienten benötigen bei gleichzeitiger Gabe von Nevirapin bzw. Efavirenz (CYP3A4-Induktoren) höhere, bei Kombinationen mit Proteaseinhibitoren (CYP3A4-Inhibitoren) niedrigere Methadondosierungen. Analog verhält es sich mit dem über CYP3A4 abgebautem Phosphodiesterasehemmer Sildenafil. HIV-Kranke, die Ritonavir einnehmen, sollten unter keinen Umständen „Poppers" (CYP3A4-Substrat) oder „Ecstasy" (CYP2D6-Substrat) missbrauchen.

4.5 Epilepsieassoziierte psychische Störungen

4.5.1 Allgemeines

Epilepsien stellen **ätiologisch** eine heterogene Krankheitsgruppe dar. In einer ätiopathogenetischen Perspektive können die Epilepsien in **3 Gruppen** eingeteilt werden:
- **Idiopathische** oder genuine Epilepsien: Möglicherweise handelt es sich um eine genetisch determinierte Funktionsstörung des Gehirns, bei der derzeit weder strukturelle noch metabolische Defekte nachweisbar sind. Daher zählte nach Jaspers (1973) **die „genuine Epilepsie"** neben der „Schizophrenie" und den „manisch-depressiven Erkrankungen" zu den „drei Kreisen der großen Psychosen".
- **Symptomatische** Epilepsien: Neuroradiologisch (z. B. Hirntumoren), elektroenzephalographisch (z. B. Medikamente) oder klinisch-anamnestisch (z. B. perinatale Hirnschädigungen) ergeben sich Hinweise auf eine zugrunde liegende Hirnläsion.
- **Kryptogene** Epilepsien: Die Ätiologie der Anfälle kann nicht konklusiv geklärt werden, indes besteht vermutlich eine symptomatische Genese.

Gemeinsames Merkmal der Epilepsien sind wiederholte, nicht provozierte epileptische Anfälle, wobei die Ursache der epileptischen Anfälle auch zwischen den Anfällen fortbesteht.

1981 wurde von der Internationalen Liga gegen Epilepsie eine Anfallsklassifikation vorgelegt, die sich nach wie vor als praktisch hochrelevant im Hinblick auf unterschiedliche antiepileptische Behandlungsstrategien erweist. Hiernach werden bei den epileptischen Anfällen **2 Hauptgruppen** unterschieden:

- **Fokale** oder partielle Anfälle: Die neuronalen Entladungen entstehen primär in einer umschriebenen Region der Hirnrinde. Das Medikament der ersten Wahl ist Carbamazepin.
- **Generalisierte** Anfälle: Die neuronalen Entladungen breiten sich synchron in beiden Hirnhälften aus. Als Medikament der ersten Wahl gilt Valproinsäure.

Des Weiteren können die fokalen Anfälle in einfache fokale Anfälle (ohne Bewusstseinsstörung), komplexe fokale Anfälle (mit Bewusstseinsstörung) und fokale Anfälle mit sekundärer Generalisierung differenziert werden. Im speziellen sind die **Temporallappenepilepsien** zu nennen, welche die häufigste Form der fokalen Epilepsien repräsentieren. Unter Berücksichtigung der 1989 vorgestellten Epilepsieklassifikation der Internationalen Liga gegen Epilepsie werden idiopathische, symptomatische und kryptogene Temporallappenepilepsien unterschieden.

In der 2010 vorgestellten **neuen Epilepsieklassifikation** werden die epileptischen Anfälle folgendermaßen unterteilt:
- Generalisierte Anfälle
  - Tonisch-klonisch (in jeder Kombination)
  - Absence
    - typisch
    - atypisch
    - mit speziellen Merkmalen: myoklonische Absence, Lidmyoklonien mit Absence
  - Myoklonisch
    - myoklonisch
    - myoklonisch-atonisch
    - myoklonisch-tonisch
  - Klonisch
  - Tonisch
  - Atonisch
- Fokale Anfälle
- Unbekannt
- Epileptische Spasmen

Epilepsieassoziierte psychiatrische Erkrankungen sind komplex und vielgestaltig. Grundsätzlich bleibt an dieser Stelle kritisch anzumerken, dass bei der Klassifizierung von psychischen Störungen bei Epilepsie in der ICD-10 und im DSM-IV die modernen Klassifikationssysteme keine überzeugende psychopathologische Deskription anbieten. Aus pragmatischen Gründen erscheint es sinnvoll, sich an eine Einteilung der epilepsieassoziierten psychiatrischen Erkrankungen zu orientieren, die eine Beziehung zur Anfallsaktivität herstellt. Folglich unterscheiden wir **interiktale, periiktale (präiktal, iktal, pariktal, postiktal) und alternative psychische Störungen bei Epilepsie**.

Epilepsien gehören mit einer **Prävalenzrate** zwischen 0,5 und 1 % der Gesamtbevölkerung zu den häufigsten neurologischen Erkrankungen. Nach Olafsson et al. (2005) liegt die **Inzidenz** von Epilepsien bei durchschnittlich 33,3 Neuerkrankungen pro 100.000 Personen pro Jahr. Frauen und Männer weisen ähnliche Inzidenzraten für die einzelnen Epilepsieerkrankungen auf. Die altersabhängige Inzidenz zeigt einen **Erkrankungsgipfel** im 1. Lebensjahr (130/100.000 Personen pro Jahr) und einen zweiten nach dem 65. Lebensjahr (110,5/100.000 Personen pro Jahr). In 40 % aller Neuerkrankten treten fokale Anfälle auf und in 33 % aller Epilepsien kann eine symptomatische Ursache belegt werden. Analysen **epidemiologischer Daten zur Komor-**

bidität von psychischen Störungen und Epilepsien ergeben, dass zwischen 50 und 60 % aller Patienten mit Epilepsien in der Lebenszeitperspektive eine psychiatrische Erkrankung erleiden. Die psychiatrische Komorbidität ist insbesondere bei Patienten mit Temporallappenepilepsien und/oder therapierefraktären Epilepsien erhöht. So beträgt die Prävalenzrate von Psychosen bei allgemeinen Epilepsiepatienten zwischen 2 und 7 %, während sie bei Patienten mit Temporallappenepilepsien und/oder therapierefraktären Epilepsien immerhin zwischen 10 und 19 % liegt. Die Arbeitsgruppe von Schmitz u. Wolf (1991) fand in klinischen Fallserien, dass die postiktalen Psychosen mit relativen Häufigkeiten zwischen 60 und 70 % zu den häufigsten epilepsieassoziierten Psychosen gehören, gefolgt von interiktalen Psychosen mit einer Häufigkeit von 17 bis 20 %, alternativen Psychosen mit 9–10 % und iktalen Psychosen zwischen 4 und 10 %. Exakte Angaben zu den Häufigkeiten für die unterschiedlichen depressiven Verstimmungszustände in Bezug auf das Anfallssyndrom sind derzeit nicht publiziert. Gleichwohl konnte in einer Reihe von Untersuchungen nachgewiesen werden, dass die depressiven Störungen im Allgemeinen zu den häufigsten komorbiden psychiatrischen Erkrankungen bei Epilepsiepatienten zählen. Beispielsweise liegt die durchschnittliche Lebenszeitprävalenzrate für depressive Episoden bei Epilepsiepatienten mit therapieresistenten, fokalen Anfällen bei 30 % (Spannbreite: 8–48 %). In diesem Kontext ist auf die um das 4- bis 5-Fache erhöhte Suizidrate von Epilepsiepatienten gegenüber der Allgemeinbevölkerung hinzuweisen.

4.5.2 Klinik

Traditionellerweise sind in der deutschsprachigen Neuropsychiatrie die Epilepsien mit dem Stigma einer „epileptischen Wesensänderung" und einer „epileptischen Demenz" behaftet. So werden noch heute in Lehrbüchern der Psychiatrie sog. epilepsietypische Persönlichkeitsveränderungen und dementive Entwicklungen als relativ häufige psychiatrische Komplikationen der Epilepsien dargestellt. Dabei wird auf die **„iktaffine Konstitution"** nach Mauz (1927) Bezug genommen, die eine enechetische Persönlichkeitsveränderung mit den Kernsymptomen des Haftenbleibens und der Tempoverlangsamung bei Patienten mit genuiner Epilepsie bedingen soll. Unabhängig von der Anfallsfrequenz sollen diese Patienten im weiteren Krankheitsverlauf sowohl in ihrem Denken als auch in ihrem Handeln zunehmend visköser, umständlicher, weitschweifiger und langsamer werden; ihre Affektivität soll im Verlauf unbestimmter werden, einerseits reizbar und empfindlich gegen geringste Kränkungen, andererseits pathetisch, süßlich und feierlich.

In einer modernen Sichtweise ist das alte Konzept der „epileptischen Wesensänderung" nicht mehr haltbar. Denn sog. epilepsieimmanente Persönlichkeitseigenarten sind nicht selten auf psychosoziale Reaktionsbildungen und/oder psychotrope Nebenwirkungen älterer Antiepileptika (z. B. Barbiturate) zurückzuführen. Des Weiteren werden heutzutage kaum noch epilepsieassoziierte Demenzen angetroffen, da Patienten mit Epilepsie frühzeitig wirksam behandelt werden.

> Nach wie vor unterdiagnostiziert und untertherapiert bleiben indes die mit hoher Suizidalität und massiven Beeinträchtigungen der Lebensqualität assoziierten depressiven Verstimmungen und Psychosen bei Epilepsien.

Innerhalb der **epilepsieassoziierten depressiven Verstimmungen** können in Bezug auf das Anfallssyndrom 5 psychopathologische Erscheinungsbilder abgegrenzt werden:

- **Interiktale depressive Verstimmungen:** Die depressiven Verstimmungen treten in der Regel ohne erkennbare Beziehung zur Anfallsdynamik auf. In Anlehnung an die in der 8. Auflage des von Kraepelin (1923) verfassten „Lehrbuchs der Psychiatrie" beschriebenen Verstimmungszustände der Epileptiker prägten Blumer et al. (1995) in den Vereinigten Staaten das Krankheitsbild einer „interiktalen dysphorischen Störung" („interictal dysphoric disorder", IDS).
- **Präiktale depressive Verstimmungen:** Affektive Symptome gehen wenige Tage bis Stunden dem Anfallsbeginn voraus.
- **Postiktale depressive Verstimmungen:** Gereizte Verstimmungen bis hin zur Suizidalität folgen den Anfällen nach und halten typischerweise nur Stunden oder Tage an.
- **Iktale depressive Verstimmungen:** Affektive Erscheinungsbilder werden im Rahmen eines iktalen Geschehens (Aura) beobachtet.
- **Alternative depressive Verstimmungen:** Störungen der Affektivität parallelisieren die Normalisierung des EEG.

Die **interiktale depressive Verstimmung bzw. interiktale dysphorische Störung** nach Blumer et al. (1995) ist durch einen affektiv-somatoformen Symptomenkomplex charakterisiert. Hierzu zählen Niedergeschlagenheit, Gereiztheit, gehobene Stimmung, Befürchtungen, Angstzustände, Schmerzen, unruhiger Schlaf und Mangel an Energie. Dieses polymorphe Syndrom aus Verstimmungen verschiedenster Färbung dauert häufig nur Stunden bis wenige Tage an. Übergänge in psychotische Zustandsbilder unterschiedlichen Ausmaßes werden beobachtet. Im Gefolge einer interiktalen depressiven Verstimmung treten nicht selten suizidale Syndrome auf. Die interiktale depressive Verstimmung ist im Allgemeinen frühestens 2 Jahre nach Beginn einer Epilepsieerkrankung anzutreffen und tritt im weiteren Verlauf regelhaft intermittierend auf. Bei der **postiktalen depressiven Verstimmung** manifestiert sich unmittelbar nach dem Anfall eine in der Regel nur Stunden oder wenige Tage anhaltende missmutig-dysphorische, vielfach geladen-gereizt-explosible Stimmungslage. Nach wie vor brisant sind die sie begleitenden, oftmals prekären suizidalen Impulse. Nach Blumer et al. (1995) besteht bei Epilepsiepatienten mit postiktalen depressiven Verstimmungen eine hohe Komorbidität zu interiktalen depressiven Verstimmungen. Die **iktale depressive Verstimmung** kommt klassischerweise im Status einfacher oder komplexer fokaler Anfälle vor. Vor allem bei den Temporallappenepilepsien kann sie als iktales Phänomen (Aura) auftreten, gleichwohl Angstzustände in diesem Kontext weitaus häufiger sind. Sie ist charakterisiert durch eine plötzlich in Erscheinung tretende melancholische Stimmungslage, die bei schwerer Ausprägung auch mit Suizidimpulsen und psychotischen Symptomen vergesellschaftet sein kann. Bei der **präiktalen depressiven Verstimmung** entwickeln Epilepsiepatienten wenige Tage bis Stunden vor dem Anfallsbeginn eine affektive Befindlichkeitsstörung mit dysphorischer Färbung, die postparoxysmal in der Regel remittieren. Bei einigen Patienten treten bei Anfallsfreiheit nach einer effektiven antiepileptischen oder epilepsiechirurgischen Therapie **alternative depressive Verstimmungen** auf. In einer neurobiologischen Perspektive wird dieses Phänomen mit einem durch die Therapie bedingten, forcierten Überwiegen der hyperpolarisierend-inhibitorischen Neurotransmitter des ZNS (z. B. Gamma-Aminobuttersäure [GABA]) in Relation zur via Glutamat vermittelten depolarisierend-exzitatorischen Neurotransmission in Verbindung gebracht.

Epilepsieassoziierte Psychosen werden nach ihrem zeitlichen Bezug zur Anfallsaktivität unterteilt in:
- **Interiktale Psychosen:** Schizophreniforme Symptome treten in der Regel unabhängig vom Anfallsgeschehen auf.

- **Pariktale Psychosen**: Periiktal werden psychotische Symptome mit Wahnbildungen und oftmals einhergehender Bewusstseinstrübung beobachtet
- **Postiktale Psychosen**: Nach einem bis zu einer Woche dauernden luziden Intervall zwischen Anfall und Beginn der Psychose treten mischbildhafte psychotische Zustandsbilder ohne signifikante Einschränkung des Bewusstseins auf.
- **Iktale Psychosen**: Es finden sich bunt schillernde psychopathologische Auffälligkeiten während eines nonkonvulsiven Status epilepticus.
- **Alternativpsychosen**: Nach Normalisierung eines zuvor pathologischen EEGs („forcierte Normalisierung" nach Landolt [1963] bzw. „paradoxe Normalisierung" nach Wolf [1991] bzw. bei plötzlicher Anfallskontrolle nach effektiver Therapie im Sinne von Tellenbach [1965]) tritt eine polymorph-psychotische Symptomatik auf.

Bereits in den alten deutschsprachigen Lehrbüchern der Psychiatrie wurde auf die mannigfaltigen phänomenalen Überschneidungen zwischen **interiktalen Psychosen** und „primären" Schizophrenien hingewiesen. So schrieben beispielsweise Lange u. Bostroem in ihrem Lehrbuch 1939, dass es Krankheitsfälle gebe, bei denen man Jahre hindurch nicht habe entscheiden können, ob es sich um „Epilepsien mit schizoformen Äquivalenten" oder „Schizophrenien mit Anfällen" handele. In der vielzitierten Studie von der Arbeitsgruppe um Slater (Slater et al. 1963) fanden sich bei den untersuchten Epilepsiepatienten mit interiktalen Psychosen alle Symptome ersten Ranges (z. B. Wahnwahrnehmung, körperliche Beeinflussungserlebnisse, dialogische und/oder kommentierende Stimmen) und zweiten Ranges (z. B. olfaktorische, optische und/oder gustatorische Halluzinationen) nach Kurt Schneider (1966), sodass in der überwiegenden Mehrzahl der Fälle ein Unterschied gegenüber den „primären" schizophrenen Patienten nicht erkennbar war. Allenfalls seien bei den betroffenen Epilepsiepatienten katatone und Symptome der inadäquaten Affektivität seltener, hingegen religiös-mystische Wahninhalte häufiger. Auffallend war die hohe Koinzidenz zwischen interiktaler Psychose und Temporallappenepilepsie, wobei der Beginn der Anfallserkrankung der klinischen Manifestation der interiktalen Psychose um durchschnittlich 14 Jahre vorausging. Auch in neueren systematischen Vergleichsstudien konnte gezeigt werden, dass sich in einer deskriptiv-phänomenologischen Perspektive die psychopathologischen Syndrome bei interiktalen Psychosen und „primären" schizophrenen Störungen kaum unterschieden. Unterschiede ergaben sich indes im Hinblick auf Verlauf und Prognose. Blumer et al. (1995) unterstrichen, dass bei Patienten mit interiktalen Psychosen in der Regel keine negativen Symptome wie auffällige Apathie, Sprachverarmung, verflachte oder inadäquate Affekte und keine chronisch-progredienten Verläufe mit zunehmendem Residuum anzutreffen seien. Auch haben Familienuntersuchungen zeigen können, dass unter Verwandten von Epilepsiepatienten mit interiktalen Psychosen nicht mehr schizophren Erkrankte vorkommen als in der Durchschnittsbevölkerung. Interessanterweise wurden in einer Reihe von neuropathologischen Untersuchungen pathogenetische Assoziationen zwischen Psychosen bei Temporallappenepilepsie und „primären" schizophrenen Störungen festgestellt (z. B. analoge Strukturauffälligkeiten in mesial-temporalen Hirnarealen). Folglich könnten Symptome schizophrener Psychosyndrome als lokalisatorisch-fakultative Symptome des limbischen Systems im weiteren Sinne nach Huber (1977, 1994) interpretiert werden.

Im Gegensatz zu den interiktalen Psychosen imponieren bei den **postiktalen Psychosen** mischbildhafte Erscheinungsbilder mit gleichzeitig vorkommenden produktiv-psychotischen und manisch-depressiven Symptomen. Charakteristisch ist eine Legierung aus Größenideen, Gefühlen der Ekstase, Wahnbildungen religiöser Natur, unmotivierten gereizten oder depressiven Verstimmungen, gesteigertem Antrieb und vermindertem Schlafbedürfnis. Wahnwahrnehmungen und kommentierende Stimmen sind eher selten. Verglichen mit interiktalen Psychosen kommen Suizidversuche, Suizide und fremdgefährdendes Verhalten bei postiktalen Psychosen wesentlich häufiger vor. Als Auslöser postiktaler Psychosen gelten Serien generalisierter tonisch-klonischer oder komplex-fokaler Anfälle. Als typisch für postiktale Psychosen wird ein luzides Intervall von einem Tag bis maximal einer Woche zwischen Anfall und Beginn der mischbildhaften psychotischen Zustandsbilder ohne signifikante Einschränkung des Bewusstseins erachtet. Im Allgemeinen dauern postiktale Psychosen nur wenige Tage an, gleichwohl bei einer Subgruppe der Kranken mehrwöchige psychotische Episoden mit rezidivierendem Verlauf beobachtet worden sind.

Pariktale Psychosen mit Wahnbildungen meist persekutorischer Art und vielfach einhergehender Bewusstseinstrübung entwickeln sich eher allmählich und in der Regel parallel zur Zunahme der Anfallshäufigkeit. Vor diesem Hintergrund zählen Epilepsiechirurgiekandidaten während des prolongierten Video-EEG-Monitorings zu den speziellen Hochrisikogruppen für pariktale Psychosen, da zwecks präoperativ indizierter Dokumentation der klinischen Anfallssymptomatologie mitunter die Antiepileptika zur Gänze abgesetzt werden. Die Dauer der pariktalen Psychosen beträgt Tage bis Wochen.

Iktale Psychosen manifestieren sich klinisch als kurz dauernde, zeitgeraffte schizophrene Syndrome mit bunt schillernden halluzinatorischen Phänomenen, inhaltlichen und formalen Denkstörungen. Das Bewusstsein kann je nach Anfallsstatus konstant oder intermittierend beeinträchtigt sein. Iktale Psychosen können während eines nonkonvulsiven Status epilepticus bei komplex-fokalen, generalisierten kleinen („Absence-Status", „Spike-wave-Stupor") oder einfach-fokalen Anfällen (Aura continua) auftreten. Nach Normalisierung eines zuvor pathologischen EEGs („forcierte Normalisierung") oder bei plötzlicher Anfallsfreiheit nach einer wirksamen antiepileptischen oder epilepsiechirurgischen Therapie werden schizophreniforme psychotische Entwicklungen beobachtet. Bei diesen sog. **Alternativpsychosen** findet sich neben produktiv-psychotischen Symptomen eine Fülle von affektiven Auffälligkeiten, die über Wochen anhalten können. Initial imponieren Schlafstörungen, Unruhe und Angst. Bewusstseinstrübungen fehlen. Zu den Risikogruppen für Alternativpsychosen gehören Epilepsiepatienten mit langwierigen, komplizierten Verläufen, die plötzlich anfallsfrei werden. Im weiteren Sinne werden Alternativpsychosen als sekundär zu distinkten psychotropen Wirkungen diverser Antiepileptika aufgefasst.

4.5.3   Diagnostik und Differenzialdiagnostik

Der Psychiater berücksichtigt bei der Diagnosestellung epilepsieassoziierter psychischer Störungen die Ergebnisse aus der neurologischen Befunderhebung. Hierzu gehören insbesondere die epilepsiespezifische Anamnese und Medikamentenanamnese, der neurologische Status und die Befunde aus den Zusatzuntersuchungen (Routine-EEG, evtl. 24-h-EEG, evtl. Video-EEG mit iktalem EEG bzw. interiktalem EEG, kraniale Kernspintomographie und Computertomographie usw.). Eine umfassende psychiatrische Exploration sowie eine sorgfältige psychopathologische Analytik unter besonderer Berücksichtigung der Anfallsaktivität sind wesentlich. Im Kontext der alternativen psychischen Störungen bei Epilepsien sind prinzipiell psychopathologische Syndrome zu bedenken, die sekundär zu den psychotropen Effekten diverser Antiepileptika entstehen. In ◧ Tab. 4.23 wird ein Überblick über die derzeit bekannten negativen und positiven psychotropen Effekte von Antiepileptika gegeben.

❏ Tab. 4.23 Negative und positive psychotrope Effekte von Antiepileptika (mod. nach Rothenhäusler 2006c, 2008a, 2009a, 2010b)

Antiepileptika	Negative psychotrope Effekte	Positive psychotrope Effekte
Benzodiazepine (z. B. Frisium®)	Dysphorisch-depressive Verstimmungen (bei Langzeiteinnahme), Konzentrations- und Gedächtnisstörungen, paradoxe Reaktionen mit Erregung und Unruhe, Abhängigkeit, Hyperaktivität bei Kindern	Sedierende und anxiolytische Effekte
Carbamazepin (z. B. Tegretol®, Deleptin®, Neurotop®, Tegretal®)	Minimale kognitive Beeinträchtigungen, vereinzelt depressive Zustandsbilder	Stimmungsstabilisierende, antimanische und antiaggressive Effekte
Ethosuximid (z. B. Pethinimid®)	Alternativpsychosen, dysphorisch-depressive Verstimmungen, Schlafstörungen	Nicht berichtet
Felbamat (z. B. Taloxa®)	Schlafstörungen, Einzelfälle von Alternativpsychosen	Stimulierende Effekte
Gabapentin (z. B. Neurontin®, Gabatal®)	Hyperaktivität bei Kindern	Sedierende und antimanische Effekte
Lamotrigin (z. B. Lamictal®, Lamotribene®)	Schlafstörungen, Einzelfälle von Alternativpsychosen	Stimmungsstabilisierende und antidepressive Effekte
Levetiracetam (z. B. Keppra®)	Depressive Zustandsbilder, maniforme Bilder mit Aggression und physischer Gewalt	Sedierende, anxiolytische Effekte (z. B. bei PTSD[a]-Patienten)
Oxcarbazepin (z. B. Trileptal®)	Depressive Zustandsbilder, Konzentrations- und Gedächtnisstörungen	Sedierende und antimanische Effekte
Phenobarbital, Primidon (z. B. Mysoline®)	Depressive Zustandsbilder, kognitiv-dysfunktionale Syndrome, Abhängigkeit, delirante Syndrome bei älteren Patienten, Alternativpsychosen, Aufmerksamkeitsdefizit-/Hyperaktivitätsstörung bei Kindern	Sedierende Effekte
Phenytoin (z. B. Epilan-D Gerot®)	Alternativpsychosen, Enzephalopathien mit Sedierung, Konzentrationsstörungen, Choreoathetosen und orofazialen Dyskinesien	Nicht berichtet
Tiagabin (z. B. Gabitril®)	Depressive Zustandsbilder, Alternativpsychosen	Sedierende und antimanische Effekte
Topiramat (z. B. Topamax®, Topilex®)	Alternativpsychosen, depressive Zustandsbilder, Wortfindungsstörungen	Sedierende und antimanische Effekte
Valproinsäure (z. B. Convulex®, Depakine®)	Einzelfälle von akuten und/oder chronischen Enzephalopathien	Stimmungsstabilisierende und antimanische Effekte

4

▢ **Tab. 4.23** (*Fortsetzung*) Negative und positive psychotrope Effekte von Antiepileptika (mod. nach Rothenhäusler 2006c, 2008a, 2009a, 2010b)		
Antiepileptika	**Negative psychotrope Effekte**	**Positive psychotrope Effekte**
Vigabatrin (z. B. Sabril®)	Depressive Zustandsbilder (in ca. 10 % der Patienten innerhalb weniger Wochen nach Therapiebeginn oder bei Dosissteigerung), Alternativpsychosen (Differenzialdiagnose: nicht konvulsive epileptische Status), Einzelfälle von Enzephalopathien bei zu rascher Aufdosierung	Nicht berichtet
Zonisamid (z. B. Zonegran®)	Depressive Zustandsbilder, Konzentrations- und Gedächtnisstörungen, Einzelfälle von Alternativpsychosen	Sedierende und antimanische Effekte
ªPTSD: „posttraumatic stress disorder" bzw. posttraumatische Belastungsstörung		

In der **Differenzialdiagnostik** sind zum einen die einzelnen epilepsieassoziierten psychischen Störungen in Bezug auf das Anfallsyndrom voneinander abzugrenzen, zum anderen „primäre" unipolare und bipolare affektive Störungen, Angststörungen, schizophrene, schizoaffektive und verwandte psychotische Störungen zu bedenken.

4.5.4   Therapie

Epilepsieassoziierte depressive Verstimmungen

Die kausale Behandlung der **präiktalen** und **iktalen** depressiven Verstimmungen impliziert in erster Linie eine Optimierung der antiepileptischen Therapie, weil Dauer und Häufigkeit der Anfälle als pathogenetische Faktoren bei diesen depressiven Erscheinungsbildern gelten. Zur Kupierung der präiktalen und iktalen depressiven Verstimmungen ist die **kurzfristige Gabe von Benzodiazepinen** (z. B. lyophilisierte Lorazepamplättchen oder parenterale Applikationsform von Lorazepam) gut geeignet. Gleichzeitig werden mit der passageren Gabe von Benzodiazepinen (z. B. Lorazepam 2–4 mg/die) die vielfach bei der iktalen depressiven Verstimmung beobachtete Anspannung und Suizidalität signifikant reduziert. Im Prinzip ist das therapeutische Vorgehen bei der **postiktalen depressiven Verstimmung** als analog zu demjenigen bei der iktalen depressiven Verstimmung zu skizzieren: Optimierung der antiepileptischen Therapie und passagere Applikation von Lorazepam. Zusätzlich empfehlen Blumer et al. (1995) eine niedrigdosierte und auf wenige Tage limitierte Verordnung von Antidepressiva.

Die Behandlung **alternativer depressiver Verstimmungen** beinhaltet eine sorgfältige Reevaluierung der antiepileptischen Therapie mit Fokus auf jüngst durchgeführte Umstellungen auf evtl. depressiogen wirksame Antiepileptika (z. B. Phenobarbital, Primidon, Vigabatrin) (▢ Tab. 4.23). Gleichwohl stellen alternative depressive Verstimmungen keine Kontraindikation im engeren Sinne für einzelne Antiepileptika dar. Vielfach genügt eine Dosisreduktion des möglicherweise mitverursachenden Antiepileptikums. In jedem Fall ist bei persistierender depressiver Symptomatik eine suffiziente antidepressive Begleitbehandlung in Erwägung zu ziehen. Alternative depressive Verstimmungen können oftmals vermieden werden, wenn beim Therapiebeginn mit Antiepileptika mit negativen affektiven Effekten vorsichtig titriert wird (⊡ Tab. 4.23).

Interiktale depressive Verstimmungen erfordern eine konsequente Akut- und Erhaltungstherapie mit Antidepressiva. Hierbei sind die unterschiedlichen prokonvulsiven Eigenschaften der Antidepressiva, deren pharmakodynamische und pharmakokinetische Charakteristika sowie die pharmakokinetischen Eigenschaften der Antiepileptika zu bedenken. ⊡ Tab. 4.24 gibt einen Überblick über die Antiepileptika in ihren Eigenschaften als Substrate, Inhibitoren und/oder Induktoren der derzeit bekannten klinisch relevanten CYP-Isoenzyme.

Das prokonvulsive Risiko ist für das trizyklische Clomipramin, das tetrazyklische Maprotilin und den dual wirksamen Noradrenalin-Dopamin-Reuptake-Inhibitor Bupropion am höchsten, weshalb sie bei der Behandlung interiktaler depressiver Störungen zu vermeiden sind. Für das Mianserin und die trizyklischen Antidepressiva (mit Ausnahme von Clomipramin) wird ein mittleres Anfallsrisiko beschrieben. Bei den Monoaminoxidasehemmern und den modernen Antidepressiva ist das Risiko für epileptische Anfälle in therapeutischen Dosen relativ gering. Vom Einsatz irreversibler, nichtselektiver Monoaminoxidasehemmer wird dennoch abgeraten, weil neben der erforderlichen Einhaltung einer tyraminarmen Diät schwerwiegende Interaktionen mit Carbamazepin nicht ausgeschlossen werden können. So sind bei Kombinationsbehandlungen aus Monoaminoxidasehemmern und Carbamazepin potenziell gefährliche Symptome wie hypertensive Reaktionen, Krampfanfälle und Hyperpyrexie beobachtet worden.

Unter Berücksichtigung der unterschiedlichen epileptogenen Potenz und der verschiedenen pharmakokinetischen Profile gilt **Paroxetin als Mittel der ersten Wahl.** Gegenüber Sertralin (in erster Linie CYP3A4-Substrat, in geringerem Maße CYP2B6-, CYP2C9-, CYP2C19-, CYP2D6-Substrat) und Fluoxetin (CYP3A4-, CYP2C9-, CYP2C19-, CYP2D6-Substrat) haben Paroxetin (CYP2D6-Substrat), Fluvoxamin (CYP1A2-, CYP2D6-Substrat), Duloxetin (CYP1A2-, CYP2D6-Substrat), Venlafaxin (CYP2D6-Substrat, in sehr geringem Maße CYP3A4-Substrat) und Mirtazapin (in erster Linie CYP2D6-Substrat, in geringerem Maße CYP1A2- und CYP3A4-Substrat) den Vorteil, dass deren Metabolismus durch die Antiepileptika Carbamazepin, Oxcarbazepin, Felbamat, Phenobarbital, Phenytoin und Primidon, die als CYP3A4-Induktoren gelten, nicht signifikant beschleunigt wird. Hingegen kann es beispielsweise bei gleichzeitiger Gabe von Sertralin und den genannten Antiepileptika zu Interaktionen in Gestalt von Wirkverlust des Sertralinpräparats kommen, sodass zur Vermeidung einer Pseudotherapieresistenz die Dosis angepasst werden muss.

Beim Abbau von Citalopram bzw. Escitalopram zu Desmethylcitalopram bzw. Desmethylescitalopram ist nach dem heutigen Wissensstand von einer Beteiligung von insgesamt 3 CYP-Isoenzymen auszugehen: CYP3A4 (zu etwa 35 %), CYP2C19 (zu etwa 37 %) und CYP2D6 (zu etwa 28 %). Desmethylcitalopram selbst wird ausschließlich von CYP2D6 metabolisiert. Diese neuen pharmakologischen Daten zu Citalopram bzw. Escitalopram erklären, warum Strain et al. (2002) zu Recht auf das Risiko von Therapieversagen bei einer Kombinationsbehandlung aus Carbamazepin und Citalopram hinweisen. Als potenter CYP3A4-Induktor kann Carbamazepin signifikante Citalopramplasmaspiegelerniedrigungen bewirken. Andererseits zeigten Steinacher et al. (2002), dass sich zuvor citalopramresistente, depressive Patienten nach Augmentation mit Carbamazepin trotz Absinken der Plasmaspiegel von S- und R-Citalopram klinisch bereits nach einer Woche signifikant besserten. In diesem Zusammenhang werden unterschiedliche pharmakodynamische Wirkmechanismen von Carbamazepin und Citalopram auf die serotonerge Neurotransmission vermutet, die sich additiv synergistisch verstärken sollen.

◻ Tab. 4.24 Antiepileptika als CYP-/Cytochrom-Substrate, -Inhibitoren und -Induktoren (mod. nach Rothenhäusler 2005b, 2006c, 2008a, 2010a)

Antiepileptika	CYP-Substrat bzw. anderer Metabolismus	CYP-Inhibitor	CYP-Induktor bzw. Induktor anderer Metabolisierungswege
Carbamazepin	3A4, 2C9, 1A2; Phase II	Nicht berichtet	3A4 (+++), 1A2 (+), 2C19 (+), Phase II
Ethosuximid	3A4; Phase II	Nicht berichtet	Fraglicher Paninduktor
Felbamat	3A4	2C19 (+)	3A4 (+)
Gabapentin	Renale Elimination	Nicht berichtet	Nicht berichtet
Lamotrigin	Phase II	Nicht berichtet	Phase II
Levetiracetam	CYP-unabhängige Phase-I-Reaktionen	Nicht berichtet	Nicht berichtet
Oxcarbazepin	3A4	2C19 (+)	3A4 (++)
Phenobarbital, Primidon	2C9, 2C19; 25 % renale Elimination	3A4 (+)	3A4 (++), 2C9 (+), 2C19 (+), 1A2 (+), Phase II
Phenytoin	2C9, 2C19; Phase II	Nicht berichtet	3A4 (++), 2C9 (+), 2C19 (+), Phase II
Tiagabin	3A4, Phase II	2D6 (+)	Nicht berichtet
Topiramat	70 % renale Elimination; Phase II	2C19 (++)	Nicht berichtet
Valproat	2C9, 2C19; Phase II	2D6 (+), 2C9 (+), Phase II	Phase II
Vigabatrin	Renale Elimination	Nicht berichtet	Nicht berichtet
Zonisamid	3A4; Phase II	Nicht berichtet	Nicht berichtet

(+): schwach; (++): mäßig; (+++): stark

Paroxetin als potenter CYP2D6-Inhibitor, Duloxetin als mäßiger CYP2D6-Inhibitor, Citalopram, Sertralin, Venlafaxin, Mirtazapin und Milnacipran als klinisch nicht relevante Inhibitoren von CYP450-Enzymen beeinflussen nicht die Verstoffwechslung von Carbamazepin (CYP3A4-, CYP2C9- und CYP1A2-Substrat), Ethosuximid (CYP3A4-Substrat), Felbamat (CYP3A4-Substrat), Phenytoin (CYP2C9- und CYP2C19-Substrat) und Tiagabin (CYP3A4-Substrat). Fluvoxamin als starker Inhibitor von CYP1A2, CYP2C9 und CYP2C19 sowie Fluoxetin als mäßiger Inhibitor von CYP2C9 und CYP2C19 hemmen den Abbau von Phenytoin und Carbamazepin. Folglich sollte bei der zusätzlichen Applikation von Fluvoxamin bzw. Fluoxetin zur Behandlung depressiver Zustandsbilder bei bereits auf Phenytoin oder Carbamazepin eingestellten Epilepsiepatienten auf im Verlauf möglicherweise auftretende erhöhte Phenytoin- oder Carbamazepinspiegel mit Intoxikationsgefahr (Ataxie, Tremor, Nystagmus, Übelkeit, Krampfanfall) geachtet werden. Es empfiehlt sich daher, zusätzliche Plasmakonzentrationsmessungen von Phenytoin bzw. Carbamazepin durchzuführen, um ggf. eine Dosisanpassung frühzeitig vorzunehmen. Bei einer Kombinationsbehandlung aus Nefazodon und Carbamazepin kann es aufgrund von komplexen metabolischen Interaktionen sowohl zu Wirkverlust von Nefazodon als auch zu Anstieg der Carbamazepinspiegel kommen.

Die Antiepileptika Lamotrigin und Valproat werden im Wesentlichen während der Phase-II-Reaktion mit Glucuronsäure gekoppelt, wobei für Valproat neben der Glucuronidierung auch Biotransformationsreaktionen durch CYP2C9 und CYP2C19 bekannt sind. Bei einer Kombinationsbehandlung aus Lamotrigin und Valproat werden erhöhte Lamotriginkonzentrationen gemessen, weil Valproat die Glucuronidierung kompetitiv hemmt. Schwere, potenziell lebensgefährliche Hautausschläge wie Stevens-Johnson-Syndrom und toxisch epidermale Nekrose sowie Multiorganversagen sind als Folge der durch Valproat reduzierten Clearance von Lamotrigin beobachtet worden. Bei gleichzeitiger Gabe von Milnacipran (vorwiegend renale Elimination, in sehr geringem Maße Metabolismus via Glucuronsäurekonjugation) und Carbamazepin sind signifikant erniedrigte Milnaciprankonzentrationen berichtet worden. Carbamazepin induziert nicht nur Phase-I-, sondern auch Phase-II-Reaktionen.

Epilepsieassoziierte Psychosen

Zur Behandlung der **iktalen Psychosen** ist nicht eine antipsychotische Pharmakotherapie, sondern eine intravenöse antiepileptische Therapie indiziert. Prinzipiell kommen zur Behandlung des nonkonvulsiven Status epilepticus bei komplex-fokalen, einfach-fokalen oder generalisierten kleinen Anfällen dieselben Pharmaka in Betracht wie beim Grand-Mal-Status: Anfallsunterbrechung via parenteraler Applikation von Benzodiazepinen und intravenöse Aufsättigung mit Phenytoin oder Valproinsäure nach Anfallskontrolle.

Bei den **pariktalen** und **postiktalen Psychosen** besteht die kausale Behandlung aus einer Optimierung der antiepileptischen Therapie, da Anfallsaktivität bzw. Anfallsrezidive bei diesen epilepsieassoziierten Psychosen die psychopathologische Symptomatik verschlimmern. Gleichzeitig können vorteilhaft Benzodiazepine passager verabreicht werden (z. B. Lorazepam). Kanner (2000) empfiehlt bereits beim Auftreten von Prodromen einer par- oder postiktalen Psychose (z. B. Epilepsiepatienten entwickeln Insomnie, Antriebssteigerung usw. während eines Video-EEG-Monitorings) eine niedrigdosierte, mehrtägige antipsychotische Therapie mit dem Atypikum Risperidon (z. B. 1–2 mg/die über 3–5 Tage). Die Therapie der Wahl bei **Alternativpsychosen** ist eine Reduktion resp. Umstellung der antiepileptischen Medikation (z. B. Absetzen von Ethosuximid).

Interiktale Psychosen machen eine antipsychotische Pharmakotherapie erforderlich, auch wenn Antipsychotika die Krampfschwelle senken können. Die Inzidenzrate für nicht provozierte Krampfanfälle bei Patienten mit Antipsychotika in therapeutischen Dosen liegt immerhin zwischen 0,5 und 1,2 %. Das prokonvulsive Risiko ist für Clozapin am höchsten. Pharmakologische Untersuchungen ergaben, dass bei Clozapinblutspiegeln von mehr als 600 ng/ml ein signifikant erhöhtes Risiko für Krampfanfälle besteht. Folglich wird vom Einsatz von Clozapin bei Epilepsiepatienten abgeraten, zumal bei Kombinationsbehandlungen aus Clozapin und Carbamazepin das Risiko von Leukopenien deutlich ansteigt. **Risperidon, Quetiapin und Haloperidol** sind mit einem **relativ geringen prokonvulsiven Risiko** assoziiert. Generell gilt zwar, dass Antipsychotika keine nennenswerten aktiven inhibitorischen oder induktiven Effekte auf die Pharmakokinetik anderer Pharmaka besitzen (Ausnahme: Haloperidol ist ein CYP2D6-Inhibitor). Andererseits sind Antipsychotika Substrate von unterschiedlichen CYP-Isoenzymen (vor allem CYP2D6 und CYP3A4). So ist CYP3A4 beispielsweise am Abbau von Haloperidol, Quetiapin und Risperidon beteiligt. Deren metabolische Clearance kann bei gleichzeitiger Applikation von CYP3A4-induktorischen Antiepileptika (Carbamazepin, Felbamat, Oxcarbazepin, Phenobarbital, Primidon und Phenytoin) erhöht sein, was zur antipsychotischen Wirkabschwächung führen kann. Eine suffiziente Dosisanpassung der genannten Antipsychotika ist gegebenenfalls frühzeitig vorzunehmen (▶ Kap. 2.9.7, Abschn. „Pharmakokinetische Interaktionen").

Psychische und Verhaltensstörungen durch psychotrope Substanzen (F10–F19)

5.1   Schädlicher Alkoholgebrauch und Alkoholabhängigkeit

5.1.1   Allgemeines

Epidemiologischen Studien zufolge beträgt die Punktprävalenz der Alkoholabhängigkeit bei Erwachsenen in Österreich und Deutschland etwa 3 %. Es bestehen Geschlechterunterschiede in den Häufigkeitsraten; ca. 5 % der Männer und ca. 2 % der Frauen erfüllen die Kriterien für eine Alkoholabhängigkeit nach der ICD-10. Zusätzlich liegt bei knapp 4 % der Erwachsenen in Österreich und Deutschland ein schädlicher Alkoholgebrauch (Alkoholmissbrauch, Alkoholabusus) vor. Ein ansehnlicher Teil der österreichischen bzw. deutschen Bevölkerung betreibt einen sog. riskanten Alkoholkonsum und ist deshalb in besonderem Maße gefährdet, in der Lebenszeitperspektive alkoholkrank zu werden. Nach der WHO wird ein Alkoholkonsum von mehr als 30 g reinen Alkohols pro Tag (etwa 0,6 l Bier bzw. 0,3 l Wein) bei Männern bzw. mehr als 20 g reinen Alkohol pro Tag (etwa 0,4 l Bier bzw. 0,2 l Wein) bei Frauen als „riskanter Konsum" eingeschätzt. In diesem Zusammenhang ist zu bedenken, dass wir mit dem Alkohol eine Reihe kulturell und im Brauchtum fest verwurzelter Getränke vor uns haben, von denen nicht zu erwarten ist, dass ein nennenswerter Anteil in der Bevölkerung auf ihren Konsum verzichten wird und will. Dies setzt jeder Prävention des Alkoholmissbrauchs bzw. der Alkoholabhängigkeit von vornherein enge Grenzen.

Die **Ätiopathogenese** der Alkoholabhängigkeit ist multifaktoriell. Nachfolgende Faktoren sind zu beachten:

- **Soziokulturelle Faktoren**: Im Gegensatz zu den Abstinenzkulturen des Islams und des Hinduismus ist der Alkoholkonsum in Österreich und Deutschland für Erwachsene nicht nur erlaubt, sondern besitzt auch einen relativ hohen Stellenwert bei einer Vielzahl von sozialen Anlässen in Familie, Arbeitswelt und Öffentlichkeit (Permissivkulturen). Insgesamt sind bei uns aber eine Abnahme des ritualisierten Umgangs mit Alkohol und eine Zunahme von geduldeten Alkoholexzessen in allen sozialen Schichten zu verzeichnen. Zudem erscheint es vielfach als legitim, mit Hilfe von Alkohol soziale Hemmungen abzubauen und die „Partystimmung" zu verbessern.
- **Genetische Faktoren**: Adoptionsstudien ergaben, dass wegadoptierte Söhne alkoholkranker Eltern im Vergleich zu wegadoptierten Söhnen nichtalkoholkranker Eltern ein 3- bis 4-fach erhöhtes Risiko für die Entwicklung einer Alkoholabhängigkeit aufweisen.
- **Persönlichkeitsfaktoren**: Vorhandene Untersuchungen zeigen, dass ein Beginn des Alkoholmissbrauchs in der Adoleszenz häufig mit dissozialen Persönlichkeitszügen, starkem Neugierverhalten („novelty seeking") und geringer Schadensvermeidung („harm avoidance") (▶ Kap. 2.7.3, Abschn. „Temperament- und Charakterinventar [TCI]") einhergeht.
- **Alkoholabhängigkeit als Sekundärverhalten**: Gerade bei der Schizophrenie besteht ein deutlich erhöhtes Risiko für Alkoholabhängigkeit. Schizophrene Patienten versuchen nicht selten, innere Spannungen sowie Störungen des Affekts und des Kontakts zur Umwelt durch erhöhten Alkoholkonsum zu kompensieren. Auch im Rahmen von manischen und depressiven Episoden kann es zu Alkoholexzessen kommen.
- **Lerntheoretische Faktoren**: Die Alkoholabhängigkeitsentwicklung basiert auf gelerntem Verhalten. In diesem Kontext ist das Modelllernen in der Familie, aber auch innerhalb von Gruppen mit Mitgliedern ähnlichen Alters, ähnlicher sozialer Herkunft und gleichen Geschlechts („peer groups") zu berücksichtigen.

5.1.2 Klinik

Die Alkoholabhängigkeit ist durch **psychische Abhängigkeit** von variabler Ausprägung gekennzeichnet, die auch zu einem periodischen Missbrauch statt eines kontinuierlichen Konsums führen kann. Psychische Abhängigkeit wird als starkes Verlangen beschrieben, eine einmal genommene Substanz erneut zu konsumieren („Craving"). Wir finden daneben **körperliche Abhängigkeit** und **Toleranzentwicklung („Toleranzsteigerung")**. Sinkt der Alkoholkonsum unter einen kritischen Schwellenwert, so können Entzugserscheinungen umschriebener Art und Dauer auftreten. Für die Toleranzentwicklung ist charakteristisch, dass größere Mengen der Substanz konsumiert werden müssen, um den Effekt der Substanz aufrechtzuerhalten.

In der **Entwicklung zur Alkoholabhängigkeit** unterscheiden wir mit Jellinek (1960) 4 Phasen:
1. **Präalkoholische Phase**: Entwicklung hin zum täglichen Trinken, häufig sog. „Erleichterungstrinken".
2. **Prodromalphase**: heimliches Trinken, Schuldgefühle, Verniedlichen des Konsums, Alkoholvorräte, erste „Filmrisse".
3. **Kritische Phase**: Unvermögen, auf Alkohol zu verzichten.
4. **Chronische Phase**: Trunkenheit dauert über den ganzen Tag und ist situationsunabhängig.

In einer klinischen Perspektive lassen sich nach Jellinek (1960) folgende **Prägnanztypen der Alkoholkrankheit („Alkoholismus")** unterscheiden:
- **Alpha-Typ**: Erleichterungs- oder Konflikttrinker. Der Alkoholkranke trinkt, um familiäre und soziale Konflikte scheinbar zu lösen. Es besteht eine psychische, aber noch keine körperliche Abhängigkeit. Kontrollverlust und Unfähigkeit zur Abstinenz bestehen nicht. Die Kriterien für schädlichen Gebrauch (Alkoholmissbrauch) sind erfüllt.
- **Beta-Typ**: Gelegenheitstrinker. Der Alkoholkranke trinkt bei verschiedenen sozialen Anlässen erhebliche Mengen an Alkohol. Somatische Folgeschäden sind manifest. Es bestehen aber weder körperliche Abhängigkeit noch Kontrollverlust. Die Fähigkeit zur Abstinenz ist erhalten. Die Kriterien für schädlichen Gebrauch (Alkoholmissbrauch) sind erfüllt.
- **Gamma-Typ**: süchtiger Trinker. Der Alkoholkranke ist zunächst psychisch abhängig, später auch körperlich abhängig mit Toleranzsteigerung und Kontrollverlust. Periodische Abstinenzphasen mit Entzugssymptomen sind typisch. Häufigster Prägnanztyp. Die Kriterien für Alkoholabhängigkeit sind erfüllt.
- **Delta-Typ**: Spiegeltrinker. Sowohl psychische Abhängigkeit als auch physische Abhängigkeit mit Unfähigkeit zur Abstinenz sind vorhanden. Es besteht zwar kein Kontrollverlust, aber ein rauscharmer, kontinuierlicher Alkoholkonsum. Die Kriterien für Alkoholabhängigkeit sind erfüllt.
- **Epsilon-Typ**: Episodischer oder periodischer Trinker (Dipsomanie, „binge drinking"). Mehrtägige Trinkexzesse mit Kontrollverlust. Zwischen den periodisch auftretenden Trinkexzessen lebt der Alkoholkranke abstinent. Sehr seltener Prägnanztyp. Die Kriterien für schädlichen Gebrauch (Alkoholmissbrauch) sind erfüllt.

Eine andere **Typologie der Alkoholkrankheit** stammt von dem österreichischen Psychiater Lesch (1985, 1992). Dabei verbindet er mit seiner Typologie eine therapeutische Intention. Es lassen sich nach Lesch **4 therapeutisch relevante Untergruppen Alkoholkranker** unterscheiden:

- **Typ I: Alkoholeinnahme aufgrund von biologischem Verlangen** – es besteht eine biologische Vulnerabilität. Der Betroffene setzt Alkohol als Medikament gegen Entzugssymptome ein. Rasche Toleranzentwicklung und schwere Entzugssymptome mit Entzugsanfällen sind die Regel. Die Krankenhausaufnahme des Betroffenen erfolgt oft im Zusammenhang mit einem Delirium tremens. Es finden sich im Allgemeinen keine wesentlichen Auffälligkeiten der Persönlichkeit des Betroffenen. Seine Kindheitsentwicklung ist unauffällig. Selbsthilfegruppen sind erfolgversprechend. In der Regel ist keine spezifische Psychotherapie indiziert. Absolute Abstinenz ist als **Therapieziel** notwendig und erreichbar. Der **Verlauf** des Typ-I-Betroffenen wird von Lesch als **optimal** eingeschätzt.

- **Typ II: Alkoholeinnahme aufgrund von psychologischem Verlangen** – Alkohol wird vom Betroffenen wegen seiner angstlösenden Wirkung und als Beruhigungsmittel in Konfliktsituationen eingesetzt. Unter Alkoholeinfluss kann es beim Betroffenen zu einer deutlichen Veränderung der Persönlichkeit mit Affektdurchbrüchen kommen. Depressiv-ängstliche Durchgangssymptome dominieren. In der psychischen Entwicklung des Betroffenen findet sich eine typische Konstellation mit einer dominanten Mutter und einer mütterlichen Partnerin. Der Betroffene kann nicht „Nein" sagen und zeigt ungünstige Abgrenzungsstrategien. Die Krankenhausaufnahme erfolgt häufig auf Vermittlung der Partnerin, die den Betroffenen „zur Therapie abgibt". Da persönlichkeitsnahe, dynamische Faktoren und das passive Rollenverhalten des Betroffenen die wichtigsten Faktoren sind, ist eine differenzierte psychotherapeutische Intervention günstig. **Therapieziel** ist die Stärkung der Persönlichkeit. Der **Verlauf** des Typ-II-Betroffenen wird von Lesch als **gut** charakterisiert.

- **Typ III: Alkoholeinnahme zur Behandlung von psychiatrischen Zustandsbildern** – Alkohol wird vom Betroffenen als Stimmungsaufheller bzw. als Schlafmittel missbraucht. Alkohol verschlechtert aber den Antrieb, die Stimmung und den Schlaf des Betroffenen. In psychologischer Hinsicht weist der Betroffene eine starre Wertvorstellung mit hohen Leistungsansprüchen an sich selbst auf. Zeitweilig bestehen schwere Stimmungsveränderungen. Phasenprophylaktika sind indiziert. Je nach depressiver Symptomatik sind unterschiedliche Antidepressiva einzusetzen. Die Psychotherapie sollte auf die Verarbeitung der Dimensionen Macht/Ohnmacht und verbale Dominanz/averable Aggression fokussieren. **Therapieziel** ist die Reduktion der depressiven Episoden bzw. der depressiven Symptome. Der **Verlauf** des Typ-III-Betroffenen wird von Lesch als **wechselnd** beurteilt.

- **Typ IV: Alkoholeinnahme infolge frühkindlicher Vorschädigung und Entwicklungsstörungen** – Trinken wird vom Betroffenen als „normal" empfunden. Es besteht bei ihm eine deutliche Leistungsreduktion durch voralkoholische Schäden. Er zeigt sich leicht beeinflussbar. Seine Kritikfähigkeit ist oftmals herabgesetzt. Die Tagesstruktur des Betroffenen ist von den Treffpunkten im Trinkmilieu charakterisiert. Starke Entzugssymptomatik mit deutlicher Leistungsreduktion, Halluzinationen und Anfallsgefahr überwiegt. In der Entzugsbehandlung sollten daher auch Nootropika zur Besserung der kognitiven Leistung und Neuroleptika in niedriger Dosierung bei produktiver Symptomatik und nächtlicher Unruhe eingesetzt werden. An psychologischen Aspekten sind mangelnde Impulskontrolle und soziale Deprivation (häufig arbeitslos, wohnungslos, sehr isoliert) zu beachten. Die medikamentöse Prophylaxe sollte u. a. Nootropika und tranquilisierende Antiepileptika umfassen. Selbsthilfegruppen, die Rückfälle akzeptieren und Schutz anbieten, sowie verhaltenstherapeutische Konzepte mit kleinen Schritten sind günstig. **Therapieziel** ist die Verringerung des Schweregrads und der Rückfallfrequenz. Der **Verlauf** des Typ-IV-Betroffenen wird von Lesch als **schlecht** erachtet.

Neben der **Wirkung des Alkohols** auf das zentrale Nervensystem registrieren wir Wirkungen auf das Herz-Kreislauf-System, den Magen-Darm-Trakt, das endokrine System, die Leber und auf das periphere Nervensystem. Beim chronischen Konsum ist auch auf Veränderungen der Bauchspeicheldrüse und Varizenbildungen im Bereich des Ösophagus zu achten. Ein eigenes Problem stellt die Alkoholembryopathie dar. ◘ Tab. 5.1 gibt eine orientierende Übersicht über wichtige **Alkoholfolgeerkrankungen**.

Akute Alkoholintoxikation (Alkoholrausch)

Die Wirkung des Alkohols ist wie die von Medikamenten dosisabhängig. Eine trinkungewohnte Person zeigt unter der Wirkung von Alkohol zunächst eine gehobene Stimmung, Redseligkeit und Enthemmung; Distanzlosigkeit und verbesserte vordergründige Kontaktfähigkeit treten hinzu. Nach einer Zeit weiteren Alkoholkonsums kommt es zunehmend zu einem Verlust an Kritik- und Urteilsvermögen; Aufmerksamkeit, Konzentrations- und Merkfähigkeit nehmen ab, die Schwelle für Sinnesreize steigt an. Es kommt zu einem schwungvollen Handlungsvollzug, der sich bedenkenlos an gerade gegebenen Möglichkeiten aus der konkreten Situation heraus ergibt. Im neurologischen Bereich zeigen sich Koordinationsstörungen, insbesondere Gangstörungen; Zielbewegungen werden unsicher, die Sprache verwaschen, die Ausdrucksweise perseverierend. Die euphorische Stimmungslage kann im Verlauf eines Alkoholrausches einer reizbaren Verstimmung mit manchmal weinerlich-gedrückten Zügen Platz machen. Bei weiterer Alkoholzufuhr kommt es zum Schlaf. Die Atmung ist vertieft, der Puls beschleunigt. Die unter Alkoholwirkung auftretende Enthemmung und Risikofreudigkeit bei reduziertem Urteilsvermögen sind von erheblicher kriminogener Bedeutung. Die Beurteilung der Verantwortlichkeit von alkoholisierten Straftätern ist deshalb ein umfangreicher Teil der Tätigkeit medizinischer Sachverständiger bei Gericht.

Im Allgemeinen geht die Alkoholwirkung mit der Blutalkoholkonzentration parallel. Danach liegt ein **leichter Alkoholrausch** bei einer **Blutalkoholkonzentration zwischen 0,5 und 1,5 Promille** vor. Er ist durch allgemeine Enthemmung, Aktivitätsdrang, Kritikschwäche, subjektives Gefühl erhöhter Leistungsfähigkeit bei objektivem Leistungsabbau und ausgeprägte, meist lärmend-euphorische Gestimmtheit mit verbesserter sozialer Kontaktfreudigkeit gekennzeichnet.

Ein **mittelgradiger Alkoholrausch** liegt bei einer **Blutalkoholkonzentration zwischen 1,5 und 2,5 Promille** vor. Euphorie und Kritikschwäche nehmen zu, Enthemmung, Risikobereitschaft und Neigung zu gereizt-aggressivem Reagieren stehen im Vordergrund. Fehleinschätzungen sozialer und persönlicher Situationen treten hervor. Das Verhalten wird an augenblickhaft vorgegebenen, situativen Auslösern orientiert und oft nur oberflächlich an der jeweiligen Umgebung ausgerichtet. Sprunghaftigkeit, Widersprüchlichkeit und Unsicherheit des Verhaltens treten deutlich in den Vordergrund.

Bei **Blutalkoholkonzentrationen über 2,5 Promille** sprechen wir in aller Regel von einem **schweren Alkoholrausch**. Hier finden wir deutliche Bewusstseins- und Orientierungsstörungen, illusionäre Verkennungen, einen Verlust des Zusammenhangs von Denken und Handeln sowie eine aufgelockerte Abstimmung zwischen Verhalten und realer Situation (**akute Alkoholintoxikation mit Delir**). Neurologische Symptome beherrschen das Bild: Gangunsicherheit, verwaschene Sprache, Schwindel und Augenzittern sind in diesem Zusammenhang zu nennen. Schläfrigkeit und Benommenheit begleiten den Rausch je nach Menge des konsumierten Alkohols. Uneinfühlbar gereizte, aggressive bis explosive Episoden sind im schweren Rausch nicht selten. Bei schwersten Rauschzuständen tritt allmählich Handlungsunfähigkeit ein.

5

■ **Tab. 5.1** Wichtige Alkoholfolgeerkrankungen	
Zentrales Nervensystem	Akute Alkoholintoxikation (einfacher Rausch, pathologischer Rausch)
	Alkoholabhängigkeit
	Alkoholentzugssyndrom (Prädelir)
	Delirium tremens
	Entzugsanfälle
	Alkoholhalluzinose
	Wernicke-Enzephalopathie
	Korsakow-Syndrom
	Kleinhirndegeneration
	Alkoholbedingte Persönlichkeitsveränderungen und Demenz
	Zentrale pontine Myelinolyse
Hirnentwicklungsstörungen	Alkoholembryopathie
Peripheres Nervensystem	Polyneuropathie
Augen	Tabak-Alkohol-Amblyopie
Muskulatur	Myopathie
Herz	Äthyltoxische, dilatative Kardiomyopathie
Pankreas	Akute Pankreatitis
	Chronisch kalzifizierende Pankreatitis
Endokrinium	Hyperkortisolismus
	Hodenatrophie bei Männern
	Sekundärer Diabetes mellitus
Stoffwechsel	Hyperlipidämie
	Hyperurikämie
Leber	Fettleber
	Alkoholbedingte Fettleberhepatitis
	Äthyltoxische Leberzirrhose
Blut	Folsäuremangel mit hyperchromer Anämie
	Leukozytose
	Thrombozytopenie

◻ **Tab. 5.1** *(Fortsetzung)* Wichtige Alkoholfolgeerkrankungen	
Gastrointestinaltrakt	Stomatitis und Gingivitis
	Zungen- und Pharynxkarzinom
	Refluxösophagitis
	Ösophaguskarzinom
	Zirrhosebedingte Ösophagusvarizen
	Akute erosive Gastritis
	Verschlimmerung einer Ulkuskrankheit
	Mallory-Weiss-Syndrom (Schleimhauteinrisse im Ösophagus-Kardia-Bereich bei heftigem Erbrechen)

Der **pathologische Rausch** ist gekennzeichnet durch das Auftreten verbaler Aggressivität bis hin zu körperlichen Gewalttätigkeiten, die für die betreffende Person in nüchternem Zustand untypisch sind. Diese persönlichkeitsfremden Verhaltensstörungen treten meist innerhalb weniger Minuten nach Konsum von nur **geringen** Mengen an Alkohol auf. In der Regel wird der Erregungszustand durch einen plötzlich einsetzenden, terminalen Tiefschlaf beendet. Für die Zeit des pathologischen Rausches besteht partielle oder totale Amnesie. Prädisponierende Faktoren für den pathologischen Rausch sind u. a. Epilepsien und Schädel-Hirn-Traumata.

Alkoholentzugssyndrom (Prädelir) und Delirium tremens

Dem **Prädelir** oder Alkoholentzugssyndrom bzw. dem **Delirium tremens** liegen **pathophysiologisch** eine gesteigerte Aktivität des glutamatergen Systems, verminderte GABA-erge Hemmung (GABA = Gamma-Aminobuttersäure), exzessive Dopaminausschüttung und Veränderungen des Flüssigkeits- und Elektrolythaushalts durch erhöhte Sekretion von atrialem natriuretischen Peptid (ANP) zugrunde.

Alkoholdelirien entstehen gelegentlich aus der Kontinuität des Trinkens heraus, ohne dass ein konkreter Anlass für ihre Entstehung angeschuldigt werden könnte (**Kontinuitätsdelir**), meistens aber bei Unterbrechung der Alkoholzufuhr durch äußere Umstände, wie z. B. chirurgische Intervention, Entzugsversuch oder Klimawechsel (**Entzugsdelir**). Beim **Delirium tremens** liegen meist starke vegetative Begleitsymptome vor mit dissoziierten Orientierungsstörungen, optischen Halluzinationen, Bewegungsdrang, motorischer Unruhe, Suggestibilität, Tachykardie, Blutdruckschwankungen und grobschlägigem Tremor. Hinzu kommen bisweilen Grand-Mal-Anfälle. Während beim Delirium tremens das Bewusstsein mittelgradig getrübt ist und Desorientiertheit herrscht, ist der Patient im **Prädelir oder Alkoholentzugssyndrom**, dem Vorstadium eines Delirium tremens, häufig unruhig, gelegentlich erregt, meist zittrig und fahrig, vielfach schlafgestört bis schlaflos, immer aber weist er mehr oder weniger stark ausgeprägte vegetative Veränderungen auf: Schwitzen, feinschlägigen Tremor, Muskelbeben. Der Patient ist nervös, fahrig, konzentrationsgestört, leicht ablenkbar, er wirkt „aufgeregt" und ist häufig auch suggestibel. Er folgt situativen Eingebungen. Zerebrale Krampfanfälle können auftreten.

Unbehandelt mündet das Prädelir von Patienten mit Alkoholabhängigkeit vielfach in ein voll ausgebildetes Delirium tremens ein. Bei etwa 5 % aller hospitalisierten Alkoholabhängigen tritt das Delirium tremens als schwerwiegendes und potenziell lebensbedrohliches Zustandsbild auf.

Fallgeschichte

Aus der Internen/Allgemeinstation erfolgte eine Konsilanforderung an den psychiatrischen Konsiliardienst um 17.30 Uhr. Bei Herrn O., geboren 1972, 2. Tag stationär-internistisch zur Abklärung von erhöhten Transaminasen, imponierten seit dem Nachmittag vegetative Veränderungen mit Schwitzen, Tremor, Tachykardie und Muskelbeben. Fachärztlicher Befund und Therapieempfehlung wurden höflich erbeten.

Die konsiliarpsychiatrische Untersuchung am Bett des Patienten erfolgte um 18.00 Uhr. Der Patient berichtete, er habe seit der stationären Aufnahme am LKH Graz vor 2 Tagen keinen Alkohol mehr konsumiert. Gewöhnlich trinke er durchschnittlich 6–8 Flaschen Bier täglich. Seit etwa 5 Jahren sei er es gewohnt, täglich Alkoholika in höheren Mengen zu konsumieren. Früher habe er nach dem Trinken von Alkohol öfters Gewissensbisse gehabt. Zeitweise habe er versucht, den Alkoholkonsum mittels eines Trinksystems zu reduzieren. Das sei aber nicht wirklich gelungen. Denn er müsse häufig an Alkohol denken, und es sei tatsächlich so, dass er nach den ersten Gläsern Bier ein unwiderstehliches Verlangen habe, weiterzutrinken. An der Arbeitsstelle – er sei von Beruf Verwaltungsangestellter – habe sein Kollege, mit dem er ein freundschaftliches Verhältnis habe, ihm schon einmal Vorhaltungen wegen seines Alkoholtrinkens gemacht, zumal er wiederholt eine „Alkoholfahne" gehabt habe. Er glaube, er sollte sein Trinken einschränken. Vielleicht sei es tatsächlich so, dass Alkohol langfristig sein Leben zerstöre.

Im Status psychicus war der Patient zum Zeitpunkt der konsiliarpsychiatrischen Evaluation zwar wach, bewusstseinsklar und zu allen Qualitäten orientiert, indes imponierte er insgesamt unruhig, zittrig und fahrig mit vegetativen Zeichen einer zunehmend sympathikotonen Übererregung in Gestalt von Hyperhidrosis, feinschlägigem Tremor, Tachykardie und Hypertonie. Er wirkte nervös und konzentrationsgestört, aufgeregt, teilweise leicht ablenkbar, leicht suggestibel. Ein- und Durchschlafstörungen seit dem Vortag wurden berichtet. Derzeit gab es keine Hinweise auf Sinnestäuschungen, Wahn und/oder psychotischen Ich-Störungen und keinen Anhalt auf akute Selbst- und/oder Fremdgefährdung. Aus der internistischen Fieberkurve war zu entnehmen, dass beim Patienten ASAT (GOT), ALAT (GPT), Gamma-GT und MCV erhöht waren. Der CDT-Wert war noch ausstehend. Leberzirrhotische Veränderungen waren nicht nachweisbar. Seit Aufnahme waren keine Krampfanfälle aufgetreten.

Alkoholhalluzinose

Darunter verstehen wir eine alkoholbedingte psychotische Störung, die bis zu 6 Monate dauern kann, gelegentlich auch länger. Die Alkoholhalluzinose ist durch akustische Halluzinationen, starke ängstliche Unruhe bei fehlender Bewusstseinstrübung gekennzeichnet. Die Patienten hören Stimmen beschimpfenden oder drohenden Charakters, mit denen sie sich indessen leidlich zu arrangieren vermögen. Unter Abstinenzbedingungen klingen die Halluzinationen meist relativ rasch ab. Die Alkoholhalluzinose tendiert dann kaum zur Chronifizierung und ist im Allgemeinen als reversibel anzusehen. Die Rezidivneigung ist jedoch abhängig vom Trinkverhalten. Mögliche Endzustände sind oft im Korsakow-Syndrom eingebettet.

Wernicke-Enzephalopathie und Korsakow-Syndrom

Ätiologisch basieren Wernicke-Enzephalopathie und Korsakow-Syndrom auf einem multikausalen Vitamin B_1 (Thiamin)-Mangel (z. B. im Rahmen von Mangelernährung bei Alkoholabhängigkeit, parenteraler Ernährung). Charakteristische Symptome der Wernicke – Enzephalopathie sind Ataxie, Ophthalmoplegie (vor allem Abduzensparese), Nystagmus und delirantes Zustandsbild. Das Korsakow-Syndrom kann sich isoliert aus einem Alkoholdelir entwickeln oder komplizierend einer Wernicke-Enzephalopathie nachfolgen. Hier besteht Desorientiertheit räumlicher und zeitlicher Art, die Orientierung über die eigene Person ist meist erhalten und das Bewusstsein des Patienten ist klar. Daneben liegt eine schwere Merkfähigkeitsstörung vor, der Patient ist auffassungsgestört, seine Kritikfähigkeit ist gemindert, und auf schwierige Fragen antwortet er mit Konfabulationen bzw. erfundenen Ausfüllungen. Das Korsakow-Syndrom ist in gewissem Maße rückbildungsfähig, irreversible Verläufe sind aber häufig.

Fallgeschichte: Patientin mit Verdacht auf Korsakow-Syndrom

Befundbericht über die neuropsychologische Untersuchung einer Patientin mit Verdacht auf Korsakow-Syndrom: Untersuchung von Frau…, geboren am…, Station 2a, am…,

Klinische Fragestellung Ausgedehntes Ulcusleiden bei Thomapyrin®-Abusus. Zustand nach Alkoholabusus bis …, Verdacht auf Korsakow-Syndrom. Kognitiver Status?

- **Befund**

Exploration Frau R. leide an Magengeschwüren und sei deshalb bereits mehrfach am LKH Graz behandelt worden. Die genauen Daten seien ihr jedoch nicht mehr geläufig, insbesondere an den ersten Aufenthalt, der, wie man ihr gesagt habe, wohl… bis einschließlich… gedauert habe, habe sie keinerlei Erinnerung. Sie wisse noch, dass sie anschließend ans LKH Feldbach verlegt worden sei, den genaueren Grund hierfür kenne sie allerdings nicht. Mittlerweile seien die Gedächtnisleistungen wieder deutlich besser, allerdings habe sie noch immer erhebliche Probleme vor allem mit dem Erinnern neuer Informationen und müsse sich das meiste aufschreiben. Die Stimmung sei gut, Ein- oder Durchschlafstörungen habe sie nicht.

Orientierendes Leistungsscreening

- Block- (5), Zahlen- (6) und Wortspanne (6) durchschnittlich;
- Wortpaarassoziationslernen (Wort-PAL), Form A: grenzwertig normal (D_{1-4} = 1/2/3/6);
- Münchener Verbaler Gedächtnistest (MVGT), Form B: Enkodierung (RW = 5/5/4/8/8) und Recall (RW = 5/5/4/5, gelegentliche Interferenzen mit der Dienstagsliste) insgesamt weit unterdurchschnittlich, Wiedererkennung grenzwertig normal (16 Richtige, 4 Falsch-Positive);
- Rey-Osterrieth-Complex-Figure-Test, verzögerter Abruf: grenzwertig normal bis unterdurchschnittlich (RW = 16.5, PR = 10–20);
- „Verbal fluency" (nach Benton/Talland): Zugang zum phonologischen Lexikon unterdurchschnittlich („FAS": $RW_{unkorr.}$ = 16, PR = 1–3), Zugang zum semantischen Lexikon unauffällig („animals": RW = 12; „Supermarkt": RW = 26);
- Farbwortlesen (FWIT): durchschnittlich (T = 51 [Altersnorm]);
- Farbstrichbenennen (FWIT): durchschnittlich (T = 49 [Altersnorm], T-NOM = 46 [allg. Leistungsnorm]);
- Interferenzversuch (FWIT): durchschnittlich (T = 51/52 [Altersnorm], T-SEL = 50 [allg. Leistungsnorm]);
- Trail-Maiking-Test (TMT A, B): Verarbeitungsgeschwindigkeit grenzwertig normal (Teil A: RW = 40 s, PR = 10–25), Interferenzanfälligkeit durchschnittlich (Teil B: RW = 99 s, PR 25–50);

- Coloured Progressive Matrices (CPM): unauffällig (RW = 25, von 36 [Cave: keine Altersnormen]);
- Mosaiktest (HAWIE-R): durchschnittlich (RW = 29, WP = 11).

- **Weitere Befunde**

Zu Zeit, Ort und aktueller Situation ist Frau R. vollständig orientiert. Rezente Ereignisse (z. B. Fußball-EM, letzte Winterolympiade, politische Ereignisse der letzten Zeit) können gut repliziert werden, bei der Erinnerung länger zurückliegender Sachverhalte und autobiographischer Daten jedoch z. T. deutliche Unschärfen, u. a. auch in der zeitlichen Einordnung. Kein Anhalt für Konfabulationen oder erhöhte Suggestibilität. Das Krankheitsgefühl ist eher gering ausgeprägt, im Verhalten wirkt die Patientin wenig spontan bis passiv.

- **Zusammenfassende Beurteilung**

Es bestehen erhebliche Beeinträchtigungen insbesondere des verbalen, aber auch des nonverbalen Neugedächtnisses im Sinne einer Abrufstörung, zudem Hinweise für Beeinträchtigungen des autobiographischen und faktenbezogenen Altgedächtnisses. Die lexikalische Wortflüssigkeit ist reduziert, die kognitive Verarbeitungsgeschwindigkeit fraglich eingeschränkt. Es besteht kein sicherer Anhalt für gesteigerte Interferenzanfälligkeit. Konzeptbildung und Visuokonstruktion sind unauffällig. Im Verhaltenseindruck wirkt die Patientin wenig spontan bis passiv bei eher eingeschränktem Krankheitsgefühl. Die Symptomkonstellation ist prinzipiell vereinbar mit der Verdachtsdiagnose eines Korsakow-Syndroms bei langjähriger Alkoholanamnese, jedoch ohne Konfabulationen, erhöhte Suggestibilität bzw. Störungen der zeitlichen, örtlichen und situativen Orientierung. Zum Ausschluss anderer Ursachen, z. B. eines Infarkts der Arteria chorioidea anterior, der neben einer Hemiparese auch Gedächtnisstörungen verursachen kann (vorbeschrieben: Infarkt im Jahre … mit Restparese des rechten Beins), ist die Durchführung eines koronaren MRT in T2-Gewichtung zu empfehlen.

Alkoholbedingte Persönlichkeitsveränderungen und Demenz

Bei langdauernder und schwerer Alkoholabhängigkeit können wir im Verlauf eine typische Persönlichkeitsdeformierung (**Alkoholdepravation**) bis hin zur Demenz (**Dementia alcoholica**) beobachten. Grundlage der alkoholbedingten Persönlichkeitsveränderungen scheinen hirnorganische Veränderungen zu sein. Die alkoholische Wesensänderung ist zunächst diskret ausgeprägt, wird im Verlauf aber durch einen fortschreitenden Verlust der Kritik- und Urteilsfähigkeit, durch eine Beeinträchtigung kognitiver Fähigkeiten und durch einen Verfall individueller Differenziertheit und charakterlicher Ausformung zugunsten einer Uniformierung und Monotonisierung des psychopathologischen Erscheinungsbilds komplettiert.

Zentrale pontine Myelinolyse

Ursache der zentralen pontinen Myelinolyse ist ein zu rascher Ausgleich einer Hyponatriämie. Klinisch-neurologisch finden sich Zeichen der Pseudobulbärparalyse mit Sprech- und Schluckstörungen, beidseitige Pyramidenbahnzeichen mit Hyperreflexie, positivem Babinski-Zeichen und Bewusstseinsstörungen bis hin zu einem Locked-in-Syndrom; beim **Locked-in-Syndrom** sind dem zwar wachen, aber komplett gelähmten Patienten nur vertikale Blickwendungen und Lidbewegungen möglich.

Alkoholembryopathie

Die Alkoholembryopathie ist die häufigste Störung der embryonalen Entwicklung durch eine exogene Noxe. Ihre Symptome sind Minderwuchs, Mikrozephalus, Intelligenzminderung, kraniofaziale Fehlbildungen, Muskelschwäche, Hyperaktivität, Herzfehler und andere Störungen.

Klinische und soziale Folgestörungen

Die klinischen Folgestörungen führen zu einer **um etwa 10 Jahre verkürzten Lebenserwartung von Alkoholkranken**. In diesem Zusammenhang möchten wir darauf hinweisen, dass seit den 1990er Jahren an den großen europäischen Transplantationszentren eine immense Zunahme an Lebertransplantierten festzustellen ist, die primär an einer ätyltoxisch bedingten Leberzirrhose erkrankt waren. Hierin spiegelt sich nicht nur die zunehmende Offenheit vieler Transplantationszentren hinsichtlich dieser früher eher umstrittenen Indikationsstellung wider, sondern auch die sozioökonomische Relevanz der Alkoholabhängigkeit.

Schließlich sind **soziale Veränderungen** bei Alkoholkranken zu beachten. Unter den sozialen Folgen der Alkoholabhängigkeit spielen Desintegrationserscheinungen im familiären Umkreis eine Hauptrolle. Partnerschaftskonflikte und daraus resultierende Isolation, die ihrerseits die Alkoholkrankheit verstärkt, führen zu einer Art Teufelskreis. Die Unfallhäufigkeit und die Fehlzeiten bei Erwerbstätigkeit sind gesteigert. Verkehrsdelikte, Führerscheinentzug und Straftaten unter Alkoholeinfluss sind häufig. Alkoholkranke steigen sozial ab, ihre allgemeine Konfliktbelastung ist erhöht, soziale Karrieren werden unterbrochen oder negativ beeinflusst. Die soziale Mobilität geht in Richtung Ausscheren und Abstieg, Kontinuitätsunterbrechung von Erwerbstätigkeit bis hin zur allgemeinen sozialen Hilfsbedürftigkeit.

5.1.3 Diagnostik und Differenzialdiagnostik

Da Alkoholkranke häufig alkoholassoziierte Probleme verleugnen bzw. bagatellisieren, kommt der gezielten Exploration, der Außen- bzw. Fremdanamnese, der körperlichen Untersuchung und den labordiagnostischen Verfahren ein hoher Stellenwert zu.

Das **Screening alkoholassoziierter Laborparameter** umfasst (▶ Kap. 2.9.2):

- ASAT (GOT), ALAT (GPT) und Gamma-GT,
- MCV,
- CDT.

Neben diesen indirekten labordiagnostischen Untersuchungen können Blutalkoholkonzentration (BAK) und im Einzelfall Ethylglucuronid (EtG) laborchemisch bestimmt werden (▶ Kap. 2.9.2).

Zum **Screening auf Symptome eines Alkoholmissbrauchs bzw. einer Alkoholabhängigkeit** wird vorteilhaft der Münchner Alkoholismustest (MALT) eingesetzt (▶ Kap. 2.7.4). ▣ Tab. 5.2 gibt den MALT in vereinfachter Form wieder.

In ▣ Tab. 5.3 sind die diagnostischen ICD-10-Kriterien für die Alkoholabhängigkeit zusammengefasst.

Von der Alkoholabhängigkeit ist der **schädliche Alkoholgebrauch (Alkoholmissbrauch, Alkoholabusus)** abzugrenzen. Schädlicher Alkoholgebrauch liegt nach der ICD-10 dann vor, wenn der Alkoholkonsum zu nachweislichen körperlichen, psychischen oder sozialen Folgen führt, aber gleichzeitig die Kriterien für die Alkoholabhängigkeit nicht erfüllt sind.

◻ Tab. 5.2 Münchner Alkoholismustest (MALT) (in vereinfachter Form)

Selbstbeurteilung (MALT-S)

1.	In der letzten Zeit leide ich häufiger an Zittern der Hände.
2.	Ich hatte zeitweilig, besonders morgens, ein Würgegefühl oder Brechreiz.
3.	Ich habe schon einmal versucht, Zittern oder morgendlichen Brechreiz mit Alkohol zu kurieren.
4.	Zurzeit fühle ich mich verbittert wegen meiner Probleme und Schwierigkeiten.
5.	Es kommt nicht selten vor, dass ich vor dem Mittagessen bzw. zweiten Frühstück Alkohol trinke.
6.	Nach den ersten Gläsern Alkohol habe ich ein unwiderstehliches Verlangen, weiterzutrinken.
7.	Ich denke häufig an Alkohol.
8.	Ich habe manchmal auch dann Alkohol getrunken, wenn es mir vom Arzt verboten wurde.
9.	In Zeiten erhöhten Alkoholkonsums habe ich weniger gegessen.
10.	An der Arbeitsstelle hat man mir schon einmal Vorhaltungen wegen meines Alkoholtrinkens gemacht.
11.	Ich trinke Alkohol lieber, wenn ich allein bin.
12.	Seitdem ich mehr Alkohol trinke, bin ich weniger tüchtig.
13.	Ich habe nach dem Trinken von Alkohol schon öfters Gewissensbisse (Schuldgefühle) gehabt.
14.	Ich habe ein Trinksystem versucht (z. B. nicht vor bestimmten Zeiten zu trinken).
15.	Ich glaube, ich sollte mein Trinken einschränken.
16.	Ohne Alkohol hätte ich nicht so viele Probleme.
17.	Wenn ich aufgeregt bin, trinke ich Alkohol, um mich zu beruhigen.
18.	Ich glaube, der Alkohol zerstört mein Leben.
19.	Einmal möchte ich aufhören mit dem Trinken, dann wieder nicht.
20.	Andere Leute können nicht verstehen, warum ich trinke.
21.	Wenn ich nicht trinken würde, käme ich mit meinem Partner besser zurecht.
22.	Ich hatte schon versucht, zeitweilig ohne Alkohol zu leben.
23.	Wenn ich nicht trinken würde, wäre ich mit mir zufrieden.
24.	Man hat mich schon wiederholt auf meine „Alkoholfahne" angesprochen.

Fremdbeurteilung (MALT-F)

1.	Lebererkrankung: Mindestens ein klinisches Symptom, z. B. vermehrte Konsistenz, Vergrößerung, Druckdolenz o. a. und mindestens ein pathologischer Laborwert, z. B. GOT, GPT oder Gamma-GT sind notwendig.
2.	Polyneuropathie: trifft nur zu, wenn keine anderen Ursachen bekannt sind, z. B. Diabetes mellitus usw.
3.	Delirium tremens: jetzt oder in der Vorgeschichte

▢ **Tab. 5.2** (*Fortsetzung*) Münchner Alkoholismustest (MALT) (in vereinfachter Form)	
4.	Alkoholkonsum von mehr als 150 ml (bei Frauen 120 ml) reinem Alkohol pro Tag mindestens über einige Monate. Beispiele: 1,0 l Bier entspricht etwa 40 ml reinen Alkohols, 0,7 l Wein entspricht etwa 70 ml reinen Alkohols, 0,7 l Sekt entspricht etwa 84 ml reinen Alkohols, 0,7 l Schnaps entspricht etwa 210 ml reinen Alkohols.
5.	Alkoholkonsum von mehr als 300 ml (bei Frauen 240 ml) reinen Alkohols ein- oder mehrmals im Monat
6.	Foetor alcoholicus: zur Zeit der ärztlichen Untersuchung
7.	Familienangehörige oder engere Bezugspersonen haben schon einmal Rat gesucht wegen Alkoholproblemen des Patienten: z. B. beim Arzt, der Familienfürsorge oder anderen entsprechenden Einrichtungen.
Testauswertung	Bildung eines gemeinsamen Summenwerts aus MALT-S und MALT-F. Die vom Arzt als zutreffend bezeichneten Items erhalten eine 4-fache, die vom Patienten als zutreffend angekreuzten Aussagen eine 1-fache Gewichtung.
	Testwert von 6 bis 10 Punkten: Verdacht auf Alkoholkrankheit
	Testwert von 11 und mehr Punkten: Alkoholkrankheit

Bei konkreten Hinweisen auf bestimmte somatische Folgestörungen muss nach den Regeln der jeweiligen Fachgebiete weiter untersucht werden.

In der Diagnostik sollte der Untersucher auf mögliche psychiatrische Komorbiditäten der Alkoholabhängigkeit achten. Diese gilt es in einem Gesamtbehandlungsplan zu berücksichtigen. Häufige Komorbiditäten der Alkoholabhängigkeit sind:

- Störungen durch sonstige psychotrope Substanzen bzw. Störungen durch multiplen Substanzgebrauch,
- Angststörungen,
- affektive Störungen,
- Schizophrenie,
- Cluster-B-Persönlichkeitsstörungen.

Im Zusammenhang mit komorbiden Störungen durch sonstige psychotrope Substanzen ist zu beachten, dass zwischen Benzodiazepinen, Barbituraten und Alkohol eine **Kreuztoleranz** besteht. Die eine Substanz kann also durch die andere im Rahmen der Abhängigkeit ersetzt werden.

Alkoholmissbrauch und Alkoholabhängigkeit sind klinische Faktoren, die das **Suizidrisiko signifikant erhöhen**. Daher ist bei Alkoholkranken stets die Suizidgefahr abzuschätzen.

Differenzialdiagnostisch ist beim Auftreten von psychiatrischen Folgestörungen im Rahmen der Alkoholabhängigkeit eine Reihe von psychiatrischen Krankheiten auszuschließen. In ▢ Tab. 5.4 sind wichtige Differenzialdiagnosen verschiedener psychiatrischer Folgestörungen der Alkoholabhängigkeit aufgelistet.

5.1.4 Therapie

Nur etwa 6 % aller Alkoholkranken erhalten in Österreich bzw. Deutschland eine spezifische Therapie des schädlichen Alkoholgebrauchs bzw. der Alkoholabhängigkeit. Auf der anderen

□ Tab. 5.3 Diagnostische Kriterien für die Alkoholabhängigkeit nach der ICD-10

3 oder mehr der folgenden 6 Kriterien sollten zusammen **mindestens 1 Monat** lang bestanden haben. Falls sie nur für eine kürzere Zeit gemeinsam aufgetreten sind, sollten **sie innerhalb von 12 Monaten wiederholt** bestanden haben.

1.	Starkes Verlangen oder Zwang, Alkohol zu konsumieren
2.	Verminderte Kontrolle über Beginn, Beendigung oder die Menge des Alkoholkonsums
3.	Körperliches Entzugssyndrom
4.	Toleranzentwicklung
5.	Vernachlässigung anderer Neigungen oder Interessen zugunsten des Alkoholkonsums
6.	Fortführung des Alkoholkonsums trotz eindeutig aufgetretener körperlicher Schäden, psychischer Folgezustände oder sozialer Veränderungen. Beispiele: alkoholbedingte Fettleberhepatitis, depressive Episode durch exzessiven Alkoholkonsum („substanzinduzierte Depression"), Partnerschaftskonflikte usw.

Seite können unter den derzeitigen Therapiebedingungen Abstinenzquoten von über 60 % erzielt werden.

Jede Therapie der Alkoholkrankheit hat folgende **Prinzipien** zu berücksichtigen:

- **Das Totalitätsprinzip**: Einbeziehung von Partner, Familie und sozialem Umfeld ist essenziell.
- **Das Pluralitätsprinzip**: An der Therapie sind unterschiedliche Berufsgruppen zu beteiligen.
- **Das Permanenzprinzip**: Langdauernder, latent fortbestehender therapeutischer Rahmen für Alkoholkranke ist notwendig.

Basis der Therapie ist die Abstinenz, **Ziel** der Behandlung hingegen die soziale Selbstverfügbarkeit und der Wiedergewinn der Fähigkeit zu eigenverantwortlichem, selbstständigem Leben in optimaler sozialer Integration.

Die Therapie der Alkoholkrankheit umfasst 3 **methodische Ansätze**:

1. Die **medikamentöse Therapie** spielt vor allem in der Entzugsbehandlung („Entgiftungsphase") eine wichtige Rolle. Des Weiteren besteht die Möglichkeit einer pharmakologisch gestützten Rückfallprophylaxe („Anti-Craving-Behandlung").
2. Die **psychotherapeutischen Interventionen**, die hier in Betracht kommen, sind vor allem die kognitiv-verhaltenstherapeutische Psychotherapie und die klientenzentrierte Gesprächspsychotherapie. Beide Verfahren zeichnen sich durch eine gewisse Ökonomie der Vorgehensweise und durch eine relativ unkomplizierte Erlernbarkeit aus. Hingegen spielen psychoanalytische und tiefenpsychologische Psychotherapieverfahren in der Praxis eine untergeordnete Rolle. Weiterhin kommen auch Psychoedukation sowie Suggestiv- und Entspannungsverfahren in Betracht.
3. Der **soziotherapeutische Teil** umfasst das gesamte Gebiet der traditionellen Sozialarbeit mit den hier besonders bei Alkoholkranken vorliegenden Problemen.

Betrachten wir nun den **zeitlichen Ablauf** einer Therapie alkoholabhängiger Patienten, so erfolgt sie innerhalb eines Therapieverbunds, der aus 4 hintereinander geschalteten, miteinander verzahnten Abschnitten besteht:

1. **Motivationsphase („Kontaktphase")**: Praktiker, psychosoziale Beratungsstellen, niedergelassener Psychiater, Ambulanzen der psychiatrischen Krankenhäuser, psychiatrische Konsiliardienste an Allgemeinkrankenhäusern.

◻ Tab. 5.4 Psychiatrische Differenzialdiagnosen psychischer Folgestörungen der Alkoholabhängigkeit

Alkoholentzugssyndrom (Prädelir)	Benzodiazepinentzugssyndrom
	Intoxikationen mit anderen psychotropen Substanzen
	Abortives Delirium tremens
Delirium tremens	Delir, das nicht durch Alkohol bedingt ist
	Delir, das durch sonstige psychotrope Substanzen hervorgerufen wird
	Alkoholhalluzinose
	Akute Alkoholintoxikation
	Intoxikationszustände
	Schizophrenie
Alkoholhalluzinose	Schizophrenie
	Andere nichtorganische psychotische Störungen
	Protrahiertes Delir, nicht durch Alkohol bedingt
	Drogeninduzierte Psychose
	Rauschzustände bei Konsum von Kokain, Amphetaminen u. a.
Korsakow-Syndrom	Morbus Alzheimer und andere Hirnkrankheiten
	Alkoholbedingte Persönlichkeitsveränderungen
	Alkoholbedingte Demenz
	Schädel-Hirn-Traumata
	HIV-induzierte Demenz
	Neurosyphilis
	Neurologische Systemerkrankungen
	Intelligenzminderung
	Chronische Intoxikation
	Hypothyreose
	Pseudodemenz bei Depression

2. **Entzugsbehandlung ("Entgiftungsphase")**: vollstationäre Entzugsbehandlungen vor allem in psychiatrischen Krankenhäusern, aber auch ambulante und teilstationäre Entzugsbehandlungen beim leicht- bis mittelgradigen Alkoholentzugssyndrom unter engmaschiger Kontrolle der Patienten möglich.
3. **Rehabilitation ("Entwöhnungsphase")**: Mehrmonatige stationäre „Therapie im engeren Sinne" in entsprechenden Fachkliniken. Bei guter sozialer Integration können auch ambulante Rehabilitationen durch psychosoziale Beratungsstellen oder durch hierfür spezialisierte niedergelassene Psychiater durchgeführt werden.
4. **Nachsorgephase**: Praktiker, niedergelassener Psychiater, Fachambulanzen der psychiatrischen Krankenhäuser, psychosoziale Beratungsstellen, Selbsthilfegruppen (z. B. „Anonyme Alkoholiker").

Am Anfang dieser **viergliedrigen Behandlungskette** steht also die **Motivations- oder Kontaktphase**. Sie wird größtenteils von den ambulanten Beratungsstellen getragen, die es mittlerweile flächendeckend gibt. Sie leisten die wesentliche Vorarbeit, die schließlich bei dem Betroffenen zu der Überzeugung führt, dass er eine Therapie benötigt, um aus seiner Alkoholkrankheit hinauszufinden. Der Kontakt zum Suchtberater ermöglicht in vielen Fällen diesen Entschluss. Motivation heißt das zentrale Stichwort in diesem Zusammenhang.

An die Motivationsphase schließt die **Entzugsbehandlung oder Entgiftungsphase** an. Die Entzugsbehandlung des Alkoholabhängigen ist notwendig, damit er aus dem Zustand chronischer Intoxikation gelangen kann, in dem er sich permanent befindet. Er wird damit fähig, in einem gewissen Umfang wieder über seine eigene Lebensplanung zu entscheiden. Die Therapie der Alkoholentzugsbehandlung basiert auf einer symptomatischen Psychopharmakotherapie.

Zur Behandlung des Alkoholentzugs (Prädelirs) und des Delirium tremens gilt **in Deutschland Clomethiazol** (Distraneurin®) als Medikament der ersten Wahl. Clomethiazol ist **in Österreich** nicht im Handel. Hier werden bei diesen Indikationen in erster Linie **Benzodiazepine**, vorzugsweise Lorazepam und Diazepam, eingesetzt. Sowohl Clomethiazol als auch Benzodiazepine sind wegen ihres Abhängigkeitspotenzials und wegen des Risikos einer kritischen Potenzierung der atemdepressiven Effekte bei gleichzeitigem Konsum von Alkohol ausschließlich für die stationäre Alkoholentzugsbehandlung geeignet. Für die Behandlung des Prädelirs im ambulanten Rahmen kann eine Kombinationsbehandlung aus **Tiaprid** (Delpral® bzw. Tiapridex®) **und Carbamazepin** (z. B. Tegretol® bzw. Tegretal®) gewählt werden. Von Vorteil ist, dass Tiaprid nur schwach metabolisiert wird, weshalb bei Patienten mit eingeschränkter Leberfunktion keine Dosisanpassung notwendig ist. Carbamazepin sollte zu Beginn der Therapie nicht zu hoch dosiert (>800 mg/die) werden, weil es ansonsten Übelkeit und Erbrechen hervorruft. Die mitunter gewählte Alkoholentzugstherapie mit Ethanol ist obsolet. Unter der Gabe von Ethanol sind Komplikationen häufig, weil die Pharmakokinetik von Ethanol nicht gut vorhersehbar ist und die therapeutische Breite von Ethanol relativ eng ist.

Dem Prädelir bzw. Delirium tremens liegt u. a. eine verminderte GABA-erge Hemmung zugrunde. Sowohl Clomethiazol als auch Benzodiazepine binden an spezifische Strukturen des $GABA_A$-Rezeptors und verstärken so die Wirkung des inhibitorischen Neurotransmitters GABA. **Clomethiazol** wirkt sedierend, hypnotisch und antikonvulsiv. Es ist aufgrund der kurzen Halbwertszeit (3–6 h) gut steuerbar. Häufige Nebenwirkungen sind erhöhte Speichel- und Bronchialsekretion. Als Komplikationen können Atem- und Kreislaufdepression auftreten, weshalb es bei Patienten mit obstruktiven Lungenerkrankungen und Pneumonie nicht angewandt werden darf (**cave:** Gefahr der Atemlähmung!). Zudem beinhaltet Clomethiazol ein hohes Abhängigkeitspotenzial, sodass die Höchstdauer der stationären Clomethiazolanwendung maximal 14 Tage betragen sollte. Clomethiazol ist in Deutschland als Distraneurin® in oraler Applikationsform verfügbar. Eine Distraneurin®-Kapsel enthält 192 mg Clomethiazol. **Bezodiazepine** wirken nicht nur sedierend, hypnotisch und antikonvulsiv, sondern auch anxiolytisch. Sowohl **Lorazepam** (Halbwertszeit: 8–24 h) als auch **Diazepam** (Halbwertszeit: 20–40 h) sind ausreichend lang wirksam, sodass das Risiko für Krampfanfälle im Zusammenhang mit dem Prädelir bzw. Delirium tremens signifikant sinkt. Da Lorazepam im Vergleich zu Diazepam eine kürzere Halbwertszeit hat und keine aktiven Metaboliten bildet, ist es besser steuerbar als Diazepam. Außerdem wird Lorazepam nicht durch das Cytochrom-P450-System metabolisiert, weshalb es prinzipiell bei Patienten mit Leberfunktionsstörungen eingesetzt werden kann. Lorazepam (Temesta® bzw. Tavor® 2-mg-Ampullen) und Diazepam (Gewacalm® bzw. Valium® 10-mg-Ampullen) sind im Gegensatz zu anderen Benzodiazepinen auch in parenteraler Applikationsform verfügbar. Nebenwirkungen sind u. a. Abhängigkeitsentwicklungen, kognitive Einschränkungen, atem- und kreislaufdepressive Effekte sowie paradoxe Reaktionen mit Erregung und Aggressivität. Im Vergleich zu Clomethiazol sind Benzodiazepine aber weniger atem- und kreislaufdepressiv. Kontraindikationen für die Gabe von Benzodiazepinen sind Myasthenia gravis und Intoxikation mit anderen zentraldämpfenden Substanzen wie Alkohol, Opiate, Barbiturate usw. ◘ Tab. 5.5 gibt eine orientierende Übersicht über psychopharmakotherapeutische Strategien beim Prädelir und Delirium tremens.

An die Entgiftungsphase sollte sich möglichst nahtlos die **Entwöhnungsphase oder Rehabilitation** anschließen. Sie bildet den zentralen Abschnitt der Therapie, in welchem wir folgende Therapieziele anstreben, und zwar im Einzelnen die Fähigkeit,

- ohne Alkoholkonsum zu leben,
- zu kritischer Selbsteinschätzung des eigenen Verhaltens und der eigenen Person zu gelangen,
- mit eigenen und fremden Dingen verantwortlich umgehen zu können,
- sich kritisch mit der Realität auseinanderzusetzen,
- zu einer Überwindung der Kluft zwischen Anspruch und tatsächlichen Fähigkeiten zu gelangen.

Diese Ziele erreichen wir mit einem speziellen Typus von Einrichtungen, die es heute flächendeckend in Österreich und Deutschland gibt (z. B. Anton-Proksch-Institut, Fachklinik de La Tour in Treffen). Sie sind an unterschiedlichen Verfahrensweisen orientiert, haben aber insgesamt folgende Gemeinsamkeiten:

- Prinzip der Alkoholfreiheit als Basis der Therapie
- Reglementierung des Tagesablaufs
- Bevorzugter Einsatz von Gruppentechniken
- Gliederung nach einem Stufenprinzip je nach Therapiefortschritt
- Prinzip der gestuften Belastung durch soziale Verpflichtungen
- Laufende Kontrolle des Behandlungsfortschritts
- Aufbau alkoholfreier Aktivitäten und Kontakte
- Abkehr vom Lust-Unlust-Prinzip, Hinwendung zum Leistungsprinzip
- Ersatz des Alkoholkonsums durch sinnvolle Lebensinhalte
- Förderung der Nachreifung und Differenzierung der Persönlichkeit

Diese therapeutischen Prinzipien finden sich bei den meisten Therapiemodellen in teils abgewandelter Form wieder. Sie sind mit kognitiv-verhaltenstherapeutischen Verfahrensweisen am ehesten zu realisieren. Bei einer Behandlungsdauer von zumeist 4 Monaten können nur Verfahren angewandt werden, die in dieser Zeit eine effiziente Therapie zulassen. Dass auch Aktivitäten wie Arbeit, Sport, Hobbys, Werken, künstlerische Betätigung usw. eine wichtige Rolle spielen, ist keine Frage. Am Schluss der Entwöhnungstherapie soll aus dem Alkoholkranken, für den es zuletzt nur noch Alkohol als Lebensinhalt gab, ein kritisch handelnder, sozialverantwortlich denkender und zu selbstständigem Leben fähiger Mensch geworden sein.

Zusätzlich zur psycho- und soziotherapeutisch orientierten Rehabilitation kann nutzbringend eine **pharmakologisch gestützte Rückfallprophylaxe** durchgeführt werden. Hier gilt als Medikament der ersten Wahl **Acamprosat** (Campral®), das in der Rückfallprophylaxe der Alkoholabhängigkeit sowohl in Österreich als auch in Deutschland zugelassen ist. Acamprosat moduliert den glutamergen NMDA-Rezeptor und stimuliert die GABA-erge Transmission. 1 Campral®-Filmtablette enthält 333 mg Acamprosat. Die Dosierung beträgt bei Patienten mit

◘ Tab. 5.5 Psychopharmakotherapeutische Strategien beim Alkoholentzugssyndrom (Prädelir) und Delirium tremens

Symptomatische Therapie des leicht- bis mittelgradigen Alkoholentzugssyndroms im ambulanten Rahmen	**Fixes Therapieschema nach Kiefer u. Mann (2007):**
	Tag 1: Tiaprid (Delpral® bzw. Tiapridex® 100-mg-Tabletten) 300 mg – 300 mg – 300 mg – 300 mg und Carbamazepin, nicht retardiert (Tegretol® bzw. Tegretal® 200-mg-Tabletten) 100 mg – 100 mg – 200 mg – 0 mg
	Tag 2: Tiaprid 300 mg – 300 mg – 300 mg – 300 mg und Carbamazepin 100 mg – 100 mg – 200 mg – 0 mg
	Tag 3: Tiaprid 300 mg – 300 mg – 300 mg – 300 mg und Carbamazepin 100 mg – 0 mg – 100 mg – 200 mg
	Tag 4: Tiaprid 200 mg – 200 mg – 200 mg – 200 mg und Carbamazepin 0 mg – 0 mg – 200 mg – 0 mg
	Tag 5: Tiaprid 200 mg – 200 mg – 200 mg – 200 mg und Carbamazepin 0 mg – 0 mg – 200 mg – 0 mg
	Tag 6: Tiaprid 200 mg – 100 mg – 200 mg – 100 mg und Carbamazepin 0 mg – 0 mg – 200 mg – 0 mg
	Die Patienten werden **täglich ambulant** gesehen, nach 5 Tagen ist die Behandlung in den meisten Fällen abgeschlossen.
Symptomatische Therapie des leicht- bis mittelgradigen Alkoholentzugssyndroms im stationären Rahmen	**Mögliche Therapieschemata:**
	Therapieschema mit Clomethiazol: alle 4 h 2 Distraneurin®-Kapseln; in der Regel wird nach 3 Tagen die Dosierung sukzessiv über ca. 7 Tage ausgeschlichen. Begleitmedikation nach Bedarf
	Therapieschema mit Lorazepam: alle 6 h 2 mg Lorazepam in den ersten 24 h; anschließend über ca. 3 Tage ausschleichen; Begleitmedikation nach Bedarf
	Therapieschema mit Diazepam: Alle 6 h 10 mg Diazepam in den ersten 24 h; anschließend über ca. 3 Tage sukzessiv ausschleichen; Begleitmedikation nach Bedarf
	Begleitmedikation:
	Zusätzlich Thiamin zur Prophylaxe einer Wernicke-Enzephalopathie (z. B. 1 Neurobion®-Ampulle akut 1-mal täglich intramuskulär [tief intraglutäal] für 5 Tage)
	Bei stark ausgeprägter Tachykardie/Hypertonie zusätzlich Clonidin. Clonidin ist kontraindiziert bei Bradykardie, AV-Block II. und III. Grades, arteriellen Verschlusskrankheiten und Phäochromozytom.
	Bei zerebralen Krampfanfällen in der Anamnese zusätzlich Carbamazepin (z. B. 400 mg/die bis zu max. 1.200 mg/die in mehreren Einzeldosen). Carbamazepin ist kontraindiziert bei schwerer Leberkrankung, AV-Block, Knochenmarkdepression und bei Vorbehandlung mit MAOI.
	Die unterstützende Therapie mit Piracetam (z. B. Nootropil®, Cerebryl®) zur Förderung der Energieversorgung des Gehirns ist vertretbar.

◧ **Tab. 5.5** (*Fortsetzung*) Psychopharmakotherapeutische Strategien beim Alkoholentzugssyndrom (Prädelir) und Delirium tremens	
Symptomatische Therapie des schwergradigen Alkoholentzugssyndroms und des Delirium tremens im stationären Rahmen	**Mögliche Therapieschemata:** **Orales Therapieschema mit Clomethiazol:** initial 2–4 Distraneurin®-Kapseln. Je nach Wirksamkeit und Verträglichkeit kann die Dosierung auf bis zu 8 Distraneurin®-Kapseln innerhalb der ersten 2 h gesteigert werden. Anschließend können alle 2 h 2 Distraneurin®-Kapseln bis zu einer Höchstdosis von 24 Distraneurin®-Kapseln appliziert werden. Nach einer mehrtägigen Plateauphase erfolgt ausschleichende Dosierung über ca. 1 Woche. Zusätzlich sind Haloperidol[a] und Thiamin zur Prophylaxe einer Wernicke-Enzephalopathie zu applizieren. Bei stark ausgeprägter Tachykardie/Hypertonie zusätzlich Clonidin. Bei zerebralen Krampfanfällen in der Anamnese zusätzlich Carbamazepin (z. B. 400–1.200 mg/die). **Parenterales Therapieschema mit Lorazepam oder Diazepam unter intensivmedizinischen Bedingungen mit kontinuierlichem Monitoring der Kreislauffunktionen und Intubationsbereitschaft:** Alle 6 h Lorazepam 2 mg i.v. in den ersten 24 h oder alle 6 h 10 mg Diazepam i.v. in den ersten 24 h. Alle 12 h 5 mg Haloperidol[a] parenteral. Alle 24 h 100 mg Thiamin i.m. Bei stark ausgeprägter Tachykardie/Hypertonie zusätzlich Clonidin via Perfusor. Hierunter klingt das Delirium tremens zumeist innerhalb von 2 bis 4 Tagen ab.
Symptomatische Therapie des therapierefraktären Delirium tremens auf der Intensivstation	Hierbei wird **Midazolam** (Dormicum®) eingesetzt. Midazolam ist aufgrund der sehr kurzen Halbwertszeit von 1 bis 2,5 h sehr gut steuerbar. Als „loading dose" werden 2,5–5 mg i.v. appliziert. Die Erhaltungsdosis erfolgt nach Maßgabe des Intensivmediziners (z. B. Midazolam 2–10 mg/h). Zusätzlich werden Haloperidol[a], Thiamin und Clonidin parenteral appliziert. Falls der betroffene Patient midazolamresistent ist, kann **Propofol** (Diprivan® bzw. Disoprivan®) verabreicht werden.
[a]Höhere Dosen von Haloperidol sowie die intravenöse Gabe von Haloperidol können das Risiko von QTc-Verlängerungen und Torsades de pointes erhöhen. Daher empfiehlt der Hersteller seit 2010 die Haldol®-Injektionslösung nur zur intramuskulären Verabreichung. In Österreich und Deutschland ist also die intravenöse Verabreichung von Haloperidol nur unter den besonderen Voraussetzungen des Off-Label-Gebrauchs möglich.	

einem Körpergewicht über 60 kg 3-mal täglich 2 Campral®-Filmtabletten, bei Patienten mit einem Körpergewicht unter 60 kg 4 Campral®-Filmtabletten in 3 Einzeldosen. Die Behandlungsdauer mit Acamprosat liegt bei etwa einem Jahr. Acamprosat induziert selbst keine Abhängigkeitsentwicklungen. Bei einem erneuten Alkoholkonsum sollte die Einnahme von Acamprosat nicht unterbrochen werden. Acamprosat hat keine Wechselwirkung mit Alkohol und bringt im Falle eines Rückfalls keine zusätzlichen Gefährdungen für den Patienten. Häufigste Nebenwirkung unter einer Rückfallprophylaxe mit Acamprosat ist Diarrhö. Selten werden Juckreiz, makulopapulöse Erytheme, Störungen der sexuellen Erregbarkeit beim männlichen Patienten und Schlafstörungen beobachtet. Kontraindikationen für den Einsatz von Acamprosat sind Niereninsuffizienz und schwere Leberschäden.

In Österreich ist zudem **Naltrexon** (Revia®, Dependex®, Nemexin® u. a.) zur chronischen Alkoholentwöhnung zugelassen. Naltrexon ist ein Opiatantagonist. Es bewirkt eine Verminderung der alkoholinduzierten Euphorie. Wechselwirkungen mit Alkohol sind nicht bekannt.

Auch verursacht es weder psychische noch physische Abhängigkeit. 1 Revia®-Filmtablette enthält 50 mg Naltrexon. Die Dosierung beträgt initial ½ Revia®-Filmtablette täglich, dann 1 Revia®-Filmtablette täglich. Die Behandlungsdauer mit Naltrexon sollte sich auf mindestens 3 Monate belaufen. Häufigste Nebenwirkungen unter Naltrexon sind Übelkeit, Erbrechen, Bauchschmerzen, Mundtrockenheit, Schwindelgefühl, Nervosität und Libidostörungen. Als Kontraindikationen gelten die Opiatabhängigkeit, die gleichzeitige Einnahme von Opioidanalgetika und eine schwere Leberinsuffizienz bzw. akute Hepatitis. Naltrexon kann bei Opiatabhängigen ein lebensgefährliches Entzugssyndrom auslösen. Deshalb sollte vor Therapiebeginn mit Hilfe eines Drogen- und Medikamentenscreenings im Urin überprüft werden, ob der Patient tatsächlich opiatfrei ist.

Der Einsatz von **Disulfiram** (Antabus®) zur Unterstützung der Entwöhnungstherapie bei Alkoholabhängigkeit ist wegen möglicher schwerwiegender Neben- und Wechselwirkungen **obsolet**. Nach Alkoholgenuss sind folgende Komplikationen beschrieben: schwere Unverträglichkeit bis Kollaps, Krämpfe, Herzversagen, Atemdepression und plötzliche Todesfälle.

Nach der Rehabilitation folgt die **Nachsorgephase**. Der Patient schließt sich einer ambulanten Gruppe an, die ihm weitere Stabilisierung vermitteln kann. Es wird nun noch eines unterschiedlich langen Zeitraums bedürfen, bis der Weg aus der Alkoholabhängigkeit endgültig gefunden ist. Psychosoziale Beratungsstellen bzw. der niedergelassene Arzt können hierbei eine wichtige stützende Funktion übernehmen.

5.2   Störungen durch sonstige psychotrope Substanzen

5.2.1   Allgemeines

Der Begriff der **Substanzabhängigkeit** (z. B. Drogen-, Medikamenten-, Alkoholabhängigkeit) wird mit dem älteren der **Sucht** heute meist bedeutungsgleich verwendet. Der Mensch besitzt ein natürliches Bedürfnis, sich in Rauschzustände zu versetzen. Dabei strebt er Erlebnisveränderungen an, die ihm im Alltag versperrt bleiben. Er will die ihm gesteckten Grenzen überschreiten und folgt dabei seiner Neugier. Rauschmittel sind uralter Menschheitsbesitz und dienen seit alters dazu, Zustände von **Ekstase** (Außerhalb-seiner-selbst-Sein) herbeizuführen. Dabei besteht die Gefahr, sich selbst im Drogenrausch zu verlieren. Modeströmungen und Verfügbarkeit von Drogen unterstützen seinen Drang, auf diese Weise Fahrten in ein unbekanntes Neuland anzutreten.

Substanzabhängigkeit äußert sich meist als Giftsucht (**Toxikomanie**), die immer von Vergiftung (**Intoxikation**) begleitet ist. Daneben existieren **stoffungebundene Abhängigkeitsformen**. Hierbei handelt es sich um abnorme Gewohnheiten und Störungen der Impulskontrolle wie pathologisches Spielen, pathologische Brandstiftung (Pyromanie), pathologisches Stehlen (Kleptomanie) und pathologische Internetnutzung („Internetsucht"). (▶ Kap. 10.3).

Bei **stoffgebundenen Abhängigkeitsformen** fragen wir immer nach **3 Komponenten**:
1. nach der individuellen **Grundstörung**, die eine Abhängigkeitsentwicklung eingeleitet hat; hier ist beispielsweise an chronische Schmerzzustände oder an Konfliktsituationen zu denken;
2. nach den psychopathologischen und sozialen **Folgen** der Substanzeinnahme; hier denken wir insbesondere an toxisch bedingte Veränderungen der Kritikfähigkeit oder des Gedächtnisses;

3. nach dem Grad der Abhängigkeits**haltung** dem Leben gegenüber, also der „Süchtigkeit", die eine psychologische und stoffunabhängige Größe darstellt.

Abhängigkeit ist in erster Linie ein psychisches Problem, zu dem in der Regel bald körperliche und soziale Folgen treten. Sie ist gekennzeichnet durch einen eigengesetzlichen Verlauf und den fortschreitenden Verlust freier Handlungsfähigkeit und Kontrolle über das eigene Verhalten. Abhängigkeit liegt dann vor, wenn eine prozesshafte Abfolge in sich gebundener Konsumhaltungen kritisch geprüfte, sorgfältig und folgerichtig gesteuerte Handlungsabläufe ersetzt.

Abhängigkeit ist Krankheit, nicht nur im juristisch-versicherungsrechtlichen Sinne; sie engt die Freiheitsgrade des betroffenen Menschen entscheidend und fortschreitend ein, ist die Ursache einer Vielzahl körperlicher, geistiger und sozialer Schäden bei dem betroffenen Individuum und bedarf deshalb der qualifizierten Behandlung. Abhängigkeit führt unbehandelt zur Invalidität und verkürzt die Lebenserwartung des Erkrankten. Sie schleift wesentliche charakterlich-individuelle Akzente der Persönlichkeit zunehmend ab und ähnelt darin prozesshaft in den Residualzustand führenden psychischen Störungen. Abhängige verharren in einer immerwährenden Wiederholung des ständig Gleichen, es kommt bei ihnen zu Freiheitsverzicht und Freiheitsverlust.

Beim **Zustandekommen von Substanzabhängigkeit** spielt nach Täschner (2002) eine Reihe von Faktoren eine wichtige Rolle:

- Persönlichkeitsstruktur des Konsumenten: ängstliche, verschlossene, sensitive, leicht verletzliche und schnell zu entmutigende Persönlichkeiten
- Eigenwirkung der Substanzen: schwindender Spielraum des Konsumenten für eigene Entscheidungen
- Soziale Faktoren: Broken-home-Situation, familiäre Belastung
- Konsumgewohnheiten in der Gesamtbevölkerung
- Aktuelle, soziokulturelle Belastungen: Technisierung, Stressbelastung, Leistungsdruck
- Erbliche Faktoren: genetisch fixierte Weitergabe der Bereitschaft, „süchtig" zu entgleisen

Bei der Untersuchung von Abhängigkeitsentwicklungen ist streng zwischen Verursachung (**Kausalität**) und gleichzeitigem Auftreten von Einzelerscheinungen (**Korrelation**) zu trennen.

Soziale Faktoren spielen beim Zustandekommen von Abhängigkeitsentwicklungen eine wesentliche Rolle, dürfen aber nicht als Hauptursache betrachtet werden. Auch biochemische, psychiatrisch-psychologische und humangenetische Kriterien sind heranzuziehen. Damit ist Abhängigkeit als unspezifisches Gefüge aus individueller Persönlichkeit und ihrer besonderen lebensgeschichtlichen Situation vor dem Hintergrund der soziokulturellen Konflikte unserer Zeit anzusehen.

Dem aktuellen UNO-Drogenbericht zufolge ist Cannabis (Cannabinoide) die am häufigsten konsumierte illegale Substanz in Europa, gefolgt von Ecstasy (amphetaminartige Stimulanzien). Auch weist die Europäische Drogenbeobachtungsstelle (EBDD) jüngst darauf hin, dass sowohl rauchbare Kräuterprodukte, die mit synthetischen Cannabinoiden versetzt sind („Spice"), als auch synthetische Cathinone, die Derivate des mit dem Amphetamin strukturell verwandten Cathinons (psychoaktiver Hauptwirkstoff von Khat) darstellen, in den letzten Jahren eine wichtige Rolle spielen. Europa ist mittlerweile nach Nordamerika der zweitgrößte Absatzmarkt für Kokain. Zudem ist auch wieder eine steigende Nachfrage nach Heroin und Opioiden in Europa zu verzeichnen. Benzodiazepine, opiathaltige Analgetika, Stimulanzien und/oder Barbiturate werden zunehmend über Internetapotheken verkauft, ohne dass hierfür Rezepte verlangt werden. Tabak (Nikotin) ist neben Alkohol das weitverbreitetste Genuss-

und Suchtmittel in Österreich und Deutschland. Über 30 % der Männer und über 20 % der Frauen in der österreichischen bzw. deutschen Allgemeinbevölkerung rauchen.

5.2.2 Klinik

In einer **pragmatischen Betrachtungsweise** kann die **Substanzabhängigkeit** folgendermaßen definiert werden:

— Zustand psychischer oder psychischer und körperlicher Abhängigkeit (mit oder ohne Toleranzsteigerung) von einer psychotropen Substanz mit Wirkung auf das zentrale Nervensystem, die zeitweise oder fortgesetzt eingenommen wird.

Die **Definition von Substanzabhängigkeit durch die Weltgesundheitsorganisation (WHO)** beinhaltet insgesamt 6 Kriterien, von denen mindestens 3 im vergangenen Jahr wiederholt gleichzeitig vorgelegen haben müssen:

1. Starkes Verlangen oder Zwang, psychotrope Substanzen zu konsumieren
2. Verminderte Kontrolle über Beginn, Beendigung oder die Menge des Konsums psychotroper Substanzen
3. Körperliches Entzugssyndrom
4. Toleranzentwicklung
5. Vernachlässigung anderer Neigungen oder Interessen zugunsten des Konsums psychotroper Substanzen
6. Anhaltender Konsum psychotroper Substanzen trotz eindeutiger schädlicher Folgen

Angesichts der erheblichen Wirkungsunterschiede der hier in Betracht kommenden Substanzen unterscheidet die ICD-10 **9 Varianten von stoffgebundener Abhängigkeit:**

1. Alkoholabhängigkeit
2. Opioidabhängigkeit
3. Cannabinoidabhängigkeit
4. Sedativa- oder Hypnotikaabhängigkeit
5. Kokainabhängigkeit
6. Stimulanzienabhängigkeit
7. Halluzinogenabhängigkeit
8. Tabakabhängigkeit
9. Lösungsmittelabhängigkeit

Hierbei kommt dem Begriff der psychischen Abhängigkeit ein zentraler Stellenwert zu. **Psychische Abhängigkeit** ist praktisch bei allen Typen von Substanzabhängigkeit vorhanden. Sie ist definiert als unbezwingbares, gieriges seelisches Verlangen, mit der Einnahme der psychotropen Substanz fortzufahren und sie sich um jeden Preis zu beschaffen. **Körperliche Abhängigkeit** macht sich dann bemerkbar, wenn beim Absetzen der psychotropen Substanz **körperliche Entzugserscheinungen** auftreten. Dies ist vor allem bei der Opioid-, Benzodiazepin- und Alkoholabhängigkeit der Fall. Als körperliche Entzugserscheinungen sind Schmerzzustände, Durchfall, Erbrechen, Übelkeit, Schwindel und Abgeschlagenheit zu betrachten, aber auch stark ausgebildete vegetative Erscheinungen wie Zittern, Frieren und Schweißausbrüche. **Psychische Entzugserscheinungen** bestehen aus Unruhezuständen, Angst, Schlafstörungen, dem Drang zu erneuter Substanzeinnahme und aus depressiven Verstimmungen bis hin zu Suizidgedanken.

Im Verlauf gewinnt der Organismus durch kontinuierliche Einnahme von Fremdsubstanzen allmählich die Fähigkeit, sonst giftige und in manchen Fällen tödlich wirkende Substanzmengen zu verarbeiten. Den dieser Umstrukturierung zugrunde liegenden Prozess bezeichnen wir als **Toleranzentwicklung (Toleranzsteigerung, Toleranzerwerb)**. Hierfür ist sowohl ein Absinken der Empfindlichkeit der zellulären Rezeptoren an den Wirkorten als auch eine Beschleunigung des Fremdstoffabbaus im Organismus verantwortlich. Parallel zum Toleranzerwerb geht die Dosissteigerung, die nicht nur die Einzeldosis, sondern auch die Einnahmefrequenz und damit die Gesamtdosis betrifft. Im Verlauf einer Toleranzsteigerung können auch paradoxe Wirkungen zustande kommen, etwa dann, wenn Schlafmittel nicht mehr schlafanstoßend oder sedierend wirken, sondern beispielsweise zur Euphorie führen. ◘ Tab. 5.6 gibt einen orientierenden Überblick über das Abhängigkeitspotenzial einzelner Substanzgruppen (mod. nach Berzewski 2009).

Voraussetzung für die Entstehung von Toleranz ist die wiederholte Zufuhr von rauscherzeugenden bzw. abhängigkeitserzeugenden Mitteln. Beim Rausch handelt es sich um einen Zustand unmittelbarer Substanzwirkung. Eine grundsätzliche Unterscheidung zwischen **Rausch und Intoxikation** ist nur schwer möglich. Sowohl Rausch als auch Intoxikation treten im Anschluss an einen Substanzkonsum auf; sie sind in ihrer Ausprägung dosisabhängig und klingen mit dem Abbau bzw. der Ausscheidung der Fremdsubstanz ab. Vom Inhalt her unterscheiden wir **typische** und **atypische** Rauschverläufe, vom Verlauf her **akute** und **protrahierte** (lang dauernde) Räusche.

Der **Rausch** ist gekennzeichnet durch mehr oder weniger stark ausgeprägte Veränderungen der Bewusstseinslage (Bewusstseinstrübung, krankhafte Bewusstseinshelligkeit), die von wechselnden, meist lustbetonten Stimmungsschwankungen begleitet sind. Die einströmenden Sinneseindrücke werden nicht mehr kritisch gesichtet und geordnet, auch nicht anhand des Bedeutungsgehalts sinnvoll weiterverarbeitet, stattdessen dominiert für den Berauschten häufig das situationsgebundene aktuelle Detail. Heitere Verstimmung, Enthemmung und Antriebssteigerung bilden oftmals den ersten Teil eines typisch verlaufenden Rausches. In einem zweiten Abschnitt kann es zur Verlangsamung der psychischen Abläufe und unter Umständen zu depressiver Verstimmung, Ermüdung und Erschöpfung kommen. Der Rausch ist durch einen anders kaum zu realisierenden subjektiven Erlebnisreichtum charakterisiert. Bei der **Intoxikation** steht im Gegensatz zum Rausch die Bewusstseinsstörung stärker im Vordergrund. Der Rausch beruht in der Regel auf einer Intoxikation, aber nicht jede Intoxikation führt zu einem Rausch.

Psychotische Erscheinungen, die während oder nach der Mitteleinwirkung zustande kommen, aber nicht durch Rausch bzw. Intoxikation erklärt werden können und auch nicht Teil eines Entzugssyndroms sind, werden als **substanzinduzierte psychotische Störungen** bezeichnet. Hierunter sind diejenigen im Zusammenhang mit Substanzeinnahme auftretenden psychotischen Bilder aufzuführen, die länger als einige Tage, im Allgemeinen aber nicht länger als 6 Monate dauern. Hingegen zählen atypische Rauschverläufe wie etwa Horrortrips („bad trips") oder Nachhallzustände („Flashbacks") nach Einnahme von Halluzinogenen wie LSD (Lysergsäurediäthylamid) nicht zu dieser Kategorie.

Die Symptomatik derartiger substanzinduzierter Bilder ist in der Tat meist eine paranoid-halluzinatorische; wir beobachten sie sowohl **im Zusammenhang mit dem Konsum von Cannabinoiden** als auch dem von **Halluzinogenen**, von **Kokain** und von **amphetaminartigen Stimulanzien**. Es gibt nur geringe stoffspezifische Färbungen. Eine sichere Unterscheidung der Zustandsbilder nach der jeweils hauptsächlich oder unmittelbar zuvor genommenen Substanz ist nicht sicher möglich. ◘ Tab. 5.7 fasst die häufigsten Symptome bei substanzinduzierten psychotischen Störungen nach Täschner (1980, 1987) zusammen.

◘ Tab. 5.6 Abhängigkeitspotenzial einzelner Substanzgruppen

Substanzgruppen	Psychische Abhängigkeit	Körperliche Abhängigkeit	Toleranzentwicklung	Grad der körperlichen Entzugserscheinungen	Entzugsart
Opioide	Ja	Ja	Ja	Stark	Sofort
Cannabinoide	Ja	Nein	Ja	Gering	Sofort
Sedativa bzw. Hypnotika[a]	Ja	Ja	Ja	Stark, Delirien, zerebrale Krampfanfälle	Sukzessiv
Kokain	Ja	Nein	Nein	Gering	Sofort
Stimulanzien[b]	Ja	Nein	Ja	Gering	Sofort
Halluzinogene	Ja	Nein	Ja	Gering	Sofort

[a]Benzodiazepine und Barbiturate
[b]Amphetamine

Die meisten dieser Symptome stimmen mit den Kardinalsymptomen der paranoiden Schizophrenie überein. Die substanzinduzierten psychotischen Störungen verlaufen häufig akut bis subakut. Wir kennen aber durchaus Verläufe, die auch zur Chronifizierung, ja zur Bildung von Residualzuständen neigen. Es ist dann allerdings zu fragen, ob es sich hierbei nicht um ausgelöste schizophrene Erkrankungen handelt. Die Differenzialdiagnose ist allerdings nicht von erstrangiger Bedeutung, weil die therapeutischen Konsequenzen gleichartig sind.

Opioidabhängigkeit

Seit alters her ist die beruhigende und vor allem schmerzstillende Wirkung von Inhaltsstoffen der **Mohnkapsel** bekannt. Opium kennen wir in Österreich und Deutschland seit dem Mittelalter. In orientalischen Ländern ist der Missbrauch von Opium als Rauschmittel noch länger bekannt. Bis heute ist im Fernen und Mittleren Osten das Opiumessen bzw. Opiumrauchen eine verbreitete Abhängigkeitsform. **Opium** wird aus dem durch Anritzen der Mohnkapsel erhaltenen Saft mittels Eintrocknens gewonnen. Es enthält als Hauptinhaltsstoff das Morphin. Die Dosis kann im Laufe einer Opioidabhängigkeit bis auf mehr als 10 g täglich gesteigert werden. In der Regel werden jedoch kleinere Mengen über längere Zeiträume hinweg genommen, sodass kurze, rauschartige Zustände des Wohlbefindens eintreten. Die **Hauptwirkungen** bestehen in

- Euphorie,
- allgemeiner Sedierung,
- Reizabschirmung,
- Apathie und
- Passivität.

Es bildet sich folglich ein **amotivationales Syndrom** aus, das durch die klinische Trias aus Euphorie, Apathie und Passivität gekennzeichnet ist.

□ **Tab. 5.7** Häufigste Symptome bei substanzinduzierten psychotischen Störungen nach Täschner (1980, 1987)

Vorbeireden	85 %
Zerfahrenheit	82 %
Konzentrationsstörungen	82 %
Beziehungswahn	81 %
Ängstliche Verstimmung	77 %
Verfolgungswahn	76 %
Ambivalenz	72 %
Innere Unruhe	64 %
Merkfähigkeitsstörungen	61 %
Mangel an Krankheitseinsicht	60 %

Ebenso wie der Dauerkonsum von Opium führt auch der wiederholte Konsum von **Morphin** zur Abhängigkeit (**„Morphinismus"**), die aus einer psychischen und einer körperlichen Komponente besteht. Morphin gehört wie das Heroin zu den am stärksten und am schnellsten Abhängigkeit erzeugenden Substanzen, die wir kennen. Beim Absetzen der Substanz entstehen starke Entzugserscheinungen. Es entsteht ein Entzugsbild aus vegetativen Symptomen bzw. Schmerzzuständen im Bereich der Gliedmaßen und/oder des Bauchraums, Kreislaufzusammenbrüchen, depressiven und Angstzuständen, Schlafstörungen, Durchfall und Verstopfung, welches bis zu tagelangem Erbrechen und Spasmen im Verdauungstrakt und im Urogenitalbereich reicht. Die Hauptwirkung des Morphins, der schmerzstillende Effekt, tritt im Laufe einer Abhängigkeit zugunsten der euphorisierenden und sedierenden Wirkungskomponenten in den Hintergrund. **Wiederholter Morphinkonsum** hat folgende Effekte:

- Zustand seelischer Ruhe sowie Gefühl des Glücks und der Unbeschwertheit.
- Konflikte und Probleme treten in den Hintergrund.
- Unsichere Menschen gewinnen Selbstvertrauen und werden kontaktfreudig.
- Sinneswahrnehmungen sind herabgesetzt.
- Gelegentlich kommt es auch zu subjektiv gesteigerter allgemeiner Leistungsfähigkeit.

Gleichartige Wirkungen werden auch durch den Konsum von **Heroin** (Diazethylmorphin) erzielt, sogar in potenzierter Form (**„Heroinismus"**). Bereits Lange u. Bostroem schrieben 1939: „In Amerika, in Deutschland, vor allem in Hamburg, wird das Heroin als Genussmittel in Tabletten genommen oder gespritzt, anscheinend mit Wirkungen, die denen des Morphins sehr ähnlich sind. Ein euphorisches müdes ‚Heldengefühl', das erlebt wird, hat doch keinen Widerhall im Handeln. Die Kranken, die rasch ein Gramm und mehr nehmen, kommen noch schneller herunter als die Morphinisten." Entsprechend sind auch die körperlichen und psychischen Entzugserscheinungen beim Absetzen von Heroin stärker ausgeprägt als beim Morphin; sie treten auch schneller ein. Der einsetzende Abhängigkeitstyp ist durch eine innerhalb von Tagen auftretende seelische und körperliche Abhängigkeit mit schneller Ausbildung von Gewöhnung und Toleranz und damit einer erheblichen Tendenz zur Dosissteigerung gekennzeichnet. Schon nach 7- bis 10-maliger Injektion von Heroin kann es bei entsprechenden Voraussetzungen zur Ausbildung einer Abhängigkeit mit allen sich anschließenden Folgen kommen. Durch den verbreiteten intravenösen Konsum kommt es zu einer plötzlichen An-flutung der Substanz ins zentrale Nervensystem und damit zu einem schlagartig einsetzen-den Hochgefühl („flash"), das als außerordentlich beglückend erlebt wird. Diese ausgeprägte euphorisierende Komponente macht das Heroin zu einem Suchtgift ersten Ranges. Die kurze und intensive Wirksamkeit einer Heroindosis, aber auch die stark ausgeprägten Nebenwir-kungen bei Überdosierung – vor allem die Atemdepression – machen die Droge zu einem ausgesprochenen Gefahrenherd. Die körperlichen und sozialen Folgen der Heroinabhängig-keit sind weitaus schwerwiegender als beim süchtigen Konsum anderer Opioide. Insbesondere das intravenöse Gebrauchsmuster führt zu einer Vielzahl auch körperlicher Komplikationen und Begleiterkrankungen. Bei Heroinabhängigen können wir folgende **körperliche Folgestö-rungen** finden:

— Leberveränderungen bzw. Hepatitis;
— andere Infektionskrankheiten, die intravenös weitergegeben werden: Syphilis, HIV-Infek-tion und andere;
— Karies und Zahnverfall;
— Parasitenbefall mit Läusen, Krätze und/oder Flöhen;
— Anämien;
— periphere Polyneuropathien;
— Magen- und Zwölffingerdarmveränderungen;
— allgemeine Abwehrschwäche aufgrund des reduzierten Ernährungs- und Kräftezustands;
— bei Frauen Amenorrhö und unbemerkte, fortgeschrittene Schwangerschaften.

Mittlere tägliche Dosen eines Heroinabhängigen liegen bei etwa 1 g einer Substanz, die 10–50 % Heroin enthält. Diese Dosis wird auf mehrere Portionen pro Tag verteilt. Heroin ist viel-fach mit stark wirkenden Beimengungen verunreinigt (Strychnin). Seine Giftwirkung setzt schon bei 5 mg Reinsubstanz bei einem nicht gewöhnten Menschen ein. Die Wirkungsdauer einer Heroininjektion beträgt mehrere Stunden, je nach Gewöhnungsgrad. Danach kommt es zum allmählichen Auftreten körperlicher und psychischer Entzugserscheinungen, sodass erneut injiziert werden muss.

Neben Morphin und Heroin sind noch eine Reihe weiterer Substanzen den Opioiden zu-zuordnen; teilweise weichen sie von der Struktur her vom Morphin ab. ◻ Tab. 5.8 gibt eine Liste verwendeter Opioide wieder.

◻ Tab. 5.9 fasst die Symptomatik und den Verlauf der **Opioideinnahme** und des **Opioid-entzugssyndroms** zusammen.

Bei der **akuten Opioidintoxikation** treten folgende Symptome auf (mod. nach Berzewski 2009):

— Hypothermie, trockene Haut und Hautblässe,
— Miosis,
— Bradykardie und Hypotonie,
— Bradypnoe und Bronchokonstriktion,
— Blasensphinkter- und Darmspasmen,
— Pyramidenbahnzeichen und zerebrale Krampfanfälle,
— Euphorie, dann Somnolenz,
— medizinische Komplikationen: Atemstillstand, Hirnödem, zerebrales Koma.

◨ Tab. 5.8 Liste verwendeter Opioide

Wirk-stoffe	Handelsnamen (Österreich)	Handelsnamen (Deutschland)	Anwendungsgebiete	Abhän-gigkeit-spoten-zial
Heroin[a]	Nicht im Handel	Nicht im Handel	Pilotversuche zur Abgabe von synthetischem Heroin in Deutschland	+++
Mor-phin[a]	Vendal® retard, Compensan® retard, Mundidol® retard, Substitol® retard, Ka-panol® CSR, M-Dolor® retard, Morapid® u. a.	Capros®, M-dolor®, M-long®, Mogetic®, Morphanton®, MSI Mundipharma®. MSR Mundipharma®, M-Stada®, Onkomorphin®, Sevredol® u. a.	Starke und sehr starke Schmerzen (posttraumatisch, postoperativ, Tumorschmerzen)	++
			In Österreich sind die retardierten Morphine Substitol® retard, Com-pensan® retard und Kapanol® CSR zur Substitutionsbehandlung bei Opiatabhängigkeit zugelassen.	
Dihy-droco-dein[a]	Codidol® retard, Dehace® retard, Paracodin®	Paracodin®, Reme-dacen®, Tiamon®	Mäßig starke bis starke Schmer-zen (Codidol® retard, Dehace® retard)	+
			Hustenreiz (Paracodin®, Tiamon®, Remedacen®)	
Metha-don bzw. Levo-metha-don[a]	Heptadon® Ampul-len, D/L-Methadon – als Pulver[d]	L-Polamidon®[e], Methaddict®[e]	Substitutionsbehandlung bei Opiatabhängigkeit	++
			Schwere und schwerste Schmerz-zustände (Heptadon® Ampullen)	
Bup-renor-phin[b]	Temgesic®, Transtec®, Subutex®, Bupen-san®, Suboxone®[f]	Temgesic®, Su-butex®, Transtec®	Substitutionsbehandlung bei Opiatabhängigkeit (Subutex®, Bupensan®, Suboxone®[f])	++
			Starke und sehr starke Schmerzen (Temgesic®, Transtec®)	
Hydro-mor-phon[a]	Hydal® u. a.	Dilaudid®, Palla-don®	Schwere und schwerste Schmer-zen	++
Pethi-din[a]	Alodan®	Dolantin®	Schwerste Schmerzen	++
Fenta-nyl[a]	Fentanyl®, Duro-gesic®, Fentoron®, Fentaplast®	Fentanyl®, Duro-gesic®	Schwere chronische Schmerzen	++

◻ Tab. 5.8 (*Fortsetzung*) Liste verwendeter Opioide

Wirk-stoffe	Handelsnamen (Österreich)	Handelsnamen (Deutschland)	Anwendungsgebiete	Abhän-gigkeit-spoten-zial
Alfenta-nil[a]	Rapifen®	Rapifen®	Narkotisches Analgetikum	++
Oxyco-don[a]	Oxycontin®, Oxy-norm®, Oxygerolan®	Oxygesic®	Starke bzw. schwere Schmerzen	++
Piritra-mid[a]	Dipidolor®	Dipidolor®	Schwere Schmerzzustände	++
Remi-fenta-nil[a]	Ultiva®	Ultiva®	Als Analgetikum während der Einleitung und/oder Aufrechter-haltung der Anästhesie	++
			Zur Analgesie bei mechanisch beatmeten erwachsenen Inten-sivpatienten	
Sufen-tanil[a]	Sufenta®	Sufenta®	Induktion und Aufrechterhaltung der Anästhesie	++
			Analgesie bei längerdauernden und schmerzvollen Eingriffen	
Trama-dol[a]	Tramal®, Tramundal®, Tradolan®, Adamon®, Noax uno®, Croma-todol®, Tramabene®, Tramadolor® u. a.	Tramal®, Amadol®, Tramundin®, Tra-magit®, Tramage-tic®, Tramadura®, Tramadolor® u. a.	Mittelstarke bis starke Schmerzen	+
Nalbu-phin[c]	Nalbuphin Amomed®	Nubain®	Mittelstarke bis starke Schmer-zen, z. B. nach Operationen, in der Geburtsphase, bei Herzinfarkt	+
			Aufhebung opioidinduzierter Atemdepression nach Narkosen, z. B. Fentanylkombinationsnar-kose	

[a]Opioidagonisten
[b]Partielle Opioidagonisten
[c]Kombinierte Opioidagonisten-Antagonisten
[d]Methadonum hydrochloricum ist ein Racemat aus 50 % L-Methadon (Levomethadon) und 50 % D-Methadon (Dextromethadon). In Österreich steht D/L-Methadon als Pulver zur Verfügung und wird als wässrige, mit Sirup versetzte Lösung zur oralen Applikation verordnet.
[e]In Deutschland steht D/L-Methadon in Tablettenform (Methaddict®) sowie reines L-Methadon als Lösung (L-Polamidon®) zur Verfügung. Das Dosierungsverhältnis von dem in Deutschland häufig verwendeten L-Methadon (L-Polamidon®) zu D/L-Methadon beträgt 1:2.
[f]Suboxone® setzt sich aus dem partiellen Opioidagonisten Buprenorphin und dem spezifischen Opioidantagonisten Naloxon zusammen. Der Naloxonanteil soll einen i.v. Missbrauch von Suboxone® verhindern.
+++ hohes Abhängigkeitspotenzial; ++ mäßiges Abhängigkeitspotenzial; + niedriges Abhängigkeits-spotenzial. **Notabene:** Die Affinität zum μ-Opioidrezeptor korreliert mit dem Abhängigkeitspotenzial. Die Abgabe zahlreicher im Handel befindlicher Opioide (z. B. Morphin) erfolgt nur auf Suchtgiftrezept bzw. Betäubungsmittelrezept.

◻ **Tab. 5.9** Symptomatik und Verlauf der Opioideinnahme und des Opioidentzugssyndroms	
Rausch	Er tritt unmittelbar nach der parenteralen Opioidzufuhr (z. B. Heroin, Morphine) ein, dauert Sekunden bis Minuten und wird von den Konsumenten als Zustand des „zu", „stoned", von anderen auch als „flash" bezeichnet.
Sogenannter „subjektiver Normalzustand"	Die Konsumenten fühlen sich leicht euphorisch gestimmt, leistungsfähig, guter Dinge, sie empfinden weder Sorgen noch Probleme, sind „fit", gut gelaunt und fast ausgeglichen. Dieser Zustand hält je nach Opioid Stunden an.
„Die Ahnung des beginnenden Entzugs"	In diesem Zustand, der auch als ausklingender „subjektiver Normalzustand" zu bezeichnen ist, besteht extreme Wachheit, geschärfte Wahrnehmung, zugleich tritt das Bewusstsein mehr in den Vordergrund, dass bald erneut injiziert werden muss.
Beginnender Entzug	Jetzt sind die Opioidabhängigen extrem wach, sensibilisiert; sie werden unruhig, beginnen nach „Stoff" zu suchen; es treten diskrete körperliche Entzugserscheinungen auf. **Beispiele:** Etwa 4 h nach Einnahme der letzten Heroindosis, etwa 6 h nach der letzten Morphindosis, etwa 8 h nach der letzten Codeindosis, etwa 12 h nach der letzten Methadondosis
Entzug	„Da geht nichts mehr." – Es treten Schmerzen und Schwindel auf, die Betroffenen können nicht mehr laufen, sie schwitzen, zittern, die Nase läuft, und es kommt mehr und mehr zu einem von schweren körperlichen Symptomen geprägten Zustandsbild. **Beispiele:** Dauer des Heroinentzugs etwa 5–7 Tage, Dauer des Methadonentzugs bis zu 2 Wochen
Voll ausgebildetes Opioidentzugssyndrom	„Opiathunger"
	Schwitzen und Frieren
	Mydriasis (bei Opioidintoxikation: Miosis)
	Gänsehaut
	Appetitlosigkeit, Magenkrämpfe und Erbrechen
	Durchfall
	Gelenk-, Muskel- und Knochenschmerzen
	Laufende Nase und tränende Augen
	Herzklopfen und Nervosität
	Schlafstörungen und innere Unruhe
	Allgemeine Erschöpfung und Schwindel

Cannabinoidabhängigkeit

Cannabis gehört neben dem Alkohol zu den am längsten bekannten und am weitesten verbreiteten rauscherzeugenden Substanzen. Es zählt zu den Rauschgiften, weil seine wesentliche Wirkung darin besteht, einen Rauschzustand hervorzurufen. Im Fernen und Mittleren Osten hat sein Konsum eine lange Tradition. Mit der spanischen Eroberung kam die Hanfpflanze offenbar bis nach Süd- und Mittelamerika. Auch in schwarzafrikanischen Ländern ist der Konsum von Cannabis eingeführt. Ein besonderes Problem stellt er allerdings in den westeuropäischen Ländern und in den USA dar. In Österreich und Deutschland haben wir etwa seit Ende der 1960er Jahre mit dem Cannabisproblem zu tun. Cannabis ist derzeit die am häufigsten konsumierte illegale Substanz in Europa.

Cannabis wird aus der Hanfpflanze gewonnen. Wir kennen verschiedene **Zubereitungsarten:**

- **Haschisch:** Es enthält überwiegend das Harz der Blütenstände der weiblichen, auch der männlichen Pflanze; Gehalt: 2–10 % Tetrahydrocannabinol (THC).
- **Charas:** ausschließlich Stängel- und Blattspitzen mit hohem Harzgehalt; ausgeprägte psychotrope Wirkung.
- **Ganja:** Blatt- und Stängelspitzen der weiblichen Pflanze; mittelstarke Wirkung.
- **Bhang:** Blatt- und Stängelspitzen der wildwachsenden weiblichen Pflanze; niedriger Harzgehalt, geringe Wirkung, entspricht dem Marihuana.
- **Marihuana:** luftgetrocknete Blatt- und Blütenanteile; THC-Gehalt etwa 1 %; vielfach gestreckt.
- **Spice:** rauchbare Kräuterprodukte, die mit synthetischen Cannabinoiden versetzt sind.

Zur Herbeiführung eines Cannabisrausches ist die Aufnahme von 3 bis 10 mg THC erforderlich. Bei einem Wirkstoffgehalt zwischen 1 und 10 % müssen demnach 60 mg bis 5 g Haschisch bzw. Marihuana konsumiert werden, da nur ein Teil der Wirksubstanz beim Rauchen aufgenommen wird. Auch in unseren Breiten gezogene Hanfsorten können in „guten" Jahren bis zu 1,5 % THC enthalten, wenn die Pflanzenteile entsprechend sortiert werden.

Die Kenntnis der **Wirkungen** des Haschischs ist für seine Beurteilung unerlässlich. Das typische Wirkungsprofil der Droge enthält:

- Veränderungen der Befindlichkeit und der Wahrnehmung, z. B. entspannend und angenehm erlebtes Schweregefühl, allgemeines Glücksgefühl, Intensivierung der Sinneswahrnehmungen mit Verstärkung der Libido;
- Veränderungen des Denkens und des Gedächtnisses, z. B. vermehrter Rededrang, verlangsamtes Zeiterleben.

Aber auch **bei nicht typisch verlaufenden Cannabisräuschen** stehen die psychischen Veränderungen ganz im Vordergrund. So kann es beim atypischen Rauschverlauf zu angstgetönten Panikerlebnissen mit einer daraus resultierenden Neigung zu Unruhezuständen kommen. Die Stimmung ist dann häufig niedergedrückt, Angst und Depression beherrschen die Szene, Probleme und Sorgen, Konflikte und Belastungen werden aktualisiert, die Welt erscheint grau und missfarben, verhangen und monoton. Paranoide Erlebnisproduktionen und Wahnerlebnisse, vor allem Verfolgungserlebnisse, treten hinzu und lassen den atypisch Berauschten allmählich den Kontakt zur Realität verlieren. Hier wird die Nähe zur Schizophrenie deutlich. Die exogene Komponente kann durch Desorientiertheit und Verwirrtheit zum Tragen kommen. In manchen Fällen tritt eine gesteigerte Antriebslage in den Vordergrund, Agitation und motorische Unruhe bedrängen den Konsumenten, und aggressive Impulse gegen die eigene Person, aber auch gegen die Umgebung sind mitunter die Folge. Demgegenüber sind die körperlichen Wirkungen fast als belanglos zu bezeichnen: gesteigerte Herzfrequenz, Blutdruckanstieg, vermehrter Hunger und Durst, Müdigkeit, Übelkeit und andere.

Den akuten Wirkungen bei einmaliger Zufuhr stehen die **Wirkungen bei Dauerkonsum** gegenüber. Auch hier beobachten wir vor allem psychische Veränderungen. Dabei steht die psychische Abhängigkeit mit Tendenz zur Dosissteigerung und Toleranzbildung an erster Stelle. Aber auch die grundlos gehobene Stimmungslage, die Verminderung des Antriebs und die Störungen des Kurzzeit- und des Langzeitgedächtnisses verdienen Beachtung. Kritikschwäche, Scheintiefsinn, Mangel an sozialem Interesse, Abwendung von Leistungsverpflichtungen, vermehrte Selbstzuwendung, Selbstbeobachtung und Beschäftigung mit der eigenen Person ergänzen das Bild. Die körperlichen Störungen bei Langzeitkonsum von Haschisch sind dagegen von geringer Bedeutung: Rachenentzündung, Bronchitis, Bindehautentzündung, Abgeschlagenheit und andere.

Aus dem vorstehenden Wirkungsprofil bei Dauerkonsum sind folgende **Gefährdungsmomente** abzuleiten:
- Cannabinoidabhängigkeit
- Amotivationales Syndrom: Trias aus Apathie, Passivität und Euphorie
- Haltungs- und Einstellungsveränderungen: „Wesensänderung"
- Sozialer Rückzug
- Umsteigeeffekt: Cannabiskonsum bahnt Missbrauch- und Abhängigkeitsverhalten allgemein an und erleichtert den Weg zu „härteren" Drogen, zumal seine Wirkung auch durch Dosiserhöhung nicht beliebig zu steigern ist
- Atypischer Rauschverlauf, Flashback, vor allem bei LSD-Vorerfahrung
- Cannabisinduzierte psychotische Störungen
- Beeinträchtigung des Kurz- und Langzeitgedächtnisses
- Fehlverhalten im Straßenverkehr
- Lungenschäden

Daneben sind auch weiterhin im Raum stehende Gefährdungsmomente bei Dauerkonsum von Haschisch zu nennen, wobei an die Berichte über Hirnschäden, Veränderungen des Erbmaterials, teratogene Schäden und Veränderungen im Hormonstoffwechsel zu denken ist (siehe hierzu „Cannabis" [Täschner 2005]; hierzu finden sich auch Angaben zu Psychosen bei Cannabiskonsum, zur Verwendung als Pharmakon und zu forensischen Aspekten).

Bei der **akuten Cannabinoidintoxikation** treten folgende Symptome auf (mod. nach Berzewski 2009):
- Hautblässe
- Hypotonie und Tachykardie
- Bronchitis und Asthma
- Hunger-, Durstgefühl, Schwindel, Kopfschmerzen, Mundtrockenheit
- Enthemmung, später Ermüdung
- Halluzinationen

Sedativa- oder Hypnotikaabhängigkeit

Als Sedativa bzw. Hypnotika werden heutzutage im Wesentlichen **Benzodiazepine** eingesetzt. Die Gruppe der Barbiturate, die früher häufig als Schlafmittel gebraucht wurden, sind durch die Gruppe der schlafanstoßenden Benzodiazepine ersetzt worden. Denn Barbiturate zeigen eine geringe therapeutische Breite mit hoher Toxizität bei Überdosierung, eine hohe Kumulationsneigung und eine starke Enzyminduktion.

Benzodiazepine zählen zu den am häufigsten rezeptierten Arzneimitteln in Österreich und Deutschland. Dabei werden Benzodiazepine in erster Linie von Praktikern bzw. Allgemeinärzten, niedergelassenen Internisten und Ärzten anderer fachfremder Disziplinen verordnet. Die weite Verbreitung von Benzodiazepinen ist nur aus ihrem **Wirkungsspektrum** heraus erklärlich. Sie wirken angstlösend und beruhigend, beseitigen Spannungszustände, Unruhe und innere Unausgeglichenheit, Erregung und Verstimmung, und sie sind deshalb fachübergreifend einzusetzen. Ihre sedierende Wirkungskomponente kann zur Behandlung von Schlafstörungen genutzt werden. Ihre große therapeutische Breite macht sie als Suizidmittel wenig geeignet.

Aus diesem breit gefächerten Wirkungsspektrum folgt ein entsprechend weiter Indikationsbereich. Die Domäne der Anwendung von Benzodiazepinen sind die Krankheiten der sog. „Kleinen Psychiatrie", also vor allem die neurotischen, Belastungs- und somatoformen Störungen. Sie bilden häufig die Basis einer wie immer ausgerichteten Psychotherapie. **Angstzustände** gehören zu den am weitesten verbreiteten psychopathologischen Syndromen, die wir aus der täglichen Praxis kennen. **Schlafstörungen** sind als ebenso häufig anzusehen, und die **Unlustzustände** allgemeiner Prägung finden in unserer Zeit besondere Beachtung. Diese 3 Störungsbilder stellen auch die Hauptindikationsbereiche für die Anwendung von Benzodiazepinen dar. Die sedierende Wirkungskomponente der Benzodiazepine ist dabei durchaus erwünscht. In diesem Zusammenhang sollten wir uns jedoch daran erinnern, dass die Gabe von Benzodiazepinen keine ausreichende Therapie darstellen kann, sondern dass es vor allem bei psychischen Krisen stets um konsequente Symptombereinigung gehen muss, für die Benzodiazepine allenfalls günstige Voraussetzungen schaffen können, wenn sie planvoll und gewissenhaft angewandt werden. Im Allgemeinen sollten wir versuchen, eine **Behandlungsdauer von 3 bis 4 Wochen nicht zu überschreiten**, denn eine **Sedativa- oder Hypnotikaabhängigkeit** ist allzu **oft iatrogen erzeugt**. Hier sind insbesondere die Ärzte aufgerufen, durch restriktives und verantwortungsvolles Verschreibungsverhalten zu einer Eindämmung dieser Abhängigkeitsform beizutragen.

Wir unterscheiden folgende **Typen der Benzodiazepinabhängigkeit**:

- Hochdosisabhängigkeit („high-dose dependence syndrome"): Toleranzentwicklung und Dosissteigerung
- Niedrigdosisabhängigkeit („low-dose dependence syndrome"): therapeutischer Dosisbereich, keine Dosissteigerung
- Kombinierte Abhängigkeit bei Polytoxikomanen und Alkoholabhängigen

Den größten Teil der Patienten mit Benzodiazepinabhängigkeit stellen polytoxikomane Patienten, die im Verlauf ihrer Mehrfachabhängigkeit auch auf Benzodiazepine zurückgreifen, und Alkoholabhängige, die zusätzlich oder als „Umsteiger" Benzodiazepine missbrauchen bzw. süchtig konsumieren. Eine Besonderheit der Benzodiazepine ist die Erzeugung einer Abhängigkeit bei kontinuierlicher Gabe im therapeutischen Bereich; wir sprechen von Niedrigdosisabhängigkeit. Es handelt sich hierbei um eine kompensierte psychische Abhängigkeit bei konstant gehaltener Dosierung eines Medikaments. Dieser Abhängigkeitstypus scheint häufiger als die eigentliche Hochdosierungsabhängigkeit vorzukommen, der von den suchttypischen Erscheinungen der Toleranzentwicklung und Dosissteigerung begleitet ist.

Bei **Langzeitbehandlung in höherer Dosierung** werden folgende Störungen beschrieben:

- Einschränkung der Aufmerksamkeit, Konzentrationsschwäche und Beeinträchtigungen des Kurzzeitgedächtnisses

- Sprachstörungen
- Sexuelle Störungen (Libido- und Potenzstörungen)
- Schwindelerscheinungen
- Muskelschwäche (**cave:** Schenkelhalsfrakturen bei älteren Menschen)
- Entwicklung eines amotivationalen Syndroms

Das **Abhängigkeitspotenzial** der Benzodiazepine scheint von folgenden Faktoren abzuhängen:
- Hohe Wirkdosis pro Tablette
- Hohe Resorptionsgeschwindigkeit
- Hohe im ZNS verfügbare Dosis
- Intensive Anxiolyse bei niedriger Sedierung
- Langsame Eliminationsgeschwindigkeit und damit Kumulation der Substanz im Organismus

Dass bei einem Patienten eine Benzodiazepinabhängigkeit vorliegt, erkennen wir am Auftreten von Entzugserscheinungen bei plötzlichem Absetzen des Benzodiazepins. Wir beobachten folgende **Entzugssymptomatik:**
- Reboundphänomene: Angst, Schlaflosigkeit
- Vegetative Symptome: Schwitzen, Zittern, Tachykardie, Herzklopfen
- Dysphorie
- Schwindel
- Unruhe, Erregung
- Kopfschmerzen
- Übelkeit, Erbrechen
- Komplikationen: Derealisations- und Depersonalisationserscheinungen, Verkennungen, delirante Zustandsbilder mit Halluzinationen und Verwirrtheit, Krampfanfälle, schizophrenieähnliche psychotische Störungen

Bei der **akuten Benzodiazepinintoxikation** treten folgende Symptome auf:
- Allgemeine Apathie und Bewusstseinsstörungen (Somnolenz bis hin zum Koma und Atemstillstand bei hohen Dosen bzw. Mischintoxikationen)
- Ataxie
- Paradoxe Wirkungen (Erregung, Unruhe)
- Dysarthrie
- Nystagmus
- Blutdruckabfall und Schwindel

Kokainabhängigkeit

Kokain wird aus den Blättern des Kokastrauchs gewonnen, der vorwiegend in den Andenländern Südamerikas angebaut wird. Die getrockneten Kokablätter enthalten 0,2–1,3 % Kokain, dessen ausgeprägt bitter schmeckende, farb- und geruchslose Kristalle von den Schleimhäuten des Menschen resorbiert werden. Es wirkt am Ort der Resorption schmerzstillend und betäubend. Wird es geschnupft bzw. intravenös gespritzt, so führt es zu Rauschzuständen, die wir in ein **Anfangsstadium**, ein **euphorisches Stadium** und ein **Rauschstadium** sowie ein **ausklingendes depressives Stadium** unterteilen können.

Beim Schnupfen von Kokain durch die Nase kommt es schon kurze Zeit nach Einnahme zu ersten **euphorischen Erlebnisveränderungen.** Ausgelassenheit, Heiterkeit und Fröhlichkeit, gehobene Stimmung, verstärkter Rededrang, Beschleunigung der Denkabläufe und parallel dazu eine wachsende Kritik- und Urteilsschwäche sowie Distanzlosigkeit, Beseitigung von Hemmungen, Angstlösung und Kontakterleichterung sind zu beobachten. Im euphorischen Stadium wird die Welt positiv erlebt, die Konsumenten fühlen sich wohl und glücklich, breitflächig mit der Umwelt kontaktierend, eins mit sich selbst und der Umgebung. Im **atypischen** Rauschzustand treten **gelegentlich illusionäre Verkennungen, manchmal auch Halluzinationen und paranoide Erlebnisumformungen** hinzu. Im **depressiven Stadium** beobachten wir Müdigkeit, Gleichgültigkeit und Passivität. Es kommt zu Antriebsschwäche, Niedergeschlagenheit und Erschöpfung. Jetzt können **auch Suizidideen** auftreten.

Die Kokainabhängigkeit („**Kokainismus**") ist durch starke psychische Abhängigkeit und ausgeprägte Tendenz zur Dosissteigerung bei fehlender körperlicher Abhängigkeit bzw. bei fehlender Toleranzbildung gekennzeichnet.

> ❯ Die **Kokainabhängigkeit** ist das Beispiel einer ausschließlich psychischen Abhängigkeit, die in ihrer zerstörenden Wirkung auf das Individuum mit den sowohl zu psychischer als auch zu körperlicher Abhängigkeit führenden Opioiden zu vergleichen ist, insbesondere dem Heroin.

Lange u. Bostroem schrieben 1939: „Eigentlich erst nach dem Kriege wurde in Deutschland Kokain auch geschnupft, hauptsächlich in Kreisen, die sich um Dirnen, Zuhälter und Kellner übler Gaststätten gruppierten." In der heutigen Drogenszene wird Kokain in der Regel im Rahmen von Mehrfachkonsum bzw. Mehrfachabhängigkeit verwendet. In den letzten Jahren hat es seinen Weg über den Konsum in geschlossenen Zirkeln hinaus immer mehr auch in die Drogenszene hineingefunden. Patienten mit reiner Kokainabhängigkeit werden in öffentlichen Kliniken derzeit eher selten beobachtet. Bei der Beurteilung der gegenwärtig wachsenden Verbreitung des Kokainkonsums in Österreich und Deutschland müssen wir zugrunde legen, dass es sich beim Kokain um einen Stoff handelt, dessen **Wirkungen** für eine große Personengruppe im höchsten Maße attraktiv sind:

- Leistungssteigerung
- Reizabschirmung
- Kontaktverbesserung
- Verstärkung des sexuellen Erlebens
- Euphorie und gehobene Stimmung

Diese Wirkungen führen zu einer „Prestigefunktion", welche die weitere Verbreitung von Kokain auch in Zukunft leider sichern dürfte.

Bei der **akuten Kokainintoxikation** treten folgende Symptome auf (mod. nach Berzewski 2009):

- Hyperthermie, Hyperhidrosis und Hautblässe
- Mydriasis
- Tachykardie und Hypotonie
- Zerebrale Krampfanfälle
- Euphorie, Logorrhö, Distanzlosigkeit, Enthemmung, Aggressivität, psychomotorische Erregung, Halluzinationen, paranoide Vorstellungen, delirante Syndrome
- Medizinische Komplikationen: Atemstillstand und Koma

Stimulanzienabhängigkeit

Zu dieser Gruppe gehören amphetaminartige Stimulanzien wie Amphetamine, Khat, synthetische Cathinone (z. B. Mephedron [„M-Cat", „Meph", „Meow Meow"] und Methylon [„Top Cat"]) und Designerdrogen der Ecstasygruppe sowie nichtamphetaminartige Stimulanzien wie Koffein. Manche Autoren rechnen die Ecstasygruppe zu den Halluzinogenen.

Sogenannte Weckmittel, die chemisch Abkömmlinge des Adrenalins und des Ephedrins darstellen, sind größtenteils aus dem Handel gezogen worden. Einige **zentrale Stimulanzien (Psychoanaleptika)** sind jedoch nach wie vor als Medikamente im Handel. Hierbei handelt es sich u. a. um:

- **Methylphenidat**: Kurz wirkendes, nicht retardiertes Methylphenidat ist u. a. als Ritalin® (z. B. 10-mg-Tabletten) im Handel. Die Abgabe erfolgt auf Suchtgiftrezept bzw. Betäubungsmittelrezept. Bei Concerta® handelt es sich um retardiertes Methylphenidat. Methylphenidat scheint die Ausschüttung von Dopamin und Noradrenalin aus dem präsynaptischen Neuron zu verstärken. Anwendungsgebiete für den Einsatz von Ritalin® sind hyperkinetisches Syndrom bei Kindern ab 6 Jahren im Rahmen eines Therapieprogramms (Ritalin®-Dosierung: initial 1- bis 2-mal täglich 5 mg, Maximaldosis 60 mg in 2–3 Einzeldosen) und in Deutschland zusätzlich Narkolepsie. Kontraindikationen sind Hyperthyreose, Phäochromozytom, Herzrhythmusstörungen, Angina pectoris, Engwinkelglaukom, Tics, Gilles-de-la-Tourette-Syndrom, Angst- und Spannungszustände, Delirien und psychotische Störungen, Alkohol- und Drogenabhängigkeit, Epilepsien, gleichzeitige Einnahme von MAOI, Schwangerschaft und Stillperiode. Gelegentlich wird nicht retardiertes Methylphenidat unter den besonderen Voraussetzungen des Off-Label-Gebrauchs eingesetzt bei:
  - gehemmt-depressiven Patienten auf Intensivstationen, bei denen trotz ausreichender Ventilationsvoraussetzungen prolongierte Entwöhnungsphasen vom Beatmungsgerät (Respirator) auftreten („difficult-to-wean-patients"). Die niedrigdosierte Gabe von Methylphenidat per Nasensonde (2,5 mg in den ersten 24 h morgens und einschleichendes Aufdosieren auf 10 mg innerhalb der ersten Woche) scheint unter Beachtung der relativen Kontraindikationen klinisch wirksam zu sein. Klassische und moderne Antidepressiva sind bei diesen Patienten im Hinblick auf die rasch notwendige Rehabilitation wegen der relativ langen Wirklatenz nicht so geeignet. Denn verlängerte Liegezeiten auf Intensivstationen können mit erhöhter Morbidität und Mortalität, z. B. infolge von nosokomialen Infektionen, einhergehen.
  - depressiven HIV-Patienten mit Erschöpfungssyndrom („fatigue") (▶ Kap. 4.4).
  - depressiven Schlaganfallpatienten: Die Gabe von Methylphenidat in der postakuten Krankheitsphase (max. 2-mal täglich 30 mg Methylphenidat für bis zu 3 Wochen) kann Stimmungsaufhellung bewirken und die motorische Erholung fördern.
- **Pemolin**: in Deutschland als Tradon® im Handel, zugelassen für die Behandlung des hyperkinetischen Syndroms des Kindesalters im Rahmen einer therapeutischen Gesamtstrategie, sofern medikamentöse Therapieversuche u. a. mit Methylphenidat erfolglos waren. Off-Label-Gebrauch: depressive HIV-Patienten mit Erschöpfungssyndrom („fatigue") (▶ Kap. 4.4).
- **Modafinil**: Modafinil ist in Österreich als Modasomil®, in Deutschland als Vigil® im Handel. Anwendungsgebiete sind exzessive Tagesschläfrigkeit in Verbindung mit Narkolepsie mit und ohne Kataplexie oder obstruktivem Schlafapnoe-/Hypopnoesyndrom oder chronischem Schichtarbeitersyndrom. Die Tagesdosis beträgt 200–400 mg in 1–2 Einzeldosen (morgens oder morgens und mittags). Kontraindikationen sind Abhängigkeitsanamnese

und gleichzeitige Prazosin-Gabe (Minipress®). Da das Indikationsgebiet der zentralen Stimulanzien relativ begrenzt ist, können wir durch kritisches Verschreibungs- und Abgabeverhalten einen Beitrag zur Vermeidung dieser Abhängigkeit leisten.

Die **Hauptwirkung** der amphetaminartigen Stimulanzien und der Designerdrogen der Ecstasygruppe (MDMA-Gruppe) ist eine zentral erregende. Sie wirken **schlaf- und ermüdungshemmend** und damit **leistungs- und antriebssteigernd**. Ihr Konsum führt zu mehr Initiative und Aktivität, Tatendrang und Unternehmungslust, gehobener Stimmung und verbessertem Kontakt zur Umwelt. Dauerkonsum erzeugt Euphorie und Abhängigkeit. Letztere besteht vor allem aus einer starken Toleranzbildung gegenüber einer Reihe von Wirkungen. Körperliche Abhängigkeit tritt indessen nicht auf. Allerdings sind bei amphetaminbedingter Erniedrigung der Krampfschwelle epileptische Anfälle als Komplikation zu erwarten. Bei **atypischen Rauschverläufen** ist mit **schizophreniformen Zustandsbildern** zu rechnen.

Amphetamine und Ecstasy (MDMA) werden in großem Umfang missbraucht und von Abhängigen konsumiert. Es ist hierbei nicht allein die Drogenszene, die als Hauptkonsument von Amphetaminen in Betracht kommt. Sie werden auch zur Appetitzügelung und zur Abmagerung verwendet, ferner zur Müdigkeitsbekämpfung und Aktivierung von überlasteten Berufstätigen. Sportler setzen sie zur Leistungssteigerung im Sinne des klassischen Dopings ein und allgemein zur Stimmungsanhebung und zur Steigerung des Erlebens. Designerdrogen der Ecstasygruppe werden seit Anfang der 1990er Jahre vor allem von Jugendlichen und Heranwachsenden aus der „Technoszene" konsumiert. Da es sich bei der „Technoszene" um eine Musik- und Tanzkultur handelt, bei der vor allem hedonistische Grundeinstellungen dominieren, ist es verständlich, dass Substanzen mit einem solchen Wirkungsspektrum in einer Gesellschaft mit hohem Leistungsanspruch bei jungen Menschen mit gesteigerten Erlebniserwartungen in besonderem Maße missbraucht werden. Körperliche Komplikationen des Ecstasykonsums sind zerebraler Krampfanfall, umschriebene Hirninfarkte und Hirnblutungen, starke Erhöhung der Körpertemperatur, Muskelfaserzerfallprozesse und akutes Nierenversagen, Kreislaufdysregulationen und plötzlicher Herztod.

Bei der **akuten Amphetaminintoxikation** treten folgende Symptome auf (mod. nach Berzewski 2009):
- Hyperthermie und Hyperhidrosis
- Mydriasis
- Tachykardie und Hypotonie
- Tachypnoe
- Inappetenz, Schlafstörungen, Mundtrockenheit
- Tremor und Nystagmus
- Überwachheit, Euphorie, Erregung, panische Angstzustände, Suizidimpulse, paranoide Vorstellungen, Halluzinationen
- Medizinische Komplikationen: Herzrhythmusstörungen, hypertone Krisen, Krampfanfälle, Koma

Halluzinogenabhängigkeit

Zur Gruppe der Halluzinogene zählen wir vor allem das LSD (Lysergsäurediäthylamid), das Meskalin und das Psilocybin.

LSD, das der Schweizer Chemiker A. Hofmann 1943 zufällig im Rahmen von Arzneimittelforschungen mit dem Mutterkorn entdeckte (Hofmann 1999), wurde vor allem während der 1960er Jahre sowohl bei der psychedelischen Behandlung als auch bei der psycholytischen Psychotherapie zum Zweck der Bewusstseinsausweitung eingesetzt.

LSD („Trips", „Acid") wirkt bereits in kleinsten Dosen zwischen 50 und 200 µg. Es führt dann zu einem typischen Rauschverlauf, der aus einem Initialstadium von etwa halbstündiger Dauer mit Schwindel, Angst, Pulsbeschleunigung und vermehrter Atemtätigkeit in eine Rauschphase von 1 bis 8 h Dauer überleitet. Typisch für den **LSD-Rausch** sind Sinnestäuschungen, Orientierungs- und Wahrnehmungsstörungen. Dazu treten Affektstörungen. Es schließt sich eine Erholungsphase an, in welcher der Rausch allmählich abklingt. Ihre Dauer kann Stunden bis Tage betragen. Eine Nachwirkungsphase ist von depressiver Verstimmung, Ermüdung und Erschöpfung, gelegentlich aber auch von innerer Anspannung und Angst geprägt. Im **atypischen Rauschverlauf** kann es einerseits zu schizophreniformen, meist paranoid-halluzinatorischen Zuständen von kurzer Dauer kommen, andererseits aber auch zu depressiv gefärbten, ängstlich-agitierten, durch Unruhe ergänzten Bildern. Am bekanntesten unter den atypischen Rauschverläufen ist der sog. **Horrortrip** oder auch der „bad trip". Solche atypischen Rauschverläufe führen vor allem zu angstbesetzten Erlebnisveränderungen, Unruhe und innerer Erregung, Niedergeschlagenheit und Trauer, aber auch Inhalte wie Qual und Grauen werden unmittelbar leibnah erlebt. Die entstehende Todesangst der Konsumenten kann zu Selbstvernichtungswünschen führen. Desorientiertheit und Verwirrtheit können das Bild ergänzen.

Der Konsum von Halluzinogenen führt zu einem Abhängigkeitstyp, der durch psychische Abhängigkeit und Toleranzbildung bei mäßig ausgeprägter Tendenz zur Dosissteigerung gekennzeichnet ist. Der Drang, die Einnahme eines Halluzinogens fortzusetzen, innere Unruhe und Getriebenheit sowie ängstliche Erregung und Nervosität können tage- bis wochenlang nach Absetzen eines Halluzinogens bestehen bleiben.

Ähnliche Wirkungen wie das LSD hat das **Meskalin**. Die Dosierung liegt hier im Grammbereich; es wird in mexikanischen Kakteen gefunden, optische Veränderungen und Störungen des Körperschemas stehen im Vordergrund seiner Wirkung.

Psilocybin, ein Prodrug von Psilocin, kommt in halluzinogenen Pilzen („magic mushrooms") vor und führt ebenfalls zu psychopathologischen Veränderungen wie das LSD und Meskalin.

Bei der **akuten Halluzinogenintoxikation** treten folgende Symptome auf (mod. nach Berzewski 2009):

- Hyperthermie und Piloarrektionen
- Mydriasis
- Tachykardie und Hypotonie
- Reizhusten
- Übelkeit und Brechreiz
- Reflexsteigerungen
- Intensivierung und Verzerrung der Wahrnehmungsfunktionen, Erregung, Angst, Horrortrip, Halluzinationen, paranoide Vorstellungen, Tobsuchtsanfälle
- Medizinische Komplikationen: Hyperglykämie, Atemdepression, zerebrale Krampfanfälle

Tabakabhängigkeit

Ähnliches wie für das Alkoholtrinken gilt auch für das Tabakrauchen. Es handelt sich hierbei um eine in den Gewohnheiten des Menschen fest verwurzelte Verhaltensweise, von der wir aber wissen, dass sie durchaus beeinflussbar ist. Aus dem Missbrauchsverhalten gegenüber Tabak entwickelt sich bei vielen Menschen eine Nikotinabhängigkeit. Insbesondere das Nicht-mehr-aufhören-Können, ein wesentliches Merkmal des süchtigen Kontrollverlusts, ist bei vielen Rauchern zu beobachten. Da eine **Vielzahl von Folgeschäden** bekannt ist, sehen wir das Tabakrauchen heute als **gesundheitliches Problem ersten Ranges** an. Raucher haben ein erhöhtes Risiko, an bronchopulmonalen (z. B. Plattenepithel- und kleinzellige Karzinome der Lunge) oder kardiovaskulären (z. B. Arteriosklerose, Herzinfarkt) Erkrankungen zu sterben. Die Lebenserwartung eines Menschen, der 15 Zigaretten pro Tag raucht, ist um 5 Jahre verkürzt.

Unter Ausnutzung des wachsenden Gesundheitsbewusstseins der Bevölkerung ist es in den vergangenen Jahren gelungen, den Anteil der Raucher in der Allgemeinbevölkerung deutlich zu drücken. Gefährdet sind nach wie vor allerdings junge Menschen in besonderem Maße; hier müssen weitere präventive Maßnahmen einsetzen. Innerhalb der Europäischen Kommission wird gegenwärtig sogar ein komplettes Rauchverbot ohne Ausnahmen für alle Mitgliedsstaaten der Europäischen Union diskutiert.

Lösungsmittelabhängigkeit

Zur Gruppe der Lösungsmittel gehören u. a. Benzin, Benzolverbindungen, Aceton, Trichloräthylen, Lackverdünner und Klebstoffe. Das Schnüffeln von Lösungsmittel kommt vor allem bei Kindern und Jugendlichen aus Familien mit niedrigem sozioökonomischen Status und mit chronischer Disharmonie vor. Das Inhalieren von Lösungsmitteln führt zu Bewusstseinstrübungen und rauschartigen Zuständen. Klinische Folgestörungen der Lösungsmittelabhängigkeit sind Reifungsverzögerung, Verhaltens- und emotionale Störungen und dementive Entwicklungen.

5.2.3 Diagnostik und Differenzialdiagnostik

Die Diagnostik bei der Substanzabhängigkeit basiert auf der gezielten Exploration, der Außen- bzw. Fremdanamnese, der körperlichen Untersuchung (z. B. Fahndung nach Einstichstellen) und den labordiagnostischen Verfahren. Dem **Drogen- und Medikamentenscreening im Urin** kommt hierbei ein hoher Stellenwert zu (▶ Kap. 2.9.2).

Auf den Tetanusimpfschutz ist stets zu achten. Bei konkreten Hinweisen auf bestimmte somatische Folgestörungen (z. B. HIV-Infektion, Endokarditis lenta, Tuberkulose, Hepatitis C) muss nach den Regeln der jeweiligen Fachgebiete weiteruntersucht werden. **Bei Drogen- und Medikamentenabhängigen ist immer die Suizidgefahr gezielt abzuschätzen**, da Substanzabhängigkeit das Suizidrisiko signifikant erhöht. In der Diagnostik sollte der Untersucher mögliche **Komorbiditäten** der Substanzabhängigkeit in Erwägung ziehen. Neben einer „polyvalenten Sucht" finden sich gehäuft affektive Störungen, Angststörungen, Schizophrenie und/ oder Cluster-B-Persönlichkeitsstörungen komplizierend vor.

Es sei betont, dass die vorstehend im Einzelnen beschriebenen Abhängigkeitstypen in der Praxis selten in reiner Form vorkommen. Stattdessen konsumieren die Abhängigen entweder mehrere Substanzen gleichzeitig (**simultane Mehrfachabhängigkeit**), oder sie konsumieren in wechselnder Abfolge verschiedene Rauschdrogen hintereinander (**alternierende Mehrfachabhängigkeit**). Nach der ICD-10 liegen **Störungen durch multiplen Substanzgebrauch** (Polytoxikomanie, „polyvalente Sucht") dann vor, wenn außer Koffein und Nikotin mindestens 2 weitere Substanzen konsumiert werden und keine hierbei dominiert.

Von Haschischkonsumenten wissen wir, dass sie auch häufig Benzodiazepine, amphetaminartige Stimulanzien und gelegentlich Halluzinogene zusätzlich konsumieren. Heroinabhängige benutzen nebenher auch Kokain, amphetaminartige Stimulanzien und Benzodiazepine, aber auch die verschiedensten Schmerzmittel, die sie erhalten können. Alkoholkonsum kommt häufig kombiniert mit dem Missbrauch von Schlaf- und Beruhigungsmitteln vor; hier spielen Benzodiazepine und in Deutschland zusätzlich das Clomethiazol eine wesentliche Rolle.

Die weitverbreitete Mehrfachabhängigkeit führt dazu, dass nicht nur die Rauschzustände und die chronischen Intoxikationen ein unspezifisches Gepräge erhalten, sondern auch die Entzugsbilder. Folglich sind die einzelnen Intoxikationssyndrome und Entzugstypen **differenzialdiagnostisch** oftmals schwer voneinander zu unterscheiden. Der späte Zeitpunkt des Auftretens kennzeichnet die Entzugssituation bei Benzodiazepinabhängigkeit. Bei Alkoholabhängigen ist es daher häufig ratsam, über das Abklingen des alkoholspezifischen Prädelirs hinaus noch etwa 2 Wochen abzuwarten, um das nachträgliche Auftreten eines Entzugsbilds bei Benzodiazepinabhängigkeit diagnostizieren und behandeln zu können. Taktile Halluzinationen sind für Kokain bzw. amphetaminartige Stimulanzien typisch, das Fehlen körperlicher Entzugserscheinungen spricht stets gegen einen Opioidentzug. Grundsätzlich müssen differenzialdiagnostisch alle paranoid-halluzinatorischen Syndrome (z. B. Rauschzustände, Delirien, Schizophrenie) ausgeschlossen werden. Polyvalent süchtige Opiatabhängige entwickeln in der Intoxikation nicht die klassischen Leitsymptome Somnolenz, Miosis („stecknadelkopfgroße Pupillen") und Atemdepression, sodass eindeutige Diagnosen auch schwerer gestellt werden können. Der Anwendung von Antagonisten im Rahmen der Behandlung von Intoxikationssyndromen sind dadurch enge Grenzen gesetzt.

5.2.4 Therapie

Die **Therapie bei akuter Drogenintoxikation** kann von Überwachung unter kontinuierlichem Monitoring über primäre Detoxifikation (z. B. bei weniger als eine Stunde zurückliegender oraler Giftaufnahme Auslösen von Erbrechen, Magenspülung und Gabe von Aktivkohle) und Antidottherapie bis hin zur sekundären Detoxifikation (z. B. forcierte Diurese, Hämodialyse, Hämoperfusion oder Plasmapherese) auf einer Intensivstation reichen.

Bei Opioidvergiftungen steht als supportives Antidot der spezifische Opioidantagonist **Naloxon** (Naloxon Amomed® bzw. Narcanti® 0,4-mg-Ampullen: initial 0,4–2 mg, Wiederholung alle 2–3 min i.v. möglich, Maximaldosis 10 mg) zur Verfügung. Bei Benzodiazepinvergiftungen kann als supportives Antidot der Benzodiazepinantagonist **Flumazenil** (Anexate® 0,5-mg-Ampullen: initial 0,2 mg binnen 15 sec, dann sorgfältige Titration mit 0,1 mg alle 60 sec bis zu einer Gesamtdosis von 1 mg i.v.) appliziert werden. Die symptomatische Therapie der Opioidintoxikation besteht in einer Intubation mit Beatmung. Nach Zilker (1998) sollte nur bei diagnostisch unklaren Fällen oder wenn keine Möglichkeit der Intubation besteht, Naloxon intravenös gegeben werden, da hierbei die Gefahr besteht, dass der Patient infolge eines akut einsetzenden Opioidentzugssyndroms sich der weiteren stationären Behandlung widersetzt und außerhalb der Klinik ins Koma fällt. Der Vollständigkeit halber sei erwähnt, dass die sog. Nichtbenzodiazepinhypnotika Zolpidem, Zaleplon und Zopiclon gleichfalls durch Flumazenil antagonisiert werden können.

Die **Therapieprinzipien der Drogen- und Medikamentenabhängigkeit** entsprechen denjenigen bei der Alkoholabhängigkeit (▶ 5.1.4). Im Regelfall wird in einer ersten Phase der

Kontakt zum Substanzabhängigen hergestellt; hierbei geht es sowohl um Förderung von Krankheitseinsicht als auch um Motivation zur Veränderung und zu weiteren Therapieschritten (**Kontakt- oder Motivationsphase**). Zunächst ist eine Entzugsbehandlung unter klinischen Bedingungen erforderlich (**Entgiftungsphase**). Dieser Schritt sollte dann in die **Entwöhnungsphase** einmünden, den dritten Abschnitt der Abhängigkeits- oder Suchttherapie. Diese Behandlung ist längerfristig angelegt und wird in aller Regel in speziell eingerichteten Fachkliniken durchgeführt. Danach schließt sich eine **Nachbetreuungs- oder Nachsorgephase** an, weil Suchtkranke meist noch lange der Stützung bedürfen. In dieser Phase spielen Selbsthilfegruppen, aber auch Suchttherapievereine erfahrungsgemäß eine große Rolle.

Spezielle medikamentöse Strategien existieren bei einzelnen Drogen- und Medikamentenabhängigkeitstypen.

Medikamentöse Opioidabhängigkeitstherapie

Die Opioidentzugsbehandlung wird entweder opiatgestützt oder nicht opiatgestützt durchgeführt.

Bei der stationären, nicht opiatgestützten Entzugsbehandlung hat sich der Einsatz des Antidepressivums Doxepin (z. B. Aponal®) bewährt. Im Gegensatz zu Deutschland ist Doxepin in Österreich nicht mehr im Handel. Wir wenden es in einer Dosierung von bis zu 6-mal 50 mg/die an, ab dem 3. oder 4. Tag schleichen wir wieder aus und begrenzen die Behandlung bei Heroinabhängigen auf höchstens 6–8 Tage. Die Entgiftung Methadonabhängiger ist langwieriger, da hier die Entzugssymptomatik aufgrund der lang anhaltenden Wirkung von Methadon auf den µ-Opioidrezeptor bis 14 Tage dauern kann. Doxepin blockiert zwar nicht alle Entzugserscheinungen, führt aber doch zu Sedierung und Stimmungsaufhellung bei den meisten Opiatabhängigen. Alternativ haben wir auch mit Clonidin (Catapresan®) gute Erfahrungen gemacht; wir beginnen mit 3- bis 4-mal 0,15 mg/die und steigern sukzessive bis 1,2 mg/die. Nach Abklingen der Entzugssymptomatik reduzieren wir die Clonidindosierung stufenweise innerhalb von 3 bis 5 Tagen. Bei Clonidin handelt es sich um einen zentralen Alpha$_2$-Adrenorezeptor-Agonisten, der den „Noradrenalinsturm" im Entzug blockiert, welcher die Grundlage des Entzugssyndroms bildet. Clonidin ist jedoch nur gegen die vegetativen Opioidentzugssymptome gut wirksam.

In den USA und in Österreich wird die ambulant oder stationär durchgeführte, opiatgestützte Entzugsbehandlung favorisiert. Hierzu werden vorzugsweise Methadon oder Buprenorphin eingesetzt. Bei der opiatgestützten Detoxifizierungstherapie wird zu Beginn die individuell benötigte Menge an Methadon oder Buprenoprhin ermittelt und der Patient auf diese Dosis stabilisiert. Schrittweise wird im Laufe von etwa 14 Tagen die Methadon- oder Buprenorphindosis reduziert.

Die Opioidentwöhnungstherapie erfolgt heutzutage entweder abstinenzorientiert oder substitutionsgestützt.

Unseres Erachtens ist die Strategie, Opiatabhängige auf der Basis von **Abstinenz** in drogenfreien Langzeitprogrammen so zu stabilisieren, dass sie auch später mit einem Maximum von sozialer Integration drogenfrei leben können, der Königsweg. Denn die Substitutionsbehandlung mit synthetischen Opioiden beseitigt nicht das Abhängigkeitsverhalten. Hingegen zerstören sie die Motivation Opiatabhängiger, konkrete Schritte in Richtung eines drogenfreien und sozial angepassten Lebens einzuleiten. Tragfähige Entscheidungen sind indessen erst im Zustand der Abstinenz möglich. Zudem gibt es im Umfeld von Substitutionsprogrammen einen Schwarzmarkt für synthetische Opioide. In diesem Zusammenhang sind vor allem die retardierten Morphine zu nennen, die in Österreich einen hohen Schwarzmarktwert erzielen und intravenös konsumiert werden können. Auf der anderen Seite steht die Überzeugung, dass die abstinenzorientierte Therapie der Opiatabhängigkeit zum Hindernis geworden sei. Es gebe eine große Zahl von Opiatabhängigen, denen auf diese Weise nicht zu helfen sei. Sie seien drogenfreien Langzeitprogrammen nicht zugänglich.

Eine kurzzeitige **Substitutionsbehandlung** mit synthetischen Opioiden ist u. a. indiziert bei stationären opioidabhängigen Allgemeinkrankenhauspatienten mit akuter oder schwerer somatischer Erkrankung, bei der den Abhängigen nicht gleichzeitig gegen ihren Willen ein Entzug zuzumuten ist. Eine langzeitige Substitutionsbehandlung wird u. a. durchgeführt bei Opioidabhängigkeit bei schweren konsumierenden Erkrankungen, bei AIDS und bei opioidpflichtigen Schmerzzuständen.

Für die Substitutionsbehandlung bei Opioidabhängigkeit sind folgende **synthetische Opioide** zugelassen:

- **Methadon**: z. B. in Österreich Verabreichung in Form einer Zuckertrinklösung. Die Dosis ist für jeden Patienten individuell zu ermitteln. Die Anfangsdosierung liegt oftmals zwischen 30 und 40 mg/die, die Einzelerhaltungsdosis häufig zwischen 40 und 120 mg/die per os. Mit Methadon (CYP3A4-Substrat) substituierte HIV-Patienten benötigen bei gleichzeitiger Gabe von nichtnukleosidischen Reverse-Transkriptase-Inhibitoren Nevirapin bzw. Efavirenz (CYP3A4-Induktoren) höhere, bei Kombinationen mit Proteaseinhibitoren (z. B. Indinavir, Ritonavir) niedrigere Methadondosierungen. Typische Nebenwirkungen von Methadon sind Obstipation, Gewichtszunahme, Schwitzen, Schwindel, Libidoverlust, Stimmungsschwankungen, Antriebslosigkeit und QTc-Zeit-Verlängerungen.
- **Levomethadon**: in Deutschland als Alternative zu Methadon zugelassen. Levomethadon (L-Methadon [L-Polamidon®]) ist das linksdrehende, wirksame Enantiomer des Razemats Methadon (D/L-Methadon). Folglich weist Levomethadon die doppelte Potenz von Methadon auf und ist hiernach gegenüber Methadon nur halb so hoch zu dosieren (z. B. 20–60 mg/die per os).
- **Buprenorphin** (Subutex® 2-mg-und 8-mg-Sublingualtabletten): Die Einstellung auf Subutex® sollte erst mit dem Auftreten eines Opioidentzugssyndroms (▪ Tab. 5.3) und in einem zeitlichen Abstand von mindestens 6 h nach der letzten Heroindosis oder mindestens 24 h nach der letzten Methadondosis oder mindestens 24 h nach der letzten Einnahme von retardierten Morphinen erfolgen. Die Anfangsdosierung liegt häufig bei 4 mg per os. Nach Haltmayer (2010), Österreichische Gesellschaft für arzneimittelgestützte Behandlung von Suchtkrankheit (ÖGABS), dient die Anfangsdosierung von Subutex® auch als Testdosis dafür, ob durch dessen antagonistische Wirkkomponente womöglich ein Opioidentzugssyndrom ausgelöst wird. Dies könne dann der Fall sein, wenn die Initialdosis zu früh, also vor Eintreten klinisch relevanter Opioidentzugserscheinungen verabreicht werde. Subutex® kann für den 1. Tag bis zu einer maximalen Tagesdosis von 32 mg in mehreren Einzeldosen gegeben werden. In Deutschland beträgt die maximale Tagesdosis von Subutex® 24 mg. Die am 2. Tag verabreichte Tagesdosis von Subutex® liegt zumeist deutlich unter der kumulativen Dosis des 1. Tages und sollte als Einmalgabe morgens verabreicht werden (z. B. Subutex® 10 mg/die). Ab dem 3. Tag wird weiter auf die zu erwartende Erhaltungsdosis von Subutex® auf- oder abdosiert. Der durchschnittliche Erhaltungsdosisbereich von Subutex® liegt zwischen 8 und 16 mg/die. Bei der Umstellung von D/L-Methadon bzw. von retardiertem Morphin auf Subutex® sollte die Methadondosis zunächst auf etwa 50 mg/die bzw. die Dosis des retardierten Morphins auf 400 mg/

die reduziert werden. Als Alternative zu Subutex® steht Suboxone®, ein Mischpräparat aus dem partiellen Opioidagonisten Buprenorphin und dem spezifischen Opioidantagonisten Naloxon, zur Verfügung. Die maximale Tagesdosis von Suboxone® beträgt 24 mg/die. Typische Nebenwirkungen von Buprenorphin sind Obstipation, Schwitzen, Schlaflosigkeit, Übelkeit, Schwindel und Kopfschmerzen.

- **Orale retardierte Morphine** (nur in Österreich): **Morphinsulfat** (Substitol® retard 120-mg- und 200-mg-Kapseln oder Kapanol® CSR 50-mg- und 100-mg-Kapseln) und **Morphinhydrochlorid** (Compensan® retard 100-mg-, 200-mg- und 300-mg-Filmtabletten): Bei der Einstellung auf Substitol® retard beträgt die Initialdosis 120 mg/die per os. Ab dem Folgetag kann die Aufsättigung in 120-mg-Schritten pro Tag bis zur Erhaltungsdosis fortgesetzt werden. Der durchschnittliche Erhaltungsdosisbereich von Substitol® retard liegt zwischen 300 und 600 mg/die per os. In Einzelfällen kann sie aber auch deutlich niedriger oder höher sein. Nach Haltmayer (2010), Österreichische Gesellschaft für arzneimittelgestützte Behandlung von Suchtkrankheit (ÖGABS), beträgt die maximale Erhaltungsdosis von Substitol® retard 1.000 mg/die per os. Typische Nebenwirkungen von retardierten Morphinen sind Obstipation, Schlaflosigkeit, Mundtrockenheit, Übelkeit, Appetitverminderung und Schwindel. Nach Fischer (2010) sind in Wien gegenwärtig zwei Drittel der Substitutionspatienten auf retardierte Morphine eingestellt. Beispielsweise hat Substitol® retard in Österreich einen Marktanteil von etwa 60 %.
- **Heroin** (nur in Deutschland): ärztliche Heroinverschreibung im Rahmen von Projekten möglich.

Substitutionsbehandlungen erfolgen in Deutschland durch niedergelassene, suchtmedizinisch speziell qualifizierte Ärzte oder Spezialambulanzen. In **Österreich** sind mit 1. März 2007 u. a. folgende Änderungen der Suchtgiftverordnung in Kraft getreten:

- Ärzte, die in der Drogensubstitution tätig sind bzw. Patienten im Rahmen einer Substitutionsbehandlung betreuen wollen, müssen grundsätzlich eine spezielle Ausbildung nachweisen. Sie müssen sich bei den zuständigen Bezirkshauptmannschaften in die Liste der zur Substitutionsbehandlung qualifizierten Ärzte eintragen lassen. Diese Eintragung ist für die Dauer von 3 Jahren befristet.
- Jeder Patient, der sich einer Substitutionsbehandlung unterzieht, erhält einen Substitutionsausweis.
- Methadon und Buprenorphin werden als Mittel der ersten Wahl bezeichnet. Nur bei Unverträglichkeit dieser Arzneimittel dürfen andere Substitutionsmittel verschrieben werden. Im Fall der Behandlung mit einer Zubereitung, die retardiertes Morphin enthält, hat der weiterbehandelnde Arzt im Bedarfsfall unverzüglich die Meinung eines zweiten zur Substitutionsbehandlung qualifizierten Arztes einzuholen, sofern der Patient das 20. Lebensjahr noch nicht vollendet hat oder bei der Patientin eine Schwangerschaft vorliegt.
- Die Behandlung unterliegt der Kontrolle durch den zuständigen Amtsarzt. Sowohl Dauer- als auch Einzelrezepte sind an den Amtsarzt zu übermitteln.
- Die Mitgaberegelungen (z. B. „Take-home-Dosen") werden von der Dauer einer aufrechterhaltenen Substitutionsbehandlung und von einem Ausbildungs- oder Beschäftigungsverhältnis abhängig gemacht.

Medikamentöse Benzodiazepinabhängigkeitstherapie

Die Benzodiazepinentzugsbehandlung sollte insbesondere bei längerjähriger Hochdosisabhängigkeit und Polytoxikomanie unter stationären Bedingungen durchgeführt werden. Bei der Niedrigdosisabhängigkeit kann die Entzugsbehandlung auch im ambulanten Setting erfolgen. Ein abruptes Absetzen sollte in jedem Fall vermieden werden. Andernfalls können gefährliche Absetzphänomene mit Entzugsdelirien, Krampfanfällen, paranoid-halluzinatorischer Symptomatik, hartnäckigen Schlafstörungen und quälender Reboundangst auftreten.

Die klinisch wichtigste Strategie zur Vermeidung dieser komplikationsreichen Benzodiazepinentzugssymptome besteht in einer **fraktionierten Dosisreduktion der Benzodiazepine**. Hierbei empfiehlt es sich, die langsam ausschleichende Dosisreduktion mit entsprechenden **Äquivalenzdosen an Diazepamtropfen** (z. B. Psychopax®) vorzunehmen, die stufenweise über einen Zeitraum von mehreren Wochen, mitunter Monaten, reduziert werden. ◻ Tab. 5.10 gibt orientierende Äquivalenzdosen von Benzodiazepinen wieder (mod. nach Laux et al. 2000).

Wir empfehlen eine Reduktion der Ausgangsdosis um 30 % in der ersten Woche. In den darauffolgenden Wochen folgt eine weitere stufenweise Reduktion um 10 % alle 3 Tage. Die letzten Diazepamtropfen sollten sehr langfristig, also über Monate hinweg, abgesetzt werden. Während der Benzodiazepinentzugsbehandlung hat sich die zusätzliche Gabe von Doxepin (z. B. Aponal®) bewährt. Doxepin ist in Österreich nicht mehr im Handel. Die additive Verabreichung von Carbamazepin ist in aller Regel nicht notwendig, insofern die Benzodiazepine langsam ausgeschlichen werden. Zudem ist Carbamazepin ein potenter CYP3A4-Induktor; viele Benzodiazepine sind aber CYP3A4-Substrate (▶ Kap. 2.9.7).

Medikamentöse Kokainabhängigkeitstherapie

Beim Entzug und bei der Entwöhnung von Kokain sind vorteilhaft noradrenerg wirkende Antidepressiva einzusetzen. Nach evidenzbasierten Kriterien ist Desipramin (in Österreich und in Deutschland nicht mehr im Handel) am wirksamsten. Der selektive Noradrenalinwiederaufnahmehemmer (NARI) Reboxetin soll beim Kokainentzug und bei der Kokainentwöhnung wirksam sein.

Medikamentöse Nikotinabhängigkeitstherapie

Therapeutisch kommen Raucherentwöhnungsmaßnahmen auf verhaltenstherapeutischer Basis in Betracht, die gute Erfolge zeigten. **Medikamente zur Raucherentwöhnung** sind:
- **Nikotin** (z. B. Nicotinell®): Substitution und schrittweise Dosisreduktion mit nikotinhaltigen Kaugummis, Lutschtabletten oder Pflastern. **Cave**: kardiovaskuläre Risiken sind zu beachten.
- **Bupropion**: Bupropion, ein dual wirksamer Noradrenalin-Dopamin-Reuptake-Inhibitor (NDRI), ist als Zyban®, Elontril® und Wellbutrin® XR im Handel. Elontril® und Wellbutrin® XR weisen andere Bupropionformulierungen auf als Zyban®. Nur Zyban® ist zur Unterstützung der Raucherentwöhnung zugelassen. 1 Zyban®-Retard-Filmtablette enthält 150 mg Bupropion. Initial wird 1-mal täglich 1 Tablette Zyban® für die Dauer von 6 Tagen verabreicht. Dann wird auf 2-mal 1 Tablette Zyban® täglich gesteigert. Die Behandlungsdauer beträgt 7–9 Wochen. Die Maximaldosis liegt bei 300 mg täglich. Bei älteren Patienten bzw. Patienten mit Leber- und/oder Nierenschäden beträgt die Maximaldosis 150 mg/die. Häufige Nebenwirkungen von Zyban® sind Schlafstörungen, Störung der Geschmacksempfindung, Pruritus und Überempfindlichkeitsreaktionen wie z. B. Urti-

▫ Tab. 5.10 Äquivalenzdosen von Benzodiazepinen	
Diazepam (Gewacalm®, Psychopax®, Valium® u. a.)	10 mg
Lorazepam (Temesta®, Tavor® u. a.)	2 mg
Oxazepam (Praxiten®, Adumbran®, Anxiolit® u. a.)	30 mg
Clorazepat (Tranxilium®)	15 mg
Bromazepam (Lexotanil® u. a.)	4,5 mg
Alprazolam (Xanor®, Tafil® u. a.)	1 mg
Chlordiazepoxid (Limbitrol®, Librium® u. a.)	20 mg
Clobazam (Frisium®)	20 mg
Prazepam (Demetrin®)	20 mg
Brotizolam (Lendorm®, Lendormin®)	0,25 mg
Flunitrazepam (Rohypnol®, Somnubene® u. a.)	1 mg
Lormetazepam (Noctamid® u. a.)	1 mg
Nitrazepam (Mogadon®, Mogadan® u. a.)	5 mg
Triazolam (Halcion®)	0,25 mg

karia. Kontraindikationen von Zyban® sind Krampfneigung, Bulimie, Anorexia nervosa, schwere Leberzirrhose, „manisch-depressive Psychosen", Alkoholentzugs- und Benzodiazepinentzugssyndrome, gleichzeitige Einnahme von MAOI sowie Schwangerschaft und Stillperiode.

— **Vareniclin**: Vareniclin, ein partieller Agonist am α4β2-nikotinergen Acetylcholinrezeptor, ist als Champix® seit 2007 im Handel. Es ist zur Raucherentwöhnung bei Erwachsenen zugelassen. Es gibt Champix® 0,5-mg- und 1-mg-Filmtabletten. Die Behandlung beginnt mit der täglichen Einnahme einer 0,5-mg-Champix®-Tablette über einen Zeitraum von 3 Tagen, gefolgt von 4 weiteren Tagen, an denen der Patient 2-mal täglich eine 0,5-mg-Tablette einnimmt. Von da an bis zum Ende der Behandlung nach 12 Wochen nimmt der Patient 2-mal täglich eine 1-mg-Tablette. Patienten mit schweren Nierenproblemen sollten Vareniclin in der Dosis von 1 mg 1-mal täglich einnehmen. Studien ergaben, dass die Chance der Raucherentwöhnung mit Vareniclin nach 12 Wochen Behandlung 4-mal höher als mit Plazebo und 2-mal höher als mit Zyban® liegt. Häufige Nebenwirkungen von Champix® sind Übelkeit, Schwindel, Kopfschmerzen, abnorme Träume und Müdigkeit. Kontraindikationen sind Schwangerschaft und Stillperiode. Für Champix® ist in den letzten Jahren eine Diskussion über das Risiko der Auslösung depressiver Verstimmungen und suizidaler Gedanken entstanden. Diesbezüglich hält die unabhängige Pharmainfo XXVI/4/2011 (Pharmainfo 2011) fest: „Da ein Entwöhnungsversuch schon an sich zu depressiven Verstimmungen führen kann, ist es nicht leicht, eine verstärkende Wirkung eines Medikaments zu verifizieren, und tatsächlich sind die Studien widersprüchlich. Eine Bewertung der bis jetzt vorliegenden Daten spricht aber höchstens für ein sehr geringes Risiko."

Schizophrenie, schizotype und wahnhafte Störungen (F20–F29)

6.1   Schizophrenie

6.1.1   Allgemeines

Die gängigen ätiopathogenetischen Erklärungsansätze bei der Schizophrenie favorisieren multifaktorielle Konzepte (**Vulnerabilitäts-Stress-Modell**). Hierbei werden im Wesentlichen nachfolgende Faktoren berücksichtigt:

- **Psychosoziale Belastungsfaktoren:** kritische Lebensereignisse („life events"), „Expressed-emotion-Muster" familiärer Kommunikation mit Häufung kritischer Kommentare („high expressed emotion") oder Überbehütung („low expressed emotion"), die für den Verlauf schizophrener Störungen bedeutsam sein können (Rezidivhäufigkeit), „Double-bind-Theorie" (Beziehungsfalle: Doppelsinnigkeit der Kommunikation naher Angehöriger mit widersprüchlichen Botschaften) u. a.
- **Biologische Dispositionen:** genetische Einflüsse (z. B. polygener Erbgang), neuronale Migrationsstörungen und daraus resultierende Minderaktivität glutamaterger Projektionen im ZNS mit Auswirkungen auf das Gleichgewicht zwischen den dopaminergen Neurotransmittersystemen (Dopaminhypothese der Schizophrenie nach Carlsson [1988]), reduzierte Informationsverarbeitungskapazität im Kontext struktureller Störungen in frontotemporalen Hirnregionen, ToM-Defizite (ToM = „Theory of Mind") bei der Emotionswahrnehmung im Zusammenhang mit verringerter Aktivierung der Amygdala und des fusiformen Gesichtsareals u. a.

Die Schizophrenie manifestiert sich überwiegend in der ersten Lebenshälfte zwischen dem 15. und dem 35. Lebensjahr. Zwei Drittel aller Erkrankungen an Schizophrenie brechen bereits vor dem 30. Lebensjahr aus. Das Risiko einer bestimmten Person, im Laufe des Lebens mindestens einmal an Schizophrenie zu erkranken (Lebenszeitprävalenz) liegt weltweit zwischen 0,5 und 1,6 %. In Österreich bzw. in Deutschland ist ein knappes Prozent der Bevölkerung betroffen. Im familiären Umfeld von schizophren Erkrankten sind Schizophrenien häufiger. Die genetische Belastung ist durch Familien-, Zwillings- und Adoptionsstudien belegt (z. B. Konkordanzrate eineiiger Zwillinge ca. 50 %, Konkordanzrate zweieiiger Zwillingsgeschwister etwa 10 %). ☐ Tab. 6.1 gibt eine Übersicht über die Erkrankungswahrscheinlichkeit für Schizophrenie in Abhängigkeit vom Verwandtschaftsgrad zu einem schizophren Erkrankten (nach Huber 1971; Huber et al. 1979).

☐ Tab. 6.2 fasst die wichtigsten epidemiologischen Daten zur Schizophrenie (mod. nach Häfner 2000) zusammen.

6.1.2   Klinik

Eine umfassend gültige ätiologische Einordnung der Krankheit „Schizophrenie" gibt es derzeit noch nicht. Folglich sind wir auch weiterhin auf die deskriptive Methode der Erfassung von Einzelsymptomen als einzig verlässliches Verfahren zur Diagnostik der Schizophrenie angewiesen. Hierbei waren lange Zeit die von Kurt Schneider (1938, 1966) formulierten **Symptome 1. Ranges** als beweisend für das Vorliegen einer Schizophrenie angesehen worden: Stimmenhören (sich unterhaltende, kommentierende Stimmen, Gedankenlautwerden), leibliche Beeinflussungserlebnisse, Gedankeneingebung, -entzug und -ausbreitung, Willensbeeinflussung und Wahnwahrnehmung. **Symptome 2. Ranges** sind als von geringerer Bedeutung für

▣ **Tab. 6.1** Erkrankungsrisiko für Schizophrenie nach Huber (1971) und Huber et al. (1979)	
Verwandtschaftsgrad zu einem schizophren Erkrankten	**Erkrankungswahrscheinlichkeit in %**
Eltern	5–10
Kinder	9–16
Geschwister	8–14
Zweieiige Zwillinge	5–16
Eineiige Zwillinge	20–75
Kinder zweier erkrankter Eltern	40–68
Halbgeschwister	1–7
Stiefgeschwister	1–8
Enkel	2–8
Vettern und Basen	2–6
Neffen und Nichten	1–4
Onkel und Tanten	2–7
Großeltern	1–2
Durchschnitt der Bevölkerung	0,85

die Diagnose einer Schizophrenie erachtet worden. ▣ Tab. 6.3 fasst die Symptome 1. und 2. Ranges nach Kurt Schneider (1938, 1966) zusammen.

Hierzu können psychomotorische, sprachliche und ganzheitliche **Ausdruckssymptome** treten. In ▣ Tab. 6.4 sind die schizophrenen Ausdruckssymptome (mod. nach Huber 1966, 1994) aufgezählt.

Nach dem Abklingen der akuten Krankheitserscheinungen können **reine oder gemischte Residualsyndrome**, auch intellektuelle Leistungseinbußen bestehen bleiben, die teils diskret, aber auch deutlich ausgeprägt zu beobachten sein können. Sie sind aber in der überwiegenden Mehrheit der Fälle im Verlauf rückbildungsfähig. Die folgende Übersicht gibt einen Überblick über häufige Symptome und Klagen bei den prinzipiell reversiblen Residualsyndromen nach Huber (1966, 1994).

Residualsyndrome nach Huber (1966, 1994)

- Zönästhesien und dysthyme Episoden
- Kognitive Störungen
- Erschöpfbarkeit und Ermüdbarkeit
- Einbuße an Spannkraft, Energie, Ausdauer, Geduld
- Erhöhte Erregbarkeit und Beeindruckbarkeit
- Störung des Allgemeinbefindens und Leistungsinsuffizienz
- Intoleranz gegenüber äußeren Einflüssen und Konflikten
- Erhöhtes Schlafbedürfnis

■ **Tab. 6.2** Epidemiologische Daten zur Schizophrenie

Lebenszeitprävalenz	Etwa 1 %
Geschlechterverteilung	1:1
Ersterkrankungsalter von Männern	18–25 Jahre
Ersterkrankungsalter von Frauen	23–30 Jahre
Zweiterkrankungsgipfel (in der Regel nur bei Frauen)[a]	45–50 Jahre
Ersterkrankungen <40 Jahre	75 %
Ersterkrankungen >40 Jahre („Spätschizophrenie" nach M. Bleuler [1943])	25 %

[a]Da Östrogene durch ihre antidopaminergen Eigenschaften die Vulnerabilitätsschwelle für den Ausbruch der Schizophrenie erhöhen können, steigt in der zweiten Lebenshälfte das Erkrankungsrisiko für Schizophrenie bei Frauen durch den physiologischen Östrogenabfall signifikant.

- Erlebte Antriebs- und Gefühlsverarmung
- Unvermögen, sich zu freuen
- Störungen des „In-Erscheinung-Tretens"
- Verlust an Naivität, Zwang zur Reflexion
- Entschlusslosigkeit
- Sensorische und Witterungsüberempfindlichkeit
- Vegetative Störungen
- Zusätzlich beim gemischten Residualsyndrom: charakteristische schizophrene Symptome 1. und 2. Ranges

Bei einer großen Gruppe von Schizophrenien kommt neben Störungen der Aufmerksamkeit, der Konzentration, des Sprachverständnisses und der Informationsverarbeitung („Basisstörungen" nach Huber 1966) ein eigentümlicher Wandel des Selbsterlebens der eigenen Stellung gegenüber der Umwelt hinzu: Der Kranke wähnt sich im Mittelpunkt der Dinge befindlich, alles um ihn herum Geschehende bezieht sich auf ihn, auch wenn objektiv dafür gar kein Anhaltspunkt besteht. Er ist nicht mehr imstande, die sog. **„kopernikanische Wende"** des geistesgesunden Menschen im Denken und Erleben nachzuvollziehen, die es uns ermöglicht, uns selbst und unser eigenes Denken und Tun distanziert-kritisch aus der Position des Beobachters heraus zu verfolgen und damit auch zu beurteilen. Stattdessen sind für den schizophren Erkrankten Schritte aus sich selbst heraus nicht mehr möglich; zwischen eigenem Denken und Erleben einerseits und objektiv ablaufender Realität andererseits, die ohne sein Zutun und ohne Beziehung zu ihm ist, kommt es zu inniger Durchmischung ohne Möglichkeiten der Distanzierung.

Charakteristische **Symptome** der Schizophrenie sind also Denkstörungen formaler Art (assoziative Lockerung bis hin zum inkohärenten und zerfahrenen Denken, Neologismen, gesperrtes Denken und Gedankenabreißen) und inhaltlicher Art (Wahnwahrnehmung, Wahnideen oder Wahngedanken als unkorrigierbare, objektiv falsche und doch für den Kranken voraussetzungslos gewisse Überzeugungsbildungen). Des Weiteren imponieren Ich-Störungen (Fremdbeeinflussungserlebnisse, Verlust der Leitbarkeit der Denkvorgänge bis hin zu Gedankeneingebung, -entzug und -ausbreitung) und Sinnestäuschungen (Halluzinationen vor allem

◨ Tab. 6.3 Symptome 1. und 2. Ranges nach Kurt Schneider (1938, 1966)

Symptombereiche	Symptome 1. Ranges	Symptome 2. Ranges
Akustische Halluzinationen	Dialogische Stimmen, kommentierende Stimmen, Gedankenlautwerden	Sonstige akustische Halluzinationen
Körperhalluzinationen	Leibliche Beeinflussungserlebnisse (Leibhalluzination oder zönästhetische Halluzination)	Zönästhesien ohne Kriterium des „Gemachten"
Halluzinationen auf anderen Sinnesgebieten	Keine	Optische, olfaktorische und gustatorische Halluzinationen
Von außen gemachte Ich-Störungen	Gedankeneingebung, Gedankenausbreitung, Gedankenentzug, Willensbeeinflussung (Fremdbeeinflussungserlebnisse, Gelenktwerden)	Keine
Wahn	Wahnwahrnehmung	Wahneinfall, Wahnideen oder Wahngedanken

akustischer Art in Gestalt des Stimmenhörens, aber auch unspezifischer Geräuschwahrnehmungen [Knacken, Knistern, Rauschen], daneben Halluzinationen leiblicher, seltener optischer Natur sowie auf dem Gebiet des Geruchs und des Geschmacks). Ferner beobachten wir Störungen der Affektivität und des Kontakts zur Umwelt (Ambivalenz, Ambitendenz, Parathymie mit mangelnder Übereinstimmung zwischen Gedanken, sprachlichem Inhalt und jeweiliger Gefühlsbegleitung, Gefühlsverarmung, -leere und -verkehrung) sowie des Antriebs, der inneren Dynamik und der Psychomotorik (Antriebs- und Vitalschwäche, dynamische Entleerung, aber auch dranghafte Enthemmung, Manieriertheit oder bizarres Verhalten, Automatismen und Stereotypien). Schließlich treten Abkapselung von der äußeren Realität („wie von einer Glaswand umgeben"), Rückzug auf das wahnhafte Innenleben und prinzipiell reversible kognitive Störungen und Beeinträchtigungen der intellektuellen Leistungsfähigkeit (unspezifische Konzentrations- und Gedächtnisstörungen, Auffassungsstörungen in Gestalt des konkretistischen Denkens und der Unfähigkeit zur Abstrahierung) auf.

Fallgeschichte

Herr S., 18-jähriger Maturant, berichtet seiner behandelnden Ärztin auf Station im Einzelgespräch: „Angefangen hat alles vor 4 Monaten bei einer Klassenfahrt nach Wien. Ich habe wenig geschlafen, immer wieder Alkohol getrunken und gelegentlich „Joints" geraucht. Nach einem Discobesuch bin ich stundenlang in Wien umhergeirrt und habe die Jugendherberge nicht mehr gefunden. Danach habe ich Ängste gehabt, das Haus zu verlassen, weil ich fürchtete, erschossen zu werden. Ich habe mich zeitweise wie im Irakkrieg gefühlt. Alleine habe ich mich am wohlsten gefühlt, da ich immer wieder Dinge auf mich bezogen habe. So dachte ich beispielsweise, die Schaufenster in den Shops der Kärntnerstraße seien wegen mir so dekoriert worden und die Radionachrichten auf Ö3 hätten mit mir direkt zu tun. Manchmal habe ich auch bemerkt, dass sich die Farbe des Himmels bedrohlich zu rosarot veränderte. Große Angst, aber auch ein Gefühl von Coolness habe ich empfunden, als ich davon überzeugt war, der altägyptische Pharao Ramses und Bruce Willis zugleich zu sein. Am Abend vor der Aufnahme hier am LKH Graz habe ich den Drang verspürt, die Evolutionsgeschichte nachspielen zu müssen. Ich habe Stimmen von unbekannten älteren Männern gehört, die sich über mich despek-

◘ Tab. 6.4 Schizophrene Ausdruckssymptome	
In der Psychomotorik	Hölzern, eckig, steif, gespreizt, fahrig, abrupt, ausfahrend, schlaksig, „Verlust an Grazie"
In der Mimik	Unbewegt, steif, starr, Grimassieren
Im sprachlichen Ausdruck	Neologismen, Verschrobenheit des Sprachstils
Mehr ganzheitliche Ausdruckssymptome	Distanzlos, enthemmt, läppisch-albern („Flegelsyndrom", „Schnöselsyndrom" bzw. „Backfischsyndrom", „Gänschensyndrom"); theatralisch-geziert; bizarr-skurril; maniert-verschroben

tierlich unterhielten. Die letzten Tage vor der jetzigen stationären Aufnahme habe ich die Namen der Bauteile meines Computers nach mystischer Bedeutung eingeteilt. Ich bekam von außen Gedanken eingegeben, sodass ich meinen Computer auseinanderbauen und die Einzelteile in meinem Zimmer verteilen musste."

International üblich ist inzwischen eine Einteilung der bei der Schizophrenie auftretenden Symptomatik in Symptomgruppen. Sie sind gleichfalls als Zieldimensionen für die Behandlung der Schizophrenie von praktischer Relevanz. In ◘ Tab. 6.5 sind die klinisch charakteristischen Symptomgruppen der Schizophrenie zusammengefasst.

An **klassischen Unterformen** (Prägnanztypen) der Schizophrenie lassen sich anhand der jeweils dominierenden Einzelsymptome die folgenden abgrenzen (nach Kraepelin 1923; E. Bleuler 1911):

- **Paranoid-halluzinatorische Form**: häufigster Prägnanztyp, bei der die eigenbezügliche (paranoide) Umformung des Denkens und Erlebens mit Wahnbildungen und Sinnestäuschungen im Vordergrund steht.
- **Hebephrene Form**: Sie ist gekennzeichnet durch charakteristische Störungen der Affektivität, während Wahnideen und Halluzinationen eher flüchtig auftreten, daneben Denk- und Antriebsstörungen. Im Verlauf zeigt sich häufig ein läppisch-unernstes, albernes, euphorisches Stadium.
- **Katatone Form**: Bewegungsstörungen, meist in Richtung der Steifigkeit und Erstarrung, aber auch der Erregung, stehen im Vordergrund.
- **Schizophrenia simplex**: Sich früh entwickelnder, schleichender Leistungsabfall, Verhaltensabsonderlichkeiten, weitgehendes Fehlen produktiver Symptome (Halluzinationen, Wahnideen), „primäres Versanden".

Zu allen diesen **Untergruppen des schizophrenen Formenkreises** („Gruppe der Schizophrenien" nach E. Bleuler [1911]) ist festzustellen, dass sie im Verlauf einer schizophrenen Erkrankung **ineinander übergehen, sich ablösen, kombinieren und durchmischen können.** Die Mehrzahl aller Schizophrenien durchläuft ein paranoid-halluzinatorisches, länger andauerndes Initialstadium. Die große Mehrzahl zeigt im Verlauf daneben irgendwann auch katatone oder mit abnormen Leibwahrnehmungen einhergehende Episoden bzw. hebephren gefärbte Stadien, aber auch sog. „Residualsyndrome".

Der **Beginn** der Schizophrenie kann akut, schleichend oder primär chronisch verlaufen. Nach Häfner (2000) geht dem Vollbild der Schizophrenie oftmals ein mehrjähriges (Mittelwert: 4,8 Jahre) prodromales Stadium mit zunächst uncharakteristischen, diagnostisch neutralen pseudoneurasthenischen Symptomen (z. B. Konzentrationsstörungen, Ermüdbarkeit,

◻ Tab. 6.5 Klinisch charakteristische Symptomgruppen der Schizophrenie

Symptomgruppen	Symptome	Zeitliches Auftreten
Positivsymptomatik (Synonyma: Plussymptomatik, produktive Symptome, floride Symptome)	Halluzinationen, Wahn, psychotische Ich-Störungen, zerfahrenes Denken, bizarres oder desorganisiertes Verhalten, Erregung und Spannung	In der Regel während einer akuten Episode, aber auch nach unvollständiger Remission im gemischten Residuum als chronische Positivsymptomatik zusammen mit Negativsymptomatik zu beobachten
Negativsymptomatik (Synonym: Minussymptomatik)	Verarmung der Sprache und der Inhalte (Alogie), Affektverflachung, Minderung der Initiative (Apathie), Freudlosigkeit (Anhedonie), sozialer Rückzug	Im reinen oder gemischten Residuum nach unvollständiger Remission, im prodromalen Stadium, Jahre bevor charakteristische Symptome 1. Ranges auftreten
Katatone Symptomatik	Manierismen, Haltungs- und Wortstereotypien, Negativismus, Befehlsautomatie, Echolalie, Echopraxie, Stupor, dranghafte Enthemmung	Während einer akuten Episode, insbesondere bei der katatonen Schizophrenie
Depressive Symptomatik	Deprimiertheit, Insuffizienzgefühle, Hoffnungslosigkeit, Suizidalität	Im postakuten Stadium nach Rückbildung der Positivsymptomatik, im prodromalen Stadium, Jahre bevor charakteristische Symptome 1. Ranges auftreten
Kognitive Störungen	Beeinträchtigungen der Aufmerksamkeit, Auffassung, Exekutivfunktionen, Wortflüssigkeit und des Gedächtnisses	Während einer akuten Episode, im postakuten Stadium nach Rückbildung der Positivsymptomatik und im prodromalen Stadium, Jahre bevor charakteristische Symptome 1. Ranges auftreten

Lustlosigkeit, Reizbarkeit), später mit depressiver und Negativsymptomatik voraus. Im präpsychotischen Stadium einer akuten Episode der Schizophrenie tritt nach Conrad („Die beginnende Schizophrenie", 1958) in der Regel das „Trema" auf. Es ist gekennzeichnet durch eine seltsame Gestimmtheit, einhergehend mit Druck oder Spannung, Unruhe oder Angst, teils mit „freudigem Gehobensein wie in der Erwartung", teils mit Misstrauen oder Hoffnungslosigkeit sowie Schuldgefühlen. Im Anschluss an das Trema setzt akut die „apophäne Phase" ein mit anfänglicher Wahnwahrnehmung, später mit Gedankenausbreitung, Gedankenlautwerden und anderen floriden Symptomen.

Die Länge einer **akuten Episode** ist sowohl bei der Erstmanifestation als auch bei der Exazerbation variabel (Wochen bis Monate). Das postakute Stadium mit Rückbildung der Positivsymptomatik und mit oftmals (noch) beobachtbarer Negativsymptomatik, mitunter mit depressiver Symptomatik und/oder kognitiven Störungen dauert etwa 3–6 Monate. Die akute Episode kann remittierend oder mit Residuum ablaufen. Vom **Verlauf** der Schizophrenie wissen wir aus Langzeituntersuchungen, dass immerhin etwa 20 % der schizophren Erkrankten nach einer Episode vollständig remittieren; andererseits sterben im Langzeitverlauf bis zu 10 % der schizophrenen Patienten durch Suizid, und etwa 25 % weisen chronisch-progrediente (kontinuierliche) Verläufe auf. Die restlichen 45 % zeigen entweder episodische, wellenförmige Verläufe mit Symptomfreiheit oder teilweiser Remission im Intervall zwischen den akuten Episoden oder episodische Verläufe mit stabilem oder zunehmendem Residuum. Als **prognostisch günstige Faktoren** gelten u. a.

- weibliches Geschlecht,
- gutes prämorbides Funktionsniveau,
- höhere Intelligenz,
- stabile Partnerschaft,
- akuter Krankheitsbeginn mit im Vordergrund stehender Positivsymptomatik,
- späte Ersterkrankung,
- gutes Therapieansprechen und rasche Remission.

Insgesamt kann davon ausgegangen werden, dass die frühere prognostische Einschätzung der Schizophrenie als unheilbare bzw. prozesshaft und schicksalhaft in den Residualzustand führende Krankheit nur in höchstens einem Drittel der Fälle zutreffend ist, eine Feststellung, die uns bezüglich der Behandlung schizophren erkrankter Patienten Mut machen sollte.

6.1.3   Diagnostik und Differenzialdiagnostik

Die Diagnose der Schizophrenie erfolgt aufgrund einer umfassenden klinisch-psychiatrischen Befunderhebung: psychiatrische Exploration mit Anamnese, mit Erheben der psychopathologischen Befunde im Querschnitt und im Verlauf und unter Berücksichtigung der diagnostischen Leitlinien nach der ICD-10. Die allgemeinen ICD-10-Kriterien für die Schizophrenie (Ausnahme: Schizophrenia simplex) sind in ◘ Tab. 6.6 zusammengefasst.

◘ Tab. 6.7 gibt eine orientierende Übersicht über die einzelnen diagnostischen Unterformen der Schizophrenie.

Eine sorgfältige **somatische Diagnostik** ist gerade bei Patienten mit Verdacht auf eine Erstmanifestation einer Schizophrenie zum Ausschluss organisch bedingter oder substanzinduzierter schizophreniformer Psychosen obligat.

◘ Tab. 6.8 fasst die notwendigen und im Einzelfall erforderlichen diagnostischen Schritte bei schizophrenen Ersterkrankungen zusammen.

◘ Tab. 6.9 gibt einen orientierenden Überblick über wichtige Differenzialdiagnosen der Schizophrenie.

6.1.4   Therapie

Die Therapie der Schizophrenie ist **mehrdimensional**. In einem Gesamtbehandlungsplan werden pharmakotherapeutische, psychotherapeutische, psychoedukative und soziotherapeutische Ansätze berücksichtigt, die je nach Behandlungsphase unterschiedlich akzentuiert angeboten werden.

In der **Akuttherapie der Schizophrenie** stehen neben der medikamentösen Behandlung Angehörigenarbeit und supportiv geführte Arzt-Patienten-Gespräche zur Schaffung einer therapeutischen Allianz im Vordergrund. Als Medikamente der ersten Wahl bei der Behandlung der Schizophrenie in der Akutphase gelten heutzutage wegen der besseren Verträglichkeit alle Atypika mit Ausnahme von Clozapin (▶ Kap. 3.1.2). Früher wurde hingegen eine rasche Aufsättigung mit hohen Dosen von Typika („rapid neuroleptization") favorisiert. Diese Behandlungsstrategie in der Akuttherapie der Schizophrenie ist wieder verlassen worden, weil

◻ Tab. 6.6 Allgemeine diagnostische Kriterien für die Schizophrenie nach der ICD-10

Erforderlich für die **Diagnose der Schizophrenie** (mit Ausnahme der Schizophrenia simplex[a]) sind …	… mindestens 1 eindeutiges Merkmal aus den Symptomgruppen 1–4 oder mindestens 2 Merkmale aus den Symptomgruppen 5–8.
	Diese Merkmale müssen fast ständig **während eines Monats oder länger** deutlich vorhanden gewesen sein.
	Diese Merkmale können nicht einer organischen, symptomatischen psychischen Störung (z. B. Gehirnerkrankung), einer Alkohol- bzw. Substanzintoxikation oder einem Entzugssyndrom zugeordnet werden.
Symptomgruppen 1–4	1. Psychotische Ich-Störungen (Gedankeneingebung, -entzug oder -ausbreitung) und Gedankenlautwerden
	2. Wahnwahrnehmungen, Kontroll- und Beeinflussungswahn und Gefühle des Gemachten (deutlich bezogen auf Körper- bzw. Gliederbewegungen, bestimmte Gedanken, Empfindungen usw.)
	3. Kommentierende oder dialogische Stimmen
	4. Anhaltender, kulturell unangemessener, bizarrer Wahn (z. B. Wahn, das Wetter kontrollieren zu können, mit Außerirdischen in Verbindung zu stehen usw.)
Symptomgruppen 5–8	5. Anhaltende Halluzinationen jeder Sinnesmodalität
	6. Formale Denkstörungen (z. B. Neologismen, Gedankenabreißen, Zerfahrenheit)
	7. Katatone Symptome (z. B. Negativismus, Haltungsstereotypien, Mutismus, Stupor, Erregung)
	8. Negativsymptomatik (z. B. auffällige Apathie, Sprachverarmung, Affektverflachung)

[a]Für die Diagnosestellung einer Schizophrenia simplex nach der ICD-10 müssen durchgängige Verhaltensänderungen und Negativsymptomatik mit schleichender Progredienz sowie Nachlassen der sozialen Leistungsfähigkeit über eine Zeitdauer von mindestens 1 Jahr vorhanden sein, ohne dass Merkmale aus den Symptomgruppen 1–7 auftreten.

einerseits keine besseren Therapieerfolge erzielt werden konnten, andererseits höhere Nebenwirkungsraten (z. B. extrapyramidalmotorische Symptome) auftraten. Eine orale Monotherapie mit einem Atypikum ist grundsätzlich anzustreben. Denn Kombinationen von mehreren Antipsychotika sind immer mit einem erhöhten Nebenwirkungsrisiko assoziiert. Bei der Auswahl des Atypikums sind unterschiedliche Nebenwirkungsprofile innerhalb der Gruppe der Atypika zu beachten, die von klinischer Relevanz im Hinblick auf eine individualisierte antipsychotische Akut-, Erhaltungs- und Langzeittherapie sind. Im Einzelnen sind Nebenwirkungen wie Gewichtszunahme, Störungen des Glukose-/Fettstoffwechsels, Prolaktinerhöhung und QTc-Zeit-Prolongation zu berücksichtigen (▶ Kap. 3.1.2, Abschn. „Nebenwirkungen").

Beim innerlich gespannten bzw. agitierten schizophrenen Patienten ist die antipsychotische Monotherapie in der Akutphase vorteilhaft mit einem Benzodiazepintranquilizer (z. B. Lorazepam) zu kombinieren. Bei unsicherer Compliance bzw. Adhärenz sollten rasch lösliche Schmelz- oder Lingualtabletten gegeben werden (z. B. Risperdal® Quicklet-Lingualtabletten, Zyprexa® Velotab-Schmelztabletten, Abilify®-Schmelztabletten). In besonders akuten Fällen schizophrener Episoden mit schweren Erregungszuständen bzw. aggressivem Verhalten

◻ Tab. 6.7 Diagnostische Unterformen der Schizophrenie

Diagnostische Unterformen	Symptomatik	Anmerkungen
Paranoide Schizophrenie	Diese Form der Schizophrenie ist von paranoiden (eigenbezüglichen) Denk- und Erlebensstörungen, Halluzinationen und von Wahnideen gekennzeichnet. Meist handelt es sich um einen Beeinträchtigungs- bzw. Verfolgungswahn, aber auch um andere Wahnformen. Die Halluzinationen treten größtenteils in Form von Stimmenhören auf, aber auch Gedankenlautwerden und formale Denkstörungen bis hin zur Denkzerfahrenheit runden das Bild ab.	Die allgemeinen diagnostischen Kriterien für die Schizophrenie müssen erfüllt sein. Sie ist die häufigste Unterform mit etwa 2/3 aller Fälle und wird auch als paraphrene Schizophrenie bezeichnet. Es können alle Verlaufsformen beobachtet werden (z. B. episodisch-remittierend oder kontinuierlich).
Hebephrene Schizophrenie	Bei dieser Form der Schizophrenie stehen affektive Veränderungen im Vordergrund des Krankheitsbildes. Der affektive Ausdruck ist flach und unangemessen, die Patienten kichern und lächeln inadäquat, grimassieren, zeigen Manierismen und Possen und wirken läppisch in ihrem Verhalten. Denkstörungen bis hin zur Zerfahrenheit komplettieren das Bild. Wahnideen und Halluzinationen treten flüchtig auf, sie sind nicht immer vorhanden.	Die allgemeinen diagnostischen Kriterien für die Schizophrenie müssen erfüllt sein. Sie wird auch als desintegrative Schizophrenie oder desorganisierte Schizophrenie bezeichnet. Sie tritt meist zwischen dem 15. und 25. Lebensjahr auf. Der Verlauf ist vielfach primär chronisch-progredient, aber auch episodisch verlaufend, in der Mehrzahl der Fälle zum Residuum führend und insgesamt mit eher ungünstiger Prognose.
Katatone Schizophrenie	Im Vordergrund steht hier eine ausgeprägte psychomotorische Störung. Erregung und Stupor, Befehlsautomatismus und Negativismus können einander abwechseln. Die Erregung richtet sich meist nach innen und führt zu schwerster innerlicher Anspannung ohne Entäußerungsmöglichkeiten für den Patienten. Steifigkeit der Glieder und nicht selten Körpertemperaturerhöhung begleiten diese Unterform der Schizophrenie. In manchen Fällen kommt es zu motorischen Entäußerungen in Gestalt eines hyperkinetischen katatonen Erregungszustands. Daneben bestehen häufig Wahnsymptome und Sinnestäuschungen, Denkstörungen und Störungen der Affektivität. Das Bewusstsein und die Orientierung bleiben indessen erhalten.	Die allgemeinen diagnostischen Kriterien für die Schizophrenie müssen erfüllt sein. Von der lebensbedrohlichen febrilen oder perniziösen Katatonie (Symptome der katatonen Schizophrenie, hohes Fieber ohne nachweisbare Infektion, Puls- und Blutdruckschwankungen, Elektrolytverschiebungen, Exsikkose) sind differenzialdiagnostisch katatone Formen bei Enzephalitiden, Stoffwechselstörungen oder Intoxikationen sowie das maligne neuroleptische Syndrom abzugrenzen. Rezidivierender episodischer Verlauf mit eher günstiger Prognose steht eindeutig im Vordergrund gegenüber primär-chronischen Verläufen.

◨ **Tab. 6.7** *(Fortsetzung)* Diagnostische Unterformen der Schizophrenie

Diagnostische Unterformen	Symptomatik	Anmerkungen
Schizophrenia simplex	Im Vordergrund stehen Absonderlichkeiten im Verhalten, allgemeiner geistiger Leistungsverlust und Abbau der affektiven Schwingungsfähigkeit. Verminderung allgemeiner Vitalität und Dynamik. Die Patienten werden schwunglos, verlieren Initiative und Spontaneität und geraten mehr und mehr in eine allgemeine soziale Isolierung.	Die allgemeinen diagnostischen Kriterien für die Schizophrenie dürfen nicht erfüllt sein. Stattdessen bestehen durchgängige Verhaltensänderungen und Negativsymptomatik mit schleichender Progredienz sowie Nachlassen der sozialen Leistungsfähigkeit über eine Zeitdauer von mindestens 1 Jahr. In der Regel chronisch-progredienter Verlauf mit Ausbildung von Residualzuständen. Prognostisch ungünstig sind früher Erkrankungsbeginn und symptomatischer Alkohol- und Drogenkonsum, ferner eine ungenügende soziale Lebenssituation.
Schizophrenes Residuum	Objektiv bestehen vor allem Antriebs- und Affektstörungen im Sinne einer Negativsymptomatik sowie verminderte soziale Leistungsfähigkeit und Vernachlässigung der Körperpflege. An subjektiven Beschwerden lassen sich verminderte Belastbarkeit, leichte Ermüdbarkeit, allgemeine Ambivalenz in Entscheidungssituationen, Mangel an Entschlusskraft, vermehrte Reizbarkeit und Schwung- und Energielosigkeit eruieren.	Nach mindestens einer früheren akuten Episode, für welche die allgemeinen diagnostischen Kriterien für die Schizophrenie erfüllt waren, entwickelt sich ein chronisches (prinzipiell reversibles) Bild mit dominierender Negativsymptomatik. Auf das schizophrene Residuum kann sich auch ein akutes, produktives Zustandsbild gewissermaßen „aufpflanzen". Nur ein verhältnismäßig geringer Anteil schizophren Erkrankter entwickelt ein Residuum.
Postschizophrene Depression	Depressive Symptomatik im Sinne einer depressiven Episode steht im Vordergrund. Im Hintergrund bestehen Positiv- und vor allem Negativsymptome fort.	Nach einer akuten Episode während der vergangenen 12 Monate, für welche die allgemeinen diagnostischen Kriterien für die Schizophrenie erfüllt waren, tritt eine depressive Episode auf. Die allgemeinen diagnostischen Kriterien für die Schizophrenie sind zum Zeitpunkt der depressiven Episode nicht mehr nachweisbar. Es liegt ein erhöhtes Suizidrisiko vor.
Undifferenzierte Schizophrenie	Merkmale aus den Symptomgruppen 1–8 der allgemeinen diagnostischen Kriterien für die Schizophrenie liegen vor. Entweder sind sie so zahlreich, dass die Kriterien für mehrere diagnostische Unterformen (paranoide, hebephrene, katatone Schizophrenie usw.) erfüllt sind oder sie sind so wenig prägnant, dass die Kriterien für keine der Unterformen erfüllt sind.	Die allgemeinen diagnostischen Kriterien für die Schizophrenie müssen erfüllt sein. Die undifferenzierte Schizophrenie wird auch als atypische Schizophrenie bezeichnet.

◘ **Tab. 6.8** Diagnostische Schritte bei schizophrenen Ersterkrankungen	
1.	Psychiatrische Exploration mit Anamnese, mit Erheben der psychopathologischen Befunde im Querschnitt und im Verlauf und unter Berücksichtigung der diagnostischen Leitlinien nach der ICD-10
2.	Status neurologicus und Status somaticus
3.	Evaluation psychotroper Effekte von Arzneimitteln (z. B. paranoid-halluzinatorische Phänomene unter Glukokortikoiden, L-Dopa, Anticholinergika usw.)
4.	Abklärung von Entzugssyndromen (z. B. Alkohol, Benzodiazepine)
5.	Routinelabor (insbesondere Differenzialblutbild, CRP, Leber- und Nierenwerte, TSH)
6.	Drogenscreening im Urin (insbesondere Amphetamine, Kokain bzw. Benzoylecgonin, Cannabinoide bzw. THC, Opiate)
7.	Stufendiagnostik zur Serodiagnose einer Syphilis (z. B. Neurosyphilis in den Stadien II–IV möglich)
8.	Serologische Tests zum Nachweis HIV-spezifischer Antikörper (z. B. HIV-induzierte Psychosen)
9.	Liquoranalytik (z. B. Neurosyphilis, Neuroborreliose, multiple Sklerose)
10.	Kraniale Computertomographie und bei pathologischem CCT-Befund kraniale Kernspintomographie
11.	EEG (z. B. zum Ausschluss epilepsieassoziierter Psychosen)
12.	EKG (z. B. Ausgangswert vor Gabe von Antipsychotika)
13.	Thoraxröntgen (z. B. bei Hinweis auf eine Lungenerkrankung wie Tuberkulose, Autoimmunerkrankungen mit pulmonaler Beteiligung u. a.)
14.	Weitere labordiagnostische Untersuchungen bei entsprechendem Verdacht (z. B. Morbus Wilson, Schwermetallvergiftung, Chorea Huntington, funikuläre Myelose, phencyclidininduzierte Psychosen)
15.	Neuropsychologische Testung bei Verdacht auf Spätschizophrenie zum Ausschluss eines demenziellen Syndroms

mit drohender Selbst- und/oder Fremdgefährdung empfiehlt sich die parenterale Gabe von Antipsychotika über einen initialen Zeitraum von mehreren Tagen. Die Atypika Olanzapin, Aripiprazol und Ziprasidon sind in intramuskulärer Applikationsform verfügbar (◘ Tab. 3.6). Alternativ kann Zuclopenthixol intramuskulär appliziert werden.

Das britische National Institute for Clinical Excellence (NICE) empfiehlt in ihren aktuellen Leitlinien zur zwangsweisen Medikation bei aggressiven Erregungszuständen die intravenöse Gabe von Haloperidol und Lorazepam. Die intravenöse Injektionsform sei zu bevorzugen, da die intraglutäale Injektion für die betroffenen Patienten traumatisierender sein soll (z. B. Assoziation der zwangsweisen intraglutäalen Medikamentenapplikation mit „Vergewaltigung"). An dieser Stelle ist anzumerken, dass der Hersteller seit 2010 die Haldol®-Injektionslösung nur zur intramuskulären Verabreichung empfiehlt, da die intravenöse Gabe von Haldol® das Risiko von QTc-Verlängerungen und Torsades des pointes erhöhen kann. In Österreich und Deutschland ist also die intravenöse Verabreichung von Haldol® nur unter den besonderen Voraussetzungen des Off-Label-Gebrauchs möglich.

Erweist sich ein Atypikum unter Beachtung der Dosierungshinweise durch die Herstellerfirmen (◘ Tab. 3.6) als nicht oder wenig wirksam, so ist nach 4–6 Wochen auf ein ande-

◨ Tab. 6.9 Wichtige Differenzialdiagnosen der Schizophrenie

Nichtorganische psychische Störungen	Organische, symptomatische oder substanzindu- zierte psychische Störungen
Schizotype Störung und verwandte nichtorga- nische Psychosen: schizotype Störung, wahn- hafte Störungen, akute vorübergehende psycho- tische Störungen, schizoaffektive Störungen	**Neurologische Erkrankungen:** Epilepsieassoziierte Psychosen, Neurosyphilis (z. B. progressive Para- lyse), HIV-induzierte schizophreniforme Psychose und HIV-induzierte Manie, andere entzündliche Hirnerkrankungen (z. B. tuberkulöse Meningitis, ZNS-Toxoplasmose, Neuroborreliose, Zytomegalie- enzephalitis, Varicella-Zoster-Enzephalitis usw.), multiple Sklerose, Chorea Huntington, Demenz vom Lewy-Körperchen-Typ, Schädel-Hirn-Trauma, raumfordernde intrakranielle Prozesse, zerebro- vaskuläre Erkrankungen, Gilles-de-la-Tourette- Syndrom
Affektive Störungen: Manie mit psychotischen Symptomen, bipolare affektive Störungen (ge- genwärtig manische Episode mit psychotischen Symptomen oder gegenwärtig schwere depres- sive Episode mit psychotischen Symptomen), unipolare depressive Störung mit aktueller schwerer depressiv-psychotischer Symptomatik	**Körperkrankheiten, die das Gehirn mitbetreffen:** Endokrinopathien (z. B. Hyper- oder Hypothyreose, Cushing-Syndrom, Morbus Addison, Hypogly- kämien, Hyper- oder Hypoparathyreoidismus), Vitaminmangelsyndrome (z. B. Vitamin B_{12}, Vitamin B_1), metabolische Störungen (z. B. hepatische Enzephalopathie, Urämie, Morbus Wilson, akute intermittierende Porphyrie), Autoimmunerkran- kungen (z. B. systemischer Lupus erythematodes)
Zwangsstörungen, somatoforme Störungen, dissoziative Störungen: Zwangsstörungen, dissoziativer Stupor, Somatisierungsstörung, hypochondrische Störung, Depersonalisations-/ Derealisationssyndrom	**Psychotrope Effekte von Pharmaka und Intoxi- kationen:** paranoid-halluzinatorische Phänomene unter Glukokortikoiden, Aciclovir, Ganciclovir, Penicillin G, Ketoconazol, Isoniazid, Gyrasehemmer, Phenytoin, Vigabatrin, Topiramat, L-Dopa, Anticho- linergika etc.; Blei-, Quecksilber-, Lösungsmittelver- giftungen
Persönlichkeitsstörungen und artifizielle Stö- rungen: Persönlichkeitsstörungen mit sonder- bar-exzentrischen Lebensstrategien (paranoide Persönlichkeitsstörung, schizoide Persönlich- keitsstörung), vorübergehende, durch Bela- stungen ausgelöste paranoide Vorstellungen bei der Borderlinepersönlichkeitsstörung, artifizielle Störungen mit vorgetäuschten psychologischen Symptomen	**Drogeninduzierte Psychosen und Störungen im Zusammenhang mit Substanzmissbrauch:** Einnahme von Kokain, Cannabinoiden, Halluzi- nogenen, Stimulantien, Opioiden, Sedativa- oder Hypnotikaentzugssyndrom, Alkoholentzugssyn- drom, Alkoholintoxikation, Alkoholhalluzinose

res Atypikum überzugehen, das möglichst einer anderen Substanzgruppe entstammen sollte (◨ Tab. 3.5). Wurde initial aus verschiedenen Gründen ein Typikum verabreicht, das keine ausreichende Wirksamkeit entfaltete, so sollte auf ein Atypikum umgestellt werden. Die anti- psychotische Äquivalenz der beiden Substanzen ist zu beachten. Eine optimale Umstellungs- strategie besteht aus dem Ausschleichen des zuerst applizierten Antipsychotikums und der langsamen Dosistitration des (neuen) Atypikums („cross-titration"). Als **Faustregel** gilt: lang- sames Absetzen des zuerst gegebenen Antipsychotikums bzw. vorsichtiges Aufdosieren des (neuen) Atypikums um jeweils 25 % der initialen bzw. der angestrebten Dosierung alle 2–5 Tage. Setzt auch mit dem Umsetzen auf ein (neues) Atypikum trotz 4- bis 6-wöchiger adäquater Behandlung kein überzeugender Behandlungserfolg ein, so liegt im Allgemeinen eine **Therapieresistenz** vor. Etwa 10–15 % der Patienten mit Erstmanifestation einer schizophrenen Episode zeigen auch bei der zweiten Substanz keine therapeutische Response. Bei Therapieresistenz hat sich **Clozapin** bewährt (▶ Kap. 2.9.7, Abschn. „Therapeutisches Monitoring bei Antipsychotika"). Als alternative Behandlungsstrategien kommen nach Messer et al. (2009) folgende empfehlenswerte **Kombinationstherapien** in Betracht:

- Clozapin und Amisulprid,
- Clozapin und Risperidon,
- Clozapin und Paliperidon,
- Clozapin und Aripiprazol,
- Clozapin und Ziprasidon,
- Olanzapin und Amisulprid,
- Olanzapin und Risperidon,
- Olanzapin und Paliperidon,
- Olanzapin und Aripiprazol,
- Olanzapin und Ziprasidon,
- Quetiapin und Amisulprid,
- Quetiapin und Risperidon,
- Quetiapin und Paliperidon,
- Quetiapin und Aripiprazol,
- Quetiapin und Ziprasidon.

Gerade Aripiprazol ist nach Zink et al. (2011) als wirksamer Clozapinkombinationspartner in der aktuellen Literatur beschrieben worden. In dieser Kombinationstherapie ist zudem eine signifikante metabolische Verbesserung und Gewichtsabnahme bei schizophrenen Patienten zu beobachten. In einer pharmakodynamischen Perspektive machen also Kombinationen von Atypika mit unterschiedlichen Rezeptorbindungsprofilen (z. B. Clozapin und Aripiprazol, Olanzapin und Aripiprazol, Quetiapin und Aripiprazol) Sinn und Kombinationen mit ähnlichen Rezeptorbindungsprofilen wenig Sinn (z. B. Clozapin und Olanzapin, Clozapin und Quetiapin, Olanzapin und Quetiapin).

Als möglicherweise zweckmäßige **Augmentationsstrategie bei Therapieresistenz** wird die Zugabe von Lamotrigin zu Clozapin empfohlen. Die Durchführung von **ECT** ist bei einer therapieresistenten akuten schizophrenen Episode mit katatoner Symptomatik zu erwägen. ECT ist die Therapie der Wahl bei der lebensbedrohlichen febrilen Katatonie (▶ Kap. 3.2.1). Beim Auftreten **depressiv gefärbter Begleitsymptome** im Behandlungsverlauf hat sich die Augmentation eines Antipsychotikums mit einem Antidepressivum bewährt. Beim Vorliegen **maniformer Begleitsymptome** kommt die Augmentation eines Antipsychotikums mit Lithium in Betracht.

Nach erfolgreicher Akuttherapie der Schizophrenie bedarf es nach Lieberman u. Tasman (2006) einer **postakuten Erhaltungstherapie**, die mindestens 6 Monate anhalten sollte. Die Höhe der Antipsychotikadosierung sollte hierbei die gleiche sein wie für die Akuttherapie. In der sich anschließenden **Rückfallprophylaxe** kann die Dosis des wirksamen Antipsychotikums so weit reduziert werden, dass der gewünschte Effekt gerade noch erhalten bleibt. Im Allgemeinen ist im Hinblick auf die prophylaktische Langzeittherapie eine Monotherapie mit einem Atypikum zu favorisieren. Nach Kasper (2003) richtet sich die Dauer der psychopharmakologischen Rezidivprophylaxe nach der Anzahl und den Charakteristika der schizophrenen Episoden:

- bei Erstmanifestation der Schizophrenie: 1–2 Jahre,
- bei Anamnese von mindestens 2 akuten schizophrenen Episoden oder bei Rezidiv innerhalb eines Jahrs: 2–5 Jahre,
- bei besonders häufigen Rezidiven, bei primär chronischem Verlauf oder bei zusätzlichen Risiken durch Fremd- und/oder Selbstgefährdung: länger als 2–5 Jahre, evtl. lebensbegleitend.

Wir sollten uns stets vor Augen führen, dass mit wiederholten Rückfällen im Rahmen der Schizophrenie in aller Regel ein sozialer Abstieg verbunden ist als Folge einer Zunahme der Negativsymptomatik, kognitiver Störungen, Betreuungsbedürftigkeit und finanzieller Schwierigkeiten durch anhaltende Erkrankung, Arbeitslosigkeit oder Berufs- bzw. Erwerbsunfähigkeit. Hauptaufgabe einer Langzeittherapie von Patienten mit Schizophrenie muss daher sein, die Reduktion evtl. noch vorhandener Restsymptome nach einer erlittenen psychotischen Exazerbation, die soziale und berufliche Reintegration und die Rezidivprophylaxe zu erzielen. Hierzu bedarf es multimodaler Behandlungsansätze im Langzeitverlauf, die neben Psychoedukation, Soziotherapie, kognitiv-verhaltenstherapeutischen Psychotherapieverfahren eine wirksame und gut tolerierte antipsychotische Langzeittherapie implizieren. Denn prinzipiell zeigen Antipsychotika symptomsuppressive, episodenverkürzende und rezidivprophylaktische Effekte. Gerade die rezidivprophylaktische Wirkung von Antipsychotika konnte in zahlreichen Studien eindrucksvoll gezeigt werden. So entwickelten durchschnittlich 70 % der schizophrenen Studienpatienten, die keine aktive antipsychotische Therapie erhielten, im Folgejahr erneut ein Krankheitsrezidiv, während die Rezidivrate bei Patienten unter kontinuierlicher Antipsychotikatherapie nur etwa 30 % betrug. Eine konsequente antipsychotische Langzeittherapie kann demnach das Risiko eines Krankeitsrezidivs um knapp zwei Drittel verringern.

Zur Erhöhung der Einnahmezuverlässigkeit (Compliance bzw. Adhärenz) ist die Gabe von intramuskulär zu verabreichenden **Depotpräparaten** („Depotneuroleptika") als Langzeitmedikation bei einer Subgruppe von schizophrenen Patienten zu erwägen. Für Typika ist eine Reihe von Depotpräparaten verfügbar: Cisordinol® Depot bzw. Ciatyl-Z® Depot Ampullen, Haldol® Decanoat Ampullen, Fluanxol® Depot Ampullen, Dapotum® Depot Ampullen usw. Auf der anderen Seite sind Typika wegen des erhöhten Risikos für Spätdyskinesien in der Langzeitbehandlung der Schizophrenie nach Möglichkeit abzusetzen.

Seit wenigen Jahren steht für das Atypikum Risperidon ein Depotpräparat zur intramuskulären Applikation zur Verfügung. Es ist als Risperdal Consta® in den Wirkstärken 25 mg, 37,5 mg und 50 mg im Handel. Die empfohlene Dosierung beträgt 25 mg/i.m., Injektion alle 2 Wochen tief intraglutäal oder deltoidal mit Spezialnadel. Die Höchstdosis von 50-mg/i.m.-Injektion alle 2 Wochen sollte nicht überschritten werden. Bei der Umstellung vom Typikumdepot auf das Atypikumdepot Risperdal Consta® ist folgendermaßen vorzugehen:
- Risperdal Consta® i.m.-Injektion anstelle der letzten Typikumdepot- i.m.-Injektion,
- zusätzlich orale Gabe von Risperidon (Risperdal®) für insgesamt 3 Wochen in äquivalenter Dosierung, da wirksame Risperidonplasmaspiegel erst 3 Wochen nach der ersten Injektion von Risperdal Consta® aufgebaut werden.

Seit 2011 ist Olanzapinpamoat (Zypadhera®) als Depotpräparat in Österreich und Deutschland im Handel. Hierbei liegt das Atypikum Olanzapin in Form eines Salzes der Pamoasäure vor, das die Löslichkeit von Olanzapin verringert. Folglich kann Olanzapin nach der intramuskulären, tief intraglutäalen Injektion von Zypadhera® kontinuierlich über mehr als 4 Wochen freigesetzt werden. Zypadhera® ist für die Erhaltungstherapie bei erwachsenen Patienten mit Schizophrenie indiziert, die während einer akuten Behandlung hinreichend mit oralem Olanzapin stabilisiert werden konnten. Zypadhera® ist in folgenden Stärken erhältlich: Zypadhera® 210 mg/300 mg/405 mg, Pulver und Lösungsmittel zur Herstellung einer Depotinjektionssuspension (150 mg Olanzapin/1 ml Suspension). Folgendes Dosierungsschema wird vom Hersteller empfohlen:

- Bei Umstellung von oralem Olanzapin 10 mg/die auf eine Erhaltungstherapie mit Olanzapinpamoat werden als Äquivalenzdosen Zypadhera® initial 210 mg/2 Wochen oder 405 mg/4 Wochen, nach 2 Monaten 150 mg/2 Wochen oder 300 mg/4 Wochen empfohlen.
- Bei Umstellung von oralem Olanzapin 15 mg/die auf eine Erhaltungstherapie mit Olanzapinpamoat werden als Äquivalenzdosen Zypadhera® initial 300 mg/2 Wochen, nach 2 Monaten 210 mg/2 Wochen oder 405 mg/4 Wochen empfohlen.
- Bei Umstellung von oralem Olanzapin 20 mg/die auf eine Erhaltungstherapie mit Olanzapinpamoat werden als Äquivalenzdosen Zypadhera® initial und als Erhaltungsdosis 300 mg/2 Wochen empfohlen.

Nach der i.m.-Injektion von Zypadhera® muss der Patient für die Dauer von 3 h durch entsprechend qualifiziertes Personal in einer medizinischen Einrichtung nachbeobachtet werden. Denn ein seltenes unerwünschtes Ereignis nach Verabreichung von Zypadhera® ist das **Postinjektionssyndrom** mit Symptomen passend zu einer Olanzapinüberdosierung (z. B. Sedierung, Verwirrtheit, EPS).

Seit 2012 ist Paliperidonpalmitat (Xeplion®) als Depotpräparat in Österreich und Deutschland erhältlich. Paliperidonpalmitat ist ein Palmitatester von Paliperidon. Xeplion® ist zugelassen für die Erhaltungstherapie bei erwachsenen schizophrenen Patienten, die auf Paliperidon oder Risperidon eingestellt worden sind. Xeplion® ist in folgenden Stärken im Handel: Xeplion® 25 mg/50 mg/75 mg/100 mg/150 mg Depotinjektionssuspension. Folgendes Dosierungsschema wird vom Hersteller empfohlen:

- initial deltoidale Injektion von Xeplion®,150 mg am Tag 1,
- deltoidale Injektion von Xeplion®,100 mg am Tag 8 (±2 Tage),
- deltoidale oder tief intraglutäale Injektion von Xeplion®, 75 mg pro Monat (±7 Tage).

Demnächst soll auch Aripiprazol in einer Depotformulierung erhältlich sein.

Zur **Behandlung schizophrener Störungen im Kindes- und Jugendalter** liegen bislang die meisten Daten für Risperidon vor. Risperidon ist in Österreich zur Behandlung der Schizophrenie bei Jugendlichen ab 15 Jahren zugelassen. Risperidon ist auch zur Behandlung impulshafter Verhaltensauffälligkeiten im Rahmen von autistischen Störungen bei Kindern ab 5 Jahren und Jugendlichen indiziert. Auch Aripiprazol ist in Österreich zur Behandlung der Schizophrenie bei Jugendlichen ab 15 Jahren indiziert. In den USA ist Aripiprazol zusätzlich zur Behandlung von Reizbarkeit im Zusammenhang mit autistischen Störungen bei Kindern ab 5 Jahren und Jugendlichen zugelassen. Für Clozapin besteht in Österreich eine Zulassung für die Therapie der therapieresistenten Schizophrenie bei Jugendlichen ab 16 Jahren.

Der Vollständigkeit halber sei erwähnt, dass es nach **derzeitigem Kenntnisstand keine Hinweise für ein signifikant erhöhtes teratogenes Risiko im Zusammenhang mit der Gabe von Atypika oder von Haloperidol** gibt. Auf der anderen Seite sind die Daten zur Sicherheit von Atypika in der Schwangerschaft noch spärlich, sodass die Applikation von Atypika im 1. Trimenon nur unter der Voraussetzung einer strengen Indikationsstellung und einer sorgfältigen Kalkulation des Nutzen-Risiko-Verhältnisses erfolgen darf. Auf jeden Fall sollte während der Schwangerschaft unter Gabe von Atypika prophylaktisch Folsäure verabreicht werden. Perinatal werden nach Haloperidolexposition extrapyramidalmotorische Symptome, nach Atypikaexposition u. a. ein „Floppy-infant-Syndrom" beobachtet. Stillen unter Antipsychotikagabe ist nicht zu empfehlen.

6.2 Schizoaffektive Störungen

Schizoaffektive Störungen (dazugehörige Begriffe: Mischpsychosen, Zwischenpsychosen, Legierungspsychosen) zeigen einerseits eine **Symptomatik**, wie sie bei der Schizophrenie typisch ist, andererseits affektive Symptome, wie sie bei einer manischen Episode oder bei einer mittelgradigen bzw. schweren depressiven Episode charakteristischerweise vorkommen. Die affektiven Symptome können zeitweise dominieren. **Differenzialdiagnostisch** sind beginnende Schizophrenie, Manie, mittelgradige oder schwere unipolare Depression, bipolare affektive Störungen, organische, symptomatische oder substanzinduzierte psychische Störungen auszuschließen. Der **Verlauf** schizoaffektiver Störungen ist episodisch mit abgrenzbaren Krankheitsphasen und unterschiedlich langdauernden krankheitsfreien Intervallen. Oft führen schizoaffektive Störungen zu völliger Wiederherstellung beim Abklingen der Krankheitssymptomatik. Im Langzeitverlauf können zwar Residualsymptome auftreten, die aber höchstens mäßig ausgeprägt sind. Die **Akuttherapie** erfolgt syndromorientiert, wirkungs- und nebenwirkungsgeleitet:

- Bei der schizomanischen Episode werden Antipsychotika gegeben, ggf. zusätzlich Stimmungsstabilisierer (in erster Linie Lithium). Seit 2011 ist in der Europäischen Union Paliperidon zur Behandlung von psychotischen und manischen Symptomen im Rahmen von schizoaffektiven Störungen zugelassen. In der Literatur sind auch die Atypika Olanzapin, Risperidon, Aripiprazol, Ziprasidon und Quetiapin als wirksam beschrieben.
- Bei der schizodepressiven Episode werden atypische Antipsychotika zusammen mit Antidepressiva im Sinne einer Zweizügeltherapie appliziert. Auch Lamotrigin soll bei der schizodepressiven Episode wirksam sein.

Bei schizoaffektiven Störungen kann die Prognose durch eine **Phasenprophylaxe** mit Lithium verbessert werden. Wichtig sind ergänzende psychotherapeutische Führung, Psychoedukation, Ergotherapie und soziotherapeutische Maßnahmen zur Reintegration.

6.3 Schizotype Störung

Die schizotype Störung (dazugehörige Begriffe: Borderlineschizophrenie, Grenzpsychosen, pseudoneurotische Schizophrenie nach Hoch u. Polatin [1949]) gehört zu den Schizophreniespektrumstörungen. Schätzungsweise 3 % der Allgemeinbevölkerung weisen eine schizotype Störung auf. Sie lässt sich sowohl durch klinische als auch genetische Befunde von der schizoiden Persönlichkeitsstörung sowie der Borderlinepersönlichkeitsstörung einerseits und von der Schizophrenie andererseits abgrenzen. Diagnostische Kriterienüberlappungen bestehen indessen zur Schizophrenia simplex, für die gleichfalls die allgemeinen Diagnosekriterien für die Schizophrenie nicht erfüllt sein dürfen. Patienten mit schizotyper Störung weisen über einen Zeitraum von mindestens 2 Jahren mindestens 4 der in ◨ Tab. 6.10 zusammengefassten 9 schizophrenienahen Symptome auf.

◘ **Tab. 6.10** Schizophrenienahe Symptome bei der schizotypen Störung nach der ICD-10	
1.	Inadäquater Affekt (der Patient wirkt kalt und unnahbar)
2.	Exzentrisches, eigentümliches Verhalten
3.	Tendenz zu sozialem Rückzug
4.	Magisches Denken
5.	Misstrauen oder Beziehungsideen
6.	Zwanghaftes Grübeln ohne inneren Widerstand, oft mit dysmorphophoben, sexuellen oder aggressiven Inhalten
7.	Depersonalisations- oder Derealisationserleben, Illusionen usw.
8.	Vage, gekünstelte und umständliche Sprache
9.	Gelegentliche vorübergehende quasi-psychotische Episoden ohne äußere Veranlassung

Als Zielsymptome für eine Therapie mit atypischen Antipsychotika (vorzugsweise Olanzapin, Quetiapin, Risperidon und Aripiprazol) in niedriger Dosierung kommen mikropsychotische Episoden, Zustände von Derealisation und Depersonalisation, von Wahrnehmungsillusionen und magischem Denken, von Beziehungsideen und misstrauischer Grundeinstellung in Betracht. Psychoedukative und verhaltenstherapeutische Behandlungsansätze zur Verbesserung von Selbstsicherheit und sozialen Fertigkeiten können versucht werden.

6.4 Wahnhafte Störungen

Zur Gruppe der wahnhaften Störungen gehören die Paranoia, die späte Paraphrenie, der sensitive Beziehungswahn nach Kretschmer (1918) und die induzierte wahnhafte Störung.

- Bei der **Paranoia** handelt es sich um eine seltene chronische Psychose, bei der sich ein logisch konstruierter, systematisierter Wahn langsam entwickelt, ohne dass Halluzinationen oder schizophrene Denkstörungen auftreten. Am häufigsten sind Größenwahn (Synonym: Megalomanie), Verfolgungswahn, Eifersuchtswahn (Synonym: Othello-Syndrom), Liebeswahn (Synonym: De-Clérambault-Syndrom) oder hypochondrischer Wahn (Synonym: Paranoia hypochondrica) anzutreffen. Zur Vertiefung empfehlen wir die Publikationen des Tübinger Wahnforschers Gaupp (1914, 1920, 1921, 1938) zum „Fall Wagner" (z. B. das Buch „Hauptlehrer Wagner. Zur Psychologie des Massenmords"). Hierbei geht es um die Paranoiafrage vor dem Hintergrund des Hauptlehrers Ernst August Wagner (1874–1938), der 1913 zunächst zuhause in Stuttgart-Degerloch seine Frau und seine 4 Kinder erstach und anschließend in Mühlhausen bei Stuttgart wahllos auf Passanten schoss, dabei 8 Menschen tötete und 12 weitere Menschen schwer verletzte. In der Folge wurde er vom damaligen Tübinger Ordinarius für Psychiatrie O. Univ.-Prof. Dr. R. Gaupp begutachtet. Nach Peter u. Bogerts (2012) handelte es sich bei dieser Art von Mehrfachtötungen um einen Amoklauf des Hauptlehrers Wagner.
- Die **späte Paraphrenie** ist im Gegensatz zur Paranoia durch paranoides Erleben und gleichzeitiges Auftreten von Halluzinationen auf den verschiedensten Sinnesgebieten gekennzeichnet. Störungen der Affektivität und des Denkens treten allenfalls in verdünnter Form auf, die Persönlichkeit bleibt gut erhalten. Derartige Psychosen treten in der Regel im fortgeschrittenen Alter (Involutionsalter) auf.

- Unter dem **sensitiven Beziehungswahn** werden paranoide Entwicklungen bei skrupulösen, empfindsamen und verhaltenen Menschen mit einem „gewissen sthenischen Stachel" (z. B. Ehrgeiz auf ethischem Gebiet und Geltungsstreben im Beruf) im Zusammenhang mit beschämenden Insuffizienzerlebnissen (z. B. Kränkungen im zwischenmenschlichen Bereich) verstanden.

- Die **induzierte wahnhafte Störung** (Folie à deux) entsteht in einer engen oder auch abhängigen Beziehung mit einem anderen Menschen, der tatsächlich an einer Schizophrenie oder einer verwandten psychotischen Störung leidet. Dessen Wahngedanken werden von dem an sich gesunden Partner übernommen und bei der Trennung des Paares wieder aufgegeben.

Differenzialdiagnostisch von den wahnhaften Störungen sind die paranoide Persönlichkeitsstörung, die paranoide Schizophrenie und paranoide Formen organischer, symptomatischer oder substanzinduzierter psychischer Störungen abzutrennen. Bezüglich der **Behandlung** gelten ähnliche Prinzipien wie bei der Behandlung der Schizophrenie (z. B. multimodaler Behandlungsansatz). Diphenylbutylpiperidine, wie z. B. Pimozid, und Atypika, wie z. B. Risperidon, sind am ehesten wirksam. Das oft fortgeschrittene Lebensalter der Patienten ist hier natürlich besonders zu beachten und hat entsprechende therapeutische Konsequenzen (z. B. niedrigere Dosierungen, sorgfältiges EKG-Monitoring bei komorbiden Herz-Kreislauf-Erkrankungen). Vielfach gelingt es nicht, den primär chronischen Verlauf therapeutisch zu beeinflussen, insbesondere die Paranoia und die induzierte wahnhafte Störung erweisen sich häufig als therapieresistent, aber auch die späte Paraphrenie bietet nur geringe therapeutische Ansatzpunkte.

6.5 Akute vorübergehende psychotische Störungen

Hierbei handelt es sich um kurzdauernde akute psychotische Zustandsbilder mit dominierender Positivsymptomatik, die sich innerhalb von Stunden, Tagen oder höchstens 2 Wochen entwickeln. Dazugehörige Begriffe sind Bouffée délirante in der französischen Psychiatrie, reaktive Psychosen in der skandinavischen Psychiatrie, schizophrenieähnliche Emotionspsychosen nach Staehelin (1931) und zykloide Psychosen nach Leonhard (2003) (z. B. Angst-Glück-Psychose, Verwirrtheitspsychose, Motilitätspsychose). Die akuten vorübergehenden psychotischen Störungen können mit oder ohne akute Belastung (z. B. unerwarteter Tod des Ehepartners, plötzlicher Arbeitsplatzverlust) einhergehen. Derartige Zustände klingen oft nach kurzer Zeit mit vollständiger Remission ab. Die Prognose ist stets günstig, andererseits besteht ein hohes Rezidivrisiko. Neben organischen, symptomatischen oder substanzinduzierten psychischen Störungen sind im weiteren Verlauf schizophrene und verwandte psychotische Störungen auszuschließen. Die Therapie beinhaltet eine zeitlich limitierte Gabe von Antipsychotika und ggf. Benzodiazepinen.

Affektive Störungen (F30–F39)

7.1   Klassifikation

Früher wurden in der 1977 von der WHO eingeführten 9. Revision der ICD (ICD-9) die affektiven Störungen als **affektive Psychosen** bezeichnet. Hierunter wurden die monopolare (endogene) Depression oder Melancholie, die manisch-depressive Krankheit (MDK) oder Zyklothymie sowie die monopolare Manie subsumiert.

In der nosologischen Einteilung der unterschiedlichen Depressionsformen folgte die WHO den Vorschlägen von Kielholz (1972) und Hippius (1985). Die Depression wurde folglich unter Berücksichtigung der wissenschaftlich-theoretischen Überlegungen der Basler Schule um Staehelin (1955) nach den 3 postulierten hypothetischen Ursachen „seelisch", „anlagebedingt" und „körperlich" in psychogene, endogene und somatogene Depressionen klassifiziert. Diese traditionelle Dreiteilung depressiver Erkrankungen, die sich an implizierten hypothetischen ätiopathogenetischen Modellen orientierte, ist zumindest bei den älteren Psychiatern immer noch geläufig und hat früher essenziell die Wahl der Therapieverfahren (biologisch versus psychologisch) in der Depressionsbehandlung bestimmt. In ◘ Tab. 7.1 sind die klinischen Merkmale der früheren diagnostischen Unterformen sog. primärer depressiver Störungen aufgelistet.

Da die frühere Einteilung der depressiven Störungen nach ätiologischen Gesichtspunkten insbesondere bei der Unterscheidung zwischen der endogenen und der neurotischen Depression nicht ausreichend wissenschaftlich-empirisch belegt werden konnte, basiert die derzeit für die österreichische und deutsche Psychiatrie verbindliche Typisierung der verschiedenen Depressionsformen in der 10. Revision der ICD (ICD-10) aus dem Jahre 1992 auf primär **klinischen Ordnungskategorien** wie Polarität, Zeitkriterium, Stärke der Symptomatik und Verlauf. ◘ Tab. 7.2 dient der Orientierung im Hinblick auf die Einteilung der affektiven Störungen und der Restkategorien der Depression in der ICD-10.

Unter den **Verlaufsformen** der affektiven Störungen beobachten wir zu etwa 65 % rein depressive Episoden (unipolare depressive Störungen), zu ca. 30 % bipolare Verläufe mit depressiven und manischen Episoden (bipolare affektive Störungen) und zu etwa 5 % ausschließlich manische Episoden. Zu beachten ist, dass die rezidivierenden manischen Episoden gemäß der ICD-10 unter sonstigen bipolaren affektiven Störungen zu klassifizieren sind.

7.2   Unipolare affektive Störungen

7.2.1   Allgemeines

In einer **klinischen Perspektive** lassen sich die unipolaren affektiven Störungen in **3 Gruppen** untergliedern:
1. Depressive Episode oder rezidivierende depressive Episoden, Episoden einer saisonalen, atypischen oder larvierten Depression (analoge Bezeichnung im DSM-IV: Major Depression)
2. Dysthymia im Sinne einer anhaltenden, chronischen depressiven Verstimmung (analoge Bezeichnung im DSM-IV: dysthyme Störung)
3. Leichte oder unterschwellige depressive Störungen, die zwar episodisch verlaufen, aber die Kriterien für eine leichte depressive Episode oder für eine Dysthymia nicht erfüllen (analoge Bezeichnungen im DSM-IV: Minor Depression, „recurrent brief depression")

▢ Tab. 7.1 Kennzeichen der traditionellen diagnostischen Unterformen primärer[a] depressiver Störungen

Psychogene Depressionen	Endogene Depressionen	Somatogene Depressionen
Hierzu zählen die reaktive Depression, die Erschöpfungsdepression und die neurotische Depression. Alle 3 Depressionsformen gehen auf seelische Ursachen – entweder erlebnisbedingt oder lebensgeschichtlich bedingt – zurück.	Die Depression im Rahmen der affektiven Psychose wird als Melancholie oder klassischerweise als endogene (endogenomorphe) Depression bezeichnet. Mit dem Endogenitätsbegriff verbindet sich die Sichtweise einer Krankheitsursache, die auf „im Inneren" angesiedelten, heredokonstitutionellen oder anlagebedingten Faktoren basiert. Zu den endogenen Depressionen gehören die Spätdepression (Involutionsmelancholie), die monopolare oder periodische Depression und die bipolare oder zyklische Depression.	Hierbei handelt es sich um organisch bedingte, symptomatische und substanzinduzierte Depressionen. Im einzelnen werden voneinander unterschieden:
Reaktive Depression: monokausal durch ein äußeres, leidvolles Ereignis (z. B. Partnerverlust, Todesfall, Arbeitsplatzverlust) ausgelöst	**Spätdepression:** Erstmanifestation im Involutionsalter, also nach dem 45. Lebensjahr; sie kann psychopathologisch durch körperbezogenes Klagen und Jammern, hypochondrische Befürchtungen, depressive Pseudodemenz und etwaigen grotesk anmutenden Wahn mit nihilistischen Ideen akzentuiert sein; Dauer der depressiven Phase länger als bei anderen Depressionsformen und Suizidgefahr größer	**Organische Depression:** direkte Folge von Hirnkrankheiten (z. B. Hirntumoren, Hirnarteriosklerosen, Hirnverletzungen)
Neurotische Depression: verdrängte frühkindliche Traumatisierungen zugrundeliegend, die in Zusammenhang mit einem aktuellen schmerzlichen Ereignis reaktiviert werden	**Monopolare Depression:** emotionale Herabgestimmtheit ohne äußeren Anlass, Gefühl der Gefühllosigkeit, Schlafstörungen, frühes Erwachen, Tagesschwankungen der Stimmung mit Morgentief, „Losigkeits-Syndrom", fehlende Affizierbarkeit, Libido- und Appetitverlust, vegetative und kognitive Störungen, Angst, produktive Symptome, starke Suizidneigung; im Verlauf ausschließlich depressive Phasen, die in bestimmten Zeitabständen wiederkehren; zwischen diesen Phasen fühlt sich der Betroffene euthym und voll leistungsfähig.	**Symptomatische Depression:** auf allgemeine körperliche Krankheiten zurückzuführen, die indirekt Hirnfunktionsstörungen bedingen; Allgemeinerkrankungen, die als depressiogen angesehen werden, sind Infektionskrankheiten, perniziöse Anämie, Folsäure- oder Eisenmangel, Morbus Cushing, Morbus Addison, Hypothyreose, metabolische Krankheiten, Karzinome u. a.
Erschöpfungsdepression: Depressionszustände, die unter dem Druck chronischer, z. B. beruflicher Überforderungen bei primär sensitiv-ehrgeizigen Menschen entstehen	**Zyklische Depression:** Depressive und manische Phasen wechseln ab. Die einzelnen Phasen sind hinsichtlich Dauer und Reihenfolge unregelmäßig.	**Pharmakogene Depression:** durch Arzneimittel ausgelöste Depression (z. B. Glukokortikoide, Antihypertensiva, Tuberkulostatika, Antibiotika, Zytostatika); im Speziellen von Helmchen u. Hippius (1967) als pharmakogene Depression im Verlauf der Neuroleptikabehandlung beschrieben

[a]Von den primären Depressionen wurden in der deutschsprachigen Neuropsychiatrie die „sekundären Depressionen" abgegrenzt. „Sekundär" wurde gleichgesetzt mit „zeitlich nach anderen psychischen Krankheiten" wie z. B. Alkoholkrankheit, Angststörungen, Zwangserkrankungen.

◘ Tab. 7.2 Einteilung der affektiven Störungen und der Restkategorien der Depression in der ICD-10

Störungen	Merkmale
Manische Episode	
– Hypomanie	Hypomanie: Dauer von mindestens 4 Tagen
– Manie ohne psychotische Symptome	Manie: Dauer von mindestens 1 Woche
– Manie mit psychotischen Symptomen	
Bipolare affektive Störung	
– Gegenwärtig hypomanische Episode	Bipolar I: nur manische Episoden
– Gegenwärtig manische Episode ohne psychotische Symptome	Bipolar II: nur hypomane Episoden (unter sonstigen bipolaren affektiven Störungen klassifiziert)
– Gegenwärtig manische Episode mit psychotischen Symptomen	Sonstige Verläufe: „rapid cycler" mit 4 oder mehr Episoden pro Jahr. Rezidivierende manische Episoden gehören zu den sonstigen Verläufen im bipolaren Spektrum
– Gegenwärtig leichte oder mittelgradige depressive Episode	Mischung[a]: manische, hypomanische und depressive Symptome im raschen Wechsel oder vermischt vorhanden
– Gegenwärtig schwere depressive Episode ohne psychotische Symptome	
– Gegenwärtig schwere depressive Episode mit psychotischen Symptomen	
– Gegenwärtig gemischte[a] Episode	
– Sonstige bipolare affektive Störungen	
Depressive Episode	
– Leichte depressive Episode	Mindestens 2 Wochen
– Mittelgradige depressive Episode	Psychotische Symptome: Wahnideen, Halluzinationen oder ein depressiver Stupor
– Schwere depressive Episode ohne psychotische Symptome	Sonstige Episoden: atypische Depression, larvierte Depression
– Schwere depressive Episode mit psychotischen Symptomen	Unterscheide bei leichter oder mittelgradiger depressiver Episode: mit oder ohne somatische Symptome
– Sonstige depressive Episoden	
Rezidivierende depressive Störung	
– Gegenwärtig leichte Episode	Rezidivierend: mindestens 2 Episoden innerhalb von 5 Jahren
– Gegenwärtig mittelgradige Episode	Einzelne Episoden können von wenigen Wochen bis zu mehreren Jahren reichen. Eine unbehandelte depressive Episode dauert häufig 6–12 Monate

7

◻ **Tab. 7.2** (*Fortsetzung*) Einteilung der affektiven Störungen und der Restkategorien der Depression in der ICD-10

Störungen	Merkmale
– Gegenwärtig schwere Episode ohne psychotische Symptome	Unterscheide bei leichter oder mittelgradiger depressiver Episode: mit oder ohne somatische Symptome
– Gegenwärtig schwere Episode mit psychotischen Symptomen	
Anhaltende affektive Störungen	
– Zyklothymia[b]	Mindestens 2 Jahre anhaltende Verstimmungszustände, die nicht dem Vollbild rezidivierender depressiver oder bipolarer affektiver Störungen entsprechen
– Dysthymia	Doppelte Depression („double depression"): Dysthymia, die durch depressive Episoden kompliziert wird (10–15 % der Patienten mit Dysthymia)
Sonstige affektive Störungen	
– Rezidivierende kurze depressive Störung	2–3 Tage dauernde depressive Verstimmungen im Monatsrhythmus durch mindestens 1 Jahr („recurrent brief depression")
– Saisonale affektive Störung	Saisonale affektive Störung („Winterdepression" oder „saisonale Depression")
– Sonstige affektive Störungen	Unterschwellige Episoden oder „Subthreshold-Diagnosen"
Organische depressive Störung	Organische Ursache muss belegt sein
Anpassungsstörung mit kurzer depressiver Reaktion	Kriterien für die leichte depressive Episode nicht erfüllt
Anpassungsstörung mit längerer depressiver Reaktion	Kurz: nicht länger als 1 Monat andauernd
Angst und depressive Reaktion gemischt	Länger: nicht länger als 2 Jahre andauernd
Angst und depressive Störung, gemischt	Vorhandensein von Angst und Depression in leichter oder mittlerer Ausprägung, ohne Vorherrschen des einen oder anderen

[a]Hierzu gehört der traditionelle Begriff „**Mischzustände**". Hierbei mischen sich Symptome der Manie mit Symptomen der Depression. Tölle (1991) definiert „Mischzustände" folgendermaßen: „Affektpsychotische Syndrome, in denen melancholische und manische Symptome nebeneinander bestehen und ineinandergreifen." Diese manisch-depressiven oder bipolaren „Mischzustände" werden gelegentlich auch als „Mischbild" oder „mischbildhafte Psychose" bezeichnet. Sie sind nicht mit dem Begriff „**Mischpsychose**" zu verwechseln. Denn Mischpsychosen sind schizoaffektive Störungen.
[b]Unterscheide ICD-10-Terminus „Zyklothymia" von traditionellem Begriff „Zyklothymie".

Depressive Episoden im Rahmen einer bipolaren affektiven Störung (Synonym: bipolare Depressionen) sind von den unipolaren depressiven Episoden bezüglich ätiopathogenetischer Überlegungen, Epidemiologie, Klinik, Diagnostik und Therapie zu unterscheiden (▶ Abschn. 7.3).

Aufgrund von empirischen Untersuchungen wird heutzutage von einer **multifaktoriellen Ätiopathogenese** der depressiven Episoden im Rahmen einer unipolaren affektiven Erkrankung ausgegangen. Analog zum **„Vulnerabilitäts-Stress-Modell"** bei der Schizophrenie interagieren psychosoziale Belastungsfaktoren und biologische Dispositionen. Hiernach hängt die depressiogene Wirksamkeit kritischer Lebensereignisse („life events") von der individuellen Disposition des betreffenden Patienten ab. Forschungsergebnisse legen nachfolgende Teilursachen auf dem Gebiet der unipolaren Depressionen nahe:

- **Einfluss genetischer Faktoren** (z. B. polygener Erbgang): Familien-, Zwillings- und Adoptionsstudien ergaben, dass die Konkordanzraten eineiiger Zwillinge im Mittel bei 50 % liegen.
- **Störungen der Neurotransmission**: Die Noradrenalin- bzw. Serotoninmangelhypothese nach Schildkraut (1965) und Coppen (1967) besagt, dass bei unipolaren depressiven Episoden die Monoamine Noradrenalin und Serotonin im ZNS im Vergleich zu Gesunden vermindert sind. Nicht zuletzt wird diese Störung der Neurotransmission durch die Aufklärung des Wirkmechanismus von Antidepressiva unterstützt. Während also nahezu alle Antidepressiva die Neurotransmission durch biogene Amine unterstützen, besitzen nach Holsboer (2010) die Antidepressiva je nach chemischer Struktur unterschiedliche Effekte auf andere Signalketten im ZNS, die gleichfalls mit ihrer differenziellen klinischen Wirkung in Zusammenhang stehen können (z. B. Antidepressiva interferieren mit Glutamatrezeptoren, verstärken die Funktion der Kortikosteroidrezeptoren, induzieren Neurogenese im Hippocampus). Gegenwärtig fokussiert die neurobiochemische Forschung auf die neurotrophe Wirkung der Antidepressiva u. a. mittels cAMP-gesteuerter Genexpression (zyklisches Adenosinmonophosphat).
- **Neuroendokrinologische Störungen**: Bei der Mehrzahl der unipolaren depressiven Episoden wurden Störungen der Hypothalamus-Hypophysen-Nebennierenachse gefunden. Bei knapp 50 % der Depressiven lässt sich die endogene Cortisolsekretion durch die Gabe von Dexamethason nicht hemmen (pathologischer Dexamethasonsuppressionstest). Beim kombinierten Dexamethason-CRH-Test (CRH = Corticotropin-Releasing-Hormon) finden sich sogar bei etwa 80 % der Depressiven pathologische Werte. Aktuell befinden sich verschiedene Substanzen, die eine Normalisierung des gestörten Hypothalamus-Hypophysen-Nebennierenachsensystems bei Depressiven bewirken, in der präklinischen Untersuchungsphase. Des Weiteren weisen neuroendokrinologische Studien an depressiven Patienten auf Störungen der Hypothalamus-Hypophysen-Schilddrüsenachse hin (z. B. verminderte Ausschüttung von TSH nach Applikation von TRH [Thyreotropin-Releasing-Hormon]).
- **Chronobiologische Faktoren**: Bei depressiven Patienten, insbesondere mit saisonaler Depression und mit Biorhythmusstörungen wie Tagesschwankungen, Morgenpessimum, unruhigem Schlaf und frühem Erwachen bestehen Veränderungen des REM-Schlaf-Musters (REM = „rapid eye movements") im Sinne einer Vorverlagerung und Verlängerung der ersten REM-Phase gegenüber dem physiologischen Schlaf-Wach-Rhythmus. Resynchronisation und Wiederherstellung der üblichen Phasenposition im Sinne einer Regulierung des gestörten Biorhythmus bei Depressiven können mit Hilfe des Schlafentzugs gelingen.

◘ Tab. 7.3 Epidemiologische Daten zu unipolaren affektiven Störungen	
Durchschnittliche Lebenszeitprävalenz unipolarer depressiver Episoden bei Erwachsenen der Allgemeinbevölkerung	Etwa 17 %
Durchschnittliche Punktprävalenz unipolarer depressiver Episoden bei Männern der Allgemeinbevölkerung	Etwa 3 %
Durchschnittliche Punktprävalenz unipolarer depressiver Episoden bei Frauen der Allgemeinbevölkerung	Etwa 6 %
Durchschnittliche Punktprävalenz unipolarer depressiver Episoden bei Patienten in der allgemeinmedizinischen Praxis	Etwa 10 %
Durchschnittliche Punktprävalenz unipolarer depressiver Episoden bei den über 65-Jährigen der Allgemeinbevölkerung	Etwa 15 %
Durchschnittliche Punktprävalenz unipolarer depressiver Episoden bei Allgemeinkrankenhauspatienten	Etwa 20 %
Durchschnittliche Lebenszeitprävalenz der Dysthymia bei Erwachsenen der Allgemeinbevölkerung	Etwa 6 %
Durchschnittliche Punktprävalenz der Dysthymia bei Männern der Allgemeinbevölkerung	Etwa 2 %
Durchschnittliche Punktprävalenz der Dysthymia bei Frauen der Allgemeinbevölkerung	Etwa 4 %
Verhältnis der unipolaren affektiven Störungen Frauen zu Männern	2:1
Ersterkrankungsalter der Patienten mit einer behandlungsbedürftigen unipolaren depressiven Episode	Im Mittel 35–40 Jahre
Erstmanifestation unipolarer depressiver Episoden bei den über 65-Jährigen („Altersdepression")	Etwa 10 %

- **Psychosoziale Belastungsfaktoren**: Kritische Lebensereignisse wie Verlust des Ehepartners, Erleiden einer die Funktionsfähigkeit beeinträchtigenden körperlichen Erkrankung, Prozesse der Entwurzelung mit Verlust von Gewohntem, Arbeitsplatzverlust usw. können mitauslösende Faktoren für eine Depression sein.
- **Persönlichkeitsfaktoren**: Die Primärpersönlichkeit des depressiv Erkrankten kann Züge des Typus melancholicus tragen, der nach Tellenbach (1983) im Wesentlichen durch Persönlichkeitseigenschaften wie Fleiß, Gewissenhaftigkeit, Pflichtbewusstsein und Solidität gekennzeichnet ist. Ferner sind asthenische Charakterzüge bei Depressiven beschrieben worden. Asthenische Persönlichkeiten sind eher antriebsarme, wenig durchsetzungsfähige und kaum belastbare, häufig schnell verzagende und leicht zu entmutigende Menschen.
- **Somatische Faktoren**: Eine Reihe körperlicher Erkrankungen und medikamentöser Substanzgruppen zeigen eine klare Assoziation zu Depressionen (z. B. Morbus Parkinson, Epilepsien, Schlaganfall, Morbus Cushing, Hypothyreose, Pankreaskarzinom, HIV-Erkrankung, Antihypertensiva, hochpotente Typika, Glukokortikoide, Interferonpräparate).

Zwischen 1980 und 1984 wurde in insgesamt 5 Regionen der USA die vielfach zitierte ECA-Studie (Epidemiological Catchment Area) durchgeführt. Sie ist die bisher umfangreichste epidemiologische Untersuchung zur Häufigkeit psychischer Erkrankungen bei Erwachsenen.

◘ Tab. 7.3 fasst die wichtigsten Daten der ECA-Studie und anderer epidemiologischer Studien (z. B. internationale WHO-Studie zur Prävalenz psychiatrischer Morbidität in der Primärversorgung) zu unipolaren affektiven Störungen zusammen.

7.2.2 Klinik

Bei unipolaren affektiven Störungen kommen **ausschließlich depressive Symptome** vor. Hypomanische, manische oder gemischte affektive Episoden finden sich nicht in der Anamnese.

Die klinischen Einzelmerkmale depressiver Zustandsbilder können **3 Symptomgruppen** zugeordnet werden:
- Psychische Symptomatik
- Psychomotorische Symptomatik
- Somatische Symptomatik

Zur **psychischen** oder seelischen **Symptomatik** gehören Traurigkeit, Freudlosigkeit, Interesselosigkeit, Konzentrationsprobleme, Grübelneigung, Mutlosigkeit, Entscheidungsunfähigkeit, Insuffizienzgefühle, Angstzustände, Gereiztheit, Schuldgefühle, Apathie oder innere Unruhe, Gefühl der Gefühllosigkeit und unter Umständen inhaltliche Denkstörungen in Gestalt von melancholischen Wahnideen (z. B. Schuld, Verarmung, Krankheit) und paranoiden Fehldeutungen (z. B. depressiv gefärbte Verfolgungsideen). Gefühl der Gefühllosigkeit meint ein Nichttraurigseinkönnen, ein als extrem quälend erlebtes Fühlen des Nichtfühlens bzw. ein Abgestorbensein von Gefühlen. Eindrücklich imponieren die seelischen Symptome auch als **„Losigkeits-Symptome"**, wie z. B. Freudlosigkeit, Mutlosigkeit, Hoffnungslosigkeit, Lustlosigkeit, Entschlusslosigkeit, Interesselosigkeit, Gefühllosigkeit, Perspektivlosigkeit, Hilflosigkeit, Energielosigkeit, Trostlosigkeit, Teilnahmslosigkeit, Initiativlosigkeit. Diffuse Angstzustände und Ängste im Sinne von Zukunfts-, Alltags-, Unwirklichkeits-, Lebens- und Erwartungsängsten sind sehr häufig auftretende charakteristische psychische Symptome der Depression. Im Erleben des Depressiven stehen sich Angstzustände und die alles erdrückende Traurigkeit nicht alternativ, dichotom oder womöglich beziehungslos gegenüber, vielmehr gehören sie gemeinsam zum Kern des melancholischen Erlebens. Eine Fülle von formalen Denkstörungen wie Einengung des Denkens, Denkhemmung, Konzentrationsstörungen, Grübelzwänge, Einfallsarmut, Ratlosigkeit und Entscheidungsunfähigkeit gehört regelhaft zum seelischen Symptombereich der Depression. Zu dieser Domäne sind unseres Erachtens auch Suizidgedanken und Selbstmordversuche zu zählen.

Typische **psychomotorische Symptome** der Depression sind auf der einen Seite **Hemmung** im Sinne von Mangel an Energie, Initiative und Anteilnahme, Antriebsarmut, Wortkargheit, Hypomimie, Bewegungsarmut bis hin zum Stupor, auf der anderen Seite **Agitiertheit** in Form von rastloser Unruhe, gesteigerter motorischer Aktivität, Getriebenheit bis hin zum ziellosen Umherirren mit leerem Beschäftigungsdrang. **Stupor** als Extremfall der psychomotorischen Hemmung ist bestimmt durch eine hochgradige Teilnahmslosigkeit, Erstarrung, Regungslosigkeit und extreme energielose Passivität, in dem der depressive, „versteinerte" Patient keine Nahrung mehr zu sich nimmt. Bei der Agitiertheit oder Agitation hingegen leidet der Patient unter qualvoller innerer Unruhe, jammert und klagt pausenlos, ringt stereotyp seine Hände, wirkt gehetzt, nervös, fahrig, unruhig, getrieben.

Schließlich sind auf **somatischer Symptomebene** klassischerweise Biorhythmusstörungen, vegetative Störungen und Vitalsymptome zu nennen. Unter **Biorhythmusstörungen** werden Tagesschwankungen, Morgenpessimum, schwere Träume, unruhiger „zerhackter" Schlaf und frühes Erwachen verstanden. **Vegetative Störungen** im traditionellen Sinne umfassen Mundtrockenheit, trockene, blasse Haut, tiefliegende, verschattete Augen, Ohrgeräusche, Lichtempfindlichkeit, Verstopfung, häufiges saures Aufstoßen, schweres Atemholen, Nachlassen der Libido und Potenz, Menstruationsstörungen. Klassische **Vitalsymptome** beziehen sich auf Müdigkeit, Verlust an Lebensfrische, Kraftlosigkeit, Druck oder Schmerz in der Herzgegend, Magendruck und Spannungsschmerz im Nacken- und Kopfbereich.

Deskriptiv-phänomenologisch werden die komplexen, vielgestaltigen depressiven Symptomgruppen je nach dem dominierenden Erscheinungsbild in verschiedene **syndromatologische Depressionsformen** eingeteilt. In diesem Kontext unterscheiden wir im Wesentlichen:

- wahnhafte oder psychotische Depression,
- melancholische Depression,
- larvierte, maskierte oder somatisierte Depression („Depressio sine depressione")
- gehemmte Depression,
- agitiert-ängstliche Depression,
- atypische Depression,
- anankastische Depression,
- nihilistische Depression.

Bei der **wahnhaften Depression** stehen synthyme psychotische Phänomene im Vordergrund. Vielfach zu beobachten sind Verarmungs-, Versündigungs-, Beziehungs-, Verschuldungs-, Verkleinerungs-, Bestrafungswahn sowie nihilistische und hypochondrische Wahninhalte, selten depressive Wahnwahrnehmungen und stimmungskongruente akustische Halluzinationen (z. B. Stimme des Teufels wird gehört, die einem die Schuldhaftigkeit schlechthin vorhält und infolgedessen zum Suizid auffordert).

Die **melancholische Depression** ist charakterisiert durch emotionale Herabgestimmtheit ohne äußeren Anlass, ein Gefühl der Gefühllosigkeit, ein „Losigkeits-Syndrom", fehlende Affizierbarkeit, Antriebshemmung sowie Schlafstörungen, frühes Erwachen, Tagesschwankungen der Stimmung mit Morgenpessimum, Libido- und Appetitverlust.

Die **larvierte Depression** ist gekennzeichnet durch die psychopathologische Dominanz somatischer Phänomene bei scheinbarem Fehlen typischer psychischer Symptome der Depression. In der Tradition der deutschsprachigen Depressionsliteratur der 1970er und 1980er Jahre von Kielholz (1972, 1973, 1981), Pöldinger (1984) und Walcher (1969, 1975) sprach Faust (1987) daher ganz richtig von den seelischen Beschwerden, die von körperlichen Klagen so überdeckt würden, dass die zugrunde liegende Depression als eigentliche Ursache oft erst spät erkannt werde, weil sie sich gleichsam hinter der Maske (lat.: larva) der körperlichen Beschwerden verstecke.

Bei der **gehemmten Depression** überwiegen Denkhemmung und psychomotorische Hemmung mit Antriebsarmut, Schwung-, und Teilnahmslosigkeit, während bei der **agitiert-ängstlichen Depression** in erster Linie Angstzustände mit Spannung, innerer Unruhe und jammernd-lamentierendem Wehklagen das Erscheinungsbild der Depression definieren.

Die **atypische Depression** aus der US-amerikanischen Literatur impliziert phänomenologisch ein Zustandsbild, bei der exzessive Kränkbarkeit im Sinne einer Überempfindlichkeit gegenüber subjektiv empfundenen Zurückweisungen als durchgängiger Wesenszug beim depressiv Kranken beobachtet wird, verbunden mit umgekehrten vegetativen Störungen wie gesteigertem Appetit, vermehrtem Schlafbedürfnis und Hypersomnie.

Als weitere, wichtige syndromatologische Depressionsformen gelten anankastische Depression und nihilistische Depression. Bei der **anankastischen Depression** handelt es sich nach Lauter (1962) und Lauter u. Schön (1967) um ein depressives Zustandsbild, bei dem depressive Symptome mit Zwangsgedanken, zwanghaften Befürchtungen und Antrieben vermischt sind. Die **nihilistische Depression**, in Anlehnung an den französischen Psychiater Cotard (1882) auch Cotard-Syndrom genannt, ist dadurch geprägt, dass der depressiv Kranke wahnhaft davon überzeugt ist, allenthalben tot zu sein, nicht zu existieren, allenfalls zum Schein existent zu sein.

Der **Beginn der depressiven Episode** kann akut oder schleichend sein, selten primär chronisch. Die erste depressive Episode ist häufig schwach ausgeprägt, sodass sie oftmals in der Primärversorgung nicht erkannt wird. Die **Dauer** der unbehandelten depressiven Episode oder Phase beträgt häufig 6–12 Monate; wir kennen aber auch Episodendauern von wenigen Wochen bis zu mehreren Jahren. Die zwischen den depressiven Episoden liegenden **krankheitsfreien Intervalle** dauern Monate bis Jahre. Je häufiger depressive Episoden auftreten, desto kürzer werden die Intervalle. Nach Angst (1966) beläuft sich initial die Zeitspanne zwischen Beginn einer depressiven Episode und Beginn der nächstfolgenden depressiven Episode (**Zyklusdauer**) auf 4–5 Jahre. Der episodische oder phasische **Verlauf** charakterisiert die meisten unipolaren depressiven Störungen. Zwar tritt nach einer akuten depressiven Episode in etwa zwei Drittel der Fälle eine komplette Remission ein, andererseits ist die Rezidivhäufigkeit mit ca. 50–80 % der Patienten im Langzeitverlauf sehr hoch. Innerhalb von 25 Jahren treten im Mittel 3,4 depressive Episoden im Rahmen einer unipolaren affektiven Störung auf. Circa 10 % der Fälle weisen einen chronischen, langjährigen Verlauf bereits nach der ersten depressiven Episode auf. Bei ca. 25 % der Patienten mit unipolaren depressiven Episoden ist im Langzeitverlauf mit persistierenden Alterationen („Residuum") in Gestalt von meist leichten asthenischen Insuffizienzsyndromen bzw. chronifizierten subdepressiven Syndromen zu rechnen. Schätzungsweise 50 % der Patienten mit unipolaren depressiven Episoden unternehmen im Laufe ihres Lebens mindestens einen Suizidversuch und bis zu 10 % der Patienten sterben durch Suizid. Das Suizidrisiko stationär behandlungsbedürftiger Patienten mit unipolaren depressiven Episoden wird mit 15 % angegeben.

Eine **Dysthymia** beginnt schleichend und häufig bereits in der Phase der Adoleszenz. Sie weist eine hohe Tendenz zur Chronifizierung auf und kann im Verlauf durch depressive Episoden kompliziert werden (doppelte Depression; „double depression"). Die Suizidrate bei Patienten mit Dysthymia ist hoch; sie beträgt etwa 10 %.

Als **prognostisch ungünstige Faktoren** gelten u. a. (mod. nach м. Berger 2012):
- höheres Lebensalter,
- ausgeprägte familiäre genetische Belastung,
- fehlende soziale Unterstützung,
- chronische zwischenmenschliche Konflikte,
- Komorbidität mit Alkohol-, Drogen- und Medikamentenabhängigkeit,
- Komorbidität mit Essstörungen,
- gleichzeitiges Vorliegen einer Dysthymia und einer depressiven Episode (doppelte Depression oder „double depression"),
- Komorbidität mit Zwangsstörungen sowie Angst- und Panikstörungen,
- Komorbidität mit Persönlichkeitsstörungen, insbesondere mit Borderline- und histrionischen Persönlichkeitsstörungen.

Gerade die Komorbidität mit Alkohol- und Substanzabhängigkeit sowie mit Persönlichkeitsstörungen ist mit vermehrten medizinischen Komplikationen, erhöhter Mortalität und häufigerer Therapieresistenz assoziiert.

Fallgeschichte

Eine 49-jährige Frau kommt auf Vermittlung ihres Hausarztes zur stationär-psychiatrischen Aufnahme an die Grazer Universitätsklinik für Psychiatrie. Sie berichtet im Aufnahmegespräch, dass sie nach dem Tod ihres Mannes zunehmend in eine Depression hineingeraten sei. Sie könne nicht mehr alleine sein, habe Angst, dass sie nie mehr gesund werde; sie sei hoffnungslos und niedergedrückt, ohne Freude am Leben. Überhaupt quälten sie immer wiederkehrende Gedanken an den Tod. Denn sie fühle sich wertlos und schuldig. Auch habe sie große Schwierigkeiten, sich zu konzentrieren; sie könne selbst die einfachsten Dinge nicht mehr bewältigen, weil sie einfach keine Lebensfrische, keinen Antrieb mehr habe. Sie finde keinen Schlaf mehr und habe gänzlich ihren Appetit verloren. Sie sei fest davon überzeugt, dass ihre Krankenkassenversicherung in ihrem Fall nicht für die Kosten der stationären Behandlung aufkomme, weil sie in der Vergangenheit gegen Gott gesündigt habe. So sei es auch kein Wunder, dass ihre finanzielle Lebensgrundlage ernsthaft bedroht sei. Da sie ein sündiger Mensch sei, habe sie es auch gar nicht verdient, dass man ihr helfe.

Zur psychiatrischen Vorgeschichte ist zu erfahren, dass die Patientin erstmals mit 38 Jahren an einer Depression erkrankte und 2 Monate stationär an der psychiatrischen Abteilung am LKH Klagenfurt behandelt worden war. Nach vollständiger Genesung erkrankte sie ein Jahr später erneut. Es erfolgte eine ambulant-psychiatrische Behandlung wohnortnah in Klagenfurt. Die Patientin remittierte wiederum vollständig. 2 Jahre später kam es zu einer erneuten stationären Aufnahme wegen einer dritten depressiven Episode, von der sich die Patientin abermals vollständig erholte.

An somatischen Vorerkrankungen finden sich Appendektomie und Tonsillektomie.

Die Patientin raucht etwa 20 Zigaretten täglich, nur gelegentlicher Alkoholkonsum, keine Drogenerfahrung.

Die psychiatrische Familienanamnese ergibt, dass sich der Großvater unter unklaren Umständen suizidiert habe, die Mutter erkrankte im Seniorenalter ebenfalls an einer Depression. Die Patientin habe zwei gesunde Geschwister.

7.2.3 Diagnostik und Differenzialdiagnostik

Epidemiologischen Studien in Allgemeinarztpraxen zufolge leidet jeder 10. Patient, der von seinem Hausarzt behandelt wird, an einer Depression unterschiedlichen Schweregrads. Andererseits erkennt der Hausarzt bei nicht einmal der Hälfte der von Gemütsleiden betroffenen Patienten überhaupt die depressive Erkrankung. Bei nur 15 % der als depressiv in der Allgemeinarztpraxis diagnostizierten Patienten werden Antidepressiva vom Hausarzt verordnet, die jedoch bei über 90 % der behandelten Patienten nicht angemessen hoch dosiert bzw. nicht ausreichend lang gegeben werden.

In Anbetracht der Tatsache, dass bis zu 70 % der Menschen, die Suizid begehen, vor ihrem Tod depressiv krank sind und fast 40 % der Suizidversucher noch eine Woche vor dem Ereignis ihren Hausarzt aufsuchen, kommt dem rechtzeitigen Erkennen einer Depression durch den Arzt der Primärversorgung eine entscheidende Bedeutung zu. Dabei ist das ärztliche Gespräch mit dem Patienten die wichtigste Untersuchungsmethode zur Diagnostik depressiver Störungen. Das Verhalten des Arztes in der Begegnung mit dem Patienten wird durch Empathie, Wertschätzung

◻ **Tab. 7.4** 10 Schlüsselfragen zur Sicherung der Diagnose eines depressiven Syndroms	
1.	Können Sie sich noch freuen?
2.	Fällt es Ihnen schwer, Entscheidungen zu treffen?
3.	Haben Sie noch Interesse an etwas?
4.	Neigen Sie in letzter Zeit vermehrt zum Grübeln?
5.	Plagt Sie das Gefühl, Ihr Leben sei sinnlos geworden?
6.	Fühlen Sie sich müde, schwunglos?
7.	Haben Sie Schlafstörungen?
8.	Spüren Sie irgendwelche Schmerzen, einen Druck auf der Brust?
9.	Haben Sie wenig Appetit, haben Sie an Gewicht verloren?
10.	Haben Sie Schwierigkeiten in sexueller Hinsicht?

und Echtheit bestimmt. Mit dieser Gesprächsform kann sich der Arzt in der Regel einfühlend in die Erfahrungswelt des Patienten hineinversetzen und sich anschaulich dessen seelischen Zustand vergegenwärtigen. Dabei achtet er bei seinem Beziehungsangebot zunächst auf gleichgültiges oder missmutiges Verhalten, bedrückten und schlaffen Ausdruck sowie trauriges Erleben des Patienten. Indes gilt es auch zu beachten, dass das typische melancholische Erscheinungsbild nicht regelhaft den äußeren Eindruck des depressiven Patienten bestimmen muss. Vielmehr kann der Depressive scheinbar heiter und aufgeräumt imponieren und sich hinter einer Maske von Sorglosigkeit und Unbekümmertheit verstecken. Oder der Depressive stellt spontan körperbezogene und Schmerzsymptome sowie unspezifische Befindlichkeitsstörungen wie z. B. Schwindel, Müdigkeit, Spannungszustände usw. in den Vordergrund, ohne seine eigentlichen depressionstypischen Beschwerden aktiv zu verbalisieren. Vor diesem Hintergrund ist es für das rechtzeitige Erkennen depressiver Störungen in der klinischen Praxis von entscheidender Bedeutung, dass der Arzt frühzeitig zielgerichtet die einzelnen Merkmalauffälligkeiten eines depressiven Syndroms exploriert. Denn die psychiatrische Diagnostik nach Syndromen hat sich in der klinischen Praxis als wichtiger Zwischenschritt hin zur nosologischen Diagnose als Enddiagnose bewährt.

Mit 10 einfachen, aber gezielten Fragen kann die Diagnose eines depressiven Syndroms in der überwiegenden Mehrzahl der Fälle gesichert werden. ◻ Tab. 7.4 gibt die **10 Schlüsselfragen** nach Kielholz wieder.

Bejaht der Patient beim ärztlichen Gespräch zur Abklärung des depressiven Syndroms die Frage „Plagt Sie das Gefühl, Ihr Leben sei sinnlos geworden?", muss unbedingt das Suizidrisiko im engeren Sinne eingeschätzt werden. Ängste, durch konkrete Fragen nach Todeswünschen, Suizidgedanken und -absichten eine suizidale Handlung auszulösen, sind unbegründet. Richtig ist dagegen, dass durch offenes, direktes und ernst nehmendes Nachfragen Kommunikationsprobleme überwunden werden und infolgedessen eine seelische Entlastung beim depressiven Patienten in suizidaler Not herbeigeführt werden kann. In der klinischen Praxis ist zur Abschätzung der Suizidalität der Fragenkatalog nach Pöldinger (1968) nutzbringend einzusetzen (▶ Kap. 15). Das Ausmaß der Gefühle von Hoffnungslosigkeit und Ausweglosigkeit ist eng mit der aktuellen Gefahr einer suizidalen Handlung korreliert. Gleichfalls wird eine **positive Anamnese für frühere Suizidversuche, insbesondere wenn der Suizidversuch weniger als 1 Jahr zurückliegt, als Hochrisikofaktor betrachtet.**

☐ **Tab. 7.5** Zusätzliche Schweregradindikatoren bei depressiven Episoden	
Somatisches Syndrom[a]	**Psychotische Symptome**[b]
Deutlicher Interessenverlust oder Verlust der Freude an normalerweise angenehmen Aktivitäten	In der Regel synthyme psychotische Symptome wie Verarmungs-, Versündigungs-, Verschuldungs-, Bestrafungswahn sowie nihilistische und hypochondrische Wahninhalte
Mangelnde Fähigkeit, auf Ereignisse oder Aktivitäten emotional zu reagieren, auf die normalerweise reagiert wurde	Depressiver Stupor
Frühes Erwachen, 2 h oder mehr vor der gewohnten Zeit	Sehr selten parathyme psychotische Symptome wie Beziehungs- und Verfolgungswahn
Morgentief	
Objektivierter Befund einer ausgeprägten psychomotorischen Hemmung oder Agitiertheit	
Deutlicher Appetitverlust	
Gewichtsverlust (5 % oder mehr des Körpergewichts im vergangenen Monat)	
Deutlicher Libidoverlust	
[a]Das somatische Syndrom ist nur dann zusätzlich zu diagnostizieren, wenn mindestens 4 der genannten somatischen Symptome nachweisbar sind. [b]Psychotische Symptome sind nur dann zusätzlich zu diagnostizieren, wenn entweder ein depressiver Wahn oder ein depressiver Stupor vorliegen und die Kriterien für eine Schizophrenie oder eine schizodepressive Störung nicht erfüllt sind.	

Die **depressive Episode** wird **nach der ICD-10** folgendermaßen definiert:

1. Die depressive Episode sollte **mindestens 2 Wochen** dauern.
2. In der Anamnese finden sich keine Symptome, die schwer genug waren, die Kriterien für eine manische oder hypomanische Episode zu erfüllen.
3. Häufigstes **Ausschlusskriterium**: Die Episode ist nicht auf einen Missbrauch psychotroper Substanzen oder auf eine organische psychische Störung zurückzuführen.
4. Mindestens 2 der folgenden 3 **Hauptsymptome** liegen vor:
   a. anhaltende depressive Stimmung,
   b. Interessen- oder Freudeverlust an Aktivitäten, die normalerweise angenehm waren,
   c. verminderter Antrieb oder gesteigerte Ermüdbarkeit.
5. Ein oder mehr zusätzliche der folgenden **Zusatzsymptome:**
   c. Verlust des Selbstvertrauens oder des Selbstwertgefühls,
   d. unbegründete Selbstvorwürfe oder unangemessene Schuldgefühle,
   e. wiederkehrende Gedanken an Tod oder Suizid, suizidales Verhalten,
   f. vermindertes Denk- oder Konzentrationsvermögen, Unschlüssigkeit,
   g. psychomotorische Agitiertheit oder Hemmung (subjektiv oder objektiv),
   h. Schlafstörungen jeder Art,
   i. Appetitverlust oder gesteigerter Appetit mit entsprechender Gewichtsveränderung.

Gemäß operationalisierter Diagnosestellung können wir zwischen **leichter depressiver Episode** (mindestens 2 Hauptsymptome und 2 Zusatzsymptome), **mittelgradiger depressiver Episode** (mindestens 2 Hauptsymptome und 3–4 Zusatzsymptome) und **schwerer depressiver Episode** (3 Hauptsymptome und 4 oder mehr Zusatzsymptome) unterscheiden.

Als **zusätzliche Schweregradindikatoren** werden Symptome des sog. **somatischen Syndroms** sowie **psychotische Symptome** berücksichtigt. ◻ Tab. 7.5 gibt eine Übersicht über die zusätzlichen Schweregradindikatoren bei depressiven Episoden.

Eine **rezidivierende depressive Störung** wird diagnostiziert, wenn sich im Verlauf von 5 Jahren mindestens 2 depressive Episoden manifestieren. Sie ist von der **Dysthymia** klassifikatorisch abzugrenzen. Bei ihr handelt es sich um eine chronische, mindestens 2 Jahre andauernde depressive Verstimmung, für die in der Regel die Kriterien für eine depressive Episode nicht erfüllt sind. **Altersdepression, larvierte Depression, saisonale Depression** und **atypische Depression** sind im Prinzip nichts anderes als die vorstehend beschriebenen Grundformen unipolarer depressiver Episoden.

Differenzialdiagnostisch ist beim Auftreten eines depressiven Zustandsbilds **zunächst** eine **organische Erkrankung auszuschließen**.

Eine Fülle von körperlichen Erkrankungen kann mit depressiven Syndromen einhergehen. In erster Linie sind somatische Erkrankungen, die endokrine Regulationssysteme oder Zentralnervensystem direkt betreffen, abzugrenzen. Depression ist die häufigste psychiatrische Störung beim Morbus Parkinson. Oftmals remittiert die depressive Symptomatologie bei Parkinson-Patienten allein durch die Gabe von Dopaminagonisten. Auch bei Epilepsiepatienten und Patienten mit Multipler Sklerose gehören depressive Störungen neben den Angsterkrankungen zu den häufigsten psychischen Störungen. Bei über 40 % der Patienten mit einer demenziellen Erkrankung vom Alzheimer-Typ tritt auch eine klinisch relevante Depression auf. Dabei gilt das besondere Augenmerk des konsultierten Arztes der sorgfältigen Abgrenzung einer Depression mit Pseudodemenz vom demenziellen Prozess einer neurodegenerativen Erkrankung (◻ Tab. 4.7).

Der pseudodemente, depressive Patient ist in der Regel zu allen Qualitäten orientiert, zeigt in der kognitiven Testdiagnostik eher ein fluktuierendes Leistungsniveau, wobei er häufig Antworten wie „Ich weiß nicht" gibt und sich oftmals nicht so sehr bemüht, andererseits sich jedoch sehr betroffen über bemerkte Funktionsverluste zeigt. Der Leidensdruck ist stark, sodass er unter Darbietung vegetativer Störungen selbst den Arzt aufsucht. **Der demenziell erkrankte Patient** hingegen wird meist von Angehörigen oder sogar der Polizei zum Arzt gebracht. Er spürt, dass „etwas nicht stimmt". Die Veränderungen haben schleichend begonnen und ziehen sich über einen Zeitraum von Monaten und Jahren hin. Der kognitive Funktionsverlust ist stabil und progredient. Zu Beginn imponiert eine zeitliche Desorientiertheit.

Besonders schwierig gestaltet sich der differenzialdiagnostische Ausschluss eines sog. **hypoaktiven Delirs**. Hierbei dominieren im Gegensatz zum häufigeren hyperaktiven Delir Verlangsamung, Apathie, Bewegungsarmut und mangelnde Kontaktaufnahme des Patienten zum Untersucher. Als Ursachen können Folsäure- oder Vitamin-B_{12}-Mangel, Ammoniakerhöhungen bei Leberinsuffizienz, Urämie, Hypoproteinämie, HIV-Infektionen, Lues, toxische Medikamentenspiegel (z. B. Digitalispräparate) und Hypoxämien in Betracht kommen.

Von essenzieller Bedeutung im differenzialdiagnostischen Prozess ist der **Ausschluss klinisch relevanter Endokrinopathien**. In diesem Zusammenhang denken wir hauptsächlich an das exogene iatrogene Cushing-Syndrom, aber auch an das primär-adrenale, paraneoplastische und ACTH-abhängige Cushing-Syndrom. Nicht minder wichtig abzuklären sind Hypo- und Hyperthyreose, Morbus Addison und Nebenschilddrüsenleiden. Bei Patienten mit Pankreaskarzinom oder Bronchialkarzinom gehen depressive Störungsbilder nicht selten dem klinisch

◻ Tab. 7.6 Übersicht über körperliche Erkrankungen mit klarer Assoziation zu Depressionen sowie über depressiogen wirkende Medikamente und Substanzen	
Maligne Erkrankungen	Zum Beispiel Pankreaskarzinom, Bronchialkarzinom
Endokrinopathien	Zum Beispiel Morbus Cushing, Morbus Addison, Hypothyreose, Nebenschilddrüsenleiden
Mangelerkrankungen	Zum Beispiel Vitamin-B_{12}-Mangel, Folsäuremangel, Eisenmangel
Infektionskrankheiten	Zum Beispiel Syphilis, HIV-Infektion, Hepatitis, Influenza
Neurologische und neuropsychiatrische Erkrankungen	Zum Beispiel Morbus Parkinson, Epilepsien, Schlaganfall, Chorea Huntington, multiple Sklerose, Morbus Alzheimer, Hirntumor
Autoimmunerkrankungen	Zum Beispiel systemischer Lupus erythematodes
Herz-Kreislauf-Erkrankungen	Zum Beispiel koronare Herzerkrankung, Status nach Myokardinfarkt
Andere Erkrankungen	Zum Beispiel Diabetes mellitus, terminale Niereninsuffizienz, Anämie
Antihypertensiva	Zum Beispiel Reserpin, Clonidin, Alpha-Methyldopa
Lipophile Beta-Blocker	Zum Beispiel Alprenolol, Bunitrolol, Bupranolol
Typische Antipsychotika	Zum Beispiel Haloperidol
Steroide	Zum Beispiel Glukokortikoide, ACTH, anabole Steroide
Antihistaminika	Zum Beispiel Cimetidin, Ranitidin
Antiepileptika	Zum Beispiel Oxcarbazepin, Phenobarbital, Primidon, Tiagabin, Vigabatrin, Zonisamid
Andere Arzneimittel	Zum Beispiel Ethambutol, Baclofen, Cycloserin, Sulfonamide, Interferon-Alpha, Lamivudin, Efavirenz, Pyrimethamin
Psychotrope Substanzen (Intoxikation, Entzug)	Zum Beispiel Alkohol, Amphetamine, Kokain

fassbaren Tumor voraus. Sie können als unmittelbare Folge **paraneoplastischer Syndrome** aufgefasst werden, bei denen autoimmunologisch vermittelte Kreuzreaktionen mit zentralen Serotoninrezeptoren eine gewichtige Rolle in der Pathogenese depressiver Zustandsbilder spielen.

Schließlich sind **depressiogene Effekte verschiedener psychotroper Substanzen** wie Alkohol, Amphetamine und Kokain zu beachten. **Arzneimittelklassen, die eine Depression induzieren** können, sind Beta-Blocker, Steroide, Antihypertensiva, Antihistaminika, Antiepileptika, Interferonpräparate und Sulfonamide.

◻ Tab. 7.6 gibt eine orientierende Übersicht über körperliche Erkrankungen mit klarer Assoziation zu Depressionen und Medikamente bzw. psychotrope Substanzen, die eine Depression induzieren können (mod. nach Rothenhäusler 2003, 2005a, 2010a).

Nach Ausschluss somatogener Faktoren eines depressiven Zustandsbilds sind differenzialdiagnostisch nichtorganisch bedingte psychische Störungen in Erwägung zu ziehen.

Am häufigsten finden sich Überschneidungen mit Angsterkrankungen, schizophrenen und schizoaffektiven Störungen. Pragmatischerweise gilt die Diagnose der depressiven Episode als gesichert, wenn die Angststörungen mit der depressiven Episode abklingen. Die schizodepressive Krankheitsepisode umfasst sowohl die Symptome der schizophrenen als auch die der mittelgradigen bzw. schweren depressiven Krankheitsepisode gleichzeitig. Bei der postschizophrenen Depression folgt die depressive Symptomatik einer schizophrenen Krankheitsepisode, die depressive Episode erfüllt nicht die Zusatzkriterien eines sog. somatischen Syndroms, und schizophrene Symptome lassen sich im Hintergrund nachweisen. Bei der Anpassungsstörung mit depressiver Reaktion handelt es sich um einen leichten depressiven Zustand, für den die Kriterien einer leichten depressiven Episode nicht erfüllt sind. Im Gegensatz zur Dysthymia wird die Anpassungsstörung als Reaktion auf eine identifizierbare psychosoziale Belastung beobachtet. Bei der Angst und depressiven Störung, gemischt, sind Angstsyndrom und depressives Zustandsbild ohne Vorherrschen des einen oder anderen vorhanden. Weder Angst noch Depression sind so ausgeprägt, dass den Kriterien für eine Angststörung oder depressive Störung entsprochen wird.

7.2.4 Therapie

Im Gesamtkonzept der antidepressiven Behandlung sollten wir uns stets vor Augen führen, dass depressive Patienten leidende Menschen sind, bei denen auch eine Vielzahl teilweise existenzbedrohender sozialer Komplikationen im Raum steht, bis hin zum Suizid. In diesem Zusammenhang kommen dem ärztlichen Gespräch und der auf die Bedürfnisse des depressiven Patienten abgestimmten Informationsvermittlung in einer stützenden Arzt-Patienten-Beziehung eine entscheidende Rolle zu. Die antidepressive Pharmakotherapie ist hierbei nicht im Widerspruch zu einer psychotherapeutischen Führung des Patienten zu sehen, sondern stützt sich vielmehr auf diese. Denn vor dem Hintergrund biopsychosozialer Verständnisansätze und moderner neurobiologischer Erkenntnisse bei Depressionen dominieren heute multidimensionale Behandlungsstrategien, während früher klassifikatorische Modelle, die auf der Dichotomie „somatogen versus psychogen" beruhten, die Wahl der Therapieverfahren (biologisch versus psychologisch) in der Depressionsbehandlung wesentlich beeinflussten.

Entgegen früheren Lehrmeinungen kann im Allgemeinen jede klinisch relevante depressive Symptomatik unabhängig vom ätiologischen Schwerpunkt der Störung (z. B. depressive Verstimmungen bei demenziellen Erkrankungen, interiktale depressive Verstimmungen, Anpassungsstörung mit depressiver Reaktion, unipolare Depression, depressive Episoden im Rahmen einer bipolaren affektiven Störung usw.) mit geeigneten Antidepressiva erfolgreich behandelt werden. Für die Behandlungspraxis resultieren hieraus multimodale, störungsorientierte psycho- und pharmakotherapeutische Ansätze, die mit dem betroffenen Patienten ausführlich besprochen werden müssen.

Die **Initiierung einer antidepressiven Pharmakotherapie** ist jedoch **unverzichtbar** bei Patienten mit akuter, episodischer und unkontrollierter Suizidalität im Kontext einer depressiven Episode, mit melancholischen Depressionen mit oder ohne psychotischen Inhalten, mit depressivem Stupor, mit rezidivierend auftretenden depressiven Episoden, mit ausgeprägter Begleitsymptomatik wie Angst- oder Zwangssymptomen und mit sog. atypischen Zeichen wie gesteigertem Appetit, vermehrtem Schlafbedürfnis und Überempfindlichkeit gegenüber subjektiv empfundenen Zurückweisungen („atypische Depression").

Nachfolgend wollen wir eine Reihe von wichtigen **Kriterien für die Auswahl eines Antidepressivums** nennen und erläutern:

- Die Wahl des Antidepressivums richtet sich vor allem nach der Zielsymptomatik. Wichtig ist die Unterscheidung, ob es sich um eine **mehr gehemmte** oder um eine **mehr agitierte**

Depression handelt. Bei agitiert-depressiven und/oder depressiv-suizidalen Patienten sollten eher Antidepressiva mit sedierender Wirkkomponente (z. B. Mirtazapin) ausgewählt werden. Alternativ kommt ein nichtsedierendes Antidepressivum (z. B. Sertralin, Escitalopram, Venlafaxin) in Komedikation mit einer zeitlich limitierten Gabe eines Benzodiazepinanxiolytikums (z. B. Lorazepam) in Betracht.

- Ein weiteres wesentliches Kriterium bei der Auswahl eines Antidepressivums sind die **bisherigen Erfahrungen** mit der Wirksamkeit einer bestimmten Substanz bei dem gleichen Patienten in früheren depressiven Episoden.
- Auch die Kompatibilität des Antidepressivums mit der vorliegenden psychiatrischen Erkrankung ist zu berücksichtigen. So sollten TZA und SNRI (z. B. Duloxetin, Venlafaxin in höherer Dosierung) zur Behandlung von **bipolaren Depressionen** vermieden werden, da diese das Risiko eines Umschlagens in die Manie („switch") deutlich erhöhen. Im Gegensatz zu den TZA und den SNRI weisen retardiertes Bupropion XR („extended release") und die SSRI ein deutlich geringeres „Switchrisiko" auf. In jedem Fall ist bei der bipolaren Depression die Kombinationsbehandlung mit einem Stimmungsstabilisierer sinnvoll. Bei der **atypischen Depression** sind SSRI (insbesondere Fluoxetin und Sertralin) und RIMA (Moclobemid) den anderen Antidepressiva vorzuziehen. Bei der **saisonalen depressiven Störung** („Winterdepression" oder „jahreszeitlich gebundene Depression") sind nach evidenzbasierten Kriterien Lichttherapie, Fluoxetin und retardiertes Bupropion XR („extended release") Mittel der ersten Wahl. Bei der **Dysthymia** („neurotische Depression" oder „Dysthymie") sind SSRI (insbesondere Fluoxetin und Sertralin) und RIMA (Moclobemid) gegenüber den anderen Antidepressiva zu favorisieren.
- Ferner sind natürlich das **Nebenwirkungsprofil** eines Antidepressivums (z. B. Gewichtszunahme, sexuelle Dysfunktionen, anticholinerge Nebenwirkungen) und das Vorliegen von Kontraindikationen (z. B. TZA sind bei Engwinkelglaukom und Prostatahypertrophie kontraindiziert) zu beachten.
- Unter der Voraussetzung einer strengen Indikationsstellung für eine antidepressive Pharmakotherapie bei Patientinnen in der **Schwangerschaft** kann nach Nielsen u. Damkier (2012) Sertralin als Antidepressivum der ersten Wahl gegeben werden. Als Antidepressiva der zweiten Wahl in der Schwangerschaft gelten Citalopram und Venlafaxin. Insgesamt weisen TZA gegenüber den SSRI ein höheres teratogenes Potenzial auf. Speziell für Paroxetin, aber auch jüngst für Fluoxetin gibt es nun Hinweise auf Erhöhung der Missbildungsraten (insbesondere kardiale Fehlbildungen). Die Daten zur Sicherheit von Antidepressiva während der **Stillzeit** sind spärlicher. Nach Berle u. Spigset (2011) gilt Sertralin derzeit als Mittel der ersten Wahl während der Stillzeit, da Sertralin in der Regel nicht oder nur in sehr geringem Umfang in die Muttermilch übergeht. Die Exkretion von Fluoxetin, Citalopram und Venlafaxin ist höher im Vergleich zu den anderen Antidepressiva. Da bislang noch zu wenige Studien zur Sicherheit von Antidepressiva während der Stillzeit vorliegen, raten aber Benkert u. Hippius (2011) prinzipiell vom Stillen unter Antidepressiva ab.
- Die antidepressive Pharmakotherapie bei **älteren Patienten** erfordert Antidepressiva ohne anticholinerge Effekte (erhöhte Anfälligkeit für ein Delir bei den Senioren und Hochbetagten), ohne chinidinähnliche Wirkungen (erhöhte Inzidenz für kardiovaskuläre Erkrankungen mit zunehmendem Alter) und ohne Risiko für orthostatische Hypotonie (Sturzgefahr mit dem Risiko von Schenkelhalsfrakturen bei geriatrischen Patienten). Zudem erhalten ältere Patienten häufig eine internistische bzw. neurologische Komedikation. Vor diesem Hintergrund sind die interaktionsarmen SSRI Sertralin, Escitalopram

(bis 10 mg täglich) und Citalopram (bis 20 mg täglich), der RIMA Moclobemid und das NaSSA Mirtazapin bevorzugt zur Behandlung depressiver Zustandsbilder im höheren Lebensalter auszuwählen.

— Bei depressiven **Kindern und Jugendlichen** ist nach evidenzbasierten Kriterien Fluoxetin das Antidepressivum der ersten Wahl. Zudem ist Fluoxetin in Österreich und Deutschland zur Behandlung von Episoden einer Major Depression bei Kindern ab 8 Jahren und Jugendlichen zugelassen. Als Mittel der zweiten Wahl gelten bei depressiven Kindern und Jugendlichen Citalopram, Escitalopram und Sertralin. Sie sind in Österreich und Deutschland jedoch ausschließlich unter den besonderern Voraussetzungen des Off-Label-Gebrauchs einzusetzen. TZA (mit Ausnahme von Clomipramin) sind aufgrund des fehlenden Wirksamkeitsnachweises in etlichen kontrollierten Studien bei depressiven Kindern und Jugendlichen nicht zu empfehlen. Paroxetin und Venlafaxin sollen bei depressiven Kindern und Jugendlichen zu erhöhter Selbstgefährdung durch Suizidgedanken und Suizidversuche geführt haben, weshalb nach Kennedy et al. (2007) deren Applikation bei Kindern und Jugendlichen abzulehnen sei. Es sei an dieser Stelle betont, dass gerade bei depressiven Kindern und Jugendlichen **zu Beginn einer antidepressiven Pharmakotherapie** eine tägliche fachärztliche Kontrolle anzuraten ist.

— Schließlich müssen bei **körperlich kranken, depressiven Patienten** zusätzliche Einflussfaktoren wie Art und Schweregrad der somatischen Erkrankung sowie internistische bzw. neurologische Komedikation in Erwägung gezogen werden.

Beispiel: Antidepressiva bei kardiovaskulär vorerkrankten Patienten

Unter Abwägung des Nutzen-Risiko-Verhältnisses sollten aus heutiger Sicht TZA bei **kardiovaskulär erkrankten Patienten mit Begleitdepression** nicht mehr verwendet werden, da sie potenziell kardiotoxisch wirken. Gerade bei Patienten mit Herz-Kreislauf-Erkrankungen können TZA zur orthostatischen Hypotension (innerhalb der TZA bei Nortriptylin am geringsten ausgeprägt) führen, die Herzfrequenzvariabilität weiter reduzieren und mittels Blockade der Natriumkanäle im His-Purkinje-System eine Verzögerung der intraventrikulären Leitungsgeschwindigkeit und der AV-Überleitungszeit bedingen. Außerdem sind chinidinähnliche Effekte von TZA als besonders risikoreich zu bewerten. Denn spätestens seit den ersten negativen Beobachtungen in der CAST-Studie (CAST = Cardiac Arrhythmia Suppression Trial) im Jahre 1989 ist bekannt, dass die langfristige Applikation von Klasse-I-Antiarrhythmika bei Patienten nach Myokardinfarkt wegen maligner proarrhythmischer Wirkung mit einem nahezu 3-fach erhöhtem Mortalitätsrisiko assoziiert ist. TZA, die Klasse-IA-Antiarrhythmika-ähnliche Wirkungen vermitteln, verlängern demnach vor allem bei depressiven Patienten mit kardialen Vorschädigungen die QTc-Zeit, was zur Induktion von Torsade de Pointes mit potenziell tödlichem Ausgang disponiert. Gegenüber TZA verfügen SSRI über eine deutlich bessere kardiale Verträglichkeit. Die kardiologischen Parameter Blutdruck, Herzfrequenz, kardiale Erregungsleitung und Ejektionsfraktion werden durch SSRI in therapeutischen Dosen nicht relevant verändert. Kontrollierte Untersuchungen mit Paroxetin, Fluoxetin und Sertralin bei Patienten mit klinisch manifester Herzerkrankung zeigten eine signifikante Reduktion der depressiven Symptomatik ohne zusätzliche kardiale Gefährdung. Gerade die SADHART-Studie (= Sertraline Antidepressant Heart Attack Randomized Trial) als gezielte Intervention bei 369 depressiven Patienten mit Zustand nach Myokardinfarkt oder mit instabiler Angina pectoris weist darauf hin, dass der selektive Serotoninwiederaufnahmehemmer **Sertralin** nicht nur antidepressiv potent ist und gut vertragen wird, sondern tendenziell sogar einen günstigeren kardialen Verlauf bei dieser Patientenpopulation bewirkt. Eine ähnliche Interventionsstudie, die sogenannte MIND-IT-Studie (= Myocardial Infarction and Depression-Intervention Trial) wurde bei 320 depressiven Patienten mit Status nach Herzinfarkt mit **Mirtazapin** als Antidepressivum durchgeführt.

◘ Tab. 7.7 Wichtige Kriterien für die Auswahl eines Antidepressivums	
Zielsymptomatik und aktuelles klinisches Erscheinungsbild der Depression	Zum Beispiel agitiert-depressiv, gehemmt-depressiv, Suizidalität
Früheres Ansprechen auf ein Antidepressivum	
Kompatibilität mit der psychiatrischen Erkrankung	Zum Beispiel „Switchrisiko" von Antidepressiva bei der bipolaren Depression
Nebenwirkungsprofil der verschiedenen Antidepressiva	Zum Beispiel Beziehung zwischen dem pharmakodynamischen Wirkungsprofil und den nicht erwünschten Wirkungen
Schwangerschaft und Stillzeit	Nach derzeitiger Studienlage ist Sertralin als Antidepressivum der ersten Wahl sowohl in der Schwangerschaft als auch während der Stillzeit zu empfehlen.
Alter	Zum Beispiel erhöhte Anfälligkeit für ein Delir unter Gabe von TZA bei Senioren und Hochbetagten, Fluoxetin als Mittel der ersten Wahl bei depressiven Kindern und Jugendlichen
Unerwünschte wechselseitige Interaktionen zwischen definierter körperlicher Krankheit und Antidepressivum	Zum Beispiel stark erniedrigte Clearance für eine Reihe von Antidepressiva bei Niereninsuffizienz (◘ Tab. 3.4), unterschiedliches prokonvulsives Risiko von Antidepressiva (► Kap. 4.5.4), Sertralin und Milnacipran gelten als Mittel der ersten Wahl bei depressiven Patienten mit Diabetes mellitus Typ 2, während Mirtazapin bei Patienten mit Diabetes mellitus Typ 2 nicht empfohlen wird, da unter Mirtazapingabe häufig eine Gewichtszunahme aufgrund von Appetitsteigerung beobachtet wird.
Unerwünschte, klinisch bedeutsame Arzneimittelinteraktionen zwischen Antidepressivum und Internistika/ Neurologika	Zum Beispiel erhöhtes Risiko von ventrikulären Arrhythmien unter Kombinationsbehandlungen aus TZA und Antiarrhythmika der Klassen IA und III, die bekanntermaßen QTc-Verlängerungen hervorrufen

In ◘ Tab. 7.7 sind die relevanten Kriterien zusammengefasst, nach denen die Auswahl eines Antidepressivums bei einem bestimmten Patienten mit einer depressiven Symptomatik erfolgen sollte.

Hat sich der Arzt für die Verwendung eines bestimmten Antidepressivums zur Behandlung des vorliegenden depressiven Zustandsbilds entschieden, so muss er die individuelle Dosis festlegen. Hierfür gibt es keine feststehenden Regeln. Die Dosierungshinweise der Hersteller bieten Anhaltspunkte (◘ Tab. 3.1). Während wir bei den SSRI (Ausnahme: Fluvoxamin), bei retardiertem Bupropion XR („extended release"), bei Tianeptin, Agomelatin, Johanniskraut, Duloxetin, Milnacipran und Mirtazapin von vornherein mit der wirksamen Einmaldosis beginnen können (Ausnahmen: „Start-low-go-slow-Prinzip" bei älteren Patienten, Patienten mit komorbider Panikstörung, Patienten mit komorbider posttraumatischer Belastungsstörung und Patienten mit relevanter somatischer Komorbidität), beginnen wir bei den anderen Antidepressiva, insbesondere im ambulanten Setting, mit einer Dosis, die unter der empfohlenen Tagesdosis liegt. Wir steigern dann allmählich die zugeführte Substanzmenge, bis eine Wirkung eintritt. Wir vermeiden auf diese Weise vielfach die als unangenehm empfundenen Nebenwirkungen, die bei vielen Antidepressiva auftreten können. Innerhalb der ersten Woche sollten wir die ausreichende Tagesdosis erreicht haben. Während der schrittweisen Aufdosierung mit dämpfenden Antidepressiva ist die Hauptdosis vor dem Schlafengehen zu verabreichen. Hierdurch werden Nebenwirkungen teilweise „verschlafen" und Benzodiazepinhypnotika mitunter eingespart. Bei ausgeprägtem „Morgentief" kann zudem die Gabe eines sedierenden Antidepressivums in Retardform am Abend hilfreich sein. Es versteht sich von selbst, dass aktivierende Antidepressiva tagsüber bis spätestens 15:00 oder 16:00 Uhr gegeben werden, weil andernfalls Schlafstörungen verstärkt werden oder erstmals auftreten. Dies ist beispielsweise bedeutsam bei der Verordnung von aktivierenden Antidepressiva wie Milnacipran und Venlafaxin als Nichtretardpräparation, die aufgrund ihrer relativ kurzen Halbwertszeiten (HWZ) 2-mal (HWZ von Milnacipran: 8 h) bzw. 3-mal (HWZ von Venlafaxin: 4 h) täglich verabreicht werden. Hingegen können andere aktivierende Antidepressiva wie z. B. SSRI, Duloxetin und Venlafaxin als Retardpräparation einmal am Vormittag appliziert werden, weil ihre HWZ relativ lang sind (z. B. HWZ von Citalopram: 33 h, HWZ von Paroxetin: 20 h, HWZ von Fluoxetin: 24–72 h, HWZ von Norfluoxetin: 4–16 Tage).

Im Allgemeinen werden Antidepressiva per os verabreicht. Bei ausgewählten Patienten kann eine **Infusionsbehandlung mit Antidepressiva** angezeigt sein. Mögliche Indikationen für eine antidepressive Infusionstherapie sind:

- unsichere Compliance bzw. Adhärenz,
- Resorptionsunsicherheiten bei Patienten im höheren Lebensalter,
- chronifizierte und therapieresistente Depressionen zur Anfangsbehandlung über maximal 2 Wochen,
- intensivpflichtige Patienten mit klinisch relevanter Begleitdepression,
- depressive Patienten, die für die Suggestivwirkung durch das Infusionssetting empfänglich sind.

Ob bei therapieresistenten Depressionen die Zufuhr von Antidepressiva per Infusion eine überlegene Wirkungsverbesserung gegenüber oraler Applikation herbeiführen kann, konnte bislang objektiv nicht belegt werden. Derzeit steht das moderne Antidepressivum Citalopram in Ampullenform zur Infusionsbehandlung zur Verfügung:

ⓘ Citalopram: in Österreich Seropram®, 20-mg-Konzentrat zur Infusionsbereitung, in Deutschland Cipramil®, 20-mg-Infusionslösungskonzentrat: mit 250 ml physiologischer Kochsalzlösung oder 5%iger Glukoselösung verdünnen und intravenös infundieren (ca. 2 h). Tagesdosis initial 20 mg/die, bei Bedarf auf 40 mg/die steigern, bei älteren Patienten 10–20 mg/die.

Wir versuchen stets, mit **einem** Antidepressivum auszukommen („Monotherapie"). Auf diese Weise ist die antidepressive Pharmakotherapie besser steuerbar, zumal pharmakokinetische und pharmakodynamische Wechselwirkungen vermieden werden. Wegen der Gefahr eines zentralen Serotoninsyndroms ist die Kombination von MAOI bzw. RIMA mit Clomipramin (potenter nichtselektiver Serotoninwiederaufnahmehemmer), SSRI, SNRI, L-Tryptophan oder Mirtazapin kontraindiziert. Indes kann bei depressiven Patienten mit im Vordergrund stehenden Angstzuständen und ausgeprägten Schlafstörungen die Kombinationsbehandlung aus einem nichtsedierenden Antidepressivum und einem sedierenden Präparat (z. B. zeitlich limitierte Gabe eines Benzodiazepinanxiolytikums oder eines Benzodiazepinhypnotikums, niedrigdosierte Komedikation mit Trazodon [50–150 mg/die] oder

Mirtazapin [15 mg/die]) durchaus sinnvoll sein. Bei schweren depressiven Episoden mit psychotischen Symptomen („wahnhafte Depression") ist auf jeden Fall das Antidepressivum (z. B. SSRI, SNRI) mit einem atypischen Antipsychotikum (vorzugsweise Olanzapin, Risperidon, Aripiprazol und Quetiapin) bis zur Remission der psychotischen Symptomatik zu kombinieren.

Während die aktivierenden oder dämpfenden Effekte (je nach Wirktyp) sowie die Nebenwirkungen von Antidepressiva häufig schon nach den ersten Gaben einsetzen, bildet sich die stimmungsaufhellende Wirkung von Antidepressiva erst mit einer Latenz von etwa 2 Wochen aus (**Wirklatenz der Antidepressiva, antidepressive Wirklatenz**). Hierüber muss der Patient zu Beginn der antidepressiven Pharmakotherapie informiert werden. Dies fördert zudem die Compliance bzw. Adhärenz des Patienten. Des Weiteren ist es für die Compliance- bzw. Adhärenzsicherung förderlich, den depressiven Patienten darauf hinzuweisen, dass Antidepressiva **weder eine physische noch eine psychische Abhängigkeit** bewirken. Aus juristischer Sicht ist es ferner unabdingbar, dass der Arzt den Patienten über die Möglichkeit der Beeinträchtigung seiner **Fahrtauglichkeit** im Zusammenhang mit der Einnahme von Antidepressiva und über die damit verbundenen Risiken im Straßenverkehr aufklärt. Insbesondere unter der Gabe von TZA und neueren Antidepressiva mit vorwiegend sedierender Wirkkomponente (z. B. Trazodon) sind **anfängliche** kognitiv-psychomotorische Leistungsbeeinträchtigungen gemessen worden. Die Indikation für eine antidepressive Pharmakotherapie während der **Schwangerschaft** und der **Stillzeit** kann gegeben sein, wenn das mit dem depressiven Zustandsbild assoziierte Risiko für Mutter und Fetus (z. B. schwere Depression als Risikofaktor für suizidale Handlungen) das mit einer antidepressiven Pharmakotherapie verbundene Risiko (z. B. Teratogenität, postnatale Entwicklungs- und Verhaltensstörungen) übersteigt. Hierzu bedarf es der sorgfältigen und individuellen Kalkulation des Nutzen-Risiko-Verhältnisses, die mit einer schriftlichen, umfassenden Aufklärung der Patientin abschließt.

Ein Antidepressivum ist als **unwirksam** anzusehen, wenn nach 3- bis 4-wöchiger Gabe in ausreichender Dosierung (◘ Tab. 3.1) keine ausreichende Wirkung einsetzt. In diesem Fall gehen wir auf ein neues Antidepressivum mit einem anderen oder gegensätzlichen biochemischen Wirkungsspektrum über (z. B. **Wechsel** von **Sertralin** [SSRI] oder **Escitalopram** [SSRI] **auf retardiertes Venlafaxin** [SNRI] oder **Amitriptylin** [TZA]). Diese **sequenzielle Strategie** hilft Polypharmazie zu vermeiden, was einerseits die Compliance bzw. Adhärenz des Patienten sichert, andererseits das Risiko von unerwünschten Wechselwirkungen minimiert. In der Regel wird das erste Antidepressivum ausgeschlichen, während das neue Antidepressivum einschleichend dazugegeben wird („cross-over").

Beim Wechsel zu einem Antidepressivum aus der Gruppe der MAOI oder RIMA muss jedoch im Fall der vorherigen Gabe von Clomipramin, SSRI, SNRI oder NaSSA eine Karenzzeit von mindestens 2 Wochen, im Fall von Fluoxetin sogar von mindestens 5 Wochen befolgt werden. Andernfalls besteht die Gefahr eines zentralen Serotoninsyndroms. War das erste Antidepressivum ein MAOI, dann muss wegen der langen biologischen Wirkdauer von MAOI grundsätzlich eine 2-wöchige Auswaschperiode eingehalten werden, bis das andere Antidepressivum (auch TZA oder NARI) appliziert werden darf. Ansonsten können hypertensive Krisen mit Blutungsgefahr auftreten. Wird der RIMA Moclobemid abgesetzt, dann kann wegen der kurzen biologischen Wirkdauer von Moclobemid der Wechsel zu einem neuen Antidepressivum (auch SSRI) spätestens am übernächsten Tag realisiert werden.

Setzt auch mit dem Umsetzen auf ein anderes Antidepressivum trotz 3- bis 4-wöchiger adäquater Behandlung kein überzeugender Behandlungserfolg ein, so liegt im Allgemeinen eine **Therapieresistenz** vor. Etwa 50 % der Patienten, die beim ersten Antidepressivum nicht

respondieren, zeigen auch bei der zweiten Substanz kein therapeutisches Ansprechen. Nachfolgende Behandlungsstrategien haben sich bei Therapieresistenz bewährt:

1. **Kombinationstherapien**: Kombination zweier Antidepressiva unterschiedlicher Wirkstoffklassen. Sinnvolle Antidepressivakombinationen basieren aus pharmakologischer
Sicht auf komplementären, pharmakodynamischen Wirkmechanismen, die eine additiv-
synergistische Verstärkung ermöglichen.

2. **Augmentationstherapien**: Zugabe einer nicht in die Gruppe der Antidepressiva gehören-
den Substanz zu einem Antidepressivum mit dem Ziel, den stimmungsaufhellenden Effekt
eines Antidepressivums zu verbessern.

3. **Elektrokrampftherapie** (EKT, auch ECT/„electroconvulsive therapy"): eine sehr wirksame
Behandlungsmethode, die bei therapieresistenten Depressionen **in der Regel erst nach
Versagen der Kombinations- oder Augmentationstherapien** angewandt wird.

Parallel zu den genannten Strategien muss eine angemessene psychotherapeutische Führung
des therapieresistenten depressiven Patienten gewährleistet sein. Als Zusatzmaßnahme kommt
der therapeutische Schlafentzug (SE) in Betracht.

> **Nach evidenzbasierten Kriterien** wird die Kombination von SSRI oder retardiertem
> Venlafaxin mit Mirtazapin als Kombinationsstrategie der ersten Wahl empfohlen.
> Auch die Kombination von SSRI oder retardiertem Venlafaxin mit dem retardierten
> Bupropion XR („extended release") ist nach evidenzbasierten Kriterien wirksam und
> sicher.

— Die Zugabe eines TZA zu einem SSRI oder umgekehrt kann die therapeutische Response
verbessern. Jedoch kann sich diese Kombinationsstrategie als problematisch erweisen,
weil bei gleichzeitiger Gabe von inhibitorisch wirksamen SSRI (z. B. Fluoxetin und
Paroxetin als potente CYP2D6-Inhibitoren, Norfluoxetin als potenter CYP3A4-Inhibitor)
und TZA erhöhte TZA-Plasmaspiegel (z. B. das sekundäre Amin Nortriptylin wird im
Wesentlichen über CYP2D6 metabolisiert und die tertiären Amine Imipramin, Amitriptylin, Trimipramin und Doxepin werden in erster Linie über CYP3A4 abgebaut) auftreten
können. Folglich muss auf TZA-induzierte kardiotoxische Effekte geachtet werden. Auch
die Kombination aus einem sedierenden TZA (z. B. Amitriptylin bis 150 mg/die) mit ein-
schleichender Aufdosierung des MAOI Tranylcypromin (bis 20 mg/die) kann erfolgreich
sein. Hierbei kann es unter Umständen zu einer toxischen Reaktion mit hypertensiven
Krisen, Verwirrtheit, Fieber und Krampfanfällen kommen, weshalb diese Behandlungsstrategie nur im stationären Rahmen durchgeführt werden sollte. Die Kombination
von aktivierenden TZA im Sinne des Dreikomponentenschemas (z. B. Clomipramin,
Nortriptylin) mit MAOI sollte aus Sicherheitsgründen auf jeden Fall vermieden werden.
Hingegen kann der RIMA Moclobemid relativ sicher einschleichend zu einem TZA
(Ausnahme: Clomipramin, da Gefahr des zentralen Serotoninsyndroms) dazugegeben
werden.

— Als Augmentationstherapie der ersten Wahl wird seit neuestem bei therapieresistenten,
nichtpsychotischen Depressionen die Augmentation eines Antidepressivums (SSRI oder
retardiertes Venlafaxin) mit einem atypischen Antipsychotikum (retardiertes Quetiapin
oder Aripiprazol oder Olanzapin) favorisiert. In Österreich und Deutschland besteht für
das Atypikum Quetiapin in seiner retardierten Darreichungsform (Seroquel® XR bzw.
Seroquel® prolong) eine Zulassung zur Zusatzbehandlung depressiver Episoden im Rah-

men von unipolaren affektiven Störungen. Es handelt sich hierbei um eine Augmentationstherapie bei Patienten, die unzureichend auf die Monotherapie mit einem Antidepressivum angesprochen haben (z. B. Zugabe von retardiertem Quetiapin zu SSRI bzw. SNRI). In dieser Indikation beträgt die Tagesdosis für Seroquel® XR bzw. Seroquel® prolong: 50 mg am 1. und 2. Tag und 150 mg am 3. und 4. Tag. Die Erhaltungsdosis für Seroquel® XR bzw. Seroquel® prolong liegt bei 150(–300) mg pro Tag.

— Aripiprazol ist in den USA (derzeit nicht in Österreich und Deutschland) zusätzlich indiziert zur Zusatztherapie depressiver Episoden im Rahmen von unipolaren affektiven Störungen. Es handelt sich hierbei um eine Augmentationstherapie bei Patienten, die unzureichend auf die Monotherapie mit einem Antidepressivum angesprochen haben (z. B. Zugabe von Aripiprazol zu SSRI bzw. SNRI). In dieser Indikation beträgt die Dosierung für Abilify® initial 2–5 mg täglich. Die Erhaltungsdosis liegt bei 5–10 mg Abilify® täglich.

— Olanzapin ist derzeit nicht in Österreich und Deutschland für die Augmentationstherapie bei therapieresistenten Depressionen zugelassen. In den USA ist Symbyax®, ein Kombinationspräparat aus Olanzapin und Fluoxetin, zur Akutbehandlung der therapieresistenten Depression indiziert. Symbyax® ist als Kapsel in folgenden Stärken im US-Handel erhältlich: Olanzapin 3 mg/25 mg Fluoxetin, Olanzapin 6 mg/2 mg Fluoxetin, Olanzapin 6 mg/50 mg Fluoxetin, Olanzapin 12 mg/25 mg Fluoxetin und Olanzapin 12 mg/50 mg Fluoxetin. Die Startdosis beträgt in der Regel Olanzapin 6 mg/25 mg Fluoxetin 1-mal abends.

— In einer klinischen Perspektive könnte nach Sokolski (2008) Quetiapin als Augmentationstherapie bei therapieresistenten Depressionen mit agitiert-ängstlichen Symptomen und Aripiprazol als Augmentationstherapie bei therapieresistenten Depressionen mit gehemmt-depressiven Symptomen vorteilhaft in Betracht kommen.

— Nach Kasper (2011) gilt die Augmentation eines Antidepressivums mit Lithium („Lithiumaugmentation") nur noch als Augmentationsstrategie der zweiten Wahl. Andererseits ist die Wirksamkeit dieser Strategie aufgrund zahlreicher plazebokontrollierter Studien gut belegt. Essenziell ist die adäquate Einstellung auf Lithiumplasmakonzentrationen zwischen 0,6 und 0,8 mmol/l. Eine signifikante Besserung der depressiven Symptomatik tritt bei etwa 20 % der Patienten bereits innerhalb einer Woche ein. Um den möglichen Therapieerfolg der Lithiumaugmentation sicher beurteilen zu können, sollte in der Regel eine 2- bis 4-wöchige Augmentation eines Antidepressivums mit Lithium in ausreichender Dosierung abgewartet werden. Bislang wird die Lithiumaugmentation häufig nach Vorbehandlung mit TZA und TetraZA, seltener mit SSRI und anderen Antidepressiva (z. B. Mirtazapin, Reboxetin, Venlafaxin) durchgeführt. Daten bezüglich der Behandlungsdauer im Fall einer erfolgreichen Lithiumaugmentation sind bislang spärlich. Die DGPPN-S3-Leitlinie/Nationale Versorgungsleitlinie „Unipolare Depression" aus dem Jahre 2009 empfiehlt: „Patienten, die gut auf ein Antidepressivum mit Lithiumaugmentation ansprachen, sollten unter diesem Regime für mindestens 6 Monate bleiben." In einer pharmakologischen Perspektive wird eine durch die Lithiumaugmentation bedingte Verstärkung der serotonergen Neurotransmission vermutet, die zur Optimierung der antidepressiven Pharmakotherapie beitragen soll.

— Unter Berücksichtigung der Studienergebnisse zur Wirksamkeit von Augmentationstherapien mit Schilddrüsenhormonen bei therapieresistenten Depressionen empfiehlt sich die Augmentation eines TZA mit L-Trijodthyronin (T_3) in einer Dosis von 25 bis 50 µg nur als Augmentationsstrategie der dritten Wahl. Mit einem Therapieerfolg kann im Allgemeinen innerhalb der ersten 2–3 Wochen gerechnet werden. Im Fall einer erfolgreichen

T_3-Augmentationstherapie kann nach 4–5 Wochen Behandlungsdauer ein Absetzversuch unternommen werden. Setzt trotz 3-wöchiger T_3-Zugabe keine eindrucksvolle Besserung der Depressivität ein, so ist diese Augmentationstherapie zu beenden. Als antidepressiver Wirkmechanismus wird eine infolge der T_3-Zugabe bedingte Hemmung des TSH mit nachfolgender Absenkung der T_4-Spiegel diskutiert.

— Eine andere Augmentationsstrategie beinhaltet die niedrigdosierte Pindololzugabe (z. B. 3-mal 2,5 mg/die) nach Vorbehandlung mit einem SSRI oder mit Clomipramin. Pindolol (z. B. Visken®) ist ein nichtselektiver Beta-Adrenorezeptoren-Blocker mit sympathomimetischer Eigenwirkung, der die präsynaptischen serotonergen 5-HT$_{1A}$-Autorezeptoren blockieren und auf diese Weise eine erhöhte Konzentration von Serotonin im synaptischen Spalt bedingen soll. Es existieren noch einige weitere Augmentationsstrategien (z. B. Augmentation mit den Antiepileptika Valproinsäure, Carbamazepin oder Lamotrigin, Augmentation mit L-Tryptophan [z. B. Kalma®], Augmentation mit Omega-3-Fettsäuren usw.), die jedoch für die psychiatrische Praxis wegen der fehlenden oder allenfalls minimalen Evidenz für eine klinische Wirksamkeit in der Behandlung therapieresistenter Depressionen nicht generell infrage kommen.

— Die antidepressive Pharmakotherapie ist auch nach erfolgter Remission (vollständige Wiederherstellung des Patienten auf das Niveau vor Ausbruch der Erkrankung) fortzuführen, um einerseits einen Rückfall (Wiederauftreten depressiver Symptome innerhalb von 6 Monaten nach Erreichen der Remission; „relapse") zu verhindern, andererseits eine Genesung oder Gesundung (Remission, die länger als 6 Monate anhält; „recovery") zu erzielen. Hierzu bedarf es nach erfolgreicher Akuttherapie der unipolaren depressiven Störung einer Erhaltungstherapie, die zwischen 6 und 9 Monaten anhalten sollte. Die Höhe der Antidepressivadosierung sollte für die Dauer der Erhaltungstherapie die gleiche sein wie für die Akuttherapie. Das Absetzen erfolgt schließlich schrittweise über mehrere Wochen und keinesfalls plötzlich. Andernfalls können Absetzsyndrome entstehen, die in der Regel innerhalb einer Woche nach dem abrupten Absetzen von längerfristig eingenommen Antidepressiva auftreten können. Im Allgemeinen sind die Absetzsymptome zwar eher mild und nur von kurzer Dauer (max. 2 Wochen), aber für den Patienten sehr unangenehm (z. B. vegetativ-anticholinerge Symptome nach abruptem Absetzen von TZA und Unruhe, Übelkeit, Schwindel, Parästhesien und/oder Konzentrationsstörungen nach schlagartigem Absetzen von SSRI). Beim unipolaren depressiven Patienten ist nach der Erhaltungstherapie mit einer mehrjährigen bzw. unbegrenzten prophylaktischen Langzeittherapie (Rezidivprophylaxe) fortzufahren, falls bei ihm ein Kriterium aus den nachfolgenden Indikationskriterien erfüllt ist (mod. nach Kasper 2011):
    — 3 oder mehr depressive Episoden innerhalb von 5 Jahren,
    — 2 Episoden innerhalb von 5 Jahren und spätes Erkrankungsalter (über 60 Jahre),
    — 2 Episoden innerhalb von 5 Jahren und frühes Erkrankungsalter (unter 40 Jahre),
    — 2 Episoden innerhalb von 5 Jahren und positive Familienanamnese mit einer rezidivierend verlaufenden Depression oder einer bipolaren affektiven Störung,
    — schwere Behandelbarkeit der aktuellen depressiven Indexepisode in der Erhaltungstherapie und Anamnese mit einer weiteren Episode innerhalb der letzten 5 Jahre,
    — schwergradige aktuelle depressive Indexperiode (z. B. Suizidalität, psychotische Symptomatik) und Anamnese mit einer weiteren Episode innerhalb der letzten 5 Jahre.

Mit Hilfe der Langzeittherapie soll das Risiko einer **Wiedererkrankung** (Auftreten einer neuen depressiven Episode, nachdem eine Genesung eingetreten war; „recurrence") minimiert werden. Die Höhe der Antidepressivadosierung, die zur Remission führte, sollte im Rahmen der prophylaktischen Langzeittherapie beibehalten werden. Zur **Rezidivprophylaxe unipolarer depressiver Störungen** gelten **Antidepressiva** als **Medikamente der ersten Wahl.** Es sei betont, dass Lithium in der prophylaktischen Langzeittherapie unipolarer depressiver Störungen den Antidepressiva nicht überlegen ist. Aufgrund der geringen therapeutischen Breite von Lithium steht es folglich nur als Mittel der zweiten Wahl in der Rezidivprophylaxe unipolarer depressiver Störungen zur Verfügung. Hingegen ist **Lithium** das **Medikament der ersten Wahl** in der Rezidivprophylaxe **bipolarer affektiver Störungen.**

❯ **Nach evidenzbasierten Kriterien** sind kognitiv-verhaltenstherapeutische Psychotherapieverfahren und interpersonelle Psychotherapie bei unipolaren depressiven Störungen wirksam.

Kognitiv-verhaltenstherapeutische Ansätze erweisen sich im Vergleich zu einer antidepressiven Medikamentengruppe bei nichtpsychotischen depressiven Patienten in der Akutphase als durchaus gleichwertig. Sie schneiden allerdings bei zunehmendem Schweregrad der depressiven Symptomatik, vor allem bei Vorliegen einer melancholischen Symptomatologie, ungünstiger ab. Antidepressiva erzielen prinzipiell früher positive Effekte, hinsichtlich der Abbruchquote sind aber kognitiv-verhaltenstherapeutische Verfahren überlegen. Depressive Patienten, die von kognitiv-verhaltenstherapeutischen Ansätzen in der Akutbehandlung profitieren, erwerben hierüber auch für den weiteren Verlauf prophylaktisch wirksame Techniken. Ganz analog können die Effekte der interpersonellen Psychotherapie eingestuft werden. Verfahren der analytischen Psychotherapie sind im Vergleich zu kognitiv-verhaltenstherapeutischen Ansätzen und interpersoneller Psychotherapie deutlich seltener in Vergleichsstudien mit einer antidepressiven Medikamentengruppe untersucht worden. Die vorliegenden empirischen Ergebnisse deuten auf eine Wirksamkeit insbesondere bei depressiven Patienten mit frühen Trennungs- und Verlusterfahrungen, Deprivationssituationen, Konfliktträchtigkeit und Missbrauch in der Ursprungsfamilie hin. In der Zusammenschau der studienbasierten Evidenz empfiehlt es sich, zunächst in der Akuttherapie mit einer antidepressiven Pharmakotherapie zu beginnen, anschließend diese im Rahmen der Erhaltungstherapie entweder mit kognitiv-verhaltenstherapeutischen Psychotherapieverfahren oder mit der interpersonellen Psychotherapie zu kombinieren und schließlich die Kombination von antidepressiver Pharmako- und Psychotherapie längerfristig im Sinne der Rezidivprophylaxe fortzuführen. Der **Psychoedukation** kommt im Übrigen ein herausragender Stellenwert in der Langzeitbehandlung von Patienten mit unipolaren depressiven Störungen zu.

Eine Reihe von wirksamen und sicheren **nichtmedikamentösen biologischen Therapieverfahren** steht uns zur Behandlung unipolarer depressiver Störungen zur Verfügung (z. B. Schlaftherapie, Lichttherapie). Unsere Empfehlungen für eine sachgemäße Durchführung dieser biologisch fundierten Therapieverfahren können unter ▶ Kap. 3.2 nachgeschlagen werden.

7.3   Bipolare affektive Störungen

7.3.1   Allgemeines

In einer **klinischen Perspektive** und unter Berücksichtigung der modernen Klassifikations-systeme ICD-10 und DSM-IV lassen sich die bipolaren affektiven Störungen in **4 Gruppen** einteilen:

1. Bipolar-I-Störung: Depressive und manische Episoden treten im Rahmen einer zirkulären Verlaufsform auf. Früher wurde die Bipolar-I-Störung als manisch-depressive Krankheit (MDK) bzw. als Zyklothymie bezeichnet.
2. Bipolar-II-Störung: Depressive und hypomane Episoden wechseln sich im Verlauf ab. Es dürfen keine manischen Episoden nachweisbar sein. In der ICD-10 werden Bipolar-II-Störungen unter sonstigen bipolaren affektiven Störungen klassifiziert.
3. Rezidivierende manische bzw. hypomanische Episoden: Patienten, die ausschließlich an wiederholten Manien oder Hypomanien leiden, sind nach der ICD-10 als bipolar mit sonstigen Verläufen zu klassifizieren.
4. Weitere Störungen im bipolaren Spektrum sind:
   a. bipolare Störung mit schnellem Phasenwechsel („rapid cycler"): mindestens 4 Episoden einer bipolaren affektiven Störung innerhalb von 12 Monaten;
   b. bipolare affektive Störung, gegenwärtig gemischte Episode: Der Patient bietet eine Kombination oder einen raschen Wechsel von manischen und depressiven Symptomen, vorangegangen sind hypomanische, depressive oder gemischte Episoden;
   c. Zyklothymia: mindestens 2 Jahre andauernde Stimmungsinstabilität mit chronisch fluktuierenden Phasen in Gestalt von leichter depressiver Herabgestimmtheit einerseits und Hypomanien andererseits.

In einer psychopathologischen Perspektive werden in der wissenschaftlichen Literatur seit Jahrzehnten breitere diagnostische Konzepte des „bipolaren Spektrums" diskutiert. So unterscheiden Klerman seit 1981 6 Subtypen bipolarer Erkrankung und Akiskal u. Pinto seit 1999 9 Subtypen im bipolaren Spektrum. ◘ Tab. 7.8 gibt einen orientierenden Überblick über die Einteilung der bipolaren Störungen nach Klerman (1981), und ◘ Tab. 7.9 fasst die Subtypisierung bipolarer Störungen nach Akiskal u. Pinto (1999) zusammen.

Tatsächlich stellen die diagnostischen Konzepte des „bipolaren Spektrums" nach Klerman und Akiskal u. Pinto eine Rückbesinnung auf die von Kraepelin (1923) begründete Konzeption des großen manisch-depressiven „Formenkreises" dar. Denn nach Kraepelin ist das „manisch-depressive (zirkuläre) Irresein" als eine nosologische Entität aufzufassen, zu der als Haupterscheinungsformen die Melancholie und die Manie gehören. Akiskal u. Pinto verbinden mit ihrer Subtypisierung bipolarer Störungen eine therapeutische Intention. Denn viele, nach den aktuellen Diagnosekriterien als unipolare Depressionen klassifizierte Störungen sind in Wirklichkeit Störungen im bipolaren Spektrum. Folglich könnten Stimmungsstabilisierer vorteilhaft eingesetzt werden.

Auf der anderen Seite erfolgte bereits 1966 eine grundlegende Änderung der Kraepelinschen Konzeption der manisch-depressiven Krankheit, als u. a. der Schweizer Psychiater Angst (1966) mit seiner Monographie zur Ätiologie und Nosologie endogener depressiver Psychosen zeigen konnte, dass bipolare affektive Störungen von den unipolaren affektiven Störungen klar zu trennen sind.

◘ Tab. 7.8 Einteilung der bipolaren Störungen nach Klerman (1981)

Bipolar I	Manische und depressive Episoden
Bipolar II	Hypomane und depressive Episoden
Bipolar III	Zyklothyme Störung
Bipolar IV	Antidepressivainduzierte hypomane oder manische Episode
Bipolar V	Ausschließlich depressive Episoden bei positiver Familienanamnese für bipolare affektive Störungen
Bipolar VI	Ausschließlich manische Episoden (unipolare Manie)

Wesentliche **Unterschiede zwischen unipolaren und bipolaren Störungen**:

- Im Vergleich zu den unipolaren depressiven Episoden ist bei den bipolaren affektiven Störungen von einer stärkeren biologischen Disposition und einer geringeren Wirksamkeit psychosozialer Belastungsfaktoren bzw. kritischer Lebensereignisse auszugehen. Der Einfluss genetischer Faktoren ist aufgrund von formalgenetischen Studien wie klassischen Familien-, Zwillings- und Adoptionsstudien belegt (z. B. Konkordanzrate eineiiger Zwillinge ca. 80 %). Molekulargenetische Studienergebnisse aus Kopplungs- und Assoziationsuntersuchungen deuten auf einen oligogenen Erbgang hin. Derzeit konzentriert sich die molekulargenetische Forschung auf die Suche nach Vulnerabilitätsgenen auf chromosomalen Regionen. In diesem Zusammenhang sind der kurze und lange Arm des Chromosoms 18, der kurze Arm des Chromosoms 9 und der jeweils lange Arm der Chromosomen 10 und 14 bedeutsam.
- Die Lebenszeitprävalenz bipolarer affektiver Störungen bei Erwachsenen der Allgemeinbevölkerung ist deutlich geringer als jene unipolarer depressiver Episoden. Sie liegt für Bipolar-I-Störungen (mindestens 1 manische Episode) bei 0,3–1,5 %, für Bipolar-II-Störungen (mindestens 1 hypomanische Episode) bei etwa 5,5 %. Die Lebenszeitprävalenzrate für Zyklothymia beträgt 0,4–1,0 %.
- Bei bipolaren Erkrankungen finden sich keine Geschlechterunterschiede in den Häufigkeitsraten.
- Bipolare affektive Störungen manifestieren sich früher als unipolare depressive Episoden. Das Ersterkrankungsalter der Patienten mit einer bipolaren Erkrankung liegt im Mittel bei 25–30 Jahren. Bipolare Störungen zeigen im Verlauf häufigere Krankheitsepisoden als unipolare Störungen. Innerhalb von 25 Jahren sind im Mittel 5 depressive bzw. manische Episoden im Rahmen einer bipolaren affektiven Störung zu beobachten. Der Anteil der bipolaren Patienten mit persistierenden Alterationen in Form von hyperthymen oder subdepressiven Symptomen beträgt etwa 25 %. Die Häufigkeit sog. „Residuen" bei bipolaren Störungen entspricht hiernach jener bei unipolaren depressiven Erkrankungen. Andererseits ist das Suizidrisiko stationär behandlungsbedürftiger Patienten mit bipolaren Depressionen mit bis zu 30 % signifikant höher als bei Patienten mit unipolaren Depressionen. In der Literatur wird für bipolare Patienten eine Suizidrate von 19 % mit einer Variationsbreite von 9 bis 60 % berichtet.
- Die Komorbiditätsraten mit Alkohol- und Substanzabhängigkeit sind für bipolare Patienten höher als für unipolare Patienten.

▣ Tab. 7.9 Subtypisierung bipolarer Störungen nach Akiskal u. Pinto (1999)	
Bipolar I	Vollbild einer manischen Episode
Bipolar I½	Depressive Episode mit protrahierter Hypomanie
Bipolar II	Depressive und hypomane Episoden
Bipolar II½	Zyklothyme Störung
Bipolar III	Antidepressivainduzierte Hypomanie
Bipolar III½	Substanzassoziierte Hypomanie und/oder substanzassoziierte depressive Episode
Bipolar IV	Depressive Episode bei hyperthymer Temperamentsdimension
Bipolar V	Mischung aus rezidivierenden depressiven Episoden und dysphorischer Hypomanie
Bipolar VI	Altersdepression mit manisch-depressiven Mischzuständen, die in ein demenzähnliches Syndrom mündet

7.3.2 Klinik

Kennzeichen der **Manie** ist die gehobene Stimmung, die mit der tatsächlichen Situation des Patienten nicht in Einklang steht. Die euphorische Stimmungslage des manischen Patienten kann bis hin zur Gereiztheit bzw. Aggressivität reichen. Die Patienten sind distanzlos, enthemmt, ablenkbar, sie denken ideenflüchtig, überschätzen ihre eigenen Möglichkeiten und neigen zu Größenideen. Häufig kommt es zu sinnlosen Einkäufen mit hohen Geldausgaben. Die psychologisch nicht verstehbare, grundlose Heiterkeit, der vermehrte Antrieb und die gehobene Stimmung lassen die Patienten fröhlich und lärmend, lustig, ansteckend-witzig, einfallsreich und kontaktfähig erscheinen. In Wirklichkeit ist ihr originell anmutendes Denken allerdings assoziativ geleitet, zugleich oberflächlich und vordergründig orientiert. Meist liegen ein vermindertes Schlafbedürfnis, ein verminderter Appetit und ein gesteigertes sexuelles Interesse vor; wenn Wahnideen auftauchen, dann in Richtung des Größenwahns bei herabgesetzter Kritik- und Urteilsfähigkeit. Forensische Komplikationen sind häufig, die aus Geschäften oder auch Straftaten stammen, die durch die Hochstimmung und Selbstüberschätzung der Patienten zustande gekommen sind. Manische Patienten sind in der Regel geschäftsunfähig.

Hypomanien sind leichtere Formen von Manien mit meist kürzerer Dauer. Der hypomane Patient ist im Gegensatz zum manischen Patienten in der Lage, sein Verhalten in sozial adäquater Weise zu kontrollieren. Bei 5–15 % der hypomanen Patienten tritt im späteren Verlauf eine voll ausgeprägte manische Episode auf.

Bipolare **Mischzustände** sind im Vergleich zu klassischen Manieformen häufiger assoziiert mit dysphorisch-gereizter Stimmungslage (dysphorische oder gereizte Manie), Affektlabilität, Ängsten, Schuldgefühlen und Aggressivität. Bei ersten Episoden bipolarer Störungen finden sich in etwa 5 % der Fälle Mischzustände. Im Langzeitverlauf indessen wird der Anteil bipolarer Mischzustände an manischen Episoden mit bis zu 40 % angegeben.

Bei der **Zyklothymia** oder zyklothymen Persönlichkeit handelt es sich um Menschen mit Stimmungsschwankungen: Sie sind einmal „himmelhoch jauchzend", ein anderes Mal wieder „zu Tode betrübt", einerseits unerschütterlicher Optimismus und starker Aktivitätsdrang, andererseits Niedergeschlagenheit, Pessimismus und erniedrigtes energetisches Niveau. Sie weisen also stärkere Stimmungsausschläge nach beiden Seiten auf, als dies üblicherweise bei psychisch gesunden Menschen der Fall ist. Zwischen 10 und 50 % der Patienten mit einer Zyklothymia erfüllen im weiteren Verlauf die Kriterien für eine Bipolar-I- oder Bipolar-II-Störung.

Im psychopathologischen Querschnitt kann die **bipolare Depression** im Unterschied zur unipolaren Depression häufiger atypische Symptome wie Hyperphagie und Hypersomnie, öfters psychomotorische Unruhe und häufiger psychotische Merkmale aufweisen. Die deutliche affektive Leidenskomponente des unipolar Depressiven fehlt oftmals bei dem bipolar Depressiven. Die Primärpersönlichkeit des bipolar Depressiven ist eher hyperthym bzw. extrovertiert oder zyklothym.

Der **Beginn der manischen Episode** ist in der Regel akut. Depressive Nachschwankungen beim Abklingen der Manie sind nicht selten zu beobachten. Die **Dauer** der unbehandelten manischen Episode oder Phase beträgt etwa 2–3 Monate. Der **Verlauf** ist episodisch oder phasisch mit mehrheitlich vollständiger Wiederherstellung der psychischen Gesundheit. Etwa 7–14 % der bipolaren Patienten zeigen bereits nach der ersten Episode einen chronischen Verlauf ohne zwischenzeitliche Vollremission. Im Mittel treten innerhalb von 25 Jahren 5 Episoden auf. Bei ca. 25 % der bipolaren Patienten ist im Langzeitverlauf mit residualer hyperthymer oder subdepressiver Symptomatik zu rechnen. Bei etwa 15 % der bipolaren Patienten ist ein stimmungskongruenter Wahn zu beobachten. Mit zunehmender Krankheitsdauer der bipolaren affektiven Störungen nimmt die Wahrscheinlichkeit des Auftretens bipolarer Mischzustände und von Rapid-cycling-Verläufen deutlich zu. Mischzustände gehen mit einem höheren Suizidrisiko und höheren Raten an komorbider Alkohol- und Substanzabhängigkeit einher. Etwa 19 % der bipolaren Patienten sterben im Laufe ihres Lebens durch Suizid.

In der folgenden Übersicht sind aktuelle klinische Risikofaktoren für suizidales Verhalten im Rahmen einer bipolaren affektiven Störung aufgelistet (mod. nach Wolfersdorf u. Dobmeier 2003).

Aktuelle Risikofaktoren für suizidales Verhalten im Rahmen einer bipolaren affektiven Störung

- Bipolarer Mischzustand
- Impulsivität
- Gewalttätigkeit
- Schwere Depression
- Schwere Schlafstörung
- Schwere Agitiertheit
- Schwere komorbide Angststörung
- Komorbide Alkohol- und/oder Substanzabhängigkeit
- Mangelnde Compliance

7.3.3 Diagnostik und Differenzialdiagnostik

Die Diagnose einer bipolaren affektiven Störung basiert auf klinischer Beobachtung, Anamnese und somatischer Differenzialdiagnostik. In der Anamneseerhebung ist insbesondere bei Patienten mit einem aktuellen depressiven Zustandsbild auf frühere hypomane oder manische Episoden zu achten. In diesem Kontext ist eine sorgfältige Außen- bzw. Fremdanamnese hilfreich.

◻ **Tab. 7.10** Diagnostische Kriterien für die Hypomanie und die Manie nach der ICD-10

Hypomanie	Manie
Gehobene oder gereizte Stimmung an mindestens 4 aufeinanderfolgenden Tagen	Gehobene, expansive oder gereizte Stimmung über mindestens 1 Woche
Mindestens 3 der folgenden Merkmale liegen vor:	Mindestens 3 der folgenden Merkmale liegen vor bzw. 4, wenn die Stimmung nur gereizt ist:
1. Gesteigerte Aktivität	1. Gesteigerte Aktivität
2. Gesteigerte Gesprächigkeit	2. Gesteigerte Gesprächigkeit
3. Ablenkbarkeit	3. Ideenflucht
4. Vermindertes Schlafbedürfnis	4. Verlust normaler sozialer Hemmungen
5. Gesteigerte Libido	5. Vermindertes Schlafbedürfnis
6. Übertriebene Einkäufe	6. Größenideen
7. Gesteigerte Geselligkeit	7. Ablenkbarkeit
	8. Tollkühnes oder rücksichtsloses Verhalten
	9. Gesteigerte Libido
Beeinträchtigung der persönlichen Lebensführung	Schwere Störung der alltäglichen Lebensführung
	Mit psychotischen Symptomen: Wahn oder Halluzinationen. Am häufigsten sind Größen-, Liebes-, Beziehungs- und Verfolgungswahn. Die halluzinierten Stimmen sprechen meist unmittelbar zum Patienten.

In der ◻ Tab. 7.10 sind die diagnostischen ICD-10-Kriterien für die Hypomanie und die Manie zusammengefasst. Sowohl Hypomanie als auch Manie sind nicht auf einen Missbrauch psychotroper Substanzen oder auf eine organische psychische Störung zurückzuführen.

◻ Tab. 7.11 gibt einen orientierenden Überblick über somatische Erkrankungen und Medikamente bzw. psychotrop wirksame Substanzen, die häufig maniforme Zustandsbilder verursachen können.

Als nichtorganische psychische Störungen sind in erster Linie schizophrene und schizoaffektive Erkrankungen von der Manie mit psychotischen Symptomen differenzialdiagnostisch abzutrennen.

7.3.4   Therapie

In der Regel ist bei einer manischen Episode eine stationär-klinische Behandlung auf geschlossener Station nicht zu umgehen, schon um Schaden von den Patienten und ihrer Familie durch ihre kritikloser Selbstüberschätzung entspringenden Aktivitäten abzuwenden.

◻ Tab. 7.12 gibt eine orientierende Übersicht über biologisch fundierte Strategien bei der **Akuttherapie der manischen Episode** im Rahmen einer bipolaren affektiven Störung

□ **Tab. 7.11** Übersicht über somatische Erkrankungen und Medikamente bzw. psychotrop wirksame Substanzen, die häufig maniforme Zustandsbilder verursachen können	
Somatische Erkrankungen	**Medikamente bzw. psychotrope Substanzen**
Hyperthyreose	Glukokortikoide
Systemischer Lupus erythematodes	Antidepressiva (insbesondere TZA)
Morbus Cushing	Didanosin
Multiple Sklerose	Zidovudin (AZT)
Chorea Huntington	Ganciclovir
Schädel-Hirn-Trauma	Penicillin G
Raumfordernder intrakranieller Prozess	Levetiracetam
Zerebrovaskuläre Erkrankungen	Kokain
HIV-induzierte Manie („AIDS mania")	Halluzinogene
Neurosyphilis (insbesondere progressive Paralyse)	Stimulanzien
Epilepsien (insbesondere nonkonvulsiver Status epilepticus bei komplex-fokalen Anfällen)	Alkohol (Intoxikation, Entzug)

(► Kap. 3.1.2 und 3.1.3). Hierbei sind die aktuellen CANMAT-Empfehlungen (CANMAT: Canadian Network for Mood and Anxiety Treatments) aus dem Jahre 2009 berücksichtigt.

Bei unkooperativem Verhalten ist zur Initialbehandlung bei einer manischen Episode eine intramuskuläre Applikation von Aripiprazol, Olanzapin, Zuclopenthixol oder Haloperidol notwendig. Eine zusätzliche Sedierung mit Benzodiazepinen (z. B. Lorazepam) ist in aller Regel erforderlich. In diesem Zusammenhang sei betont, dass die Kombination von Olanzapin und parenteral verabreichtem Benzodiazepin vom Hersteller nicht empfohlen wird. Häufig wird eine Sedierung noch mit höher dosierten niedrigpotenten Typika (z. B. Levomepromazin) durchgeführt. Bei der klassischen oder **euphorischen Manie** stellt Lithium nach wie vor den Goldstandard dar, während bei der dysphorischen oder **gereizten Manie**, bei schnellem Phasenwechsel („**rapid cycling**") und bei **gemischten Episoden** Atypika und Valproinsäure dem Lithium vorzuziehen sind.

Nach Walden u. Grunze (1998) besitzt die Gabe von Valproinsäure den Vorteil eines schnellen Wirkungseintritts und einer sehr guten Verträglichkeit. Zu beachten ist, dass in Österreich und Deutschland Valproinsäure nur in seiner retardierten Darreichungsform zur Behandlung manischer Episoden im Rahmen von bipolaren affektiven Störungen zugelassen ist (► Kap. 3.1.3). Weder nicht retardierte Valproinsäure noch Valproinsäurepräparate zur intravenösen Applikation haben die Zulassung in der Behandlung bipolarer affektiver Störungen. Gleichwohl wird unter den besonderen Voraussetzungen des Off-Label-Gebrauchs die intravenöse Gabe von Valproinsäurepräparaten zur Akuttherapie der manischen Episode immer wieder durchgeführt. Hierbei werden für die schnelle Aufsättigung („loading dose") Valproinsäuredosierungen bis 20 mg/kg Körpergewicht täglich gewählt. Denn für die schnelle, antimanische Wirksamkeit von Valproinsäure ist es bedeutsam, möglichst rasch einen gewünschten Wirkspiegel von über 50 µg/ml zu erreichen. 1 Depakine®-Ampulle enthält 400 mg Natriumvalproat. Sie kann mit physiologischer Kochsalz- oder Glukoseinfusionslösung gemischt werden. Innerhalb der Gruppe der Atypika hat sich nach evidenzbasierten Kriterien die Gabe von

◘ **Tab. 7.12** Biologisch fundierte Strategien bei der **Akuttherapie der manischen Episode** im Rahmen einer bipolaren affektiven Störung (mod. nach den aktuellen CANMAT-Empfehlungen [Yatham et al. 2009])

Strategien der ersten Wahl	Lithium
	Valproinsäure
	Olanzapin
	Risperidon
	Quetiapin
	Aripiprazol
	Ziprasidon
	Lithium und Risperidon
	Lithium und Quetiapin
	Lithium und Olanzapin
	Lithium und Aripiprazol
	Valproinsäure und Risperidon
	Valproinsäure und Quetiapin
	Valproinsäure und Olanzapin
	Valproinsäure und Aripiprazol
Strategien der zweiten Wahl	Carbamazepin
	Elektrokrampftherapie
	Lithium und Valproinsäure
	Asenapin
	Lithium und Asenapin
	Valproinsäure und Asenapin
	Paliperidon
Strategien der dritten Wahl	Haloperidol
	Lithium und Haloperidol
	Valproinsäure und Haloperidol
	Lithium und Carbamazepin
	Clozapin
	Oxcarbazepin
	Tamoxifen
Nicht empfohlen	Monotherapie mit Gabapentin, Topiramat, Lamotrigin, Verapamil oder Tiagabin
	Kombination von Risperidon und Carbamazepin
	Kombination von Olanzapin und Carbamazepin

Olanzapin, Ziprasidon, Quetiapin, Risperidon und Aripiprazol am ehesten bewährt. Ziprasidon hat derzeit als einzige Substanz die Zulassung in der Behandlung von gemischten Episoden bei bipolaren affektiven Störungen.

Bei der Manie mit psychotischen Symptomen ist die Kombinationsbehandlung mit Stimmungsstabilisierer und Atypikum angezeigt. Allerdings ist die Kombination von Risperidon und Carbamazepin bzw. die Kombination von Olanzapin und Carbamazepin nicht zu empfehlen, da unter diesen Kombinationstherapien kaum wirksame Plasmaspiegel von Risperidon bzw. von Olanzapin aufgebaut werden (▶ Kap. 2.9.7, Abschn. „Pharmakokinetische Interaktionen").

◼ Tab. 7.13 gibt eine orientierende Übersicht über biologisch fundierte Strategien bei der **Akuttherapie der bipolaren Depression im Rahmen einer Bipolar-I-Störung** (▶ Kap. 3.1.1 und 3.1.3). Hierbei sind die aktuellen CANMAT-Empfehlungen (Canadian Network for Mood and Anxiety Treatments) aus dem Jahre 2009 berücksichtigt.

Wichtig bei der Behandlung der bipolaren Depression sind:

- Stimmungsaufhellung und Antriebsnormalisierung,
- Vermeidung eines Umschlagens in eine manische Episode („Switch-Phänomen"),
- Minimierung des Risikos der Auslösung eines schnellen Phasenwechsels („rapid cycling"),
- Suizidprävention.

Bei der psychotischen bipolaren Depression sollte auf die Gabe eines Atypikums nicht verzichtet werden.

In Österreich und Deutschland besteht für das Atypikum **Quetiapin als Monotherapie** eine Zulassung zur Behandlung von schweren depressiven Episoden im Rahmen von bipolaren affektiven Störungen:

- In dieser Indikation ist die empfohlene Dosierung von Quetiapin in seiner **nicht retardierten** Darreichungsform (Seroquel®) 1-mal täglich vor dem Schlafengehen: 1. Tag: 50 mg, 2. Tag: 100 mg, 3. Tag: 200 mg, 4. Tag: 300 mg. Die Tagesdosis beträgt in der Regel 300 mg. Quetiapin kann in dieser Indikation bis zu einer Tagesdosis von 600 mg erhöht werden.
- In dieser Indikation ist die empfohlene Dosierung von Quetiapin in seiner **retardierten** Darreichungsform (Seroquel® XR bzw. Seroquel® prolong) 1-mal täglich vor dem Schlafengehen (retardiertes Quetiapin soll im Ganzen geschluckt und nicht zu den Mahlzeiten eingenommen werden, da eine fetthaltige Mahlzeit und die zeitgleiche Einnahme von retardiertem Quetiapin zu bedeutsamen Erhöhungen der Quetiapinplasmakonzentration führt): 1. Tag: 50 mg, 2. Tag: 100 mg, 3. Tag: 200 mg, 4. Tag: 300 mg. Die Tagesdosis beträgt in der Regel 300 mg. Retardiertes Quetiapin kann in dieser Indikation bis zu einer Tagesdosis von 600 mg erhöht werden.

In den USA ist Symbyax®, ein Kombinationspräparat aus Olanzapin und Fluoxetin, zur Therapie der bipolaren Depression im Rahmen einer Bipolar-I-Störung zugelassen. Symbyax® ist als Kapsel in folgenden Stärken im US-Handel erhältlich: Olanzapin 3 mg/25 mg Fluoxetin, Olanzapin 6 mg/25 mg Fluoxetin, Olanzapin 6 mg/50 mg Fluoxetin, Olanzapin 12 mg/25 mg Fluoxetin und Olanzapin 12 mg/50 mg Fluoxetin. Die Startdosis beträgt in der Regel Olanzapin 6 mg/25 mg Fluoxetin 1-mal abends.

Antidepressiva besitzen sowohl ein „Switch"- als auch ein „Rapid-cycling-Risiko". Dies wird als Risiko behandlungsinduzierter affektiver Umschwünge (TEAS: „treatment emergent affective switch") bezeichnet. In diesem Kontext sei aber betont, dass SSRI und retardiertes Bupropion XR („extended release") im Gegensatz zu den TZA und den dual wirksamen Antidepressiva

◻ **Tab. 7.13** Biologisch fundierte Strategien bei der **Akuttherapie der bipolaren Depression** im Rahmen einer Bipolar-I-Störung (mod. nach den aktuellen CANMAT-Empfehlungen [Yatham et al. 2009])

Strategien der ersten Wahl	Lithium
	Lamotrigin
	Quetiapin
	Lithium und SSRI
	Valproinsäure und SSRI
	Olanzapin und SSRI
	Lithium und Valproinsäure
	Lithium und Bupropion
	Valproinsäure und Bupropion
Strategien der zweiten Wahl	Quetiapin und SSRI
	Lithium und Lamotrigin
	Valproinsäure und Lamotrigin
	Valproinsäure
Strategien der dritten Wahl	Carbamazepin
	Olanzapin
	Lithium und Carbamazepin
	Lithium und Pramipexol
	Lithium und Venlafaxin
	Valproinsäure und Venlafaxin
	Lithium und MAO
	Elektrokrampftherapie
	Lithium und TZA
	Valproinsäure und TZA
	Atypika und TZA
	Lithium und SSRI und Lamotrigin
	Valproinsäure und SSRI und Lamotrigin
	Carbamazepin und SSRI und Lamotrigin
Nicht empfohlen	Monotherapie mit Gabapentin
	Monotherapie mit Aripiprazol

(z. B. Venlafaxin in höherer Dosierung) deutlich geringere Risiken aufweisen. Bei Bipolar-II-Patienten soll ein geringeres TEAS-Risiko bestehen als bei Bipolar-I-Patienten, sodass eine länger dauernde Gabe von Antidepressiva (in Kombination mit Atypika bzw. Stimmungsstabilisierern) bei Bipolar-II-Patienten vertretbar erscheint. Bei Bipolar-I-Patienten wird in der Regel das Antidepressivum nach Abklingen der depressiven Symptomatik wieder ausgeschlichen.

Die Datenlage zur **Akutbehandlung der bipolaren Depression im Rahmen einer Bipolar-II-Störung** ist derzeit noch eher spärlich. Nach den aktuellen CANMAT-Empfehlungen gilt **Quetiapin als Mittel der ersten Wahl**. Mittel bzw. Strategien der zweiten Wahl sind Lithium, Lamotrigin, Valproinsäure, Kombination von Lithium und Antidepressiva, Kombination von Valproinsäure und Antidepressiva, Kombination von Lithium und Valproinsäure und Kombination von Atypika und Antidepressiva.

Nach einer erfolgreichen Akuttherapie der bipolaren affektiven Störung bedarf es einer mindestens halbjährigen **Erhaltungstherapie**. Quante et al. (2009) betonen, dass Kombinationsbehandlungen den verschiedenen etablierten Monotherapien der bipolaren affektiven Störung bei mittelschweren bis schweren manischen bzw. bei mittelschweren bis schweren depressiven Episoden überlegen sind. Die Kombinationsbehandlungen sollten bei guter Wirkung in der Akuttherapie auch als Erhaltungstherapie weitergeführt werden. Eine mehrjährige bzw. unbegrenzte prophylaktische **Langzeittherapie** ist bereits nach Auftreten einer manischen Episode in Erwägung zu ziehen. Als **Mittel bzw. Strategien der ersten Wahl für die Rezidivprophylaxe bei bipolaren affektiven Störungen** gelten:

- Lithium,
- Valproinsäure,
- Olanzapin,
- Quetiapin,
- Kombination von Lithium und Quetiapin,
- Kombination von Valproinsäure und Quetiapin,
- Risperidon in Depotform,
- Aripiprazol (in erster Linie zur Prävention neuer manischer Episoden),
- Lamotrigin (nur bei Patienten mit einer hypomanen Episode in der Vorgeschichte).

Nach Altamura et al. (2008) verblieben bipolar Erkrankte während einer 4-jährigen klinischen Verlaufsbeobachtung unter einer Kombination von Quetiapin und Lithium bzw. Quetiapin und Valproinsäure sehr viel häufiger in euthymer Stimmungslage als Patienten, die mit einer Monotherapie mit Quetiapin, Valproinsäure, Lithium oder Lamotrigin behandelt wurden.

Bei unzureichender stimmungsstabilisierender Wirksamkeit unter Therapie mit den Mitteln bzw. Strategien der ersten Wahl kommen u. a. folgende rezidivprophylaktische Strategien in Betracht:

- Carbamazepin,
- Lithium und Valproinsäure,
- Lithium und Carbamazepin,
- Lithium und Olanzapin,
- Valproinsäure und Olanzapin,
- Lithium und Risperidon,
- Lithium und Lamotrigin,
- Olanzapin und Fluoxetin (die Monotherapie mit Antidepressiva ist für die Rezidivprophylaxe bei bipolaren affektiven Störungen nicht empfohlen!).

Mühlbacher (2009) weist daraufhin, dass die antisuizidale Wirkung von Lithium einzigartig sei. Sie tritt indes nur bei wirklich langfristigem Gebrauch ein. Möchte beispielsweise die Patientin bei Kinderwunsch eine Lithiumprophylaxe unterbrechen, so muss die Dosisreduktion langsam über viele Monate erfolgen. Denn im Fall eines abrupten Absetzens von Lithium besteht ein signifikant erhöhtes Risiko für eine Suizidhandlung, für ein Rezidiv und für die Induktion von „rapid cycling". Nach Baldessarini et al. (2006) steigt im Fall eines Absetzens von Lithium die Suizidrate für 1 Jahr auf das 20-Fache des ursprünglichen Werts an, um sich erst danach wieder zu normalisieren („Reboundsuizidalität").

In Ergänzung zu einer medikamentösen Rezidivprophylaxe sind nach evidenzbasierten Kriterien psychoedukative, kognitiv-verhaltenstherapeutische und familienorientierte Ansätze in der Psychotherapie bipolarer affektiver Störungen wirksam.

Neurotische, Belastungs- und somatoforme Störungen (F40–F48)

8.1   Zwangsstörung

8.1.1   Allgemeines

Epidemiologischen Studien zufolge beträgt die durchschnittliche Lebenszeitprävalenz der Zwangsstörung bei Erwachsenen der Allgemeinbevölkerung ca. 2,5 %. Die Punktprävalenz liegt bei etwa 1,5 %. Bei der Zwangsstörung finden sich keine Geschlechterunterschiede in den Häufigkeitsraten.

Die **Ätiopathogenese** der Zwangsstörung ist multifaktoriell. Nachfolgende Teilursachen sind zu beachten:

- **Einfluss genetischer Faktoren**: Es wurden bislang nur wenige methodisch hochwertige Untersuchungen zur Rolle der Genetik bei der Zwangsstörung durchgeführt. Klassische Familienstudien ergaben, dass im Mittel 7 % der Angehörigen ersten Grades von zwangsgestörten Patienten gleichfalls die Kriterien für die Zwangsstörung erfüllten. Die Konkordanzrate für die Zwangsstörung ist bei eineiigen Zwillingen höher als bei zweieiigen Zwillingen (33 % versus 7 %).

- **Störungen der Neurotransmission**: Die Serotoninhypothese der Zwangsstörung beruht auf der hohen Wirksamkeit von Clomipramin als einem potenten nichtselektiven Serotoninwiederaufnahmehemmer sowie von selektiven Serotonin-Reuptake-Inhibitoren in der Behandlung von Zwangssymptomen.

- **Somatische Faktoren**: Somatische Erkrankungen, welche die Basalganglien mitbetreffen, führen gehäuft zu Zwangssymptomen. Hierbei sind u. a. zu nennen:
  - Enzephalitis lethargica Economo als primäre Virusmeningoenzephalitis mit postenzephalitischem Parkinson-Syndrom und oftmals zusätzlichen Zwangssymptomen;
  - Gilles-de-la-Tourette-Syndrom mit einfachen motorischen Tics (z. B. Augenblinzeln), einfachen verbalen Tics (z. B. Ausstoßen von Lauten), komplexen motorischen Handlungen (z. B. Echopraxie), komplexen vokalen Äußerungen (z. B. Echolalie, Koprolalie) und oftmals zusätzlichen Zwangssymptomen;
  - Chorea minor Sydenham als Folgekrankheit einer Infektion mit pyogenen, hämolytischen Streptokokken der Gruppe A mit choreatischer Symptomatik und häufig zusätzlichen Zwangssymptomen.

- **Psychodynamische Faktoren**: Der Zwangsstörung soll ein Trieb-Überich-Konflikt zugrunde liegen. Beispielsweise werden unbewusste Triebregungen wie Onanieimpulse vom Patienten als schamhaft bzw. als sozial nicht akzeptabel erlebt. Er verdrängt sie, indem er einen Waschzwang entwickelt. Der Waschzwang symbolisiert das Abwaschen der Schuldgefühle.

- **Lerntheoretische Faktoren**: Zwangssymptome basieren auf gelerntem Verhalten. Mittels klassischer Konditionierung entsteht aus einem neutralen Reiz (z. B. Schmutz) ein konditionierter Reiz, sodass der Kontakt mit Schmutz Angst auslöst. Durch operante Konditionierung lassen sich Generalisierung von konditionierten Stimuli (z. B. der bloße Gedanke an Schmutz) und Vermeidungsverhalten (z. B. Waschzwang) erklären.

- **Persönlichkeitsfaktoren**: Die Primärpersönlichkeit des zwangsgestörten Patienten trägt sehr häufig abhängige und ängstliche Züge.

8.1.2 Klinik

Es entwickelt sich progressiv ein Zwang, bestimmten Gedankengängen zu folgen oder bestimmte Handlungen auszuführen, obgleich deren mangelnder Sinn dem Patienten klar ist. Vielfach werden die Zwangsantriebe oder Zwangsideen als unerwünscht und persönlichkeitsfremd (Ich-dyston) erkannt. Sie verselbstständigen sich mehr und mehr, beherrschen den Patienten bald vollständig, ohne dass dieser eine Möglichkeit sieht, sich dagegen zu wehren oder die zwanghaften Handlungsrituale zu unterbrechen. Beim Versuch, den Zwängen zu widerstehen, treten panikartige Angst, Ekel oder starkes Unwohlsein auf. Zwangsgedanken und Zwangshandlungen haben etwas Magisches: Wie mit einer Beschwörungsformel oder einem Zauberritus soll etwas Befürchtetes neutralisiert werden.

In einer psychopathologischen Betrachtungsweise sind nachfolgende Zwangssymptome voneinander zu unterscheiden:

- **Zwangsgedanken** („Obsessionen"): Ideen, Denkinhalte, Vorstellungen, Bilder oder Impulse, die sich dem Patienten immer wieder aufdrängen, gleichzeitig aber von diesem als unsinnig, Ich-dyston und quälend erlebt werden. In diesem Kontext ist auch der Grübelzwang oder die Grübelsucht zu nennen. Hierunter wird ein nicht enden wollendes, stereotypes Fragen („Ruminationen") verstanden, das teils banalen, teils philosophischen Inhalts ist. Die häufigsten Inhalte von Zwangsgedanken sind sozial beschämende aggressive Vorstellungen, Ansteckung, Kontrolle und verbotene sexuelle Fantasien.

Beispiele
- Impuls, das eigene Kind mit dem Auto zu überfahren
- Vorstellung, sich durch Händeschütteln zu beschmutzen oder anzustecken
- Quälender Zweifel, die Wohnungstür richtig abgeschlossen zu haben
- Vorstellung, während des Gottesdienstes blasphemische Äußerungen laut von sich geben zu müssen

- **Zwangshandlungen** („Kompulsionen"): Stereotyp gegen einen inneren Widerstand durchgeführte Handlungen oder Rituale. Zwangshandlungen führen beim Patienten zu einer, wenn auch nur vorübergehenden Reduktion von Angst, Ekel oder Unwohlsein. Wird der Patient an der Ausführung von Zwangshandlungen gehindert, kommt es zu einem exzessiven Anstieg von Angst, Ekel oder Unwohlsein. Nach Marks (1987) sind die häufigsten Zwangshandlungen Waschzwänge (51 %), Wiederholungs- und Zählzwänge (40 %) sowie Kontrollzwänge (38 %). Seltener sind Ordnungszwänge (9 %) sowie Sammel- und Hortzwänge (2 %). Eine Reihe von Patienten leiden unter mehreren Arten von Zwangshandlungen gleichzeitig.

Beispiele
- Angst vor Beschmutzung, Kontamination oder ekelerregenden Sekreten führt zum Waschzwang mit unsinnig oft wiederholtem Händewaschen und Duschen, gelegentlich bis hin zu schweren Hautschädigungen.
- Beim Zählzwang werden pausenlos Autos, Hausnummern, Pflastersteine auf der Straße usw. gezählt.
- Befürchtungen, das Haus könne abbrennen, die Wohnung könne überschwemmt werden usw., finden sich beim Kontrollzwang. Hierbei wird immer wieder überprüft, ob die Türen, Fenster oder Wasserhähne zu, die Küchengeräte und Lichtschalter ausgeschaltet sind.

— Beim Ordnungszwang werden Kugelschreiber, Bleistifte und Radiergummis nach einer ganz bestimmten Ordnung auf dem Schreibtisch immerzu arrangiert.

— Beim Hortzwang („Messie-Syndrom") werden unzählige Lebensmitteldosen als Vorrat gesammelt.

Im angloamerikanischen Sprachraum heißt die Zwangsstörung bezeichnenderweise „obsessive-compulsive disorder" (OCD).

Die Erstmanifestation der Zwangsstörung liegt in der Regel in der Adoleszenz oder im frühen Erwachsenenalter. Immerhin ein Drittel aller Fälle erkranken bereits vor dem 15. Lebensjahr. Männer bzw. Buben erkranken früher als Frauen bzw. Mädchen. Der **Beginn** ist zumeist **schleichend**. Es besteht eine **hohe Neigung zur Chronifizierung**. Spontanremissionen sind die Ausnahme. Da sich die Betroffenen ihrer **Zwänge** schämen, versuchen sie, diese vor den anderen zu **verheimlichen**. Vor diesem Hintergrund ist es nicht so verwunderlich, dass nicht selten viele Jahre verstreichen, bis die Krankheit diagnostiziert wird. Je früher sie aber entdeckt wird, desto günstiger ist die **Prognose** und desto geringer ist das Risiko der Chronifizierung, denn die heutigen psycho- und pharmakotherapeutischen Strategien bei der Zwangsstörung sind als wirksam einzuschätzen.

8.1.3 Diagnostik und Differenzialdiagnostik

Da zwangsgestörte Patienten eine sehr hohe Verheimlichungstendenz aufweisen, kommt der gezielten Exploration ein herausragender Stellenwert zu. In der klinischen Praxis kann die Diagnose eines Zwangssyndroms in der überwiegenden Mehrheit der Fälle durch 2 einfache, aber gezielte **Screeningfragen** gesichert werden:

1. Haben Sie jemals unter Gedanken gelitten, die unsinnig waren und immer wieder kamen, auch wenn Sie es gar nicht wollten?
2. Ist es schon einmal vorgekommen, dass Sie bestimmte Dinge immer und immer wieder tun mussten, wie z. B. sich immer wieder die Hände zu waschen oder etwas mehrmals zu kontrollieren, um sicherzugehen, dass Sie es richtig gemacht haben?

In der ◘ Tab. 8.1 sind die diagnostischen ICD-10-Kriterien für die Zwangsstörung zusammengefasst.

Für die differenzierte Beurteilung sowohl des Schweregrads als auch des Verlaufs der Zwangsstörung kann die deutschsprachige Übersetzung der **„Yale-Brown Obsessive Compulsive Scale" (Y-BOCS)** nach Büttner-Westphal u. Hand (1991) eingesetzt werden. Die Y-BOCS gilt als das Standardfremdbeurteilungsverfahren zur qualitativen Spezifizierung und Quantifizierung des Schweregrads der Zwangsstörung. Sie stellt ein halbstrukturiertes Interview dar und besteht **in ihrer gekürzten Version aus 10 Items**. Die jeweilige Ausprägungsmöglichkeit reicht von 0 (nicht vorhanden) bis 4 (extrem ausgeprägt). Der Gesamtscore der Y-BOCS (Items 1–10) kann zwischen 0 und 40 liegen. Die Scores für Denk- und Handlungszwänge können getrennt abgebildet werden (Summen der Items 1–5 bzw. 6–10). Ein Gesamtpunktwert von 16 und darüber bei gleichzeitig vorliegenden Denk- und Handlungszwängen gilt in der Regel als klinisch relevant. Der Zeitaufwand für die Durchführung der Y-BOCS beträgt etwa zwischen 30 und 60 min.

In der Diagnostik sollte der Untersucher auf mögliche **psychiatrische Komorbiditäten** der Zwangsstörung achten. Diese gilt es in einem mehrdimensionalen Gesamtbehandlungsplan

☐ **Tab. 8.1** Diagnostische Kriterien für die Zwangsstörung nach der ICD-10	
Zwangsgedanken und/oder Zwangshandlungen sind an den meisten Tagen über einen Zeitraum von mindestens 2 Wochen nachweisbar.	
Zwänge zeigen nachfolgende Merkmale:	1. Sie werden als eigene Gedanken bzw. Handlungen von den Betroffenen angesehen und nicht als von anderen Personen oder Einflüssen eingegeben.
	2. Sie wiederholen sich dauernd und werden als unangenehm empfunden. Mindestens ein Zwangsgedanke oder eine Zwangshandlung werden als übertrieben und unsinnig anerkannt.
	3. Die Betroffenen versuchen, Widerstand zu leisten. Gegen mindestens einen Zwangsgedanken oder eine Zwangshandlung wird gegenwärtig erfolglos Widerstand geleistet.
	3. Die Ausführung eines Zwangsgedankens oder einer Zwangshandlung ist für sich genommen nicht angenehm.
Die Betroffenen leiden unter den Zwangsgedanken und Zwangshandlungen oder werden in ihrer sozialen oder individuellen Leistungsfähigkeit behindert, meist durch den besonderen Zeitaufwand.	
Die Zwangsstörung ist nicht bedingt durch eine andere psychische Störung wie Schizophrenie und andere verwandte psychotische Störungen oder affektive Störungen.	
Es wird unterschieden zwischen:	Zwangsstörung mit vorherrschenden Zwangsgedanken oder dominierendem Grübelzwang
	Zwangsstörung mit vorherrschenden Zwangshandlungen bzw. Zwangsritualen
	Zwangsstörung mit gemischt vorliegenden Zwangsgedanken und Zwangshandlungen

miteinzubeziehen. Die folgende Übersicht fasst klinisch relevante psychiatrische Komorbiditäten der Zwangsstörung zusammen.

Bedeutsame psychiatrische Komorbiditäten der Zwangsstörung

- Komorbide Persönlichkeitsstörungen: Am häufigsten sind abhängige und ängstliche Persönlichkeitsstörungen, gefolgt von zwanghaften und histrionischen Persönlichkeitsstörungen, seltener paranoide, Borderline- und narzisstische Persönlichkeitsstörungen.
- Komorbide unipolare affektive Störungen, insbesondere depressive Episoden und rezidivierende depressive Störungen.
- Komorbide Angststörungen: Am häufigsten sind spezifische Phobien und soziale Phobien, gefolgt von der Panikstörung.
- Essstörungen, vor allem Anorexia nervosa.
- Alkoholmissbrauch.

Differenzialdiagnostisch sind beim Auftreten eines Zwangssyndroms eine Reihe von somatischen und psychiatrischen Krankheiten auszuschließen. In einer weiteren Übersicht sind wichtige Differenzialdiagnosen der Zwangsstörung aufgelistet.

Wichtige Differenzialdiagnosen der Zwangsstörung

- Affektionen der Basalganglien: raumfordernde intrakranielle Prozesse, zerebrovaskuläre Erkrankungen, entzündliche Hirnerkrankungen, degenerative Hirnerkrankungen, Gilles-de-la-Tourette-Syndrom, Chorea minor Sydenham, L-Dopa, Mangan-, Blei-, Quecksilberintoxikationen, Normaldruckhydrozephalus u. a.
- Einnahme von Stimulanzien und Kokain.
- Schizophrene und verwandte psychotische Störungen: Bis zu einem Viertel aller schizophrenen Patienten leidet unter Zwangssymptomen
- Zwanghafte Persönlichkeitsstörung
- Affektive Störungen, insbesondere anankastische Depression nach Lauter (1962) und Lauter u. Schön (1967), und depressive Episoden mit psychopathologisch im Vordergrund stehendem grübelnden Denken
- Abnorme Gewohnheiten und Störungen der Impulskontrolle, vor allem Trichotillomanie (zwanghaftes Ausrupfen eigener Haare) und Kleptomanie (pathologisches Stehlen)
- Hypochondrische Störung im engeren Sinne und Dysmorphophobie

8.1.4 Therapie

Nach Voderholzer (2005) gelten bei der Zwangsstörung als **Therapie der ersten Wahl**:
- selektive Serotonin-Reuptake-Inhibitoren (SSRI) in höheren Dosierungen (Fluoxetin sogar bis 80 mg/die) (◘ Tab. 3.1),
- kognitiv-verhaltenstherapeutische Psychotherapieverfahren mit Reizkonfrontation bzw. Exposition.

Ferner sind psychoedukative Patienten- und Angehörigengruppen indiziert. Die Applikation von Benzodiazepinen bei zwangsgestörten Patienten ist hingegen abzulehnen, da sie wegen ihrer sedierenden und anxiolytischen Effekte mit dem Reizkonfrontationstraining im Rahmen von kognitiv-verhaltenstherapeutischen Psychotherapieverfahren interferieren.

◘ Tab. 8.2 gibt eine orientierende Übersicht über die psycho- und pharmakotherapeutischen Strategien bei der Zwangsstörung und bei Zwangssymptomen im Rahmen anderer Erkrankungen.

8.2   Angststörungen

8.2.1 Allgemeines

Neuesten epidemiologischen Studien aus Europa zufolge gehören Angststörungen neben den unipolaren affektiven Störungen und der Substanzabhängigkeit zu den häufigsten psychischen Störungen in der Allgemeinbevölkerung. Hiernach liegt die durchschnittliche Lebenszeitprävalenz für alle Angsterkrankungen bei 21 %. In absteigender Häufigkeit treten in der europäischen Allgemeinbevölkerung auf:
- spezifische oder isolierte Phobie,
- soziale Phobie,
- generalisierte Angststörung,

◘ Tab. 8.2 Psycho- und pharmakotherapeutische Strategien bei der Zwangsstörung und bei Zwangssymptomen im Rahmen anderer Erkrankungen

Zwangsstörung mit vorherrschenden Zwangshandlungen bzw. Zwangsritualen ohne klinisch relevante depressive Begleitsymptomatik, ohne komorbide Borderlinepersönlichkeitsstörung und ohne Gilles-de-la-Tourette-Syndrom als Begleiterkrankung	Kognitiv-verhaltenstherapeutische Psychotherapieverfahren mit Reizkonfrontation **oder** Monotherapie mit einem SSRI in höherer Dosierung, falls der zwangsgestörte Patient für die Psychotherapie nicht motivierbar ist bzw. falls die Wartezeit für die Psychotherapie dem Arzt zu lang erscheint. Denn bei reinen Zwangshandlungen ist die Kombination aus Psycho- und Pharmakotherapie der Monotherapie mit Methoden der Verhaltenstherapie nicht überlegen.
Zwangsstörung mit vorherrschenden Zwangsgedanken oder dominierendem Grübelzwang oder Zwangsstörung mit klinisch relevanter depressiver Begleitsymptomatik	Kombination aus einem SSRI in höherer Dosierung und kognitiv-verhaltenstherapeutischen Psychotherapieverfahren mit Reizkonfrontation
Zwangssymptome im Rahmen schwerer depressiver Episoden	Monotherapie mit SSRI in höherer Dosierung, keine Psychotherapie mit Reizkonfrontation
Zwangssymptome im Rahmen schizophrener und verwandter psychotischer Störungen	Monotherapie mit atypischen Antipsychotika, keine Psychotherapie mit Reizkonfrontation, evtl. zusätzlich SSRI, aber erst dann, wenn Plussymptomatik remittiert
Zwangssymptome im Rahmen eines Gilles-de-la-Tourette-Syndroms	Kombination aus einem Antipsychotikum (vorzugsweise Haloperidol, Pimozid oder Risperidon) und einem SSRI; begleitende kognitiv-verhaltenstherapeutische Maßnahmen sinnvoll
Pharmakotherapie der ersten Wahl	SSRI in höherer Dosierung; **antiobsessionelle Wirklatenz** des SSRI beträgt etwa 6–8 Wochen; langsames Aufdosieren[a] des SSRI bis zur angestrebten Tageshöchstdosis ratsam; Response, definiert als 20- bis 40%ige Reduktion der Zwangssymptomatik gemäß der Y-BOCS, erst nach 8–12 Wochen, aber in immerhin 60–80 % aller Fälle zu beobachten; Vollremissionen sind selten; Rückfallrate nach Absetzen des SSRI beträgt ca. 80–90 %, sodass Langzeittherapie mit adäquater Dosierung dringend zu empfehlen ist.
Pharmakotherapie der zweiten Wahl	Clomipramin in höherer Dosierung; **antiobsessionelle Wirklatenz** von 6 bis 8 Wochen; Response in der Regel nach 8–12 Wochen; Clomipramin ist bei der Zwangsstörung zwar wirksamer als die SSRI, aber hat als TZA ein deutlich ungünstigeres Nebenwirkungsprofil.

- Agoraphobie,
- Panikstörung.

Bei Angststörungen finden sich Geschlechterunterschiede in den Häufigkeitsraten. So sind Frauen etwa doppelt so häufig wie Männer betroffen.

Die **Ätiopathogenese** von Angststörungen ist multifaktoriell. ◘ Tab. 8.3 gibt einen orientierenden Überblick über wichtige psychosoziale und biologische Einflussfaktoren, die im Zusammenhang mit der Genese der Angsterkrankungen diskutiert werden (mod. nach Zwanzger u. Deckert 2007).

◘ Tab. 8.2 *(Fortsetzung)* Psycho- und pharmakotherapeutische Strategien bei der Zwangsstörung und bei Zwangssymptomen im Rahmen anderer Erkrankungen

Vorgehen bei Therapieresistenz	Kombination aus SSRI und kognitiv-verhaltenstherapeutischen Psychotherapieverfahren mit Reizkonfrontation
	Kombination eines SSRI (z. B. Fluvoxamin) mit Clomipramin. Hierbei sind EKG-Überwachung und Plasmaspiegelkontrollen erforderlich.
	Augmentation eines SSRI mit einem atypischen Antipsychotikum mit Ausnahme von Clozapin, denn Clozapin soll Zwangssymptome induzieren können. Zu empfehlen ist in erster Linie Risperidon in einer Dosis von 0,5 bis 3 mg/die. Auch Aripiprazol in einer Dosis von 3 bis 12 mg/die, Olanzapin in einer Dosis von 5 bis 10 mg/die und Quetiapin in einer Dosis von 200 bis 600 mg/die sollen wirksam sein. Die Antipsychotika sind unter den besonderen Voraussetzungen des Off-Label-Gebrauchs einzusetzen.
	Notabene:
	– ECT und repetitive TMS sind bei der Zwangsstörung nicht wirksam.
	– Traditionelle neurochirurgische Therapieansätze wie Zingulotomie und anteriore Kapsulotomie sind aus unserer Sicht wegen der Irreversibilität dieser Eingriffe und möglicher schwerer psychischer Komplikationen obsolet!
	– Nach Kordon et al. (2011) könnte sich künftig die Tiefenhirnstimulation (THS) des Nucleus accumbens oder der vorderen Kapselschenkel[b] bei Patienten mit **therapieresistenter** Zwangsstörung als innovatives Therapieverfahren etablieren. Die THS ist immerhin ein reversibles und nichtdestruktives Operationsverfahren.

[a]Bei zwangsgestörten Kindern und Jugendlichen sind langsames Aufdosieren des SSRI und häufige Kontrolluntersuchungen angezeigt, da sie initial besonders oft unter Nebenwirkungen wie Unruhe und Schlafstörungen leiden. Der SSRI Sertralin ist zur Behandlung der Zwangsstörung sowohl bei Erwachsenen als auch bei Kindern ab 6 Jahren zugelassen.
[b]Der vordere Kapselschenkel und der Nucleus accumbens sind Teile des orbitofrontokortikostriatalen Kreislaufs, welcher in der Ätiopathogenese der Zwangsstörung eine wichtige Rolle spielen soll.

▣ **Tab. 8.3** Multifaktorielle Ätiopathogenese der Angststörungen	
Psychosoziale Faktoren	**Biologische Faktoren**
Verlusterlebnisse wie Tod eines Elternteils	Genetische Einflüsse: Anteil der genetischen Faktoren an der Genese von Angsterkrankungen soll rund 30 % bei der generalisierten Angststörung, jeweils ca. 50 % bei der Panikstörung und der sozialen Phobie und etwa 70 % bei der Agoraphobie betragen.
Traumatisierende Erfahrungen wie körperliche und sexuelle Misshandlungen, Alkoholmissbrauch innerhalb der Ursprungsfamilie, schwere Erkrankung eines Elternteils, eigene schwerwiegende somatische Erkrankung	Störungen der Neurotransmission: Fehlfunktionen der serotonergen und noradrenergen Kerngebiete (z. B. Raphe-Kerne der Medulla oblongata, Locus coeruleus im Pons) sowie Veränderungen der Serotoninrezeptoraktivität stehen als pathophysiologische Erklärungsansätze für verschiedene Angststörungen (z. B. Panikstörung) zur Diskussion.
Vermehrte allgemeine Belastungsfaktoren wie das Aufwachsen bei anderen Personen als den leiblichen Eltern	Überempfindlichkeit zentralnervöser Strukturen: Eine Fehlfunktion des sog. Furchtkreislaufs mit der Amygdala als zentralem Regulationsorgan wird diskutiert.
Prägender Umgang der Eltern mit Ängsten und Sorgen (Lernen am Modell)	Somatische Faktoren: Störungen der Schilddrüse und der Nebenniere können sich ungünstig auf die Entwicklung von Angsterkrankungen auswirken.
Persönlichkeitsfaktoren wie ängstliche und abhängige Persönlichkeitszüge	

8.2.2 Klinik

Angstsymptome können sich sowohl auf psychische als auch auf körperliche Symptombereiche beziehen:

- **Psychische Symptome**: Todesangst, Vernichtungsgefühle, Angst vor Kontrollverlust, Angst, wahnsinnig zu werden, qualvolles Gefühl der Beklemmung, der Spannung, der inneren Unruhe und des Ausgeliefertseins, Entfremdungserlebnisse wie Derealisation und Depersonalisation (▶ Abschn. 8.6.1) usw.
- **Körperliche Symptome**: Herzklopfen, kalter Schweiß, Zittern, trockene Kehle, Atemnot, Hitzewallungen, Kälteschauer, Kribbeln, Taubheitsgefühle, Brustschmerzen, Schwindel usw.

Typischerweise sind Angstsymptome keiner realen Gefahr zuzuschreiben. Einerseits treten sie **ungerichtet, unbestimmt und ohne situativen Auslöser**

- anfallsartig bei der Panikstörung oder
- als Dauerzustand bei der generalisierten Angststörung auf.
  Andererseits kommen sie gerichtet, gezielt und mit situativen Auslösern
- bei der phobischen Störung vor.

Bei der phobischen Störung imponiert eine abnorm starke Furcht vor bestimmten Objekten oder Situationen, die beim Gesunden solche Gefühle nicht hervorrufen. Je nachdem, welche Bereiche betroffen sind, unterscheiden wir Agoraphobie, soziale Phobie, spezifische oder isolierte Phobien wie Tierphobie, Blut-Spritzen-Verletzungs-Phobie, AIDS-Phobie und andere gerichtete Furcht.

◻ Tab. 8.4 Charakteristika der Angststörungen nach der ICD-10

Art der Störung	Charakteristika
Spezifische oder isolierte Phobien	Deutliche Furcht vor bestimmten Objekten oder Situationen. Beispiele sind Angst vor Spinnen, Schlangen, Tauben oder Hunden, Flugangst, Angst vor Höhen oder engen Räumen, Angst vor Blut, Spritzen, AIDS oder Zahnarztbehandlungen, Angst vor Gewittern usw.
	Nach Konfrontation mit den angstauslösenden Objekten oder Situationen treten verschiedene Kombinationen körperlicher und psychischer Angstsymptome auf, die sich bis zu einer Panikattacke steigern können.
	Die angstauslösenden Objekte und situativen Auslöser werden vermieden.
	Spezifische, isolierte oder einfache Phobien entstehen häufig bereits in der Kindheit.
Soziale Phobie	Die Angst bezieht sich auf soziale Situationen, in denen der Betroffene der prüfenden Betrachtung durch andere Menschen ausgesetzt ist. In diesem Kontext befürchtet der Betroffene, sich zu blamieren, beschämt dazustehen, sich lächerlich zu machen oder zum Gespött zu werden.
	Häufige angstauslösende soziale Situationen sind: öffentlich sprechen, einen Vortrag halten, Essen und Trinken in Gesellschaft, unter Beobachtung von Autoritätspersonen eine Unterschrift leisten, Besuch öffentlicher Toiletten, Teilnahme an Kongressen, Tagungen, Diskussionen, Feiern usw.
	Beim bloßen Gedanken an die angstauslösenden sozialen Situationen bzw. in den sozialen Situationen selbst treten Angstsymptome und Angstkorrelate wie Erröten, Miktionsdrang, Zittern und/oder Angst, erbrechen zu müssen, auf. Die Symptomatik kann sich bis zu einer Panikattacke steigern.
	Die angstauslösenden sozialen Situationen werden vermieden.
	Soziale Phobien oder soziale Angststörungen entstehen häufig erstmals in der Pubertät.
Agoraphobie	Die Angst bezieht sich auf den Aufenthalt auf Straßen und Plätzen sowie in Versammlungen (z. B. Oper, Theater, Vorträge, Vorlesungen). Auch Situationen wie Betreten von Kaufhäusern, Warten in der U-Bahn-Station auf die Metro, allein mit der Bahn, dem Bus oder dem Flugzeug reisen sind angstauslösend.
	In den angstauslösenden Situationen treten verschiedene Kombinationen körperlicher und psychischer Angstsymptome auf, die sich bis zu einer Panikattacke steigern können.
	Die angstauslösenden Situationen werden vermieden.
	Schwere Formen der Agoraphobie fesseln den Betroffenen völlig ans Haus oder an eine Begleitperson.
	Agoraphobie kann sich sekundär im Zusammenhang mit einer Panikstörung entwickeln. Hierbei stellt die Agoraphobie ein Vermeidungsverhalten gegenüber Situationen dar, in denen ein Entkommen unmöglich erscheint (z. B. größere Menschenansammlungen, öffentliche Verkehrsmittel).
	Agoraphobien entstehen gehäuft zwischen dem 20. und 30. Lebensjahr.

◧ Tab. 8.4 (*Fortsetzung*) Charakteristika der Angststörungen nach der ICD-10	
Art der Störung	**Charakteristika**
Generalisierte Angststörung	Hierbei dominiert eine über mindestens 6 Monate anhaltende, wenn auch der Intensität nach fluktuierende Angst, die sich nicht auf bestimmte Objekte oder Situationen bezieht. Die Angstsymptome sind von motorischer Anspannung, vegetativer Überaktivität und ängstlicher Erwartungshaltung begleitet.
	Charakteristisch sind bedrückende und quälende Sorgen des Betroffenen um sich und seine Familie und deren Wohlbefinden. In diesem Kontext stehen übertriebene Katastrophenerwartungen im Vordergrund.
	Generalisierte Angststörungen treten mit Latenz oftmals erst nach dem 40. Lebensjahr auf.
Panikstörung oder episodisch paroxysmale Angst	Typisch sind heftige Angstattacken, die anfallsartig ohne Beziehung zu situativen Auslösern auftreten. Sie gehen einher mit starken körperlichen Angstsymptomen wie Atemnot, Herzrasen, Schwitzen, Zittern, Übelkeit, Parästhesien usw.
	In aller Regel stellt sich der Betroffene in der Notfallambulanz eines Allgemeinkrankenhauses vor, da sein subjektives Krankheitskonzept von einer vorrangigen organischen Genese für seine körperliche Symptomatik bestimmt ist.
	Zumeist klingt die Panikattacke nach 10–30 min wieder ab.
	Die mittelgradige Panikstörung ist charakterisiert durch mindestens 4 Panikattacken in 4 Wochen, die schwere Panikstörung durch mindestens 4 Panikattacken pro Woche über einen Zeitraum von 4 Wochen.
	Panikstörungen entstehen gehäuft zwischen dem 20. und 30. Lebensjahr.

◧ Tab. 8.4 fasst die Charakteristika der in der ICD-10 aufgelisteten Angststörungen zusammen.

Bei Angststörungen sind zur Chronifizierung neigende Entwicklungen nicht selten, gleichwohl Spontanremissionen beobachtet werden. Prognostisch ungünstig wirken sich komorbide psychische Störungen aus, die im Verlauf von primären Angsterkrankungen sekundär auftreten können. Hier sind insbesondere Medikamenten- und Alkoholabhängigkeit sowie depressive Störungen zu nennen. Je früher Angststörungen diagnostiziert und konsequent behandelt werden, desto günstiger ist die Prognose und desto geringer ist das Risiko der Chronifizierung.

Fallgeschichte

Frau K., 47 Jahre, berichtet, sich seit einigen Jahren besonders ängstlich und nervös zu fühlen. Konkret könne sie gar nicht wirklich beschreiben, wovor sie sich eigentlich fürchte. Sie mache sich jedenfalls viele Sorgen über Dinge, die passieren könnten. Beispielsweise könnte ihr einziger, mittlerweile 20-jähriger Sohn plötzlich an Krebs erkranken und sterben. Zusätzlich zu ihren Sorgen und Ängsten leide sie seit Jahren unter Herzklopfen, Schweißausbrüchen, Muskelverspannungen, Einschlafstörungen, Reizbarkeit, aber auch leichter Ermüdbarkeit. Internistischerseits seien körperliche Erkrankungen (z. B. Schilddrüsenleiden, Herzerkrankungen) ausgeschlossen worden. Von ihrem Hausarzt habe sie zeitweilig benzodiazepinhaltige Tranquilizer verordnet bekommen. Diese hätten zu einer vorübergehenden Besserung der Muskelverspannungen und der Einschlafstörungen geführt, aber keine anhaltende Erleichterung gebracht. Daher sei sie von ihrem Hausarzt in der vergangenen Woche zum

◘ Tab. 8.5 Somatische Krankheiten mit dem Risiko akuter Angstsyndrome

Kardiovaskulär	Angina pectoris, Arrhythmien, Myokardinfarkt u. a.
Respiratorisch	Asthma bronchiale, chronisch obstruktive Lungenerkrankung (COPD: „chronic obstructive pulmonary disease"), Lungenembolie, Pneumothorax u. a.
Endokrin	Hyperthyreose, Hypoglykämie, Cushing-Syndrom, Hyperparathyreoidismus, Karzinoidsyndrom, Phäochromozytom u. a.
Metabolisch	Akutes Nierenversagen, Elektrolytentgleisungen, Porphyrie u. a.
Gastrointestinal	Ulcus pepticum u. a.
Neurologisch	Epilepsien, insbesondere Temporallappenepilepsie, vestibuläre Störungen, demyelinisierende Prozesse u. a.
Immunologisch	Anaphylaxie, systemischer Lupus erythematodes u. a.

Psychiater überwiesen worden. Dieser habe bei ihr eine generalisierte Angststörung diagnostiziert und mit einer medikamentösen Behandlung mit Duloxetin 1-mal 30 mg täglich begonnen.

8.2.3　Diagnostik und Differenzialdiagnostik

Bei Patienten mit Verdacht auf Angststörungen kommt der sorgfältigen somatischen Diagnostik besondere Bedeutung zu. Denn es gibt eine Reihe von lebensbedrohlichen körperlichen Krankheiten, die ausgeprägte Angstzustände hervorrufen. ◘ Tab. 8.5 gibt eine Übersicht über wichtige somatische Krankheiten, die mit dem Risiko akuter Angstsyndrome assoziiert sind.

Im Hinblick auf einen mehrdimensionalen Behandlungsplan sollte der Untersucher auf mögliche **psychiatrische Komorbiditäten** der Angststörungen achten. Häufig ist die Kombination mehrerer Angsterkrankungen, wie einer sozialen Phobie und einer Agoraphobie, einer Panikstörung und einer sozialen Phobie, einer generalisierten Angststörung und einer sozialen Phobie. Weitere klinisch relevante Komorbiditäten der Angsterkrankungen sind:

- unipolare affektive Störungen wie depressive Episoden und rezidivierende depressive Störungen, insbesondere sekundär im Verlauf von Angsterkrankungen;
- Substanzabhängigkeit, vor allem sekundär im Verlauf von Angsterkrankungen;
- posttraumatische Belastungsstörung;
- Zwangsstörung;
- Bulimia nervosa und Binge-Eating-Störung;
- somatoforme Störungen;
- Borderline-, histrionische, ängstliche, abhängige und zwanghafte Persönlichkeitsstörungen.

Es sei betont, dass die in der ICD-10-Klassifikation erwähnte Kategorie „Angst und depressive Störung, gemischt" nur dann Verwendung findet, wenn weder die Angstsymptome noch die depressiven Symptome so ausgeprägt sind, dass die Kriterien für eine Angststörung oder depressive Störung erfüllt sind (▶ Kap. 7.2.3).

Differenzialdiagnostisch sind beim Vorliegen eines Angstsyndroms eine Fülle von exogenen Faktoren, organischen Grunderkrankungen und nichtorganisch bedingten psychischen Störungen zu berücksichtigen. ◘ Tab. 8.5 fasst die wichtigen Differenzialdiagnosen der Angststörungen zusammen.

□ Tab. 8.6 Wichtige Differenzialdiagnosen der Angststörungen

Konsum bzw. Entzug von psychotropen Substanzen	Koffeinkonsum
	„Horrortrip" nach Konsum von LSD und anderen Halluzinogenen
	Atypische Rauschzustände nach Konsum von Cannabinoiden, Kokain und amphetaminartigen Stimulanzien
	Alkohol-, Benzodiazepin- und Opioidentzugssyndrome
Arzneimittelklassen, die akute Angstsyndrome induzieren	Bronchospasmolytika wie Theophyllin und Betasympathomimetika
	Schilddrüsenpräparate
	Steroide
	Levodopa und Dopaminergika
	Psychoanaleptika
	Kalziumkanalblocker
	SSRI zu Beginn der Pharmakotherapie
	Beta-Blocker nach abruptem Absetzen
Somatische Krankheiten mit dem Risiko akuter Angstsyndrome (□ Tab. 8.7)	
Demenzielle Erkrankungen	
Substanzinduzierte psychotische Störungen (► Kap. 5.2.2)	
Schizophrenie, schizoaffektive Störungen und akute vorübergehende psychotische Störungen (z. B. Angst-Glück-Psychose nach Leonhard [2003], ► Kap. 6.5)	
Unipolare affektive Störungen, insbesondere depressive Episoden und rezidivierende depressive Störungen	Pragmatischerweise gilt die Diagnose der depressiven Episode als gesichert, wenn die Angststörungen mit der depressiven Episode abklingen.
	Zu beachten ist, dass nach der ICD-10-Klassifikation die Panikstörung nicht als Hauptdiagnose verwendet werden soll, wenn der Betroffene bei Beginn der Panikattacken an einer depressiven Störung leidet.
Akute Belastungsreaktion und Anpassungsstörungen (z. B. Angst und depressive Reaktion, gemischt)	

⊡ Tab. 8.7 Empfehlungen für die medikamentöse Therapie von Angststörungen

Thera-pie der Wahl	Panikstörung und Agora-phobie	Generalisierte Angst-störung	Soziale Phobie
1. Wahl	SSRI[a,b]: Escitalopram initial 5 mg/die, dann 10 mg/die (max. 20 mg/die); Citalopram 20–40 mg/die; Sertralin initial 25 mg/die, nach einer Woche 50 mg/die, bei Bedarf langsam in 50-mg-Schritten steigern, max. 200 mg/die; Paroxetin initial 10 mg/die, schrittweise Dosissteigerung bei Bedarf; max. 60 mg/die	Venlafaxin: initial 75 mg/die, bei Bedarf langsam steigern, max. 225 mg/die	SSRI: Paroxetin 20–60 mg/die; Sertralin initial 25 mg/die, nach 1 Woche 50 mg/die, bei Bedarf langsam in 50-mg-Schritten steigern, max. 200 mg/die; Escitalopram 10–20 mg/die
	Venlafaxin[b]: initial 37,5 mg 1-mal täglich 7 Tage lang, danach Dosiserhöhung auf 75 mg/die; max. Dosis 225 mg/die	Paroxetin: 20–40 mg/die	Venlafaxin: initial 75 mg/die, bei Bedarf langsam steigern, max. 225 mg/die
		Escitalopram: 10–20 mg/die	
		Duloxetin: initial 30 mg/die, Erhaltungsdosis meist 60 mg/die	
		Pregabalin: initial 2-mal 75 mg/die, Dosissteigerung bei Bedarf nach 1 Woche auf 2-mal 150 mg/die, weitere Steigerung möglich nach einer weiteren Woche auf 3-mal 150 mg/die, nach einer weiteren Woche bei Bedarf Steigerung auf 2-mal 300 mg/die	
2. Wahl	Clomipramin[b]: initial 10 mg/die, langsam steigern bis 100 mg/die, evtl. bis 150 mg/die	Buspiron[e]: 15–30 mg/die in mehreren Einzeldosen (max. 60 mg/die)	Moclobemid: Tages-dosis 300 mg/die, ab 4. Tag 600 mg/die in 2 Einzeldosen
	Alprazolam[c]: initial 0,5–1 mg/die vor dem Schlafengehen; Erhaltungsdosis 5–6 mg/die in 3–4 Teilgaben	Opipramol[e]: 50–300 mg/die	
3. Wahl	Clonazepam[c,d]: 1–4 mg/die	Hydroxyzin[e]: 50 mg/die in 3 Einzeldosen, z. B. Tages-dosis 12,5 mg–12,5 mg – 25 mg; maximale Tages-dosis 300 mg/die	Gabapentin[f] 600–1.200 mg/die
	Lorazepam[c]: 2–7,5 mg/die		

◘ Tab. 8.7 *(Fortsetzung)* Empfehlungen für die medikamentöse Therapie von Angststörungen			
Thera-pie der Wahl	Panikstörung und Agora-phobie	Generalisierte Angst-störung	Soziale Phobie

[a]Bei der Panikstörung empfiehlt es sich, den selektiven Serotoninwiederaufnahmehemmer **initial** mit einem Benzodiazepintranquilizer zu kombinieren. Denn Patienten mit Panikstörungen zeigen unter anfänglicher Gabe von SSRI verstärkt psychische und körperliche Angstsymptome, wie z. B. Herzklopfen, Schwitzen, Zittern („Jitteriness") und weisen erst im Verlauf der SSRI-Therapie eine signifikante Reduktion der Angstsymptomatik auf. Seit 2011 ist die Maximaldosis von Escitalopram bei älteren Patienten über 65 Jahre 10 mg täglich. Für Citalopram gilt seit 2011: Bei älteren Patienten und Patienten mit verminderter Leberfunktion wird die Maximaldosis auf 20 mg täglich gesenkt.
[b]Die antipanische Wirkung von SSRI, Venlafaxin und Clomipramin bildet sich in aller Regel erst mit einer Latenz von 2 bis 6 Wochen aus (**antipanische Wirklatenz**). Generell sollte die Dosierung der für die The-rapie der Panikstörung zugelassenen Antidepressiva langsam einschleichend erfolgen, um das erhöhte Nebenwirkungsrisiko bei Panikpatienten zu minimieren.
[c]Auch bei Angststörungen sollten Benzodiazepine nach Möglichkeit nicht längerfristig appliziert werden, weil sich Nebenwirkungen wie Sedierung, Beeinträchtigung kognitiver Funktionen und mögliche Abhängigkeitsentwicklung nach mehrwöchiger Behandlungsdauer nachteilig auf den Ausgang von Angststörungen auswirken können. Zudem können die sedierenden und anxiolytischen Effekte von Ben-zodiazepintranquilizern das Reizkonfrontationstraining im Rahmen kognitiv-verhaltenstherapeutischer Psychotherapieverfahren konterkarieren.
[d]Clonazepam (z. B. Rivotril®) ist in Österreich ausschließlich zur Behandlung von Epilepsien (vor allem bei Kindern) zugelassen.
[e]► Kap. 3.1.4
[f]Das Antikonvulsivum Gabapentin (z. B. Neurontin®), dessen Anwendungsgebiete Epilepsien und neuro-pathische Schmerzen sind, hat sich in einer plazebokontrollierten Studie als wirksam gegen die soziale Phobie erwiesen.

8.2.4 Therapie

Akut entstandene Angstsymptomatik, heftige Angstanfälle und **schwere Panikattacken** ge-hören zu den psychiatrischen Notfällen (► Kap. 15.7). Allein durch geduldiges Eingehen auf den Angstpatienten und sog. „**talking down**" ist bereits eine Entspannung der Notfallsituation möglich. Notfallmäßig kann die schwere Panikattacke durch die **Applikation eines anxioly-tisch wirksamen Benzodiazepintranquilizers** (z. B. 2,5 mg lyophilisiertes Lorazepamplättchen sublingual) koupiert werden. Der Patient sollte über die Natur von primären Panikattacken aufgeklärt und über die differenziellen Möglichkeiten einer Psycho- und Pharmakotherapie informiert werden.

> **Nach evidenzbasierten Kriterien** sind kognitiv-verhaltenstherapeutische Psychothe-rapieverfahren bei Angststörungen wirksam.

Die Psychotherapie von spezifischen Phobien und Agoraphobien gilt als Domäne der Ver-haltenstherapie mit Reizkonfrontation bzw. Exposition. Des Weiteren sind psychoedukative Patienten- und Angehörigengruppen therapeutisch angezeigt. Mit Ausnahme der spezifischen Phobien existieren **Empfehlungen für die medikamentöse Therapie von Angststörungen**. Sie sind in ◘ Tab. 8.7 zusammengefasst.

Nach erfolgreicher Akuttherapie der Angststörungen mit Antidepressiva sollte eine **min-destens 6-monatige Erhaltungstherapie** durchgeführt werden. Die Höhe der Antidepressivadosierung sollte für die Dauer der Erhaltungstherapie die gleiche sein wie für die Akuttherapie. Sie ist im Allgemeinen jedoch niedriger als bei der Behandlung depressiver Episoden. Das Absetzen darf auf keinen Fall abrupt erfolgen, weil sonst Absetzsyndrome provoziert werden. Es empfiehlt sich daher eine langsame, schrittweise Reduktion der Antidepressivadosis über mehrere Wochen unter kontinuierlicher ärztlicher und/oder psychotherapeutischer Begleitung. Nicht selten ist bei Angstpatienten eine **mehrjährige bzw. unbegrenzte prophylaktische Langzeittherapie** indiziert.

8.3   Reaktionen auf schwere Belastungen und Anpassungsstörungen

8.3.1   Allgemeines

Hierbei handelt es sich um **psychische Folgestörungen von schweren psychischen Traumata und psychosozialen Belastungen**. Nach der ICD-10-Klassifikation wird ein Trauma als „ein belastendes Ereignis oder eine Situation außergewöhnlicher Bedrohung oder katastrophenartigen Ausmaßes, die bei fast jedem eine tiefe Verzweiflung hervorrufen würde" definiert. In diesem Zusammenhang werden 2 **Traumatypen** unterschieden:

- Typ-I-Traumata oder **Monotraumata** bedeuten plötzlich auftretende, kurz dauernde traumatische Ereignisse. **Beispiele:** Opfer („Primäropfer") oder Zeuge („Sekundäropfer") einer Naturkatastrophe, eines schweren Verkehrsunfalls, einer Vergewaltigung, eines Amoklaufs oder eines Gewaltverbrechens sein; unzureichende Sedierung während operativer Eingriffe, akut erlebter Myokardinfarkt, Reanimation bei Kreislaufstillstand, Defibrillation mit einem automatischen implantierbaren Kardioversionsdefibrillator (ICD: „implantable cardioverter defibrillator").
- Typ-II-Traumata oder **Kumulativtraumata** stellen länger dauernde, wiederholte traumatische Ereignisse dar. **Beispiele:** Opfer („Primäropfer") oder Zeuge („Sekundäropfer") einer Geiselhaft, einer Konzentrationslagerhaft (KZ-Haft), eines Kriegseinsatzes, einer sexuellen oder körperlichen Misshandlung oder einer mehrfachen Folter sein; prolongierte intensivmedizinische Behandlungen nach akutem Lungenversagen, nach Verbrennungen oder nach Organtransplantationen.

Psychosoziale Belastungen beziehen sich auf kritische Lebensereignisse, Stressoren oder **„life events"**, die bedeutsam in die Lebensstruktur des Betroffenen eingreifen. Sie weisen prinzipiell einen geringeren Schweregrad auf als Mono- oder Kumulativtraumata. **Beispiele** sind Kündigung, finanzielle Nöte, Partnerschaftskonflikte, Scheidung, Tod einer geliebten Person, systematische Ausgrenzung und Erniedrigung einer Person am Arbeitsplatz („Mobbing"), wiederholtes Kontaktieren, Verfolgen, Beobachten oder Bedrohen einer Person gegen deren Willen („Stalking"), schwere körperliche Krankheit, tiefgreifende soziale Umwälzungen (z. B. Zusammenbruch der DDR) und Flucht.

Nach der ICD-10 werden nachfolgende psychische **Traumafolgereaktionen** unterschieden:

- Akute Belastungsreaktion (Synonyme: akute Krisenreaktion, psychischer Schock) nach einem schweren psychischen Trauma.
- Posttraumatische Belastungsstörung (PTBS) (Synonym; PTSD/„posttraumatic stress disorder") nach Mono- oder Kumulativtraumata. Im weiteren Verlauf ist eine andauernde Persönlichkeitsänderung nach Extrembelastung im Sinne von langfristigen Reaktionen

◻ **Tab. 8.8** Charakteristische Symptomgruppen der posttraumatischen Belastungsstörung

Symptomgruppen	Symptome
Intrusive Rekollektionen („Intrusion")	Wiederholtes Erleben des Traumas in sich aufdrängenden Erinnerungen (Nachhallerinnerungen bzw. „flashbacks"), Träumen oder Alpträumen
	Plötzliches Handeln oder Fühlen, als ob das Trauma wiederkehrt
	Intensive psychische Belastung und körperliche Reaktionen bei Ereignissen, die das Trauma symbolisieren oder ihm ähnlich sind
Vermeidungsverhalten	Vermeidung von Gedanken, Gefühlen oder Gesprächen, aber auch von Aktivitäten, Orten oder Menschen wie auch Erinnerungen, die mit dem Trauma in Verbindung stehen
	Unfähigkeit, einen wichtigen Aspekt des Traumas zu erinnern
	Gleichgültigkeit gegen andere Menschen
	Teilnahmslosigkeit der Umgebung gegenüber
	Gefühl von Betäubtsein und emotionaler Stumpfheit
	Anhedonie
Vegetative Übererregtheit („Hyperarousal")	Ein- und Durchschlafstörungen
	Reizbarkeit bis hin zu Wutausbrüchen
	Konzentrationsschwierigkeiten
	Übertriebene Schreckreaktion
	Übermäßige Wachsamkeit („Hypervigilität")

auf schwerwiegende und länger anhaltende Traumatisierungen (z. B. KZ-Haft, andauernde Gefangenschaft mit unmittelbarer Todesgefahr, Folter) in Erwägung zu ziehen.

– Anpassungsstörungen (Synonyme: abnorme Trauerreaktion, Kulturschock) nach psychosozialen Belastungen.

Epidemiologischen Studien zufolge beträgt die **Häufigkeit** der posttraumatischen Belastungsstörung in der Allgemeinbevölkerung ca. 3,5 %. Frauen entwickeln etwa doppelt so häufig eine PTSD wie Männer. Die Angaben zur Häufigkeit von Anpassungsstörungen schwanken erheblich. Etwa 20 % aller im Allgemeinkrankenhaus konsiliarpsychiatrisch mitbehandelter Patienten leiden an Anpassungsstörungen.

8.3.2 Klinik

Die **akute Belastungsreaktion** stellt eine vorübergehende Folgereaktion auf ein schweres psychisches Trauma dar. Der Betroffene, bei dem zum Zeitpunkt der Traumatisierung keine manifeste psychische Störung vorliegt, entwickelt unmittelbar nach dem Trauma Entfremdungserlebnisse wie Derealisation und Depersonalisation, Gefühle des Ausgeliefertseins, der Verzweiflung, Hoffnungslosigkeit und/oder Beklemmung sowie Zeichen motorischer Anspannung und vegetativer Überaktivität. Er fühlt sich wie betäubt und losgelöst und nimmt die Umgebung um sich herum nur eingeschränkt wahr. An wichtige Aspekte des Traumas kann er sich mitunter nicht mehr erinnern. Auf den Untersucher wirkt er benommen und desorientiert. Die Symptome klingen häufig innerhalb von Stunden nach dem Trauma ab und verschwinden im Allgemeinen innerhalb von 2 oder 3 Tagen.

Die **posttraumatische Belastungsstörung (PTBS)** oder **PTSD** entsteht als eine verzögerte bzw. protrahierte Folgereaktion auf ein schweres psychisches Trauma. Sie ist charakterisiert durch 3 Symptomgruppen, die in ◱ Tab. 8.8 zusammengefasst sind.

Das PTSD-Vollbild bildet sich in der Regel erst mit einer Latenz von wenigen Wochen bis 6 Monaten nach Mono- oder Kumulativtraumata aus. Selten folgt die PTSD einem schweren psychischen Trauma mit einer Latenz, die länger als 6 Monate beträgt. Nach Vyssoki (2007) sind folgende **Risikofaktoren** für die Entwicklung einer PTSD zu beachten:

- Psychische Störungen in der Anamnese
- Frühe Erfahrungen von Not und Trennung
- Mangelnde Unterstützung durch Familie und soziales Umfeld
- Fehlen einer tragfähigen religiösen oder weltanschaulichen Bindung

Nach Frommberger (2004) unterscheiden sich die schweren psychischen Traumata in ihrer Häufigkeit und ihrer Wahrscheinlichkeit, eine posttraumatische Belastungsstörung auszulösen. Eines der häufigsten Traumata in den westlichen Industriegesellschaften, ein schwerer Verkehrsunfall, hat bei rund 10–30 % der Verletzten eine Voll- oder Teilausprägung einer PTSD zur Folge. Beispielsweise fand die Arbeitsgruppe um H.-B. Rothenhäusler in ihrer **Grazer Polytraumastudie** (Baranyi et al. 2010b) bei 25 % der 52 untersuchten Polytraumapatienten (schwere Verkehrsunfälle oder Arbeitsunfälle) ein Jahr nach dem schweren Unfallereignis ein PTSD-Vollbild. Das wesentlich seltenere traumatische Ereignis einer Vergewaltigung bewirkt hingegen in ca. 60–90 % aller Betroffenen eine PTSD. Auch traumatische Erlebnisse intensivmedizinisch behandelter Patienten mit einem akuten Lungenversagen (ARDS: „acute respiratory distress syndrome"), wie z. B. das Gefühl zu ersticken, ausgeprägte Angstaffekte oder Paniksyndrome, schwere Schmerzzustände und bizarre Alpträume, führen nach Schelling et al. (1999), Rothenhäusler et al. (2001c) und Kapfhammer et al. (2004) in fast 25 % der ARDS-Patienten zum Vollbild einer PTSD. **Beispiele für Alpträume**, wie sie **von Überlebenden eines akuten Lungenversagens** geschildert werden, sind:

Beispiele

- „… Das Pflegepersonal lief mit Punkerkleidung umher und wollte mir die Haut abziehen …"
- „… Kriegsszenen, Wände, die abblättern und mich begraben, Schlangen, Kröten und Spinnen, die auf mich zukamen, und ich konnte nicht weglaufen …"
- „… Die Aufhängevorrichtungen an der Decke sahen aus wie lange Würmer, die auf mich herabfielen …"
- „… Ich war gefangen im Körper eines lebensgroßen Porzellanhundes; eine große Halle voller Särge. Einer nach dem anderen wurde abgeholt …"

Kennzeichnend für den **Verlauf** einer posttraumatischen Belastungsstörung ist, dass es bei etwa einem Viertel der Patienten mit PTSD auch ohne fachspezifische Behandlung innerhalb des ersten Jahres zu einer Spontanremission kommt. Bei adäquater Therapie steigt der Anteil der Remissionen sogar auf ein Drittel an. Auf der anderen Seite persistieren bei mehr als einem Drittel der Patienten die PTSD-Symptome über mehr als 6 Jahre. Mit der Chronifizierung gehen eine deutlich erhöhte psychiatrische Komorbidität (z. B. depressive Erkrankungen, Angststörungen, Substanzabhängigkeit) und wesentliche Einschränkungen der gesundheitsbezogenen Lebensqualität einher. Zu den Langzeitfolgen einer PTSD wird auch die andauernde Persönlichkeitsänderung nach Extrembelastung gezählt (▶ Kap. 10.1.3). Innerhalb der Psychotraumatologie wird die „komplexe posttraumatische Belastungsstörung" als eine spezifische Form der PTSD angesehen (▶ Kap. 10.1.3).

Fallgeschichte 1

Der 21-jährige Einzelhandelskaufmann Herr A. kommt auf Zuweisung des praktischen Arztes in die Akutambulanz der psychiatrischen Klinik. Herr A. gibt an, er habe vor 4 Monaten einen schweren Autounfall gehabt. Er habe damals ein Polytrauma erlitten. Körperlich gehe es ihm aber bereits seit 2 Monaten wieder gut. Die Intensivmediziner, die Unfallchirurgen und die Ärzte in der Reha-Klinik seien ausgezeichnet gewesen. Was ihn aber seit etwa 6–8 Wochen zunehmend betrübe und niederschlage, seien die wiederholt auftretenden Alpträume. Dabei träume er von Unfallopfern, Blut, Autowracks, Rettungswagen und Blaulicht. Auch habe er zunehmend quälende Schuldgefühle, zum Unfallzeitpunkt nicht aufgepasst zu haben. Er fahre zwar nach wie vor Auto, allerdings beunruhige ihn zunehmend im Straßenverkehr ein seltsames Gefühl von Beinaheunfällen mit anderen Verkehrsteilnehmern, auch die Befürchtung, dass der Abstand zu anderen Fahrzeugen näher sei, als er tatsächlich sei. Insgesamt fühle er sich beim Autofahren angespannt, nervös und ängstlich. Er habe generell weniger Zutrauen zu den eigenen fahrerischen Fähigkeiten. Die Frustrationstoleranz im Verkehr sei merklich vermindert. Sehr schnell werde er wütend und zornig, wenn andere Verkehrsteilnehmer nicht genügend Abstand zu ihm halten würden. Auf Fahrstrecken, die der damaligen Unfallstrecke ähneln, fühle er sich unwillkürlich an den damaligen Unfall erinnert, was ihn sehr schmerze.

Fallgeschichte 2

Der 44-jährige, geschiedene Mittelschulprofessor Herr R. kommt auf Zuweisung des praktischen Arztes in die Akutambulanz der psychiatrischen Klinik. Herr R. berichtet, er sei vor 3 Jahren wegen eines akuten Lungenversagens für insgesamt 3 Monate auf der Intensivstation am LKH Graz behandelt worden. Gott sei Dank habe er die damalige schwere Erkrankung überlebt. Im Anschluss an die Behandlung auf der internistischen Normalstation sei er in die Reha-Klinik verlegt worden. Damals seien dann erstmals Alpträume aufgetreten. So habe er immer wieder davon geträumt, dass das Pflegepersonal auf der Intensivstation mit Punkerkleidung umhergegangen sei und ihm die Haut habe abziehen wollen. Auch habe er wiederholt geträumt, er sei auf der Intensivstation in durchsichtiges Material fortwährend eingegossen worden, was mit unsäglichen Schmerzen am ganzen Körper verbunden gewesen sei. Oftmals träumte er, er sei ein Elektrogerät und werde von den Intensivmedizinern zerlegt. Nachts sei er dann schweißgebadet aufgewacht und habe Panik gehabt. Nach dem Reha-Aufenthalt, als er schon wieder zuhause gewesen sei, habe er versucht, die Erlebnisse im Zusammenhang mit dem Intensivaufenthalt aus seiner Erinnerung zu löschen. Auch versuchte er, nicht darüber zu sprechen bzw. nicht daran zu denken. Aber er musste immer wieder daran denken, auch wenn er nicht daran denken wollte. Zunehmend habe er Mühe gehabt, einzuschlafen oder durchzuschlafen, weil ihm Bilder davon durch den Kopf gegangen seien. Manchmal sei es ihm so vorgekommen, als ob der ganze Intensivaufenthalt nicht wirklich passiert sei. Er fühle sich ständig „wie unter Strom", sei reizbarer geworden, extrem wachsam, auch schreckhaft, wenn er Maschinengeräusche höre, die ihn an die Beatmungsgeräte erinnerten.

Anpassungsstörungen treten innerhalb eines Monats als direkte Folge einer identifizierbaren psychosozialen Belastungssituation auf. Im Gegensatz zur akuten Belastungsreaktion und zur

◘ **Tab. 8.9** Vorgeschlagene diagnostische Kriterien der Anpassungsstörung (AD: „adjustment disorder") (engl. Orginalfassung von Maercker et al. [2007], dt. Version von Baumschlager u. Rothenhäusler [2011])

A	Reaktion auf ein identifizierbares, **belastendes Ereignis** innerhalb eines Monats nach dem Ereignis
B	**Intrusive Symptome**
	1. Wiederkehrende, quälende und unwillkürliche Erinnerungen an das Ereignis
	2. Kreisende Gedanken oder permanentes Grübeln über das Ereignis, während der meisten Tage zumindest eines Monats
	3. Stress bei Erinnerung des Ereignisses
C	**Vermeidung**
	1. Vermeidung von Reizen, die in Zusammenhang mit dem Ereignis stehen
	2. Vermeidung von Gedanken, die mit dem Ereignis assoziiert sind – meist erfolglos
	3. Vermeidung von Gefühlen, die mit dem belastenden Ereignis assoziiert sind
	4. Bemühen, nicht über das Ereignis zu sprechen
	5. Rückzug von anderen Menschen
D	**Fehlanpassung**
	1. Interesseverlust an der Arbeit, sozialem Leben, Fürsorge um andere, Freizeitaktivitäten
	2. Konzentrationsschwierigkeiten, Schlafstörung
	3. Mangel an Selbstvertrauen bei gewohnten Aktivitäten
Zusätzliche Charakteristikabestimmung des **Subtypus**	
– mit depressiver Stimmung: vorwiegend depressive Symptome	
– mit Angst: vorwiegend Symptome der Angst	
– mit Störungen der Impulskontrolle: Beispielsweise werden die Rechte anderer durch aggressives Verhalten verletzt.	

posttraumatischen Belastungsstörung spielt die individuelle Prädisposition bzw. Vulnerabilität des Betroffenen bei dem möglichen Auftreten von Anpassungsstörungen eine bedeutsame Rolle („abnorme Erlebnisreaktionen"). Die Symptome von Anpassungsstörungen sind variabel. Neben depressiven Symptomen können Verstimmungen wie Angst oder Ärger, aber auch Besorgnis und Gefühle der Anspannung dominieren. Oftmals liegt ein Gefühl vor, dass es unmöglich ist, in der gegenwärtigen Situation zurechtzukommen oder gar weiterzumachen. Bei Jugendlichen finden sich häufig Störungen des Sozialverhaltens, wie z. B. aggressive oder dissoziale Verhaltensweisen. Der anpassungsgestörte Patient befindet sich im Allgemeinen in einem Zustand emotionaler Not oder Bedrängnis, welcher ihn in seiner beruflichen oder sozialen Leistungsfähigkeit deutlich beeinträchtigt. Infolgedessen hat der Betroffene Schwierigkeiten, seiner Arbeit nachzugehen oder mit seinen Angehörigen, Freunden oder Nachbarn zusammen zu sein. Nach Ende der psychosozialen Belastung und ihrer Folgen bleiben die Symptome in aller Regel nur bis zu 6 Monaten bestehen. Ausnahme hierbei ist die Anpassungsstörung mit längerer depressiver Reaktion, die als Folge einer länger anhaltenden Belastungssituation bis zu 2 Jahren andauern kann.

Fallgeschichte

Die 31-jährige Verwaltungsangestellte Frau C. kommt auf Vermittlung der Arbeiterkammer in die Akutambulanz der psychiatrischen Klinik. Frau C. berichtet, seit 2 Jahren einen neuen Bürovorgesetzten zu haben. Dieser habe etwa vor 3 Wochen angefangen, sie unentwegt zu belästigen und zu schikanieren. So habe er wiederholt wichtige Informationen zurückgehalten, verletzende Bemerkungen im Vorbeigehen geäußert, sie wiederholt grundlos in einer herabwürdigenden Weise ausgelacht und sie sogar beim Abteilungsleiter angeschwärzt. Sie fühle sich derzeit depressiv verstimmt, ängstlich und besorgt. Zunehmend herrsche ein Gefühl der Anspannung vor. Seit Tagen habe sie das Gefühl, dass es unmöglich sei, in der gegenwärtigen Arbeitsplatzsituation so weiterzumachen. Denn für sie sei gegenwärtig das Leben am Arbeitsplatz unerträglich.

Als spezifische Form der Anpassungsstörungen gilt nach Linden et al. (2004) die **posttraumatische Verbitterungsstörung**, die durch nachfolgende Kernkriterien charakterisiert ist:

- Es ist ein einmaliges schwerwiegendes negatives Lebensereignis (z. B. „Mobbing", Kündigung, kränkende Trennung) zu identifizieren, in dessen Folge sich die psychische Störung entwickelt hat.
- Dem Patienten ist dieses Lebensereignis bewusst, und er sieht seinen Zustand als direkte und anhaltende Konsequenz aus dem Ereignis.
- Der Patient erlebt das kritische Lebensereignis als „ungerecht".
- Wenn das kritische Ereignis angesprochen wird, reagiert der Patient mit Verbitterung und emotionaler Erregung.
- Der Patient berichtet wiederholte intrusive Erinnerungen an das Ereignis; teilweise ist es ihm sogar wichtig, nicht zu vergessen.
- Die emotionale Schwingungsfähigkeit ist nicht beeinträchtigt. Der Patient zeigt normalen Affekt, wenn er abgelenkt wird, oder kann beim Gedanken an Rache lächeln.
- Es trat keine manifeste psychische Störung im Jahr vor dem kritischen Lebensereignis auf; der gegenwärtige Zustand ist kein Rezidiv einer vorbestehenden psychischen Erkrankung.

Ein innovatives Konzept der **Anpassungsstörungen (AD: „adjustment disorder")** als Stressreaktionssyndrome wurde von Maercker (2002) erstmals 2002 in den wissenschaftlichen Diskurs eingebracht. Er geht davon aus, dass Anpassungsstörungen, analog zu posttraumatischen Belastungsstörungen, durch „Intrusion", „Vermeidung" und „Fehlanpassungssymptome" charakterisiert sind. ◻ Tab. 8.9 gibt die vorgeschlagenen diagnostischen Kriterien der „adjustment disorder" nach Maercker et al. (2007) in der deutschsprachigen Version von Baumschlager u. Rothenhäusler (2011) wieder.

Beispiele evaluierter posttraumatischer Belastungsreaktionen

In den von der Arbeitsgruppe um Rothenhäusler an der Grazer Universitätsklinik für Psychiatrie durchgeführten Evaluationsstudien (Krammer et al. 2007; Kreiner et al. 2008; Baumschlager et al. 2011) wurden die emotionalen Folgen von „Stalking", „Mobbing" und „HIV-Diagnosestellung" untersucht.

Stalking „Stalking" („to stalk" heißt „sich anpirschen, jemandem nachstellen") im psychiatrischen Sprachgebrauch beschreibt pathologische Verhaltensweisen, die durch wiederholtes Verfolgen, Belästigen, Bedrohen oder Attackieren einer Person gekennzeichnet sind, wodurch sich diese in ihrer Sicherheit gefährdet fühlt. In Österreich fällt Stalking im Übrigen unter den Straftatbestand „beharrliche Verfolgung" (§ 107a öStGB). Durch die Assoziation von Stalking und psychischen Störungen gehören Psychiater, Psychotherapeuten und Psychologen zu den exponierten Berufsgruppen. Im Rahmen unserer **Grazer Stalkingstudie** (Krammer et al. 2007) wurden an insgesamt 164 Grazer Psychiatern aus dem klinischen, institutionellen oder niedergelassenen Bereich, Psychotherapeuten und klinischen Psychologen Fragebögen ausgegeben. 117 nahmen an der anonymen Befragung teil (Rücklaufquote: 71 %). In 45 Fällen (38,5 %) waren die Kriterien für klinisch signifikantes Stalking erfüllt. Rein verbal bedrohendes und belästigendes Verhalten in Verbindung mit Verfolgung fand sich mit 68,9 % am häufigsten. In 15,5 % kam es zu sexuell motivierten Übergriffen, in 13,3 % zu tätlichen Übergriffen bzw. Handgreiflichkeiten. In 2,2 % kam es zur Körperverletzung. Die Häufigkeit von Symptomen einer posttraumatischen Belastungsreaktion unter den befragten Stalkingopfern lag bei 44,4 %. Davon konnten nach dem Schweregrad 33,3 % als leicht, 6,7 % als mäßig und 4,4 % als schwer ausgeprägt klassifiziert werden.

Mobbing „Mobbing" („to mob" heißt „jemanden bedrängen, anpöbeln") im psychiatrischen Sprachgebrauch beschreibt negative kommunikative Handlungen (von einem oder mehreren anderen), die gegen eine Person gerichtet sind, sehr oft über einen längeren Zeitraum bestehen und damit die Beziehung zwischen Täter und Mobbingopfer kennzeichnen. Zapf (1999) spricht von Mobbing bei feindseligen Interaktionen am Arbeitsplatz, wo einzelne Personen von Vorgesetzten oder Kollegen schikaniert werden. Im Rahmen der Stressforschung lässt sich Mobbing als extreme Form sozialer Stressoren einordnen. Aktive Mobbinghandlungen sind körperliche Gewalt in unterschiedlichem Ausmaß, Erpressung, Diebstahl oder Beschädigung von Gegenständen des Opfers, Zerstören des am Arbeitsplatz erarbeiteten Materials, Beschädigen und Stehlen von Kleidungsstücken und diversen Gegenständen sowie sexuelle Belästigung. Passive Mobbinghandlungen sind Ausgrenzen von Arbeitskollegen aus der Gemeinschaft, Zurückhalten wichtiger Informationen, Auslachen, verletzende Bemerkungen, ungerechtfertigte Anschuldigungen, Erfinden von Gerüchten und Geschichten über das Opfer, Denunzieren, Ignorieren (stummes Mobbing). Neben betrieblichen Folgen, wie schlechteres Betriebsklima und Betriebsergebnis, erhöhten Fehlzeiten und Krankenständen, Kündigungen und Personalfluktuation wird ein Reihe von psychischen und physischen Beschwerden bei den betroffenen Personen beschrieben (z. B. Angst-, Depressions- und psychosomatische Symptome). Im Rahmen unserer explorativen **Grazer Mobbingstudie** (Kreiner et al. 2008) wurden insgesamt 20 Mobbingbetroffene mit Hilfe des strukturierten klinischen Interviews für DSM-IV und mittels Fremdbeurteilungs- und Selbstbeurteilungsfragebögen systematisch evaluiert. Es zeigte sich, dass 11 (55 %) unserer 20 interviewten Mobbingbetroffenen unter einer nach DSM-IV zu klassifizierenden posttraumatischen Belastungsstörung (PTSD; PTBS) litten. Unsere Mobbingbetroffenen mit PTSD wiesen signifikant geringere Lebensqualitätskennziffern auf als jene ohne eine PTSD. Im Verständnis von Mobbing als dynamischem Prozess zwischen Täter und Betroffenen sollte in der Behandlungssituation tatsächlich beim Mobbingopfer selbst angesetzt werden und nicht nur bei der Mobbingsituation. Insbesondere sollten therapeutische Strategien erarbeitet werden, die gegen die soziale Abkapselung und gedankliche Weiterbeschäftigung des Mobbingbetroffenen mit der Mobbingsituation ankämpfen. Techniken zur Stress- und Problemanalyse, die Erarbeitung von Copingstrategien, die Förderung von Selbstverbalisierungsfähigkeiten mit Hilfe von Rollenspielen und auch Elemente der Weisheitstherapie nach Baumann u. Linden (2008) sind zu empfehlen. Andererseits können diese Therapieansätze keine Mediation mit allen beteiligten Konfliktparteien ersetzen.

HIV-Diagnosestellung In unserer explorativen **Grazer HIV-Studie** (Baumschlager et al. 2011) evaluierten wir gezielt emotionale Befindlichkeitsstörungen im Gefolge von HIV-Diagnosestellungen. Hierbei beachteten wir für möglicherweise auftretende HIV-assoziierte, posttraumatische Belastungssymptome die Forschungsergebnisse von Maercker et al. (2007) durch Berücksichtigung seines innovativen Konzepts der Anpassungsstörungen („adjustment disorder") als Stressreaktionssyndrome. Insgesamt konnten wir 37 HIV-Infizierte ambulante Patienten in unserer explorativen Studie einschließen und mittels Fremdbeurteilungs- und Selbstbeurteilungsfragebögen gezielt untersuchen. 25 (67,6 %) der evaluierten HIV-Patienten wiesen ein posttraumatisches Belastungssyndrom (PTSS) auf, das eine Anpassungsstörung nach Maercker darstellte. Im Vergleich zu HIV-Patienten ohne PTSS hatten HIV-Patienten mit PTSS signifikant ungünstigere Werte in den SF-36-Domänen „allgemeine Gesundheit, Vitalität, soziale Funktionsfähigkeit, emotionale Rollenfunktion und psychische Gesundheit". Hervorgehoben werden muss an dieser Stelle, dass selbst Patienten mit vergleichbaren Erkrankungen (z. B. Hepatitis-C-Virus-Infektion [HCV-Infektion]) deutlich niedrigere PTSS-Werte zeigten. Für HCV konnte eine PTSS-Prävalenz von 8,8 % ermittelt werden (Grazer HCV-Studie: Rothenhäusler et al. 2009b) (▶ Kap. 14.3.3). In einer somatomedizinischen Perspektive ist die HCV-Erkrankung als chronische, virale Infektion mit Neurotropie mit der HIV-Infektion vergleichbar. Hingegen sind deutliche Unterschiede im gesellschaftlichen Bild und in den damit verbundenen psychischen Belastungen beider Krankheiten vorhanden.

8.3.3 Diagnostik und Differenzialdiagnostik

Mono- oder Kumulativtraumata sowie psychosoziale Belastungen müssen gezielt exploriert werden. Liegt ein schweres psychisches Trauma vor, so ist die akute Belastungsreaktion von der posttraumatischen Belastungsstörung abzugrenzen. Während die **akute Belastungsreaktion** unmittelbar nach dem Trauma auftritt und innerhalb kurzer Zeit wieder abklingt, entwickelt sich die posttraumatische Belastungsstörung innerhalb von 4 Wochen als eine verzögerte Folgereaktion auf das Trauma.

Zur syndromalen Diagnostik einer PTSD kann vorteilhaft die Impact-of-Event-Scale (IES) von Horowitz et al. (1979) eingesetzt werden (▶ Kap. 2.7.4). ◘ Tab. 8.10 gibt die deutsche Version der IES-Selbstbeurteilungsskala von Hütter u. Fischer (1997) wieder.

Für die **Diagnose einer posttraumatischen Belastungsstörung** müssen **nach der ICD-10-Klassifikation** ein schweres psychisches Trauma, intrusive Kollektionen und Vermeidungsverhalten im Zusammenhang mit dem Trauma vorliegen. Zusätzlich müssen entweder Symptome einer vegetativen Übererregtheit oder eine teilweise oder vollständige Unfähigkeit, einige wichtige Aspekte des Traumas zu erinnern, nachweisbar sein. Die charakteristischen Symptomgruppen treten innerhalb von 6 Monaten nach dem Monotrauma oder nach Ende des Kumulativtraumas auf. Eine bedeutsame Variante der PTSD ist die häufiger in neueren Forschungsarbeiten beschriebene subsyndromale posttraumatische Belastungsstörung („sub-PTSD"; „partial PTSD"). Dabei handelt es sich um das unterschwellige klinische Bild einer PTSD, deren Ausprägung jedoch nicht den Kriterien der ICD-10 genügt. So sind bei einer sub-PTSD beispielsweise Symptome eines intrusiven unwillentlichen Wiedererlebens von Aspekten des Traumas und Symptome einer vegetativen Übererregtheit zu explorieren, nicht aber Symptome eines umfassenden, auf das Trauma bezogenen Vermeidungsverhaltens zu beobachten.

☐ **Tab. 8.10** Deutschsprachige Version der Impact-of-Event-Scale (IES)

Beschreibung des erlebten schweren traumatischen Ereignisses

Zeitpunkt

Im Folgenden sind Aussagen aufgeführt, die Menschen nach belastenden Lebensereignissen formuliert haben. Bitte beantworten Sie diese Fragen in Bezug auf Ihr belastendes Erlebnis.

Lesen Sie jede Aussage und kreuzen Sie an, wie häufig sie innerhalb der letzten 7 Tage zutraf. Wenn ein solcher Vorfall während dieser Zeit nicht aufgetreten ist, kreuzen Sie bitte die Spalte „überhaupt nicht" an. Beantworten Sie bitte jede Frage.

Items	Häufigkeit
(1) Jede Art von Erinnerung daran weckte auch die Gefühle wieder.	Überhaupt nicht, selten, manchmal oder oft
(2) Ich hatte Mühe, einzuschlafen oder durchzuschlafen, weil mir Bilder davon oder Gedanken daran durch den Kopf gingen.	Überhaupt nicht, selten, manchmal oder oft
(3) Andere Dinge erinnerten mich wieder daran.	Überhaupt nicht, selten, manchmal oder oft
(4) Ich dachte daran, wenn ich nicht daran denken wollte.	Überhaupt nicht, selten, manchmal oder oft
(5) Ich unterdrückte meine Aufregung, wenn ich daran dachte oder daran erinnert wurde.	Überhaupt nicht, selten, manchmal oder oft
(6) Mir kam es vor, als wäre es nicht wahr oder als wäre es gar nicht passiert.	Überhaupt nicht, selten, manchmal oder oft
(7) Ich blieb allem fern, was mich daran erinnerte.	Überhaupt nicht, selten, manchmal oder oft
(8) Bilder davon drängten sich mir plötzlich in den Sinn.	Überhaupt nicht, selten, manchmal oder oft
(9) Ich versuchte, nicht daran zu denken.	Überhaupt nicht, selten, manchmal oder oft
(10) Mir war zwar bewusst, dass ich noch gefühlsmäßig damit zu tun hatte, aber ich kümmerte mich nicht darum.	Überhaupt nicht, selten, manchmal oder oft
(11) Ich hatte deswegen starke Gefühlswallungen.	Überhaupt nicht, selten, manchmal oder oft
(12) Ich versuchte, es aus meiner Erinnerung zu löschen.	Überhaupt nicht, selten, manchmal oder oft
(13) Ich habe davon geträumt.	Überhaupt nicht, selten, manchmal oder oft
(14) Ich versuchte, nicht darüber zu sprechen.	Überhaupt nicht, selten, manchmal oder oft
(15) Meine Gefühle darüber waren wie betäubt.	Überhaupt nicht, selten, manchmal oder oft

Häufige **psychiatrische Komorbiditäten** einer chronifizierten posttraumatischen Belastungsstörung sind:

◻ Tab. 8.10 *(Fortsetzung)* Deutschsprachige Version der Impact-of-Event-Scale (IES)	
Testauswertung	
Bildung eines Summenwertes aus den 15 Items	Keine Punkte für „überhaupt nicht"
	1 Punkt für „selten"
	3 Punkte für „manchmal"
	5 Punkte für „oft"
– Testwert von 0 bis 8 Punkten: klinisch unauffällig	
– Testwert über 43 Punkte: schweres posttraumatisches Belastungssyndrom	
– Testwert von 9 bis 25 Punkten: leichtes posttraumatisches Belastungssyndrom	
– Testwert von 26 bis 43 Punkten: mäßiges posttraumatisches Belastungssyndrom	

- depressive Erkrankungen,
- Angststörungen,
- Substanzabhängigkeit,
- andauernde Persönlichkeitsänderung nach Extrembelastung,
- nichtorganische Schlafstörungen,
- sexuelle Funktionsstörungen,
- „komplexe posttraumatische Belastungsstörung" mit komorbid vorliegenden posttraumatischen Belastungsstörungen, somatoformen und dissoziativen Störungen sowie Borderlinepersönlichkeitsstörungen.

Diese und mögliche suizidale Verhaltensweisen gilt es in einem mehrdimensionalen Gesamtbehandlungsplan mit zu berücksichtigen.

Anpassungsstörungen entstehen innerhalb von 4 Wochen als direkte Folge von identifizierbaren psychosozialen Belastungen. Je nach Erscheinungsbild der im Vordergrund stehenden Symptome unterscheiden wir nach der ICD-10 folgende Formen:

- Kurze depressive Reaktion: Die depressive Verstimmung dauert nicht länger als 4 Wochen an.
- Längere depressive Reaktion: Die depressive Verstimmung dauert nicht länger als 2 Jahre an.
- Angst und depressive Reaktion, gemischt: Eine Kombination von Angst und depressiver Verstimmung liegt vor.
- Mit vorwiegender Beeinträchtigung von anderen Gefühlen: Unterschiedliche affektive Symptome wie Ärger, Anspannung, Angst, Depression und Besorgnis treten auf.
- Mit vorwiegender Störung des Sozialverhaltens: Insbesondere bei Jugendlichen kommt es zu aggressiven und dissozialen Verhaltensweisen wie rücksichtloses Autofahren, Schlägereien, Vandalismus usw.

Die Symptome im Zusammenhang mit Anpassungsstörungen liegen im Allgemeinen nicht so schwer ausgeprägt vor, dass eine spezifischere Diagnose nach der ICD-10-Klassifikation gerechtfertigt ist (z. B. Angst und depressive Störung, gemischt, oder leichte depressive Episode) (◻ Tab. 7.2).

8.3.4 Therapie

Die psychotherapeutische **Krisenintervention** ist die Therapie der Wahl **bei der akuten Belastungsreaktion**. Hierbei handelt es sich um eine stützende psychotherapeutische Interventionsform, die zum einen der Abwendung der akuten Bedrohung für Gesundheit und Leben des Patienten, zum anderen der emotionalen Entlastung des Patienten im Hier und Jetzt dient. Wesentlich in der psychotherapeutischen Begegnung des Behandlers mit dem akut traumatisierten Patienten ist, ein Beziehungsangebot für verständnisvolle und supportive Gespräche zu machen. Die stützenden Gespräche zielen sowohl auf Stärkung der eigenen Ressourcen als auch auf Wiedergewinnung der Selbstkontrolle beim Betroffenen. Das Verhalten des Therapeuten wird hierbei durch Empathie, Wertschätzung und Echtheit bestimmt. Angehörige sollten nach Möglichkeit in das therapeutische Konzept miteinbezogen werden. Zur Dämpfung von Übererregbarkeitssymptomen im Gefolge einer akuten Belastungsreaktion kann vorteilhaft Propranolol (z. B. initial täglich 2-mal 40 mg Inderal® bzw. Dociton®) verabreicht werden. Neuere Studien konnten sogar eine sekundärpräventive Wirkung von Propranolol im Sinne der Verhinderung einer posttraumatischen Belastungsstörung zeigen. Geht die akute Belastungsreaktion mit akuter Suizidalität oder mit akutem Erregungszustand einher, so ist die stationäre Unterbringung des Patienten erforderlich und die vorübergehende Applikation von Benzodiazepintranquilizern zur emotionalen Entspannung indiziert (▶ Kap. 15 und 16).

Das sog. **Debriefing** (Nachbesprechung) stellt eine gruppenpsychotherapeutische Interventionsform für Einsatzkräfte (z. B. Angehörige der Polizei, der Feuerwehr, der Armee, des Rettungsdienstes) und für Primäropfer unmittelbar nach einem Trauma dar. Mittels geleiteter Gruppengespräche sollen alle Elemente des Erlebten (z. B. kognitive Bewertungen, affektive und somatische Reaktionen) durch gezieltes Ansprechen aktiviert werden und die Möglichkeit zum kathartischen Ausdruck schockartiger Gefühle geschaffen werden. Neben psychoedukativen Ansätzen, bei denen es um Wissensvermittlung über Symptomatik, Dauer, Verlauf und Behandelbarkeit von Traumafolgestörungen geht, werden stressverarbeitende Bewältigungsstrategien trainiert. Hierdurch soll die Entwicklung einer posttraumatischen Belastungsstörung bei den Betroffenen vermieden werden.

> ❯ Das **Debriefingkonzept** wird gegenwärtig **kontrovers diskutiert**. Kritiker sprechen von der Verhinderung des natürlichen Vermeidungsprozesses (z. B. Vergessen von Einzelheiten des Traumas), der Verstärkung der vegetativen Übererregtheit und der möglichen Retraumatisierung aufgrund von „Debriefing".

Die therapeutischen Strategien zur **Behandlung der posttraumatischen Belastungsstörung** umfassen psychotherapeutische Verfahren und pharmakologische Interventionen.

Medikamente der Wahl sind SSRI. Beispielsweise sind in Österreich Sertralin und Paroxetin zur PTSD-Behandlung zugelassen. Generell sollte hierbei die Dosierung der SSRI langsam einschleichend erfolgen – Sertralin initial 25 mg 1-mal täglich bzw. Paroxetin initial 10 mg 1-mal täglich –, um das erhöhte Nebenwirkungsrisiko von PTSD-Patienten zu verringern. Die Erhaltungstherapie mit Sertralin oder Paroxetin sollte generell in höherer Dosierung erfolgen und mindestens 12 Monate betragen. Treten schwere Schlafstörungen als bedeutsame Begleitsymptome auf, sollte zusätzlich Mirtazapin oder Trazodon verabreicht werden. Erst jüngst wurde von der Tel Aviver Arbeitsgruppe um Zohar (Zohar et al. 2011) ein innovatives Behandlungsregime der posttraumatischen Belastungsstörung publiziert. Die intravenöse Applikation von 100 bis 140 mg Hydrokortison innerhalb von 6 h nach dem Trauma habe im Vergleich zu Plazebo eine signifikante Reduktion sowohl der akuten Stresssymptome als auch der charakteristischen PTSD-Symptomgruppen ergeben. Möglicherweise wird künftig der frühzeitige Einsatz von Steroiden als sekundärpräventive Strategie der ersten Wahl anerkannt werden.

Die **psychotherapeutischen Ansätze** bei der PTSD implizieren ein **phasenorientiertes Vorgehen:**

1. **Stabilisierung:** Nach der akuten Traumatisierung und vor der eigentlichen Traumabearbeitung geht es zunächst um die individualisierte Unterstützung im Sinne einer Krisenintervention. In diesem Kontext sind der Aufbau einer vertrauensvollen therapeutischen Beziehung und die nicht beurteilende Akzeptanz des Opfers essenziell. Auf keinen Fall darf die Traumaerinnerung forciert werden. Im Rahmen der Stabilisierungsphase kommen entlastende Informationsvermittlung, Entspannungsverfahren und stabilisierende Imaginationen zum Einsatz. Bei den sog. Ich-stabilisierenden Imaginationen arbeitet der Therapeut mit positiven Erinnerungs- bzw. Vorstellungsbildern zur Schaffung eines inneren sicheren Orts beim Betroffenen.
2. **Traumabearbeitung:** Ziele der Traumakonfrontation sind die Defragmentierung dissoziierter Erlebnisinhalte und die Integration in die individuelle Biographie. Im Fokus der bei der PTSD-Behandlung infrage kommenden psychotherapeutischen Verfahren (z. B. kognitiv-verhaltenstherapeutische Psychotherapieverfahren, Verfahren der tiefenpsychologischen Psychotherapie und der imaginativen Traumakonfrontation) steht die Bearbeitung von Intrusion, affektiver Überflutung und daraus resultierenden Verhaltensänderungen. Als imaginatives Traumakonfrontationsverfahren wird die EMDR-Therapie (EMDR: „eye movement desensitization and reprocessing") eingesetzt. Die EMDR fußt auf der empirischen Beobachtung einer Desensibilisierung belastender Gedanken durch wiederholte, angeleitete Augenbewegungen. Es sei betont, dass die Traumabearbeitung absolut kontraindiziert ist bei Vorliegen psychotischen Erlebens, akuter Suizidalität und/oder anhaltenden Täterkontakts.
3. **Rehabilitation:** Zielsetzung ist die psychosoziale, berufliche und familiäre Reintegration.

Stützende und konfliktzentrierte psychotherapeutische Gespräche stellen das Mittel der Wahl zur **Behandlung von Anpassungsstörungen** dar. Denn das Erleiden psychosozial belastender Lebensereignisse kann bei dem Betroffenen zu Verlust der Autonomie, der Lebensfrische, des Selbstwertgefühls, der beruflichen Leistungsfähigkeit, der sozialen Beziehungen, der finanziellen Ressourcen usw. führen. Dieses Verlusterleben ist Ausgangspunkt für depressive Verstimmung, Angst, Verbitterung usw. Im Rahmen der supportiven Gespräche gilt es, den Zusammenhang zwischen diesen psychischen Beschwerden und den psychosozialen Belastungen zu erarbeiten. Primäre Zielsetzung ist die emotionale Entlastung des Patienten. Des Weiteren geht es um Stärkung der eigenen Ressourcen und Förderung der Motivation zum selbstständigen Entscheiden und Handeln zur Lösung der Krise. Es gehört zur Kunst des Behandlers, dabei ein ausgeglichenes Verhältnis von Distanz und Nähe einzuhalten. Denn nach Berzewski (2009) kann zu große Nähe dazu führen, dass der Patient in seinem Zustand emotionaler Not verharrt. Andererseits kann zu große Distanz von dem Patienten als Ablehnung erlebt werden. Insbesondere der Hinweis, dass es sich um ein Lebensereignis handele, mit welchem viele Menschen fertig werden, wird häufig vom Betroffenen als Abwertung und Kränkung empfunden. Der vorübergehende Einsatz von Antidepressiva bei Anpassungsstörungen ist gerechtfertigt und sinnvoll. Je nach im Vordergrund stehender Symptomatik kommen psychomotorisch dämpfende Antidepressiva (z. B. Mirtazapin) oder psychomotorisch aktivierende Antidepressiva (z. B. SSRI) in Betracht.

8.3.5   Exkurs: das Burnoutsyndrom

Der New Yorker Psychologe und Psychoanalytiker Freudenberger führte erstmals 1975 den Begriff „burn-out" („to burn out" heißt „ausbrennen, verheizen") in die wissenschaftliche Literatur ein. „Burn-out" definierte er als „state of mental and physical exhaustion caused by one's professional life". Er bezog sich hierbei auf seine Erfahrungen aus seiner ehrenamtlichen Tätigkeit in der biopsychosozialen Betreuung unterprivilegierter Drogenabhängiger, als er bei sich und seinen Kollegen aus der Freiwilligenarbeit Symptome der inneren Leere und der seelischen Verausgabung feststellen musste.

Beim **Burnoutsyndrom** nach Maslach (1979), einer in Berkely in den USA tätigen Sozialpsychologin, handelt es sich um ein psychologisches Konstrukt im Zusammenhang mit emotional belastenden zwischenmenschlichen Kontakten am Arbeitsplatz. Es ist durch 3 Dimensionen charakterisiert:

- Emotionale Erschöpfung im Arbeitszusammenhang („exhaustion"): Gefühl der emotionalen Überanstrengung und Empfindung, ausgelaugt zu sein, z. B. Verlust des Interesses an der Arbeit, Gefühl der Frustration bei der Arbeit, Gefühl, bei der Arbeit ausgenutzt und nicht genug anerkannt zu werden.
- „Depersonalisation" im Maslachschen Sinne („cynicism"): gefühllose, gleichgültige oder zynische Einstellung gegenüber Patienten, Klienten, Kunden oder Kollegen, z. B. abwertende, abfällige, geringschätzige oder despektierliche Bemerkungen des Arztes über seine Patienten.
- Reduzierte persönliche Leistungsfähigkeit im Arbeitszusammenhang („inefficacy"): Gefühl der Inkompetenz und der Abnahme der Belastbarkeit bei der Arbeit. Oft werden von den betroffenen Personen psychovegetative gastrointestinale, kardiorespiratorische, urogenitale und/oder Schmerzbeschwerden sowie ständig anhaltendes Müdigkeitsgefühl und subjektive Konzentrationsstörungen geschildert.

Im Rahmen der arbeitsmedizinischen und -psychologischen Burnoutforschung wird sehr häufig die „Maslach-Burnout-Inventory-(MBI)"-Selbstbeurteilungsskala verwendet, die in einer deutschen Version von Büssing u. Perrar (1992) verfügbar ist (Beispielitem: „Ich fühle mich durch meine Arbeit ausgebrannt.").

Galten früher Lehrer im Schuldienst, Pflegekräfte und Ärzte auf Intensivstationen, onkologischen Stationen, Stationen mit Demenzerkrankten, Stationen mit AIDS-Erkrankten usw. als Burnoutrisikogruppen, so können nach neueren Studien heutzutage fast alle Berufsgruppen von Burnout betroffen sein. Für den Mainzer Arbeits- und Organisationspsychologen Dormann (2011) ist bei Personen, die nicht in helfenden Berufen tätig sind, der bedeutsamste Prädiktor für den Bereich Erschöpfung im Kontext von Burnout „ein hoher Zeitdruck" bzw. „eine hohe Arbeitsbelastung". Der Hamburger Psychologe und Burnoutforscher Burisch (2006) betrachtet die fehlende Gratifikation, Anerkennung oder Wertschätzung von Vorgesetzten als vorrangigen Trigger für das Burnoutsyndrom im Arbeitszusammenhang.

Freilich spielt eine deutlich subjektive Komponente beim Burnoutsyndrom eine Rolle. Es sei betont, dass derzeit das Burnoutsyndrom in den modernen psychiatrischen Klassifikationssystemen DSM-IV und ICD-10 nicht als psychische Störung berücksichtigt ist. Rössler (2011) aus Zürich schrieb daher jüngst: „Die Skepsis der Fachpersonen beruht zum Teil darauf, dass es keine eigentliche Diagnose ‚Burnout' in ICD oder DSM gibt. Voraussetzung für eine medizinisch/psychiatrische Behandlung ist jedoch immer eine Diagnose. ‚Ersatzdiagnosen' sind z. B. Neurasthenie, Chronic Fatigue oder am häufigsten Anpassungsstörung. Abzugrenzen ist das Burnoutsyndrom i. d. R. von der Diagnose Depression. Am Besten lässt sich Burnout als subklinische Depression definieren. Das wichtigste Kriterium ist jedoch, dass Burnout immer im Arbeitszusammenhang entsteht."

8.4 Dissoziative Störungen (Konversionsstörungen)

Die Termini dissoziative Störungen und Konversionsstörungen lösten den alten Begriff der hysterischen Neurose ab. Beide Bezeichnungen werden im Übrigen im Verständnis der ICD-10-Klassifikation synonym verwendet. Bei den dissoziativen Störungen bzw. Konversionsstörungen handelt es sich um neurotische, rein psychisch bedingte Störungen mit mono- oder oligosymptomatischen, pseudoneurologischen Funktionsausfällen auf den Gebieten der Willkürmotorik, Sensorik, Sensibilität und/oder Bewusstseinsregulation. Es findet sich also keine körperliche Erkrankung, welche die Konversionssymptome bzw. dissoziativen Symptome ausreichend erklären könnte. Sehr wohl ist aber eine psychogene Verursachung der Konversionssymptome bzw. dissoziativen Symptome nachzuweisen. In diesem Kontext ist auf einen schlüssigen Zusammenhang zwischen beobachteten Funktionsausfällen und relevanten psychosozialen Belastungen zu achten. Die Konversionssymptome bzw. dissoziativen Symptome können plötzlich oder schleichend auftreten; sie können von vorübergehender Natur sein oder persistieren. Am häufigsten treten dissoziative Bewegungsstörungen auf, während dissoziative Amnesie, Fugue, Krampfanfälle und Empfindungsstörungen in den westlichen Industriegesellschaften sehr viel seltener vorkommen. ◘ Tab. 8.11 fasst die Symptomatik klinisch relevanter dissoziativer Störungen oder Konversionsstörungen unter Berücksichtigung der ICD-10-Klassifikation zusammen.

Der Vollständigkeit halber sei an dieser Stelle die in der ICD-10 berücksichtigte „multiple Persönlichkeitsstörung" erwähnt. Die sog. multiple Persönlichkeitsstörung – oder sprachlich besser die „Störung mit multipler Persönlichkeit", weil nach Erkwoh u. Saß (1993) nicht die Störung, sondern die Persönlichkeit multipel ist –, soll als besonders schweres und seltenes dissoziatives Krankheitsbild gelten. Im DSM-IV wird sie als „dissoziative Identitätsstörung" bezeichnet, womit nach Fiedler (2001) deutlich zum Ausdruck gebracht werden soll, dass es sich bei ihr nicht um eine Persönlichkeitsstörung, sondern um eine dissoziative Störung handelt. In diesem Zusammenhang sei auf den US-Film „Dr. Jekyll and Mr. Hyde" aus dem Jahre 1941 hingewiesen.

Differenzialdiagnostisch müssen organische Ursachen sicher ausgeschlossen werden. Deshalb ist hier eine besonders **gründliche zerebralorganische,** aber auch **allgemeinorganische Diagnostik** erforderlich.

- Ursachen einer organischen Amnesie können unter ▶ Kap. 4.1.3 nachgeschlagen werden.
- Häufige Ursachen einer organischen Fugue sind nach Ehrentraut et al. (2001):
  - Epilepsien, insbesondere Temporallappenepilepsien,
  - Substanzen, z. B. Alkohol, Barbiturate, LSD,
  - Schädel-Hirn-Traumata,
  - Migräne.
- Als Ursachen für einen organischen Stupor kommen vor allem Intoxikationen mit psychotropen Substanzen, Tumoren im Bereich des Frontallappens, Enzephalitiden, malignes neuroleptisches Syndrom und metabolische Störungen in Betracht (▶ Kap. 15).
- Multiple Sklerose und zahlreiche andere neurologische Störungen sind häufige Ursachen von organischen Störungen der Bewegung und der Sinnesempfindung.
  Die dissoziative Symptomatik ist streng zu unterscheiden von

◻ **Tab. 8.11** Symptomatik wichtiger dissoziativer Störungen oder Konversionsstörungen

Art der Störung	Symptomatik
Dissoziative Amnesie	In der Regel besteht ein nicht vollständiger Erinnerungsverlust für traumatische Erlebnisse, z. B. Unfälle, Kampfhandlungen, Katastrophen.
	Beispiel aus dem FDS[a]: „Einige Menschen finden manchmal Schriftstücke, Zeichnungen oder Notizen unter ihren persönlichen Gegenständen, die von ihnen stammen, an deren Anfertigung sie sich jedoch nicht erinnern können."
Dissoziative Fugue	Plötzliche zielgerichtete Ortsveränderung aus der gewohnten Umgebung (z. B. Reise), ohne dass dies dem Betroffenen bewusst ist. Gleichzeitig besteht eine Amnesie für die eigene Identität und für die Ortsveränderung. Er befindet sich gleichsam in einem Dämmerzustand, wobei er ansprechbar ist und vordergründige Gespräche führen kann, aber eigentümlich traumhaft fern wirkt. Die Handlungsfähigkeit (z. B. Selbstversorgung) bleibt erhalten.
	Beispiel aus dem FDS[a]: „Einigen Menschen passiert es gelegentlich, sich an einem Ort zu befinden und nicht zu wissen, wie sie dorthin gekommen sind."
Dissoziativer Stupor	Es dominieren Erstarrung und Regungslosigkeit. Hierbei ist mit dem Betroffenen praktisch kein Kontakt mehr aufzunehmen. Er ist gewissermaßen verhaltensblockiert.
Dissoziative Bewegungsstörungen	Es liegen Funktionsausfälle auf dem Gebiet der Willkürmotorik vor, wie z. B. Gangstörungen, Sprechstörungen, Stimmstörungen, Armlähmungen bis hin zu Halbseitenlähmungen.
	Beispiel aus dem FDS[a]: „Einige Menschen stellen gelegentlich fest, dass ihre Beine oder Arme sehr schwach sind oder sie ihre Gliedmaßen gar nicht mehr bewegen können, ohne dass ein Arzt eine körperliche Ursache finden konnte."
Dissoziative Krampfanfälle	Dramatische Anfälle, die phänomenologisch von epileptischen Anfällen oftmals nicht zu differenzieren sind. In der Regel gehen die pseudoepileptischen Anfälle nicht mit Zungenbiss, Harnabgang und Bewusstseinsverlust einher.
Dissoziative Sensibilitäts- und Empfindungsstörungen	Es liegen Funktionsausfälle auf dem Gebiet der Sensorik und/oder Sensibilität vor, wie z. B. Blindheit, Taubheit, Parästhesien, Hyperästhesien.
	Beispiel aus dem FDS[a]: „Einige Menschen spüren manchmal Körperteile nicht mehr oder erleben eigenartige Gefühle wie z. B. Brennen, Kribbeln oder Taubheit, ohne dass ein Arzt eine körperliche Ursache finden konnte."

[a]FDS: Fragebogen zu dissoziativen Symptomen. Der FDS ist ein Selbstbeurteilungsverfahren zur syndromalen Diagnostik dissoziativer Phänomene (▶ Kap. 2.7.4).

- der bewussten und absichtlichen Vortäuschung und Nachahmung von Krankheitssymptomen (**Simulation**) oder
- der gleichfalls absichtlichen Übertreibung tatsächlich vorhandener Krankheitssymptome und Krankheitsempfindungen (**Aggravation**, psychogene Überlagerung). Dies spielt vor allem bei zivil- und sozialrechtlichen Begutachtungen eine wichtige Rolle.

Des Weiteren ist zu beachten, dass **dissoziative Phänomene bei** einer Vielzahl von **anderen psychischen Störungen** auftreten können. In diesem Zusammenhang sind vor allem folgende psychiatrische Erkrankungen auszuschließen:
- Schizophrenie (z. B. katatoner Stupor),
- depressive Episoden (z. B. depressiver Stupor),
- posttraumatische Belastungsstörung (z. B. psychogene Amnesie),
- Substanzabhängigkeit (z. B. im Rahmen von Entzugssyndromen),
- Borderlinepersönlichkeitsstörung (z. B. Identitätskonfusion).

Psychotherapeutische Verfahren stellen das Mittel der Wahl zur Behandlung von dissoziativen Störungen oder Konversionsstörungen dar (► Kap. 3.3). Nach Ermann (1997) gilt die Psychotherapie von Konversionsstörungen als Domäne der Psychoanalyse. Unsere klinische Erfahrung zeigt, dass gesprächspsychotherapeutische und suggestive Verfahren wirksam sind. Eine medikamentöse Therapie kommt kaum in Betracht. Zur Vertiefung empfehlen wir das Buch „Dissoziative Störungen und Konversion. Trauma und Traumatherapie" (Fiedler 2001).

8.5 Somatoforme Störungen

Die Bezeichnung somatoforme Störungen löste die alten Begriffe „polysymptomatische Hysterie" und „Briquet-Syndrom" ab. Nach Hoffmann (1998) handelt es sich bei den somatoformen Störungen um **Störungen, die wie körperlich verursachte aussehen, es aber nach dem gegenwärtigen Erkenntnisstand nicht sind.** Somatoforme Störungen kommen in allen medizinischen Fachdisziplinen vor. Innerhalb der klinisch-somatischen Medizin wird hierfür häufig der allgemeine Terminus „funktionelle Störungen" synonym verwendet.

Typisch für Patienten mit somatoformen oder funktionellen Störungen ist ein Krankheitsverhalten, das als **Somatisierung** bezeichnet wird. Hierunter wird nach Lipowski (1988) eine Tendenz verstanden, körperliche Beschwerden und Symptome, die nicht ausreichend durch ein organisches Korrelat erklärbar sind,
- zu erleben und auszudrücken,
- sie einer körperlichen Krankheit zuzuschreiben und vor diesem Hintergrund,
- medizinische Hilfe in Anspruch zu nehmen.

Im Verlauf treten oftmals depressive und Angstsyndrome sowie Substanzmissbrauch sekundär auf.

Somatisierung kann sich als Reaktion auf psychosoziale Stressoren im Kontext von emotional belastenden Lebensereignissen manifestieren. In einer tiefenpsychologischen Perspektive soll hierbei die sog. alexithyme Persönlichkeit eine wichtige Rolle spielen. **Alexithymie** („Lesestörung für Gefühle") ist definiert durch die Beeinträchtigung, Gefühle bei sich zu erkennen, zu erleben und zu verbalisieren. Als Folge können Emotionen nicht von körperlichen Empfindungen unterschieden werden.

▣ **Tab. 8.12** Charakteristika der somatoformen Störungen nach der ICD-10

Art der Störung	Charakteristika
Somatisierungs-störung	Habituelle, seit mindestens 2 Jahren andauernde, multiple körperliche Beschwerden und Symptome auf den Gebieten des Verdauungssystems, des Zirkulationssystems, des Urogenitalsystems, der Haut und/oder des nozizeptiven Systems. Beispiele sind Übelkeit, Völlegefühl, Schmerzen im Bauch oder in der Magengegend, schlechter Geschmack im Mund oder stark belegte Zunge, häufiger Durchfall oder häufiger Stuhldrang, Herzrasen oder Herzstolpern, Druckgefühl in der Herzgegend, häufiges Wasserlassen, unangenehme Empfindungen im oder am Genitalbereich, unge-wöhnlicher oder verstärkter Ausfluss aus der Scheide, Flecken oder Farbänderungen der Haut, Schmerzen beim Wasserlassen, beim Geschlechtsverkehr, in den Armen oder Beinen, Rückenschmerzen, Kopf- oder Gesichtsschmerzen usw.
	Für die körperlichen Beschwerden und Symptome bestehen keine erklärenden pathologischen Befunde.
	Schwierigkeit der Betroffenen zu akzeptieren, dass der konsultierte Arzt keine erklärenden organischen Korrelate für die subjektiv empfundenen körperlichen Beschwerden finden kann.
	Häufiger Arztwechsel („doctor shopping") und/oder Selbstmedikation
	Starke Beeinträchtigung des Alltagslebens der Betroffenen (z. B. sehr hohe Anzahl von Krankenhaustagen und Arbeitsfehlzeiten)
	Häufig defizitäre und traumatische Erfahrungen in der frühen biographischen Entwicklung (z. B. körperlicher und/oder sexueller Missbrauch, schwere körperliche Krankheiten von nahen Familienmitgliedern, abnorme familiäre Beziehungsmuster)
Undifferenzierte Somatisierungs-störung	Im Gegensatz zur Somatisierungsstörung bestehen die körperlichen Beschwerden und Symptome weniger als 2 Jahre und sind weniger zahlreich.
Hypochon-drische Störung	Bei der hypochondrischen Störung im engeren Sinne dominiert eine seit minde-stens 6 Monaten anhaltende Angst oder Überzeugung, an einer schweren und fortschreitenden körperlichen Erkrankung zu leiden. Die Betroffenen beschäftigen sich exzessiv mit der eigenen Gesundheit und es liegt eine ängstlich-misstrauische Selbstbeobachtung vor.
	Bei der Dysmorphophobie im Sinne einer hypochondrischen Störung besteht eine seit mindestens 6 Monaten anhaltende und überwertige Überzeugung, dass ein Körperteil entstellt sei, obwohl der Körper objektiv als normal erscheint. Falls eine geringe körperliche Anomalität besteht, ist der Patient unverhältnismäßig stark von dem vermeintlichen Makel in seiner äußeren Erscheinung betroffen.
Somatoforme autonome Funktionsstö-rung	Typisch sind körperliche Beschwerden und Symptome, die sich auf ein bestimm-tes Organ oder Organsystem mit prominenter autonomer Innervation zentrieren. Hierunter sind die „Herzangstneurose", das „Colon irritabile", der „Reizmagen", das „Hyperventilationssyndrom" und die „Reizblase" zu subsumieren.
	Gleichzeitig bestehen allgemeine psychovegetative Symptome (z. B. Schwitzen, Erröten, Herzklopfen).
Anhaltende somatoforme Schmerzstö-rung	Charakteristisch sind anhaltende, länger als 6 Monate dauernde Schmerzen in einem Körperteil, die den Betroffenen stark beschäftigen und aus dem erhobenen somatischen Befund nicht konklusiv erklärt werden können (z. B. Urogenital-schmerz, Kopfschmerz, Rückenschmerz, Gesichts- und Zahnschmerz).

◘ Tab. 8.12 fasst die Charakteristika der in der ICD-10 aufgelisteten somatoformen Störungen zusammen.

Die **Diagnose** einer somatoformen Störung erfordert eine umfassende psychiatrische und somatische Exploration des Patienten. **Erklärende** organische Ursachen müssen sicher ausgeschlossen sein. Deshalb geht es zunächst darum, sich einen Überblick über die vom Patienten angegebenen körperlichen Missempfindungen und Störungen von Funktionsabläufen zu verschaffen. Hierbei ist der SOMS-Selbstbeurteilungsfragebogen vorteilhaft einzusetzen (► Kap. 2.7.4). Gleichzeitig sind die bisherigen organmedizinischen diagnostischen und therapeutischen Maßnahmen mit dem zuweisenden somatisch-medizinischen Kollegen zu besprechen. Gegebenenfalls kann es erforderlich sein, hilfreiche Zusatzuntersuchungen zu veranlassen (z. B. Screening für Schilddrüsenfunktionsstörungen, Bestimmung der Rheumafaktoren im Serum, Sero- und Liquordiagnostik der Neurosyphilis, serologische Tests zum Nachweis HIV-spezifischer Antikörper). Es sei betont, dass das Vorliegen einer somatoformen Störung nicht grundsätzlich zusätzliche körperliche Erkrankungen ausschließt; diese dürfen aber das somatoforme Beschwerdebild nicht hinreichend erklären.

Anschließend sind die berichteten somatischen Beschwerden und Symptome psychopathologisch einzuordnen. Hierzu empfiehlt sich ein multidimensionales Beschreibungssystem von Somatisierungssymptomen und Somatisierungssyndromen (mod. nach Mayou et al. 2005), das in ◘ Tab. 8.13 zusammengefasst ist.

Die somatoforme Symptomatik ist streng von der Simulation zu unterscheiden.

Differenzialdiagnostisch sind somatoforme Störungen von den nachfolgenden psychischen Störungen abzugrenzen:

- Schizophrenie (z. B. Zönästhesien),
- artifizielle Störungen,
- Panikstörung,
- depressive Störungen (z. B. somatisierte, maskierte oder larvierte Depression).

Im Gegensatz zu depressiven Patienten weigern sich primär somatoforme Patienten in aller Regel hartnäckig, die medizinische Feststellung zu akzeptieren, dass keine ausreichende körperliche Ursache für die somatischen Symptome vorliegt. Hiernach können wir zwischen **fakultativen Somatisierern** (z. B. larvierte Depression) und **anhaltenden Somatisierern** (z. B. Somatisierungsstörung) differenzieren.

Unsere klinische Erfahrung bei der **Behandlung** von somatoformen Störungen zeigt, dass anhaltende Somatisierer ohne manifeste sekundäre Depression (mit Ausnahme von Patienten mit somatoformen Schmerzstörungen) Dosierungen von Antidepressiva nach den Regeln der Behandlung der depressiven Episode häufig wenig oder nicht tolerieren. Auf der anderen Seite sind **Antidepressiva mit dualem Wirkmechanismus**, wie z. B. die SNRI Duloxetin und Milnacipran, **bei somatoformen Schmerzstörungen** durchaus angezeigt, weil sie analgetische Effekte entfalten können. Sie beeinflussen positiv das nozizeptive System, welches durch die absteigenden serotonergen und noradrenergen Fasern auf der spinalen Ebene moduliert wird. Es sei betont, dass das zur Therapie der somatoformen Schmerzstörung gewählte, dual wirksame Antidepressivum über mindestens 3 Monate in ausreichender Dosierung (z. B. Duloxetin 60–120 mg/die) verabreicht werden sollte. **Bei allen anderen somatoformen Störungen** stellen **kognitiv-verhaltenstherapeutische Behandlungsverfahren das Mittel der Wahl** dar. ◘ Tab. 8.14 gibt einen möglichen psychotherapeutischen Behandlungsplan für Patienten mit somatoformen Störungen wieder (nach Rief u. Hiller 1992).

◻ **Tab. 8.13** Multidimensionales Beschreibungssystem von Somatisierungssymptomen und Somatisierungssyndromen (mod. nach Mayou et al. 2005)

Somatische Beschwerden und Symptome	Mono-/oligosymptomatisch versus polysymptomatisch
	Akuität versus Chronizität
Krankheitsbezogene Überzeugungen	Hypochondrische Ängste
	Externalisierende Attributionen (z. B. Belastung durch Umweltnoxen)
	Subjektive Krankheitskonzepte (organisch zentriert, stressbezogen, konfliktorientiert)
Krankheitsverhalten	Kontaktverhalten zu Ärzten bzw. Krankenhäusern
	Selbstdestruktive Dimension: Anzahl invasiver Eingriffe, Suizidalität, offenes oder heimliches selbstbeschädigendes Verhalten
Psychosoziale Stressoren	Akut versus chronisch
	Hinweise auf Traumatisierungen in der frühen biographischen Entwicklung
Psychosoziale und sozioökonomische Konsequenzen	Sekundärer Krankheitsgewinn
	Arbeitsfehlzeiten
	Frühpensionierung
	Schadensansprüche
Sekundäre psychische Störungen im Verlauf	Angsterkrankungen
	Depressive Störungen
	Substanzabhängigkeit
Komorbide posttraumatische Belastungsstörungen	Somatoforme Störungen kommen häufig nach traumatischen Ereignissen bzw. im Zusammenhang mit posttraumatischen Belastungsstörungen vor.
Komorbide Persönlichkeitsstörungen	Somatisierungsstörungen und undifferenzierte Somatisierungsstörungen sind häufig mit histrionischen und Borderlinepersönlichkeitsstörungen vergesellschaftet.
	Hypochondrische Störungen sind häufig mit narzisstischen und zwanghaften Persönlichkeitsstörungen assoziiert.
	Somatoforme autonome Funktionsstörungen und somatoforme Schmerzstörungen gehen nicht selten mit abhängigen Persönlichkeitsstörungen einher.
Kontrolle über Symptomproduktion	**Somatoform:** unbewusste Handlung und unbewusste Motivation
	Artifiziell: bewusste Handlung und unbewusste Motivation
	Simuliert: bewusste Handlung und bewusste Motivation

Tab. 8.14 Psychotherapeutischer Behandlungsplan für Patienten mit somatoformen Störungen (nach Rief u. Hiller 1992)

Ziele	Maßnahmen
1. Phase: Diagnostik und Beziehungsaufbau	
Vollständige Anamnese erheben und vertrauensvolle Beziehung herstellen	Den Patienten seine körperlichen Beschwerden ausführlich darstellen lassen
	Realität der Beschwerden anerkennen
	Verständnis zeigen
	Akzeptanz signalisieren
Behandlungsmotivation aufbauen	Klar und verständlich über Untersuchungsergebnisse informieren
	Psychosoziale Belastungen identifizieren
	Körperliche, depressive und ängstliche Symptome sowie psychosoziale Stressoren zusammenfassend erörtern
	Unrealistische Ziele (z. B. „Heilung") relativieren
	Psychotherapeutische Möglichkeiten aufzeigen (z. B. Entspannung, Stressreduktion)
2. Phase: Selbstkontrolle und Lebensqualität	
Psychosomatisches Krankheitsverständnis entwickeln	Zusammenhänge zwischen körperlichen und psychischen Prozessen demonstrieren (z. B. Symptomtagebücher, Biofeedbackmethoden)
Somatomedizinische Maßnahmen reduzieren	Termine für Arztbesuche zeitkontingentierend festlegen
	Medikamentenkonsum reduzieren
	Ärztliche Rückversicherungen möglichst vermeiden
Abbau von inadäquatem Schonverhalten	Aufbau von sportlichen Aktivitäten
	Übernahme von Verantwortung in Familie und Beruf
Kognitive Umstrukturierung	Krankheitsängste offen ansprechen
	Alternativerklärungen suchen und überprüfen
	Symptomtagebücher
Verbesserung der Lebensqualität	Förderung von sozialen Kontakten
	Unternehmungen in der Freizeit, Hobbys, Interessen usw.

8.6   Andere neurotische Störungen

8.6.1   Depersonalisations-/Derealisationssyndrom

Traditionellerweise werden in der deutschsprachigen Psychiatrie die Symptome Depersonalisation und Derealisation als nicht durch eine Ich-fremde Instanz beeinflusste Ich-Störungen aufgefasst (► Kap. 2.3.2, Abschn. „Ich-Störungen"). Dies hängt mit der Schizophrenielehre von Bleuler (1911) mit ihrem zentralen Modell von Spaltungsvorgängen oder Fragmentation des Ichs zusammen. In den Konzepten aus dem angloamerikanischen Raum hingegen werden Depersonalisation und Derealisation als dissoziative Phänomene verstanden, weshalb im DSM-IV die sog. Depersonalisationsstörung folgerichtig zu den dissoziativen Störungen gezählt wird. In einer psychoanalytischen Perspektive gelten Depersonalisation und Derealisation als klinische Symptome einer „schizoiden Neurose".

Beim **Depersonalisationssyndrom** kommt die eigene Person den Betroffenen merkwürdig verändert, fremdartig und unwirklich vor. Beim **Derealisationssyndrom** erscheint die Umgebung den Betroffenen eigentümlich verändert, fremd und unwirklich.

Beispiele aus dem Fragebogen zu dissoziativen Symptomen (FDS)
- „Einige Menschen haben zeitweise das Gefühl, dass ihr Körper oder ein Teil ihres Körpers nicht zu ihnen gehört."
- „Einige Menschen haben manchmal das Gefühl, als betrachteten sie die Welt durch einen Schleier, sodass Personen und Gegenstände weit entfernt, undeutlich oder unwirklich erscheinen."
- „Einige Menschen erleben gelegentlich, dass sie in den Spiegel schauen und sich nicht erkennen."
- „Einige Menschen machen manchmal die Erfahrung, neben sich zu stehen oder sich selbst zu beobachten, wie sie etwas tun; und dabei sehen sie sich selbst tatsächlich so, als ob sie eine andere Person betrachteten."

Lange u. Bostroem (1939) charakterisierten das Depersonalisations-/Derealisationssyndrom folgendermaßen: „Es ist, als ob der Körper nicht ihnen gehörte; die eigene Stimme, das eigene Spiegelbild erscheinen ihnen fremd. Das Handeln ist mechanisch, das Ich steckt nicht drin, auch in den Wahrnehmungen und Vorstellungen nicht, denen der Kranke wie ein teilnahmsloser Zuschauer zusieht. Es ist, als ob Watte in den Ohren, eine Glasscheibe vor den Dingen wäre. Die anderen Menschen sind fern wie die Dinge. Meist klagen die Kranken beweglich über die Veränderung."

Im Allgemeinen kann festgehalten werden, dass Depersonalisation und Derealisation **Entfremdungserlebnisse ohne Realitätsverlust** darstellen. Die Veränderung wird von den Betroffenen also nicht als fremdbeeinflusst oder als von außen gemacht erlebt.

Differenzialdiagnostisch sind organische Ursachen auszuschließen. Ursachen eines organisch bedingten Depersonalisations-/Derealisationssyndroms sind nach Ehrentraut et al. (2001):
- neurologische Erkrankungen, vor allem Temporallappenepilepsien, Migräne, Gehirntumoren, zerebrovaskuläre Erkrankungen, Enzephalitiden;
- Hemidepersonalisation bei rechtsparietalen fokalen Hirnläsionen;
- metabolische Störungen, vor allem Hypoparathyreoidismus, Hypothyreose, Hypoglykämie;
- Substanzen, vor allem Cannabinoide, LSD.

Die Symptome **Depersonalisation und Derealisation** können **im Verlauf zahlreicher psychischer Störungen** beobachtet werden. Hierbei sind in erster Linie zu nennen:

- beginnende primär degenerative demenzielle Erkrankungen,
- beginnende Schizophrenie,
- schizotype Störung,
- dissoziative Störungen (Konversionsstörungen),
- depressive Episoden,
- Panikstörung,
- posttraumatische Belastungsstörung und andauernde Persönlichkeitsänderung nach Extrembelastung,
- Substanzabhängigkeit.

Therapeutisch kommen beim Depersonalisations-/Derealisationssyndrom vorzugsweise kognitiv-verhaltenstherapeutische Verfahren und eine medikamentöse Behandlung mit SSRI in Betracht.

8.6.2 Neurasthenie

Im Verständnis der deutschsprachigen Neuropsychiatrie an der Wende vom 19. zum 20. Jahrhundert umfasst die Neurasthenie Zustände von Ermüdbarkeit bei erhöhter Empfindlichkeit, Missstimmung und Missempfindungen aller Art, die auf eine Schwäche oder Erschöpfung der Nervenkraft beruhen. Dabei wird mit dem historischen Neurastheniterminus eine mögliche organische Genese verbunden. Nach Schäfer (2002) stellen das „Chronic-Fatigue-Syndrom", die Fibromyalgie und die multiple chemische Sensitivität moderne Varianten dieses traditionellen Neurasthemiekonzepts dar, da bei ihnen eine Organizität trotz Fehlens eines eindeutigen somatischen Korrelats favorisiert wird.

In der ICD-10-Klassifikation wird die Neurasthenie unter den neurotischen und somit nicht organisch bedingten Störungen kategorial erfasst. Die ICD-10-Kriterien für die Neurasthenie sind in ◘ Tab. 8.15 zusammengefasst.

Differenzialdiagnostisch sind bei Verdacht auf eine Neurasthenie auszuschließen:

- organisch bedingte, pseudoneurasthenische Syndrome: z. B. bei Enzephalitiden, Infektionen, Hirngefäßprozessen, Residualzustand nach Schädel-Hirn-Trauma, neurodegenerativen Erkrankungen, metabolischen Störungen usw.;
- Vorstadium und Residuum bei schizophrenen Störungen;
- Dysthymia und depressive Episoden;
- Anpassungsstörungen;
- generalisierte Angststörung und Panikstörung;
- abhängige Persönlichkeitsstörung.

Die **Therapie der Neurasthenie** stützt sich einerseits auf die gesprächspsychotherapeutischen und kognitiv-verhaltenstherapeutischen Verfahren, andererseits auf die medikamentöse Therapie mit Antidepressiva. In diesem Zusammenhang sei erwähnt, dass sich bei nicht depressiven Fibromyalgiepatienten die SNRI Milnacipran und Duloxetin im Rahmen von randomisierten, plazebokontrollierten Studien als wirksam erwiesen haben. Hierbei betrug die Therapiedauer jeweils 3 Monate. Milnacipran wurde zunächst in einer Dosierung von 2-mal 12,5 mg/die oder 1-mal 25 mg/die verabreicht. Die Dosissteigerung erfolgte innerhalb von 3 Wochen bis zu einer Maximaldosis von 2-mal 100 mg/die oder 1-mal 200 mg/die. Duloxetin

◘ Tab. 8.15 Diagnostische Kriterien für die Neurasthenie nach der ICD-10

Entweder liegen ein anhaltendes und quälendes **Erschöpfungsgefühl nach geringer geistiger Anstrengung** (z. B. nach der Bewältigung oder dem Bewältigungsversuch alltäglicher Aufgaben, die keine ungewöhnlichen geistigen Anstrengungen erfordern) **oder** eine anhaltende und quälende **Müdigkeit und Schwäche nach nur geringer körperlicher Anstrengung** vor.	
≥1 der folgenden Symptome:	Akute oder chronische Muskelschmerzen
	Benommenheit
	Spannungskopfschmerz
	Schlafstörung
	Unfähigkeit zu entspannen
	Reizbarkeit
Die Betroffenen sind nicht in der Lage, sich von dem anhaltenden und quälenden Erschöpfungsgefühl bzw. von der Müdigkeit und Schwäche innerhalb eines normalen Zeitraums von Ruhe, Entspannung oder Ablenkung zu erholen.	
Die Dauer der Störung beträgt **mindestens 3 Monate**.	

wurde entweder in einer Dosierung von 1-mal 60 mg/die oder von 2-mal 60 mg/die appliziert. Als häufigste unerwünschte Nebenwirkungen wurden Übelkeit und Schwitzen beobachtet.

Verhaltensauffälligkeiten mit körperlichen Störungen und Faktoren (F50–F59)

9.1   Essstörungen

9.1.1   Allgemeines

Allen psychogenen Essstörungen gemeinsam sind **pathologische Verhaltensmuster, die zu körperlichen Störungen** führen. In einer klinischen Betrachtungsweise können die Störungen des Essverhaltens in **3 Hauptgruppen** unterteilt werden:

- Anorektisches Essverhalten: pathologisches Bedürfnis, das eigene Körpergewicht zu reduzieren.
- Bulimisches Essverhalten: episodische Essanfälle mit Kontrollverlust und Verhaltensweisen, die einer Gewichtszunahme konsequent gegensteuern. Bulimie bedeutet „Ochsenhunger".
- Binge-Eating-Verhalten: episodische Essanfälle mit Kontrollverlust, ohne dass jedoch die Betroffenen einer Gewichtszunahme konsequent gegensteuern. „To binge" heißt „wie ein Scheunendrescher fressen".

Zur ersten Gruppe gehören die Patienten mit einer **Anorexia nervosa**; zur zweiten Gruppe werden die Patienten mit einer **Bulimia nervosa** gezählt und zur dritten Gruppe werden die Patienten mit einer **Binge-Eating-Störung** gerechnet.

Die **Ätiopathogenese** der psychogenen Essstörungen ist multifaktoriell. Nachfolgende Faktoren können bei deren Entstehung eine Rolle spielen:

- **Soziokulturelle Faktoren**: In der westlichen, entwickelten Welt dominiert ein gesellschaftliches Schönheitsideal des schlanken, jugendlichen und durch Sport geformten Körpers.
- **Persönlichkeitsfaktoren**: Essgestörte Patienten zeigen einerseits perfektionistische, zwanghafte Persönlichkeitszüge, andererseits Mangel an Selbstvertrauen. Sie neigen zu Diätverhalten, nehmen oft Ballettunterricht, streben häufig Schauspieler-, Fotomodell-, Jockeykarrieren an.
- **Entwicklungspsychologische Faktoren**: Bei essgestörten Patienten finden sich Verlusterlebnisse wie z. B. Tod naher Angehöriger oder enger Freunde, traumatisierende Erfahrungen wie sexuelle Misshandlungen sowie Kränkungserlebnisse in ersten sexuellen Beziehungen.
- **Genetische Faktoren**: Familienstudien ergeben, dass bei Angehörigen ersten Grades bulimischer bzw. anorektischer Patienten Essstörungen und depressive Störungen gehäuft auftreten. Zusätzlich werden bei Müttern anorektischer Patienten vermehrt Zwangsstörungen beobachtet. Die Konkordanzrate für die restriktive Form der Anorexia nervosa liegt bei eineiigen Zwillingen bei 66 %, bei zweieiigen Zwillingen bei 0 %.

Epidemiologischen Studien zufolge beträgt die **Häufigkeit** der psychogenen Essstörungen Anorexia nervosa, Bulimia nervosa und Binge-Eating-Störung bei Mädchen und Frauen der Allgemeinbevölkerung in den westlichen Industrienationen etwa 3,5 %. Circa 10 % aller anorektischen und bulimischen Patienten sowie rund 30 % aller Patienten mit Binge-Eating-Störung sind männlich. Bulimie und Binge-Eating sind häufiger als Anorexie. In nichtwestlichen Entwicklungsländern sind Essstörungen selten.

◘ Tab. 9.1 Somatische Befunde und Komplikationen bei Anorexia nervosa	
Allgemeines	Verringertes Größenwachstum, Hypothermie, reduzierter Allgemein- und Ernährungszustand, Untergewicht
Haut	Trockene und schuppige Hautbeschaffenheit sowie Haarausfall u. a. infolge von Zinkmangel, geringe subkutane Fettmasse, Lanugobehaarung (feine, flaumige Körperbehaarung)
Urogenitalsystem	Periphere Ödeme
Zirkulationssystem	Häufig Sinusbradykardien, Herzrhythmusstörungen während der Sportausübung untergewichtiger Anorexiepatienten, Hypercholesterinämie
Verdauungssystem	Bauchschmerzen im Rahmen eines Arteria-mesenterica-superior-Syndroms, Obstipation, Glossitis, Transaminasenerhöhung, Hypoglykämie, erniedrigtes Leptin
Blutsystem	Leukopenie
Skelett	Osteoporose
ZNS	Reversible Hirnatrophie
Neuroendokrinologisches System	Amenorrhö und niedrige Serumöstrogenspiegel bei Frauen, niedrige Serumtestosteronspiegel bei Männern, vermindertes Gesamt-T_3 bei normalem TSH, Erhöhung von Cortisol und Corticotropin-Releasing-Hormon

9.1.2 Klinik

Patienten mit **Anorexia nervosa (Synonyme: Anorexie, Magersucht)** restringieren ihre Nahrungsaufnahme massiv. Sie stellen sich fettarme Diäten zusammen. Sie neigen dazu, die Nahrung in winzige Stücke zu zerschneiden, bis diese tatsächlich unappetitlich erscheinen. Anstatt zu essen, trinken sie große Mengen an Wasser. Andererseits beschäftigen sie sich ständig mit den Themen Essen, Kalorien und Körpergewicht. Sie sammeln Kochrezepte und bereiten bereitwillig die Mahlzeiten für die ganze Familie vor, ohne aber anschließend mitzuessen. Ihre Körperwahrnehmung ist verzerrt. Selbst wenn sie bereits ausgemergelt und ausgezehrt imponieren, halten sie sich immer noch für zu dick. Um ihrem Schlankheitsideal nahezukommen, betreiben sie exzessiv Sport (z. B. Gymnastik, Aerobic, Jogging, Schwimmen). Ein Krankheitsgefühl besteht in der Regel nicht. Sie sind angepasst und gewissenhaft, sehr leistungsorientiert und ehrgeizig. Sie erzielen oftmals in der Schule, im Studium oder im Beruf überdurchschnittliche Leistungen. Bei der restriktiven oder asketischen Form treten im Gegensatz zur aktiven oder „Purging-Form" der Anorexie keine Heißhungerattacken, kein selbstinduziertes Erbrechen und kein Missbrauch von Laxanzien, Diuretika, Appetitzüglern oder Schilddrüsenpräparaten auf. Somatische Komplikationen infolge des Untergewichts sind häufig. ◘ Tab. 9.1 gibt eine orientierende Übersicht über somatische Befunde und Komplikationen bei anorektischen Patienten (mod. nach Fichter 2006).

Patienten mit **Bulimia nervosa (Synonym: Bulimie)** haben immer wieder episodisch auftretende Heißhungerattacken, bei denen sie große Mengen hochkalorischer, oftmals süßer Nahrung verschlingen. Typisch ist dabei der Kontrollverlust, denn nicht selten werden während der Essanfälle bis zu 15.000 Kilokalorien und mehr hastig gegessen. Nach den Heißhungerattacken lösen viele bulimische Patienten bei sich Erbrechen aus, weil sie befürchten, ansonsten zu dick zu werden. Außerhalb der Essanfälle fasten die Betroffenen. Während der Hungerperiode wird das Hungergefühl schließlich wieder so intensiv, dass es erneut zu Heißhungerattacken kommt.

◪ **Tab. 9.2** Somatische Befunde und Komplikationen bei Bulimia nervosa	
Allgemeines	Karies, Schwellungen der Wangen, Vergrößerung der Speicheldrüsen, insbesondere der Parotis, periorale Dermatitis, Halsentzündungen, in der Regel Normalgewicht
Urogenitalsystem	Hypophosphatämie, Erhöhung der harnpflichtigen Substanzen mit Nierenversagen, Hypochlorämie und Hypokaliämie, metabolische Alkalose
Zirkulationssystem	Herzrhythmusstörungen infolge von Hypokaliämie
Verdauungssystem	Obstipation, Ösophagitis, Magenerweiterungen bis hin zu Rupturen, Amylaseerhöhungen
Respirationssystem	Aspirationspneumonie
ZNS	Epileptiforme Krampfanfälle
Neuroendokrinologisches System	Oligomenorrhö bei Frauen

Bulimische Patienten empfinden ihr Essverhalten als abnorm, machen sich Selbstvorwürfe und leiden unter Schuldgefühlen. Andererseits sind ihre Gedanken auf Körpergewicht und Schlanksein als Schönheitsideal zentriert. Zwanghafte und perfektionistische Persönlichkeitszüge lassen sich im Allgemeinen nachweisen. Nach dem Kontrollverlust bei den Heißhungerattacken dominiert eine depressive Stimmungslage. Es kann zwischen einer „Purging-Form" und einer „Nicht-purging-Form" der Bulimie unterschieden werden: Bei der Ersteren kommt es zu selbstinduziertem Erbrechen und anderen gegensteuernden Maßnahmen wie Missbrauch von Laxanzien, Diuretika, Appetitzüglern oder Schilddrüsenpräparaten; bei der Letzteren bestehen die gegensteuernden Maßnahmen aus Diät und/oder exzessiver Bewegung. Im Gefolge des Erbrechens kann eine Reihe von somatischen Komplikationen auftreten. ◪ Tab. 9.2 fasst mögliche somatische Befunde und Komplikationen bei der Bulimie zusammen (mod. nach Fichter 2006).

Patienten mit **Binge-Eating-Störung bzw. mit psychogenen Essattacken ohne Kompensationsverhalten** erleiden Heißhungerattacken mit Kontrollverlust. Als Auslöser kommen Gefühle der inneren Leere, Langeweile oder Einsamkeit in Betracht. Da gegensteuernde Maßnahmen wie Diät, körperliche Bewegung, Erbrechen oder Missbrauch von Laxanzien usw. fehlen, ist die überwiegende Mehrzahl der Betroffenen übergewichtig. Die Patienten empfinden nach den Essattacken Ekel und Schuldgefühle, fühlen sich angewidert, frustriert und deprimiert. Somatische Komplikationen sind Herz-Kreislauf-Erkrankungen und Diabetes mellitus.

Die Anorexia nervosa weist 2 **Erkrankungsgipfel** auf. Der erste Erkrankungsgipfel liegt bei Mädchen im Alter von 14 und 15 Jahren, der zweite bei Frauen im Alter von 18 Jahren. Die Bulimia nervosa beginnt später, häufig im Alter von 18 und 19 Jahren. Im Kindesalter sind sowohl Anorexie als auch Bulimie selten. Vom **Verlauf der Magersucht** wissen wir, dass 25 % aller Fälle genesen. In 50 % der Fälle finden sich inkomplette Remissionen mit kompromisshafter Lebensbewältigung. Die restlichen 25 % weisen extrem ungünstige Lebensläufe auf, wobei hiervon etwa 7 % durch Suizid oder aufgrund somatischer Komplikationen im Gefolge der Anorexie sterben. Circa die Hälfte aller anorektischen Patienten entwickelt insbesondere während des ersten Jahrs nach Beginn der Magersucht bulimisches Essverhalten. Prognostisch günstige Faktoren bei der Anorexie sind Erkrankungsbeginn vor dem 18. Lebensjahr und Fehlen von „Purging-Verhalten". Mittlerweile liegen Langzeitkatamnesen zum **Verlauf der Bulimie** vor. Etwa 50 % aller Fälle remittieren vollständig, ca. 20 % chronifizieren und knapp 30 % erleiden rezidivierend Rückfälle im Langzeitverlauf. Die Mortalitätsrate bei der Bulimia nervosa liegt bei etwa 2 %. Als prognostisch ungünstige Faktoren für bulimische Patienten gelten komorbide Cluster-B-Persönlichkeitsstörungen. Zum **Verlauf der Binge-Eating-Störung** existieren bislang nur wenige Daten. Es wird geschätzt, dass rund 70 % aller Fälle im Langzeitverlauf genesen. Etwa 10 % aller Betroffenen haben eine positive Anamnese für früheres bulimisches Essverhalten. Circa 25 % aller Patienten mit Adipositas erfüllen die Kriterien für die Binge-Eating-Störung. In der Zusammenschau kann festgehalten werden, dass Binge-Eating-Störung und Bulimia nervosa einen günstigeren Langzeitverlauf als Anorexia nervosa aufweisen.

9.1.3 Diagnostik und Differenzialdiagnostik

Als **Screeningfragen** nach Essstörungen dienen:
1. Kam es schon einmal vor, dass andere Menschen sagten, Sie seien zu dünn?
2. Hatten Sie jemals Essanfälle, bei denen Sie das Gefühl hatten, Ihr Essverhalten nicht mehr kontrollieren zu können?

Die gezielte Exploration nach möglichen Essanfällen und selbstinduziertem Erbrechen ist essenziell, weil sich bulimische Patienten ihrer Krankheit für gewöhnlich schämen und sie deshalb vor anderen verheimlichen.

Gleichzeitig ist im Rahmen des Screenings **bei erwachsenen Patienten** der **Body-Mass-Index (BMI) oder Quetelet-Index** zu berechnen: BMI = Gewicht in kg / Körpergröße in m^2. Der BMI dient der Ermittlung des Normal-, Unter- oder Übergewichts bei Erwachsenen. Im Bevölkerungsdurchschnitt gilt ein BMI von 18,5 bis <25 als Normalwert (Normalgewicht). Präadipositas liegt bei einem BMI von 25 bis <30 vor. Stark übergewichtig sind Personen mit einem BMI von 30 und mehr. Wir unterscheiden zwischen Adipositas Grad I (BMI von 30 bis <35), Adipositas Grad II (BMI von 35 bis <40) und Adipositas Grad III (BMI ≥40). Ein klinisch relevantes Untergewicht liegt bei einem BMI von 17,5 und weniger vor. **Bei Kindern und Jugendlichen** sind hingegen sog. **Perzentile** (Wachstums- und Gewichtskurven) zu bestimmen. Anorektische Patienten sind untergewichtig; bulimische Patienten sind in der Regel normalgewichtig und Patienten mit Binge-Eating-Störung imponieren größtenteils übergewichtig.

In ◻ Tab. 9.3 sind die diagnostischen Kriterien für die Anorexia nervosa und die Bulimia nervosa nach der ICD-10 und die Forschungskriterien für die Binge-Eating-Störung nach dem DSM-IV aufgelistet.

Bei Patienten mit Verdacht auf Essstörungen kommt der **gründlichen somatischen Diagnostik** besondere Bedeutung zu. Zum einen dient sie dem **Ausschluss organischer Ursachen für Gewichtsverlust, Essanfälle und/oder Erbrechen**, zum anderen ermöglicht sie das zeitgerechte Erkennen somatischer Komplikationen im Rahmen von Essstörungen. ◻ Tab. 9.4 gibt eine orientierende Zusammenfassung möglicher organischer Ursachen für Störungen des Essverhaltens (mod. nach Fichter 2006).

Nach Ausschluss somatogener Faktoren für Störungen des Essverhaltens sind **differenzialdiagnostisch** nichtorganisch bedingte psychische Störungen zu bedenken. Hierbei sind in erster Linie schizophrene und verwandte psychotische Störungen, affektive Störungen, Zwangsstörung und somatoforme Störungen in Erwägung zu ziehen.

Im Hinblick auf einen mehrdimensionalen Behandlungsplan sollte der Untersucher auf mögliche **psychiatrische Komorbiditäten** der Essstörungen achten. ◻ Tab. 9.5 fasst häufige psychiatrische Komorbiditäten der Essstörungen zusammen.

◘ Tab. 9.3 Diagnostische Kriterien für Essstörungen unter Berücksichtigung der modernen Klassifikationssysteme

Anorexia nervosa nach der ICD-10	Bulimia nervosa nach der ICD-10	Binge-Eating-Störung nach dem DSM-IV
Gewichtsverlust oder bei Kindern fehlende Gewichtszunahme. Dies führt zu einem Körpergewicht von mindestens 15 % unter dem normalen oder dem für das Alter und die Körpergröße erwarteten Gewicht.	Häufige Episoden von Fressattacken (in einem Zeitraum von 3 Monaten mindestens 2-mal pro Woche), bei denen große Mengen an Nahrung in sehr kurzer Zeit konsumiert werden	Wiederholte Episoden von Fressanfällen, charakterisiert durch Gefühl des Kontrollverlusts über das Essen und durch Verschlingen größerer Nahrungsmengen
Der Gewichtsverlust ist selbst herbeigeführt durch Vermeidung von „fettmachenden" Speisen.	Andauernde Beschäftigung mit dem Essen, eine unwiderstehliche Gier oder ein Zwang zu essen	Deutliches Leiden wegen der Fressanfälle
Selbstwahrnehmung als „zu fett" verbunden mit einer sich aufdrängenden Furcht, zu dick zu werden. Die Betroffenen legen für sich selbst eine sehr niedrige Gewichtsschwelle fest.	Die Patienten versuchen, der Gewichtszunahme durch die Nahrung mit einer oder mehreren der folgenden Verhaltensweisen entgegenzusteuern:	Fressanfälle treten gemeinsam mit mindestens 3 der folgenden Symptome auf:
	– Selbstinduziertes Erbrechen	– Wesentlich schneller essen als normal
	– Missbrauch von Abführmitteln	– Essen bis zu einem unangenehmen Völlegefühl
	– Zeitweilige Hungerperioden	– Essen großer Nahrungsmengen, wenn man sich körperlich nicht hungrig fühlt
	– Gebrauch von Appetitzüglern, Schilddrüsenpräparaten oder Diuretika; wenn die Bulimie bei Diabetikern auftritt, kann es zu einer Vernachlässigung der Insulinbehandlung kommen	– Allein essen aus Verlegenheit über die Menge, die man isst
		– Ekelgefühle gegenüber sich selbst, Deprimiertheit oder große Schuldgefühle nach dem übermäßigen Essen
Umfassende endokrine Störung der Achse Hypothalamus-Hypophyse-Gonaden; sie manifestiert sich bei Frauen als Amenorrhö, bei Männern als Interessenverlust an Sexualität und Potenzverlust. Eine Ausnahme stellt das Persistieren vaginaler Blutungen bei anorektischen Frauen dar, die eine Hormonsubstitution erhalten (meist als kontrazeptive Medikation).	Selbstwahrnehmung als „zu fett" mit einer sich aufdrängenden Furcht, zu dick zu werden (was meist zu Untergewicht führt)	Fressanfälle treten im Durchschnitt an mindestens 2 Tagen in der Woche für 6 Monate auf. Sie gehen nicht mit dem regelmäßigen Einsatz von unangemessenen kompensatorischen Verhaltensweisen einher (z. B. „Purging-Verhalten", exzessive körperliche Betätigung, Fasten) und treten nicht ausschließlich im Verlauf einer Anorexia nervosa oder Bulimia nervosa auf.

9

▢ **Tab. 9.4** Organische Ursachen für Störungen des Essverhaltens	
Tumorerkrankungen	Zum Beispiel hypophysäre Tumoren, hypothalamische Tumoren, Pankreaskarzinom, Lymphome, tumorbedingte Pylorusstenose
Neurologische Erkrankungen	Zum Beispiel Schädel-Hirn-Traumata, Klüver-Bucy-Syndrom (bilaterale temporobasale Hirnläsion mit sexueller Enthemmung und zwanghaftem Führen von Gegenständen zum Mund), Kleine-Levin-Syndrom (Schlaf-Wach-Regulationsstörung bei jungen Männern mit plötzlichen Schlaf- und Essanfällen)
Endokrinologische Erkrankungen	Zum Beispiel Diabetes mellitus, Schwangerschaftserbrechen, Hyperthyreose, Morbus Addison, Cushing-Syndrom
Gastrointestinale Erkrankungen	Zum Beispiel Morbus Crohn, Colitis ulcerosa, Sprue, Magenulzera, chronische Pankreatitis
Infektiöse Erkrankungen	Zum Beispiel HIV, Tuberkulose, Parasitosen
Psychotrope Effekte von Pharmaka	Zum Beispiel Chemotherapeutika, Amphetaminpräparate

9.1.4 Therapie

Nach evidenzbasierten Kriterien sind kognitiv-verhaltenstherapeutische Psychotherapieverfahren bei Essstörungen wirksam. Hierbei sind

- Gewichtsnormalisierung (schrittweiser Aufbau des Körpergewichts, ggf. mittels Ernährung per Nasensonde gemäß individuellem Sondierplan),
- Normalisierung des Essverhaltens (z. B. feste Tagesstruktur mit 3 Hauptmahlzeiten, Verbreiterung des Nahrungsspektrums) und
- Veränderung ungünstiger Denkweisen

wesentliche therapeutische Ziele für die essgestörten Patienten.

Des Weiteren kommen die systemische Familientherapie, die interpersonelle Psychotherapie und körperorientierte Psychotherapieverfahren vorteilhaft zur Anwendung. Ergänzend sind Kunst- und Musiktherapie, psychoedukative Patienten- und Angehörigengruppen sowie soziotherapeutische Maßnahmen indiziert.

Die Wirksamkeit psychopharmakotherapeutischer Ansätze ist bei reiner Magersucht nach evidenzbasierten Kriterien nicht belegt. Liegen jedoch komorbide psychiatrische Erkrankungen vor (z. B. depressive Episode, Zwangsstörung), so sind zu deren Behandlung entsprechend Psychopharmaka zu applizieren.

Für die Therapie der Bulimia nervosa gilt als Medikament der ersten Wahl der SSRI Fluoxetin. Die Gabe von Fluoxetin in einer Dosierung von 60 mg/die bewirkt in der Regel eine signifikante Verminderung von Essanfällen und Erbrechen bei bulimischen Patienten. Eine effiziente Rezidivprophylaxe bei der Bulimia nervosa besteht aus der Kombination von Fluoxetin und kognitiv-verhaltenstherapeutischen Psychotherapieverfahren. Andere SSRI sind bei der Bulimie Mittel der zweiten Wahl.

SSRI können für die Behandlung der Binge-Eating-Störung vorteilhaft eingesetzt werden. Beispielsweise zeigte sich in einer plazebokontrollierten Studie, dass der SSRI Fluvoxamin eine deutliche Reduktion sowohl der Essanfälle als auch des Übergewichts bei Binge-Eating-Patienten bewirkte.

☐ **Tab. 9.5** Häufige psychiatrische Komorbiditäten der Essstörungen	
Bei der Anorexia nervosa	Zwangsstörung, unipolare depressive Störungen
Bei der Bulimia nervosa	Unipolare affektive Störungen, generalisierte Angststörung, soziale Phobien, Panikstörung, Alkoholmissbrauch, Cluster-B-Persönlichkeitsstörungen
Bei der Binge-Eating-Störung	Unipolare affektive Störungen, generalisierte Angststörung, soziale Phobien, Panikstörung, Alkoholmissbrauch, Cluster-B-Persönlichkeitsstörungen

In der Mehrzahl der Fälle können Patienten mit Essstörungen ambulant behandelt werden. Neben den üblichen psychiatrischen Indikationen (z. B. schwere depressive Symptomatik, Suizidalität) sind nachfolgende **häufige medizinische Indikationsmerkmale für eine stationäre Behandlung bei Essstörungen** zu berücksichtigen:

- Elektrolytentgleisungen (z. B. Kalium <3,0 mmol/l),
- Bradykardie (<40/min),
- Hypotonie (<90/60 mmHg),
- BMI <15,
- Hypothermie (<36 °C),
- Hypoglykämie (<60 mg/dl),
- Dehydration.

Bei einigen Patienten können die somatischen Komplikationen bei Essstörungen lebensbedrohliche Ausmaße annehmen, sodass **nach medizinischer Primärversorgung unter Umständen Behandlungsmaßnahmen unter Anwendung des Unterbringungsgesetzes** nicht umgangen werden dürfen, wie sie für suizidale Handlungen oder offene Selbstverletzungen im Extrem erforderlich sind.

9.2 Nichtorganische Schlafstörungen

9.2.1 Allgemeines

Nach Saletu u. Saletu-Zyhlarz (2001) handelt es sich bei Schlafstörungen um **Störungen des Schlafs in Bezug auf Quantität und Qualität.** Sie treten in vielen Fällen im Zusammenhang mit psychischen und somatischen Erkrankungen, aber auch mit situativen und umweltbedingten Stressoren auf. Unter Berücksichtigung der ICD-10-Klassifikation können die Schlafstörungen in **4 Syndromgruppen** unterteilt werden:

1. **Insomnien:** Es besteht ein Zuwenig an Schlaf infolge von Einschlafstörungen, Durchschlafstörungen oder frühmorgendlichem Erwachen.
2. **Hypersomnien:** Es imponieren ein Zuviel an Schlaf und eine exzessive Tagesschläfrigkeit.
3. **Störungen des Schlaf-Wach-Rhythmus:** Es liegt eine mangelhafte Übereinstimmung des inneren Schlaf-Wach-Rhythmus und des von außen vorgegebenen 24-h-Rhythmus vor (z. B. bei Schichtarbeit oder bei Zeitzonenwechsel), was zu Klagen über Schlaflosigkeit oder Hypersomnie führen kann.

4. **Parasomnien:** Es handelt sich um vorübergehende Unterbrechungen des Schlafprozesses durch ungewöhnliche Verhaltensweisen (z. B. Schlafwandeln oder Somnambulismus, Alpträume, Pavor nocturnus).

Epidemiologischen Studien zufolge leiden etwa 30 % in der österreichischen bzw. deutschen Allgemeinbevölkerung unter passageren oder anhaltenden Schlafstörungen. Sie kommen gehäuft bei Frauen, bei älteren Menschen und bei Personen mit niedrigem soziökonomischem Status vor. Innerhalb der Gruppe der nichtorganischen Schlafstörungen sind Insomnien am häufigsten in der psychiatrischen Routineversorgung anzutreffen. 10–30 % aller Kinder erleben mindestens eine Episode von Schlafwandeln. Im Erwachsenenalter beträgt die Prävalenz des Somnambulismus etwa 1 %. Die Häufigkeit von Pavor nocturnus wird bei Kindern auf bis zu 6 % und bei Erwachsenen auf weniger als 1 % geschätzt. Mindestens 3 % der jungen Erwachsenen sollen unter häufig auftretenden Alpträumen leiden.

9.2.2 Klinik

Charakteristische Schlafbeschwerden bei der Insomnie sind
- Nicht-einschlafen-Können,
- häufiges Kurzerwachen,
- langes nächtliches Wachliegen,
- frühmorgendliches Erwachen,
- unruhiger, flacher Schlaf,
- nichterholsamer Schlaf,
- vegetative Überaktivität in der Nacht (z. B. Beklemmung, Herzklopfen, Schwitzen, Harndrang),
- kognitive Überaktivität in der Nacht (z. B. Gedankenkreisen und Grübelzwang).

Die Schlafbeschwerden bei der Insomnie verursachen eine **gestörte Tagesbefindlichkeit.** Sie ist gekennzeichnet durch
- Tagesmüdigkeit,
- Unwohlsein,
- Konzentrationsstörungen und verminderte Leistungsfähigkeit,
- Reizbarkeit,
- depressive Verstimmung,
- Muskelschmerzen,
- übermäßige Beschäftigung mit der Schlafschwierigkeit,
- ängstliche Einstellung gegenüber dem Schlaf,
- Gefühl der verminderten Kraftreserve,
- innere Erregung.

In einer klinischen Betrachtungsweise kann die Insomnie unter Berücksichtigung der Krankheitsdauer eingeteilt werden in:
- transitorische Insomnie: weniger als 3 Tage,
- Kurzzeitinsomnie: etwa 2–3 Wochen,
- Langzeitinsomnie: länger als 3 Wochen.

Die chronische Form der Insomnie hat in der Regel **negative Auswirkungen auf die psychosoziale Situation** der betroffenen Person. Häufig sind
- geringere Arbeitsproduktivität,
- Probleme mit Vorgesetzten und/oder Kollegen,
- Arbeitsfehlzeiten,
- weniger soziale Kontakte.

Typische Symptome der **Hypersomnie** sind
- unpassende und unerwünschte Schläfrigkeit während des Tages,
- exzessive Schlaftendenz,
- unvermeidbares Einnicken,
- Zunahme des Schlafs innerhalb eines 24-h-Schlaf-Wach-Rhythmus,
- Aufwachschwierigkeiten,
- Morgenkopfschmerz,
- Libidoverlust,
- kognitive Leistungsschwäche.

Beim **Jetlagsyndrom** und bei **Schlafstörungen aufgrund von Schichtarbeit** kommt es zu Störungen des Schlaf-Wach-Rhythmus. Die betroffenen Personen erleben Schlaflosigkeit während der Hauptschlafperiode bzw. in der Freizeit und exzessive Schläfrigkeit während der Wachperiode bzw. in der Arbeit. Andere negative Konsequenzen der Schichtarbeit können kardiovaskuläre und gastrointestinale Symptome, Substanzabusus sowie zwischenmenschliche Schwierigkeiten sein.

Beim **Schlafwandeln** verlassen die betroffenen Personen während des Schlafens das Bett und gehen mehrere Minuten bis zu einer halben Stunde umher. Währenddessen weisen sie zumeist einen leeren und starren Gesichtsausdruck auf und sind nur schwer weckbar. Nach dem Erwachen besteht eine Amnesie für das Schlafwandeln. Schlafwandeln tritt in der Regel im ersten Nachtdrittel auf. Der **Pavor nocturnus** ist gekennzeichnet durch plötzliches Erwachen im Verbund mit Panikschrei, heftiger Angst, Körperbewegungen und vegetativer Übererregbarkeit (z. B. Tachykardie, Herzklopfen, schneller Atmung, Schweißausbruch). Er tritt vor allem im ersten Nachtdrittel auf und dauert weniger als 10 min. Die Erinnerung an das Ereignis ist teilweise erhalten. **Alpträume** kommen hingegen hauptsächlich in der zweiten Nachthälfte vor. Während der Angstträume sind weder Panikschrei noch heftige Körperbewegungen zu beobachten. Nach dem Aufwachen wird der angstbesetzte Trauminhalt detailliert und lebhaft erinnert.

9.2.3 Diagnostik und Differenzialdiagnostik

Zur orientierenden Diagnostik bei Verdacht auf nichtorganische Schlafstörungen empfiehlt sich eine sorgfältige **symptomorientierte Exploration des Patienten unter Einbeziehung des Partners**. Hierbei kann vorteilhaft die Checkliste zur Symptom- und Anamneseerhebung bei Insomniepatienten nach Hajak u. Rüther (1995) eingesetzt werden, die in ◘ Tab. 9.6 zusammengefasst ist.

Die gezielte Exploration möglicher Ursachen von nichtorganischen und organischen Schlafstörungen orientiert sich an den sog. 5 „P" nach Erman (1987). Sie sind in ◘ Tab. 9.7 wiedergegeben.

▢ Tab. 9.6 Checkliste zur Symptom- und Anamneseerhebung bei Insomniepatienten (mod. nach Hajak u. Rüther 1995)

Form der Schlafstörung	Einschlafdauer
	Durchschlaffähigkeit
	Früherwachen
	Erholsamkeit des Schlafes
	Gesamtschlafzeit
Symptomatik in der Schlafperiode	Kognitive und emotionale Überaktivität in der Nacht
	Körperliche und vegetative Begleitsymptome
	Spezialsymptome, wie z. B. Alpträume, Panikschrei, Schlafwandeln, beobachtete Atemstillstände, lautes und unregelmäßiges Schnarchen, in Ruhe bzw. vor Schlafbeginn auftretende quälende Missempfindungen in den Beinen mit nicht unterdrückbarem Drang, die Beine zu bewegen („restless legs")
Tagesbefindlichkeit	Vigilanzminderung
	Aktivität- und Antriebsschwäche
	Konzentrations- und Leistungseinbußen
	Störung der Affektlage und des allgemeinen Wohlbefindens
Schlafverhalten	Falsche Schlafhygiene, wie z. B. Überlastung des Magens vor dem Schlafengehen, Fehlen eines ruhigen Schlaforts mit angemessener Zimmertemperatur und Lüftung
	Fehlende Kultivierung fester Einschlafgewohnheiten
	Störende Abendgestaltung
	Zu früh ins Bett gehen
	Tagesschlaf
Ursachen der Schlafstörung	Subjektives Krankheitskonzept bzw. Erklärungsmodell des Patienten
	Gezielte Exploration möglicher Ursachen (**die 5 „P"**)
Verlauf der Schlafstörung	Zeitpunkt der Erstsymptomatik
	Krankheitsdauer: weniger als 3 Tage, etwa 2–3 Wochen oder länger als 3 Wochen
	Symptomfluktuation
Biographie unter Berücksichtigung lebensgeschichtlicher Ereignisse	Berufsprobleme
	Prüfungen
	Wohnortwechsel
	Partnerkonflikt
	Krankheit
	Verkehrsunfall
	Scheidung
	Todesfälle in der Familie u. a.

■ **Tab. 9.6** *(Fortsetzung)* Checkliste zur Symptom- und Anamneseerhebung bei Insomniepatienten (mod. nach Hajak u. Rüther 1995)

Organische und psychiatrische Krankheitsvorgeschichte	Atemwegserkrankungen
	Endokrinopathien
	Herz-Kreislauf-Erkrankungen
	Morbus Parkinson, Epilepsien und andere Erkrankungen des ZNS
	Schmerzstörungen, z. B. Fibromyalgie
	Substanzabhängigkeit
	Affektive Störungen
	Angsterkrankungen
	Schizophrenie
	Demenz u. a.
Vorbehandlung	Selbstbehandlung (z. B. Alkohol, frei verkäufliche Schlafmittel)
	Hypnotikaeinnahme (z. B. Benzodiazepinhypnotika)
	Nichtbiologische Therapieverfahren (z. B. Entspannungsübungen, Suggestivverfahren)
	Art, Zeitpunkt, Dauer und Verlauf ambulanter und/oder stationärer Behandlungen aufgrund von Schlafstörungen

Im Rahmen der **Differenzialdiagnostik** können elektrophysiologische Verfahren zum Einsatz kommen. In diesem Zusammenhang sind u. a. **Polysomnographie** (PSG) und **Aktographie** zu nennen. Die PSG erfasst u. a. die verschiedenen Schlafstadien (REM-Schlaf und Non-REM-Schlaf mit den Phasen des Einschlafens, des oberflächlichen Schlafs, des Tiefschlafs und des eigentlichen erholsamen Schlafs) mit Hilfe von EEG, Elektromyogramm (EMG) und Elektrookulogramm (EOG). Die Aktographie dient der Unterscheidung von Ruhe und Aktivitätsperioden u. a. durch Aufzeichnung der motorischen Aktivität von Armen oder Füßen.

Die Abklärung im Schlaflabor mittels **Polysomnographie (PSG)** ist in jedem Fall indiziert bei Verdacht auf

- Narkolepsie,
- Schlafapnoe und obstruktives Schlafapnoesyndrom,
- nächtliche Anfälle im Rahmen von Epilepsien,
- periodische Bewegungen der Gliedmaßen und Restless-legs-Syndrom,
- Parasomnien.

Die PSG sollte auch bei Langzeitinsomnien unklarer Ätiopathogenese und bei therapieresistenten Schlafstörungen mit negativem Behandlungserfolg über mehr als ein halbes Jahr durchgeführt werden. Die Aktographie kann hilfreich bei der differenzialdiagnostischen Abklärung von anhaltenden Störungen des Schlaf-Wach-Rhythmus sein. Vor der Überweisung in ein Schlaflabor sind nach Holsboer-Trachsler (1993) folgende Untersuchungen zu komplettieren:

- psychiatrische Exploration und Partnerbefragung,
- Status psychicus, Status neurologicus und Status somaticus,
- Routinelabor,

◻ **Tab. 9.7** Die 5 „P" nach Erman (1987) zum systematischen Screening möglicher Ursachen von nichtorganischen und organischen Schlafstörungen

Physisch	Internistische Erkrankungen: Herz-Kreislauf-Erkrankungen, Atemwegserkrankungen, Endokrinopathien, Stoffwechselerkrankungen, rheumatologische Erkrankungen, Hepatopathien, Nierenerkrankungen
	Neurologische Erkrankungen: degenerative ZNS-Erkrankungen und Morbus Parkinson, Epilepsien, Hirntumoren, periodische Bewegungen der Gliedmaßen[a], Restless-legs-Syndrom[b], Narkolepsie[c]
	Obstruktives Schlafapnoesyndrom[d]
	Störende Außeneinflüsse (z. B. Lärm, Licht)
Physiologisch	Jetlagsyndrom
	Schichtarbeit
	Falsche Schlafhygiene
Psychologisch	Belastende Lebensereignisse in der Vorgeschichte
	Aktuelle psychosoziale Stressoren
	Persönlichkeitsbedingtes Nichtabschaltenkönnen
Psychiatrisch	Depressionen
	Angststörungen
	Posttraumatische Belastungsstörung
	Substanzabhängigkeit
	Schizophrenie
	Demenzen
Pharmakologisch	Reboundphänomene (u. a. Schlaflosigkeit) nach plötzlichem Absetzen von Benzodiazepinen bei Vorliegen einer Benzodiazepinabhängigkeit
	Beta-Blocker
	Bronchodilatatoren
	Diuretika
	Glukokortikoide
	Kalziumblocker
	Kontrazeptiva
	Psychomotorisch aktivierende Antidepressiva
	Schilddrüsenhormone
	Stimulanzien
	Zytostatika u. a.

> **◻ Tab. 9.7** (*Fortsetzung*) Die 5 „P" nach Erman (1987) zum systematischen Screening möglicher Ursachen von nichtorganischen und organischen Schlafstörungen
>
> [a]Periodische Bewegungen der Gliedmaßen: Typische Symptome im Schlaf sind stereotype, rhythmisch auftretende Bewegungen der Zehen, der Füße, der Beine, gelegentlich des gesamten Körpers sowie Missempfindungen und Bewegungsdrang der Beine.
> [b]Restless-legs-Syndrom: Charakteristische Symptome in Ruhe und vor dem Schlafbeginn sind quälende Missempfindungen der Beine mit intensivem und kaum zu unterdrückendem Bewegungsdrang.
> [c]Narkolepsie: Kennzeichnende Symptome sind Schlafanfälle mit plötzlichem Einschlafen tagsüber, Kataplexie mit plötzlichem Tonusverlust bei intensiven Gefühlsempfindungen und Wachanfälle mit Schlafparalyse und hypnagogen Halluzinationen in der Phase des Einschlafens.
> [d]Obstruktives Schlafapnoesyndrom: Infolge von nächtlichen obstruktiven Atemstillständen sind exzessive Tagesmüdigkeit, lautes und unregelmäßiges Schnarchen sowie Morgenkopfschmerz typische Symptome.

— endokrinologischer Status,
— Rheumafaktorenbestimmung,
— EKG,
— Langzeit-EKG,
— EEG,
— CCT.

Bei etwa 20 % aller Langzeitinsomnien handelt es sich um eine **primäre psychophysiologische Insomnie**. Sie stellt eine psychogene Schlafstörung dar, die weder durch psychiatrische, neurologische bzw. internistische Erkrankungen noch durch Substanzen bzw. Arzneimittel bedingt ist. **Hypersomnien** hingegen sind sehr häufig organisch bedingt (z. B. Narkolepsie, obstruktives Schlafapnoesyndrom). Fehlt eine organische Ursache für die Hypersomnie, so ist sie üblicherweise mit anderen psychiatrischen Erkrankungen assoziiert.

9.2.4 Therapie

Da bei Schlafstörungen prinzipiell **kausalbezogene Therapieverfahren** im Vordergrund stehen, beziehen sich die ersten therapeutischen Schritte auf den Ausschluss physischer, physiologischer, psychologischer, psychiatrischer und/oder pharmakologischer Ursachen (die 5 „P") und ggf. auf die Einleitung ursachenorientierter Therapiemaßnahmen. **Beispiele** hierfür sind:

— kontinuierliche Atemwegsüberdrucktherapie (CPAP: „continuous positive airway pressure") bei Hypersomnie aufgrund eines obstruktiven Schlafapnoesyndroms;
— Freistellung von Schichtarbeit bei Insomnie durch Schichtarbeit;
— Levodopapräparate oder Dopaminagonisten bei Insomnie aufgrund von periodischen Bewegungen der Gliedmaßen oder aufgrund eines Restless-legs-Syndroms;
— zunächst Gabe von Benzodiazepinen bei Reboundinsomnie im Kontext von Benzodiazepinabhängigkeit, dann fraktionierte Dosisreduktion der Benzodiazepine im Rahmen eines multimodalen Therapiekonzepts (▶ Kap. 5.2.4);
— zentrale Stimulanzien (z. B. Modafinil) bei Hypersomnie aufgrund von Narkolepsie (▶ Kap. 5.2.2);
— Basistherapie mit Antidementiva sowie Trazodon oder Zolpidem bei Insomnie im Zusammenhang mit Demenzerkrankungen (◻ Tab. 4.10);

- psychomotorisch sedierende Antidepressiva (z. B. Mirtazapin, Trazodon, Amitripytlin) bei Insomnie und/oder Alpträumen im Kontext von unipolaren affektiven Störungen, Angsterkrankungen und posttraumatischen Belastungsstörungen.

Nachfolgende therapeutische Schritte beinhalten **insomniebezogene Therapieverfahren**. Hierzu gehören:
- Aufklärung, Beratung und Schlafhygiene,
- psychotherapeutische Führung und Entspannungsverfahren,
- symptomatische Pharmakotherapie mit Hypnotika.

Die folgende Übersicht fasst wichtige Regeln der Schlafhygiene zusammen.

Regeln der Schlafhygiene

- Einhalten der individuell notwendigen Schlafmenge: Die meisten Menschen benötigen 7–8 h Schlaf, um sich tagsüber wohl und ausgeruht zu fühlen. In seltenen Fällen ist die individuell notwendige Schlafmenge größer (10 h) oder kleiner (5 h).
- Kultivierung fester Einschlafgewohnheiten: Einschlafförderlich ist es, zu regelmäßigen Zeiten zu Bett zu gehen und aufzustehen; Einschlafrituale sind hilfreich.
- Nicht zu früh ins Bett gehen und Verzicht auf Tagesschlaf.
- Angenehme Schlafbedingungen: ruhiger Schlafort, angemessene Zimmertemperatur, Lüftung, wohliges Bett, Dunkelheit usw.
- Keine Überlastung des Magens vor dem Schlafengehen.
- Verzicht auf Kaffee, Tee, Alkohol und Nikotin: Alkohol erleichtert zwar das Einschlafen, beeinträchtigt aber den Schlafrhythmus. So führen größere Mengen an Alkohol durch einen starken REM-Rebound in der zweiten Nachthälfte zu Alpträumen und Früherwachen.
- Körperliche Auslastung fördert Müdigkeit: Radfahren, Schwimmen, Spazieren, Gartenarbeit usw.
- Keine zu hohe Erwartung an die Schlafdauer hegen.
- Lieber aufstehen und lesen, als sich stundenlang im Bett wälzen.

Bei Schlafstörungen können mit Erfolg Entspannungsverfahren wie **autogenes Training** und **progressive Relaxation** angewendet werden (▶ Kap. 3.3.5). Insomniebezogene verhaltenstherapeutische Maßnahmen sind **Schlafrestriktion**, **paradoxe Intention** (z. B. „Ich will gar nicht einschlafen"; „Es geht mir gut, wenn ich den Plan verfolge, wach zu bleiben") und **Stimuluskontrollen** (z. B. „Das Bett ist nur zum Schlafen da. Es ist – mit Ausnahme von sexuellen Aktivitäten – verboten, im Bett zu essen, zu lesen, fernzusehen usw."). Das Vorgehen bei der symptomatischen Pharmakotherapie mit **Hypnotika** kann unter ▶ Kap. 3.1.5 nachgeschlagen werden. Es sei betont, dass **beim Schlafwandeln Maßnahmen zur Sicherheit des Patienten** getroffen werden müssen (z. B. Abschließen von Balkon- und Haustüren).

9.3 Sexuelle Funktionsstörungen

Nach Sigusch (2001) umfassen sexuelle Funktionsstörungen sowohl sexuelle Dysfunktionen als auch funktionelle Sexualstörungen. Hiernach können an der Entstehung sexueller Funkti-

▣ Tab. 9.8 Symptomatik der sexuellen Funktionsstörungen

Art der Störung	Symptomatik
Mangel oder Verlust von sexuellem Verlangen	Die Störung ist charakterisiert durch Lustlosigkeit oder sexuelles Desinteresse, die von der betroffenen Person selbst oder vom Partner als beeinträchtigend empfunden werden.
	Der Libidoverlust steht hierbei nicht im Zusammenhang mit Erektionsstörungen und/oder Dyspareunie.
Sexuelle Aversion	Die Vorstellung von sexueller Interaktion mit dem Partner ruft bei der betroffenen Person Widerwillen, Ängste oder Ekel hervor. Sexuelle Aktivitäten werden vermieden.
	Die Aversion beruht nicht auf einer Erwartungsangst als Reaktion auf ein früheres Versagen genitaler Funktionen.
Versagen genitaler Reaktionen	Beim betroffenen Mann besteht eine ausbleibende, verzögerte oder abgeschwächte Erektion trotz bestehender Appetenz und sexueller Erregung. Die Erektionsstörung verhindert einen befriedigenden Koitus.
	Bei der betroffenen Frau imponiert eine ausbleibende oder abgeschwächte Lubrikations-Schwell-Reaktion, sodass ein befriedigender Koitus nicht möglich ist.
Orgasmusstörung	Bei der betroffenen Person verzögert sich bzw. fehlt das Orgasmuserleben trotz einer physiologischen Erregungsphase.[a]
Ejaculatio praecox	Beim betroffenen Mann kommt es bereits vor oder unmittelbar nach der Einführung des Penis zum Samenerguss, sodass der Geschlechtsverkehr für beide Partner unbefriedigend ist.
	Der vorzeitige Samenerguss ist hierbei nicht Folge übermäßig langer sexueller Abstinenz.
Nichtorganischer Vaginismus	Bei der betroffenen Frau tritt ein Spasmus der die Vagina umgebenden Beckenbodenmuskulatur auf. Die Einführung des Penis ist unmöglich oder schmerzhaft.
	Es bestehen keine organischen Ursachen (z. B. vaginale Infektionen).
Nichtorganische Dyspareunie	Bei der betroffenen Person kommt es während des Geschlechtsverkehrs zu Schmerzen im Genitalbereich.
	Es bestehen keine organischen Ursachen (z. B. Gonorrhö, Kolpitis, Trichomoniasis).

[a]Beim Mann ist das Orgasmuserleben in der Regel mit der Ejakulation gekoppelt. Es können aber auch Ejakulationen ohne Orgasmusgefühl auftreten.

onsstörungen sowohl psychische als auch somatische Prozesse beteiligt sein. Sie haben bei den betroffenen Personen einen deutlichen Leidensdruck zur Folge. Auch verursachen sie bei ihnen zwischenmenschliche Schwierigkeiten bzw. Probleme in der Gestaltung von gewünschten sexuellen Beziehungen. In Anlehnung an den von Masters u. Johnson (1970) beschriebenen sexuellen Reaktionszyklus können die in der ICD-10-Klassifikation aufgelisteten sexuellen Funktionsstörungen unterteilt werden in:

- **Störungen des sexuellen Verlangens:** Mangel oder Verlust von sexuellem Verlangen, sexuelle Aversion;
- **Störungen der sexuellen Erregung:** Versagen genitaler Reaktionen;
- **Störungen des Orgasmus:** Orgasmusstörung, Ejaculatio praecox.

◫ **Tab. 9.9** Somatische Faktoren mit klarer Assoziation zu sexuellen Funktionsstörungen	
Neurologische Erkrankungen	Zum Beispiel Querschnittslähmungen, multiple Sklerose
Stoffwechselkrankheiten	Zum Beispiel Diabetes mellitus
Endokrinopathien	Zum Beispiel Morbus Cushing, Morbus Addison, Hypothyreose
Herz-Kreislauf-Erkrankungen	Zum Beispiel essenzielle Hypertonie
Folgen von Operationen	Zum Beispiel Zustand nach Operationen im Becken- und Genitalbereich, Status nach orthotoper Lebertransplantation (OLT)
Toxische Einflüsse	Zum Beispiel Opiate, Alkohol, Blei
Nebenwirkungen von Arzneimitteln	Vor allem SSRI[a] und Clomipramin[a], aber auch SNRI[a], Typika[b], Atypika mit prolaktinogenen Effekten[b] wie Amisulprid und Risperidon, Benzodiazepine, Beta-Blocker, Clonidin, Pharmaka mit endokrinen Effekten u. a.

[a]Bei sexuellen Nebenwirkungen unter Antidepressiva kann als therapeutische Option ein Wechsel auf die Antidepressiva Mirtazapin, Bupropion, Agomelatin oder Moclobemid erwogen werden. Sie verursachen in der Regel keine sexuellen Funktionsstörungen.
[b]Bei sexuellen Nebenwirkungen unter Antipsychotika kommt als therapeutische Option die Umstellung auf ein Atypikum mit geringer prolaktinogener Wirkung in Betracht (z. B. Aripiprazol, Quetiapin).

Des Weiteren werden zu den sexuellen Funktionsstörungen Schmerzen im Zusammenhang mit dem Koitus wie Dyspareunie und Vaginismus gezählt. Störungen der sexuellen Entspannung (z. B. nachorgastische Dysphorie) sind indessen in den modernen psychiatrischen Klassifikationssystemen derzeit nicht berücksichtigt.

◫ Tab. 9.8 fasst die jeweils im Vordergrund stehende Symptomatik der einzelnen sexuellen Funktionsstörungen zusammen.

Epidemiologischen Studien zufolge leiden etwa 7–10 % der Frauen in der Allgemeinbevölkerung unter Orgasmusstörungen. Bis 5 % der Männer in der Allgemeinbevölkerung sind von Erektionsstörungen betroffen und etwa 4–5 % von ihnen erfüllen die Kriterien für eine Ejaculatio praecox. In diesem Zusammenhang sei erwähnt, dass schizophrene Patienten deutlich höhere Prävalenzraten sexueller Funktionsstörungen aufweisen. Studien von Kockott u. Fahrner (2004) bzw. von Weig (2006) zeigen, dass sexuelle Funktionsstörungen unmittelbar mit der schizophrenen Erkrankung im Zusammenhang stehen und nur zum Teil durch die Einnahme von Antipsychotika verursacht sind. In einer eigenen, von Baranyi et al. (2009) durchgeführten explorativen Studie zum Sexualleben remittierter depressiver Patientinnen konnte gezeigt werden, dass depressive Patientinnen auch nach ihrer Remission mit Beeinträchtigungen in ihrem Sexualleben konfrontiert sind, die wiederum für depressive Symptome prädisponieren können. Vor diesem Hintergrund ist eine umfängliche Sexualanamnese in der klinischen Routineversorgung wünschenswert.

Die Diagnostik der sexuellen Funktionsstörungen stützt sich im Wesentlichen auf die **Sexualanamnese**. In diesem Zusammenhang müssen das sexuelle Erleben und Verhalten, die Partnerschaft, die Bedingungen des Symptombeginns (z. B. situationsabhängige und/oder partnerabhängige Beeinträchtigungen), traumatisierende Erfahrungen wie sexuelle, körperliche und/oder seelische Misshandlungen sowie die aktuellen psychosozialen Stressoren und Konflikte speziell berücksichtigt werden. Gleichfalls sind **andere psychische Störungen** zu beachten, die häufig mit sexuellen Symptomen einhergehen (z. B. Schizophrenie, depressive Erkrankungen, Essstörungen, Substanzabhängigkeit). **Somatische Faktoren**, die in der Entstehung von sexuellen Funktionsstörungen bedeutsam sein können, sind in ◫ Tab. 9.9 zusammengefasst.

> ❯ Nach evidenzbasierten Kriterien sind psychoedukative und verhaltenstherapeutische Ansätze in der Behandlung von Orgasmusstörungen, Erektionsstörungen, Vaginismus und Ejaculatio praecox wirksam.

Bei sexuellen Funktionsstörungen aufgrund von im Vordergrund stehenden Beeinträchtigungen der Partnerschaftsdynamik kommen spezielle **Sexualtherapien für Paare** in Betracht. **Somatische Behandlungsoptionen sind**:
- erektionsfördernde Medikamente, wie z. B. die PDE-5-Inhibitoren (PDE = Phosphodiesterase) Sildenafil (Viagra®), Tadalafil (Cialis®) und Vardenafil (Levitra®);
- lokal anzuwendende Lubrikativa;
- SSRI oder Clomipramin oder Dapoxetin (Priligy®) zur Behandlung der Ejaculatio praecox;
- Schwellkörperautoinjektionstherapie (SKAT-Methode). Priapismus ist eine mögliche Komplikation dieser erektionsfördernden Therapie.

Bezüglich des Verlaufs und der Prognose sexueller Funktionsstörungen verweisen wir auf Spezialliteratur, etwa „Sexualstörungen" von Kockott u. Fahrner (2004).

9.4   Psychische und Verhaltensstörungen im Wochenbett

Psychische Störungen im Wochenbett werden je nach Schweregrad in 3 verschiedene Kategorien unterteilt:
- **Heultage** („maternity blues")
- **Postnatale Depression**
- **Postpartumpsychose** (Puerperalpsychose, Wochenbettpsychose, Laktationspsychose)

Pathogenetisch werden bei ihnen rasche hormonelle Konzentrationsänderungen nach Entbindung mit Auswirkungen auf das hypothalamisch-hypophysäre System diskutiert. Während ca. 50 % aller neuen Mütter innerhalb der ersten 2 Wochen nach der Entbindung über ein fluktuierendes emotional-hyperästhetisches Syndrom ohne eigentlichen Krankheitswert berichten, entwickeln etwa 10–15 % aller neuen Mütter innerhalb der ersten 3 Monate postpartal mittelschwere depressive Episoden ohne psychotische Symptome und durchschnittlich 0,1–0,2 % eine Postpartumpsychose innerhalb der ersten 4 Wochen nach der Entbindung.

> ❯ Nach evidenzbasierten Kriterien wird bei der postnatalen Depression als Medikament der ersten Wahl Sertralin empfohlen.

Sertralin geht in der Regel nicht oder nur in sehr geringem Umfang in die Muttermilch über. Da aber bislang noch zu wenige Studien zur Sicherheit von Antidepressiva während der Stillzeit vorliegen, raten beispielsweise Benkert u. Hippius (2011) derzeit vom Stillen unter Antidepressiva ab. Gleichfalls wirksam ist eine integrative Kurzzeitpsychotherapie im Sinne der interpersonellen Psychotherapie.

    Postpartumpsychosen stellen oft schwere **psychiatrische Notfälle im Konsiliardienst** dar. Postpartal kann eine schwere melancholische Depression mit häufigen synthymen Wahnvorstellungen, vergesellschaftet mit prekärer Suizidalität und Infantizidrisiko im Sinne einer erweiterten Suizidalität, oder aber eine schizoaffektive Störung mit schwerer Desorganisation des Erlebens und Verhaltens sowie Suizid- und Infantizidrisiko auftreten. Die **adäquate The-**

rapie einer Postpartumpsychose verlangt in aller Regel eine **stationär-psychiatrische Aufnahme, nicht selten unter geschlossenen Bedingungen.** Die Elektrokrampftherapie ist bei Postpartumpsychosen sehr gut und insbesondere sehr rasch wirksam. Anstatt der ECT kann eine syndromorientierte Psychopharmakotherapie aus Antidepressivum, Antipsychotikum und/oder Lithium durchgeführt werden. Die Abstillung sollte konservativ erfolgen. Alternativ kann zur medikamentösen Hemmung der Milchproduktion Cabergolin (z. B. Dostinex® 0,5-mg-Tabletten) verabreicht werden. Cabergolin ist ein von Mutterkornalkaloiden abgeleiteter Arzneistoff und wirkt als **toposelektiver** Dopaminagonist. Der gelegentlich in dieser Indikation gegebene Dopaminagonist Bromocriptin (z. B. Parlodel® bzw. Pravidel®) kann eine psychotische Exazerbation auslösen.

Frauen mit anamnestisch bekannter bipolarer affektiver Störung oder Wochenbettpsychose oder Laktationspsychose zeigen ein deutlich erhöhtes Risiko für das (erneute) Auftreten einer Puerperalpsychose. Prophylaktisch sollten die betroffenen Patientinnen nach dem zweiten Schwangerschaftstrimenon, spätestens jedoch innerhalb von 48 h nach der Geburt auf Litihium (wieder) eingestellt werden.

9.5 Missbrauch von Substanzen, die keine Abhängigkeit hervorrufen

Eine Reihe von Medikamenten und Naturheilmitteln werden missbräuchlich eingenommen. In diesem Zusammenhang ist vor allem an den in letzter Zeit häufiger anzutreffenden Laxanzienmissbrauch zu denken, der in allen Alterskategorien eine Rolle spielt, ohne das es indessen zur Ausbreitung von Abhängigkeiten im engeren Sinne kommt. Andere, nichtabhängigkeitserzeugende Substanzen, die missbräuchlich verwendet werden, sind:
- Antidepressiva,
- Acetylsalicylsäure (Aspirin® u. a.), Paracetamol (Mexalen® u. a.) und Diclofenac (Voltaren® u. a.),
- Antacida,
- Vitamine,
- Steroide und Hormone,
- Diuretika,
- Naturheilmittel.

Spezielle therapeutische Methoden gibt es in derartigen Missbrauchsstadien nicht; hier kommt es auf die Abklärung und Bereinigung des Umfelds und eine umfassende Aufklärung der Konsumenten an.

Persönlichkeits- und Verhaltensstörungen (F60–F69)

10.1 Persönlichkeitsstörungen

10.1.1 Allgemeines

Für alle Persönlichkeitsstörungen gilt, dass es sich um relativ festgefügte, im Charakter verankerte, anscheinend durch Prägung verhärtete, von der Norm abweichende Strukturen der Persönlichkeit handelt. Persönlichkeitsgestörte Menschen leiden unter ihren abweichenden Lebensstrategien, oder die Gesellschaft leidet unter deren abweichenden Lebensstrategien. In einer pragmatischen Betrachtungsweise können die **abweichenden Lebensstrategien** der Menschen mit Persönlichkeitsstörungen in **3 Hauptgruppen bzw. Cluster** unterteilt werden:

- Cluster A mit **exzentrischen** Lebensstrategien,
- Cluster B mit **extrovertierten** Lebensstrategien,
- Cluster C mit **gefahrenvermeidenden** Lebensstrategien.

Zum **Cluster A** gehören die paranoiden und die schizoiden Persönlichkeitsstörungen. Zum **Cluster B** werden die Borderlinepersönlichkeitsstörung (Synonym: emotional instabile Persönlichkeitsstörung), die dissozialen, histrionischen und narzisstischen Persönlichkeitsstörungen gerechnet. Unter dem **Cluster C** werden die zwanghaften bzw. anankastischen, die ängstlichen bzw. vermeidenden sowie die abhängigen Persönlichkeitsstörungen zusammengefasst.

Die **Ätiopathogenese** der Persönlichkeitsstörungen ist multifaktoriell. In diesem Zusammenhang wird das biopsychosoziale „Diathese-Stress-Modell" diskutiert, das von einer auf hereditäre und psychosoziale Einflüsse zurückzuführenden Vulnerabilität bei Menschen mit Persönlichkeitsstörungen ausgeht. Bei den Cluster-B- und -C-Persönlichkeitsstörungen sollen entwicklungspsychologische, umweltbedingte und psychosoziale Risikofaktoren eine bedeutsame Rolle spielen. Gerade bei Patienten mit einer Borderlinepersönlichkeitsstörung sind traumatisierende Erfahrungen in der Kindheit nicht selten. In diesem Kontext sind Faktoren wie Inzest, sexueller Missbrauch durch außerfamiliäre Erwachsene, Vergewaltigung, Beobachtung sexueller Gewalttaten, physischer Missbrauch durch Erziehungsberechtigte, körperliche Vernachlässigung, psychologischer Neglect in Gestalt von ambivalenten Erziehungsmustern und Paternalisierung durch die Eltern zu berücksichtigen. Die Cluster-A-Persönlichkeitsstörungen hingegen sollen eher mit einer diathetischen oder konstitutionellen Prädisposition assoziiert sein.

Epidemiologischen Untersuchungen zufolge beträgt die **Häufigkeit** der Persönlichkeitsstörungen in der Allgemeinbevölkerung etwa 11 %. Die Häufigkeitszahlen sind bei ambulanten und stationären psychiatrischen Patienten deutlich höher. Bei diesen klinischen Populationen werden die einzelnen Persönlichkeitsstörungen zumeist **zusätzlich zu einer psychiatrischen Hauptdiagnose** erfasst. ◻ Tab. 10.1 fasst die geschätzten Prävalenzraten der einzelnen Persönlichkeitsstörungen bei unterschiedlichen Personengruppen zusammen.

10.1.2 Klinik

Die **Cluster-A-Persönlichkeitsstörungen** sind durch sonderbare und exzentrische Verhaltensmuster charakterisiert. Als typische Kernsymptome gelten Reserviertheit, Distanziertheit, Misstrauen und eingeschränkte emotionale Ausdrucksfähigkeit in zwischenmenschlichen Kontakten. Bei den Cluster-A-Persönlichkeitsstörungen ist die Nähe zu den psychotischen

☐ **Tab. 10.1** Geschätzte Häufigkeiten der einzelnen Persönlichkeitsstörungen bei der Allgemeinbevölkerung und bei ambulanten bzw. stationären psychiatrischen Patienten (mod. nach Cloninger u. Svrakic 2000)

Persönlichkeitsstörungen	Unbehandelte Prävalenz in der Allgemeinbevölkerung	Behandelte Prävalenz bei ambulanten psychiatrischen Patienten	Behandelte Prävalenz bei stationären psychiatrischen Patienten
Paranoid	0,5–2,5 %	2–10 %	10–30 %
Schizoid	Bis zu 7,5 %	Selten	Selten
Dissozial[a]	Bei Männern 3 %, bei Frauen 1 %	3–30 %	3–30 %
Borderline	2 %	10 %	20 %
Histrionisch	2–3 %	10–15 %	10–15 %
Narzisstisch	Unter 1 %	2–16 %	2–16 %
Zwanghaft	1 %	3–10 %	3–10 %
Ängstlich	0,5–1 %	10 %	10 %
Abhängig	2–3 %	10 %	20 %

[a]Die Häufigkeit der dissozialen Persönlichkeitsstörung ist in Justizanstalten und in forensischen Einrichtungen besonders hoch.

Symptomstörungen zu beachten. Folglich werden bei ihnen im besonderen Maße hereditäre oder genetische Faktoren betont. Umgebungsfaktoren sollen nur peripher Implikationen für die Entstehung von Cluster-A-Persönlichkeitsstörungen darstellen. Bei den einzelnen Persönlichkeitsstörungen des Clusters A lassen sich jeweils bestimmte Ausgestaltungen der exzentrischen Lebensstrategien unterscheiden:

- Bei der **paranoiden Persönlichkeitsstörung** herrschen Misstrauen, Überempfindlichkeit gegenüber Kritik anderer, starke Sensibilität für Misserfolge und stark erniedrigte Frustrationstoleranz vor. Paranoide Persönlichkeiten fühlen sich häufig gedemütigt, zurückgewiesen, falsch verstanden und feindselig behandelt; sie beziehen Verhaltensweisen der Umgebung auf sich, die mit ihnen selbst gar nichts zu tun haben. Häufig finden sich fanatische Zuspitzungen.
- Bei der **schizoiden Persönlichkeitsstörung** dominieren emotionale Kälte, Gleichgültigkeit gegenüber zwischenmenschlichen Kontakten, ausgeprägtes Bedürfnis nach einzelgängerischen Unternehmungen und eine gewisse Unfähigkeit, Gefühle auszudrücken.

Die **Cluster-B**-Persönlichkeitsstörungen sind im Wesentlichen gekennzeichnet durch extrovertierte Lebensstrategien, bei denen dramatische, emotionale oder launische Verhaltensweisen überwiegen. Zentral sind bei ihnen Beeinträchtigungen in der Impuls-/Aggressionsregulation und eine auffällige affektive Labilität mit rasch fluktuierender Stimmungslage einerseits, heftiger emotionaler Reagibilität andererseits. Pathologische Veränderungen, bevorzugt im serotonergen und im noradrenergen System, müssen für diese psychopathologischen Kerndimensionen diskutiert werden. Entwicklungspsychologisch betrachtet wird bei den Cluster-B-Persönlichkeitsstörungen, insbesondere bei der Borderlinepersönlichkeitsstörung, eine Traumagenese angenommen. Die einzelnen Persönlichkeitsstörungen des Clusters B zeigen jeweils besondere Ausformungen der extrovertierten Lebensstrategien:

- Menschen mit einer **dissozialen Persönlichkeitsstörung** pflegen sich rücksichtslos gegen ihre Umgebung durchzusetzen, sie sind bedenkenlos in ihrer Haltung, orientieren sich grundsätzlich nur an den eigenen Bedürfnissen, die sie hemmungslos befriedigen, setzen sich über vorgegebene Rechtsnormen mit leichter Hand hinweg, ohne indessen in ihrer Fähigkeit eingeschränkt zu sein, solche Regeln zu beachten. Sie nehmen für sich selbstverständlich Sonderrechte in Anspruch, ohne dazu in irgendeiner Weise berechtigt zu sein. Dissoziale Persönlichkeiten finden sich natürlich in besonderer Häufung unter Kriminellen aller Couleur, wobei sowohl Gewalttäter wie auch typische Schreibtischtäter dieselbe dissoziale Persönlichkeitsstruktur aufweisen können.
- Für Menschen mit einer **Borderlinepersönlichkeitsstörung bzw. emotional instabilen Persönlichkeitsstörung** sind einerseits Unbeständigkeit der Stimmung, Impulsivität, Streitsucht, Neigung zu Wutausbrüchen und überschießende emotionale Reaktionen (**impulsiver Typus**), andererseits anhaltende Gefühle von innerer Leere, Ängste vor dem Alleinsein oder Verlassenwerden, Selbstbeschädigungshandlungen und manipulatives suizidales Verhalten, Neigung zu intensiven, gleichzeitig jedoch instabilen und chaotischen zwischenmenschlichen Beziehungen sowie Fehlen eines in sich geschlossenen Selbstbildes (**Borderlinetypus**) charakteristisch. Mitunter kommen durch Belastungen ausgelöste mikropsychotische Episoden vor, wobei die paranoiden Ideen einen flüchtigen Charakter aufweisen und der Bezug zur Realität in der Regel bereits innerhalb von Stunden oder wenigen Tagen mittels einer entsprechenden Realitätsorientierung („reality testing") wiederherstellbar ist.
- Menschen mit einer **histrionischen Persönlichkeitsstörung** neigen zu theatralischem Verhalten, unecht wirkenden Gefühlsausbrüchen, überschäumenden Verhaltensweisen, vor allem im emotionalen Bereich. Sie verlangen in besonderer Weise nach Anerkennung und Aufmerksamkeit, wirken dabei häufig egozentrisch und abhängig vom Lob der Umgebung, so dass sie vielfach auf die Ablehnung ihrer Umwelt stoßen, was wiederum die Störung akzentuiert und verstärkt.
- Menschen mit einer **narzisstischen Persönlichkeitsstörung** wirken überheblich und arrogant; sie idealisieren sich selbst und entwerten andere. Auf der anderen Seite sind sie aber sehr leicht kränkbar. Narzisstische Persönlichkeiten sind der Ansicht, sie seien etwas Besonderes, weshalb sie nur von hochgestellten, hochgebildeten oder hochgeachteten Persönlichkeiten wirklich verstanden werden könnten. Grandiositätsvorstellungen, Anspruchsdenken und ein grenzenloses Bedürfnis nach Bewunderung kennzeichnen diesen Charaktertypus. Gleichzeitig ist es ihnen aber unmöglich, sich in andere Menschen einzufühlen; in der Regel trachten sie danach, andere Menschen auszunützen.

Die **Cluster-C**-Persönlichkeitsstörungen sind durch die typischen Kernmerkmale Angst, Ängstlichkeit, Gefahrenvermeidung und Verhaltenshemmung definiert. Eine implizite entwicklungspsychopathologische Dimension der Cluster-C-Persönlichkeitsstörungen hebt bei heranwachsenden Kindern eine angeborene niedrige Angstschwelle hervor mit einer deutlichen Tendenz zum scheuen Rückzug und einer sich daraus ergebenden verstärkten Abhängigkeit von engen Bezugspersonen. Bei den einzelnen Persönlichkeitsstörungen des Clusters C sind jeweils bestimmte Variationen der gefahrenvermeidenden Lebensstrategien zu berücksichtigen:

- Bei der **zwanghaften Persönlichkeitsstörung** stehen Ängste vor Nachlässigkeit, verfehlter Normerfüllung, Kontrollverlust und unkalkulierbarem Risiko im Vordergrund. Zwanghaft strukturierte Persönlichkeiten sind durch übertriebene Gewissenhaftigkeit, durch Eigensinn, Tendenz zu überzogener Vorsicht und Neigung zur Kontrolle eigenen Verhaltens gekennzeichnet. Wir sprechen auch von Zwangscharakter, wenn wir eine Neigung zum Perfektionismus, zu peinlich genauer Sorgfalt, übertriebener Gründlichkeit und ausgeprägter Rigidität beschreiben wollen.

- Bei der **ängstlichen Persönlichkeitsstörung** sind typischerweise Ängste vor Kritik, vor Zurückweisung und beschämender Bloßstellung festzustellen. Ängstliche Persönlichkeiten sind schüchtern, selbstunsicher und spüren ein allgemeines Unbehagen in den meisten sozialen Situationen. Sie kommen sich im Vergleich zu anderen Menschen unattraktiv und minderwertig vor.

- Bei der **abhängigen** Persönlichkeitsstörung imponieren insbesondere Trennungsängste und eine Scheu vor Autonomie und eigener Leistung sowie Mangel an Selbstvertrauen. Sie ordnen sich ganz dem Willen und den Wünschen anderer Menschen unter, von denen sie sich abhängig fühlen. Sie klammern sich an diese Menschen, weil sie sich von ihnen Geborgenheit, Versorgung und Unterstützung bei den meisten Lebensentscheidungen versprechen.

Persönlichkeitsstörungen beginnen **in der Adoleszenz bzw. im frühen Erwachsenenalter.** Sie zeigen in der Regel einen chronischen **Verlauf.** Andererseits ist nach Tölle (1966) nicht zwangsläufig von einem ungünstigen **Ausgang** auszugehen. Teils finden sich im Laufe des Lebens günstige Schicksale mit bemerkenswerter Daseinsbewältigung, teils gelingen kompromisshafte Lebensbewältigungen durch Einengung der Umweltbezüge. Speziell die dissoziale Persönlichkeitsstörung und die Borderlinepersönlichkeitsstörung scheinen mit fortschreitendem Alter weniger offensichtlich zu sein oder sogar zu remittieren, während dies beispielsweise für die zwanghafte Persönlichkeitsstörung eher nicht zutrifft. Andererseits entgleisen Menschen mit einer dissozialen Persönlichkeitsstörung sehr oft im jüngeren Lebensalter delinquent und viele Borderlinepatienten sterben in ihren „stürmischen" zwanziger Jahren durch Suizid. Bei der hohen Varianz der möglichen Ausgänge bei Persönlichkeitsstörungen, die von Suizid bis hin zur Gesundung reichen kann, ist es für die prognostische Einschätzung von Relevanz, potenziell positive und negative Einflussfaktoren wie psychiatrische Komorbidität, psychosoziale Entwicklung, soziodemographische Situation usw. zu eruieren.

In der bisher umfangreichsten Langzeitverlaufsstudie der Borderlinepersönlichkeitsstörung mit der höchsten Ausschöpfungsrate und der größten Patientenzahl, der sog. „PI 500", konnte die New Yorker Arbeitsgruppe um M. Stone (Stone et al. 1987; Stone 1989) nachweisen, dass die Suizidrate der Borderlinepatienten im Mittel bei 9 % lag. Dabei reichte die Suizidrate von 5,4 % in der Subgruppe aus Borderlinepatienten ohne depressive Episode über 18,5 % in der Subgruppe aus Borderlinepatienten mit depressiver Episode bis hin zu 38 % in der Subgruppe aus Borderlinepatienten mit depressiver Episode und komorbider Alkoholabhängigkeit. Knapp 78 % der Suizidierten waren unter 30 Jahre alt. In der Studie konnten eine Reihe von Variablen herausgearbeitet werden, die mit einem günstigen bzw. schlechten Ausgang einhergingen. ◘ Tab. 10.2 fasst die prognostisch günstigen und ungünstigen Variablen für den Krankheitsverlauf bei der Borderlinepersönlichkeitsstörung zusammen.

10.1.3 Diagnostik und Differenzialdiagnostik

Die Diagnose einer Persönlichkeitsstörung erfordert eine umfassende psychiatrische Exploration sowohl des Patienten selbst als auch von Personen aus seinem sozialen Umfeld. Auch

◘ Tab. 10.2 Übersicht über prognostisch günstige und ungünstige Variablen für den Krankheitsverlauf der Borderlinepersönlichkeitsstörung (nach Stone 1989)	
Prognostisch günstige Variablen	**Prognostisch ungünstige Variablen**
Sehr hohe Intelligenz	Unbehandelte Alkoholabhängigkeit
Außergewöhnliche Talente	Komorbide dissoziale Persönlichkeitsstörung
Hohe körperliche Attraktivität	Chronische Feindseligkeit
Liebenswürdiges Wesen	Anamnese elterlicher Gewalt bzw. Inzest
Erfolgreich behandelte Alkoholabhängigkeit	Ausgeprägte affektive Instabilität mit fluktuierender depressiver und ängstlicher Symptomatik

genügt es für die Diagnosestellung einer Persönlichkeitsstörung nicht, nur ein einziges psychiatrisches Untersuchungsgespräch mit dem Kranken zu führen. Vielmehr ist es erforderlich, den Patienten über einen mindestens mehrwöchigen Zeitraum wiederholt nachzuexplorieren. Ergänzend sollte das sog. **SKID-II** (strukturiertes klinisches Interview für Persönlichkeitsstörungen) durchgeführt werden.

Das SKID-II ist ein zweistufiges Verfahren, bestehend aus einem **Selbstbeurteilungsfragebogen** und einem **Interviewheft**. Zunächst wird dem Patienten der Fragebogen vorgelegt, der als Screening für die Merkmale der einzelnen Persönlichkeitsstörungen dient. Er enthält insgesamt 102 Fragen, die sich auf mögliche Empfindungen, Gefühle, Einstellungen und Verhaltensweisen des Patienten während der letzten 5–10 Jahre beziehen. 13 bzw. 2 weitere Fragen umfassen den Zeitraum vor dem 15. bzw. dem 13. Lebensjahr des Patienten. Die Fragen werden vom Patienten mit „Ja" oder „Nein" beantwortet. Die Durchführungszeit beträgt im Mittel 30 min. Anschließend wird in der zweiten Stufe das Interviewheft verwendet. Je nach klinischer Einschätzung des Untersuchers werden die Merkmale aller Persönlichkeitsstörungen oder nur bestimmter Persönlichkeitsstörungen überprüft.

Im Prinzip sollte die Diagnose einer Persönlichkeitsstörung **nur bei Erwachsenen** gestellt werden, da bei Kindern, Jugendlichen und mitunter Heranwachsenden die Persönlichkeit noch nicht ausgeformt ist.

In der Diagnostik sind gezielt **psychiatrische Komorbiditäten** der einzelnen Persönlichkeitsstörungen zu berücksichtigen. Oftmals erfüllt der Patient zusätzlich die Kriterien für andere psychiatrische Hauptdiagnosen und/oder die Kriterien für mehrere Persönlichkeitsstörungen. Hierbei handelt es sich aber nicht um sog. kombinierte Persönlichkeitsstörungen. Bei den kombinierten Persönlichkeitsstörungen nach der ICD-10 liegen zwar Merkmale mehrerer Persönlichkeitsstörungen vor, jedoch sind die Kriterien für keine der spezifischen Persönlichkeitsstörungen erfüllt. Die psychiatrischen Komorbiditäten der Persönlichkeitsstörungen sind in einen mehrdimensionalen Gesamtbehandlungsplan für den Patienten explizit einzubeziehen. ◘ Tab. 10.3 gibt eine orientierende Übersicht über klinisch relevante psychiatrische Komorbiditäten der Persönlichkeitsstörungen (mod. nach Fiedler 2007; Cloninger u. Svrakic 2000).

In der Differenzialdiagnostik sind im Allgemeinen die organische Persönlichkeitsstörung aufgrund einer Erkrankung, Schädigung oder Funktionsstörung des Gehirns, das postenzephalitische Syndrom, das organische Psychosyndrom nach Schädelhirntrauma und die andauernde Persönlichkeitsänderung nach Extrembelastung auszuschließen. Bei diesen sog. organischen Wesensänderungen dominieren Störungen des Trieb-, Affekt- und Sozialverhaltens mit

◻ **Tab. 10.3** Wichtige psychiatrische Komorbiditäten der spezifischen Persönlichkeitsstörungen

Persönlichkeitsstörungen	Psychiatrische Komorbiditäten
Paranoid	Narzisstische und Borderlinepersönlichkeitsstörungen, andere Cluster-A-Persönlichkeitsstörungen, Zwangsstörungen
Schizoid	Andere Cluster-A-Persönlichkeitsstörungen
Dissozial	Störungen der Impulskontrolle, Störungen im Zusammenhang mit Alkohol und anderen psychotropen Substanzen, artifizielle Störungen (überwiegend bei Männern), andere Cluster-B-Persönlichkeitsstörungen
Borderline[a]	Unipolare und bipolare affektive Störungen, Störungen der Impulskontrolle, somatoforme und dissoziative Störungen, artifizielle Störungen (überwiegend bei Frauen), posttraumatische Belastungsstörung, Panikstörung, Zwangsstörung, Bulimia nervosa, Binge-Eating-Störung, Störungen im Zusammenhang mit Alkohol und anderen psychotropen Substanzen, andere Cluster-B-Persönlichkeitsstörungen, paranoide Persönlichkeitsstörung
Histrionisch	Depressive und Angststörungen, somatoforme und dissoziative Störungen, Zwangsstörungen, artifizielle Störungen (keine Geschlechterunterschiede), andere Cluster-B-Persönlichkeitsstörungen
Narzisstisch[b]	Unipolare und bipolare affektive Störungen, hypochondrische Störungen, andere Cluster-B-Persönlichkeitsstörungen, paranoide Persönlichkeitsstörung, Zwangsstörungen
Zwanghaft	Depressive Störungen, Angststörungen, hypochondrische Störungen, andere Cluster-C-Persönlichkeitsstörungen, Zwangsstörung
Ängstlich	Soziale Phobien, generalisierte Angststörung, Zwangsstörung, andere Cluster-C-Persönlichkeitsstörungen
Abhängig	Panikstörung, Agoraphobie, depressive Störungen, Zwangsstörungen, andere Cluster-C-Persönlichkeitsstörungen

[a]Für Borderlinepersönlichkeitsstörungen mit komorbid vorliegenden somatoformen und dissoziativen Störungen sowie posttraumatischen Belastungsstörungen wird die Bezeichnung „komplexe posttraumatische Belastungsstörung" diskutiert: Sie könnte auf erwachsene Patienten mit somatoformen und dissoziativen Symptomen sowie mit Störungen der Affektregulation Anwendung finden, wenn bei ihnen dieses polysymptomatische Cluster auf gravierende sexuelle und/oder physische Missbrauchserfahrungen in der Kindheit zurückgeführt werden kann.
[b]Die narzisstische Persönlichkeitsstörung wird in der ICD-10 unter sonstigen spezifischen Persönlichkeitsstörungen aufgeführt.

den Prägnanztypen apathisch-antriebsarm, euphorisch-umständlich und reizbar-enthemmt. Die andauernde Persönlichkeitsänderung nach Extrembelastung ist durch eine feindliche Grundhaltung gegenüber den Mitmenschen, sozialen Rückzug, Gefühle der Hoffnungslosigkeit, der Leere und der Anspannung sowie Depersonalisationserleben gekennzeichnet. Die charakteristischen Symptome bestehen seit mindestens 2 Jahren. Sehr häufig geht einer anhaltenden Persönlichkeitsänderung eine posttraumatische Belastungsstörung voraus. Zu den Extrembelastungen zählen beispielsweise Konzentrationslagererfahrungen und Folter. ◻ Tab. 10.4 fasst die bei den einzelnen Persönlichkeitsstörungen differenzialdiagnostisch abzugrenzenden psychiatrischen Erkrankungen zusammen.

◻ Tab. 10.4 Wichtige psychiatrische Differenzialdiagnosen der spezifischen Persönlichkeitsstörungen	
Persönlichkeitsstörungen	**Psychiatrische Differenzialdiagnosen**
Paranoid	Wahnhafte Störungen, paranoide Schizophrenie, akute vorübergehende psychotische Störungen
Schizoid	Schizophrene, schizoaffektive und wahnhafte Störungen, schizotype Störung
Dissozial	Hypomanie und Manie, artifizielle Störung, Störungen der Impulskontrolle, Erregungszustände im Rahmen von nichtorganischen Psychosen
Borderline	Hypomanie und Manie, depressive Episode, schizophrene und schizoaffektive Störungen, schizotype Störung, akute vorübergehende psychotische Störungen, artifizielle Störung, Störungen der Impulskontrolle
Histrionisch	Hypomanie und Manie, artifizielle Störung
Narzisstisch	Hypomanie und Manie
Zwanghaft	Zwangsstörungen
Ängstlich	Soziale Phobien
Abhängig	Neurasthenie, depressive Störungen

Grundsätzlich bleibt an dieser Stelle anzumerken, dass einerseits eine Reihe von psychischen Störungen zwar differenzialdiagnostisch von den einzelnen Persönlichkeitsstörungen differenziert werden müssen, andererseits aber auch bei den spezifischen Persönlichkeitsstörungen als komorbide Störungen auftreten können (z. B. sehr hohe Komorbidität zwischen artifiziellen Störungen und Borderlinepersönlichkeitsstörung, eher geringe Komorbidität zwischen Zwangsstörungen und zwanghafter Persönlichkeitsstörung).

10.1.4 Therapie

Nach Gitlin (1993) basieren die **psychopharmakotherapeutischen Ansätze** bei Persönlichkeitsstörungen auf **3 Modellen**:

- **Modell 1: Psychopharmaka behandeln eine Persönlichkeitsstörung direkt.** Hierbei wird Persönlichkeit als eine vorrangig biologisch vermittelte Konstitution konzipiert mit jeweils typischen intrapsychischen und interpersonalen Manifestationen.
- **Modell 2: Psychopharmaka beeinflussen bestimmte Kernmerkmale bzw. Symptomcluster bei einer Persönlichkeitsstörung.** Diese Symptomcluster repräsentieren distinkte psychopathologische Dimensionen (z. B. Impulsivität/Aggressivität). Sie sind mit biologischen Dispositionen korreliert, die wiederum besondere Relationen zu einzelnen Neurotransmittersystemen erkennen lassen.
- **Modell 3: Psychopharmaka behandeln die mit einer Persönlichkeitsstörung assoziierten komorbiden psychiatrischen Hauptdiagnosen** (z. B. depressive Störungen bei der zwanghaften Persönlichkeitsstörung). In diesem Modell herrscht die Überzeugung vor, dass nach Abklingen der psychopathologischen Symptome der komorbiden psychiatrischen Hauptdiagnose die Grundzüge der Persönlichkeitsstörung wieder hervortreten, die

wiederum andere, z. B. psychotherapeutische Maßnahmen erfordern (Kampfhammer u. Rothenhäusler 1999).

◘ Tab. 10.5 gibt eine orientierende Übersicht über den Einsatz von Psychopharmaka bei Persönlichkeitsstörungen unter Berücksichtigung des Modells 2. Vor Initiierung einer Psychopharmakotherapie ist es wichtig zu betonen, dass Psychopharmaka zwar spezielle Symptomcluster lindern können, aber keine interpersonalen Probleme bzw. psychosozialen Defizite beheben können.

Liegen bei Persönlichkeitsstörungen zusätzlich psychiatrische Hauptdiagnosen (z. B. depressive Störungen, Zwangsstörungen) vor, so sind zu deren Behandlung dieselben Psychopharmaka in denselben Dosierungsbereichen einzusetzen, wie wir sie für die Therapie der entsprechenden psychiatrischen Krankheitsbilder unter Berücksichtigung der studienbasierten Evidenz empfehlen.

Bei allen Persönlichkeitsstörungen können **kognitiv-verhaltenstherapeutische Psychotherapieverfahren, soziotherapeutische Behandlungsprogramme und Psychoedukation** versucht werden. Für die Behandlung von **Borderlinepersönlichkeitsstörungen** existieren sogar **störungsorientierte Psychotherapieverfahren**.

Hier ist die **dialektisch-behaviorale Psychotherapie** (DBT) nach Linehan (1987) als eine Form der Verhaltenstherapie zu nennen. Grundlegend ist bei der DBT zunächst eine Hierarchisierung von Problemen, die sich in der Therapie mit Borderlinepersönlichkeitsstörungen fast regelhaft ergeben. An der Spitze steht das Risiko der Suizidalität. Es folgen verzerrende Übertragungs- und Gegenübertragungsmuster, Substanzmissbrauch und Eigenheiten der jeweiligen Persönlichkeit eines Patienten. Erst später kann eine Arbeit am Lebensplan oder an individuellen Lebenszielen ins Auge gefasst werden. Kennzeichnender Schwerpunkt der DBP ist es, einem Borderlinepatienten zunächst das Modell seiner besonderen emotionalen Verletzlichkeit zu erklären. Kernstrategien zielen darauf, ihn in seinen Wahrnehmungen und Affekten zu validieren, ihn gleichzeitig aber auch für die mitunter verheerenden Auswirkungen seiner dysfunktionalen Reaktionen zu sensibilisieren. Dies erfordert ein spezifisches Training, definierte Problemsituationen konstruktiv zu bewältigen.

Als weiteres störungsorientiertes Psychotherapieverfahren ist die **psychoanalytisch konzipierte Borderlinetherapie** nach Kernberg (1989) zu erwähnen. Auf der psychostrukturellen Ebene ist bei Borderlinepatienten ein Syndrom der Identitätsdiffusion kennzeichnend, das sich klinisch durch subjektive Gefühle der Leere, vage Selbst- und Objektwahrnehmungen sowie chaotische Beziehungen zu anderen manifestiert. Charakteristisch ist die Spaltungsabwehr. Hierzu zählen u. a. Spaltung („splitting") und projektive Identifikation. Nach Battegay (1991) stellt die **projektive Identifikation** eine archaische Form der Beziehungsaufnahme dar; sie beinhaltet, dass unintegrierte, meist aggressive Ich-Anteile im anderen Menschen („Objekt") gesehen werden und die betroffenen Patienten, sich mit diesem identifizierend, den anderen Menschen als aggressiv erleben und nicht merken, dass es die eigene projizierte Aggressivität ist. Beim sog. **Splitting** werden andere Menschen in gute und böse unterteilt. Eine realistische Wahrnehmung des anderen Menschen im Sinne eines „Sowohl-als-auch" ist dem Borderlinepatienten krankheitsbedingt nicht möglich. Vorrangig wichtige technische Parameter sind Grenzsetzung in Bezug auf Selbstbeschädigungshandlungen und manipulatives suizidales Verhalten, Festigung der Ich-Konsistenz und Entwicklung einer konsistenten Selbstrepräsentanz und klareren Objektrepräsentanz vor dem Hintergrund der Spaltungsabwehr.

▫ Tab. 10.5 Psychopharmakotherapie bei Persönlichkeitsstörungen

Paranoid	Niedrigdosierte Gabe von atypischen Antipsychotika (vorzugsweise Olanzapin, Quetiapin, Risperidon und Aripiprazol) zur positiven Beeinflussung der misstrauischen Grundeinstellung
Schizoid	Therapieversuch mit SSRI in niedriger Dosierung zur positiven Beeinflussung der eingeschränkten emotionalen Ausdrucksfähigkeit in zwischenmenschlichen Kontakten
Dissozial	SSRI in mittlerer bis höherer Dosierung zur positiven Beeinflussung von Beeinträchtigungen in der Impuls-/Aggressionsregulation. Zusätzlich kommt die Gabe von Stimmungsstabilisierern (vorzugsweise Valproinsäure in mittlerer Dosierung) in Betracht.
	Zur Durchbrechung psychomotorischer Erregungszustände ist die parenterale Applikation von Haloperidol oder Zuclopenthixolazetat indiziert. Benzodiazepine sind wegen möglicher paradoxer Reaktionen mit Erregung und Unruhe nicht zu empfehlen.
Borderline	SSRI in mittlerer bis höherer Dosierung zur positiven Beeinflussung von Beeinträchtigungen in der Impuls-/Aggressionsregulation, anhaltenden Gefühlen von innerer Leere und Ängsten. Zusätzlich kommt die Gabe von Stimmungsstabilisierern (vorzugsweise Valproinsäure in mittlerer Dosierung) in Betracht.
	Stimmungsstabilisierer (vorzugsweise Valproinsäure, alternativ Lamotrigin) in höherer Dosierung zur positiven Beeinflussung von affektiver Labilität sowie selbstbeschädigenden und suizidalen Verhaltensweisen. Zusätzlich können SSRI verordnet werden.
	Kurzfristige und niedrigdosierte Gabe von atypischen Antipsychotika (vorzugsweise Olanzapin, Quetiapin, Risperidon und Aripiprazol) zur Kontrolle von mikropsychotischen Episoden, Derealisations- und Depersonalisationserleben, heftigen Angstzuständen und unerträglichen Spannungszuständen
	Gabe des Opiatantagonisten Naltrexon (z. B. Nemexin®, Dependex®, Revia®) bis 2-mal 50 mg/die zur positiven Beeinflussung von dissoziativen Phänomenen und Flashbacks
	Zur Durchbrechung psychomotorischer Erregungszustände ist die parenterale Applikation von Haloperidol oder Zuclopenthixolazetat indiziert.
	Bei akuten suizidalen Krisen ist die kurzfristige Gabe von Benzodiazepinen wie Lorazepam oder Oxazepam angezeigt.
Histrionisch	Therapieversuch mit SSRI in niedriger Dosierung zur positiven Beeinflussung von überschäumenden Verhaltensweisen im emotionalen Bereich
Narzisstisch	Therapieversuch mit SSRI in niedriger Dosierung zur positiven Beeinflussung von emotionaler Reagibilität und erhöhter Kränkbarkeit
Zwanghaft	Therapieversuch mit SSRI in niedriger Dosierung zur positiven Beeinflussung von Ängsten vor Kontrollverlust und unkalkulierbarem Risiko
Ängstlich	Therapieversuch mit SSRI in niedriger Dosierung zur positiven Beeinflussung von Angst, Ängstlichkeit, Gefahrenvermeidung und Verhaltenshemmung
Abhängig	Therapieversuch mit SSRI in niedriger Dosierung zur positiven Beeinflussung von Angst, Ängstlichkeit, Trennungsängsten, Befürchtungen und Gefahrenvermeidung

10.2 Artifizielle Störungen

10.2.1 Allgemeines

Die **Ätiopathogenese** der artifiziellen Störungen ist multifaktoriell. ◘ Tab. 10.6 gibt eine orientierende Übersicht über die in der Fachliteratur diskutierten Entstehungsbedingungen bzw. zugrunde liegenden psychischen Störungen für heimliches selbstschädigendes Verhalten. Nach Eckhardt-Henn (1999) wird gegenwärtig für die Gruppe der artifiziellen Störungen im Sinne einer vereinheitlichten Konzeptualisierung ein gleitendes Spektrum von Simulation, somatoformen Störungen, dissoziativen Störungen und artifiziellen Störungen angenommen.

In einer pragmatischen Sichtweise können die **artifiziellen Störungen** (Synonyme: vorgetäuschte Störungen, selbstmanipulierte Krankheiten, Artefaktkrankheiten, Mimikrykrankheiten) in **3 Hauptgruppen** unterteilt werden:

1. **Münchhausen-Syndrom im engeren Sinne:** Hierunter wird eine chronische artifizielle Störung mit absichtlichem Erzeugen von körperlichen Symptomen verstanden, die zusätzlich durch folgende Trias von Verhaltensauffälligkeiten charakterisiert ist:
   - Pseudologia fantastica (zwanghafte Neigung zum hochstaplerischen Erzählen von erfundenen Geschichten mit falschen Biografien),
   - exzessives Reisen mit zwanghafter Veränderung der sozialen Identität,
   - kontinuierlicher Krankenhauswechsel („Hospital-hopper-Syndrom").
2. **Münchhausen-Syndrom im weiteren Sinne:** Leichte, mittelschwere und schwere Formen artifizieller Störungen mit absichtlichem Vortäuschen oder Erzeugen von körperlichen oder psychischen Symptomen oder Behinderungen.
3. **Münchhausen-by-proxy-Syndrom:** Hierbei handelt es sich um eine artifizielle Störung, bei der körperliche Symptome durch Eltern an Kindern oder durch Erwachsene an Erwachsenen induziert werden; „by proxy" heißt „durch Nahestehende".

Epidemiologischen Studien zu genauen **Prävalenz- und Inzidenzziffern** erweisen sich als schwierig, da gerade das Phänomen der absichtlichen Täuschung mit oftmals falschen Angaben zu Name und Adresse als typisches Merkmal der artifiziellen Störungen gilt. Sicherlich hängt die Prävalenzrate und Aufdeckungsinzidenz für artifizielle Störungen auch von Faktoren ab wie dem medizinischen Behandlungssetting (z. B. Krankenhaus der Grundversorgung versus Krankenhaus der Maximalversorgung), der besonderen Berücksichtigung spezieller Hochrisikogruppen (z. B. Patienten mit unklaren Fieberschüben), dem Grad der Vertrautheit mit dem Problem der Diagnose bzw. dem Verdachtsindex auf das Vorliegen einer selbstschädigenden Verursachung und dem Vorhandensein konsiliarpsychiatrischer Dienste in Allgemeinkrankenhäusern. Europäischen und nordamerikanischen Erhebungen zufolge leiden etwa 0,5–1 % aller in Allgemeinkrankenhäusern der Maximalversorgung konsiliarpsychiatrisch behandelten Patienten an artifiziellen Störungen.

Beispiel

In einer von der Arbeitsgruppe um H.-P. Kapfhammer durchgeführten empirischen Untersuchung (Kapfhammer et al. 1998b; Kapfhammer u. Rothenhäusler 2006) zu Patienten mit artifiziellen Störungen am Münchener Universitätsklinikum Großhadern konnten durch eine retrospektive Sichtung von psychiatrischen Konsiliarberichten und Krankenblättern für den Zeitraum 1978–1988 und eine prospektive Erfassung aller neu aufgetretenen Fälle für den Zeitraum 1989–1996 insgesamt 93 Patienten mit einem Münchhausen-Syndrom im engeren und weiteren Sinne identifiziert werden. Während

▫ Tab. 10.6 In der Fachliteratur diskutierte Entstehungsbedingungen bzw. zugrunde liegende psychische Störungen für artifizielle Störungen (nach Rothenhäusler u. Kapfhammer 2002b)

Hirnorganische Störungen	Kasuistische Einzelberichte über EEG-Veränderungen, unspezifische bilaterale zerebrale Veränderungen in MRT und SPECT
Persönlichkeits-störungen	Komorbiditätshinweise auf Cluster-B-Persönlichkeitsstörungen, insbesondere Borderline- und dissoziale Persönlichkeitsstörungen, die häufig mit chronischen selbstschädigenden Verhaltensmustern vergesellschaftet sind und in hohem Maße bedeutsame Ich-strukturelle Defizite aufweisen
Dissoziative Störungen	Hinweise auf unbewusst, also im Zustand der Dissoziation ablaufende selbstschädigende Handlungen
Entwicklungs-psychologische Aspekte	Belege für – deutlich vermehrte allgemeine Belastungsfaktoren wie niedriger sozioökonomischer Status, Beziehungsabbrüche, häufige Verlusterlebnisse, psychiatrische Erkrankungen der Eltern – prägenden Alkoholmissbrauch innerhalb der Ursprungsfamilie – schwer gestörte Familiensysteme mit chronischer Disharmonie und abnormen Kommunikationsmustern – hohe Rate an traumatisierenden Erfahrungen wie körperlichen, sexuellen und seelischen Misshandlungen, gravierenden emotionalen Deprivationssituationen – Häufung eigener schwerwiegender somatischer Erkrankungen oder aber chronischer Krankheiten bei nahen Familienmitgliedern oder wichtigen Bezugspersonen in der frühen Lebensgeschichte

dieses Beobachtungszeitraums von 18 Jahren wurde unter Berücksichtigung der diagnostischen Kriterien der modernen Klassifikationssysteme die Diagnose einer artifiziellen Störung bei durchschnittlich 5 Patienten pro Jahr gestellt. Weibliche Patienten waren mit 82 % signifikant überrepräsentiert. 50 % der Frauen mit artifizieller Störung kamen aus medizinischen und pflegerischen Berufsgruppen (z. B. Krankenschwester, Ordinationsgehilfin bzw. Arzthelferin, medizinisch-technische Assistentin), hingegen nur 6 % der Männer. Die chronische Sonderform im Sinne des Münchhausen-Syndroms im engeren Sinne wurde nur bei 11 % der untersuchten Patientengruppe gefunden. Bei dieser schwer kranken Subgruppe überwog ganz klar der Anteil der Männer; er betrug 90 %.

10.2.2 **Klinik**

Der sich heimlich selbst schädigende Münchhausen-Patient verweist auf ein sehr ernst zu nehmendes Problem unseres medizinischen Versorgungssystems. Er taucht regelhaft in allen Fachgebieten der klinischen Medizin auf. Nicht selten verstreichen bis zu 10 Jahre, bis die Krankheit entdeckt wird. Während dieser Zeit können immense Behandlungskosten entstehen, die nicht zuletzt auf iatrogene Schädigungen und hieraus resultierende Sekundärfolgen bzw. -behinderungen zurückzuführen sind.

Oftmals stellen sich Münchhausen-Patienten mit akuten körperlichen und/oder psychischen Symptomen nachts oder am Wochenende in der Nothilfe von Kliniken vor, wo sie den zeitlich stark beanspruchten Dienstärzten in dramatisierender Form eine lehrbuchmäßige Schilderung ihrer Beschwerden darbieten. Auffällig ist, dass sie trotz der Akutität und Schwere der geschilderten Symptomatik nicht von Angehörigen oder Freunden begleitet werden. Sie können die unterschiedlichsten somatischen Krankheitsbilder mimikryartig nachahmen. ◨ Tab. 10.7 gibt eine Übersicht über häufig und selten **vorgetäuschte körperliche Symptome und Krankheitsbilder** an einer internistischen Universitätsklinik.

Gleichfalls häufig finden sich nachfolgende **vorgetäuschte körperliche Symptome:**
— Kopfschmerzen und Krampfanfälle,
— Vaginalblutungen und Polymenorrhö,
— Manipulationen an Wunden und Operationsnarben sowie Selbstinjektion von Fremdkörpermaterial zur Erzeugung von Abszessen,
— Lymphödem durch Strangulieren von Extremitäten sowie Aufbringen von Säuren und Laugen,
— Otitis externa und Rhinitis purulenta.

Die **Methoden der Manipulation** sind vielfältig. Sie reichen von Thermometermanipulation zur Vortäuschung von Fieber über Abschnüren einer Extremität zur Erzeugung eines Lymphödems bis hin zur akut lebensbedrohlichen Sepsis mittels Manipulation an zentralnervösen Zugängen. Weitere Beispiele für häufigere und seltenere Methoden der Manipulation sind in in einer Übersicht zusammengestellt.

Beispiele für Methoden der Manipulation bei artifiziellen Störungen (nach Rothenhäusler u. Kapfhammer 2002b)

— Hypokaliämie durch Injektion von Insulin subkutan
— Hypokaliämie durch große Mengen von Lakritzen oder Einnahme von Diuretika
— Gelbliche Hautfarbe durch übermäßiges Trinken von Karottensaft
— Hohe Amylasewerte durch Speichelzusatz zum Harn
— Thermometermanipulation zur Vortäuschung von Fieber durch rhythmische Analsphinkterkontraktionen
— Erzeugung von Fieber und Tachykardien zur Vortäuschung einer Myokarditis durch Einnahme großer Mengen fluorhaltiger Zahnpasta
— Pneumothorax durch Kanülierung der Brustwand
— Induktion wechselnder Episoden hypertensiver Krisen/Tachykardien und Hypotonien/Bradykardien zur Vortäuschung eines Baroreflexversagens durch intermittierende Einnahme von Clonidin
— Hyperthyreose durch Einnahme von Levothyroxin
— Hyperkortisolismus durch Einnahme kortisonhaltiger Präparate
— Hämoptysis zur Vortäuschung eines Goodpasture-Syndroms durch vorher geschlucktes Eigenblut
— Parkinsonähnliches Beschwerdebild durch parenterale Selbstbeibringung von Quecksilber
— Anämie durch Selbstentnahme von Blut mittels Kanülen, Nadeln, Kathetern oder durch Einnahme von Phenprocoumon
— Chronische Wundheilungsstörung durch wiederholte Kontamination mit Erregern
— Ekchymosen durch wiederholtes Zusammenschieben und Kneifen eines rautenförmigen Hautareals auf der Bauchhaut mit Daumen und Zeigefinger beider Hände
— Rezidivierende Wangenschwellung durch Selbstinjektion von Silikonen

☑ Tab. 10.7 Häufig und selten vorgetäuschte körperliche Symptome und Krankheitsbilder an einer medizinischen Universitätsklinik (mod. nach Bock u. Overkamp 1986)

Häufiger	Seltener
Hypokaliämie	Hyperthyreose
Rektale Blutung	Hypoglykämie
Magenblutung	Ikterus
Hämoptyse	Hämolyse
Hämaturie	Hypertonie
Hypotonie	Herzrhythmusstörungen
Tachy-, Bradykardie	„Infektionskrankheit"
Chronische Diarrhöen	Endometriose
Kolitis, Enteritis	Morbus Addison
Harnwegsinfektion	Conn-Syndrom
Blutgerinnungsstörung	Akute intermittierende Porphyrie
Anämien	Myokarditis
„Tumor", Kachexie	Bartter-Syndrom
Ungeklärter Status febrilis	Synkope
Periphere Durchblutungsstörung	Bauchdeckenabszesse
Pankreatitis	„Kollagenose"

Patienten mit vorrangig **vorgetäuschten psychopathologischen Symptomen** sind selten. Einige wenige Berichte existieren, in denen Patienten beschrieben werden, die durch Vorgabe von psychotischen Symptomen (z. B. Stimmenhören) oder depressiven Verstimmungen (z. B. nach fiktivem Verlust naher Angehöriger) oder posttraumatischen Belastungssymptomen assoziiert mit suizidalem Syndrom (z. B. nach vorgeschützter Vergewaltigung) eine stationär-psychiatrische Aufnahme bewirkten. Selbstmanipulierte Provokationen psychotischer Zustandsbilder mittels psychotroper Substanzen wurden ebenfalls erwähnt. Inwieweit das **Ganser-Syndrom**, charakterisiert durch Vorbeireden, Konversionssymptome, verändertes Bewusstseinsniveau und gelegentliche optische und akustische Pseudohalluzinationen, als besondere Variante dieser Subgruppe artifizieller Störungen gelten kann, muss vorerst offen bleiben. Einige Autoren betrachten artifizielle Störungen mit psychopathologischen Symptomen als eine Unterform der **Simulation**.

Eine besondere Bedeutung in der klinischen Beschreibung der Münchhausen-Patienten im engeren und weiteren Sinne ist den **pathologischen, oft von sadomasochistischen Konflikten geprägten Arzt-Patienten-Interaktionen** einzuräumen. Die artifiziellen Symptome jagen sich mit hoher Geschwindigkeit und setzen den behandelnden Arzt unter Zugzwang. Die jeweilige Verdachtsdiagnose steht immer knapp vor der Bestätigung. Der behandelnde Arzt führt zunehmend invasivere und risikoreichere Eingriffe durch, um den hohen Erwartungen des Patienten nach diagnostischer Klärung ihrer Beschwerden zu entsprechen. Parallel zu den intensivierten ärztlichen Aktivitäten tauchen beim Behandler unbewusste Grandiositätsgefühle auf, womöglich einen äußerst seltenen, vielleicht noch nie veröffentlichten „Fall" vor sich zu haben. Kommt ihm schließlich der Verdacht, einer von dem Patienten selbst manipulierten Krankheitssymptomatik „hinterherzuhecheln", unternimmt er oftmals detektivisch-kriminalistisch anmutende Aktionen (z. B. Durchsuchen des Nachttisches, des Schranks und der persönlichen Gegenstände des Patienten in seiner Abwesenheit, selbstverständlich in Gegenwart von Zeugen), um den Patienten zu „überführen". Bestätigt sich der Verdacht, sieht er sich häufig mit heftigen aggressiven Gefühlen dem Patienten gegenüber konfrontiert. Oftmals wird dem „überführten" Patienten schonungslos die korrekte Diagnosestellung mitgeteilt. Es kommt zum Behandlungsabbruch, zum Arztwechsel, zum Klinikwechsel, und das „Spiel" beginnt anderswo von neuem.

In einer psychopathologischen Sichtweise gilt es zu beachten, dass es sich bei den Münchhausen-Patienten um eine **heterogene Patientenpopulation** handelt, sodass **unterschiedliche Verläufe** festzustellen sind. Die in einer sorgfältigen psychiatrischen Exploration aufgedeckte psychiatrische Komorbidität erstreckt sich von dissozialen, Borderline- und histrionischen Persönlichkeitsstörungen über vielfältige Störungen der Impulskontrolle, depressive, Angst- und Zwangsstörungen, dissoziative Störungen, nichtorganische Schlaf- und sexuelle Funktionsstörungen bis hin zu Abhängigkeits- und Essstörungen. In Abhängigkeit vom Geschlecht ist das Überwiegen der Borderlinepersönlichkeitsstörung bei den weiblichen Patienten mit artifiziellen Störungen einerseits, das der dissozialen Persönlichkeitsstörung bei den männlichen Patienten mit artifziellen Störungen andererseits zu beachten. Bei einer komorbiden histrionischen Persönlichkeitsstörung findet sich kein Geschlechterunterschied. Je nach Schwere der mit der artifiziellen Störung assoziierten psychiatrischen Störung können folgende **Verlaufsformen** unterschieden werden:

- Einmaliges Auftreten leichterer künstlich induzierter Symptome
- Intermittierende Verlaufsformen mit meist nicht lebensbedrohlichen artifiziellen Symptomen
- Chronische Krankheitsverläufe mit rezidivierend auftretenden, lebensbedrohlichen somatischen Krisen.

Nicht minder gilt es zu beachten, dass die **Prognose** bei Münchhausen-Patienten auch von der großen Gefahr einer iatrogenen Schädigung und hieraus resultierenden Sekundärfolgen bzw. -behinderungen abhängt. **Der Anteil an letalen Komplikationen beträgt etwa 10–15 %.** Zur Illustration möchten wir einige dramatische Beispiele für induzierte iatrogene Schädigungen und Behinderungen in der folgenden Übersicht aufführen.

Beispiele für induzierte iatrogene Schädigungen und Behinderungen (nach Kapfhammer et al. 1998b)

- Mammektomie, Hysterektomie, Ovarektomie nach selbstmanipulierten Abszessen und Blutungen
- Oberschenkelamputation bei Osteomyelitis nach selbstmanipulierter Wundheilungsstörung
- Unterschenkelamputation nach selbstmanipuliertem Knieempyem
- Gastrektomie nach habituellem Löffelverschlucken
- Beinlähmung nach nicht indizierter Phenprocoumoneinnahme

Die Einschätzung der Prognose von Münchhausen-Patienten ist in ◘ Tab. 10.8 zusammengefasst.

Das **Münchhausen-by-proxy-Syndrom** kommt hauptsächlich in der Pädiatrie vor, insbesondere wenn damit die häufigere Sonderform der artifiziellen Schädigung durch Eltern, vor allem Mütter, an ihren Kindern gemeint ist. Auch wenn es ärztlich begrüßt werden kann, dass dieses pathologische Verhalten mittlerweile im US-amerikanischen Klassifikationssystem DSM-IV nicht mehr als bloße Kindesmisshandlung mit ausschließlicher juristischer Wertung betrachtet, sondern als Folge einer psychischen Störung im Spektrum der artifiziellen Störungen akzeptiert wird, muss dennoch der besondere Aspekt der Fremdgefährdung Schutzbefohlener berücksichtigt werden. Dies impliziert mitunter auch eine nicht zu umgehende polizeiliche Anzeige und die Einschaltung juristischer Instanzen zum Schutz der gefährdeten Kinder. **Die Mortalitätsrate infolge fremderzeugter Störungen bei Kindern ist mit bis zu 10 % erschreckend hoch.** In der ICD-10 wird das Münchhausen-by-proxy - Syndrom nach wie vor unter Kindesmisshandlung (ICD-10: T 74.8) geführt.

Fallgeschichte
Der psychiatrische Konsiliarius wird **cito** zu einer 25-jährigen Patientin in die Medizinische Klinik gebeten. Die konsilanfordernde Internistin berichtet, dass Frau B. vor 4 Tagen zur Abklärung einer Leukozytose stationär-internistisch aufgenommen worden sei. Das Aufnahmelabor der Patientin habe im Blutbild eine massive Leukozytose mit 54,1 G/l bei unauffälligen Werten für Erythrozyten, Hämoglobin, Hämatokrit, MCV, MCHC, Thrombozyten und Retikulozyten gezeigt. Im Differenzialblutbild sei eine Granulozytose mit Linksverschiebung bis zum Myelozyten, vereinzelt Promyelozyten ohne Basophilie, ohne Eosinophilie und ohne übersegmentierten Granulozyten festgestellt worden. Die Elektrolyte-, Leber-, Nieren- und Gerinnungsparameter seien im Normbereich. Die Knochenmarkmorphologie zeige ein deutlich reaktives Mark mit deutlich gesteigerter Granulopoese und reaktiver Veränderung. Während des stationären Aufenthalts habe sich die Leukozytenzahl rasch innerhalb von 3 Tagen normalisiert. Differenzialdiagnostisch hätten die behandelnden Internisten an eine Einnahme von C-CSF (Granulozytenkolonien stimulierender Faktor) durch die Patientin gedacht, was u. a. zur Therapie schwerer chronischer Neutropenien zugelassen sei. Am Tag der psychiatrischen Konsilanforderung habe die konsilanfordernde Ärztin mit der zuweisenden Internistin telefoniert. Diese sei zugleich Arbeitgeberin der Patientin (Ordinationsgehilfin!). Nach Schilderung der differenzialdiagnostischen Überlegungen habe die niedergelassene Ärztin ihren Medikamentenbestand in der Praxis kontrolliert. Dabei habe sich herausgestellt, dass eine Charge C-CSF in der Praxis fehle. Die Patientin sei daraufhin mit den differenzialdiagnostischen Überlegungen der behandelnden Internisten konfrontiert worden. Die Patientin habe lediglich geäußert, dass ihre Beschwerden nicht mehr vorhanden seien und sie sofort nach Hause entlassen werden möchte.

10.2.3 **Diagnostik und Differenzialdiagnostik**

Heimliche selbstschädigende Handlungen, die zu nachweisbaren Verletzungen des Körpers (z. B. artifizielles Lymphödem durch Abschnürung einer Extremität) oder zu Krankheitssymptomen (z. B. Hyperthyreosis factitia durch Einnahme von Schilddrüsenhormonen) führen oder körperliche (z. B. Fieber durch Thermometermanipulation) und/oder psychische Symptome (z. B. akute Suizidalität nach vorgeschützter Vergewaltigung) vortäuschen

◻ **Tab. 10.8** Prognose in Abhängigkeit der Schweregrade artifizieller Störungen (mod. nach Eckhardt-Henn 1999)	
Münchhausen-Syndrom im engeren Sinne	Schlecht bis desolat
Leichtere Formen des Münchhausen-Syndroms im weiteren Sinne	Gut
Mittelschwere Formen des Münchhausen-Syndroms im weiteren Sinne	Bei entsprechendem Behandlungsangebot gut
Schwere Formen des Münchhausen-Syndroms im weiteren Sinne	Auch bei entsprechendem Behandlungsangebot mäßig bis schlecht

oder willentlich aggravieren, werden in der ICD-10 als artifizielle Störungen bezeichnet. Hierzu zählen auch Folgeerkrankungen, die aus ärztlich notwendig gewordenen diagnostischen oder therapeutischen Eingriffen entstehen (z. B. Vortäuschen eines Phäochromozytoms durch Selbstinjektion von Katecholaminen mit nachfolgenden Adrenalektomien und daraus resultierender Addison-Krankheit). Neben der heimlichen Selbstschädigung und der möglichen induzierten iatrogenen Schädigung wird also immer auch ein Moment der interpersonalen **Täuschung** impliziert. Wenngleich dem sich selbst schädigenden Münchhausen-Patienten in aller Regel bewusst ist, dass er die Krankheitssymptome bei sich selbst zielgerichtet hervorruft und gleichzeitig mit den Beschwerden seinen Arzt täuscht, geschehen diese **Handlungen „wie unter Zwang"**, sodass nach Scharfetter (1984) „nicht ohne weiteres die Intentionalität eines freien Willensentscheides" unterstellt werden kann. Auch Eckhardt-Henn (1999) weist in diesem Kontext darauf hin, dass die Patienten bei der Vortäuschung bzw. Erzeugung der Krankheitssymptome „unbewussten Impulsen unterworfen" seien, die sie „nicht kontrollieren" könnten. Die Motivation für dieses Handeln liegt ausschließlich in der Einnahme der Krankenrolle, wobei das Krankenhaus nicht selten zur „Ersatzheimat" wird.

In den seltensten Fällen werden Münchhausen-Patienten im ärztlichen Erstkontakt identifiziert. Typischerweise erhärten sich **Verdachtsmomente** erst dann,

- wenn ein Patient zufällig dabei beobachtet wird, wie er an sich selbst manipuliert,
- wenn Paraphernalien (z. B. Blutabnahmebesteck oder Medikamente) unter den persönlichen Dingen (z. B. in Zigarettenschachteln, in einer Tamponpackung) eines Patienten bzw. einer Patientin gefunden werden,
- wenn Laborbefunde erhoben werden, die den Verdacht einer Selbstmanipulation nahelegen (z. B. erhöhtes Insulin bei niedrigem C-Peptid im Blut),
- wenn Befunde erhoben werden, die den Erfahrungen des Arztes widersprechen (z. B. im Fall von chronischen Wundheilungsstörungen wiederholt Fremdkörper in der Wunde, ungewöhnliche Erreger, Infektausbreitung entgegen dem Lymphstrom oder scharfrandige Wundränder auf vormals intakter Haut),
- wenn keine bekannte somatische Krankheit die erhobenen Befunde erklären kann und die Diagnose einer artifiziellen Störung per exclusionem gestellt werden muss.

Die **diagnostischen Kriterien für artifizielle Störungen** unter Berücksichtigung der ICD-10 sind in einer Übersicht zusammengefasst.

Diagnostische Kriterien für artifizielle Störungen

- Vortäuschung, Aggravation und/oder künstliches Hervorrufen von körperlichen und/oder psychischen Krankheitssymptomen
- Suchtartiges Verlangen nach ständig neuen Krankenhausaufenthalten
- Auffällige Bereitschaft, sich invasiven, insbesondere auch unangenehmen und schmerzhaften diagnostischen und therapeutischen einschließlich operativen Eingriffen zu unterziehen
- Ergiebige Operationsanamnese mit vorhandenen Narben („Grillrostbauch")
- Pathologische, oft von sadomasochistischen Konflikten geprägte Arzt-Patienten-Beziehung
- Querelen und Selbstentlassungen gegen ärztlichen Rat
- Fehlende verstehbare äußere Motive für das selbstschädigende Verhalten wie finanzielle Vorteile, Vermeidung von Haft, Verhör, anhängigen juristischen Verfahren, schwebenden Wiedergutmachungsprozessen, Präsenz- bzw. Wehrdienst usw.
- Ausschließlich beim Münchhausen-Syndrom im engeren Sinne: Pseudologia fantastica, exzessives Reisen mit zwanghafter Veränderung der sozialen Identität, kontinuierlicher Krankenhauswechsel

In der **Differenzialdiagnostik** müssen **zunächst** nachfolgende selbstschädigende Handlungen ausgeschlossen werden:

- Manifestationen psychotischer Erkrankungen;
- zufällige Begleitumstände akuter Intoxikationen, psychischer oder Verhaltensstörungen bei Missbrauch oder Abhängigkeit von psychotropen Substanzen einschließlich Entzugssyndromen
- selbstverletzende Handlungen bei spezifischen somatischen Erkrankungen wie z. B. Lesch-Nyhan-Syndrom, Rett-Syndrom, Lange-Syndrom, Temporallappenepilepsie und Neurosyphilis.

In der engeren Differenzialdiagnose sind abzugrenzen:

- offene Selbstbeschädigungen bei Patienten mit Impulsstörungen bzw. Patienten in emotionalen Konfliktsituationen mit Selbstbeschädigungen der Haut durch Schneiden, Ritzen, Kratzen und Brennen sowie Haare ausreißen und Onychophagie („Nägelkauen");
- süchtige Selbstbeschädigungen bei essgestörten Patienten bzw. Suchtpatienten zum Erhalt analgosedierender oder anderer psychotroper Substanzen;
- unbewusste Selbstschädigungen bei chronisch somatisierenden Schmerzpatienten mit einem unbewussten Operationswunsch („psychogen motivierter Operationswunsch" nach Küchenhoff [1993]);
- Simulation: In Abgrenzung zur Simulation, die nach dem Verständnis der ICD-10 keine psychische Störung darstellt, ist die Motivik des heimlichen selbstschädigenden Handelns nicht auf das bewusst intendierte Erlangen von sozioökonomischen Vorteilen oder Vergünstigungen (z. B. Befreiung vom Präsenz- bzw. Wehrdienst) zurückzuführen.

10.2.4 Therapie

Traditionellerweise ist die Einschätzung psycho- und pharmakotherapeutischer Ansätze in der Behandlung von Patienten mit artifiziellen Störungen zurückhaltend-pessimistisch. Nicht selten begnügten sich die behandelnden Ärzte früher mit der „Überführung" des Patienten und der schonungslosen Konfrontation, was zumeist zu Behandlungsabbruch und Arztwechsel beim Patienten („Arzttourismus") führte. Häufig wurde der psychiatrische Konsiliarius ausschließlich in der Absicht hinzugezogen, eine Unterbringung des Patienten in eine psychiatrische Klinik zu bewerkstelligen, sodass dieser dort nach Möglichkeit „verwahrt" werde. Angesichts der Tatsache, dass bei keiner anderen Erkrankung so gravierend gegen die normativen Voraussetzungen der Arzt-Patienten-Beziehung, der Krankenrolle und des institutionellen Kontextes von Kranksein und Gesundwerden verstoßen wird wie bei den artifiziellen Störungen, ist es nicht so verwunderlich, dass sogar das Anlegen sog. „schwarze Listen", die Einschaltung juristischer Instanzen zur Erstattung entstandener Behandlungskosten und die Applikation psychedelischer Wirkstoffe zur Durchbrechung der vorgeblichen Lügen empfohlen wurden. In den letzten Jahren setzt sich erfreulicherweise bei den somatisch tätigen Kollegen zunehmend die Einsicht durch, dass die bedingungslose Konfrontation nur einen Behandlungsabbruch und eine nicht endende Spirale erneuter Krankenhausaufenthalte erzeugt (Rothenhäusler u. Kampfhammer 2002b) .

Unseres Erachtens ist für die Einleitung einer kontinuierlichen Behandlung dieser Patienten durch einen ambulanten Psychiater und Psychotherapeuten nach Klinikaufenthalt entscheidend, frühzeitig den Patienten im Rahmen eines integrierten somatisch-konsiliarpsychiatrischen Behandlungssettings **gesichtswahrende Brücken"** zu bauen. Hierzu gehört primär, dass der Konsiliarpsychiater **in der ersten Phase**, die zumeist mit der Zeit sich zuspitzender Spannungen in den Interaktionen vom Patienten und Behandlerteam auf der somatischen Station zusammenfällt, aufklärend vermittelt und sich um Verständnis für die schwerwiegende Psychopathologie und Interaktionsdynamik des Patienten bemüht. Der Konsiliarpsychiater sollte beispielsweise darauf hinweisen, dass die heimliche Selbstschädigung als pathologischer Hilferuf nach medizinischer Zuwendung, Betreuung, Fürsorge und Behandlung vor dem Hintergrund oft massiver sexueller und/oder physischer Missbrauchserfahrungen während der Kindheit, in welcher der Klinikaufenthalt oftmals als die einzige Zufluchtsstätte vor elterlicher Gewalt diente, aufgefasst werden kann. Das **Werben für eine empathische Grundeinstellung innerhalb des somatischen Teams** für diese Patienten ist umso wichtiger, wenn durch die Schwere der künstlich hervorgerufenen Verletzungen ein längerer stationärer Aufenthalt indiziert ist. Durch tägliche Präsenz auf der Station kann der Konsiliarpsychiater immer wieder aufkommende emotionale Konflikte und heftige Gegenübertragungsreaktionen rechtzeitig erkennen und bewältigen. Im unmittelbaren Kontakt mit dem Münchhausen-Patienten steht nicht die forcierte Konfrontation mit der Selbstbeschädigung und dem von Täuschung und Manipulation getragenen Krankheitsverhalten im Vordergrund. Vielmehr ist es die Aufgabe des Konsiliarpsychiaters, den Patienten **durch eine vorsichtige, nichtanklagende Ansprache von eventuellen Belastungen, möglichen allgemeinen „psychosomatischen" Zusammenhängen und Bedingungen seiner Körpersymptome eine Beziehungsbrücke zu bauen** (Rothenhäusler u. Kampfhammer 2002b).

Die **weiterführende Therapie** des artifiziellen Patienten entspricht im Wesentlichen jener für Patienten mit schweren Persönlichkeitsstörungen. Diese umfasst ambulante und stationäre Einrichtungen der Psychiatrie und Psychosomatik. Die **Verschränkung einer ambulant und stationär psychotherapeutischen Behandlungskette** erweist sich als vorteilhaft. Derjenige

Münchhausen-Patient, der zusätzlich die Kriterien für eine Borderlinepersönlichkeitsstörung erfüllt, ist unserer Erfahrung nach am ehesten motiviert, eine weiterführende Psychotherapie zu beginnen. In diesem Kontext kommen **mehrdimensional strukturierte Verhaltenstherapieprogramme** in Betracht, wie sie für Borderlinepatienten entwickelt wurden, beispielsweise die dialektisch-behaviorale Psychotherapie nach Linehan (1987).

Auch wenn die häufig fehlende Behandlungsmotivation zur Inanspruchnahme der verfügbaren Versorgungsstrukturen ein grundsätzliches Problem darstellt, besitzen generell psychotherapeutische Maßnahmen in der Behandlungsrationale einen klaren Vorrang. **Psychopharmakologische Ansätze** machen nur bei Vorliegen einer ernsthaften psychiatrischen Komorbidität einen Sinn und können in Kombination mit psychotherapeutischen Verfahren **syndromorientiert** eingesetzt werden. So könnten beispielsweise bei gleichzeitig vorhandener Borderlinepersönlichkeitsstörung mit Beeinträchtigungen in der Impuls-/Aggressionsregulation, affektiver Labilität und selbstschädigenden Verhaltensweisen SSRI und Stimmungsstabilisierer gegeben werden.

Schließlich gilt es zu beachten, dass bei einigen Patienten die selbstmanipulierte körperliche Symptomatik lebensbedrohliche Ausmaße annehmen kann, sodass nach medizinischer Primärversorgung **unter Umständen Behandlungsmaßnahmen unter Anwendung des Unterbringungsgesetzes** nicht umgangen werden dürfen, wie sie für suizidale Handlungen oder offene Selbstverletzungen im Extrem erforderlich sind.

10.3 Abnorme Gewohnheiten und Störungen der Impulskontrolle

Hierbei handelt es sich um Verhaltensstörungen im Sinne von **stoffungebundenen** Abhängigkeitsformen. Analog zur stoffgebundenen Abhängigkeit besteht ein suchtartiges Verlangen. Der Patient kann dem anhaltenden Drang, eine bestimmte Handlung (z. B. Kaufen, Computerspielen, Glücksspielen, Internetsurfen) auszuführen, nicht widerstehen. Im Gegensatz zur Zwangsstörung wird die Handlung als Ich-synton erlebt. Der Handlung gehen ein dauerndes Denken an die abnorme Gewohnheit sowie ein zunehmendes Spannungsgefühl voraus. Die Durchführung der Handlung ist mit einem Gefühl von Vergnügen und Genuss verbunden. Unmittelbar nach der Handlung wird ein Gefühl der Erleichterung empfunden. Später sind jedoch Schuldgefühle und Selbstvorwürfe nicht selten. Trotz eingetretener negativer Folgen, wie z. B. Partnerschaftskonflikte, Schulden, Arbeitsplatzverlust, Haftstrafen, sozialer Abstieg, kommt es immer wieder impulsiv zur pathologischen Handlung.

Nach der ICD-10-Klassifikation werden nachfolgende abnorme Gewohnheiten und Störungen der Impulskontrolle unterschieden:

- **Pathologisches Spielen:** Der pathologische Spieler ist ständig mit seinen Gedanken beim Glücksspiel (z. B. Geldspielautomaten, Roulette, Sportwetten, Onlinespiele). Er verspürt dabei einen unwiderstehlichen Drang und muss mit immer höheren Einsätzen spielen, damit der mit dem Spielen verbundene Genuss aufrechterhalten bleibt. Eigene Versuche, das Glücksspiel zu kontrollieren oder gar aufzugeben, gelingen ihm nicht. Vielmehr führen sie bei ihm zu Unruhe und Gereiztheit. Fast regelhaft führen die Verluste beim Glücksspiel zu hohen Schulden, dubiosen Geldbeschaffungsaktionen und schließlich kriminellen Handlungen. Es kommt gleichzeitig zu einer völligen Entfremdung von Familie und Freunden.
- **Pathologische Brandstiftung oder Pyromanie:** Der Pyromane ist fasziniert vom Feuer und Feuerlegen. Er interessiert sich sehr für Feuerwehren, Feuerwehrautos, Feuerwehr-

alarmpläne, Löschmethoden und andere mit dem Feuer assoziierte Themen. Vor dem Feuerlegen empfindet er ein Gefühl der Anspannung. Während und unmittelbar nach der Brandstiftung fühlt er sich erregt, befriedigt und entspannt. Es fehlen verstehbare äußere Motive für die pathologische Brandstiftung. Folglich sind finanzielle Vorteile durch die Brandlegung, Racheakte oder politisch motivierter Terrorismus als Gründe für die Brandstiftung auszuschließen.

- **Pathologisches Stehlen oder Kleptomanie:** Der Kleptomane kann dem anhaltenden Drang zum Stehlen nicht widerstehen. Die gestohlenen Gegenstände dienen weder dem persönlichen Gebrauch noch der Bereicherung. Stattdessen werden sie weggeworfen, weggeben oder gehortet. Der Akt des Stehlens wird als lustvoll empfunden.
- **Trichotillomanie:** Typisch ist ein sich andauernd wiederholendes impulsives Ausreißen eigener Haare, das schließlich zu sichtbarem Haarverlust führt. Nach dem Ausrupfen von Kopfhaaren, Augenbrauen, Körperhaaren usw. empfindet der Patient ein Gefühl der Erleichterung.

An dieser Stelle sei auch die sog. **Internetsucht** erwähnt, bei der es sich gleichfalls um eine stoffungebundene Abhängigkeitsform handelt. Diese Form einer pathologische Internetnutzung bezieht sich in der Regel auf **unkontrolliertes Surfen im Internet** (z. B. Internetforen, Chaträume, soziale Netzwerke, Facebook-Gruppen, Videoportale).

Nach Haller u. Scholz (2005) liegt die **Prävalenz** des pathologischen Spielens („Spielsucht") in Österreich zwischen 0,5 und 2 %. Männer überwiegen hierbei deutlich in allen Altersgruppen. Pathologisches Spielen beginnt häufig bereits im Jugendalter. Pyromanie kommt extrem selten vor. Pyromanen sind meist männlich und intellektuell beeinträchtigt. Die Häufigkeit des pathologischen Stehlens in der Allgemeinbevölkerung wird auf 0,6 % geschätzt. Die Kleptomanie soll häufiger bei Frauen als bei Männern vorkommen. Bei weniger als 5 % aller entdeckten Ladendiebstähle dürfte Kleptomanie vorliegen. Die Lebenszeitprävalenz für Trichotillomanie soll zwischen 0,6 und 2 % betragen. Sie soll bei Frauen häufiger anzutreffen sein als bei Männern.

Die Wirksamkeit von SSRI bei abnormen Gewohnheiten und Störungen der Impulskontrolle ohne Aggression oder ohne Begleitdepression ist nach evidenzbasierten Kriterien nicht belegt. Bislang existiert eine randomisierte, plazebokontrollierte Studie mit dem Opiatantagonisten **Naltrexon bei pathologischem Spielen.** Hierbei zeigte sich bei den mit Naltrexon behandelten spielsüchtigen Patienten eine signifikante Besserung der Kernsymptomatik bei insgesamt guter Verträglichkeit. Nach evidenzbasierten Kriterien sind **kognitiv-verhaltenstherapeutische Psychotherapieverfahren** sowohl **beim pathologischen Spielen** als auch **bei der Trichotillomanie** wirksam. Nach Herpertz u. Saß (1997) kommen bei der Pyromanie und bei der Kleptomanie vorzugsweise aversive Techniken wie die verdeckte Sensibilisierung zum Einsatz.

10.4 Störungen der Geschlechtsidentität

Nach Kockott u. Fahrner (2004) liegt bei Geschlechtsidentitätsstörungen eine fehlende Übereinstimmung zwischen Geschlechtsidentität und dem biologischen oder angeborenen Geschlecht vor. Unter Geschlechtsidentität wird hierbei die dauerhafte innere Gewissheit verstanden, sich dem weiblichen bzw. männlichen Geschlecht zugehörig zu fühlen. Der nicht in den psychiatrischen Klassifikationssystemen erwähnte Begriff „Transgender" bezieht sich auf Menschen, die ihr kulturelles und soziales Geschlecht („gender") nicht ausreichend durch ihr biologisches Geschlecht („sex") definiert sehen.

◻ **Tab. 10.9** Charakteristika der Geschlechtsidentitätsstörungen

Art der Störung	Charakteristika
Transsexualismus oder Transsexualität	Nach Becker et al. (1998) ist Transsexualität gekennzeichnet durch „die dauerhafte innere Gewissheit, sich dem anderen Geschlecht zugehörig zu fühlen. Dazu gehören die Ablehnung der körperlichen Merkmale des angeborenen Geschlechts und der mit dem biologischen Geschlecht verbundenen Rollenerwartungen sowie der Wunsch, durch hormonelle und chirurgische Maßnahmen soweit als möglich die körperliche Erscheinungsform des Identitätsgeschlechts anzunehmen und sozial und juristisch anerkannt im gewünschten Geschlecht zu leben."
	Es wird zwischen Frau-zu-Mann-Transsexuellen („Transmänner") und Mann-zu-Frau-Transsexuellen („Transfrauen") unterschieden. Zumeist ist die sexuelle Partnerorientierung bei Frau-zu-Mann-Transsexuellen auf heterosexuell orientierte Frauen, bei Mann-zu-Frau-Transsexuellen auf heterosexuell orientierte Männer gerichtet. Epidemiologischen Studien zufolge kommen Mann-zu-Frau-Transsexuelle deutlich häufiger vor als Frau-zu-Mann-Transsexuelle.
	Nach der ICD-10-Klassifikation besteht die transsexuelle Identität andauernd seit mindestens 2 Jahren, und der Transsexualismus ist nicht Symptom einer anderen psychischen Erkrankung, wie z. B. einer Schizophrenie.
Transvestitismus unter Beibehaltung beider Geschlechtsrollen	Transvestiten tragen die Kleidung des anderen Geschlechts („crossdressing"), um sich in der gegengeschlechtlichen Rolle zu erleben. Das Tragen der Kleidung des anderen Geschlechts erfolgt zunächst nur privat, später zunehmend öffentlich. Es besteht aber kein Wunsch nach Geschlechtsumwandlung.
	Im Gegensatz zu Personen mit fetischistischem Transvestitismus (▶ Abschn. 10.5) erleben Transvestiten das „cross-dressing" nicht als sexuell erregend.
Störung der Geschlechtsidentität des Kindesalters	Hierbei besteht lange vor der Pubertät eine anhaltende Abneigung gegen das angeborene Geschlecht. Die vorhandenen Geschlechtsorgane werden vehement abgelehnt (z. B. Mädchen weigern sich, im Sitzen zu urinieren und/oder sie behaupten, einen Penis zu besitzen). Die betroffenen Kinder hegen einen anhaltenden Widerwillen gegen typische Kleidungsstücke des eigenen biologischen Geschlechts.
	Liegt eine Störung der Geschlechtsidentität während der Pubertät oder in der Jugend vor, so spricht man hingegen von einer sexuellen Reifungskrise[a].

[a]Eine **sexuelle Reifungskrise** kann auch dann vorliegen, wenn die Heranwachsenden unter einer Unsicherheit hinsichtlich ihrer homo-, hetero- oder bisexuellen Orientierung leiden. **Die Richtung der sexuellen Orientierung per se ist hierbei nicht als Störung anzusehen!** So ist beispielsweise die **Homosexualität** heute entpathologisiert und stellt in den modernen psychiatrischen Klassifikationssystemen **keine psychische Störung** mehr dar.

In der ICD-10-Klassifikation werden folgende Störungen der Geschlechtsidentität unterschieden:
- **Transsexualismus.** Synonym wird im deutschsprachigen Raum der Begriff **Transsexualität** verwendet. Die American Psychiatric Association löste den Terminus Transsexualismus („transsexualism") durch den Begriff Geschlechtsidentitätsstörung („gender identity disorder") ab.
- **Transvestitismus** unter Beibehaltung beider Geschlechtsrollen. Als Synonym gilt die Störung der Geschlechtsidentität in der Adoleszenz oder im Erwachsenenalter, nicht transsexueller Typus.
- **Störung der Geschlechtsidentität des Kindesalters.**

◻ Tab. 10.9 gibt eine orientierende Übersicht über die jeweils im Vordergrund stehende Symptomatik bei den einzelnen Störungen der Geschlechtsidentität.

Nach Becker et al. (1998) ist die Transsexualität **differenzialdiagnostisch** von nachfolgenden psychischen Störungen und Zustandsbildern abzugrenzen:
- **Schwere Persönlichkeitsstörungen** mit Auswirkung auf die Geschlechtsidentität (z. B. Borderlinepersönlichkeitsstörung). Hier liegen transsexuelle Symptome in der Regel vorübergehend vor.
- **Erkrankungen aus dem schizophrenen Formenkreis:** Hier kann eine psychotische Verkennung der Geschlechtsidentität bestehen, sodass transsexuelle Symptome passager vorhanden sein können.
- **Transvestitismus unter Beibehaltung beider Geschlechtsrollen** und fetischistischer Transvestitismus: Hierbei kann es in Krisensituationen zu einem vorübergehenden Wunsch nach Geschlechtsumwandlung kommen.
- **Schwierigkeiten mit der Geschlechtsidentität**, die aus der Ablehnung einer homosexuellen Orientierung resultieren.
- **Sexuelle Reifungskrisen** mit vorübergehenden Störungen der Geschlechtsidentität in der Jugend.
- **Unbehagen mit den vorherrschenden Geschlechtsrollenerwartungen**, ohne dass bei den betroffenen Personen eine dauerhafte innere Gewissheit besteht, sich dem anderen Geschlecht zugehörig zu fühlen.

Die **Indikation zur irreversiblen Transformationsoperation** sollte gemäß den Standards der Behandlung und Begutachtung von Transsexuellen der Deutschen Gesellschaft für Sexualforschung, der Akademie für Sexualmedizin und der Gesellschaft für Sexualwissenschaft erst gestellt werden, wenn:
- die Standards der Diagnostik und Differenzialdiagnostik der Transsexualität im Vorfeld berücksichtigt worden sind. Die Diagnose der Transsexualität ist hiernach vor der Indikationsstellung zu überprüfen.
- der Patient seit mindestens einem halben Jahr hormonell behandelt wird.
- der Patient das Leben in der gewünschten Geschlechtsrolle mindestens seit 1½ Jahren kontinuierlich erprobt hat (sog. **Alltagstest**).
- der Psychotherapeut den Patienten in der Regel mindestens seit 1½ Jahren kennt und zu dem klinisch begründeten Urteil gekommen ist, dass bei dem Patienten die innere Stimmigkeit und Konstanz des Identitätsgeschlechts und seiner individuellen Ausgestaltung, die Lebbarkeit der gewünschten Geschlechtsrolle und die realistische Einschätzung der Möglichkeiten und Grenzen somatischer Behandlungen gegeben sind.

◘ Tab. 10.10 Störungen der Sexualpräferenz nach der ICD-10

Art der Störung	Symptomatik
Fetischismus	Sexuelle Erregung durch den Gebrauch von Fetischen, wie z. B. Schuhen, Unterwäsche, Hemden, gebrauchten Taschentüchern; Fetischisten sind fast ausschließlich Männer.
Fetischistischer Transve-stitismus[a]	Hierbei handelt es sich in aller Regel um Männer, die aus dem Anziehen und Tragen weiblicher Kleidungsstücke („cross-dressing") und der Gestal-tung des äußeren Erscheinungsbilds in einem als weiblich empfundenen Sinne Lustgewinn schöpfen. Wenn es zum Orgasmus gekommen ist und die sexuelle Erregung abnimmt, besteht bei der betroffenen Person ein starkes Verlangen, die gegengeschlechtliche Kleidung wieder abzulegen. Es besteht keine Geschlechtsidentitätsstörung.
Exhibitionismus	In der Regel sind es Männer, die sich durch Entblößen und demonstratives Vorzeigen der Genitalien vor überraschten fremden Frauen, meist im Freien, sexuelle Befriedigung verschaffen. Es besteht hierbei kein Wunsch zum Geschlechtsverkehr. Sehr häufig handelt es sich um gehemmte, selbs-tunsichere und kontaktgestörte Persönlichkeiten mit unreifer Sexualität, gelegentlich mit Intelligenzminderung verschwistert.
Voyeurismus	Voyeure werden sexuell erregt, indem sie heimlich beobachten, wie andere Menschen sich nackt ausziehen oder sexuelle Handlungen ausführen. Dabei masturbieren sie. Es besteht nicht der Wunsch, mit der arglosen beobachteten Person eine sexuelle Beziehung einzugehen.
Pädophilie	Pädophile entwickeln eine Neigung zu sexueller Betätigung mit Kindern. Es handelt sich praktisch immer um Männer von gehemmter, selbstunsicherer, kontaktgestörter Persönlichkeitsstruktur. Es kommt zu verschiedenartig gestalteten sexuellen Kontakten zu Kindern beiderlei Geschlechts, wobei Alterspädophilen oft eine aggressive Komponente fehlt, während sie bei jüngeren Pädophilen vorhanden sein kann; das macht ihre potenzielle Gefährlichkeit aus!
Sadomasochismus	Sexuelle Erregung oder sexuelle Befriedigung wird durch Zufügen (Sadis-mus) oder Erleiden (Masochismus) von Schmerzen, Erniedrigung und/oder Unterwerfung verspürt. Hierbei spielen Kot und Urin eine wichtige Rolle. Im Rahmen von sadomasochistischen Handlungen kann es zum Schla-gen, Knebeln und Fesseln sowie zum Stechen, Schneiden, Brennen und Peitschen kommen.
Sonstige Störungen der Sexualpräferenz, wie z. B.	
– Frotteurismus	Frotteure erregen sich, indem sie ihre Genitalien an einer unbekannten Person reiben oder sie unsittlich berühren. Das Opfer ist mit der sexuellen Handlung nicht einverstanden. Frotteuristische Handlungen werden im All-gemeinen an überfüllten Orten, wie z. B. Bussen, U-Bahnen, unternommen.
– Nekrophilie	Nekrophilie beinhaltet die sexuelle Aktivität mit Leichen.
– Sodomie	Sodomie bezieht sich auf die geschlechtliche Betätigung an Tieren.

[a]Der „fetischistische Transvestitismus" als sexuelle Verhaltensstörung ist vom „Transvestitismus unter Beibehaltung beider Geschlechtsrollen" als einer Form der Geschlechtsidentitätsstörung abzugrenzen. Denn das „cross-dressing" ist bei dieser Störung der Geschlechtsidentität nicht von sexueller Erregung begleitet.

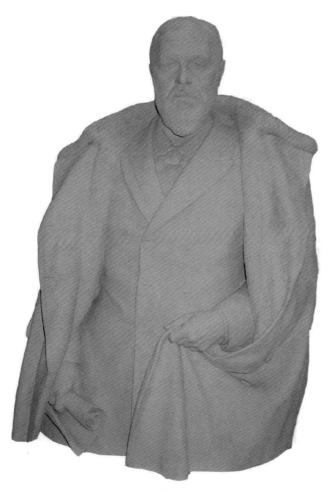

■ **Abb. 10.1** O. Univ.-Prof. Dr. R. Krafft-Ebing, Begründer der Sexualpathologie. (Aus www.uni-graz.at; Foto A. Kernbauer)

> **Nach evidenzbasierten Kriterien** ist bei Transsexualität die Transformationsoperation wirksam, vorausgesetzt, dass im Rahmen des Geschlechtsumwandlungsprozesses die empfohlenen Behandlungsstandards vor, bei und nach der geschlechtsangleichenden Operation eingehalten werden.

10.5 Störungen der Sexualpräferenz

Störungen der Sexualpräferenz sind **sexuelle Verhaltensstörungen**. Sie sind charakterisiert durch wiederholt auftretende, intensive sexuelle Impulse und Phantasien, die sich auf ungewöhnliche Gegenstände (z. B. Fetische oder leblose Objekte) oder Aktivitäten (z. B. Kinder, Demütigung von sich selbst oder des Partners) beziehen.

◻ **Tab. 10.11** Sechsstufenplan zur Behandlung von Personen mit Störungen der Sexualpräferenz nach Stompe (2007) und Kaufmann u. Stompe (2011) in Anlehnung an die Empfehlungen von Thibaut et al. (2010)

Stufe 1	Unabhängig vom Schweregrad der Störung der Sexualpräferenz ist immer eine Indikation für eine Psychotherapie, vorzugsweise kognitiv-verhaltenstherapeutische Psychotherapieverfahren, gegeben.
Stufe 2	Die psychopharmakologische Behandlung sollte bei allen Fällen von milden Störungen der Sexualpräferenz mit SSRI beginnen.
Stufe 3	Sollten SSRI in einer adäquaten Dosis, verabreicht innerhalb von 4 bis 6 Wochen, keine Wirkung zeigen, so sollte bei milden oder moderaten Störungen der Sexualpräferenz zusätzlich eine niedrige Dosis von Antiandrogenen (z. B. 50 mg Cyproteronacetat) verordnet werden.
Stufe 4	Die volle antiandrogen wirksame Dosis (50–300 mg Cyproteronacetat täglich) wird bei dem überwiegenden Teil der moderaten Störungen der Sexualpräferenz und bei einigen schweren Fällen oral verabreicht.
Stufe 5	Die antiandrogene Therapie erfolgt intramuskulär (200 mg Cyproteronacetat alle 14 Tage). Dieses Vorgehen ist bei den meisten schweren und bei manchen sehr schweren Fällen indiziert.
Stufe 6	Bei ungenügendem Ansprechen auf Cyproteronacetat sowie bei einigen schweren und den sehr schweren Fällen von Störungen der Sexualpräferenz ist die komplette Suppression der Androgene mit Cyproteronacetat 200–400 mg i.m. wöchentlich indiziert.

Im Klassifikationsinstrument der American Psychiatric Association werden die Störungen der Sexualpräferenz als **Paraphilien** bezeichnet. Traditionelle Bezeichnungen für Störungen der Sexualpräferenz sind Perversionen und sexuelle Deviationen. Als **Begründer der Sexualpathologie** gilt der österreichische Psychiater Richard von Krafft-Ebing (Freiherr Krafft von Festenberg auf Frohnberg, genannt von Ebing, 1840–1902), der 1873–1889 als Professor für Psychiatrie an der Universität Graz tätig war (◻ Abb. 10.1).

Seine 1886 veröffentlichte Studie „Psychopathia sexualis" beeinflusste die spätere kategoriale Erfassung von sexuellen Verhaltensabweichungen in den psychiatrischen Klassifikationssystemen.

◻ Tab. 10.10 gibt eine orientierende Übersicht über die in der ICD-10 aufgelisteten Störungen der Sexualpräferenz.

In manchen Fällen bestehen bei einer Person mehrere abnorme sexuelle Präferenzen. Beispielsweise treten die sog. „**courtship disorders**" Voyeurismus, Exhibitionismus und Frotteurismus häufig gemeinsam bei einer Person auf.

Nach Berner et al. (2004) sind **kognitiv-verhaltenstherapeutische Psychotherapieverfahren** bei Störungen der Sexualpräferenz wirksam. Sie lassen sich hierbei auch vorteilhaft mit **SSRI** kombinieren, denn SSRI (z. B. Sertralin, Fluoxetin) können abnorme Phantasien, Antriebe und Handlungen im Kontext der verschiedenen paraphilen Störungen positiv beeinflussen. Bei entsprechender Indikationsstellung (z. B. Pädophilie mit aggressiver Komponente, Sadismus) kommt die antihormonelle Behandlung mit dem Antiandrogen **Cyproteronacetat** (z. B. intramuskuläre Applikation von einer Ampulle Androcur® Depot-Injektionslösung 200 mg alle 14 Tage) zur medikamentösen Triebhemmung in Betracht. Bei unzureichender Wirksamkeit oder Leberfunktionsstörungen unter Cyproteronacetat kann alternativ im Rahmen einer „Off-Label-Verordnung" **Leuprorelinacetat**, ein LHRH-Agonist (LHRH = Luteotropes-Hormon-Releasing-Hormon), subkutan appliziert werden. ◘ Tab. 10.11 gibt eine orientierende Übersicht über den von Stompe (2007) und Kaufmann u. Stompe (2011) in Anlehnung an die Empfehlungen von Thibaut et al. (2010) zusammengefassten **Sechsstufenplan zur Behandlung von Personen mit Störungen der Sexualpräferenz.**

Intelligenzminderung (F70–F79)

11.1 Allgemeines

Bei der Intelligenzminderung handelt es sich um eine unvollständige oder in einem frühen Stadium stehengebliebene **Störung der geistigen Entwicklung**. Hierbei sind vor allem geistige Fähigkeiten gemindert, die zum Intelligenzniveau beitragen. In diesem Zusammenhang sind im Wesentlichen Beeinträchtigungen der kognitiven Leistungsfähigkeit, der Sprache sowie der motorischen und sozialen Fertigkeiten zu nennen. Die Intelligenzminderung ist entweder angeboren oder früh erworben. Der Begriff „Intelligenzminderung" löst den von Kraepelin (1923) in die deutschsprachige Neuropsychiatrie eingeführten Terminus „Oligophrenie" als Sammelbezeichnung für „angeborenen oder früh erworbenen Intelligenztiefstand" aller Schweregrade und jeglicher Herkunft ab. „Oligo" (griechisch) bedeutet wenig, „phren" heißt Geist. Im angloamerikanischen Sprachraum wird die Intelligenzminderung als „geistige Behinderung" bezeichnet. Ein weiterer synonym verwendeter Begriff für Intelligenzminderung ist die Bezeichnung „geistige" oder „mentale Retardierung".

Die Verteilung der Intelligenz in der Allgemeinbevölkerung entspricht der Gauß-Glockenkurve. Etwa zwei Drittel der Bevölkerung weisen einen mittleren Intelligenzquotienten (IQ) auf. Je ca. 14 % liegen darüber (hohe und sehr hohe Intelligenz) bzw. darunter (unterdurchschnittliche Intelligenz) (► Kap. 2.7.2 Abschn. „Intelligenztests"). Insgesamt sind **rund 5 % der Allgemeinbevölkerung** in Österreich bzw. Deutschland **intelligenzgemindert (IQ <70)** und bedürfen in unterschiedlichem Maß der Unterstützung bis hin zur vollständigen Pflege. Es finden sich Geschlechterunterschiede in den Häufigkeitsraten: Buben sind signifikant häufiger als Mädchen von Intelligenzminderungen betroffen („Knabenwendigkeit").

Manche Intelligenzminderungen lassen sich auf eine Hirnschädigung vor der Geburt, währenddessen oder kurz danach zurückführen. Andere gehen offenbar auf mangelhafte Intelligenzanlagen oder fassbare körperliche Veränderungen zurück (z. B. Chromosomenanomalien). ◻ Tab. 11.1 gibt eine orientierende Übersicht über pränatale, perinatale und postnatale Ursachen der Intelligenzminderung.

11.2 Klinik

In Abhängigkeit vom Schweregrad der beeinträchtigten Intelligenz werden nachfolgende **Formen der Intelligenzminderung** unterschieden:

- **Leichte Intelligenzminderung**: Hierbei liegt eine nur leichte intellektuelle Behinderung mit einem IQ von 50 bis 69 vor. Synonym verwendete Begriffe sind leichte geistige Behinderung und Debilität. Ein IQ-Bereich von 50 bis 69 entspricht einem Entwicklungsalter von 9 bis unter 12 Jahren.
- **Mittelgradige Intelligenzminderung**: Es handelt sich um eine intellektuelle Behinderung mittleren Grades mit einem IQ von 35 bis 49. Synonym verwendete Begriffe sind mittelgradige geistige Behinderung und Imbezillität. Ein IQ-Bereich von 35 bis 49 entspricht einem Entwicklungsalter von 6 bis unter 9 Jahren.
- **Schwere Intelligenzminderung**: Es findet sich eine schwere intellektuelle Behinderung mit einem IQ von 20 bis 34. Sie wird auch als schwere geistige Behinderung bezeichnet. Ein IQ-Bereich von 20 bis 34 entspricht einem Entwicklungsalter von 3 bis unter 6 Jahren.
- **Schwerste Intelligenzminderung**: Beim schwersten Grad der Intelligenzminderung besteht eine hochgradige intellektuelle Behinderung mit völliger Bildungsunfähigkeit und

◻ **Tab. 11.1** Pränatale, perinatale und postnatale Ursachen der Intelligenzminderung

Pränatale Ursachen

Chromosomal ver- erbte Störungen	Trisomie 21 (Down-Syndrom, früher Mongolismus): überzähliges Chromosom 21, also 47 statt 46 Chromosomen; relativ hohes Alter der Mutter wie des Vaters fördern die Entstehung von Teilungsstörungen in der Ovogenese bzw. Spermiogenese. Bei ca. 9 % aller Intelligenzminderungen und bei etwa 20 % aller chromosomalen Aberrationen liegt eine Trisomie 21 vor. Bei obduzierten Trisomie-21-Patienten, die im Alter von 40 Jahren oder später gestorben sind, konnten in einer großen Anzahl der untersuchten Gehirne die typischen neuropathologischen Veränderungen der Alzheimer-Demenz festgestellt werden.
	Fragile-X-Syndrom (Martin-Bell-Syndrom): Es stellt die zweithäufigste chromosomale Ursache der Intelligenzminderung dar. Ihm liegt eine Brüchigkeit des X-Chromosoms in der Bande Xq27 zugrunde. Körperliche Merkmale des Fragile-X-Syndroms sind muskuläre Hypotonie, Bindegewebsschwäche, überdehnbare Gelenke, längliche Gesichtsform mit breitem Kinn und große, häufig abstehende Ohren sowie Makrotestes.
	Turner-Syndrom (X0-Syndrom oder Monosomie X): Statt eines Chromosomensatzes 46, XX bzw. 46, XY, finden sich in der Chromosomenanalyse nur 45 Chromosomen, da ein Gonosom fehlt. Die Betroffenen sind kleinwüchsig und können Störungen im Bereich der nichtverbalen Intelligenz aufweisen.
	Klinefelter-Syndrom: Zusätzlich zum üblichen männlichen Chromosomensatz findet sich (mindestens) ein weiteres X-Chromosom. Charakteristisch sind unterentwickelte Testes, minimaler Bartwuchs, äußerst spärliche Körperbehaarung und Gynäkomastie. Mitunter können geringgradige Störungen der verbalen Intelligenz vorkommen.
Hereditäre Störungen des Stoffwechsels	Störungen des Aminosäurestoffwechsels: Phenylketonurie, Homozystinurie, Ahornsirup-Krankheit u. a. Bei der Phenylketonurie (Föllingsche Erkrankung, „Oligophrenia phenylpyruvica") handelt es sich um eine autosomal-rezessiv erbliche Störung der Oxidation von Phenylalanin zu Tyrosin durch einen Enzymdefekt. Unbehandelt führt die Phenylketonurie zu Intelligenzminderung, verzögerter körperlicher Entwicklung und Krampfanfällen. Geistige und körperliche Entwicklungsstörungen bleiben aus, wenn frühzeitig eine phenylalaninarme Diät verordnet wird. Fleisch, Geflügel, Fisch, Milchprodukte und Hülsenfrüchte haben einen hohen Phenylalaningehalt, während Obst, Gemüse und Fruchtsäfte einen niedrigen Phenylalaningehalt aufweisen.
	Störungen des Kohlenhydratstoffwechsels: z. B. Galaktosämie
	Mukopolysacharidosen: z. B. Hunter-Syndrom
	Lipidosen und Leukodystrophien: z. B. metachromatische Leukodystrophie
	Störungen des Pyrimidin- und Purinstoffwechsels: z. B. Lesch-Nyhan-Syndrom
	Morbus Wilson: Hierbei handelt es sich um eine autosomal-rezessiv erbliche Defektparaproteinämie mit Störung der Coeruloplasminsynthese und Kupferanreicherung im Gewebe (hepatolentikuäre Degeneration). Unbehandelt führt der Morbus Wilson u. a. zu Intelligenzminderung, extrapyramidalen Symptomen und Leberzirrhose.

▣ **Tab. 11.1** (*Fortsetzung*) Pränatale, perinatale und postnatale Ursachen der Intelligenzminderung

Exogene Schäden	Alkoholembryopathie
	Infektionen: Zytomegalieviren, Herpesviren, Röteln, Toxoplasmose u. a.
	Strahlenschäden
	Schwangerschaftstoxikose (Gestose)
Perinatale Ursachen	
Komplikationen während der Geburt	Zum Beispiel Blutungen, Sauerstoffmangel
Unreife des Neugeborenen	Zum Beispiel Frühgeburt
Postnatale Ursachen	
Frühkindliche ZNS-Erkrankungen	Entzündliche ZNS-Erkrankungen: z. B. Masern, Keuchhustenenzephalopathie, postvakzinale Enzephalitis u. a
	Zerebrale Anfallsleiden
	Schädel-Hirn-Traumata
Endokrinopathien	Zum Beispiel Hypothyreose
Intoxikationen	Zum Beispiel Quecksilber

einem IQ unter 20. Synonym verwendete Begriffe sind schwerste geistige Behinderung und Idiotie. Ein IQ unter 20 entspricht einem Entwicklungsalter unter 3 Jahren.

▣ Tab. 11.2 gibt einen orientierenden Überblick über die Klinik der einzelnen Formen der Intelligenzminderung (mod. nach Sinzig u. Lehmkuhl 2006)

Intelligenzgeminderte Menschen weisen im Vergleich zur Allgemeinbevölkerung ein deutlich erhöhtes Risiko auf, komorbide psychische Störungen zu entwickeln. Die Prävalenz für psychische Störungen ist bei ihnen mindestens 3- bis 4-mal so hoch wie in der Allgemeinbevölkerung. Intelligenzgeminderte Kinder leiden häufig unter den nachfolgenden Verhaltens- und Entwicklungsstörungen:

- **Stereotypien**: ständiges Wiederholen von bestimmten Gesten, Bewegungen und/oder Formulierungen
- **Selbstverletzendes Verhalten**: automutilative Verhaltensweisen, wie z. B. Aufkratzen der Haut, Haareausreißen, Stirn gegen die Tischkante schlagen usw.;
- **Pica-Essstörungen**: abnorme Essgelüste nach Sand, Staub, Mörtel, Haare usw. „Pica" (lateinisch) heißt Elster. **Rumination**: willkürliches Heraufwürgen oder Erbrechen bereits gegessener Nahrung;
- **Autismus**: tiefgreifende Entwicklungsstörungen mit Kontakt- und Sprachstörungen sowie repetitiven und stereotypen Verhaltensmustern (z. B. starre Fixierung auf eine bestimmte Art von Gegenständen, wie Kabel, Knöpfe usw.);
- **Hyperaktivität**: anhaltende motorische Unruhe, erhebliche Schwierigkeiten, ruhig sitzen zu bleiben usw.;
- **Störungen des Sozialverhaltens:**
- Wutausbrüche, Schreianfälle, Lügen, Stehlen, Destruktivität usw.;

◨ **Tab. 11.2** Klinik der einzelnen Formen der Intelligenzminderung

Leichte Intelligenzminderung	Verzögerter Spracherwerb
	Schwierigkeiten bei der Schulausbildung, vor allem beim Lesen und Schreiben. In der Regel besteht ein besonderer sonderpädagogischer Förderungsbedarf.
	Unabhängigkeit in der Selbstversorgung sowie in praktischen und häuslichen Tätigkeiten. Im Allgemeinen können die Betroffenen im Erwachsenenalter in beschützenden Werkstätten arbeiten und positiv zur Gesellschaft beitragen.
	Mehrheitlich stammen die Betroffen aus Familien mit niedrigem sozioökonomischen Status und mangelhaften Intelligenzanlagen. Organische Ursachen sind eher selten.
	Begleitende Zustandsbilder, wie Autismus, Epilepsie und körperliche Behinderungen (z. B. Seh- und Hörstörungen) kommen vor.
	Häufigste Form der Intelligenzminderung. Der Anteil an allen intelligenzgeminderten Menschen beträgt zwischen 80 und 85 %.
Mittelgradige Intelligenzminderung	Sprachliche Leistungsfähigkeit deutlich limitiert
	Beträchtliche Entwicklungsschwierigkeiten in der Kindheit
	Unfähigkeit zum selbstständigen Zurechtfinden im praktischen Leben
	Die Betroffenen brauchen familiäre oder institutionelle Fürsorge. Sie sind aber in aller Regel in der Lage, einfache praktische Tätigkeiten in beschützenden Werkstätten auszuüben.
	Häufig liegen organische Ursachen vor.
	Zusätzlich sind häufig Epilepsie und körperliche Behinderungen vorhanden. Autismus kommt vor.
	Der Anteil an allen intelligenzgeminderten Menschen beträgt zwischen 10 und 12 %.
Schwere Intelligenzminderung	Ausgeprägte Kommunikationsmängel sind vorhanden.
	Die Betroffenen sind pflegebedürftig, brauchen kontinuierliche Hilfen und benötigen eine dauernde Überwachung. Sie sind daher vorteilhafterweise institutionalisiert unterzubringen.
	Organische Ursachen liegen mehrheitlich vor.
	Komorbide Störungen wie Autismus, Epilepsie, Zerebralparesen und körperliche Behinderungen sind sehr häufig.
	Der Anteil an allen intelligenzgeminderten Menschen beträgt zwischen 3 und 7 %.

⬛ **Tab. 11.2** *(Fortsetzung)* Klinik der einzelnen Formen der Intelligenzminderung	
Schwerste Intelligenz-minderung	Sprachliche Fertigkeiten reichen zur Kommunikation in aller Regel nicht aus.
	Die Betroffenen sind in ihrer Mobilität behindert und inkontinent. Sie sind hochgradig pflegebedürftig und müssen in Institutionen untergebracht werden.
	Organische Ursachen liegen in der überwiegenden Mehrzahl der Betroffenen vor.
	Komorbide Störungen wie Autismus, Epilepsie, Zerebralparesen und körperliche Behinderungen sind sehr häufig.
	Der Anteil an allen intelligenzgeminderten Menschen beträgt zwischen 1 und 2 %.

— **Emotionale Störungen**: generalisierte Angst, soziale Ängstlichkeit (z. B. Misstrauen gegenüber Fremden), Phobie usw.;
— **Ticstörungen**: Blinzeln, Grimassieren, Räuspern, Bellen, Zischen usw.

Intelligenzgeminderte Erwachsene zeigen erhöhte Prävalenzraten für schizophrene Erkrankungen, affektive Störungen, Angststörungen und Störungen der Sexualpräferenz (z. B. Exhibitionismus, Pädophilie). Es sei betont, dass die Beziehung zwischen Intelligenzminderung und Schizophrenie rein zufälliger und nicht ursächlicher Natur ist. Die frühere Lehrmeinung, auf die Intelligenzminderung könne sich eine Schizophrenie aufpfropfen (**Pfropfhebephrenie** nach Kraepelin [1923]), ist längst revidiert. Neben den komorbiden psychischen Störungen sind im Hinblick auf die psychiatrische Symptomatik bei der Intelligenzminderung auch psychosoziale Faktoren wirksam, wie z. B. soziale Ablehnung, Störungen in den sozialen Beziehungen, familiäre Situation, institutionelle Deprivation, Überforderung usw.

11.3 Diagnostik und Differenzialdiagnostik

Neben einer sorgfältigen psychiatrischen Exploration mit Eigen-, Außen- und Familienanamnese stützt sich das diagnostische Vorgehen des Psychiaters bei Intelligenzminderung insbesondere auf
— Intelligenztests (z. B. Hamburg-Wechsler-Intelligenztest für Kinder bzw. für Erwachsene),
— standardisierte Verfahren zur Prüfung der sozialen Anpassungsfähigkeit und des Entwicklungsstands (z. B. Münchner Funktionelle Entwicklungsdiagnostik),
— Verhaltensbeobachtung und
— Arbeitsproben.

Eine sorgfältige somatische Anamnese (z. B. Geburtskomplikationen, Traumen, Konvulsionen, frühkindliche ZNS-Infektionen, Sinnesbehinderungen, Chromosomenanomalien, Stoffwechselerkrankungen) sowie eine umfassende somatische, neurologische und psychopathologische Statuserhebung sind unabdingbar. Der Status psychicus dient auch der Erfassung komorbider psychischer Störungen (z. B. Autismus, Schizophrenie). Als zusatzdiagnostische Maßnahmen sind je nach Indikation nachfolgende Untersuchungen in Erwägung zu ziehen:

- Sprach-, Seh- und Hörtests,
- EEG,
- multimodal evozierte Potenziale,
- Elektromyographie,
- strukturelle bildgebende Verfahren (CCT, kraniale MRT),
- funktionelle bildgebende Verfahren (z. B. SPECT),
- Liquordiagnostik,
- serologisch-immunologische Untersuchungen,
- zytogenetische und molekulargenetische Untersuchungen,
- Biopsien.

Differenzialdiagnostisch ist die **Lernbehinderung** auszuschließen. Bei ihr handelt es sich um keine Intelligenzminderung im engeren Sinne, sondern um eine grenzwertige Beeinträchtigung der intellektuellen Leistungsfähigkeit mit einem IQ von 70 bis 85. Lernbehinderte Menschen können bei angemessener Unterstützung regulär beschult werden und in aller Regel eine Ausbildung für einfache Berufe absolvieren.

11.4 Therapie

Eine intelligenzsteigernde Pharmako- bzw. Psychotherapie ist nicht möglich. Daher kommt der Prävention der Intelligenzminderung ein herausragender Stellenwert zu (z. B. Mutter-Kind-Pass bzw. Kindervorsorgeuntersuchung). Hierzu gehören u. a.:

- **Schwangerschaftsvorsorge**: z. B. Bestimmung des Rötelntiters, sorgfältige Überwachung der Schwangerschaft, Pränataldiagnostik, evtl. Amniozentese;
- **Neugeborenenscreening** zur Früherkennung von Phenylketonurie, Ahornsirup-Krankheit, konnataler Hypothyreose usw. Beispielsweise kann durch frühzeitige Behandlung der Phenylketonurie durch Diät das Auftreten einer Intelligenzminderung verhindert werden;
- **Alkoholaufklärung**: Kinder mit einer Alkoholembryopathie sind zu 90 % minderbegabt bzw. intelligenzgemindert.

Bei manifester Intelligenzminderung sind unterstützende und eingliedernde Maßnahmen entscheidend. Hierzu zählen u. a.:

- **Im frühen Kindesalter**: ärztliche und psychologische Beratung der Familie, heilpädagogische Entwicklungsförderung, Musiktherapie, Physio- und Bewegungstherapie, Logopädie, Soziotherapie, evtl. Unterbringung in einer geeigneten Institution bei sehr ungünstigen familiären Verhältnissen usw.
- **Später**: Förderung in Sonderschulen, beschützenden Werkstätten, Wohneinrichtungen usw.

Begleitende Zustandsbilder, wie Epilepsie, Sinnesbehinderungen usw. sind durch den jeweils infrage kommenden somatischen Fachkollegen konsequent zu behandeln. Komorbide psychische Störungen, wie z. B. Schizophrenie, Angststörungen usw., werden im Prinzip mit denselben Psychopharmaka behandelt, wie wir sie für die Therapie der entsprechenden Störungen bei Menschen ohne Intelligenzminderung empfohlen haben. Jedoch ist darauf zu achten, dass eine Reihe von Medikamenten bei Menschen mit Intelligenzminderung häufiger und stärker Nebenwirkungen hervorrufen können als bei Menschen ohne Intelligenzminderung. In diesem Kontext sind im Besonderen das höhere Risiko für extrapyramidalmotorische Symptome unter Gabe von Typika und das häufigere Auftreten von paradoxen Phänomenen unter Applikation von Benzodiazepinen zu nennen. Stimulanzien sind bei intelligenzgeminderten Menschen mit hyperkinetischen Störungen oftmals weniger wirksam und verschlechtern häufig sogar die Primärsymptomatik. Das Atypikum Risperidon ist bis zu einer maximalen Dosis von 2 mg/die bei hyperaktivem Verhalten intelligenzgeminderter Menschen wirksam und gut verträglich. Risperidon ist weiterhin bei autoaggressivem, fremdaggressivem und/oder impulsivem Verhalten im Rahmen einer Intelligenzminderung zu empfehlen. Bei Stereotypien, depressiver und/oder zwanghafter Symptomatik sind SSRI indiziert. Grundsätzlich sind bei Menschen mit Intelligenzminderung die Monotherapie der Polypharmazie vorzuziehen, das „Start-low-go-slow-Prinzip" nach Möglichkeit einzuhalten und verhaltenstherapeutische Techniken anzuwenden.

Entwicklungsstörungen (F80–F89)

Die ICD-10-Klassifizierung fasst unter Entwicklungsstörungen überdauernde psychische Störungen zusammen, die ausnahmslos im Kleinkindalter oder in der Kindheit beginnen und eine Entwicklungseinschränkung oder Entwicklungsverzögerung von mit der biologischen Reifung des ZNS assoziierten Funktionen aufweisen. Im Folgenden sollen die in der ICD-10 genannten psychischen Störungen im Wesentlichen nur benannt werden. Bezüglich der Symptomatik, Differenzialdiagnose, Behandlung und des Verlaufs verweisen wir auf einschlägige Lehrbücher der Kinder- und Jugendpsychiatrie, z. B. „Kinder- und Jugendpsychiatrie – eine praktische Einführung" (Remschmidt 2011).

- **Umschriebene Entwicklungsstörungen des Sprechens und der Sprache**: Artikulationsstörung (Störung der Lautproduktion mit falsch artikulierten Sprechlauten, wie „sch", „ch", „s" und „r", auch als Stammeln oder Dyslalie bezeichnet), expressive Sprachstörung (Störung des Lautsprachausdrucks mit begrenztem Wortschatz, falschem Gebrauch von Wörtern, verkürzten Sätzen, dysgrammatischer Sprache usw.), rezeptive Sprachstörung (Störung des Lautsprachverständnisses mit Defiziten im Verständnis von Worten, Sätzen, Verneinungen, Fragen, Vergleichen usw.), Lispeln u. a.
- Umschriebene Entwicklungsstörungen schulischer Fertigkeiten: Lese- und Rechtschreibstörungen, Rechenstörung.
- **Umschriebene Entwicklungsstörungen der motorischen Funktionen**: Beeinträchtigungen der fein- und grobmotorischen Koordination dominieren, z. B. beim Schließen von Reißverschlüssen, beim Werfen und Fangen von Bällen.
- **Tiefgreifende Entwicklungsstörungen**: Es herrschen Kontakt- und Sprachstörungen sowie repetitive und stereotype Verhaltensmuster vor. Im Wesentlichen werden frühkindlicher Autismus (autistische Störung, frühkindliche Psychose, Kanner-Syndrom), Asperger-Syndrom (schizoide Störung des Kindesalters) und Rett-Syndrom unterschieden.

Beim **frühkindlichen Autismus** handelt es sich um ein Syndrom, das entweder von Geburt an besteht oder fast immer in den ersten 30 Monaten beginnt. Das Kind reagiert auf akustische und manchmal auch auf optische Eindrücke abnorm und zeigt Schwierigkeiten im sprachlichen Verständnis. Die Sprache entwickelt sich verspätet und zeigt typische Störungen, auch in der grammatischen Struktur und in der Unfähigkeit zum Gebrauch abstrakter Begriffe. Der zwischenmenschliche Kontakt ist erschwert, es entwickeln sich rituelle Verhaltensweisen, abnorme Gewohnheiten, Bindungen an seltsame Objekte und stereotype Spielmuster. Abstraktionsvermögen und Phantasie sind herabgesetzt, die Intelligenz kann durchschnittlich bis unterdurchschnittlich sein. Die ToM-Fertigkeiten (ToM: „Theory of Mind") von Autisten sind in der Regel beeinträchtigt. Bei dem Begriff ToM handelt es sich um die Fähigkeit des Menschen, sich selbst und anderen Bewusstseinszustände (z. B. Gefühle, Absichten, Erwartungen) zuzuschreiben.

Die Wirksamkeit psychopharmakotherapeutischer Ansätze ist bei den Kernsymptomen des frühkindlichen Autismus nach evidenzbasierten Kriterien nicht belegt. Jedoch können akzessorische Symptome wie Stereotypien, selbstverletzendes Verhalten, Hyperaktivität und Aggressivität erfolgreich mit Antipsychotika, insbesondere mit Risperidon und Aripiprazol, symptom- bzw. syndromorientiert behandelt werden. Risperidon ist im Übrigen für die Therapie des frühkindlichen Autismus in Österreich und Deutschland zugelassen. Bei Begleitsymptomen wie Zwängen, Depressivität und Angst können erfolgreich SSRI eingesetzt werden.

Im Unterschied zum frühkindlichen Autismus fehlen beim **Asperger-Syndrom** Verzögerungen der Sprachentwicklung. Charakteristisch sind Spezialinteressen (z. B. Auswendiglernen von Telefonbüchern). In diesem Zusammenhang sei auf den US-Film „Rain Man" aus dem Jahre 1989 hingewiesen.

Das **Rett-Syndrom**, das bislang ausschließlich bei Mädchen beschrieben wurde, ist im Unterschied zum frühkindlichen Autismus gekennzeichnet durch ein verlangsamtes Kopfwachstum sowie durch Verlust zuvor erworbener zielgerichteter Handbewegungen und Entwicklung einer Rumpfataxie und Apraxie.

Verhaltens- und emotionale Störungen mit Beginn in der Kindheit und Jugend (F90–F99)

Nach der ICD-10-Klassifikation zählen zu den Verhaltens- und emotionalen Störungen mit Beginn in der Kindheit und Jugend folgende psychiatrische Erkrankungen:

- **Störungen des Sozialverhaltens:** z. B. aggressives Verhalten gegenüber Menschen und Tieren, vorsätzliches Zerstören von fremdem Eigentum, Betrug, Diebstahl, schwere Regelverstöße usw.
- **Emotionale Störungen des Kindesalters:** emotionale Störung mit Trennungsangst des Kindesalters, phobische Störung des Kindesalters, Störung mit sozialer Ängstlichkeit des Kindesalters, emotionale Störung mit Geschwisterrivalität u. a.
- **Störungen sozialer Funktionen mit Beginn in der Kindheit und Jugend:** elektiver Mutismus u. a.
- **Ticstörungen:** vorübergehende Ticstörung, kombinierte, vokale und multiple motorische Tics (Tourette-Syndrom) (▶ Kap. 8.1 „Zwangsstörung": Gilles-de-la-Tourette-Syndrom) u. a.
- **Sonstige Verhaltens- und emotionale Störungen mit Beginn in der Kindheit und Jugend:** nichtorganische Enuresis (nichtorganische Urininkontinenz), nichtorganische Enkopresis (nichtorganische Stuhlinkontinenz), Pica im Kindesalter (▶ Kap. 11.2), stereotype Bewegungsstörungen, Stottern, Poltern u. a.
- **Hyperkinetische Störung:** Die Begriffe hyperkinetisches Syndrom und Aufmerksamkeitsdefizit-Hyperaktivitätsstörung (ADHS) werden synonym verwendet. **Kernsymptome** der hyperkinetischen Störung sind
  - **Unaufmerksamkeit:** Schwierigkeiten, längere Zeit die Aufmerksamkeit bei Aufgaben oder beim Spielen aufrechtzuerhalten, häufig Flüchtigkeitsfehler bei den Schularbeiten, leichte Ablenkbarkeit durch äußere Reize, Vermeiden ungeliebter Arbeiten, die geistiges Durchhaltevermögen erfordern usw.
  - **Hyperaktivität:** häufiges Zappeln mit Händen oder Füßen, häufiges Herumrutschen auf dem Stuhl, Schwierigkeiten, ruhig zu spielen, häufiges Aufstehen im Klassenraum, obwohl ruhiges Sitzen erwartet wird usw.
  - **Impulsivität:** voreiliges Antworten, bevor die Frage zu Ende gestellt ist, häufiges Unterbrechen anderer Personen im Gespräch, Schwierigkeiten, in einer Reihe zu warten usw.

In einer neurobiologischen Perspektive wird von einer Störung des Dopamin-/Noradrenalin-Transportersystems bei ADHS-Patienten ausgegangen. Der Beginn der ADHS liegt in der Regel vor dem 7. Lebensjahr. Die Prävalenzraten im Kindesalter liegen zwischen 3 und 6 %. Die ADHS ist somit die häufigste psychische Störung im Kindesalter. Sie wird zumeist im Volksschulalter diagnostiziert. Buben sind wesentlich häufiger als Mädchen betroffen. Die Symptome führen regelhaft zu Beeinträchtigungen der schulischen Leistungen und der sozialen Funktionsfähigkeit. In diesem Zusammenhang führt Hassink (2007) aus dem Zentrum für Entwicklungsförderung und pädiatrische Neurorehabilitation in Biel in der Schweiz aus, dass „Zappelphilippe" ihre Umwelt durch ihr hyperaktives Verhalten immer wieder „nerven". Bei betroffenen Jugendlichen ist zusätzlich ein erhöhtes Risiko für Nikotin- und Drogenmissbrauch, Verkehrsunfälle, abgebrochene Lehrlings- und Berufsausbildungen, ungewollte Schwangerschaften im Jugendalter und sexuell übertragbare Infektionskrankheiten zu beachten.

Zur Diagnosestellung der ADHS ist eine umfassende kinderpsychiatrische Befunderhebung notwendig, die neben einer sorgfältigen Exploration ein systematisches Erheben der Stärken und Schwächen des Kindes, eine Verhaltensbeobachtung und eine Familienanamnese beinhaltet. Des Weiteren sind detaillierte kinderärztliche und kinderneurologische Untersuchungen notwendig. Differenzialdiagnostisch gilt es somatische Krankheiten auszuschließen, die ADHS-Symptome auslösen können (z. B. benigne Epilepsie im Kindesalter, kindliche Absencenepilepsie, Schilddrüsenfunktionsstörungen, Status nach Schädel-Hirn-Trauma, Schlafapnoesyndrom bei Adenoidhyperplasie, tuberöse Hirnsklerose, Fragile-X-Syndrom, Ticstörungen, PANDAS-Syndrom [„pediatric autoimmune neuropsychiatric disorders associated with streptococcal infections"; immunologisch bedingte neurologisch-psychiatrische Erkrankungen des Kindesalters in Zusammenhang mit einem Streptokokkeninfekt]). Nach Hassink (2007) ist es essenziell, ein ganzheitliches Therapiekonzept für das betroffene Kind mit ADHS zusammen mit dem Kinderarzt, den Eltern, dem Schulpsychologen und den Lehrern aufzustellen, das pädagogische, erzieherische, schulpsychologische und medizinische Maßnahmen berücksichtigt. In ◘ Tab. 13.1 sind nützliche Tipps für Lehrer von Kindern mit ADHS zusammengefasst.

Medikament der ersten Wahl ist Methylphenidat (▶ Kap. 5.2). Etwa 70 % aller mit Methylphenidat behandelten ADHS-Patienten zeigen eine signifikante Verbesserung der Kernsymptomatik. Als kurz wirksames, nicht retardiertes Methylphenidat ist in Österreich und Deutschland u. a. Ritalin® und Medikinet®, als lang wirksames, retardiertes Methylphenidat u. a. Concerta®, Ritalin® LA und Medikinet® retard im Handel. Es sollte eine möglichst zeitlich begrenzte Verabreichung von Methylphenidatpräparaten wegen der ungeklärten Frage der Ausbildung einer Abhängigkeit erfolgen.

Des Weiteren ist in Österreich und Deutschland **das zu den Nichtstimulanzien zählende Atomoxetin** (Strattera®), ein hochselektiver und potenter Hemmstoff des präsynaptischen Noradrenalintransporters, zur Behandlung der ADHS **bei Kindern ab 6 Jahren und bei Jugendlichen als Teil eines umfassenden Behandlungsprogramms** angezeigt. Strattera® ist als Kapsel in folgenden Stärken im Handel: 10 mg, 18 mg, 25 mg, 40 mg, 60 mg und 80 mg. Bei ADHS-Patienten mit <70 kg Körpergewicht (KG) beträgt die Startdosis 0,5 mg/kg KG täglich für mindestens 1 Woche (z. B. Patient mit 20 kg KG erhält 10 mg 1-mal täglich, Patient mit 36 kg KG erhält 18 mg 1-mal täglich als Startdosis). Die Erhaltungsdosis beträgt frühestens ab der 2. Woche 1,2 mg/kg KG (z. B. Patient mit 20 kg KG erhält 24 mg 1-mal täglich, Patient mit 36 kg KG erhält 43 mg 1-mal täglich als Erhaltungsdosis). Die maximale auf Unbedenklichkeit geprüfte Tagesdosis beträgt 1,8 mg/kg KG (z. B. Patient mit 20 kg KG erhält 36 mg 1-mal täglich, Patient mit 36 kg KG erhält 64 mg 1-mal täglich als maximale Tagesdosis). Bei ADHS-Patienten mit >70 kg Körpergewicht (KG) beträgt die Startdosis für mindestens 7 Tage 40 mg 1-mal täglich und die Erhaltungsdosis frühestens ab der 2. Woche 80 mg 1-mal täglich. Die maximale auf Unbedenklichkeit geprüfte Tagesdosis ist bei ADHS-Patienten mit >70 kg KG 120 mg 1-mal täglich. Bei Kindern und Jugendlichen sind als sehr häufige Nebenwirkungen verminderter Appetit, Kopfschmerzen, Schläfrigkeit, Erbrechen, Übelkeit und Blutdruck- und Herzfrequenzanstieg beschrieben. Gelegentlich wurden suizidale Verhaltensweisen und emotionale Labilität während der Behandlung mit Strattera® von Kindern und Jugendlichen mit ADHS berichtet. Vor der Verschreibung von Atomoxetin ist es notwendig, die medizinische Anamnese und einen Ausgangsbefund zum kardiovaskulären Status des Patienten zu erheben, einschließlich Blutdruck- und Herzfrequenz. Eine Familienanamnese mit plötzlichem Herztod, unerwartetem Tod und malignen Arrhythmien stellt ein Risikofaktor für kardiovaskuläre Erkrankungen dar. Sollten die Anamnese und initiale Untersuchungen einen Hinweis auf eine kardiovaskuläre oder zerebrovaskuläre Erkrankung ergeben, muss ein Herzspezialist einem Behandlungsbeginn mit Atomoxetin unter der Auflage einer sorgfältigen Überwachung zustimmen.

◼ **Tab. 13.1** Nützliche Tipps für Lehrer von Kindern mit ADHS (mod. nach 12 „goldenen Regeln" des Bayrischen Staatsinstituts für Schulqualität und Bildungsforschung und Unterrichtslinien von Biegert [2000])	
Allgemeines	Eine positive Lehrer-Schüler-Beziehung aufbauen
	Mit den Eltern des Kindes eng zusammenarbeiten (gegenseitige Schuldzuweisungen verhindern)
	Fester Sitzplatz in Lehrernähe, keine Gruppentische (zu viel Ablenkung)
	Ruhe zu Unterrichtsbeginn herbeiführen, um einen gemeinsamen Aufmerksamkeitsfokus zu schaffen
	Dafür sorgen, dass nur die aktuell benötigten Materialien auf dem Tisch liegen
	Ausdauer, Geduld und Standhaftigkeit beweisen: Vereinbarungen und Arbeitsanweisungen immer wieder mit Nachdruck, aber ohne Erregung wiederholen
	Alle schulischen Möglichkeiten der Hilfe ausschöpfen: Zusammenarbeit mit anderen Lehrkräften, Beratungslehrern, Schulpsychologen suchen
	Kooperation mit außerschulischen Diensten anstreben: Erziehungsberatungsstellen, Jugendämter, Ärzte, Kliniken und Therapeuten
Positive Motivation	Vertrauen und Selbstwertgefühl beim Kind aufbauen: kein Bloßstellen, Übertragen von Verantwortung für andere, Herausstellen der guten Fähigkeiten, Eingehen auf die emotionale Lage des Kindes
	Bei positiven Verhalten und Erfolgen das Kind sofort bestätigen und ermutigen – mit Lob und Verstärkung ist das Kind zu Leistungen fähig, die mit Kritik niemals erreicht werden würden
	Erteilte Aufgaben immer nachsehen – das Kind hat ein sehr starkes Bedürfnis nach Rückmeldung und Nähe
Strukturierung	Straffe und klare Strukturen schaffen: Aufgaben in kleine Abschnitte unterteilen, eindeutige Anweisungen
	Selbststrukturierung des Kindes fördern: Stopp – schau/hör/lies genau – plane – konzentriere dich – überprüfe – gut gemacht!
	Zwischen Frontalunterricht und kontrollierter Freiarbeit abwechseln
	Arbeitsergebnisse in Merksätze und Regeln fassen
	Wichtige Lerneinheiten nach Erarbeitung zur Vertiefung üben und wiederholen
Sicherheit (klare Regeln und Rollen)	Eindeutige Verhaltensregeln mit Konsequenzen bei Nichteinhaltung aufstellen (in Absprache mit den Eltern, Beschränkung auf die wichtigsten); Vorschlag: wöchentlich wechselnde „Hauptregel", die besonders geübt wird
	Bei diesen vereinbarten Regeln konsequent auf die Einhaltung achten, sie dem Kind immer wieder in Erinnerung bringen und positiv verstärken – sich dabei „liebevoll bestimmend" und „sanft autoritär" verhalten

◘ Tab. 13.1 (*Fortsetzung*) Nützliche Tipps für Lehrer von Kindern mit ADHS (mod. nach 12 „goldenen Regeln" des Bayrischen Staatsinstituts für Schulqualität und Bildungsforschung und Unterrichtslinien von Biegert [2000])

Reagieren auf störendes Verhalten	Regelverstöße nicht dramatisieren (sofern der Unterricht nicht über Maßen gestört wird) – aber die vereinbarten Grundregeln kontrollieren und bei Verletzung dieser Regeln einschreiten
	Auf Regelübertretung unmittelbar mit „natürlichen" Folgen statt Strafen reagieren (z. B. Wegsetzen nach Störung des Schülers)
	Bei steigender Erregung oder verbalen Beleidigungen das Kind gelassen und bestimmt unterbrechen – solche Attacken sind nicht persönlich gemeint
Klare, einfache Kommunikation	Grundsätzlich das Kind fest, ruhig und bestimmt ansprechen, verstärkt Blick- und Körperkontakt einsetzen (z. B. Berühren an der Schulter)
	Immer kurz, knapp, sachbezogen und insbesondere vorwurfsfrei reagieren (keine Grundsatzdiskussionen)
	Eindeutige Arbeitsaufträge vom Kind bestätigen lassen

> **❯** Bei Behandlungsbeginn, während der Behandlung sowie bei jeder Dosisanpassung und in der Folge mindestens alle 6 Monate sind **Herzfrequenz** und **Blutdruck** zu messen. Die gemessenen Blutdruck- und Pulswerte müssen in einer **graphischen Darstellung** dokumentiert werden.

Atomoxetin darf in Kombination mit Antihypertensiva und mit blutdrucksteigernden Arzneimitteln bzw. Pharmaka, die einen Blutdruckanstieg bewirken können (z. B. Salbutamol) nur mit Vorsicht eingesetzt werden.

Nach Wagner (2002) zeigen zwischen 10 und 60 % aller im Kindesalter diagnostizierten ADHS-Patienten auch im Erwachsenenalter Symptome der hyperkinetischen Störung. ◘ Tab. 13.2 gibt eine orientierende Übersicht über die Manifestation von ADHS-Symptomen bei Erwachsenen (mod. nach Kutzelnigg et al. 2010).

In der Diagnostik der adulten ADHS sind gezielt psychiatrische Komorbiditäten zu berücksichtigen. Sie kann gehäuft gemeinsam mit Dysthymia, rezidivierender kurzer depressiver Störung, bipolarer affektiver Störung, generalisierter Angststörung, alkoholbedingten Störungen, drogenbedingten Störungen und Cluster-B-Persönlichkeitsstörungen auftreten. Nach Hausotter (2011) sind bei der adulten ADHS differenzialdiagnostisch Schilddrüsenfunktionsstörungen, Anfallsleiden, Schädel-Hirn-Traumata, Narkolepsie, Schlafapnoesyndrom, Restless-legs-Syndrom, Einnahme von Barbituraten, Antihistaminika, Theophyllin, Sympathomimetika, Steroiden und Missbrauch von Drogen auszuschließen. Kognitiv-verhaltenstherapeutische Psychotherapieverfahren und Psychoedukation sind bei der adulten ADHS wirksam. Ausdauersportarten können hilfreich sein. Bei Erwachsenen mit ADHS werden unter den besonderen Voraussetzungen des Off-Label-Gebrauchs Methylphenidat, Atomoxetin, noradrenerg wirksame Antidepressiva wie Reboxetin und Bupropion, dual wirksame Antidepressiva wie Venlafaxin und Duloxetin und Monoaminooxidasehemmer wie Moclobemid eingesetzt.

◻ Tab. 13.2 Klinische Manifestation der adulten ADHS (mod. nach Kutzelnigg et al. 2010)

Unaufmerksamkeit	Probleme, die Aufmerksamkeit aufrechtzuerhalten, z. B. in Besprechungen, beim Lesen, in der Arbeit
	Häufige Flüchtigkeitsfehler
	Erhöhte Ablenkbarkeit durch externe Stimuli
	Erhöhte Vergesslichkeit
	Probleme mit dem Weiterverfolgen bzw. Abschließen von Projekten
	Häufiges Verlegen bzw. Verlieren wichtiger Gegenstände, z. B. Geldbörse, Brille, Schlüssel
Hyperaktivität	Ineffizienter Arbeitsstil
	Probleme, bei Meetings ruhig sitzen zu bleiben
	Exzessives Reden ohne Rücksicht auf die Reaktionen der Umgebung
	Überfrachtete, überbordende Terminkalender
	Konstante „Getriebenheit", die auch zu familiären Spannungen führt
	Verstärkter Bewegungsdrang wird teilweise durch exzessive sportliche Aktivitäten kanalisiert
Impulsivität	Geringe Frustrationstoleranz
	Häufiges Unterbrechen anderer Personen im Gespräch
	Wutanfälle
	Häufige Jobwechsel
	Häufige Beziehungsabbrüche
	Rasanter Fahrstil
	Impulsive Handlungen wie z. B. impulsives Essen, impulsives Kaufverhalten, pathologisches Glücksspiel

13

Konsiliar- und Liaisonpsychiatrie

14.1   Begriffsdefinition

Die Konsiliar- und Liaisonpsychiatrie bzw. **C/L-Psychiatrie** („consultation-liaison psychiatry") ist nach Lipowski (1992) eine Subspezialität der Psychiatrie an der Nahtstelle zu den übrigen Fächern der klinischen Medizin. Sie bietet das breite Spektrum psychiatrischer Diagnostik und Therapie für Patienten mit körperlichen Beschwerden und Krankheiten an, die innerhalb eines Allgemeinkrankenhauses versorgt werden. Dabei sind im Rahmen der psychiatrischen C/L-Tätigkeit die unterschiedlichen Beziehungen zwischen somatischen Krankheiten und psychischen Störungen zu berücksichtigen, die nach Creed u. Guthrie (1996) folgendermaßen charakterisiert werden können:

- Psychiatrische Komplikationen somatischer Krankheiten oder Therapien: z. B. Delir aufgrund einer Hypoxämie, sekundäre Depression bei Steroidtherapie
- Somatische Komplikationen psychiatrischer Störungen oder Therapien: z. B. Delirium tremens bei Alkoholentzug, heimliche Selbstbeschädigung beim Patienten mit artifizieller Störung
- Darbietung körperlicher Symptome aufgrund psychischer Störungen: z. B. Panikattacke beim Patienten mit Angststörung
- Koinzidenz zwischen körperlicher Krankheit und psychischer Störung: z. B. schizophrener Patient mit Diabetes mellitus
- Psychosomatische Ätiologie somatischer Krankheiten: z. B. Colitis ulcerosa, Morbus Crohn

Freilich kommt den psychosomatischen Erkrankungen im traditionellen Verständnis, wie den **„holy seven"** der Psychosomatosen nach Alexander (1950) (essenzielle Hypertonie, Hyperthyreose, rheumatoide Arthritis, Neurodermitis, Colitis ulcerosa, Asthma bronchiale und Ulcus pepticum ventriculi et duodeni), innerhalb eines breiten multifaktoriellen, biopsychosozialen Krankheitsverständnisses keine exklusive Rolle mehr zu. Probleme der Krankheitsverarbeitung sowie eine behandlungsbedürftige psychiatrische Komorbidität (z. B. Angststörungen, depressive Störungen) stellen sowohl bei Patienten mit Psychosomatosen als auch bei Patienten mit anderen somatischen Erkrankungen häufige Konsilanforderungen dar.

14.2   Organisationsformen

Die psychiatrische C/L-Tätigkeit in Allgemeinkrankenhäusern kann organisiert sein nach dem:

- **Konsiliarmodell:** bedarfsweise patientenbezogene Hinzuziehung des Psychiaters;
- **Kontraktmodell:** regelmäßige Hinzuziehung des Psychiaters bei bestimmten Patientengruppen (z. B. psychiatrische Evaluation vor einer Organtransplantation, vor einer Interferontherapie, vor einem epilepsiechirurgischen Eingriff);
- **Liaisonmodell:** anfrageunabhängige, regelmäßige Präsenz des Psychiaters in einer somatischen Behandlungseinheit (z. B. psychiatrische Liaisontätigkeit auf onkologischen Stationen, auf AIDS-Stationen usw.).

Das **Konsiliarmodell** beruht wesentlich auf der Offenheit der somatisch-medizinischen Kollegen für psychiatrische und psychosoziale Fragestellungen bei ihren Patienten sowie ihre Bereitschaft, einen Psychiater systematisch um Beratung hierfür anzusprechen. Der Konsiliarpsychiater sollte über einen hohen Kenntnisstand in den unterschiedlichen medizinischen Arbeitsfeldern und über ein detailliertes Wissen um diagnostische Besonderheiten psychischer Störungen bei körperlich kranken Patienten und um wichtige Einflussgrößen durch somatische Krankheitsprozesse und biologische Therapiemodalitäten verfügen. Des Weiteren sollte er zur interdisziplinären Zusammenarbeit bereit sein und zu problemorientierten, pragmatischen Lösungsvorschlägen fähig sein. Im Vergleich hierzu setzt das **Liaisonmodell** ein zeitlich umfänglicheres Engagement von Psychiatern an einer spezialisierten medizinischen Klinik und eine intensivere Integration in den Routineablauf einer Station mit Visiten, Teamgesprächen und Patientenaufnahme voraus. Diese strukturellen Rahmenbedingungen ermöglichen dem Liaisonpsychiater einen wichtigen prophylaktischen Beitrag zur besseren Erkennung und Behandlung psychischer Störungen und psychosozialer Probleme der Allgemeinkrankenhauspatienten vor Ort.

14.3 Epidemiologische, versorgungsrelevante und fachspezifische Aspekte

In neueren epidemiologischen Untersuchungen zur Punktprävalenz psychischer Störungen bei Allgemeinkrankenhauspatienten wurden psychiatrische Erkrankungsraten von 41,2 % in der Oxford-Studie von Silverstone (1996) und von 46,5 % in der Lübeck-Studie von Arolt et al. (1995) gefunden. Ein Vergleich der Prävalenzraten psychischer Störungen aus der Lübecker Allgemeinkrankenhausstudie mit den entsprechenden Häufigkeitsverteilungen der psychiatrischen Diagnosen in der Allgemeinbevölkerung zeigt, dass vor allem **3 psychische Erkrankungsgruppen** in Stichproben von internistischen und chirurgischen Patienten signifikant **häufiger im Allgemeinkrankenhaus** vorkommen:
1. Depressive Störungen
2. Schädlicher Alkoholgebrauch oder Alkoholabhängigkeit
3. Delirien und/oder Demenzen

Auch wenn nur bei knapp der Hälfte der 46,5 % aller in der Lübeck-Studie untersuchten Patienten mit einer psychiatrischen Komorbidität ein tatsächlicher Bedarf für eine konsiliarpsychiatrische Intervention festgestellt wurde, so liegen die durchschnittlichen **Überweisungszahlen in den einzelnen konsiliarpsychiatrischen Diensten** an europäischen Allgemeinkrankenhäusern noch immer um ein Vielfaches niedriger.

Beispielsweise lag der Prozentsatz der konsiliarpsychiatrisch vorgestellten Patienten in dem etablierten konsiliarpsychiatrischen Dienst am Münchener Universitätsklinikum Großhadern im Jahr 1990 nur bei 2,05 % bzw. im Jahre 1998 bei 2,66 % (Rothenhäusler et al. 2001b). Erste Erfahrungen mit dem 2003 neu strukturierten psychiatrischen Konsiliardienst am Grazer Universitätsklinikum zeigen, dass die Inzidenzzahlen der konsiliarpsychiatrischen Überweisungen im Zeitraum 2003–2004 2,69 %, 2004–2005 immerhin 3,30 % betrugen (**Grazer Konsiliarpsychiatrie-Studie** [Rothenhäusler et al. 2008]). Die meisten Konsilanforderungen kamen im 1-Jahres-Zeitraum von 2004 bis 2005 aus den medizinischen Kliniken (ca. 31 %), gefolgt von der Herzchirurgie (ca. 15 %), Neurologie (ca. 7 %), Nothilfe (ca. 7 %), Intensivstationen (ca. 6 %) und Allgemeinchirurgie (ca. 5 %). Die Anteile der Transplantationschirurgie und der Unfallchirurgie lagen immerhin bei jeweils etwa 5 %. ◘ Tab. 14.1 gibt eine Übersicht über die Inanspruchnahme des psychiatrischen Konsiliardienstes am LKH-Universitätsklinikum Graz durch die einzelnen somatischen Abteilungen bzw. Disziplinen in den beiden systematisch evaluierten 1-Jahres-Zeiträumen 2003–2004 bzw. 2004–2005.

■ Tab. 14.1 Inanspruchnahme des psychiatrischen Konsiliardienstes am LKH-Universitätsklinikum Graz durch die somatischen Abteilungen/Disziplinen (**Grazer Konsiliarpsychiatrie-Studie**, mod. nach Rothenhäusler et al. 2008)

Inanspruchnahme des psychiatrischen Konsiliardienstes am LKH Graz	Anzahl der Erstkonsile im 1-Jahres-Zeitraum 2003–2004 (N=1.474)		Anzahl der Erstkonsile im 1-Jahres-Zeitraum 2004–2005 (N=1.833)		Δ (%)
Überweisende somatische Abteilung/Disziplin	N	%	N	%	
Innere Medizin	455	30,9	565	30,8	−0,1
Herzchirurgie	202	13,7	284	15,5	+1,8
Neurologie	107	7,3	130	7,1	−0,2
Allgemein-chirurgie	96	6,5	91	5,0	−1,5
Intensivstationen	95	6,4	116	6,3	−0,1
Notfallaufnahme	86	5,8	131	7,1	+1,3
Dermatologie	79	5,4	64	3,5	−1,9
Transplantations-chirurgie	63	4,3	88	4,8	+0,5
Urologie	57	3,9	48	2,6	−1,3
Pädiatrie	56	3,8	48	2,6	−1,2
Hals-Nasen-Ohren	52	3,5	47	2,6	−0,9
Unfallchirurgie	36	2,4	89	4,9	+2,5
Frauenheilkunde und Geburtshilfe	28	1,9	24	1,3	−0,6
Strahlentherapie	22	1,5	29	1,6	+0,1
Neurochirurgie	17	1,2	24	1,3	+0,1
Orthopädie	9	0,6	18	1,0	+0,4
Augenheilkunde	9	0,6	8	0,4	−0,2
Mund-, Kiefer- und Gesichtschirurgie	5	0,3	29	1,6	+1,3

Dabei wurden von den somatischen Ärzten vorrangig **Konsile** angefordert, **die sich bezogen auf**
— Suizidalität,
— Selbstbeschädigungstendenzen,
— organisch bedingte psychische Störungen,
— emotionale Komplikationen bei somatischen Krankheiten,
— diagnostische Schwierigkeiten bei medizinisch ungeklärten somatischen Symptomen,

- Fragen zur Geschäftsfähigkeit bzw. Einwilligungsfähigkeit kognitiv beeinträchtigter Patienten,
- Probleme eines Alkohol-, Drogen- oder Medikamentenabusus,
- fremdaggressives Verhalten erregter oder verwirrter Patienten,
- psychiatrische Evaluation vor Leber- oder Herztransplantation und
- therapiebezogene Beratung zur Optimierung einer bereits bestehenden Psychopharmakotherapie.

Im 1-Jahres-Zeitraum 2004–2005 wurden Anpassungsstörungen (ca. 24 %), Delirien (ca. 19 %), depressive Störungen (ca. 14 %) und schädlicher Alkoholgebrauch bzw. Alkoholabhängigkeit (ca. 7 %) am häufigsten diagnostiziert. Bemerkenswert waren der relativ hohe Anteil der konsiliariter betreuten Patienten ohne psychische Störungen nach der ICD-10 und der relativ geringe Anteil der Patienten mit somatoformen Störungen. ☐ Tab. 14.2 zeigt die relativen Diagnosehäufigkeiten im psychiatrischen Konsiliardienst am LKH-Universitätsklinikum Graz.

Psychiatrische Komorbidität bei körperlichen Erkrankungen ist keineswegs von trivialer Natur. So stellen z. B. Delirien selten nur flüchtige hirnorganische Irritationen dar. Sie signalisieren vielmehr häufig eine tiefgreifende Dekompensation der zerebralen Leistungsfähigkeit oder gar der gesamtorganismischen Struktur und verursachen unbehandelt ein schwerwiegendes Defektsyndrom oder aber leiten den Sterbeprozess ein. Auch emotionale Störungen sind häufig nicht nur als eine einfühlbare Anpassung an die belastende Situation der Erkrankung zu verstehen, sondern stellen einen komplexen psychobiologischen Vorgang dar, der oft mit langfristigem Verlauf, verstärkter somatischer Morbidität und erhöhter Mortalität verbunden ist. So ergaben beispielsweise Untersuchungen an 222 Patienten mit Status nach Herzinfarkt, dass 6 Monate nach Myokardinfarkt 3 % der als nicht depressiv, indes 17 % der als depressiv diagnostizierten Infarktpatienten starben. Speziell ist das Risiko einer posttraumatischen Belastungsstörung für Patienten nach schwerwiegenden somatischen Erkrankungen, eingreifenden chirurgischen Interventionen und hochtechnisierten intensivmedizinischen Behandlungen zu nennen. In jedem Fall bedeuten psychiatrische Begleiterkrankungen bei Allgemeinkrankenhauspatienten ein intensiveres subjektives Leiden, ein verringertes Coping in der Auseinandersetzung mit der Erkrankung, eine stark beeinträchtigte gesundheitsbezogene Lebensqualität und meist auch eine verzögerte Rückkehr in die Arbeitsproduktivität. Regelhaft verlängerte stationäre Verweildauern, zahlreichere diagnostische Maßnahmen sowie intensivere Inanspruchnahmen von medizinischen und sozialen Einrichtungen sind nicht zuletzt auch sozioökonomisch bedeutsame Konsequenzen.

Grundlegend für eine moderne, biopsychosoziale Konsiliar- und Liaisonpsychiatrie ist die Erkenntnis, dass zunehmend stärker klinisches Engagement des Konsiliar- und Liaisonpsychiaters in speziellen, erst durch den Fortschritt der modernen Medizin selbst geschaffenen klinischen Settings wie zum Beispiel herzchirurgischen Stationen, Intensiveinheiten und Transplantationseinheiten gefordert ist. Daher sollen nachfolgend ausgewählte, eigene empirische Studienergebnisse unserer Münchener bzw. unserer Grazer Arbeitsgruppe für klinische Forschung in der Konsiliarpsychiatrie zu diesem künftig zunehmend relevanteren Themenkomplex in innovativen psychiatrischen C/L-Diensten an Allgemeinkrankenhäusern der Maximalversorgung vorgestellt werden.

◨ **Tab. 14.2** Psychiatrische Hauptdiagnosen nach der ICD-10 im psychiatrischen Konsiliardienst am LKH-Universitätsklinikum Graz (**Grazer Konsiliarpsychiatrie-Studie**, mod. nach Rothenhäusler et al. 2008)

Psychische Störungen nach der ICD-10	Anzahl der Erstkonsile im 1-Jahres-Zeitraum 2003–2004 (N=1.474)		Anzahl der Erstkonsile im 1-Jahres-Zeitraum 2004–2005 (N=1.833)		Δ (%)
Psychiatrische Hauptdiagnose	N	%	N	%	
Anpassungsstörung	316	21,4	450	24,5	+3,1
Depressive Störung	272	18,5	262	14,3	−4,2
Delir	267	18,1	344	18,8	+0,7
Schädlicher Alkoholgebrauch oder Alkoholabhängigkeit	121	8,2	131	7,1	−1,1
Keine psychische Störung	118	8,0	161	8,8	+0,8
Demenz	82	5,6	92	5,0	−0,6
Störung durch sonstige psychotrope Substanzen	58	3,9	76	4,1	+0,2
Persönlichkeitsstörung und andere psychische Störung	53	3,6	67	3,7	+0,1
Angststörung	50	3,4	63	3,4	±0,0
Schizophrene Störung	49	3,3	72	3,9	+0,6
Posttraumatische Belastungsstörung	30	2,0	33	1,8	−0,2
Somatoforme Störung	30	2,0	49	2,7	+0,7
Bipolare affektive Störung	20	1,4	25	1,4	±0,0
Essstörung	7	0,5	8	0,4	−0,1
Postpartale Psychose	1	0,1	0	0	−0,1

14

14.3.1 Biopsychosoziale C/L-Psychiatrie und Herzchirurgie

Seitdem Mitte der 1950er Jahre die Herz-Lungen-Maschine in die Herzchirurgie eingeführt worden ist, sind kognitive Leistungsdefizite vor dem Hintergrund zerebraler Schäden nach herzchirurgischen Eingriffen unter extrakorporaler Zirkulation (EKZ) bekannt. Nach Meyendorf (1976) gehörten neuropsychiatrische Auffälligkeiten in der Folge von chirurgischen Eingriffen am offenen Herzen bereits in den 1970er Jahren zu den am intensivsten beforschten psychischen Störungen nach Operationen überhaupt.

Als schwerwiegendste zerebrale Schäden in der Folge von kardiochirurgischen Operationen sind dauernde neurologische Komplikationen, oftmals Schlaganfälle, zu nennen, die Anfang der 1960er Jahre bei bis zu 23 % aller am offenen Herzen operierten Patienten beobachtet worden sind. Erst mit der breiten Verwendung von Membranoxygenatoren und arteriellen Filtersystemen in der Herz-Lungen-Maschine ist die Inzidenzrate persistierender neurologischer Komplikationen deutlich gesunken. So berichteten Roach et al. (1996) in ihrer methodisch gut fundierten, prospektiven Beobachtungsstudie mit insgesamt 2.108 CABG-operierten (CABG: „coronary artery bypass graft") Patienten eine Inzidenzrate an schweren bleibenden neurologischen Defiziten von 3,1 % im postoperativen Langzeitverlauf. Einer älteren Metaanalyse zufolge, in der Smith u. Dimsdale (1989) insgesamt 44 im Zeitraum von 1963 bis 1987 publizierte Studien zur Inzidenz von postoperativen Durchgangssyndromen bzw. deliranten Syndromen nach Herzoperation („**postcardiotomy delirium**") auswerteten, wurden akute, prinzipiell reversible Formen des organischen Psychosyndroms im Sinne von temporären neuropsychologischen Defiziten in der direkten Operationsfolge bei 32 % aller Patienten nach kardiochirurgischen Operationen unter EKZ diagnostiziert. In neueren Untersuchungen wurden geringere Inzidenzraten an postoperativen deliranten Syndromen nach CABG berichtet, was auf verfeinerte intensivmedizinische Behandlungsmaßnahmen unmittelbar nach durchgeführter CABG zurückgeführt werden könnte.

Bemerkenswert waren die Studienergebnisse von Newman et al. (2001) aus dem Jahre 2001. Die Autoren konnten in ihrer an 261 Patienten durchgeführten 5-Jahres-Verlaufsuntersuchung zur Inzidenz subtiler kognitiver Leistungsdefizite nach CABG zeigen, dass 53 % der Studienpatienten im Vergleich zur präoperativen testpsychologischen Baselineuntersuchung kognitive Dysfunktionen zum Zeitpunkt der stationären Entlassung aus der Herzchirurgie aufwiesen. 6 Monate nach erfolgter CABG waren immerhin noch 24 % der Studienpatienten von kognitiven Leistungsdefiziten betroffen. Interessanterweise stieg 5 Jahre nach der CABG der Anteil der Studienpatienten, bei denen mittels neuropsychologischer Testung eine Abnahme der kognitiven Performanz ermittelt werden konnte, wieder auf 42 % der Ausgangsstichprobe an. In einer prospektiven Münchener 1-Jahres-Verlaufsuntersuchung an 34 Patienten vor und nach kardiochirugischer Operation unter EKZ wurden von Rothenhäusler et al. (2005) eine Inzidenzrate kognitiver Leistungsdefizite von 38,2 % zum Zeitpunkt der Entlassung berichtet. Zum Zeitpunkt der Nachuntersuchung 1 Jahr nach der Herzoperation waren mit Hilfe von neuropsychologischen Tests noch bei 20 % der Studienpatienten subtile kognitive Leistungsdefizite nachzuweisen. Die gängigen ätiopathogenetischen Erklärungsansätze bei den kognitiven Leistungsdefiziten in der Folge von CABG favorisieren multifaktorielle Konzepte (z. B. Mikroembolien, veränderte zerebrale Perfusion und Oxygenierung während der EKZ).

In der heutigen modernen Medizin gelten herzchirurgische Eingriffe wie die aortokoronare Bypassoperation (CABG: „coronary artery bypass graft") unter Zuhilfenahme der extrakorporalen Zirkulation (EKZ) mittels Herz-Lungen-Maschine als relativ sicheres Routineverfahren innerhalb der elektiven Koronarchirurgie. Denn seit ihrer Einführung im Jahre 1967 durch die Arbeitsgruppe um R.G. Favaloro (Favaloro 1998) in der Cleveland-Klinik in den USA ist infolge innovativer Entwicklungen auf dem Gebiet der EKZ sowie infolge elaborierter Operationstechniken und verfeinerter intensivmedizinischer Behandlungsmaßnahmen eine etablierte Behandlungsmethode bei Patienten mit koronarer Mehrgefäßerkrankung geworden. Weltweit werden mittlerweile pro Jahr rund 800.000 konventionelle aortokoronare Bypassoperationen im kardioplegischen Herzstillstand unter Verwendung der EKZ durchgeführt („on-pump"). Sie gehören hiernach zum häufigsten Eingriff in der großen Chirurgie.

Angesichts der Tatsache, dass die nach heutigem Standard durchgeführte elektive aortokoronare Bypassoperation mit EKZ nur eine Kurzzeitmortalität von etwa 2–3 % aufweist und immerhin Überlebensraten von 96 %, 90 % und 74 % nach 1 Jahr, 5 und 10 Jahren ermöglicht, finden in den letzten 15 Jahren neben klassischen biomedizinischen Parametern (z. B. Mortalität, Morbidität) zunehmend auch psychosoziale (z. B. gesundheitsbezogene Lebensqualität), neuropsychologische (z. B. kognitive Leistungsfähigkeit) und psychiatrische Dimensionen (z. B. Depression und posttraumatische Belastungsstörung) in der umfassenden Beurteilung des Erfolgs von CABG für Patienten mit koronarer Herzkrankheit (KHK) wissenschaftliches Interesse.

Unter dem Terminus „**gesundheitsbezogene Lebensqualität**" wird nach Bullinger (1997) im Allgemeinen ein mehrdimensionales biopsychosoziales Konstrukt verstanden, das somatische, psychische und soziale Komponenten des Wohlbefindens und der funktionalen Kompetenz aus der subjektiven Perspektive der Befragten umfasst. Bei diesem Konzept der gesundheitsbezogenen Lebensqualität fließt der moderne Gesundheitsbegriff der Weltgesundheitsorganisation (WHO: World Health Organization) mit ein, der ausdrücklich nicht nur biologische, sondern auch psychische und soziale Dimensionen des Wohlergehens beinhaltet. Wörtlich heißt es in der WHO-Definition von Gesundheit: „Health is a state of complete physical, mental and social well-being, and not merely the absence of disease or infirmity." Zur Erfassung der gesundheitsbezogenen Lebensqualität sind in den 1980er und 1990er Jahren eine Reihe von reliablen, validen und sensitiven Selbstbeurteilungsskalen entwickelt worden. Diese werden heutzutage fast regelhaft bei der Konzeptualisierung von Outcomestudien zur Bewertung der Ergebnisqualität somatomedizinischer Behandlungsmaßnahmen bei Patientinnen und Patienten mit körperlichen Erkrankungen mitberücksichtigt. Zu den international am häufigsten verwendeten krankheitsübergreifenden bzw. generischen Selbstbeurteilungsfragebögen zur gesundheitsbezogenen Lebensqualität zählt der aus den USA stammende „Medical-Outcomes-Study-Short-Form-Survey-(SF-36)-Fragebogen" (▶ Kap. 2.7.4). In Übereinstimmung mit dem modernen Gesundheitsbegriff der Weltgesundheitsorganisation erfasst die SF-36-Selbstbeurteilungsskala nicht nur physische Beeinträchtigungen, sondern auch soziale und emotionale Gesundheitsprobleme bei den befragten Patienten.

Die Grazer Herzchirurgie-Studie

In unserer prospektiv durchgeführten Grazer Herzchirurgie-Studie (Rothenhäusler et al. 2010) konnten insgesamt 138 der ursprünglich 147 Patienten 6 Monate nach einer elektiv durchgeführten CABG biopsychosozial nachuntersucht werden. Sowohl präoperativ als auch 6 Monate nach dem Eingriff wurde eine Reihe von Fremdbeurteilungs- und Selbstbeurteilungsfragebögen eingesetzt. Hierbei wurde u. a. die gesundheitsbezogene Lebensqualität (SF-36) erfasst. Wir fanden, dass sich bei unseren Studienpatienten 6 Monate nach CABG die Lebensqualitätswerte in allen 8 SF-Gesundheitskategorien signifikant im Vergleich zu den präoperativ erhobenen SF-36-Werten verbessert hatten (◘ Tab. 14.3).

◘ Tab. 14.3 Zusammenschau der Veränderungen der SF-36-Lebensqualitätswerte zu den beiden Messzeitpunkten präoperativ und 6 Monate postoperativ bei koronarchirurgisch versorgten Patienten (mod. nach Rothenhäusler et al. 2010)

SF-36-Gesundheitskategorien	Präoperativer Messzeitpunkt	6 Monate postoperativ	Rangsummentest nach Wilcoxon
	Mittelwerte ± Standardabweichungen		p
Körperliche Funktionsfähigkeit	79,9 ± 19,0	87,7 ± 17,0	<0,001
Körperliche Rollenfunktion	30,9 ± 37,0	73,9 ± 35,4	<0,001
Körperliche Schmerzen	60,3 ± 29,0	76,6 ± 25,6	<0,001
Allgemeine Gesundheit	65,8 ± 16,0	76,9 ± 17,5	<0,001
Vitalität	55,2 ± 22,8	67,3 ± 21,6	<0,001
Soziale Funktionsfähigkeit	80,4 ± 25,1	92,6 ± 15,7	<0,001
Emotionale Rollenfunktion	67,5 ± 42,1	86,7 ± 29,5	<0,001
Psychisches Wohlbefinden	67,4 ± 19,2	76,5 ± 16,7	<0,001
	N=147	N=138	

Die SF-36-Ergebnisse unserer Grazer Herzchirurgie-Studie stimmen im Wesentlichen überein mit den Resultaten aus einer Fülle von während der vergangenen 15 Jahre durchgeführten Untersuchungen zur Abbildung der gesundheitsbezogenen Lebensqualität in der Folge von herzchirurgischen Eingriffen einschließlich CABG. Gleichwohl wurde über CABG-operierte Patienten berichtet, deren gesundheitsbezogene Lebensqualität sich im Behandlungsverlauf trotz komplikationsfreier Durchführung des herzchirurgischen Eingriffes nicht besserte. Diese Einbußen in der gesundheitsbezogenen Lebensqualität von CABG-operierten Patienten wurden mit dem postoperativen Auftreten von depressiven Zustandsbildern oder posttraumatischen Stresssyndromen (PTSS) in Verbindung gebracht.

Unsere Grazer Herzchirurgie-Studie fand einen positiven Zusammenhang zwischen dem Ausmaß von depressiver Symptomatik und dem Grad der Einbußen sowohl in den vorrangig psychosozialen als auch in den stärker die unmittelbare körperliche Funktionalität abbildenden Dimensionen des SF-36-Lebensqualitätsfragebogens (◘ Tab. 14.4).

Offensichtlich erschweren klinisch manifeste Begleitdepressionen 6 Monate postoperativ den Alltag und die Verrichtung alltäglicher Aktivitäten der betroffenen koronarchirurgisch versorgten Patienten und beeinträchtigen so ihre Lebensqualität in sehr hohem Maß trotz in einer chirurgischen Perspektive erfolgreich durchgeführten CABG. In diesem Kontext sei betont, dass depressive Komorbidität bei CABG-operierten Patienten keineswegs von trivialer Natur ist. Denn die Begleitdepression bei Patienten mit Zustand nach CABG soll mit einem signifikant erhöhten Mortalitätsrisiko assoziiert sein.

◻ Tab. 14.4 Gesundheitsbezogene Lebensqualität (SF-36) entsprechend dem diagnostischen Status von Depression und keine Depression zum Zeitpunkt der Nachuntersuchung von koronarchirurgisch versorgten Patienten 6 Monate postoperativ (mod. nach Rothenhäusler et al. 2010)

SF-36-Gesundheits-kategorien	Depression N=14 (10,1 %)	Keine Depression N=124 (89,9 %)	Mann-Whitney-U-Test
6 Monate postoperativ	Mittelwerte ± Standardabweichungen		p
Körperliche Funktionsfähigkeit	68,6 ± 29,9	89,9 ± 13,5	<0,05
Körperliche Rollenfunktion	39,3 ± 45,7	77,9 ± 32,0	<0,01
Körperliche Schmerzen	55,8 ± 26,0	79,0 ± 24,6	<0,01
Allgemeine Gesundheit	50,1 ± 17,8	80,0 ± 14,7	<0,001
Vitalität	35,4 ± 17,1	70,9 ± 19,0	<0,001
Soziale Funktionsfähigkeit	78,5 ± 21,1	94,3 ± 14,2	<0,001
Emotionale Rollenfunktion	45,2 ± 46,4	91,4 ± 22,8	<0,001
Psychisches Wohlbefinden	47,1 ± 15,5	79,8 ± 13,4	<0,001

Die bislang publizierten Prävalenzraten zu CABG-assoziierten posttraumatischen Stresssyndromen (PTSS) bzw. CABG-assoziierten posttraumatischen Belastungsstörungen (PTBS; PTSD: „posttraumatic stress disorder") variieren zwischen 5,9 % und 18,7 %, was möglicherweise auf methodische Unterschiede bei der Diagnostik der posttraumatischen Belastungsstörung (z. B. Selbstbeurteilungsskalen, Fremdbeurteilungsinstrumente, strukturierte klinische Interviews) zurückgeführt werden kann. In unserer Grazer Herzchirurgie-Studie wurde im 6-Monats-Verlauf eine relativ niedrige Prävalenzrate CABG-assoziierter PTSS von 6,5 % gefunden. In Übereinstimmung mit anderen Studienresultaten ergab sie einen Zusammenhang zwischen postoperativ aufgetretenen, CABG-assoziierten PTSS und erniedrigten Lebensqualitätswerten (◻ Tab. 14.5).

Die mittels neuropsychologischer Testverfahren (► Kap. 2.7.2, Abschn. „Spezielle Leistungstests") zu erfassenden subtilen kognitiven Leistungsdefizite in der Folge von CABG sind in den vergangenen 10 Jahren zunehmend bedeutsam geworden, wenn es um die Bewertung der Ergebnisqualität kardiochirurgischer Operationen unter EKZ bei Patienten mit koronarer Herzkrankheit ging. Zumeist umfassen diese subtilen kognitiven Leistungsdefizite in der Folge von CABG Störungen von Gedächtnisfunktionen und Aufmerksamkeitsprozessen.

Die Ergebnisse unserer Grazer Herzchirurgie-Studie zur kognitiven Leistungsfähigkeit von koronarchirurgisch versorgten Patienten sind in der ◻ Tab. 14.6 zusammengefasst.

Im Sinne einer modernen Konsiliar- und Liaisonpsychiatrie raten wir frühzeitig zu einer biopsychosozialen Diagnostik von CABG-operierten Patienten, damit bei ihnen CABG-assoziierte Depressionen, posttraumatische Belastungssyndrome oder kognitive Leistungsdefizite ehestmöglich erkannt und zeitig behandelt werden können. Grundsätzlich kommt bei depressiven Patienten mit kardiovaskulären Erkrankungen die Gabe von kardial gut verträglichen SSRI (z. B. Sertralin) sowie des NaSSA Mirtazapin infrage. Für die Psychotherapie depressiver Störungen bei somatischen Krankheiten kommen prinzipiell dieselben Verfahren in Betracht wie für körperlich Gesunde. Die therapeutischen Strategien zur Behandlung des CABG-assoziierten

PTSS umfassen psychotherapeutische Verfahren und pharmakologische Interventionen. Sie sind analog zu denjenigen bei der PTBS (PTSD) im Allgemeinen durchzuführen (▶ Kap. 8.3.4).

14.3.2 Biopsychosoziale C/L-Psychiatrie und orthotope Lebertransplantation

Bereits 1963 wurden von Starzl et al. (1963) in Pittsburgh in den USA die ersten Lebertransplantationen an Menschen durchgeführt. Die meisten dieser ersten Patienten starben jedoch in der perioperativen Phase. Erst 4 Jahre später gelang ihm eine erfolgreiche Transplantation, bei der das von ihm transplantierte Kind die folgenden 400 Tage überlebte. Die operationstechnischen Fortschritte danach waren gering. Bis in die frühen 1980er Jahre lag die 1-Jahres-Überlebensrate bei durchschnittlich nur 28 %. Verbesserungen auf dem Gebiet der Organkonservierung, die Entwicklung neuer operativer Techniken, verfeinerte intensivmedizinische Maßnahmen und vor allem der Einsatz innovativer Immunsupressiva wie Cyclosporin A seit 1980 und Tacrolismus seit 1989 ließen die Überlebensrate lebertransplantierter Patienten sprunghaft ansteigen und verhalfen der Methode der Lebertransplantation zu ihrem entscheidenden Durchbruch. Heute liegt die 1-Jahres-Überlebensquote nach Lebertransplantation bei etwa 85 %, und die 9-Jahres-Überlebensrate beträgt immerhin durchschnittlich 55 % in den meisten der 200 Transplantationszentren weltweit. Die orthotope Lebertransplantation (OLT) hat sich damit etabliert und gilt als Therapie der Wahl für viele chronische Lebererkrankungen. Limitierend ist heute nicht mehr die Operation selbst, sondern die Diskrepanz zwischen Bedarf und Anzahl verfügbarer Spenderorgane. So starben beispielsweise 1990 in den USA allein aus diesem Grund 24,3 % der Transplantationskandidaten auf der Warteliste. Dieses Dilemma zwingt die Transplantationseinheiten zu einem medizinisch sorgfältig begründeten und auch ethisch reflektierten Auswahlprozess. Gerade auch eine beachtliche Erfolgsquote der Transplantation bei Patienten mit äthyltoxischer Leberzirrhose erhöht die Liste potenzieller Kandidaten beträchtlich und unterstreicht die Notwendigkeit, einerseits valide und reliable, andererseits medizinisch-ethische Auswahlkriterien zu etablieren.

Obwohl die meisten Transplantationszentren interdisziplinär arbeiten und zum Team oftmals psychiatrische bzw. psychologische bzw. psychosomatische Mitarbeiter gehören, existieren bisher keine international anerkannten Evaluationsprogramme. Die **TERS** (Transplant Evaluation Rating Scale) von Twillman u. Wolcott (1993) ist eine der wenigen etablierten Untersuchungsinstrumente zur Erfassung psychosozialer Funktionen von Transplantationskandidaten (▶ Kap. 2.7.4). Sie kann dem beurteilenden C/L-psychiatrischen Team, ohne den individuell notwendigen Auswahlprozess zu ersetzen, eine zumindest partielle Validierung der getroffenen Entscheidung ermöglichen. Eine eigene deutschsprachige Bearbeitung der TERS ist in ◘ Tab. 14.7 aufgeführt.

Bei Patienten mit einer äthyltoxischen Leberzirrhose sollten unseres Erachtens *zusätzlich* folgende Aspekte zur Schwere und Prognose der Alkoholerkrankung erhoben werden:

- Abstinenzvermögen
- Kontrollfähigkeit
- Negative Verhaltenskonsequenzen des Trinkens (z. B. juristische Auflagen)
- Zahl der frustranen Behandlungsversuche
- Kontakt zu einer Suchtgruppe (z. B. Anonyme Alkoholiker, Blaues Kreuz)
- Abstinenzdauer (präoperatives Abstinenzkriterium < oder >6 Monate)

▣ Tab. 14.5 Gesundheitsbezogene Lebensqualität (SF-36) entsprechend dem diagnostischen Status von PTSS (posttraumatisches Stresssyndrom) und kein PTSS zum Zeitpunkt der Nachuntersuchung von koronarchirurgisch versorgten Patienten 6 Monate postoperativ (mod. nach Rothenhäusler et al. 2010)

SF-36-Gesundheitskategorien	PTSS	Kein PTSS	Mann-Whitney-U-Test
	N=9 (6,5 %)	N=129 (93,5 %)	
6 Monate postoperativ	Mittelwerte ± Standardabweichungen		p
Körperliche Funktionsfähigkeit	84,4 ± 14,2	87,9 ± 17,2	0,233
Körperliche Rollenfunktion	61,1 ± 48,6	74,9 ± 34,4	0,528
Körperliche Schmerzen	58,1 ± 28,8	77,9 ± 24,9	<0,05
Allgemeine Gesundheit	55,4 ± 21,5	78,5 ± 16,3	<0,01
Vitalität	46,6 ± 28,2	68,7 ± 20,5	<0,05
Soziale Funktionsfähigkeit	76,3 ± 22,9	93,8 ± 14,5	<0,01
Emotionale Rollenfunktion	40,7 ± 46,5	89,9 ± 25,2	<0,001
Psychisches Wohlbefinden	52,9 ± 23,4	78,1 ± 14,9	<0,01

- Bestehende oder fehlende Einsicht des Patienten und seiner Familie in die Alkoholproblematik
- Soziale Strukturen des Patienten (z. B. „sicherer" Arbeitsplatz, fester Wohnsitz, stabile Partnerschaft)

Pragmatischerweise können die Patienten mit äthyltoxisch bedingter Leberzirrhose in 2 unterschiedliche „Trinktypen" eingeteilt werden: den „klassisch" abhängigen Patienten mit Zeichen des Kontrollverlusts, der Toleranzentwicklung und dem Auftreten von Entzugsphänomenen, steht eine Patientengruppe gegenüber, die übermäßig, aber kontrolliert und ohne Abhängigkeitsphänomene trinkt.

Nach Rothenhäusler et al. (2003) sollten gravierende psychiatrische Bedenken geäußert werden, wenn der Lebertransplantationskandidat an einer schweren **irreversiblen** kognitiven Beeinträchtigung leidet. Die Abgrenzung zur **reversiblen** hepatischen Enzephalopathie, die ebenfalls mit mnestischen Defiziten einhergehen kann, muss mit besonderer neuropsychiatrischer Sorgfalt geschehen. Eine floride Psychose zum Explorationszeitpunkt ist ein weiterer Grund, aktuell Bedenken zu äußern. Besonderes Augenmerk gilt der Adhärenz (Compliance) der Transplantationskandidaten. Um dem komplexen Problem des Alkoholkrankheit gerecht zu werden, sollten mehrere prognostische Faktoren formuliert werden, die nur in der Summe, nicht jedoch allein einen Ausschluss nahelegen können. Wesentliche Voraussetzung und prognostisches Kriterium ist die Krankheitseinsicht des Patienten (Verleugnungstendenzen versus Akzeptanz der Suchterkrankung). In diesem Kontext sollte beurteilt und prognostisch gewertet werden, ob die jeweiligen Familien die Suchterkrankung ihres Familienmitglieds akzeptieren können und eine weitere Abstinenz unterstützen. Wir fordern in aller Regel eine **Abstinenzdauer von 6 Monaten. Ist die Lebererkrankung jedoch schon zu weit fortgeschritten und das zeitliche Fenster zu gering, sollte dieses Kriterium außer Acht gelassen werden,**

◘ Tab. 14.6 Normierte SKT-Gesamtwerte zur Beurteilung der kognitiven Leistungsfähigkeit zu den beiden Messzeitpunkten präoperativ und 6 Monate postoperativ bei koronarchirurgisch versorgten Patienten (mod. nach Rothenhäusler et al. 2010)

Syndromkurztest (SKT)	Präoperativer Messzeitpunkt	6 Monate posto-perativ	Differenz	Chi-Qua-drat
Normierte SKT-Gesamtwerte	Häufigkeit (%)	Häufigkeit (%)	Δ %	p
Keine kognitiven Leistungsdefizite	143 (97,3)	114 (82,6)	−14,7	<0,01
Kognitive Leistungsdefizite	4 (2,7)	24 (17,4)	+14,7	
Minimal (5–8)	4 (100)	22 (91,6)		
Leicht (9–13)	0 (0)	1 (4,2)		
Mittelgradig (14–18)	0 (0)	1 (4,2)		
Schwer (19–23)	0 (0)	0 (0)		
Sehr schwer (24–27)	0 (0)	0 (0)		
	N=147	N=138		

falls sich die restlichen prognostischen Faktoren als günstig erweisen. Das Gleiche gilt auch für drogenabhängige Patienten. Ziel der konsilar- und liaisonpsychiatrischen Evaluation von Lebertransplantationskandidaten ist ferner, mögliche Risikopatienten zu identifizieren, um ihnen dann eine intensivierte peri- bzw. postoperative C/L-psychiatrische Betreuung zukommen lassen zu können. Als Risikofaktoren gelten hepatische Enzephalopathien, psychiatrische Erkrankungen, Adhärenz- (Compliance-) sowie Copingschwierigkeiten.

Anhand der oben genannten Entscheidungskriterien erfolgt die konsiliar- und liaisonpsychiatrische Empfehlung an das interdisziplinäre Transplantationsteam. Wir unterscheiden **3 Beurteilungsstufen:**

1. Keine psychiatrischen Bedenken
2. Risikopatient
3. Erhebliche psychiatrische Bedenken hinsichtlich der geplanten Transplantation

Dieser Kriterienkatalog muss im Einzelfall erneut einer kritischen Betrachtung unterzogen werden. Die Entscheidung, einen Patienten aufgrund erheblicher psychiatrischer Bedenken nicht zu transplantieren, muss interdisziplinär gefällt und getragen werden. Trotz der Brisanz der zu fällenden Entscheidung, gibt es keine einheitlichen psychosozialen Auswahlkriterien. Letztlich obliegt diese hoch komplexe ethische Entscheidung den einzelnen Transplantationszentren, die zum Teil sehr unterschiedliche psychosoziale Selektionskriterien anwenden.

❯ Im Spannungsfeld zwischen therapeutischem Auftrag und gutachterlicher Stellungnahme muss die C/L-psychiatrische Evaluation das mögliche Rückfallrisiko, die Adhärenz (Compliance) und das soziale Netz des Lebertransplantationskandidaten berücksichtigen, um zu einer individuellen und ethisch vertretbaren Entscheidung gelangen zu können.

◻ Tab. 14.7 Transplant Evaluation Rating Scale (TERS) von Twillman u. Wolcott (1993), dt. Version von Rothenhäusler et al. (2003)

Psychosoziale Charakteristika und ihre Wertung	Level 1	Level 2	Level 3
Psychiatrische Vorgeschichte (syndromale Störungen)	Keine	Aktuelle Anpassungsstörung als Reaktion auf Gesundheitszustand	Kriterien für eine aktuelle psychische Störung erfüllt (mit Ausnahme einer Anpassungsstörung als Reaktion auf Gesundheitszustand)
Wertung = 4-fach		Psychische Störung in der Vorgeschichte (behandelt und voll remittiert)	Kontinuierliche Symptome einer chronischen psychischen Störung
		Aktuell klinisch bedeutsame Symptome einer psychischen Störung	
Psychiatrische Vorgeschichte (Persönlichkeitsstörungen)	Keine Diagnose, unterschwellige Cluster-C-Persönlichkeitsstörungen	Cluster-C-Persönlichkeitsstörungen	Cluster-A- oder -B-Persönlichkeitsstörungen
Wertung = 4-fach		Unterschwellige Cluster-A- oder -B-Persönlichkeitsstörungen	
Substanzgebrauch bzw. Substanzmissbrauch	Negative Anamnese in Bezug auf schweren Alkohol- oder Drogenmissbrauch	In der Vorgeschichte signifikanter Substanzmissbrauch	Anamnestisch Substanzmissbrauch, wobei Abstinenz erst nach längerer Zeit seit aktueller Erkrankung erzielt wurde
Wertung = 3-fach	Gesellschaftstrinker in Permissivkulturen	Erfolgreiche Suchtbehandlung oder Abstinenz noch vor aktueller Erkrankung	Fortgesetzter Substanzmissbrauch
	Sehr limitierte Drogenerfahrung (z. B. einmaliges Ausprobieren von Ecstasy)		
Compliance (Patient hält sich an ärztliche Abmachungen und Verordnungen)	Angemessene Compliance während der Behandlung	Nur teilweise Compliance oder mit Schwierigkeiten behaftete Compliance während der Behandlung	Vor kurzem ungenügende Compliance oder immer noch ungenügende Compliance
Wertung = 3-fach			

14

◘ **Tab. 14.7** (*Fortsetzung*) Transplant Evaluation Rating Scale (TERS) von Twillman u. Wolcott (1993), dt. Version von Rothenhäusler et al. (2003)

Psychosoziale Charakteristika und ihre Wertung	Level 1	Level 2	Level 3
Gesundheitsverhalten Wertung = 2,5-fach	Positives Gesundheitsverhalten (körperliche Aktivität, Nichtraucher, gesunde Ernährung usw.) bereits vor Auftreten der Erkrankung	Veränderung im Gesundheitsverhalten erst nach Diagnosestellung	Fortbestehend ungünstiges Gesundheitsverhalten
Qualität der familiären/sozialen Unterstützung	Gut bis exzellent: Freunde bzw. Familienmitglieder sind präsent und verfügbar, bereit sich auf die Bedürfnisse des Patienten einzustellen	Mäßig bis gut: einige Beziehungsprobleme bzw. Konflikte oder Abhängigkeitsprobleme	Mäßig bis mangelhaft: extreme Konflikte
Wertung = 2,5-fach			Kürzlich abgebrochene Paarbeziehungen
			Pathologische Beziehungsmuster auf Kosten des Patienten
Bisheriges Bewältigungsverhalten	Gut bis exzellent: Patient kommt mit Problemen zurecht, kann sich flexibel an Veränderungen anpassen	Mäßig bis gut: mäßige Flexibilität im Copingrepertoire und einige unterschiedliche Copingstrategien, aber generell limitiert	Mäßig bis mangelhaft: unter Stress Dekompensation
Wertung = 2,5-fach	Reichhaltiges Repertoire an Bewältigungsstrategien	Einige negativistische Verhaltensmuster unter Stress	Negativistische Verhaltensmuster
			Rigider Verarbeitungsstil
			Selbstschädigende Verhaltensmuster in der Vorgeschichte
			Impulsive und/oder aggressive Verhaltensweisen
Aktuelles Bewältigungsverhalten	Emotionale Akzeptanz der Erkrankung	Verleugnung	Extreme Verleugnung

◻ **Tab. 14.7** (*Fortsetzung*) Transplant Evaluation Rating Scale (TERS) von Twillman u. Wolcott (1993), dt. Version von Rothenhäusler et al. (2003)

Psychosoziale Charakteristika und ihre Wertung	Level 1	Level 2	Level 3
Wertung = 2,5-fach	Abwägen der Therapieoptionen mit realistisch erscheinender Ausgewogenheit aus Hoffnung und Zukunftsängsten	Vorstellungsverzerrung hinsichtlich Bedeutung der Erkrankung	Grobe Vorstellungsverzerrung hinsichtlich Krankheitsverlauf
		Ambivalenz den Behandlungsoptionen gegenüber	Hochgradige Ambivalenz gegenüber der Behandlung
Affektqualität	Angemessene Befürchtungen	Befürchtungen und Ängste mittelgradiger Ausprägung	Generalisierte Angst
Wertung = 2,5-fach	Einige Ängste	Mittelgradige Depressivität	Hochgradige Depressivität
	Angemessene Traurigkeit		Extreme Befürchtungen und Gefühle von Zorn
Kognitiver Status in der Vergangenheit und zum aktuellen Zeitpunkt	Keine kognitive Beeinträchtigung oder Aufmerksamkeitsdefizite	Leichte Beeinträchtigungen (aktuell bestehend oder in der Krankheitsanamnese) hinsichtlich kognitiver Funktionsfähigkeit, Aufmerksamkeit, Schlaf-Wach-Rhythmus, Aktivitätsniveau und/oder Reagibilität	Globale Störung der kognitiven Funktionsfähigkeit, der Aufmerksamkeit
Wertung = 1-fach	Normaler Schlaf-Wach-Zyklus		Schwere Störung des Schlaf-Wach-Rhythmus
	Normales Aktivitätsniveau und normale Reagibilität		Reduziertes oder erhöhtes Aktivitäts- und Reagibilitätsniveau

In diesem Kontext könnte sich die TERS unseres Erachtens als ein reliables Instrument zur biopsychosozialen Beurteilung von Lebertransplantationskandidaten erweisen, zumal sie nach eigenen Erfahrungen zu einer eindeutigen Unterscheidung der 3 Beurteilungsgruppen (keine Bedenken, Risikopatient oder erhebliche Bedenken) beitragen kann. Insgesamt bleibt aber die Entscheidung über eine Lebertransplantation stets interdisziplinär, ethisch reflektiert und trotz aller noch notwendigen Standardisierungen individuell zu treffen.

Beispiel: Anwendung der TERS im Rahmen einer empirischen Studie

In einer von der Arbeitsgruppe um H.-P. Kapfhammer am Münchener Universitätsklinikum Großhadern durchgeführten empirischen Studie (Rothenhäusler et al. 2003) gelangten innerhalb eines 4-Jahres-Zeitraums 281 Patienten konsekutiv zur konsiliarpsychiatrischen Evaluation im Rahmen der

Vorbereitung vor orthotoper Lebertransplantation. Alle Patienten wurden prospektiv mit einem halb-strukturierten psychiatrischen Interview unter Berücksichtigung der diagnostischen Kriterien nach DSM-III-R untersucht und mit Hilfe der Transplant Evaluation Rating Scale (TERS) hinsichtlich ihres psychosozialen Funktionsniveaus beurteilt. Es ergab sich eine Prävalenz psychischer Erkrankungen von 65,8 %. Die beiden am häufigsten gestellten Diagnosen waren Alkoholmissbrauch (27,8 %) und Alkoholabhängigkeit (11,7 %). Der mittlere TERS-Wert aller evaluierten Kandidaten lag bei 33,38 ± 7,31 Punkten. In 68,4 % der Kandidaten (mittlerer TERS-Wert: 29,44 ± 3,44) wurden aus psychiatrischer Sicht keine Bedenken hinsichtlich der vorgesehenen Lebertransplantation formuliert. 18,1 % der Patienten (mittlerer TERS-Wert: 38,24 ± 3,49) wurden als Risikokandidaten identifiziert, und bei 13,5 % der Kandidaten (mittlerer TERS-Wert: 46,75 ± 5,55) wurden erhebliche Bedenken geäußert. Die TERS-Werte zwischen den 3 Beurteilungsgruppen unterschieden sich signifikant (p=0,001, Kruskal-Wallis-Anova, df=2, Chi-Square=172,32).

In einer modernen, biopsychosozialen Perspektive wird in der Psychotraumatologie in medizinischen Kontexten neben den bekannten schweren psychischen Traumata (z. B. Vergewaltigung, unmittelbare Kriegserfahrungen) auch schweren körperlichen Erkrankungen einschließlich notwendiger Therapiemaßnahmen im Gesamtbehandlungsplan (z. B. prolongierte intensivmedizinische Behandlungen nach akutem Lungenversagen, nach Verbrennungen oder nach Organtransplantationen) die Qualität eines Traumakriteriums zugesprochen.

Beispiel: Einfluss der OLT auf psychiatrische Komorbidität im Rahmen einer Follow-up-Studie
In einer eigenen konsiliarpsychiatrischen Follow-up-Studie (Rothenhäusler et al. 2002) konnten insgesamt 75 Patienten im Median 3,8 Jahre nach orthotoper Lebertransplantation (OLT) biopsychosozial nachuntersucht werden. Ziel der Münchener Outcomestudie war es, den Einfluss einer OLT auf die psychiatrische Komorbidität (speziell PTSD) und die gesundheitsbezogene Lebensqualität im weiteren Krankheitsverlauf zu untersuchen. Als Traumakriterium wurde einheitlich die OLT als hoch technologische somatische Intervention einschließlich der intensivmedizinischen Behandlung definiert. Die gesundheitsbezogene Lebensqualität wurde mittels SF-36 erfasst (► Kap. 2.7.4). Zum Zeitpunkt der Follow-up-Untersuchung erfüllten 4 Patienten (5,4 %) die Kriterien eines PTSD-Vollbildes und 13 Patienten (17,3 %) wiesen eine subsyndromale posttraumatische Belastungsstörung (sub-PTSD) (► Kap. 8.3.3) auf. Unter den behandlungsbezogenen Variablen waren die Dauer der intensivmedizinischen Therapie sowie unter den medizinischen Komplikationen die Häufigkeit von akuten Abstoßungsreaktionen als mögliche Risikovariablen für die Entwicklung von OLT-assoziierter PTSD bzw. sub-PTSD zu beachten. Hiermit war eine beeinträchtigte gesundheitsbezogene Lebensqualität assoziiert. Die Werte in den SF-36-Dimensionen der gesundheitsbezogenen Lebensqualität entsprechend dem diagnostischen Status „kein PTSD", „sub-PTSD" und „PTSD-Vollbild" zeigt die ◻ Abb. 14.1.

In der Zusammenschau kann unseres Erachtens eine orthotope Lebertransplantation (OLT) als hochtechnisierte Möglichkeit der modernen Transplantationschirurgie als ein potenziell traumatogenes medizinisches Ereignis angesehen werden und sollte unter diesem Aspekt im Gesamtbehandlungsplan von OLT-Patienten gezielt berücksichtigt werden. So könnte eine frühzeitige konsiliar- und liaisonpsychiatrische Intervention bei ihnen unter Umständen eine sekundäre präventive Funktion erfüllen. Jedenfalls sind die heutigen psycho- und pharmakotherapeutischen Strategien bei der PTSD im Allgemeinen als wirksam einzuschätzen (► Kap. 8.3.4).

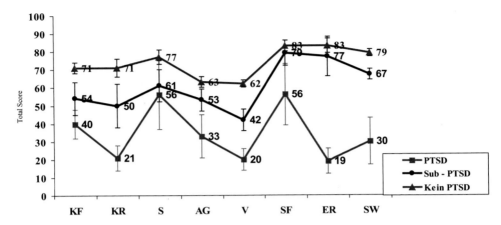

🔲 **Abb. 14.1** Gesundheitsbezogene Lebensqualität (SF-36) und OLT-assoziierte PTSD im Mittelzeitverlauf (mod. nach Rothenhäusler et al. 2002) (Vergleich der Mittelwerte der OLT-Patienten ohne PTSD [N=58], mit sub-PTSD [N=13] und mit PTSD-Vollbild [N=4] in den Dimensionen der gesundheitsbezogenen Lebensqualität [SF-36]: normaler Score = 100; KF = körperliche Funktion, KR = körperliche Rollenfunktion, S = Schmerzen, AG = allgemeine Gesundheit, V = Vitalität, SF = soziale Funktion, ER = emotionale Rollenfunktion, SW = seelisches Wohlbefinden)

14.3.3 Biopsychosoziale C/L-Psychiatrie und Hepatitis-C-Infektion

Neueren epidemiologischen Untersuchungen zufolge sind weltweit über 175 Millionen Menschen mit dem Hepatitis-C-Virus (HCV) infiziert. In Europa liegt die Prävalenz von HCV-Antikörpern derzeit bei etwa 1 %, wobei die Inzidenz der HCV-Infektion in Osteuropa in den letzten Jahren dramatisch angestiegen ist. In Österreich sind zwischen 80.000 und 100.000 Menschen mit dem HCV infiziert. Jährlich kommen etwa 1.000 Neuinfektionen hinzu. Von der HCV-Infektion sind in den westlichen Industriestaaten in erster Linie drogenabhängige und Hämophiliepatienten betroffen. Global stellen HCV-Infektionen ein medizinisches Problem ersten Ranges sowohl in den weniger entwickelten Ländern als auch in der entwickelten Welt dar.

Das Hepatitis-C-Virus ist nicht nur hepatotrop, sondern auch neurotrop. Analog zum Humanen-Immundefizienz-Virus (HIV) infiziert das HCV Neurone. Folglich werden die direkten Effekte des HCV auf das zentrale Nervensystem als Ursache für die komplexen und vielgestaltigen affektiven und kognitiven Erscheinungsbilder bei Hepatitis-C-Patienten vor einer antiviralen Therapie diskutiert. Hiernach könnten die genannten psychiatrischen Störungsbilder als neuropsychiatrische Störungen *per se* interpretiert werden, die sozusagen durch das HCV induziert sind. Neben biologischen Faktoren spielen freilich innerhalb eines breiten multifaktoriellen, biopsychosozialen Krankheitsverständnisses der mit der Hepatitis-C-Infektion assoziierten psychischen Störungen psychosoziale Faktoren wie Stigmatisierung, Krankheitsakzeptanz, sozioökonomische Konsequenzen und Auswirkungen auf die sozialen Beziehungen gleichfalls eine entscheidende Rolle. Gerade die chronische Hepatitis-C-Infektion als schwere körperliche Erkrankung, die bei mehr als 20 % der betroffenen Patienten im Krankheitsverlauf zur Entwicklung einer lebensbedrohlichen Leberzirrhose führt, gehört unseres Erachtens zu den potenziell traumatogenen somatischen Störungen. Daher erscheint es plausibel, dass die chronische Hepatitis C psychische Traumafolgereaktionen in Gestalt von posttraumatischen Belastungssyndromen hervorrufen kann.

Beispiel: Grazer HCV-Studie

In unserer explorativen Grazer HCV-Studie (Rothenhäusler et al. 2009b) wurden 34 mit dem HCV infizierte Patienten vor einer antiviralen Therapie untersucht, die in einem ambulanten Setting auf gastroenterologischen Spezialambulanzen (LKH-Universitätsklinikum Graz und LKH Graz West) für die Einleitung einer Interferontherapie vorstellig wurden. Bei der biopsychosozialen Evaluation unserer Studienpatienten fanden wir bei 32,4 % Depressionen, bei 8,8 % posttraumatische Belastungssyndrome (PTSS) und bei 8,8 % kognitiv-dysfunktionale Symptome. Das Vorhandensein emotionaler Befindlichkeitsstörungen wie Depression und PTSS bei unseren Hepatitis-C-Patienten vor einer antiviralen Behandlung war mit einer signifikanten Beeinträchtigung der gesundheitsbezogenen Lebensqualität assoziiert.

Da chronische HCV-Patienten ein erhöhtes Risiko für Depression, posttraumatische Stresssyndrome und kognitive Beeinträchtigungen aufzuweisen scheinen und insbesondere das Auftreten emotionaler Befindlichkeitsstörungen bei ihnen mit relevanten Einbußen in der gesundheitsbezogenen Lebensqualität vergesellschaftet ist, raten wir frühzeitig vor einer antiviralen Therapie zu einer umfänglichen biopsychosozialen Diagnostik und Therapie von Hepatitis-C-Patienten. Schließlich sind die heutigen psycho- und pharmakotherapeutischen Strategien bei Patienten mit depressiven und posttraumatischen Stresssymptomen als wirksam einzuschätzen. Die frühzeitige psychiatrische und psychotherapeutische Mitbetreuung der chronischen Hepatitis-C-Patienten ist aber auch deswegen essenziell, weil gerade HCV-Patienten mit psychiatrischen Risikofaktoren von einer antiviralen Therapie immer wieder ausgeschlossen werden, obgleich sie formal die Kriterien für ein spezifisches, immunologisch basiertes Behandlungsverfahren aus hepatologischer Sicht erfüllen. Die Liste geeigneter Kandidaten für die antivirale Therapie Interferon-alpha plus Ribavirin könnte aber erhöht werden, wenn emotionale Befindlichkeitsstörungen bei Patienten mit chronischer Hepatitis-C-Infektion ehestmöglich diagnostiziert und suffizient behandelt werden.

Derzeit ist zur antiviralen Therapie der chronischen Hepatitis C (pegyliertes) Interferon-alpha (INF-alpha) plus Ribavirin zugelassen. Interferon-alpha ist ein Zytokin mit starken antiviralen und antiproliferativen Effekten, das durch subkutane Injektion appliziert wird. Das neuere, pegylierte Interferon-alpha hat gegenüber dem nicht modifizierten Interferon-alpha eine etwa 10-fach erhöhte Halbwertszeit und muss daher anstatt 3-mal nur noch 1-mal wöchentlich injiziert werden. Ribavirin ist ein Nukleosidanalogon, das gegen das HCV virostatisch wirkt. Es wird ausschließlich als Teil einer Kombinationstherapie mit (pegyliertem) Interferon-alpha oral als Kapsel mit dem Essen verabreicht. Die antivirale Therapie mit (pegyliertem) Interferon-alpha plus Ribavirin wird über eine Dauer von 6 Monaten bis zu 1 Jahr durchgeführt. Die Erfolgsquote dieser Kombinationsbehandlung liegt bei der chronischen Hepatitis-C-Infektion bei etwa 50 %. Derzeit werden innovative Hemmstoffe untersucht, die die Erfolgsquote der dauerhaften Eliminierung des HCV verbessern sollen.

Zu den wichtigsten neuropsychiatrischen Nebenwirkungen der antiviralen Therapie mit Interferon-alpha plus Ribavirin gehört das Auftreten depressiver Zustandsbilder mit gelegentlich zu beobachtenden suizidalen Impulsen (siehe Übersicht bei Baranyi u. Rothenhäusler 2005). Denn die Gabe von Interferon-alpha führt zu einer Aktivierung des inflammatorischen Systems, das vermehrt Tryptophan zu Kynurenin katabolisiert. In der Folge dürfte für die Serotoninsynthese im Gehirn zu wenig Tryptophan zur Verfügung stehen. Störungen der monoaminergen Neurotransmission, insbesondere ein relevanter Serotonin- und/oder Noradrenalinmangel, tragen aber wesentlich zur Entstehung depressiver Erkrankungen bei. Neueren Studien zufolge liegt die Inzidenz klinisch relevanter depressiver Zustandsbilder bei der antiviralen Therapie der chronischen Hepatitis C mit Interferon-alpha plus Ribavirin bei etwa 21–58 %; sie treten zumeist innerhalb der ersten beiden Behandlungsmonate auf und korrelieren mit dem Ausmaß emotionaler Befindlichkeitsstörungen zu Beginn der antiviralen Therapie. Nach evidenzbasierten Kriterien sind Citalopram/Escitalopram und Paroxetin zur Behandlung Interferon-alpha-induzierter Depressionen bei Patienten mit chronischer Hepatitis-C-Infektion zu empfehlen.

Schließlich sei betont, dass, wenn eine interdisziplinäre Zusammenarbeit zwischen Hepatologen und Psychiatern gewährleistet ist, in einer psychiatrischen Perspektive nur noch wenige Gründe verbleiben, die gegen eine antivirale Therapie mit Interferon-alpha plus Ribavirin sprechen könnten. Während chronische HCV-Patienten mit schweren hirnorganischen Veränderungen (z. B. demenzielle Syndrome, organische Wesensänderungen), mit unkontrolliertem Alkoholmissbrauch und fehlender Motivation nicht mit Interferon-alpha plus Ribavirin behandelt werden sollten, stellen letztendlich behandelte emotionale Befindlichkeitsstörungen wie Depressionen und posttraumatische Belastungsstörungen keine Kontraindikationen dar.

14.4 Konsiliarberichte

Unmittelbar nach erfolgtem Konsil sollte ein handschriftlicher **psychiatrischer Konsiliarbefund** auf der somatischen Station verbleiben, der die Kurzanamnese, den Status psychicus, die Diagnose(n) und die Therapieempfehlung(en) zusammenfasst. Im Rahmen der konsiliarpsychiatrischen Tätigkeit am Grazer Universitätsklinikum ist ferner gefordert, nach jeder konsiliarisch durchgeführten Untersuchung und Behandlung einen maschinengeschriebenen Konsiliarbericht der konsilanfordernden somatischen Klinik zukommen zu lassen. Der **psychiatrische Konsiliarbericht** gliedert sich hierbei in

- psychiatrische Diagnose nach der ICD-10-Klassifikation,
- Fragestellung des überweisenden Kollegen,
- aktuelle Eigen- und Außenanamnese,
- psychiatrische Vorgeschichte,
- Suchtanamnese,
- psychiatrische Familienanamnese,
- psychosoziale Situation,
- Status psychicus,
- Beurteilung und
- Prozedere.

Bei der Beurteilung wird die diagnostische Einschätzung diskutiert, insbesondere unter Beachtung medizinischer Krankheitsfaktoren und medikamentöser Substanzgruppen mit klarer Assoziation zu psychischen Störungen sowie unter Berücksichtigung psychosozialer Stressoren im Kontext der aktuellen Fragestellung. Es wird kenntlich gemacht, ob es sich um eine notfallpsychiatrische Intervention, eine Einleitung einer juristischen Maßnahme, eine Empfehlung zur Psychopharmakotherapie und/oder zu einer psychotherapeutischen Führung des überwiesenen Patienten handelt. Ebenso werden Modalitäten einer für notwendig erachteten Überweisung an stationäre oder ambulante Einrichtungen aufgeführt. Sollte die Applikation von Psychopharmaka empfohlen werden, werden die Überlegungen zur Wahl eines geeigneten Medikaments unter Beachtung pharmakokinetischer und pharmakodynamischer Mechanismen kurz erörtert. Handelt es sich um konsiliarpsychiatrisch vorgestellte Kandidaten vor Leber- oder Herztransplantation, so werden diese unter Berücksichtigung der Transplant Evaluation Rating Scale (TERS) von Twillman et al. (1993) evaluiert und die TERS-Ergebnisse im Brief kurz erläutert.

Zum Zweck der Veranschaulichung sollen nachfolgend 2 **Beispielformulierungen** für die Abfassung eines **psychiatrischen Konsiliarberichts** dargeboten werden.

14.4.1 Psychiatrischer Konsiliarbericht: Beispiel 1

An … Univ.-Klinik für Chirurgie/Transplantationschirurgie … Bettenstation … Im Hause

Psychiatrischer Konsiliarbefund
Diagnose(n)
– Posttraumatische Belastungsstörung, gegenwärtig Teilremission
– Nikotinabhängigkeitssyndrom, gegenwärtig abstinent

Sehr geehrte/r Frau/Herr Kollegin/e!
Ich darf Ihnen über meine fachärztliche Untersuchung Ihres Patienten, **Herrn** …, geboren am …, berichten, den ich am … konsiliarpsychiatrisch untersucht habe.

Aus der **Konsilanforderung** vom … geht hervor, dass Herr … für eine Herztransplantation vorgesehen ist.

Anamnese Herr … berichtet, dass er erstmals vor … Jahren einen Herzinfarkt erlitten habe, zuletzt im Jahre … Im weiteren Verlauf habe er einen Defibrillator implantiert bekommen. Während eines Wochenendurlaubs in Kroatien vor 9 Wochen sei der Defibrillator „5-mal" angesprungen. Diese Schockabgaben des Defibrillators seien ihm so vorgekommen, als ob in Kroatien wieder der Krieg ausgebrochen sei und als ob unmittelbar in seiner Nähe Bomben eingeschlagen seien. Er habe hierauf panische Angst gehabt, sterben zu müssen. Mit der Rettung sei er zunächst ins örtliche Krankenhaus gebracht worden. Von dort sei er unmittelbar in das LKH-Universitätsklinikum Graz transferiert worden, wo er bis vor einer Woche stationär-internistisch behandelt worden sei. Seit einer Woche befinde er sich zur stationären Behandlung auf der Transplantationschirurgie.

Infolge dieses extrem belastenden Erlebnisses mit den Defibrillatorentladungen habe er in den darauffolgenden Wochen panische Ängste vor erneuten Entladungen entwickelt. Insgesamt sei er nervöser, reizbarer und auch innerlich unruhiger geworden. Gleichfalls seien depressive Verstimmung, Freudlosigkeit und Durchschlafstörungen, wiederholt sogar mit Alpträumen, aufgetreten. Vor diesem Hintergrund habe ihm die Stationsärztin das Antidepressivum Tresleen® (1-mal 50-mg-Tablette morgens) verordnet. Seit etwa einer Woche gehe es ihm in seelischer Hinsicht besser. Er blicke wieder hoffnungsvoller in die Zukunft und die Ängste seien deutlich weniger geworden. Vor 3 Tagen hätten die Ärzte bei der Visite von der Notwendigkeit einer Herztransplantation gesprochen. Er habe sich mit seiner Ehefrau diesbezüglich beraten. Da sie beide großes Vertrauen in die Herzspezialisten am Krankenhaus hätten, wolle er sich für diese Therapieoption entscheiden. Denn von der Herztransplantation würde er sich eine deutlich verbesserte Lebensqualität und auch eine verlängerte Lebenserwartung erhoffen. Die Vorstellung, ein fremdes Organ in seinem Körper zu haben, bereite ihm emotional keine Schwierigkeiten. Auch habe er während seines jetzigen stationären Aufenthalts einen herztransplantierten Patienten kennenlernen können, der seit 6 Jahren mit dem neuen Organ und den notwendigen Medikamenten gegen Abstoßung gut zurechtkomme. Die positiven Erfahrungen des herztransplantierten Zimmernachbarn hätten ihm zusätzlich Hoffnung auf einen guten Ausgang einer Herztransplantation gemacht.

Psychiatrische Vorgeschichte Keine psychiatrischen und/oder psychotherapeutischen und/oder klinisch-psychologischen Behandlungen berichtet. Keine Suizidversuche in der Vorgeschichte.

Suchtanamnese Bis ... für die Dauer von etwa 25 Jahren täglich ca. 30 Zigaretten. Von ... bis ... nikotinabstinent. Von ... bis ... gelegentlich Pfeife geraucht. Seit einem Jahr sei er nikotinabstinent. Kein Hinweis auf Missbrauch bzw. Abhängigkeit von Alkohol und/oder anderen psychotropen Substanzen.

Psychiatrische Familienanamnese Keine Gemüts- und/oder Nervenerkrankungen innerhalb der Familie bekannt.

Psychosoziale Situation Der Patient sei ohne Geschwister beim Vater in der Obersteiermark aufgewachsen. Die Mutter sei an den Folgen einer Eklampsie verstorben, als der Patient 3 Jahre alt gewesen sei. Der Vater sei nach einem Herzinfarkt im Alter von 48 Jahren gestorben. Herr ... sei seit 23 Jahren in zweiter Ehe glücklich verheiratet. Gemeinsam hätten sie zwei erwachsene Söhne, zu denen er ein sehr gutes Verhältnis habe. Von Beruf sei er Installateur. Er habe bis vor 5 Jahren einen eigenen Meisterbetrieb gehabt, den er jedoch krankheitsbedingt habe aufgeben müssen.

Status psychicus Wach und bewusstseinsklar, zu allen Qualitäten orientiert, keine Aufmerksamkeits- und Gedächtnisstörungen, keine Auffassungsstörungen. Im formalen Denken geordnet. Kein Wahn, keine Sinnestäuschungen, keine psychotischen Ich-Störungen. Keine Zwangssymptome berichtet. Wiederholt Angstsymptome im Kontext der traumatisierenden Erfahrung von Defibrillatorentladungen. Leicht deprimiert. Leicht innerlich unruhig. Keine Antriebs- und psychomotorischen Störungen. Gelegentlich Durchschlafstörungen. Vereinzelt Alpträume. Derzeit kein Anhalt auf akute Selbst- und/oder Fremdgefährdung.

Beurteilung und Prozedere Infolge einer psychischen Traumatisierung durch ICD-Entladungen vor 9 Wochen entwickelte Herr ... eine posttraumatische Belastungsstörung. Unter der regelmäßigen Einnahme des SSRI Tresleen® 50 mg 1-0-0-0 trat eine Besserung der ängstlich-depressiven Symptomatik ein. Derzeit besteht eine Teilremission der posttraumatischen Belastungsstörung. Die Suchtanamnese erbringt Hinweise auf ein schweres Nikotinabhängigkeitssyndrom für die Dauer von etwa 25 Jahren. Seit einem Jahr ist Herr ... glaubhaft nikotinabstinent. Die kognitive Leistungsfähigkeit ist nicht beeinträchtigt. Die Qualität der familiären Unterstützung ist als sehr gut einzuschätzen. Der Patient zeigt eine gute Compliance und aktuell ein adäquates Copingverhalten im Zusammenhang mit seiner Herzerkrankung.

Zusammenfassend bleibt aus psychiatrischer Sicht festzuhalten, dass derzeit keine Bedenken im Hinblick auf die geplante Herztransplantation bei Herrn ... zu äußern sind.

Die Psychopharmakotherapie mit Sertralin (z. B. Tresleen®) 50 mg 1-0-0-0 sollte für die nächsten 6–12 Monate fortgeführt werden. Weiters wird eine Mitbehandlung des Patienten durch Ihren medizinisch-psychologischen Liaisondienst empfohlen.

Mit freundlichen kollegialen Grüßen

OA Dr. ...

14.4.2 Psychiatrischer Konsiliarbericht: Beispiel 2

An ... Univ.-Klinik für Frauenklinik und Geburtshilfe/Gynäkologie ... Bettenstation ... Im Hause

Psychiatrischer Konsiliarbefund

Diagnose(n)

- Verdacht auf nichtorganische Insomnie
- Vorbekannte Anorexia nervosa, gegenwärtig Vollremission

Sehr geehrte/r Frau/Herr Kollegin/e!

Ich darf Ihnen über meine fachärztliche Untersuchung Ihrer Patientin, Frau **...**, geboren am **...**, berichten, die ich am **...** konsiliarpsychiatrisch untersucht habe.

Aus der **Konsilanforderung** vom **...** geht hervor, dass Frau **...**, 31 Jahre, I/0, 6 + 2SSW. derzeit stationär behandelt wird wegen Hyperemesis gravidarum, Status post Anorexia nervosa mit Mirtazapintherapie (seit SS-Beginn Therapieabbruch), Schlafstörungen. Fachärztliche Untersuchung und Therapievorschlag wird höflich erbeten.

Anamnese Im Beisein der diplomierten Krankenschwester Frau **...** berichtet die Patientin, dass bei ihr im Alter von 18 Jahren eine anorektische Essstörung diagnostiziert worden sei. Sie erinnere, dass sie damals nur 35 kg an Körpergewicht gehabt habe (BMI ca. 14). Sie habe infolgedessen verschiedene „Kuren", Krankenhausaufenthalte und ambulante Psychotherapien in Anspruch genommen. Zum jetzigen Zeitpunkt wiege sie 49 kg (BMI ca. 19). Seit etwa 4 Jahren nehme sie wegen „Schlafstörungen" unregelmäßig Mirtazapin 30 mg 1-mal ½ Tablette nachts ein.

Seit 3 Jahren sei sie glücklich verheiratet mit einem gleichaltrigen Techniker. Sie stamme ursprünglich aus Ungarn, lebe aber schon seit vielen Jahren in Österreich. Sie sei ausgebildete Kindergärtnerin. Hier in Graz arbeite sie jedoch als Reinigungskraft.

Während der vergangenen 3 Jahre habe sie immer wieder vergeblich versucht, schwanger zu werden. Jetzt sei sie erstmals schwanger und befinde sich derzeit in der 6. Schwangerschaftswoche. Ihr Mann und sie würden sich sehr auf das gemeinsame Kind freuen. Sobald sie von ihrer Schwangerschaft gewusst habe, habe sie als werdende Mutter aus Sorge um ihr Kind aufgehört, Medikamente einzunehmen.

Aktuell sei sie wegen eines Schwangerschaftserbrechens in stationärer Behandlung an der hiesigen Frauenklinik. Da sie in letzter Zeit wiederholt unter Schlafstörungen gelitten habe, habe sie in den letzten Tagen auf Station ihre Mirtazapin-30-mg-Tabletten gedrittelt und nachts jeweils 1-mal 1/3 Tablette eingenommen. Sie sei jetzt verunsichert, ob sie auch weiterhin die Mirtazapinmedikation einnehmen solle oder nicht.

Status psychicus Wach und bewusstseinsklar, zu allen Qualitäten orientiert, keine Aufmerksamkeits- und Gedächtnisstörungen. Im formalen Denken geordnet, jedoch leicht grübelnd im Kontext der derzeitigen Hyperemesis gravidarum. Kein Wahn, keine Sinnestäuschungen, keine psychotischen Ich-Störungen. Keine Panikattacken. Keine Zwangssymptome. Affektiv wirkt die Patientin leicht besorgt. Keine Antriebs- und psychomotorischen Störungen. Leicht verminderter Appetit im Zusammenhang mit der derzeitigen Hyperemesis gravidarum. Wiederholt Schlafstörungen berichtet. Derzeit kein Anhalt auf akute Selbst- und/oder Fremdgefährdung. Die Patientin weist derzeit einen Body-Mass-Index (BMI) von 19 kg/m^2 auf.

Beurteilung und Prozedere Zur Frage der Gabe von Mirtazapin während der Schwangerschaft sei auf eine aktuelle wissenschaftliche Publikation verwiesen (Manakova et al.: Embryotoxicity of mirtazapine. Neuro Endocrinol Lett. 2010;31 Suppl 2:8-10: „... Mirtazapine according to results of testing and cases published in the literature is relatively safe for pregnant women, only *higher rate of abortions* was demonstrated, however more information is needed to exclude all potential risks ..."). Zum jetzigen Zeitpunkt indes besteht aus psychiatrischer Sicht bei Frau **...** keine Indikation zu einer Psychopharmakotherapie (z. B. mit Mirtazapin). Frau **...** könnte während ihres jetzigen stationären Aufenthalts an der Frauenklinik durch Ihre Mitarbeiter/-innen aus der klinischen und Gesundheitspsychologie mitbetreut werden (z. B. Durchführung von Entspannungsverfahren wie progressive Relaxation oder autogenem Training im Hinblick auf die bei der Patientin bestehende Insomnie).

Angesichts der Vorgeschichte einer Anorexia nervosa bei der Patientin ist in einer Langzeitperspektive eine kontinuierliche ambulante Psychotherapie anzuraten. Nach evidenzbasierten Krite-

rien sind kognitiv-verhaltenstherapeutische Psychotherapieverfahren bei Patienten mit anorektischen Essstörungen prinzipiell zu empfehlen.

Mit freundlichen kollegialen Grüßen

OA Dr. …

Psychiatrische Notfälle

15.1   Suizidgefahr

Wir bezeichnen einen Menschen als suizidal, wenn er die ihm zur Verfügung stehende Energie, seine seelischen Kräfte und seine Antriebe auf Selbstvernichtung ausrichtet. Etwa jeder zehnte Suizidversuch gelingt. In Österreich bzw. Deutschland sterben mehr Menschen durch Suizid als durch Verkehrsunfälle. Die Zahl der Suizidversuche übersteigt die Zahl der jährlichen Suizidopfer sogar noch mindestens um das 10-Fache. **Ein Suizidversuch in der Anamnese erhöht das spätere Suizidrisiko beträchtlich.**

Ringel (1953) hat ein Syndrom beschrieben, das dem Suizid vorausgeht. Das sog. **präsuizidale Syndrom** besteht aus zunehmender Einengung der zwischenmenschlichen Beziehungen, der Situation und der Wertmaßstäbe des Menschen, aus Aggressionsstau und Wendung der Aggression gegen die eigene Person sowie aus anwachsenden Selbstmordphantasien.

Im psychiatrischen Untersuchungsgespräch ist besonders auf folgende **Symptome und Faktoren in der Lebensgeschichte des Patienten** zu achten, die das Suizidrisiko in aller Regel erhöhen (mod. nach Kind 1990):

- Gefühle der Hoffnungs- und Auswegslosigkeit
- Schwere Schuld- und Insuffizienzgefühle
- Ängstlich-agitiertes Verhalten
- Langdauernde Schlafstörungen
- Affekt- und Aggressionsstau
- Beginn oder Abklingen depressiver Episoden
- Bipolare Mischzustände
- Biologische Krisenzeiten (Pubertät, Gravidität, Wochenbett, Klimakterium)
- Unheilbare Krankheiten oder Krankheitswahn
- Drogen-, Medikamenten- und/oder Alkoholabhängigkeit
- Vereinsamungssituation durch Verlust bisheriger Kontakte
- Verlust der bisherigen sozialen Stellung und des Ansehens

☐ Tab. 15.1 gibt eine orientierende Übersicht über **Risikofaktoren für suizidale Handlungen** (mod. nach Wolfersdorf 2000; Michel 1997)

Einen Anhaltspunkt zur Abschätzung der Suizidalität kann der in ☐ Tab. 15.2 wiedergegebene Fragebogen von Pöldinger (1968) geben.

Im Rahmen der Abschätzung der Suizidalität stellt sich stets die Frage nach der Grundkrankheit. Hier kommen vor allem unipolare und bipolare Depressionen in Betracht, aber auch schizophrene Erkrankungen, insbesondere im Vorfeld, jedoch auch dann, wenn Leistungsinsuffizienzen bei Residualzuständen nicht mehr weichen wollen und vom Kranken registriert werden. Zu denken ist auch an Suchterkrankungen, vor allem an die Alkoholkrankheit, aber auch an Medikamenten- und Drogenabhängigkeit. In diesem Zusammenhang ist auch die Borderlinepersönlichkeitsstörung zu erwähnen. Die persönliche Lebenssituation des suizidalen Patienten ist zu eruieren und auf organische Krankheiten zu achten.

Suizidankündigungen müssen unbedingt ernst genommen werden. Hierbei kommt dem Aufbau eines vertrauens- und verständnisvollen Arzt-Patienten-Verhältnisses besondere Bedeutung zu. Dadurch kann es zu einer Entlastung des suizidalen Patienten kommen. Ist die Suizidalität des Patienten nicht als unmittelbar bedrohlich einzustufen, wird der Behandler versuchen, das begonnene Verhältnis auszubauen. Der Schwerpunkt liegt dann auf einer psychotherapeutischen Betreuung.

▣ **Tab. 15.1** Risikofaktoren für suizidale Handlungen	
Soziodemographische Faktoren	Alter über 45 Jahre bei männlichem Geschlecht
	Alter zwischen 15 und 24 Jahren
	Allein lebend
	Verwitwung
	Partnerverlust
	Beziehungskrisen
	Arbeitslosigkeit
Biografische Faktoren	Frühere Suizidversuche
	Suizidversuche und Suizide in der Familie bzw. bei Freunden
	Zerrüttete Familie in der Kindheit
	Fehlen einer tragfähigen religiösen bzw. weltanschaulichen Bindung
	Häufige Enttäuschungen im zwischenmenschlichen Bereich
	Psychische Erkrankung in der Lebensgeschichte
Psychopathologische Faktoren	Gefühle der Hoffnungs- und Ausweglosigkeit
	Ängstlich-agitiertes Verhalten
	Schuldgefühle bzw. Schuldwahn
	Langanhaltende Schlafstörungen
	Überwiegen einer Selbstwertproblematik
Klinische Faktoren	In erster Linie: Vorliegen eines depressiven Syndroms sowie Status nach Suizidversuchen
	Im Weiteren: Alkohol-, Medikamenten- und/oder Drogenabhängigkeit
	Schmerzhafte, chronische und lebenseinschränkende körperliche Erkrankungen
	Im Speziellen: schizophrene Erkrankungen, Borderlinepersönlichkeitsstörung

Beim Vorhandensein einer fassbaren Grundkrankheit ist diese zu behandeln. Bei akuter Suizidalität ist der Patient ggf. auch gegen seinen Willen in eine psychiatrische Klinik einzuweisen, wo eine Suizidhandlung nach menschlichem Ermessen auszuschließen ist. Eine hohe Dichte der Betreuung kann unter Umständen geschlossene Bedingungen ersetzen. Die akute medikamentöse Therapie ist sedierend-angstlösend zu orientieren (z. B. Lorazepam oder Oxazepam). Der ambulanten Nachbetreuung kommt ein sehr hoher Stellenwert zu. Prinzipiell gilt, dass bei akuten Konfliktsituationen und fassbaren Grundkrankheiten die Prognose besser ist als bei schwer zu bereinigenden Belastungssituationen, die den Patienten zum Bilanzieren veranlassen.

◻ Tab. 15.2 Fragebogen zur Abschätzung des Suizidrisikos von Pöldinger (1968)	
Je mehr Fragen im Sinne der angegebenen Antwort beantwortet werden, umso höher muss das Suizidrisiko eingeschätzt werden!	
1. Haben Sie in letzter Zeit daran denken müssen, sich das Leben zu nehmen?	Ja
2. Häufig?	Ja
3. Haben Sie auch daran denken müssen, ohne es zu wollen? Haben sich Selbstmordgedanken aufgedrängt?	Ja
4. Haben Sie konkrete Ideen, wie Sie es machen wollen?	Ja
5. Haben Sie Vorbereitungen getroffen?	Ja
6. Haben Sie schon zu jemandem über Ihre Selbstmordabsichten gesprochen?	Ja
7. Haben Sie einmal einen Selbstmordversuch unternommen?	Ja
8. Hat sich in Ihrer Familie oder in Ihrem Freundes- und Bekanntenkreis schon jemand das Leben genommen?	Ja
9. Halten Sie Ihre Situation für aussichts- und hoffnungslos?	Ja
10. Fällt es Ihnen schwer, an etwas anderes als Ihre Probleme zu denken?	Ja
11. Haben Sie in letzter Zeit weniger Kontakt zu Ihren Verwandten, Bekannten und Freunden?	Ja
12. Haben Sie noch Interesse daran, was in Ihrem Beruf und in Ihrer Umgebung vorgeht? Interessieren Sie noch Ihre Hobbys?	Nein
13. Haben Sie jemand, mit dem Sie offen und vertraulich über Ihre Probleme sprechen können?	Nein
14. Wohnen Sie zusammen mit Familienangehörigen oder Bekannten?	Nein
15. Fühlen Sie sich unter starken familiären oder beruflichen Verpflichtungen stehend?	Nein
16. Fühlen Sie sich in einer religiösen bzw. weltanschaulichen Gemeinschaft verwurzelt?	Nein

15.2 Erregungszustände

Psychiatrische Patienten können aus den unterschiedlichsten Ursachen in den Zustand der Erregung geraten. Sie reagieren – oft aus Angst heraus – panisch und aggressiv, können aber auch in einen Zustand ekstatisch-euphorischer Erregung kommen. Der Antrieb ist dann gesteigert, die Psychomotorik überschießend, das Verhalten enthemmt, es gerät mehr und mehr aus der Kontrolle des Erregten hinaus. Gelegentlich können auch Sinnestäuschungen auftreten, und es kann zu einem Bewegungssturm raptusartigen Gepräges kommen. Die folgende Übersicht fasst die charakteristischen Symptome von Erregungszuständen zusammen.

Charakteristische Symptome von Erregungszuständen

- Antriebssteigerung
- Überschießende Psychomotorik

- Enthemmung
- Abbau der Verhaltenskontrolle
- Affektive Durchbrüche
- Angst
- Gereiztheit
- Aggression
- Ekstase bzw. Euphorie
- Wahn und/oder Halluzinationen
- Raptusartige Bewegungsstürme

Erregungszustände können unterschiedlich lange dauern. Die Abklingdauer von Erregungszuständen kann im Einzelfall Stunden betragen.

Differenzialdiagnostisch müssen mannigfaltige Ursachen eines Erregungszustands in Betracht gezogen werden. ◘ Tab. 15.3 gibt eine orientierende Übersicht über mögliche Ursachen von Erregungszuständen.

Bei allein nicht zu bewältigenden Erregungszuständen im stationär-psychiatrischen Bereich sind folgende Maßnahmen zu treffen (mod. nach M. Hummer et al. 2006; Konsensusdokument der Österreichischen Gesellschaft für Psychiatrie und Psychotherapie):

- Notruf auslösen.
- Kurzer mündlicher Situationsbericht an die anwesenden Mitarbeiter.
- Erfahrener Mitarbeiter (z. B. Hauptdienst) übernimmt die Koordination der jetzt zu ergreifenden Handlungsabläufe.
- Zum eigenen Schutz sind Gegenstände, welche die Verletzungsgefahr erhöhen, zu entfernen.
- Anwesende Mitpatienten sind aus dem Gefahrenbereich zu begleiten.
- Dem Patienten werden noch einmal die Grenzen und die möglichen Konsequenzen aufgezeigt; sedierende Medikamente sind dem Patienten anzubieten.
- Falls der Versuch der Deeskalation scheitert, ist die Indikation für eine Notfallmaßnahme im Sinne einer Notfallmedikation, einer Isolierung oder einer Fixierung gegeben.

Eine Übersicht über die Möglichkeiten einer parenteralen Notfallmedikation bei Erregungszuständen gibt ◘ Tab. 15.4.

15.3 Akut auftretende Verwirrtheitszustände/delirante Syndrome

Ein akut auftretender Verwirrtheitszustand mit einhergehenden fluktuierenden Störungen des Bewusstseins und der Psychomotorik wird im Allgemeinen als Delir bezeichnet (▶ Kap. 4.2). Das Delir erfordert eine psychiatrische Notfallintervention mit sofortigem diagnostischen und therapeutischen Handeln, da es unter Umständen letal verlaufen (z. B. superimponierende Delirien bei Demenzerkrankungen, Delirium tremens) oder zu irreversiblen demenziellen Syndromen (z. B. Delir bei Endokrinopathien) führen kann.

Uns begegnet nicht immer das Vollbild eines Delirs; vielfach liegen Einzelsymptome vor (z. B. Verwirrtheit, Verkennung der Umgebung, erschwerte Auffassung), sodass der Untersucher nicht immer gleich an eine delirante Symptomatik denkt. So weisen verwirrte Patienten schwere Denkstörungen auf. Ihr Denken ist unzusammenhängend, schwer nachvollziehbar und verworren, Ideenflucht, Zerfahrenheit und Inkohärenz der Denkabläufe rufen den Eindruck der Verwirrtheit hervor. Ordnungsgesichtspunkte des Denkens sind nicht mehr zu er-

◘ Tab. 15.3 Ursachen von Erregungszuständen	
Organische Ursachen	Somatische Erkrankungen, insbesondere mit zerebral-organischen Veränderungen
	Epilepsie
	Alkohol-, Drogen- und/oder Medikamentenintoxikationen
	Atypische Rauschverläufe
	Delir
Intelligenzminderung	Psychomotorische Erregungszustände bei intelligenzgeminderten Menschen („Erethismus")
Reaktive Ursachen	Momentan nicht kompensierbare psychosoziale Belastungen („Krisen")
	Kränkungserlebnisse
	Frustrationserlebnisse
Persönlichkeitsgebundene Ursachen	Cluster-B-Persönlichkeitsstörungen, insbesondere Borderlinepersönlichkeitsstörung
Affektive Störungen und schizophrene Erkrankungen	Manie („Mania furiosa")
	Schizophrenie
	Agitierte Depression

kennen, das Denken erscheint merkwürdig unklar. Eine geordnete verbale Kommunikation mit verwirrten Menschen ist nicht möglich. Gleichwohl kann geduldiges Eingehen auf ihre Belange einen gewissen Zugang zu ihnen öffnen. Beim voll ausgeprägten Delir imponieren zusätzlich motorische Unruhe, Halluzinationen, Affektlabilität, Umkehr des Schlaf-Wach-Rhythmus und vegetative Symptome (vor allem beim Delirium tremens).

Als **Ursache** von Verwirrtheitszuständen bzw. deliranten Syndromen kommen die unterschiedlichsten **neurologischen, internistischen und chirurgischen Erkrankungen** sowie **Entzugssyndrome** und **Intoxikationen** in Betracht (◘ Tab. 4.12). Hierbei müssen wir im Speziellen auch an das Vorliegen eines **zentralen Serotoninsyndroms** und eines **zentralen anticholinergen Syndroms** denken. Auf die Symptomatik sind wir bereits eingegangen (◘ Tab. 2.5).

Eine stationäre Behandlung ist stets erforderlich. Wir versuchen in erster Linie, die Grundkrankheit zu behandeln, die als Ursache des akut auftretenden Verwirrtheitszustands bzw. des deliranten Syndroms vorliegt. Wenn das Delir nicht auf einer Intoxikation beruht, ist eine adäquate symptomatische Psychopharmakotherapie einzuleiten.

- Die Grazer Therapieschemata beim nicht durch Alkohol oder durch sonstige psychotrope Substanzen bedingten Delir sind in ◘ Tab. 4.18, die psychopharmakotherapeutischen Strategien beim Delirium tremens in ◘ Tab. 5.5 nachzuschlagen.
- Beim zentralen Serotoninsyndrom müssen alle serotonergen Substanzen sofort abgesetzt werden. Myoklonien sind mit Benzodiazepinen, Hyperthermie mit Paracetamol zu behandeln (◘ Tab. 2.5).
- Beim zentralen anticholinergen Syndrom sind alle anticholinerg wirksamen Substanzen sofort abzusetzen. Bei Persistenz der Symptomatik ist eine parenterale Applikation von Physostigmin unter intensivmedizinischen Bedingungen mit kontinuierlichem EKG-Monitoring durchzuführen (◘ Tab. 2.5 und 4.18).

◻ **Tab. 15.4** Parenterale Notfallmedikation bei Erregungszuständen

Erregung bei Schizophrenie	Intramuskuläre Applikation von
	– Olanzapin oder
	– Aripiprazol oder
	– Ziprasidon oder
	– Zuclopenthixol oder
	– Haloperidol und Lorazepam
Erregung bei Manie	Intramuskuläre Applikation von
	– Olanzapin oder
	– Aripiprazol oder
	– Zuclopenthixol oder
	– Haloperidol und Lorazepam
Erregung bei agitierter Depression	Intramuskuläre Gabe oder intravenöse Kurzinfusion von Lorazepam und Einleitung einer antidepressiven Pharmakotherapie
Erregung bei Alkohol-, Drogen-, und/oder Medikamentenintoxikationen, Erregung bei Alkoholrausch	Intramuskuläre Gabe von Haloperidol
	Intramuskuläre Gabe von Aripiprazol
	Cave: dämpfende Pharmaka, z. B. Benzodiazepine
Erregung bei „Horrortrip"	Intramuskuläre Gabe oder intravenöse Kurzinfusion von Lorazepam
Erregung vor dem Hintergrund reaktiver und/oder persönlichkeitsgebundener Ursachen	Intramuskuläre Gabe oder intravenöse Kurzinfusion von Lorazepam
Iktale Psychosen	Intravenöse Kurzinfusion von Lorazepam und intravenöse Aufsättigung mit Valproinsäure nach Anfallskontrolle
Erregung bei Intelligenzminderung	Intramuskuläre Gabe von Haloperidol
Psychotische Erregung bei somatischen Erkrankungen bzw. bei Delirien	Intramuskuläre Gabe von Haloperidol oder Intravenöse Kurzinfusion von Haloperidol (**Cave:** bei Morbus Parkinson, bei HIV-induzierter Demenz, bei Demenz vom Lewy-Körperchen-Typ) und organmedizinische Kausaltherapie der jeweiligen Grunderkrankung
	Cave: bei intravenöser Verabreichung von Haldol® ist eine engmaschige EKG-Überwachung durchzuführen
	Notabene: Seit 2010 ist die intravenöse Verabreichung von Haldol® nur unter den besonderen Voraussetzungen des Off-Label-Gebrauchs möglich!
Erregung bei deliranten Patienten mit Morbus Parkinson, mit Demenz vom Lewy-Körperchen-Typ oder mit HIV-induzierter Demenz	Intravenöse Kurzinfusion von Prothipendyl

15.4   Quantitative Bewusstseinsstörungen

Die verschiedenen Stufen der quantitativen Bewusstseinsstörungen von der Benommenheit bis hin zum Koma beruhen meist auf schwerwiegenden exogenen Einwirkungen auf das ZNS, seien es Traumata, seien es Durchblutungsstörungen oder Intoxikationen. Notfallmäßig unterscheiden wir folgende Grade der Bewusstseinsverminderung:

- **Somnolenz:** mittelschwere Bewusstseinsverminderung, bei welcher der Patient apathisch und schläfrig ist, aber durch Reize aus diesem Zustand aufgerüttelt werden kann.
- **Sopor:** Der Patient ist nur noch durch sehr starke Reize wie Kneifen, Anschreien oder Schütteln weckbar.
- **Koma:** Der Patient ist bewusstlos, nicht mehr ansprechbar oder weckbar, die Tiefe des Komas lässt sich durch verschiedene neurologische Untersuchungen noch weiter differenzieren, hier spielen beispielsweise die Reflexe und die Pupillenreaktionen eine Rolle. So können wir in einer klinischen Perspektive folgende Grade unterscheiden:
    - **Grad I:** gezielte Schmerzabwehr,
    - **Grad II:** ungezielte Schmerzabwehr,
    - **Grad III:** keine Abwehr, aber Automatismen auf Schmerz,
    - **Grad IV:** keinerlei motorische Reaktion.

Hilfreich ist der Einsatz der **Glasgow-Koma-Skala** (GCS: Glasgow Coma Scale), einer zeitökonomischen Fremdbeurteilungsskala zur Abschätzung einer Bewusstseinsstörung. ◻ Tab. 15.5 gibt eine orientierende Übersicht über die GCS.

Die Therapie richtet sich selbstverständlich nach der Grundkrankheit, welche auch den Verlauf und die Prognose bestimmt. Entscheidend ist eine sorgfältige neurologische Abklärung des Patienten in einer geeigneten internistischen oder neurologischen Abteilung unter kontinuierlichem Monitoring und ggf. intensivmedizinischer Intervention. Bei Benzodiazepinvergiftungen **kann** Flumazenil als supportives Antidot, bei Opioidvergiftungen Naloxon eingesetzt werden (▶ Kap. 5.2.4).

- **Naloxon:** Naloxon Amomed® bzw. Narcanti® 0,4-mg-Ampullen: initial 0,4–2 mg, Wiederholung alle 2–3 min intravenös möglich, Maximaldosis 10 mg
- **Flumazenil:** Anexate® 0,5-mg-Ampullen: initial 0,2 mg binnen 15 sec, dann sorgfältige Titration mit 0,1 mg alle 60 sec bis zu einer Gesamtdosis von 1 mg intravenös

15.5   Katatoner Stupor

Katatoner Stupor ist der Extremfall einer Antriebshemmung, bei dem es zur Erstarrung und Regungslosigkeit kommt. Mit dem Patienten ist praktisch kein Kontakt mehr aufzunehmen. Er ist gewissermaßen verhaltensblockiert. Differenzialdiagnostisch kommen sowohl toxische als auch metabolische und neurologische Ursachen in Betracht (z. B. Enzephalitiden, Tumoren im Bereich des Frontallappens). Im psychiatrischen Bereich müssen wir vor allem an nachfolgende **katatone Formen** denken (◻ Tab. 2.5):

- Stupor bei katatoner Schizophrenie. Im Extrem: lebensbedrohliche febrile Katatonie bzw. perniziöse Katatonie
- Malignes neuroleptisches Syndrom
- Depressiver Stupor im Rahmen einer schweren depressiven Episode mit psychotischen Symptomen

Tab. 15.5 Glasgow-Koma-Skala (GCS: Glasgow Coma Scale)		
Augen öffnen	Spontan	4 Punkte
	Auf Ansprache	3 Punkte
	Auf Schmerz	2 Punkte
	Fehlt, Augen geschlossen	1 Punkt
Beste verbale Antwort	Orientiert	5 Punkte
	Verwirrt	4 Punkte
	Unpassende Worte	3 Punkte
	Unverständlich	2 Punkte
	Fehlt, keine verbale Reaktion	1 Punkt
Beste motorische Antwort	Korrekt (verbale Aufforderung)	6 Punkte
	Auf Schmerz: gezielte Abwehr	5 Punkte
	Auf Schmerz: Rückzug	4 Punkte
	Auf Schmerz: Beugung	3 Punkte
	Auf Schmerz: Streckung	2 Punkte
	Auf Schmerz: keine Reaktion	1 Punkt

Die Punkte werden für jede Rubrik einzeln vergeben und anschließend addiert. Die maximale Punktzahl ist 15 (bei vollem **Bewusstsein**), die minimale 3 Punkte (bei tiefem **Koma**). Bei 8 oder weniger Punkten ist von einer sehr schweren Funktionsstörung des Gehirns auszugehen. Es besteht die Gefahr von lebensbedrohlichen Atmungsstörungen, sodass bei einem GCS ≤8 eine Sicherung der Atemwege durch **endotracheale Intubation** erwogen werden muss!

– Dissoziativer Stupor („psychogen-stuporöse Zustandsbilder") im Rahmen von Konversionsstörungen

Die Therapie richtet sich nach der Grundkrankheit. Stuporöse Zustandsbilder im Rahmen von psychiatrischen Erkrankungen stellen zwar eine schwere Zuspitzung der jeweiligen Grundkrankheit dar, sind aber in der Regel medikamentös oder mittels Elektrokrampftherapie (ECT) beeinflussbar.

– Beim Stupor im Rahmen einer katatonen Schizophrenie ist die parenterale Gabe von Haloperidol und Lorazepam indiziert. Bei der febrilen Katatonie bzw. perniziösen Katatonie ist die ECT als Therapie der Wahl angezeigt.
– Beim malignen neuroleptischen Syndrom sind alle Antipsychotika sofort abzusetzen! Maßnahmen der Kühlung und der parenteralen Flüssigkeitszufuhr sowie Überwachung der Vitalfunktionen sind durchzuführen. Intravenöse Kurzinfusionen von Lorazepam (z. B. 3-mal 2 mg täglich) für die Dauer von 5 bis 10 Tagen sind angezeigt. Falls keine Besserung eintritt, dann ist ECT anzuwenden.
– Beim depressiven Stupor gilt die ECT als Therapie der Wahl.
– Beim dissoziativen Stupor ist Lorazepam (z. B. 1-mal 2,5 mg per os) zu applizieren.

15.6   Frühdyskinesien und Akathisie

Unter der Therapie von Antipsychotika, insbesondere unter Gabe von hochpotenten Typika, können extrapyramidalmotorische Symptome (EPS) auftreten (◧ Tab. 3.8). Hier sind vor allem Frühdyskinesien und Akathisie zu nennen, weil diese vom Patienten als extrem quälend, unangenehm und angsterregend erlebt werden. Frühdyskinesien treten in der Regel am Anfang der Antipsychotikabehandlung auf. Sie sind durch Bewegungsstörungen des Kopfes, des Mundes, der Zungen- und Schlundmuskulatur gekennzeichnet. Besonders spektakulär stellt sich meist das sog. Zungen-Schlund-Syndrom dar. Bei der Akathisie imponiert eine motorische Unruhe mit der Unfähigkeit zum Stillsitzen und einem ständigen Bewegungsdrang. Als Notfalltherapie ist bei Frühdyskinesien Biperiden intravenös zu applizieren. Bei der Akathisie wird der Beta-Blocker Propranolol (30–90 mg/die) und/oder Lorazepam (1–2 mg/die) vorteilhaft verabreicht. Gleichzeitig sollte auf ein (anderes) Atypikum umgesetzt werden.

15.7   Angst

Angst setzt sich aus einer Vielzahl von Einzelsymptomen zusammen. In diesem Zusammenhang sind innere Unruhe, Nervosität, Spannung, Resignation und Freudlosigkeit bis hin zur Verzweiflung zu nennen. Vielfach treten körperliche Symptome hinzu, etwa Kopfdruck, Engegefühl in der Brust, Mundtrockenheit, Schwindel, Brechreiz, Herzsensationen, aber auch Zittern, Tonusverlust und Darmspasmen. **Angst tritt bei praktisch allen psychischen Erkrankungen auf.**

Bei jeder psychiatrischen Exploration sollte geklärt werden, ob der Patient Angst hat. Dabei ist es zunächst wichtig, Angst als Symptom zu erfassen. In einem zweiten Schritt wenden wir uns dann der Frage zu, wie die Angst einzuordnen ist. Hier bietet sich ein Schema an, an dem die Exploration von Angst zu orientieren ist.

Zunächst ist Angst in einer tatsächlich angsterzeugenden Situation als eine durchaus physiologische Reaktionsweise anzusehen, die keiner weiteren Diagnostik bedarf. Es können aber auch somatische Erkrankungen zugrunde liegen, die angsterregend wirken (z. B. Myokardinfarkt, Tumoren des Temporallappens). Dann ist internistische bzw. zerebrale Diagnostik erforderlich. Bei psychiatrischen Patienten wird die Angst in der Mehrzahl der Fälle ein Symptom einer depressiven Störung oder einer schizophrenen Erkrankung sein. Sie kann auch aus einem atypischen Rauschzustand stammen. In den vorgenannten Fällen sprechen wir von **sekundärer Angst**, weil sie Symptom einer umfassenderen Krankheit ist. **Primäre Angst** entsteht gewissermaßen allein und selbstständig, sie kann spontan oder auch situativ gebunden auftreten, in jedem Fall ist dann eine Analyse der angstauslösenden Vorstellungen, Objekte bzw. Situationen erforderlich, um eine Aktivierung von Angstbewältigungsmechanismen beim Patienten erzeugen zu können.

Grundsätzlich ist bei der Angstsymptomatik sowohl an eine generalisierte Angststörung, eine phobische Störung, eine Panikstörung als auch an eine Schizophrenie – auch im Prodromalstadium – zu denken, ferner an die Depression, an die substanzinduzierten psychotischen Störungen und an die atypischen Rauschverläufe („Horrortrip").

Bei reaktiven Angstformen, aber auch bei primärer Angst ist ein Benzodiazepin das Mittel der Wahl (z. B. 2,5 mg Lorazepam). Bei der Depression ist ein sedierendes Antidepressivum anzuwenden (z. B. 30 mg Mirtazapin). Bei der Schizophrenie bietet sich die Verabreichung eines Atypikums an (z. B. 10 mg Olanzapin). Bei atypischen Rauschverläufen sind Benzodiazepine zu applizieren, bei allen Angstsyndromen ist allein durch geduldiges Eingehen auf den Patient und sog. „talking down" schon eine Entspannung der Situation herbeizuführen. In der Regel ist Angst vor allem als Sekundärangst gut zu beeinflussen, während Primärangst oft ein hartnäckiges psychotherapeutisches Problem bleibt.

Psychiatrie und Recht

16.1   Allgemeines

In der gesamten Medizin und speziell in der Psychiatrie ergibt sich eine Fülle rechtlicher Probleme. Sie beziehen sich in der Medizin im Wesentlichen auf Begriffe wie Schweigepflicht, Einwilligungsfähigkeit, Aufklärung und Arzthaftung bei sog. Kunstfehlern.

In der Psychiatrie ist das Spektrum rechtlicher Probleme weiter gefasst. Hier stellt sich häufig die Frage nach dem Vorliegen der Voraussetzungen zur Unterbringung eines psychisch Kranken gegen seinen Willen in einer Klinik, aber auch nach dem Vorliegen von Geschäftsfähigkeit, Haftfähigkeit und von sozialrechtlichen Sachverhalten. Versicherungsrechtliche Probleme spielen eine gewisse Rolle, und die in der Praxis vorkommenden Fragestellungen im Rahmen psychiatrischer Sachverständigentätigkeit nehmen einen eigenen Raum ein, auf den hier freilich in unserem Zusammenhang nicht ausführlich einzugehen ist. Wir verweisen insoweit auf Spezialliteratur, etwa Nedopil (2012) „Forensische Psychiatrie" und Haller (2008) „Das psychiatrische Gutachten".

Grundsätzlich gilt jedoch, dass wir als Sachverständige nur dann tätig werden, wenn wir von Gerichten oder Behörden dazu aufgefordert werden. Als psychiatrischer Sachverständiger muss man sich über die Unterschiede in der Funktion gegenüber der ärztlich-therapeutischen Tätigkeit klar sein: Während wir als behandelnde Ärzte in erster Linie das Interesse unserer Patienten im Auge haben und versuchen, ihnen durch unsere Diagnostik und Therapie zu helfen, sind wir als Sachverständige Gehilfen des Gerichts, die zu objektiver Berichterstattung gegenüber dem Gericht im Rahmen eines Gutachtens verpflichtet sind. Wir haben dann keine Schutzfunktion gegenüber dem Probanden, er ist dann im eigentlichen Sinne auch nicht unser Patient, über das Untersuchungsergebnis geben wir dem Auftraggeber Auskunft. Entsprechend haben wir für unsere Erkenntnisse insoweit auch keine Schweigepflicht zu beachten. Dass dies so ist, muss dem Gutachtenprobanden stets vor Beginn der Untersuchung mitgeteilt werden. Über den Unterschied der Funktion als behandelnder Arzt bzw. als Sachverständiger sollte sich jeder in diesen Bereichen Tätige Rechenschaft ablegen.

16.2   Schweigepflicht, Aufklärungspflicht, Kunstfehler

Die **Schweigepflicht des Arztes** dient dem Schutz des Berufsgeheimnisses. Ein zum persönlichen Lebensbereich gehörendes Geheimnis eines Patienten, das er dem Arzt anvertraut, darf nicht offenbart werden. Wer unbefugt ein fremdes Geheimnis, zu dessen Geheimhaltung er verpflichtet ist, verwertet, wird nach deutschem Strafrecht mit Freiheitsstrafe bis zu 2 Jahren oder mit Geldstrafe bestraft (§ 204 deutsches Strafgesetzbuch [dStGB]). In Österreich ist die Verletzung der Schweigepflicht gleichfalls im Strafrecht (§ 121 österreichisches Strafgesetzbuch [öStGB]: Verletzung von Berufsgeheimnissen) pönalisiert. Hier wird die Verletzung der Verschwiegenheit mit Freiheitsstrafe bis zu 1 Jahr oder mit Geldstrafe bis zu 360 Tagessätzen bestraft. Darüber hinaus ist die Schweigepflicht in Österreich im Ärztegesetz und in den entsprechenden Berufsgesetzen der sonstigen im medizinischen Bereich tätigen Personen verankert, wie z. B. Psychologengesetz, Psychotherapeutengesetz, Hebammengesetz, Kardiotechnikergesetz usw. Die Geheimhaltungspflicht umfasst alle Tatsachen, die ein Arzt in Ausübung seines Berufs von einem Patienten erfährt. Darunter sind auch persönliche Verhältnisse des Patienten zu verstehen.

In Deutschland darf der Arzt gegen die Schweigepflicht dann verstoßen, wenn ein höheres Rechtsgut über den Anspruch auf Geheimhaltung persönlicher Daten dominiert. Parallel zur Schweigepflicht existiert hier auch ein **Schweigerecht des Arztes vor Gericht**. Das Zeugnisverweigerungsrecht im Strafprozess umfasst das Recht des Arztes, das Zeugnis darüber zu verweigern, was ihm in seiner Eigenschaft als Arzt anvertraut worden oder bekannt geworden ist. Darüber hinaus besteht ein Aussageverweigerungsrecht im Strafprozess. Folglich kann ein Arzt eine Straftat, von der er im Rahmen seiner Tätigkeit Kenntnis erlangt hat, unter gewissen Voraussetzungen anzeigen, aber trotz Anzeige kann er dann im Strafverfahren seine Aussage verweigern. Die deutsche Zivilprozessordnung schließlich gewährt dem Arzt als Zeugen ein Zeugnisverweigerungsrecht aus persönlichen Gründen (nach Bender 2002).

In Österreich hingegen gilt die Verschwiegenheitspflicht des Arztes nur im zivilgerichtlichen Verfahren. Er hat sich der Aussage zu entschlagen, wenn ihn der Patient nicht von der Schweigepflicht entbunden hat. Der Arzt ist aber gemäß der österreichischen Zivilprozessordnung verpflichtet, als Zeuge vor Gericht auszusagen, wenn er gültig von seiner Verschwiegenheitspflicht entbunden wurde. Im Verfahren vor dem Strafgericht hat der Arzt kein Zeugnisverweigerungsrecht, es sei denn, er ist Psychiater. Die österreichische Strafprozessordnung sieht auch ein Entschlagungsrecht für Psychotherapeuten, Psychologen und Bewährungshelfer vor. Des Weiteren existiert im Gegensatz zum deutschen Recht eine **Anzeigepflicht des Arztes gegenüber der Sicherheitsbehörde**, wenn sich in Ausübung seines Berufs der Verdacht ergibt, dass ein Minderjähriger misshandelt, gequält, vernachlässigt oder sexuell missbraucht worden ist. Die Anzeige des Arztes bei der Polizei kann jedoch im Fall des Verdachts gegen einen nahen Angehörigen im Sinne des öStGB (z. B. Ehegatte, Verwandte in gerader Linie, Geschwister und andere Angehörige, sofern sie mit dem Opfer in einer Hausgemeinschaft leben) so lange unterbleiben, wie es für das Wohl des Minderjährigen erforderlich ist. Auf jeden Fall hat eine Zusammenarbeit mit dem Jugendwohlfahrtsträger zu erfolgen. In diesem Zusammenhang besteht für den Arzt eine **Meldepflicht gegenüber dem zuständigen Jugendwohlfahrtsträger**. Nach österreichischem Recht muss der Arzt eine **unverzügliche Anzeige an die Sicherheitsbehörde** erstatten, wenn sich für ihn bei Berufsausübung der Verdacht ergibt, dass

- durch eine gerichtlich strafbare Handlung der Tod oder eine **schwere** Körperverletzung herbeigeführt wurde oder
- eine volljährige Person, die ihre Interessen nicht selbst wahrzunehmen vermag, misshandelt, gequält, vernachlässigt oder sexuell missbraucht worden ist.

Schließlich besteht nach dem österreichischen Ärzterecht keine Verschwiegenheitspflicht des Arztes hinsichtlich gesetzlich vorgesehener Meldepflichten (z. B. anzeigepflichtige Krankheiten) sowie gegenüber Sozialversicherungsträgern und Krankenfürsorgeanstalten. Der Arzt kann die Verschwiegenheitspflicht auch durchbrechen, wenn die Offenbarung des Geheimnisses nach Art und Inhalt durch Interessen der öffentlichen Gesundheitspflege oder der Rechtspflege gerechtfertigt ist bzw. wenn die durch die Offenbarung des Geheimnisses bedrohte Person ihn von der Geheimhaltung entbunden hat.

In Deutschland und Österreich trifft den Arzt eine **Aufklärungspflicht** über sein Handeln gegenüber dem Patienten. Wir haben grundsätzlich davon auszugehen, dass jeder Patient, der nicht ausdrücklich darauf verzichtet, in den wesentlichen Punkten über Befund, Art des Eingriffs und dessen nicht ungewöhnliche Folgen aufzuklären ist. Erst nach umfassender Aufklärung kann ein Patient wirksam in einen Eingriff einwilligen, der freilich nach den Regeln der ärztlichen Heilkunst ("lex artis medicinae") durchzuführen ist. Kann der Patient nicht einwilligen, weil sein Gesundheitszustand dies nicht zulässt, der Eingriff aber keinen Aufschub duldet, so kann aus dem Gesichtspunkt der Geschäftsführung ohne Auftrag im Sinne eines rechtfertigenden Notstands gehandelt werden.

Juristische Probleme fallen auch regelmäßig dann an, wenn die Korrektheit des ärztlichen Handelns angezweifelt wird. Als **Kunstfehler** werden durch Sorgfaltsmängel verursachte Gesundheitsschäden bezeichnet. Bei den danach entstehenden Kunstfehlerprozessen werden häufig hohe Schadensersatzforderungen gestellt, und die Frage des schuldhaften Verhaltens eines Arztes tritt dann stark in den Vordergrund. Er muss in der Regel beweisen, dass er die beanstandete Leistung weder vorsätzlich noch fahrlässig herbeigeführt hat. Unter Umständen kann hier eine Beweislastumkehr zugunsten des Patienten erfolgen. Dieser befindet sich meist im Beweisnotstand, zumal er in der Regel nicht sachkundig ist. Die eingeschalteten Sachverständigen müssen dann zur Klärung der Situation beitragen. Hier ergeben sich oft neue Schwierigkeiten. Als Haftungsgründe können Behandlungsfehler und Beratungsfehler (z. B. mangelnde Aufklärung) in Betracht kommen. Die vielfältigen juristischen Implikationen sollen hier im Einzelnen nicht erörtert werden.

16.3   Unterbringung eines psychisch Kranken zur Behandlung in einer Klinik

Nach deutschem Recht kann sich bei einem psychiatrischen Patienten die Notwendigkeit ergeben, ihn bei Krankheitsuneinsichtigkeit notfalls gegen seinen Willen in einer Klinik zu behandeln. **In Deutschland** hat im wohlverstandenen Interesse des Patienten der Gesetzgeber auf Landesebene Gesetze über die **öffentlich-rechtliche Unterbringung psychisch Kranker** geschaffen. Im Allgemeinen muss zunächst die Voraussetzung erfüllt sein, dass eine geistige oder seelische Krankheit, Behinderung oder Störung von erheblichem Ausmaß einschließlich einer Abhängigkeit von Rauschmitteln oder Medikamenten vorliegt. Patienten sind dann unterbringungsbedürftig, wenn sie infolge ihrer Krankheit, Behinderung oder Störung ihr Leben oder ihre Gesundheit erheblich gefährden oder eine erhebliche gegenwärtige Gefahr für die Rechtsgüter anderer darstellen und wenn die Gefährdung oder Gefahr nicht auf andere Weise als durch die Unterbringung in einem psychiatrischen Krankenhaus abgewendet werden kann. Die Unterbringung ist zeitlich begrenzt und kann jederzeit richterlich überprüft werden. Grundlage für die Unterbringung ist beispielsweise in Baden-Württemberg ein spezielles Unterbringungsgesetz (UGB). Daneben ist in Deutschland die **Unterbringung eines psychisch Kranken im Rahmen der gesetzlichen Betreuung nach § 1906 Bürgerliches Gesetzbuch (BGB)** möglich. Danach kann nach deutschem Recht der gesetzliche Betreuer eine zivilrechtliche Unterbringung mit Freiheitsentziehung in die Wege leiten, vorausgesetzt, dass ein entsprechender Aufgabenkreis festgelegt worden ist. Es muss weiterhin eine erhebliche Selbstgefährdung vorliegen. Die Unterbringung ist nur mit gerichtlicher Genehmigung möglich. Die Notwendigkeit der Unterbringung nach BGB ist durch ein ärztliches Gutachten festzustellen.

Nach österreichischem Recht wird unter Unterbringung jegliche Anhaltung in einem geschlossenen Bereich sowie jede sonstige Beschränkung der Bewegungsfreiheit eines psychisch Kranken auf einen oder mehrere Räume oder bestimmte räumliche Bereiche verstanden, mit der auch weitere Beschränkungen seiner Persönlichkeitsrechte verbunden sein können. **In Österreich** trat am 1. Januar 1991 das Bundesgesetz vom 1. März 1990 über die **Unterbringung psychisch Kranker in Krankenanstalten** in Kraft. Am 1. Juli 2010 ist das 18. Bundesgesetz, mit dem das Unterbringungsgesetz, das Heimaufenthaltsgesetz und das Strafvollzugsgesetz geändert wurden (**Unterbringungs- und Heimaufenthaltsnovelle 2010** – Ub-HeimAuf-Nov 2010), in Kraft getreten.

Das sog. **Unterbringungsgesetz (UbG)**, das die aus der österreichisch-ungarischen Monarchie stammenden Bestimmungen der Entmündigungsordnung über die Anhaltung in geschlossenen Anstalten aus dem Jahr 1916 ablöste, verfolgt das Ziel und geht davon aus, dass psychisch Kranke primär in ambulanten oder offenen stationären Einrichtungen ohne Einschränkung ihrer Persönlichkeitsrechte behandelt und betreut werden. Mit dem Ausbau sog. Alternativen zur Unterbringung (z. B. Maßnahmen der Krisenintervention, Behandlung und Betreuung im offenen Bereich einer Krankenanstalt, ambulante psychosoziale Einrichtungen, Tages- und Nachtkliniken, Übergangsheime) soll die Möglichkeit der Gefahrenabwehr in anderer Weise erweitert werden und die Unterbringung in ihrer zahlenmäßigen Bedeutung zurückgedrängt werden können. **In einer Krankenanstalt oder Abteilung für Psychiatrie darf daher nur untergebracht werden, wer**

1. an einer psychischen Krankheit leidet,
2. im Zusammenhang damit sein Leben oder seine Gesundheit oder das Leben oder die Gesundheit anderer ernstlich und erheblich gefährdet (Prinzip der ernstlichen und erheblichen Gefährdung) und
3. nicht in einer anderen Weise, insbesondere außerhalb einer Anstalt, ausreichend ärztlich behandelt oder betreut werden kann (Prinzip der Subsidiarität).

Es sei betont, dass die Gefährdung, die in direktem Zusammenhang mit der psychischen Krankheit zu stehen hat, mit einem hohen Maß an Wahrscheinlichkeit des Schadenseintritts verbunden sein muss.

> ❯ **Die bloß vage Möglichkeit einer Selbst- oder Fremdschädigung ist für eine Unterbringung nicht ausreichend. Auch ist die Unterbringung aufgrund einer bloßen Behandlungsbedürftigkeit oder als Maßnahme der Fürsorge nicht zulässig.**

Das UbG unterscheidet zwischen
- Unterbringung auf Verlangen des Patienten und
- Unterbringung ohne Verlangen des Patienten.

Bei der **Unterbringung ohne Verlangen** des Patienten erfolgt die Zuweisung in eine Krankenanstalt mit einem geschlossenen Bereich nur, wenn ein Polizeiarzt, ein Amtsarzt der Gesundheitsbehörden, ein Gemeinde-, Sprengel- oder Distriktarzt nach einer Untersuchung des Patienten bescheinigt, dass bei ihm die allgemeinen Voraussetzungen der Unterbringung (psychische Krankheit, Gefährdung und Subsidiarität) vorliegen (§ 8 UbG). Nur bei Gefahr im Verzug kann die Sicherheitsbehörde (z. B. Polizei) die betroffene Person auch ohne Untersuchung und ohne ärztliche Bescheinigung gemäß § 8 UbG in eine Anstalt bringen. Sowohl bei Vorliegen einer ärztlichen Bescheinigung nach § 8 UbG als auch nach Exekutiveinsatz durch die Sicherheitsbehörde bei Gefahr im Verzug darf der vermutlich psychisch kranke Patient in einem geschlossenen Bereich nur aufgenommen werden, wenn in der Krankenanstalt der Leiter der psychiatrischen Abteilung (oder dessen jeweiliger Stellvertreter) ihn **unverzüglich** untersucht und das Vorliegen der Voraussetzungen der Unterbringung bestätigt. **Das fachärztliche Zeugnis ist maschinenschriftlich auszufertigen.** Das Ergebnis der Untersuchung ist in der Krankengeschichte zu dokumentieren, und das fachärztliche Zeugnis ist dieser als Bestandteil anzuschließen.

Im Fall der Aufnahme ist der ohne Verlangen untergebrachte Patient vom Abteilungsleiter bzw. von dessen jeweiligem Stellvertreter **baldmöglichst** über die Gründe der Unterbringung **aufzuklären**. Unverzüglich hat er das örtlich zuständige **Bezirksgericht**, die **Patientenanwalt-**

Aufnahmeverlangen
Unterbringung auf Verlangen
Ich bin darüber aufgeklärt worden, dass jede „Unterbringung" (auch eine Unterbringung auf Verlangen) einen Freiheitsentzug darstellt, wobei der Arzt darüber entscheidet, wie weit meine Bewegungsfreiheit eingeschränkt ist.
Wenn ich auf meinen Wunsch hin im geschlossenen Bereich aufgenommen werde, verzichte ich darauf, dass ein unabhängiges Gericht die Zulässigkeit der Unterbringung überprüft und mir automatisch ein Patientenanwalt zur Seite gestellt wird. Ich bin aber auch darüber informiert worden, dass es an der Universitätsklinik für Psychiatrie eine unabhängige Patientenanwaltschaft gibt, die mich auf meinen Wunsch hin beraten, vertreten und unterstützen wird.
Ich kann meine Willenserklärung jederzeit widerrufen. Das bedeutet aber nicht, dass ich dann automatisch in den offenen Bereich verlegt oder entlassen werden muss. In diesem Fall entscheiden die Ärzte, ob ein Verbleib im geschlossenen Bereich ohne bzw. gegen meinen Willen notwendig oder eine Aufhebung der Unterbringung möglich ist.
Aufnahmeverlangen für eine Unterbringung auf Verlangen
(*eigenhändig und schriftlich*):
Name und Unterschrift des Patienten: _____
Name und Unterschrift des Abteilungsleiters bzw. seines Vertreters: _____

◻ **Abb. 16.1** Unterbringung auf Verlangen: Aufnahmeformular der Grazer Universitätsklinik für Psychiatrie

schaft und, wenn der Patient nicht widerspricht, einen **Angehörigen** sowie auf Verlangen des Kranken auch dessen **Rechtsbeistand** von der Unterbringung ohne Verlangen des Patienten zu verständigen. Der Patientenanwalt ist der Vertreter des ohne Verlangen untergebrachten Patienten für das im UbG vorgesehene gerichtliche Verfahren und zur Wahrnehmung der in der Zeit der Unterbringung dem Patienten zustehenden Rechte.

Seit der Novellierung des UbG im Jahre 2010 ist für die Unterbringung ohne Verlangen ein **zweites fachärztliches Zeugnis** nur erforderlich, wenn der aufgenommene Patient, sein Vertreter oder der Abteilungsleiter (oder dessen jeweiliger Stellvertreter) dies **verlangt**. In diesem Fall hat der **zweite Facharzt** (Facharzt für Psychiatrie, für Psychiatrie und Neurologie, für Neurologie und Psychiatrie, für Psychiatrie und psychotherapeutische Medizin oder, wenn der Patient minderjährig ist, alternativ auch ein Facharzt für Kinder- und Jugendpsychiatrie oder ein Facharzt für Kinder- und Jugendheilkunde mit einer ergänzenden speziellen Ausbildung in Kinder- und Jugendpsychiatrie oder ein Facharzt für Neurologie mit einer ergänzenden speziellen Ausbildung in Kinder- und Jugendpsychiatrie) den aufgenommenen Patienten **spätestens am Vormittag des auf das Verlangen folgenden Werktags (Samstag ist kein Werktag!)** zu untersuchen und ein zweites fachärztliches Zeugnis maschinenschriftlich auszufertigen, das dem örtlich zuständigen Bezirksgericht und der Patientenanwaltschaft unverzüglich zu übermitteln ist. Liegen die Voraussetzungen der Unterbringung nach dem zweiten fachärztlichen Zeugnis nicht (mehr) vor, so ist die Unterbringung sogleich aufzuheben.

Innerhalb von 4 Tagen muss in der Anstalt eine **Anhörung** des Patienten durch das Gericht erfolgen. Hierbei hat das Gericht auch den Abteilungsleiter (oder dessen jeweiligen Stellvertreter) zu befragen. Liegen nach Ansicht des Gerichts die Voraussetzungen der Unterbringung vor, so wird die Unterbringung vorläufig für zulässig erklärt. Andernfalls ist die Unterbringung unzulässig und sofort aufzuheben. Innerhalb von 14 Tagen nach der Anhörung durch das Gericht muss eine **mündliche Verhandlung** über die Zulässigkeit der Unterbringung

◘ Tab. 16.1 Zulässigkeit ärztlicher Behandlung in Abhängigkeit von Willenserklärungen bei untergebrachten Patienten (mod. nach Kopetzky 2002; Haller 2009)

Einwilligungsfähigkeit	Einfache Heilbehandlung	Besondere Heilbehandlung
Einsichtsfähigkeit (inklusive Minderjährige und Personen mit Sachwalter)	Nicht gegen den Willen des Patienten	Schriftliche Zustimmung des Patienten
Nicht einsichtsfähige Minderjährige	Nicht gegen den Willen des gesetzlichen Vertreters oder Erziehungsberechtigten	Schriftliche Zustimmung des gesetzlichen Vertreters oder Erziehungsberechtigten
Nicht Einsichtsfähige mit Sachwalter	Nicht gegen den Willen des Sachwalters	Schriftliche Zustimmung des Sachwalters; vorherige pflegschaftsgerichtliche Genehmigung
Nicht Einsichtsfähige ohne gesetzlichen Vertreter oder Erziehungsberechtigten	Unabhängig von Willenserklärung; fakultative Gerichtskontrolle ex post	Vorherige gerichtliche Genehmigung durch Unterbringungsgericht

durchgeführt werden. Zur Vorbereitung dieser mündlichen Verhandlung hat das Gericht **anstaltsfremde Sachverständige** zu bestellen, die nach Untersuchung des Patienten ein schriftliches Gutachten zur Frage des Vorliegens der Voraussetzungen der Unterbringung erstellen. Im Rahmen der mündlichen Verhandlung sind der Patient, sein Vertreter (in der Regel der Patientenanwalt), der Abteilungsleiter (oder dessen jeweiliger Stellvertreter) und die Sachverständigen zu hören. Am Schluss der mündlichen Verhandlung entscheidet das Gericht über die Zulässigkeit der Unterbringung. Erklärt das Gericht die Unterbringung für zulässig, so ist eine Frist für die Unterbringung festzusetzen, die 3 Monate ab Beginn der Unterbringung nicht übersteigen darf. Im Fall der Aufhebung der Unterbringung kann der Abteilungsleiter (oder dessen jeweiliger Stellvertreter) in der mündlichen Verhandlung das Rechtsmittel des Rekurses anmelden. Die Unterbringung kann dann weiter bestehen bleiben, wenn das Gericht dem Rekurs aufschiebende Wirkung zuerkennt. Es erfolgt dann innerhalb von 14 Tagen eine erneute mündliche Verhandlung. Der Vollständigkeit halber sei an dieser Stelle angemerkt, dass seit der Novellierung des UbG im Jahre 2010 dem Abteilungsleiter (oder dessen jeweiligem Stellvertreter) ein **Rekursrecht** auch nach Beendigung der Unterbringung eingeräumt wird, was zu einer Chancengleichheit in den Verfahren führt. Denn nach Geretsegger (2010) sei häufig der Fall eingetreten, dass ein Patient oder dessen Vertreter nach Aufhebung der Unterbringung gefordert habe, seine ehemalige Unterbringung für unzulässig zu erklären, was dann auch oft vom Gericht so beschlossen worden sei. Nach geltender Rechtsprechung habe der Abteilungsleiter (oder dessen jeweiliger Stellvertreter) gegen diesen Beschluss keinerlei Rechtsmittel gehabt, da er nach Aufhebung der Unterbringung kein „Beschwer" mehr gehabt habe.

Die **Unterbringung auf Verlangen** des Patienten darf nur erfolgen, wenn der Patient vor der Aufnahme **eigenhändig schriftlich** seine Unterbringung in Gegenwart des Leiters der Abteilung (oder seines jeweiligen Stellvertreters) verlangt. Beispielsweise wird an der Grazer Universitätsklinik für Psychiatrie für dieses Aufnahmeverlangen folgendes Formular (◘ Abb. 16.1) verwendet:

Der aufnahmewerbende Patient darf nur untergebracht werden, wenn der Abteilungsleiter (oder dessen jeweiliger Stellvertreter) die Voraussetzungen der Unterbringung bestätigt sowie die **Einsichts- und Urteilsfähigkeit** des Patienten im Hinblick auf die Bedeutung der Unterbringung bejaht. Seit der Novellierung des UbG im Jahre 2010 reicht also für die Unterbringung auf Verlangen **ein fachärztliches Zeugnis**. Das Ergebnis der Untersuchung ist in der Krankengeschichte zu dokumentieren, und das fachärztliche Zeugnis ist dieser als Bestandteil anzuschließen. Die Unterbringung auf Verlangen darf nur 6 Wochen, auf erneutes Verlangen insgesamt längstens 10 Wochen dauern. Das Verlangen auf Unterbringung kann vom Patienten jederzeit widerrufen werden.

Minderjährige (Personen, die das 18. Lebensjahr noch nicht vollendet haben) dürfen auf Verlangen nur untergebracht werden, wenn der Erziehungsberechtigte es verlangt. Mündige Minderjährige (Personen über 14 Jahre) müssen darüber hinaus auch selbst die Unterbringung eigenhändig schriftlich verlangen. Des Weiteren hat in diesem Zusammenhang die schriftliche eigenhändige Zustimmung des gesetzlicher Vertreters (Eltern, Vormund oder Sachwalter) zu erfolgen.

Schließlich sind die Paragraphen 36 und 37 im UbG zu beachten, welche die **ärztliche Behandlung bei untergebrachten Patienten** regeln. In diesem Kontext wird zwischen einfacher Heilbehandlung und besonderer Heilbehandlung unterschieden. Die besondere Heilbehandlung ist nach dem UbG „eine medizinische Behandlung, die gewöhnlich mit einer schweren oder nachhaltigen Beeinträchtigung der körperlichen Unversehrtheit oder der Persönlichkeit verbunden ist". Dazu zählen beispielsweise der Einsatz von Depotneuroleptika, die Durchführung einer Elektrokrampftherapie und operative Eingriffe. ◻ Tab. 16.1 gibt eine orientierende Übersicht über die Zulässigkeit ärztlicher Behandlung in Abhängigkeit von Willenserklärungen bei untergebrachten Patienten (mod. nach Kopetzky 2002; Haller 2009).

16.4 Geschäftsfähigkeit, Sachwalterschaft und Betreuungsgesetz

Der Begriff der Geschäftsfähigkeit stammt aus dem Privatrecht, das die Rechtsbeziehung der Menschen untereinander regelt, etwa im Hinblick auf ihr Eigentum, ihre Familie und ihre vertraglichen Verpflichtungen. Voraussetzung für das wirksame Zustandekommen eines Rechtsgeschäfts im weitesten Sinne ist das Vorhandensein eines auf Gestaltung des Geschäfts gerichteten Willens. Dieser äußert sich in einer Willenserklärung. Dazu muss der Vertragsschließende imstande sein. Dazu imstande ist er nur im Zustand der **Geschäftsfähigkeit**.

Die **deutsche Gesetzgebung** regelt in § 104 Abs. 2 BGB die Abwesenheit von Geschäftsfähigkeit. Danach ist geschäftsunfähig, „wer sich in einem die freie Willensbestimmung ausschließenden Zustand krankhafter Störung der Geistestätigkeit befindet, sofern nicht der Zustand seiner Natur nach ein vorübergehender ist." Die Frage, welche psychischen Krankheiten nun zu einer so verstandenen Geschäftsunfähigkeit führen, wird vielfältig diskutiert. Sicherlich wird man bei einem Anteil der Psychosekranken, insbesondere bei organischen Psychosen, aber auch bei Dementen und Menschen mit geistiger Behinderung sowie bei der Manie und bei schwerer Depression an Geschäftsunfähigkeit denken müssen. Grenzfälle liegen vor allem im Bereich der leichten geistigen Behinderung und leichter Demenzformen, aber auch der remittierten Schizophrenien, der Residualzustände und der leichteren depressiven und hypomanischen Verstimmungen. In Grenzfällen und bei schwer einschätzbaren Intelligenzminderungen sollte die Situation durch eine Psychodiagnostik mit entsprechenden psychologischen Testverfahren geklärt werden. Die Beweislast für Geschäftsunfähigkeit liegt in Deutschland nach bürgerlichem Recht bei dem, der die betreffende Behauptung vorbringt.

In Österreich legt § 865 Allgemeines Bürgerliches Gesetzbuch (ABGB) fest, dass „... Personen über 7 Jahren, die den Gebrauch der Vernunft nicht haben", unfähig sind, ein Versprechen zu machen oder es anzunehmen. Der Mangel entsprechender Verstandeskräfte bei Erwachsenen bewirkt Geschäftsunfähigkeit. In diesem Zusammenhang ist auf die rechtliche Regelung der **Sachwalterschaft** zu verweisen. Das Sachwalterrecht löste 1984 die alte Entmündigungsordnung ab. Gemäß § 273 ABGB ist ein **Sachwalter zu bestellen, wenn eine psychisch kranke oder geistig behinderte Person aufgrund ihrer Störung nicht in der Lage ist, alle oder einzelne Angelegenheiten ohne Gefahr eines Nachteils für sich selbst zu besorgen.** Die Bestellung eines Sachwalters ist unzulässig, wenn die betroffene Person durch andere Hilfe, insbesondere im Rahmen ihrer Familie oder von Einrichtungen der öffentlichen oder privaten Behindertenhilfe, in die Lage versetzt werden kann, ihre Angelegenheit im erforderlichen Ausmaß zu besorgen. Ein Sachwalter darf nur nach Beiziehung eines Sachverständigen bestellt werden. Das zuständige Pflegschaftsgericht entscheidet schließlich auf der Grundlage einer mündlichen Verhandlung.

Auch **in Deutschland** wurde das aus dem 19. Jahrhundert stammende Entmündigungs- und Pflegschaftsrecht 1992 reformiert. An die Stelle des Vormunds bzw. der Pflegschaft tritt ein Betreuer bzw. eine **Betreuung**. Der Betreuer wird zum gesetzlichen Vertreter eines Menschen ernannt, wenn Letzterer seine Angelegenheiten oder einen Teil davon nicht erledigen kann. Grund dafür kann eine psychische Krankheit oder eine körperliche, geistige oder seelische Behinderung sein. Der Betreuer darf nur für Wirkungskreise bestellt werden, in denen die Betreuung erforderlich ist. Psychische Krankheiten in diesem Sinne sind vor allem Psychosen und Demenzen, auch fortgeschrittene Suchtkrankheiten, in seltenen Fällen Neurosen bzw. Persönlichkeitsstörungen. Als geistige Behinderung gelten Intelligenzdefizite, psychische Störungen und Residualzustände, und als körperliche Behinderungen werden verschiedene neurologische Systemerkrankungen mit ihren Auswirkungen verstanden (z. B. multiple Sklerose).

Die Bestellung eines Betreuers hat keine Auswirkungen auf die Geschäftsfähigkeit. Das Vormundschaftsgericht kann aber anordnen, dass „der Betreute zu einer Willenserklärung, die den Aufgabenkreis des Betreuers betrifft, dessen Einwilligung bedarf (Einwilligungsvorbehalt)" (§ 1903 BGB; Betreuungsgesetzt/BtG der Bundesrepublik Deutschland). Der **Einwilligungsvorbehalt** kann nur „zur Abwendung einer erheblichen Gefahr für die Person oder das Vermögen des Betreuten" errichtet werden. Die Betreuung wird auf Antrag des Betreuten oder anderer Personen durch das zuständige Vormundschaftsgericht errichtet. Das Gericht hat ein Gutachten zur Frage des Vorliegens der Voraussetzungen für die Errichtung einer Betreuung einzuholen. Der Gutachter muss den Betreuten persönlich untersuchen. Daraufhin hört das Gericht den zu Betreuenden an und errichtet ggf. die Betreuung. Zugleich wird ein Betreuer ernannt. Die betreuungsrechtliche Unterbringung kann nach § 1906 BGB erfolgen. Sie ist nur mit Genehmigung des Vormundschaftsgerichts möglich.

Das **Betreuungsgutachten** soll folgenden Inhalt haben:
- Sachverhalt,
- Art/Umfang/Zeitpunkt der eigenen Untersuchung,
- Art und Ausmaß der Krankheit oder Behinderung,
- Behandlungs- und Rehabilitationsmöglichkeiten,
- voraussichtliche Dauer der Betreuung,
- konkret zu regelnde Aufgabenkreise mit genauer Beschreibung und Begründung,
- Erörterung anderer infrage kommender Hilfen,
- Notwendigkeit eines Einwilligungsvorbehalts.

16.5   Haftfähigkeit

Haftfähigkeit ist sowohl **nach deutschem Recht** als auch **nach österreichischem Recht** dann nicht gegeben, wenn der Inhaftierte in Geisteskrankheit verfällt oder von der Vollstreckung der Haft eine nahe Lebensgefahr für den Inhaftierten zu befürchten ist. Haftunfähigkeit liegt meist wegen des Vorhandenseins internistischer Erkrankungen – vor allem bei älteren Menschen – vor. In einem solchen Fall ist dann die Verbringung in eine entsprechende Klinik geboten, wo die Krankheit behandelt und der Patient überwacht werden kann. Entscheidend ist, dass Haftunfähigkeit nur dann vorliegt, wenn der Vollzug der Haft als lebensgefährdender Faktor zu identifizieren ist. Die Haft kann dann in einem Justizvollzugskrankenhaus vollzogen werden. Im psychiatrischen Bereich ist vor allem an Suizidneigung oder Suizidgefährdung zu denken, sie führt aber in der Regel nicht zu Haftunfähigkeit, denn nirgendwo sonst kann ein potenzieller Suizidant so effizient überwacht werden wie in einer Gemeinschaftszelle einer korrekt geführten Haftanstalt. Aber auch Krankheiten nach F0, F1, F2, F3 und ggf. nach F7 können im Einzelfall zu Haftunfähigkeit führen, dies ist durch eine gründliche nervenärztliche Untersuchung festzustellen.

16.6   Verhandlungs- und Vernehmungsfähigkeit

Gelegentlich kann der Psychiater zur Frage der Verhandlungs- oder Vernehmungsfähigkeit eines Patienten befragt werden.

Sowohl **in Deutschland** als auch **in Österreich** handelt es sich bei der **Verhandlungsfähigkeit** im Strafverfahren um die Fähigkeit des Angeklagten, in der Hauptverhandlung seine Interessen vernünftig wahrzunehmen, die Verteidigung in verständlicher und verständiger Weise zu führen, Prozesserklärungen abzugeben und entgegenzunehmen. Er muss seine Rechtsinteressen umsichtig und aktiv wahrnehmen können. Nur bei schweren körperlichen oder geistig-seelischen Krankheiten kann diese Fähigkeit eingeschränkt oder aufgehoben sein. Sie ist von zweckgerichteten simulativen Verhaltensweisen abzugrenzen. Eine psychiatrische Untersuchung ist in solchen Fällen zwingend erforderlich. Ansonsten könnten Querulanten so manche Hauptverhandlung fast beliebig in die Länge ziehen bzw. ad absurdum führen.

Ähnliche Kriterien wie für die Verhandlungsfähigkeit gelten **in Deutschland** bzw. **in Österreich** auch für die **Vernehmungsfähigkeit**. Nur beim Vorliegen einer schweren psychischen oder organischen Krankheit kann gelegentlich von Vernehmungsunfähigkeit gesprochen werden. Ein akut verwirrter Schizophrener, der ausschließlich mit seinen Innenerlebnissen beschäftigt ist und nur zerfahrene, ungeordnete verbale Äußerungen hervorbringen kann, kann dabei ebenso vernehmungsunfähig sein wie ein unter Schmerzen leidender Krebskranker oder ein Patient mit einem Mehrfachtrauma wenige Tage nach einem Verkehrsunfall. Bei Drogenabhängigen wird die Frage nach der Vernehmungsfähigkeit häufiger gestellt, weil sie gelegentlich behaupten, dass vorangegangene Vernehmungen in einem Zustand akuten Entzugs oder bei vorhandener Drogenwirkung zustande gekommen seien. Hier müssen vor allem die Funktionen des Gedächtnisses, der Merkfähigkeit, der Konzentrationsfähigkeit und der Aufmerksamkeit ad hoc und ex post untersucht werden. Auf diese Weise ist eine Klärung der Vernehmungsfähigkeit zu einem früheren Zeitpunkt und zum aktuellen Zeitpunkt möglich.

Prüfungsfragen und Lösungen

Prüfungsfragen

1. Welcher Begriff gehört <u>nicht</u> zu den klassischen Untergruppen (Prägnanztypen) der Schizophrenie?
   a) Hebephrenie
   b) Paranoide Schizophrenie
   c) Progressive Paralyse
   d) Katatonie
   e) Schizophrenia simplex

2. Zur veränderten Stimmungslage gehört <u>nicht</u> der Begriff …?
   f) depressiv
   g) euphorisch
   h) manisch
   i) metaphorisch
   j) dysphorisch

3. Welche Aussage zu Zwangshandlungen <u>trifft nicht zu</u>?
   a) Sie stellen wiederholte Verhaltensweisen dar, zu denen sich der Patient gezwungen fühlt.
   b) Sie dienen dazu, Unwohlsein zu reduzieren oder vorzubeugen.
   c) Sie sind zeitaufwendig und führen zu Beeinträchtigungen im beruflichen und privaten Bereich.
   d) Sie gehen nicht auf direkte Substanzwirkung oder medizinischen Krankheitsfaktor zurück.
   e) Der Patient erkennt zu keinem Zeitpunkt das Übertriebene bzw. Unbegründete der Zwangshandlungen.

4. Herr H. wirkt überheblich und arrogant. Sehr häufig idealisiert er sich selbst und entwertet andere. Gleichzeitig ist er aber sehr leicht kränkbar. Er ist der Ansicht, er sei etwas Besonderes, weshalb er letzten Endes nur von renommierten Universitätsprofessoren und prominenten Wissenschaftlern wirklich verstanden werde. Die Diagnose lautet <u>am wahrscheinlichsten</u>:
   a) narzisstische Persönlichkeitsstörung
   b) ängstliche Persönlichkeitsstörung
   c) schizoide Persönlichkeitsstörung
   d) zwanghafte Persönlichkeitsstörung
   e) paranoide Persönlichkeitsstörung

5. Welches Verfahren ist <u>kein</u> biologisches Behandlungsverfahren in der Psychiatrie?
   a) Elektrokrampftherapie
   b) Schlafentzug (Wachtherapie)
   c) Lichttherapie
   d) Vagusnervstimulation
   e) Positronenemissionscomputertomographie

6. Welche Feststellung <u>trifft</u> für die Wernicke-Enzephalopathie <u>nicht zu</u>?
   a) Akut behandlungsbedürftig
   b) Ascorbinsäuremangel
   c) Delirantes Zustandsbild
   d) Ataxie
   e) Nystagmus

7. Welche Aussage <u>trifft nicht zu</u>? Zu den häufigen Nebenwirkungen der trizyklischen Antidepressiva (TZA) gehören:

a) die Gewichtszunahme
b) das Parkinsonoid
c) die orthostatische Hypotension
d) anticholinerge Nebenwirkungen
e) Störungen der Erregungsleitung des Herzens

8. Welches ist die <u>am häufigsten</u> dokumentierte Nebenwirkung der selektiven Serotonin-Reuptake-Inhibitoren (SSRI)?
a) Übelkeit
b) Gewichtszunahme
c) Granulozytopenien
d) Photosensibilisierung
e) Mundtrockenheit

9. Welche Aussage <u>trifft nicht zu</u>? Zu den unerwünschten Wirkungen klassischer Antipsychotika (Typika) gehört/gehören:
a) Frühdyskinesien
b) Spätdyskinesien
c) Akathisie
d) Risus sardonicus
e) Parkinsonoid

10. Welche Substanz wird <u>nicht</u> zu den atypischen Antipsychotika (Atypika) gezählt?
a) Clozapin
b) Risperidon
c) Olanzapin
d) Haloperidol
e) Ziprasidon

11. Welches ist die <u>am häufigsten</u> dokumentierte Nebenwirkung von Olanzapin?
a) Gewichtszunahme
b) Hyperprolaktinämien
c) Agranulozytose
d) Krampfanfälle
e) QTc-Verlängerung

12. Welche epilepsieassoziierten Psychosen sind <u>am häufigsten</u>?
a) Interiktale Psychosen
b) Pariktale Psychosen
c) Postiktale Psychosen
d) Iktale Psychosen
e) Alternativpsychosen

13. Eine Patientin berichtet in hocherfreuter Stimmung, sie habe auf dem Heimweg einen Hund vor dem Portal des Grazer Doms gesehen, welcher bei ihrem Anblick die Pfote erhoben habe. Sie sei gewiss, dass dies ihr die lang ersehnte Beförderung bedeuten solle. Bei dem geschilderten psychopathologischen Phänomen handelt es sich <u>am wahrscheinlichsten</u> um:
a) eine Wahnwahrnehmung
b) optische Halluzination
c) eine illusionäre Verkennung
d) eine zönasthetische Halluzination
e) eine Photopsie

14. Ab wann ist <u>im Allgemeinen</u> mit einem Quartärstadium der Syphilis (Syphilis IV) nach einer unbehandelt gebliebenen Syphilisinfektion zu rechnen?
    a) Zwischen 7 und 12 Wochen post infectionem
    b) Zwischen 9 und 90 Tagen post infectionem
    c) Zwischen 4 und 30 Jahren post infectionem
    d) Zwischen 1 und 2 Jahren post infectionem
    e) Zwischen 7 und 15 Monaten post infectionem

15. Für die posttraumatische Belastungsstörung (PTBS) nach der ICD-10 trifft folgendes <u>nicht</u> zu:
    a) Bei der PTBS handelt es sich um eine psychische Folgestörung nach einem schweren psychischen Trauma.
    b) Ein typisches Symptom der PTBS ist die vegetative Übererregtheit.
    c) Vermeidung von Gedanken, die mit dem Trauma in Verbindung stehen, ist ein typisches Merkmal der PTBS.
    d) Voraussetzung für die Manifestation der PTBS ist das Vorliegen einer dissozialen Persönlichkeitsstörung.
    e) Wiederholtes Erleben des Traumas in sich aufdrängenden Erinnerungen oder Alpträumen ist ein typisches Merkmal der PTBS.

16. Unter Gedankenentzug versteht man:
    a) Der Patient berichtet, dass ihm seine Umgebung fremd und unwirklich vorkomme.
    b) Der Patient berichtet, dass er sich als Marionette fühle, die von außen ferngelenkt werde.
    c) Der Patient berichtet, dass andere Personen seine Gedanken lesen könnten.
    d) Der Patient berichtet, dass ihm seine Gedanken von außen weggenommen würden.
    e) Der Patient berichtet, dass seine Gedanken von außen gesteuert würden.

17. Welche Aussage trifft am <u>wenigsten</u> zu? Die klinische Psychodiagnostik befasst sich mit:
    a) der Erfassung kognitiver Störungen mit Hilfe von Fremdbeurteilungsskalen
    b) der Quantifizierung des Ausmaßes von psychotischen Symptomen, insbesondere bei schizophrenen Patienten, mit Hilfe der Brief-Psychiatric-Rating-Scale
    c) der Erfassung individueller Persönlichkeitsstrukturen mit Hilfe von Persönlichkeitstests
    d) der Erfassung der Intelligenz mit Hilfe von Leistungstests
    e) der Kontrolle des Lithiumspiegels im Serum

18. Bei der akuten Manie findet man typischerweise <u>nicht:</u>
    a) Gesteigerte Libido
    b) Ideenflucht
    c) Anhedonie
    d) Vermindertes Schlafbedürfnis
    e) Größenideen

19. Was besagt das Bonhoeffer-Prinzip der „Unspezifität organischer Psychosyndrome"?
    a) Verschiedenartige (organisch bedingte) psychopathologische Erscheinungsbilder sind nicht an eine bestimmte Ätiologie gebunden, sondern können bei allen infrage kommenden Körperkrankheiten auftreten.
    b) Ein bestimmtes (organisch bedingtes) psychopathologisches Erscheinungsbild ist auf eine bestimmte somatische Grundkrankheit zurückzuführen.
    c) Einer großen Zahl von (organisch bedingten) psychopathologischen Erscheinungsbildern steht eine verhältnismäßig kleine Zahl von Körperkrankheiten gegenüber.

d) Verschiedenartige (organisch bedingte) psychopathologische Erscheinungsbilder sind an eine bestimmte Ätiologie gebunden.

e) (Organisch bedingte) psychopathologische Erscheinungsbilder lassen auf die Ursache der Grundkrankheit schließen.

20. Für die soziale Phobie trifft folgendes <u>nicht</u> zu:
a) Öffentlich sprechen, einen Vortrag halten, Essen und Trinken in Gesellschaft sind häufige Angst auslösende soziale Situationen.
b) Beim bloßen Gedanken an die Angst auslösenden Situationen treten Angstsymptome auf.
c) Die Angst bezieht sich auf soziale Situationen, in welchen der Betroffene der prüfenden Betrachtung durch andere Menschen ausgesetzt ist.
d) Die Angst auslösenden sozialen Situationen werden vermieden.
e) Soziale Phobien treten oftmals erst nach dem 40. Lebensjahr auf.

21. Für welches Antipsychotikum ist das prokonvulsive Risiko <u>am höchsten</u>?
a) Risperidon
b) Quetiapin
c) Clozapin
d) Haloperidol
e) Olanzapin

22. Zu der klinischen Wirkung von Benzodiazepintranquilizern gehört <u>nicht</u>:
a) Angstlösung
b) Muskelentspannung
c) Stimmungsaufhellung
d) Beruhigung
e) Schlafanstoß

23. Das „Ich" im psychoanalytischen Strukturmodell nach S. Freud ist:
a) Repräsentant der moralischen Instanz
b) Verkörperung der Triebe
c) Repräsentant des Realitätsprinzips
d) Träger des Lustprinzips
e) Identisch mit der Norm

24. Zu den Wahnkriterien nach K. Jaspers gehört <u>nicht</u>:
a) die Unmöglichkeit des Inhalts
b) die Unbeeinflussbarkeit durch Erfahrungen
c) die Unkorrigierbarkeit aufgrund zwingender Schlüsse
d) die unvergleichliche subjektive Gewissheit des Wahns
e) Wahn als Kompensation von empfundener Minderwertigkeit

25. Bei welchen epilepsieassoziierten Psychosen treten psychotische Symptome <u>in der Regel</u> unabhängig vom Anfallsgeschehen auf?
a) Interiktale Psychosen
b) Pariktale Psychosen
c) Postiktale Psychosen
d) Iktale Psychosen
e) Alternativpsychosen

26. Unter Parathymie versteht man:
a) Affekte drücken das Gegenteil dessen aus, was dem Kontext des gesprochenen Worts zugehörig wäre
b) Gleichzeitiges Vorhandensein gegensätzlicher Gefühle

c) Affektzustand erhöhter Reizbarkeit

d) Mürrische und verdrießliche Stimmungslage

e) Verminderung der affektiven Modulationsfähigkeit

27. Zur Positivsymptomatik der Schizophrenie gehören:
   a) Freudlosigkeit und Minderung der Initiative
   b) Verarmung der Sprache und Affektverflachung
   c) Haltungs- und Wortstereotypien
   d) Psychotische Ich-Störungen und zerfahrenes Denken
   e) Beeinträchtigungen der Exekutivfunktionen

28. Zwangssymptome finden sich in der Regel bei folgender Störung <u>nicht</u>:
   a) Dissoziale Persönlichkeitsstörung
   b) Gilles-de-la-Tourette-Syndrom
   c) Schizophrenie
   d) Chorea minor Sydenham
   e) Enzephalitis lethargica Economo

29. Welche psychopathologischen Erscheinungsbilder werden beim *einleitenden* Stadium der progressiven Paralyse in der Regel <u>nicht</u> beobachtet?
   a) Amnestische Zustandsbilder
   b) Delirante Zustandsbilder
   c) Depressiv-hypochondrische Zustandsbilder
   d) Manisch-expansive Zustandsbilder
   e) Stumpf-demente Zustandsbilder

30. Unter der Wirkung der prophylaktisch wirksamen Lithiumdosis kann folgende Nebenwirkung <u>nicht</u> beobachtet werden:
   a) Müdigkeit
   b) Übelkeit
   c) Durst
   d) Gewichtsabnahme
   e) Polyurie

31. Transsexualismus gehört zu den Störungen der Geschlechtsidentität. Welche Aussage trifft zu?
   a) Dem Transsexualismus liegen charakteristische Muster familiärer Kommunikation zugrunde (z. B. Häufung kritischer Kommentare).
   b) Die transsexuellen Symptome sind meist von schweren Persönlichkeitsstörungen (z. B. Borderlinepersönlichkeitsstörung) begleitet.
   c) Kennzeichnend für den Transsexualismus ist die dauerhafte innere Gewissheit, sich dem anderen Geschlecht zugehörig zu fühlen.
   d) Im Regelfall sind Chromosomenaberrationen nachweisbar.
   e) Es handelt sich um eine Sonderform der Schizophrenie.

32. Eine Patientin, die von ihrem Partner regelmäßig verprügelt wird, berichtet über quälende Gefühle von Liebe und Hass gegenüber diesem Partner. Psychopathologisch handelt es sich bei diesem Phänomen um:
   a) Affektlabilität
   b) Affektstarre
   c) Ambitendenz
   d) Affektinkontinenz
   e) Ambivalenz

33. Bei einem 37-jährigen Mann, der wegen Völlegefühl, Rückenschmerzen, Druckgefühl in der Brustgegend und Schmerzen beim Geschlechtsverkehr den Arzt aufsucht, ergibt sich kein relevanter organpathologischer Befund. Obwohl der Arzt dies zu verdeutlichen versucht, entsteht beim Patienten aufgrund der eingehenden körperlichen Untersuchung der Eindruck, dass doch „etwas Organisches" vorliegen müsse. Mit welchem der folgenden Begriffe lässt sich der geschilderte Sachverhalt erfassen?
    a) Somatisierung
    b) Autosuggestion
    c) Adhärenz
    d) Simulation
    e) Raptus

34. Bei der Flexibilitas cerea handelt es sich um ein psychopathologisches Phänomen:
    a) der Dysphorie
    b) der Katalepsie
    c) der Affektstarre
    d) der Affektlabilität
    e) der Echolalie

35. Ein Patient berichtet: „Ich spüre, wie mein Herz vom Satan Stück für Stück verbrannt wird!" Bei dem geschilderten psychopathologischen Phänomen handelt es sich am wahrscheinlichsten um:
    a) Negativismus
    b) Echopraxie
    c) Akoasmen
    d) Leibhalluzination
    e) Mutismus

36. Unter einer larvierten oder maskierten Depression versteht man:
    a) eine Depression mit primär körperlichen Beschwerden
    b) eine Depression mit primär Zwangsgedanken
    c) eine Depression mit primär zwischenmenschlichen Konflikten
    d) eine Depression mit primär nihilistischen Ideen
    e) eine Depression mit primär psychotischen Beschwerden

37. Unter Psychoedukation versteht man:
    a) Systemische didaktisch-psychotherapeutische Interventionen mit dem Ziel, u. a. das Krankheitsverständnis und den selbstverantwortlichen Umgang mit der Krankheit zu fördern.
    b) Supportive Psychotherapie.
    c) Das Aufklärungsgespräch des Arztes über Nutzen und Risiken der medikamentösen Therapie.
    d) Erlebnisorientierte Psychotherapie.
    e) Das Aufklärungsgespräch des Arztes über die Diagnose des Patienten

38. In welchen Stadien der klassischen Syphilisinfektion kann eine Neurosyphilis (Syphilis des Zentralnervensystems) vorkommen?
    a) Nur in den Stadien I und II
    b) Nur in den Stadien II–IV
    c) Nur in den Stadien III und IV
    d) Nur im Stadium IV
    e) Nur im Stadium III

39. Zu den in der Psychoanalyse verwendeten Techniken gehört <u>nicht</u>:
    a) Deutung von Übertragung und Gegenübertragung
    b) Traumdeutung
    c) Paradoxe Intention
    d) Deutung des Widerstands
    e) Freie Assoziation

40. Zu den Symptomen ersten Ranges nach Kurt Schneider gehört <u>nicht</u>:
    a) Wahnwahrnehmung
    b) Leibhalluzination
    c) Optische Halluzination
    d) Gedankenlautwerden
    e) Gedankeneingebung

41. Welches Antiepileptikum gehört <u>nicht</u> zu den CYP3A4-induktorischen Antiepileptika?
    a) Carbamazepin
    b) Felbamat
    c) Oxcarbazepin
    d) Phenytoin
    e) Lamotrigin

42. Ein 17-Jähriger Maturant mit flachen und unangemessenen Ausdruck kichert und lächelt inadäquat, grimassiert, zeigt Manierismen und Possen und wirkt läppisch in seinem Verhalten. Denkstörungen bis hin zur Zerfahrenheit komplettieren das Bild. Wahnideen und Halluzinationen treten nur flüchtig auf. Wie lautet die <u>wahrscheinlichste</u> Diagnose?
    a) Schizophrenia simplex
    b) Hebephrene Schizophrenie
    c) Katatone Schizophrenie
    d) Paranoide Schizophrenie
    e) Schizophrenes Residuum

43. Welcher ITpA-Index-Wert begründet den Verdacht auf einen Treponemenbefall des ZNS?
    a) ITpA-Index-Wert = 1,1
    b) ITpA-Index-Wert = 0,5
    c) ITpA-Index-Wert = 0,9
    d) ITpA-Index-Wert = 2,1
    e) ITpA-Index-Wert = 1,8

44. Unter Halluzinationen versteht man:
    a) Für wirklich gehaltene Sinneswahrnehmungen, denen jedoch kein realer Reiz zugrunde liegt.
    b) Wahrnehmungen ohne eine gegenständliche Reizquelle, bei denen der Patient indes mit sicherem Realitätsurteil die Unwirklichkeit der Trugwahrnehmung erkennt.
    c) Realen Sinneswahrnehmungen wird eine abnorme Bedeutung beigelegt.
    d) Störungen des Zeiterlebens, bei der die Vergangenheit als Gegenwart wahrgenommen wird.
    e) Reale Objekte werden verfälscht wahrgenommen und verkannt.

45. Welche epilespieassoziierten psychischen Störungen sind nach wie vor unterdiagnostiziert und untertherapiert?
    a) Epileptische Wesensänderung
    b) Epileptische Demenz
    c) Iktaffine Konstitution nach F. Mauz

d) Enechetische Persönlichkeitsveränderung

e) Epilepsieassoziierte depressive Verstimmungen und Psychosen

46. Der Body-Mass-Index berechnet sich durch („m" steht für Körpergröße in Meter, „l" steht für Körpervolumen in Liter und „kg" steht für Körpergewicht in Kilogramm):

a) m/l^2

b) m^2/kg

c) kg/l

d) l/m^2

e) kg/m^2

47. Anorexia nervosa ist eine psychogene Essstörung. Welche Aussage trifft <u>nicht</u> zu:

a) Anorektiker stellen sich fettarme Diäten zusammen. Sie neigen dazu, die Nahrung in winzige Stücke zu zerschneiden, bis diese tatsächlich unappetitlich erscheinen. Anstatt zu essen, trinken sie große Mengen an Wasser.

b) Anorektiker beschäftigen sich ständig mit den Themen Essen, Kalorien und Körpergewicht. Sie sammeln bereitwillig Kochrezepte und bereiten freiwillig Mahlzeiten für die ganze Familie vor, ohne aber anschließend mitzuessen.

c) Anorektiker halten sich immer noch für zu dick, selbst wenn sie bereits ausgemergelt und ausgezehrt imponieren.

d) Anorektiker betreiben exzessiv Sport, um ihrem Schlankheitsideal nahezukommen.

e) Anorektiker erzielen fast nie in der Schule, im Studium oder im Beruf überdurchschnittliche Leistungen.

48. Vermehrtes Schwitzen als körperliches Symptom einer psychischen Störung tritt <u>am ehesten</u> auf:

a) bei einer Schizophrenie

b) bei einer Intelligenzminderung

c) bei einer Angststörung

d) bei einer zwanghaften Persönlichkeitsstörung

e) bei einer Demenz

49. Welche Aussage trifft <u>nicht</u> zu? Kennzeichnend für Patienten mit einer histrionischen Persönlichkeitsstörung ist/sind:

a) theatralisches Verhalten

b) bewusste Simulation

c) unecht wirkende Gefühlsausbrüche

d) überschäumende Verhaltensweisen, vor allem im emotionalen Bereich

e) andauerndes Verlangen nach Anerkennung durch andere

50. Eine Patientin mit depressiver Störung leidet unter folgendem Symptombild: hochgradige Teilnahmslosigkeit, fast Regungslosigkeit, hochgradige energielose Passivität. Sie spricht kaum noch. Ihre Reflexe sind erhalten. Man spricht psychopathologisch von:

a) Stupor

b) Koma

c) Derealisation

d) Trancezustand

e) Präkoma

51. Der Intelligenzquotient eines Patienten beträgt IQ = 65. In welche der folgenden Klassifizierung würden Sie den Patienten einordnen?

a) Schwere Intelligenzminderung

b) Mittelgradige Intelligenzminderung

c) Durchschnittliche Intelligenz

d) Leichte Intelligenzminderung

e) Schwerste Intelligenzminderung

52. Zur Behandlung welcher epilepsieassoziierten Psychosen ist <u>nicht</u> eine antipsychotische Pharmakotherapie, sondern eine intravenöse antiepileptische Therapie indiziert?

a) Interiktale Psychosen

b) Pariktale Psychosen

c) Postiktale Psychosen

d) Iktale Psychosen

e) Alternativpsychosen

53. Ein übergewichtiger Diabetiker behauptet voller Überzeugung, er habe seine Diät nicht einhalten können, weil seine Frau sich nicht genügend darum gekümmert habe. Er kann sich nicht eingestehen, dass er die mit der Diät verbundenen Einschränkungen nicht auf sich nehmen will. Welchem psychoanalytischen Abwehrmechanismus entspricht dieses Verhalten <u>am ehesten</u>?

a) Rationalisierung

b) Projektion

c) Reaktionsbildung

d) Verleugnung

e) Regression

54. Ein Patient berichtet: „Als ich abends heim in meine Wohnung kam, verkannte ich die Muster der Wohnzimmertapete als Fratzen." Bei dem geschilderten psychopathologischen Phänomen handelt es sich <u>am wahrscheinlichsten</u> um:

a) eine Wahnwahrnehmung

b) eine Photopsie

c) eine oneiroide Halluzination

d) eine Illusion

e) eine optische Halluzination

55. Bei der akuten Opioidintoxikation treten folgende Symptome/Komplikationen <u>nicht</u> auf:

a) Bradykardie

b) Hypotonie

c) Miosis

d) Bradypnoe

e) Mydriasis

56. Eine 47-jährige alkoholkranke Patientin berichtet von Stimmen beschimpfenden Charakters, mit denen sie sich indessen leidlich zu arrangieren vermag. Sie zeigt immer wieder eine starke ängstliche Unruhe bei fehlender Bewusstseinstrübung. Unter Alkoholabstinenzbedingungen klingen die akustischen Halluzinationen rasch ab. Welches der folgenden psychiatrischen Störungsbilder liegt <u>am wahrscheinlichsten</u> vor?

a) Paranoide Schizophrenie

b) Alkoholhalluzinose

c) Delirium tremens

d) Korsakow-Syndrom

e) Angst-Glück-Psychose nach к. Leonhard

57. Die Demenz bei Alzheimer-Krankheit ist die häufigste Demenzform. Welche Aussage trifft <u>nicht</u> zu?

a) Die Demenz bei Alzheimer-Krankheit ist eine neurodegenerative Hirnkrankheit, die gekennzeichnet ist durch progrediente kortikale Atrophie im Temporal- und Parietallappen.

b) Die Demenz bei Alzheimer-Krankheit ist eine neurodegenerative Hirnkrankheit, die gekennzeichnet ist durch intrazelluläre neurofibrilläre Bündel, die u. a. aus dem mikrotubulären Tau-Protein bestehen.

c) Die Demenz bei Alzheimer-Krankheit ist eine neurodegenerative Hirnkrankheit, die gekennzeichnet ist durch extrazelluläre Ablagerungen von Beta-Amyloid-Peptiden.

d) Die Demenz bei Alzheimer-Krankheit ist eine neurodegenerative Hirnkrankheit, die gekennzeichnet ist durch intrazytoplasmatische, Alpha-Synuklein-positive Proteinaggregate.

e) Die Demenz bei Alzheimer-Krankheit ist eine neurodegenerative Hirnkrankheit, die gekennzeichnet ist durch ein cholinerges Defizit im Zusammenhang mit der neuronalen Degeneration des Nucleus basalis Meynert.

58. Eine junge Mutter berichtet, einen immer wieder gegen einen inneren Widerstand sich aufdrängenden Antrieb zu haben, mit ihrem Auto das eigene Kind zu überfahren. Sie lehnt diesen Antrieb als unsinnig ab und erlebt ihn als quälend. Es handelt sich bei diesem psychopathologischen Phänomen um:

a) eine Zwangshandlung

b) einen Zwangsimpuls

c) eine Gedankeneingebung

d) ein phobisches Verhalten

e) einen Wahneinfall

59. Welche der folgenden Aussagen zur Epidemiologie der Schizophrenie trifft <u>nicht</u> zu:

a) Die Schizophrenie manifestiert sich überwiegend in der ersten Lebenshälfte zwischen dem 15. und dem 35. Lebensjahr.

b) Die Lebenszeitprävalenz beträgt etwa 1 %.

c) Im familiären Umfeld von schizophren Erkrankten sind Schizophrenien häufiger.

d) Zwei Drittel aller Erkrankungen an Schizophrenie brechen bereits vor dem 30. Lebensjahr auf.

e) In der zweiten Lebenshälfte steigt das Erkrankungsrisiko für Schizophrenie bei Männern durch den physiologischen Androgenabfall signifikant an.

f) Die Geschlechterverteilung der Schizophrenie ist ausgeglichen. Männer und Frauen sind gleich häufig betroffen.

60. Welche serologische Untersuchungsmethode gilt als klassische Suchreaktion bei Verdacht auf Syphilis?

a) IgM-FTA-ABS-Test

b) 19S-IgM-FTA-ABS-Test

c) IgG -/IgM-Immunoblot

d) IgG-FTA-ABS

e) TPHA-Test

61. Ein Patient mit Zustand nach Herzinfarkt verhält sich in der Rehabilitationsphase unbewusst wie ein Kleinkind. Er lässt sich weiterhin waschen und füttern. Welchem psychoanalytischen Abwehrmechanismus entspricht dieses Verhalten <u>am ehesten</u>?

a) Rationalisierung

b) Projektion

c) Reaktionsbildung

    d) Verleugnung

    e) Regression

62. Welche Aussage trifft <u>nicht</u> zu? Kennzeichnend für Patienten mit einer emotional instabilen Persönlichkeitsstörung (Borderlinepersönlichkeitsstörung) ist/sind:

    a) Unbeständigkeit der Stimmung

    b) Ängste vor dem Alleinsein

    c) Anhaltende Gefühle von innerer Leere

    d) Selbstbeschädigungshandlungen

    e) Gleichgültigkeit gegenüber zwischenmenschlichen Kontakten

63. Welches Antidepressivum ist aufgrund seiner prokonvulsiven Eigenschaften bei Patienten mit Epilepsie zu <u>vermeiden</u>?

    a) Venlafaxin

    b) Paroxetin

    c) Mirtazapin

    d) Maprotilin

    e) Moclobemid

64. Frau M., Sekretärin, 31 Jahre, berichtet ihrem behandelnden Psychiater, sie habe gestern während eines Theaterbesuchs eine Panikattacke mit Herzklopfen, Atemnot, Todesangst und Vernichtungsgefühlen erlitten. Abrupt habe sie das Theatergebäude verlassen, um der Menschenmenge im Parkett zu entkommen. Hierauf sei die qualvolle Angstattacke rasch abgeklungen. Sie werde ab jetzt keine Theatervorstellungen mehr besuchen. Welche Variable in der Verhaltensanalyse auf Symptomebene nach dem <u>SORKC-Schema</u> steht für das Vermeiden der Angst auslösenden Situation (Menschenmenge im Theater)?

    a) Stimulus

    b) Organismus

    c) Reaktion

    d) Konsequenzen

    e) Sukzessive Annäherung

65. Um wievielfach ist die Suizidrate von Epilepsiepatienten gegenüber der Allgemeinbevölkerung erhöht?

    a) 1- bis 2-fach

    b) 4- bis 5-fach

    c) 7- bis 8-fach

    d) 10- bis 11-fach

    e) 13- bis 14-fach

66. Ein Patient benennt eine vorgehaltene Armbanduhr anfangs korrekt als „Armbanduhr", wiederholt später aber immer wieder „Armbanduhr", gleichwohl ihm ein „Bleistift", ein „Ehering", ein „Füller" usw. gezeigt wird. Es handelt sich hierbei um:

    a) gesperrtes Denken

    b) umständliches Denken

    c) zerfahrenes Denken

    d) grübelndes Denken

    e) perseverierendes Denken

67. Zu den beobachtbaren Entzugserscheinungen bei plötzlichem Absetzen des Benzodiazepins bei Patienten mit Benzodiazepinabhängigkeit gehört/gehören <u>nicht</u>:

    a) Dysphorie

    b) Reboundphänomene

c) Vegetative Symptome
d) Kopfschmerzen
e) Miosis

68. Ein Patient berichtet, er habe die Gewissheit, dass etwas im Gange sei, was er aber noch nicht konkret schildern könne. Dabei komme ihm die Außenwelt unheimlich, verändert und absonderlich vor. Er selbst fühle sich bedroht und geängstigt. Man spricht in diesem Fall von:
   a) einer Wahnstimmung
   b) einem Zwangsdenken
   c) einer hypochondrischen Befürchtung
   d) einem systematisierten Wahn
   e) einem nihilistischen Wahn

69. Zu den Kennzeichen des malignen neuroleptischen Syndroms gehört/gehören <u>nicht</u>:
   a) Leukozytose
   b) Extrapyramidale Störungen wie ausgeprägter Rigor
   c) Manisches Zustandsbild
   d) Fieber
   e) Erhöhte Kreatinkinase

70. Ein Patient äußert, sich in letzter Zeit so seltsam verändert zu haben. Das Denken falle ihm schwerer, da ihm andere Leute die Gedanken aus seinem Kopf saugen, und manchmal sei auch die Umwelt so merkwürdig verändert. Es handelt sich hierbei um:
   a) Zwänge
   b) Sinnestäuschungen
   c) Wahn
   d) Befürchtungen
   e) Ich-Störungen

71. Bei chronischem Gebrauch von Cannabis findet man am <u>seltensten</u>:
   a) Apathie und Passivität
   b) Lungenschäden
   c) Drogenpsychosen
   d) Cannabinoidabhängigkeit
   e) Leistungssteigerung

72. <u>Nicht</u> hervorstechend bei einer Depression ist/sind:
   a) Schlafstörungen
   b) Freud- und Interesselosigkeit
   c) Halluzinationen
   d) Gedrückte Stimmung
   e) Vermindertes Selbstwertgefühl

73. Welche Aussage ist richtig?
   a) Panikattacken können bei koronaren Herzkrankheiten nicht vorkommen.
   b) Panikattacken sind in der Regel hysterische Inszenierungen von nach Aufmerksamkeit suchenden Patienten.
   c) Panikattacken kommen nicht nur bei der Panikstörung vor.
   d) Panikattacken kommen nur bei der Panikstörung vor.
   e) Panikattacken können im Rahmen einer Temporallappenepilepsie nicht vorkommen.

74. <u>Untypisch</u> für die Bulimia nervosa ist:
   a) Zeitweiliges Fasten

b) Selbstinduziertes Erbrechen

c) Phasen von Heißhunger mit Fressattacken

d) Abusus von Laxanzien und Diuretika

e) Das fehlende Bewusstsein, dass die Essgewohnheiten abnorm sind

75. Mit welchem Phänomen ist bei den affektiven Psychosen (z. B. wahnhafte Depression, schwere depressive Episode mit psychotischen Symptomen) <u>am wenigsten</u> zu rechnen?

a) Bestrafungswahn

b) Versündigungswahn

c) Größenwahn

d) Verarmungswahn

e) Nihilistischer Wahn

76. Zu den Symptomen ersten Ranges bei schizophrenen Störungen nach Kurt Schneider werden <u>nicht</u> gezählt?

a) Leibliche Beeinflussungserlebnisse

b) Gedankenausbreitung

c) Wahneinfall

d) Gedankenlautwerden

e) Kommentierende Stimmen

77. Welches Antipsychotikum kann aufgrund der geringen striatalen D_2-Rezeptorbesetzung <u>vorteilhaft</u> für die symptomatische Behandlung von psychotischen Patienten mit neurosyphilisassoziierten Basalganglienaffektionen eingesetzt werden?

a) Quetiapin

b) Fluphenazin

c) Benperidol

d) Perphenazin

e) Haloperidol

78. Zu den gesicherten Risikofaktoren für ein Delir zählt <u>nicht</u>:

a) Polypharmazie

b) Schwerhörigkeit

c) Bildungsstand

d) Hohes Lebensalter (besonders >80 Jahre)

e) Multimorbidität

79. Das <u>hervorstechendste</u> Merkmal der Manie ist:

a) verminderte Libido

b) gesteigertes Schlafbedürfnis

c) gehobenes Einfühlungsvermögen

d) gehobene Ängstlichkeit

e) gehobene Stimmung

80. Welche Symptome sind <u>nicht</u> typisch für eine depressive Episode?

a) Konfabulation

b) Konzentrationsstörungen

c) Allgemeine Freudlosigkeit

d) Psychomotorische Hemmung

e) Innere Leere

81. Welche epilepsieassoziierten depressiven Verstimmungen erfordern eine konsequente Akut- und Erhaltungstherapie mit Antidepressiva?

a) Interiktale depressive Verstimmungen

b) Präiktale depressive Verstimmungen

c) Postiktale depressive Verstimmungen

d) Iktale depressive Verstimmungen

e) Alternative depressive Verstimmungen

82. Zu den charakteristischen Symptomen der artifiziellen Störung zählt nicht:

a) Pseudologia fantastica

b) Absichtliches Vortäuschen von körperlichen Symptomen

c) Absichtliches Erzeugen von körperlichen Symptomen

d) Simulation

e) Heimliche selbstschädigende Handlungen

83. Eine Patientin berichtet Ihnen, sie sei völlig ans Haus gefesselt. Müsste sie doch einmal außer Haus, träten panikartige Ängste auf, genau so wie damals, als sie mit einer Freundin in der Oper gewesen sei und mitten in der Vorstellung einen massiven Angstanfall erlebt habe. Die somatische Abklärung erbrachte keine relevanten organpathologischen Befunde. Diagnostisch denken Sie bei diesem Beschwerdebild in erster Linie an:

a) Agoraphobie

b) Soziale Phobie

c) Isolierte Phobie

d) Generalisierte Angststörung

e) Atypische Depression

84. Kokain zeigt nicht folgende Wirkung:

a) Kontaktverbesserung

b) Verstärkung des sexuellen Erlebens

c) Leistungssteigerung

d) Amotivationales Syndrom

e) Euphorie und gehobene Stimmung

85. Ein 22-jähriger Patient gibt an, von seinen Nachbarn komisch angesehen zu werden. Er sei gewiss, dass der Staatsschutz ihn beobachte. Aus Angst vor den Mordabsichten der Geheimdienstleute habe er sich zum Eigenschutz in seiner Wohnung eingeschlossen. Er höre in seiner Wohnung immer wieder die Stimmen mehrerer Männer, die sich über ihn unterhalten. Von der oberen Nachbarwohnung werde er mit einer Waffe bestrahlt, sodass er im Hoden ein schmerzhaftes Ziehen empfinde. Dieses Symptombild passt am ehesten zu folgenden der genannten Erkrankungen:

a) Paranoide Schizophrenie

b) Katatone Schizophrenie

c) Hebephrene Schizophrenie

d) Schizophrenia simplex

e) Schizotype Störung

86. Welches Antiepileptikum wird mit depressiogenen Effekten in Verbindung gebracht?

a) Vigabatrin

b) Lamotrigin

c) Valproat

d) Felbamat

e) Lorazepam

87. Für eine generalisierte Angststörung ist nicht charakteristisch:

a) bedrückende und quälende Sorgen des Betroffenen um sich und seine Angehörigen

b) übertriebene Katastrophenerwartungen

c) motorische Anspannung

d) ängstliche Erwartungshaltung

e) deutliche Furcht vor bestimmten Objekten

88. Zu den diagnostischen Kriterien für eine Abhängigkeit nach der ICD-10 gehört <u>nicht</u>:

    a) Koprolalie

    b) Toleranzentwicklung

    c) Körperliches Entzugssyndrom

    d) Verminderte Kontrolle über die Menge des Substanzkonsums

    e) Craving

89. Was ist die Therapie der Wahl bei interiktalen Psychosen?

    a) Reduktion der antiepileptischen Medikation

    b) Umstellung der antiepileptischen Medikation

    c) Intravenöse antiepileptische Therapie

    d) Antipsychotische Pharmakotherapie

    e) Psychotherapie

90. Für eine Dysthymia ist folgendes anhaltendes (mindestens über 2 Jahre auftretendes) Symptom charakteristisch:

    a) Auffassungsstörungen

    b) Fetischistischer Transvestitismus

    c) Gedächtnisstörungen

    d) Verstimmungszustände

    e) Parakinesen

91. Im Vergleich zu hochpotenten typischen Antipsychotika zeigen atypische Antipsychotika (Atypika) ein <u>deutlich geringeres</u> Risiko für:

    a) Extrapyramidale Begleitwirkungen

    b) Gewichtszunahme

    c) Orthostatische Hypotension

    d) Transienter Transaminasenanstieg

    e) Hyperlipidämien

92. Ein Patient berichtet: „Das Opus Dei will mich vernichten. Davon bin ich fest überzeugt. Obendrein sind alle meine römisch-katholischen Nachbarn meine Feinde. Deren Hintermänner warten nur noch einen günstigen Moment ab, bis sie mich töten können!" Bei dem geschilderten psychopathologischen Phänomen handelt es sich <u>am wahrscheinlichsten</u> um:

    a) Unschuldswahn

    b) Größenwahn

    c) Verfolgungswahn

    d) Doppelgängerwahn

    e) Kleinheitswahn

93. Unter Gedankenabreißen versteht man:

    a) Formale Denkstörungen

    b) Inhaltliche Denkstörungen

    c) Ich-Störungen

    d) Merkfähigkeitsstörungen

    e) Vegetative Störungen

94. Welche Untersuchungsmethode ist zur Überprüfung des Therapieerfolgs bei der Neurosyphilis in halbjährigen Abständen bis zu 2 Jahre nach Abschluss der antibiotischen Behandlung durchzuführen?

a) Evozierte Potenziale
b) Gehirnbiopsie
c) Liquoruntersuchung
d) Kernspintomographie
e) Elektroenzephalographie

95. Zu den selektiven Serotonin-Reuptake-Inhibitoren (SSRI) gehört <u>nicht</u>:
    a) Fluvoxamin
    b) Citalopram
    c) Paroxetin
    d) Fluoxetin
    e) Reboxetin

96. Ein Patient berichtet: „ Ich muss immer wieder überprüfen, ob der Herd, der Fernsehapparat, die Kaffeemaschine und die Lichtschalter ausgeschaltet sind. Wenn ich das nicht immer und immer wieder überprüfe, habe ich Angst, dass meine Wohnung abbrennt." Bei dem geschilderten psychopathologischen Phänomen handelt es sich <u>am wahrscheinlichsten</u> um:
    a) Zwangsimpulse
    b) Zwangsdenken
    c) Zwangsbefürchtungen
    d) Zwangshandlungen
    e) Zwangserinnerungen

97. Unter Depersonalisation versteht man:
    a) Der Patient empfindet sein Fühlen, Streben und Wollen von außen gemacht.
    b) Die eigene Person erscheint dem Patienten merkwürdig verändert, fremdartig und unreal.
    c) Gefühl, bei dem die Umgebung dem Patienten eigentümlich verändert, fremd und unwirklich vorkommt.
    d) Der Patient gibt an, dass andere Personen seine Gedanken lesen könnten.
    e) Der Patient teilt mit, dass seine Gedanken von außen gesteuert würden.

98. Welche Form der Demenz gehört <u>nicht</u> zu den primären Demenzformen?
    a) Demenz vom Lewy-Körperchen-Typ
    b) Demenz bei Chorea Huntington
    c) Demenz bei HIV-Krankheit
    d) Demenz bei Alzheimer-Krankheit
    e) Vaskuläre Demenz

99. Ein Patient berichtet: „Ich bin jetzt im Haus ein Jahr links und rechts geimpft und wer kein Menschenfresser ist, ist über zwanzig Jahre alt!" Bei dem geschilderten psychopathologischen Phänomen handelt es sich <u>am wahrscheinlichsten</u> um:
    a) Ideenflüchtiges Denken
    b) Zerfahrenes Denken
    c) Umständliches Denken
    d) Perseverierendes Denken
    e) Eingeengtes Denken

100. Welches intravenös über die Dauer von 10 bis 21 Tagen verabreichte Arzneimittel ist das Mittel der Wahl zur Therapie der Neurosyphilis?
    a) Penicillin G
    b) Cefadroxil

c) Trimethoprim
d) Cotrimoxazol
e) Vancomycin

Lösungen

Frage 1: Lösung c)	Frage 35: Lösung d)	Frage 69: Lösung c)
Frage 2: Lösung d)	Frage 36: Lösung a)	Frage 70: Lösung e)
Frage 3: Lösung e)	Frage 37: Lösung a)	Frage 71: Lösung e)
Frage 4: Lösung a)	Frage 38: Lösung b)	Frage 72: Lösung c)
Frage 5: Lösung e)	Frage 39: Lösung c)	Frage 73: Lösung c)
Frage 6: Lösung b)	Frage 40: Lösung c)	Frage 74: Lösung e)
Frage 7: Lösung b)	Frage 41: Lösung e)	Frage 75: Lösung c)
Frage 8: Lösung a)	Frage 42: Lösung b)	Frage 76: Lösung c)
Frage 9: Lösung d)	Frage 43: Lösung d)	Frage 77: Lösung a)
Frage 10: Lösung d)	Frage 44: Lösung a)	Frage 78: Lösung c)
Frage 11: Lösung a)	Frage 45: Lösung e)	Frage 79: Lösung e)
Frage 12: Lösung c)	Frage 46: Lösung e)	Frage 80: Lösung a)
Frage 13: Lösung a)	Frage 47: Lösung e)	Frage 81: Lösung a)
Frage 14: Lösung c)	Frage 48: Lösung c)	Frage 82: Lösung d)
Frage 15: Lösung d)	Frage 49: Lösung b)	Frage 83: Lösung a)
Frage 16: Lösung d)	Frage 50: Lösung a)	Frage 84: Lösung d)
Frage 17: Lösung e)	Frage 51: Lösung d)	Frage 85: Lösung a)
Frage 18: Lösung c)	Frage 52: Lösung d)	Frage 86: Lösung a)
Frage 19: Lösung a)	Frage 53: Lösung a)	Frage 87: Lösung e)
Frage 20: Lösung e)	Frage 54: Lösung d)	Frage 88: Lösung a)
Frage 21: Lösung c)	Frage 55: Lösung e)	Frage 89: Lösung d)
Frage 22: Lösung c)	Frage 56: Lösung b)	Frage 90: Lösung d)
Frage 23: Lösung c)	Frage 57: Lösung d)	Frage 91: Lösung a)
Frage 24: Lösung e)	Frage 58: Lösung b)	Frage 92: Lösung c)
Frage 25: Lösung a)	Frage 59: Lösung e)	Frage 93: Lösung a)
Frage 26: Lösung a)	Frage 60: Lösung e)	Frage 94: Lösung c)
Frage 27: Lösung d)	Frage 61: Lösung e)	Frage 95: Lösung e)
Frage 28: Lösung a)	Frage 62: Lösung e)	Frage 96: Lösung d)
Frage 29: Lösung e)	Frage 63: Lösung d)	Frage 97: Lösung b)
Frage 30: Lösung d)	Frage 64: Lösung d)	Frage 98: Lösung c)
Frage 31: Lösung c)	Frage 65: Lösung b)	Frage 99: Lösung b)
Frage 32: Lösung e)	Frage 66: Lösung e)	Frage 100: Lösung a)
Frage 33: Lösung a)	Frage 67: Lösung e)	
Frage 34: Lösung b)	Frage 68: Lösung a)	

Serviceteil

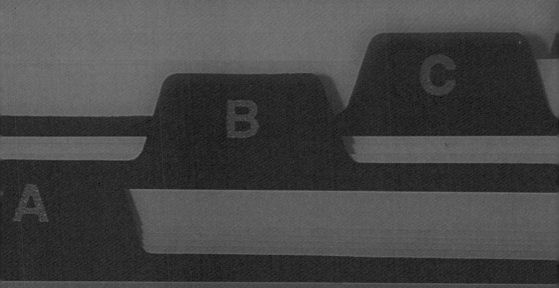

Anhang

Internetinformationen

Österreichische Gesellschaft für Psychiatrie und Psychotherapie (ÖGPP)
www.oegpp.at

Österreichische Gesellschaft für Kinder- und Jugendpsychiatrie (ÖGKJP)
www.oegkjp.at

Österreichische Gesellschaft für Neuropsychopharmakologie und Biologische Psychiatrie (ÖGPB)
www.oegpb.at

Pro mente austria
www.promenteaustria.at
Pro mente austria ist ein freiwilliger Zusammenschluss von Institutionen auf dem Gebiet der psychischen und sozialen Gesundheit in Österreich.

Österreichischer Bundesverband für Psychotherapie (ÖBVP)
www.psychotherapie.at

Bundesverband österreichischer Psychologinnen und Psychologen (BÖP)
www.boep.eu

Deutschsprachige Gesellschaft für Psychotraumatologie (DeGPT)
www.degpt.de
Die DeGPT ist eine wissenschaftliche Fachgesellschaft, die ein Forum für Ärzte, Psychologen und andere Berufsgruppen bildet, die im Rahmen ihrer Tätigkeit mit Menschen mit Traumafolgestörungen in Berührung kommen.

Deutsche Gesellschaft für Psychiatrie, Psychotherapie und Nervenheilkunde (DGPPN)
www.dgppn.de

Deutsche Gesellschaft für Kinder- und Jugendpsychiatrie, Psychosomatik und Psychotherapie (DGKJP)
www.dgkjp.de

Deutsches Kollegium für Psychosomatische Medizin (DKPM)
www.dkpm.de

Deutsche Gesellschaft für Psychosomatische Medizin und Ärztliche Psychotherapie (DGPM)
www.dgpm.de

Deutsche Gesellschaft für Suchtforschung und Suchttherapie (DG-Sucht)
www.dg-sucht.de

Berufsverband deutscher Psychologinnen und Psychologen (BDP)
www.bdp-verband.org

European Association for Consultation Liaison Psychiatry and Psychosomatics (EACLPP)
www.eaclpp.org

American Psychiatric Association (APA)
www.psych.org

American Psychosomatic Society (APS)
www.psychosomatic.org

Kompetenznetzwerke
www.kompetenznetze-medizin.de
Zum Beispiel Kompetenznetz Schizophrenie, Kompetenznetz Depression und Suizidalität, Kompetenznetz Degenerative Demenzen

Info/Medien Weiterbildung
www.medizin-medien.at
Zum Beispiel CliniCum, Pharmaceutical Tribune, Medical Tribune, Medizin Akademie, Ärztemagazin
Mit E-Learning-Modulen (Fortbildungseinheiten mit Lernstoff und Kasuistiken), E-Learning-Kursen (interaktive Fallbeispiele aus diversen Bereichen) und Exklusivberichte (wissenschaftliche Beiträge)

Leitlinien
www.leitlinien.de
www.awmf.org
Nach der Methodik der Arbeitsgemeinschaft der Wissenschaftlichen Medizinischen Fachgesellschaften (AWMF) werden medizinische Leitlinien in 3 Stufen (S1; S2; S3) entwickelt und klassifiziert; die Stufe S3 weist die beste methodische Qualität auf. Im Einzelnen unterscheiden wir (zitiert nach http://de.wikipedia.org/wiki/Medizinische_Leitlinie, 2012):
– S1: von einer Expertengruppe im informellen Konsens erarbeitet und bisher ohne geschlossen dokumentierte Beleglage zur möglichen Evidenz.
– S2: Eine formale Konsensfindung oder eine formale „Evidenzrecherche" hat stattgefunden und liegt dokumentiert offen zugänglich vor.
– S3: Leitlinie mit zusätzlichen/allen Elementen einer systematischen Entwicklung (Logik-, Entscheidungs- und „Outcomeanalyse", Bewertung der klinischen Relevanz wissenschaftlicher Studien und regelmäßige Überprüfung) mit Verweisen auf eine detaillierte und geschlossen dokumentierte Beleglage.

Evidenzbasierte Medizin (EBM)
www.ebm-netzwerk.de
www.evidence.de

Arzneimittelinfos
In Österreich: Austria-Codex (Zugang zur Onlineversion mit Hilfe von www.univadis.de)
In Deutschland: www.rote-liste.de
In der Europäischen Union: www.ema.europa.eu
In den U.S.A.: www.fda.gov

Arzneimittelinteraktionsprogramme
www.psiac.de
www.genemedrx.com

Medizinische Literaturdatenbanken
www.ncbi.nlm.nih.gov/pubmed
PubMed bietet einen kostenfreien Zugang zu den Datenbanken Medline, Oldmedline (vor 1966) und PubMed Central.
www.cochrane.org
„The Cochrane Library: Cochrane Database of Systematic Reviews": In der Cochrane Database of Systematic Reviews (CDSR) sind Volltextversionen von Cochrane-Reviews und Protokolle zu entstehenden Übersichtsarbeiten enthalten. Ein Cochrane-Review fasst alle zu einer therapeutischen Fragestellung relevanten Studien zusammen. Die Reviews entstehen formal und strukturell standardisiert und gehören inhaltlich zu den Arbeiten mit den höchsten wissenschaftlichen Evidenzgraden.

Suchtmittelgesetz in Österreich
http://de.wikipedia.org/wiki/Suchtmittelgesetz

Unterbringungsgesetz (UbG) in Österreich
www.parlament.gv.at/PAKT/VHG/XXIV/I/I_00601

Fachzeitschriften

Auf dem psychiatrisch-psychotherapeutischen Gebiet existieren zahlreiche deutschsprachige und englischsprachige Fachzeitschriften. Innerhalb der wissenschaftlichen Kommunität werden die Fachzeitschriften heutzutage nach ihrem Impact Factor (IF) anhand der spezifischen JCR-Fachkategorie (z. B. Psychiatrie, Innere Medizin, Chirurgie, Psychologie, Onkologie, Transplantation) gereiht („ranking lists"). Hiernach werden an der Medizinischen Universität Graz (MUG) 4 Klassen unterschieden:

- Top-Klasse: Fachzeitschriften gehören zu den „Top Journals" innerhalb einer spezifischen JCR-Fachkategorie, wenn sie aufgrund der Höhe ihres IF in den oberen 20 % aller Fachzeitschriften einer spezifischen JCR-Fachkategorie positioniert sind.
- Standard-1-Klasse: Fachzeitschriften, die aufgrund der Höhe ihres IF innerhalb des Bereichs von 21–40 % aller Fachzeitschriften einer spezifischen JCR-Fachkategorie positioniert sind.
- Standard-2-Klasse: Fachzeitschriften, die aufgrund der Höhe ihres IF innerhalb des Bereichs von 41–60 % aller Fachzeitschriften einer spezifischen JCR-Fachkategorie positioniert sind.
- Standard-3-Klasse: Fachzeitschriften, die aufgrund der Höhe ihres IF unterhalb des Bereichs von 60 % aller Fachzeitschriften einer spezifischen JCR-Fachkategorie positioniert sind.

Der IF einer Zeitschrift misst, wie häufig ein Artikel einer bestimmten Zeitschrift in einem bestimmten Jahr durchschnittlich zitiert wird. Er dient als ein Hilfsmittel zur Bewertung der Qualität eines wissenschaftlichen Beitrags in einer Fachzeitschrift. JCR steht für „Journal Citation Reports". Hierbei handelt es sich um eine statistische Analyse der erschlossenen Zitierzusammenhänge. In diesem Zusammenhang werden für die naturwissenschaftlichen Disziplinen einschließlich Medizin (JCR Science Edition) rund 5.700 Fachzeitschriften aus der ganzen Welt in ca. 200 Fachkategorien ausgewertet.

Für die JCR-Fachkategorie „Psychiatry" ergibt sich im Jahre 2012 (mod. nach 2010 JCR Science Edition von Thomson Reuters) folgende IF-Reihung der international anerkannten psychiatrisch-psychotherapeutischen Fachzeitschriften:

Top-Klasse nach MUG-Kriterien (Reihung 1–25, obere 20 %)

1. Molecular Psychiatry: IF = 15.470
2. American Journal of Psychiatry: IF = 12.759
3. Archives of General Psychiatry: IF = 10.782
4. Biological Psychiatry: IF = 8.674
5. Schizophrenia Bulletin: IF = 8.273
6. Neuropsychopharmacology: IF = 6.685
7. Psychotherapy and Psychosomatics: IF = 6.000
8. British Journal of Psychiatry: IF = 5.947
9. World Psychiatry: IF = 5.562
10. Bipolar Disorders: IF = 5.221
11. Psychological Medicine: IF = 5.200
12. Psychoneuroendocrinology: IF = 5.168
13. Journal of the American Academy of Child and Adolescent Psychiatry: IF = 5.148
14. Journal of Clinical Psychiatry: IF = 5.023
15. Journal of Psychiatry & Neuroscience: IF = 4.893
16. Journal of Clinical Psychopharmacology: IF = 4.857
17. Journal of Neurology Neurosurgery and Psychiatry: IF = 4.791
18. International Journal of Neuropsychopharmacology: IF = 4.699
19. CNS Drugs: IF = 4.497
20. Schizophrenia Research: IF = 4.374
21. Journal of Child Psychology and Psychiatry: IF = 4.360
22. European Neuropsychopharmacology: IF = 4.201
23. American Journal of Medical Genetics Part B – Neuropsychiatric Genetics: IF = 4.156
24. Addiction: IF = 4.145
25. Psychosomatic Medicine: IF = 3.974

Standard-1-Klasse nach MUG-Kriterien (Reihung 26–51, 21–40 %)

1. Journal of Psychiatric Research: IF = 3.827
2. Psychopharmacology: IF = 3.817

3. Journal of Psychopharmacology: IF = 3.801
4. Acta Psychiatrica Scandinavica: IF = 3.795
5. Journal of Affective Disorders: IF = 3.740
6. European Archives of Psychiatry and Clinical Neuroscience: IF = 3.637
7. American Journal of Geriatric Psychiatry: IF = 3.566
8. Psychiatry – Interpersonal and Biological Processes: IF = 3.565
9. Developmental Disabilities Research Reviews: IF = 3.436
10. Drug and Alcohol Dependence: IF = 3.365
11. European Psychiatry: IF = 3.365
12. Depression and Anxiety: IF = 3.065
13. Current Opinion in Psychiatry: IF = 3.000
14. Journal of Attention Disorders: IF = 2.955
15. Journal of the International Neuropsychological Society: IF = 2.910
16. BMC Psychiatry: IF = 2.891
17. Progress in Neuro-Psychopharmacology & Biological Psychiatry: IF = 2.877
18. Journal of Psychosomatic Research: IF = 2.842
19. Psychiatry Research: IF = 2.803
20. General Hospital Psychiatry: IF = 2.777
21. International Clinical Psychopharmacology: IF = 2.762
22. Experimental and Clinical Psychopharmacology: IF = 2.713
23. CNS Spectrums: IF = 2.667
24. Human Psychopharmacology – Clinical and Experimental: IF = 2.607
25. Neuropsychobiology: IF = 2.567
26. Annals of Clinical Psychiatry: IF = 2.545

Standard-2-Klasse nach MUG-Kriterien (Reihung 52–76, 41–60 %)
1. Canadian Journal of Psychiatry – Revue Canadienne de Psychiatrie : IF = 2.497
2. Journal of Child and Adolescent Psychopharmacology: IF = 2.479
3. International Psychogeriatrics: IF = 2.478
4. Dementia and Geriatric Cognitive Disorders: IF = 2.455
5. Australian and New Zealand Journal of Psychiatry: IF = 2.418
6. Psychiatric Services: IF = 2.388
7. Comprehensive Psychiatry: IF = 2.377
8. International Journal of Methods in Psychiatric Research: IF = 2.344
9. International Journal of Eating Disorders: IF = 2.278
10. Pharmacopsychiatry: IF = 2.203
11. Social Psychiatry and Psychiatric Epidemiology: IF = 2.147
12. Journal of Geriatric Psychiatry and Neurology: IF = 2.131
13. Psychiatry Research – Neuroimaging: IF = 2.064
14. World Journal of Biological Psychiatry: IF = 2.048
15. International Journal of Geriatric Psychiatry: IF = 2.029
16. Epilepsy & Behavior: IF = 1.994
17. Journal of Psychiatric Practice: IF = 1.987
18. Journal of Neuropsychiatry and Clinical Neurosciences: IF = 1.981
19. American Journal of Orthopsychiatry: IF = 1.872
20. Psychopathology: IF = 1.819
21. Archives of Women's Mental Health: IF = 1.813
22. Journal of Nervous and Mental Disease: IF = 1.796
23. European Addiction Research: IF = 1.783
24. Zeitschrift für Psychosomatische Medizin und Psychotherapie: IF = 1.689
25. Psychosomatics: IF = 1.660

Standard-3-Klasse nach MUG-Kriterien (Reihung 77–128, unterhalb von 60 %)
1. European Child & Adolescent Psychiatry: IF = 1.622
2. Revista Brasileira de Psiquiatria: IF = 1.593
3. Psychiatry and Clinical Neurosciences: IF = 1.559

4. Behavioral Sleep Medicine: IF = 1.529
5. International Journal of Mental Health Nursing: IF = 1.427
6. Psychopharmacology Bulletin: IF = 1.357
7. Journal of ECT: IF = 1.331
8. Aging & Mental Health: IF = 1.316
9. Journal of Psychosomatic Obstetrics and Gynecology: IF = 1.221
10. Asia-Pacific Psychiatry: IF = 1.200
11. Early Intervention in Psychiatry: IF = 1.169
12. Child and Adolescent Mental Health: IF = 1.143
13. Psychology and Psychotherapy – Theory Research and Practice: IF = 1.081
14. Neurocase: IF = 1.069
15. Substance Use & Misuse: IF = 1.060
16. Perspectives in Psychiatric Care: IF = 1.058
17. International Journal of Psychiatry in Medicine: IF = 1.055
18. Journal of Psychiatric and Mental Health Nursing: IF = 1.025
19. Eating and Weight Disorders – Studies on Anorexia Bulimia and Obesity: IF = 1.016
20. Archives of Psychiatric Nursing: IF = 0.977
21. Australasian Psychiatry: IF = 0.917
22. Nordic Journal of Psychiatry: IF = 0.880
23. Behavioral Medicine: IF = 0.839
24. Verhaltenstherapie: IF = 0.800
25. Stress and Health: IF = 0.789
26. Der Nervenarzt: IF = 0.729
27. Actas Espanolas de Psiquiatria; IF = 0.695
28. Fortschritte der Neurologie und Psychiatrie: IF = 0.652
29. Revista de Psiquiatria Clinica: IF = 0.648
30. Israel Journal of Psychiatry and Related Sciences: IF = 0.623
31. Arquivos de Neuro-Psiquiatria: IF = 0.574
32. Psychiatria Danubina: IF = 0.554
33. Acta Neuropsychiatrica: IF = 0.529
34. Primary Care & Community Psychiatry: IF = 0.522
35. Clinical Gerontologist: IF = 0.486
36. South African Journal of Psychiatry: IF = 0.481
37. Encephale – Revue de Psychiatrie Clinique Biologique et Therapeutique: IF = 0.421
38. Psychologie & NeuroPsychiatrie du Vieillissment: IF = 0.397
39. Nervenheilkunde: IF = 0.368
40. International Journal of Psychiatry in Clinical Practice: IF = 0.327
41. Anadolu Psikiyatri Dergisi – Anatolian Journal of Psychiatry: IF = 0.310
42. Klinik Psikofarmakoloji Bulteni – Bulletin of Clinical Psychopharmacology: IF = 0.273
43. Psychiatry Investigation: IF = 0.221
44. Rivista di Psichiatria: IF = 0.207
45. Suchttherapie: IF = 0.200
46. Psychiatria Polska: IF = 0.173
47. Annales Medico-Psychologiques: IF = 0.161
48. Psychopharmakotherapie: IF = 0.152
49. Zhurnal Nevrologii I Psikhiatrii imeni S S Korsakova: IF = 0.135
50. Psychiatrie de l'Enfant: IF = 0.107
51. Neurology Psychiatry and Brain Research: IF = 0.100
52. Recht & Psychiatrie: IF = 0.097

Unabhängig von diesen sog. „ranking lists", die auf der Basis der IF-Höhe erstellt werden und folglich Publikationen in englischer Sprache begünstigen, gibt es eine Reihe von hervorragenden deutschsprachigen Fachzeitschriften, die an dieser Stelle ausdrücklich erwähnt werden sollen.

-   **Der Nervenarzt**, begründet im Springer-Verlag, Berlin. Organ der Deutschen Gesellschaft für Psychiatrie, Psychotherapie und Nervenheilkunde, Organ der Deutschen Gesellschaft für Neurologie und Organ der Deutschen Schlaganfall-Gesellschaft

- **Fortschritte der Neurologie und Psychiatrie**, begründet im Thieme-Verlag, Organ des Berufsverbands Deutscher Nervenärzte, Organ der Deutschen Gesellschaft für Gerontopsychiatrie und -psychotherapie, Mitteilungsblatt der Viktor von Weizsäcker Gesellschaft
- **Neuropsychiatrie**, begründet im Dustri-Verlag, seit 2012 vereinigt mit „Psychiatrie & Psychotherapie" und fortgeführt vom Springer-Verlag, Wien. Organ der pro mente Austria, Dachverband der Sozialpsychiatrischen Gesellschaften, Organ der Österreichischen Alzheimer Gesellschaft, Organ der Österreichischen Gesellschaft für Bipolare Erkrankungen, Organ der Österreichischen Gesellschaft für Kinder- und Jugendpsychiatrie, Organ der Österreichischen Schizophreniegesellschaft
- **Psychiatrische Praxis**, begründet im Thieme-Verlag, Organ der Deutschen Gesellschaft für Gerontopsychiatrie und -psychotherapie (DGGPP), Organ des Arbeitskreises der Chefärztinnen und Chefärzte von Kliniken für Psychiatrie und Psychotherapie an Allgemeinkrankenhäusern (ACKPA), Organ der Bundesdirektorenkonferenz/ Verband der leitenden Ärztinnen und Ärzte der Kliniken für Psychiatrie und Psychotherapie (BDK)
- **Psychotherapie. Psychosomatik. Medizinische Psychologie**, begründet im Thieme-Verlag. Organ des Deutschen Kollegiums für Psychosomatische Medizin, Organ der Allgemeinen Ärztlichen Gesellschaft für Psychotherapie, Organ der Deutschen Gesellschaft für Medizinische Psychologie, Organ der Internationalen Gesellschaft für Katathymes Bilderleben und imaginative Verfahren in Psychotherapie und Psychologie, Organ der Deutschen Gesellschaft für Ärztliche Hypnose und Autogenes Training, Organ der Schweizerischen Gesellschaft für Psychosoziale Medizin, Organ der Schweizerischen Gesellschaft für Psychosomatische Medizin
- **Psychiatrie & Psychotherapie**, begründet im Springer-Verlag, Wien, seit 2012 vereinigt mit „Neuropsychiatrie". Organ der Österreichischen Gesellschaft für Psychiatrie und Psychotherapie
- Schließlich möchten wir auf das 2007 publizierte Vorwort von U.H. Peters (2007) in der Zeitschrift „Fortschritte der Neurologie und Psychiatrie" hinweisen, das „ein Plädoyer für die deutsche Sprache als Sprache der Psychiatrie ist, jedoch nicht gegen eine andere Sprache, insbesondere nicht gegen die englische".

Verhaltenscodex für Psychiater

Folgender **Verhaltenscodex für Psychiater** wurde erstellt im Auftrag der Österreichischen Gesellschaft für Psychiatrie und Psychotherapie (ÖGPP) von H. Hinterhuber, M. Lehofer, H. Ofner und C. Stuppäck, publiziert 2009 in Psychiatrie & Psychotherapie 5: 124–127:

Präambel:

„Es gibt keine Gesundheit ohne psychische Gesundheit" (WHO 2001). Das psychische und physische Wohlbefinden ist das höchste Gut des Menschen. Die Psychiater tragen mit ihrem Wissen ganz wesentlich zur Gesundheit und zum Wohlbefinden der Bevölkerung bei. Der Patient steht dabei im Mittelpunkt der ärztlichen Bemühungen, Krankheiten durch alle zur Verfügung stehenden biopsychosozialen Methoden vorzubeugen, diese zu heilen oder deren Folgen zu lindern. Das vertrauensvolle Verhältnis zwischen Arzt und Patient ist die Basis jeder Therapie: In die Therapieentscheidung wird der Patient eingebunden, sie liegt jedoch immer in der Verantwortung des Psychiaters und Psychotherapeuten.

Neben einer Reihe von in Frage gestellten Verhaltensnormen steht derzeit das Verhältnis der Ärzte zur Pharmazeutischen Industrie im Zentrum der öffentlichen Diskussion. Die ersprießliche und korrekte Zusammenarbeit zwischen Ärzteschaft und pharmazeutischer Industrie basiert neben den gesetzlichen Rahmenbedingungen des Ärztegesetzes und des Arzneimittelgesetzes auf ärztlichen Verhaltensnormen sowie dem Verhaltenscodex der Pharmig. Letztere sind freiwillige Selbstbeschränkungsinstrumente, die in definierten Bereichen deutlich über die gesetzlichen Regulierungen hinausgehen. Vermeintliche oder reale inadäquate Interessensverquickungen zwischen Pharmazeutischer Industrie und Ärzteschaft führen zu einer negativen öffentlichen Perzeption der Psychiatrie. Eine solide Kooperation zwischen Ärzten und Arzneimittelunternehmen ist aber in der Tat nicht nur für die Psychiatrie, sondern auch für die Patienten von nicht zu unterschätzender Bedeutung.

Ärzte sind zu lebenslanger Fortbildung angehalten und Universitätskliniken sind vom Gesetz und ihrem Auftrag her verpflichtet, klinische Prüfungen durchzuführen. Beide Bereiche werden jedoch von der öffentlichen Hand unzureichend finanziert und wären ohne gedeihliche Kooperation von Industrie und Ärzteschaft nicht vorstellbar.

Mit dem 1. Jänner 2008 ist das Strafgesetzänderungsgesetz 2002 (BGBl. 1 Nr. 109/2007) in Kraft getreten. Es beinhaltet – neben Modifikationen bestehender Tatbestände – neue Bestimmungen und Begriffsdefinitionen zum Korruptionsstrafrecht. Es tangiert die Teilnahme an Ärztekongressen, an Weiterbildungsmaßnahmen sowie die Durchführung von klinischen Studien, die seitens der Pharmaindustrie mit Drittmitteln mitfinanziert werden. Bereits für 2009 ist neuerlich eine Novellierung geplant.

Die Antikorruptionsbestimmungen der Medizinischen Universität Wien, die auf der Grundlage der maßgeblichen Bestimmungen des Strafgesetzbuches und des diesbezüglich vom Bundesministerium für Justiz erstellten Erlasses beruhen, besagen – zusammengefasst – dass Einladungen von Pharmafirmen zu Fortbildungskongressen, sofern der ärztliche (bzw. psychologische) Mitarbeiter nicht einen Vortrag oder einen Tagungsvorsitz zu übernehmen hat, jedenfalls an die Leitung der Klinik bzw. Krankenanstalt und nicht an einen bestimmten, namentlich genannten Arzt zu richten sind. Wer somit an einer Fortbildung teilnimmt, entscheidet seither ausschließlich der Dienstgeber.

Bezüglich der lebenslangen Fortbildungsverpflichtung der Ärzte und somit auch der Psychiater schreibt O. Müller in seinem Gutachten (2008): „Der Gesetzgeber, der Staat, sagt den Ärzten, sie sollen sich fortbilden, aber dazu fehlt das Geld.   Und wenn es wer anderer zahlt, soll es strafbar sein?   Der Arzt ist zwar verpflichtet, sich laufend fortzubilden, jedoch findet sich weder im Ärztegesetz noch nach der geltenden Rechtsordnung ein Passus, dass er die Kosten seiner Fortbildung auch selbst zu tragen hätte. Demnach stellt die Teilnahme eines Arztes an einer solchen Fortbildungsveranstaltung keinen Vorteil, sondern die Erfüllung der Berufspflicht dar."

Die „Europäische Charta für Forschung" schreibt 2005 (Pkt. 5): „Ausreichende, gut ausgebildete Humanressourcen in der Forschung und Entwicklung bilden den Eckpfeiler für die Weiterentwicklung wissenschaftlicher Kenntnisse und für technologischen Fortschritt, wodurch die Lebensqualität erhöht, das Wohlergehen der europäischen Bürger gesichert und zu Europas Wettbewerbsfähigkeit beigetragen werden kann." Abschließend empfiehlt sie: „Die Mitgliedsstaaten sollten die erforderlichen Schritte ergreifen, damit Arbeitgeber oder Förderer von Forschern ein günstiges Forschungsumfeld und eine der Forschung zuträgliche Arbeitskultur aufbauen und aufrechterhalten, dank derer einzelne Forschungsgruppen geschätzt, gefördert und unterstützt sowie mit dem notwendigen Material ausgestattet werden und nichtmaterielle Unterstützung erhalten, das bzw. die es ihnen erlaubt, ihre Ziele und Aufgaben zu erfüllen."

In den vergangen vier Jahren erfolgten diesbezüglich nur unzureichende Ansätze von Seiten der Mitgliedsstaaten der EU, so dass auch in Zukunft die Kooperation der forschenden Psychiatrie mit den Pharmaunternehmen von grundlegender Bedeutung bleiben wird.

Ein Verhaltenscodex für Psychiater scheint heute in der Tat notwendig zu sein. Bei dessen Umsetzung sind nicht nur der Wortlaut der einzelnen Vorschriften sowie die geltenden Gesetze, sondern auch deren Geist und Intention und die allgemein anerkannten Grundsätze des Berufsrechtes zu beachten und ihrem Sinn entsprechend zu berücksichtigen.

Der vorliegende **„Verhaltenscodex für Psychiater"** versucht, Rahmenbedingungen zu formulieren, die den Psychiatern erlauben, ihrer Verantwortung in der konkreten Arbeit mit den Patienten und deren Angehörigen gerecht werden zu können. Auch die Tätigkeiten im Bereich des Gesundheitswesens sowie in der Kooperation mit der Pharmazeutischen Industrie müssen in einer professionellen Art und Weise und unter Einhaltung ethischer Kriterien erfolgen.

Der **Verhaltenscodex** für Psychiater berücksichtigt folgedessen die unterschiedlichen Bedürfnisse der Patienten in deren psychiatrischer und psychotherapeutischer Betreuung genauso wie die Rechte und Pflichten der Ärzte und deren Tätigkeit sowohl im Rahmen der individuellen Patientenbetreuung als auch im Öffentlichen Gesundheitsdienst.

Der **Codex** ist im Sinne des besseren Leseflusses in der männlichen Form formuliert, meint aber sinngemäß Patientinnen und Patienten bzw. Psychiaterinnen und Psychiater.

Der auf der Grundlage der entsprechenden Bundes- und Landesgesetze sowie der Europäischen und Internationalen Richtlinien erarbeitete **„Verhaltenscodex für Psychiater"** stellt somit Empfehlungen zum Verhalten von Psychiatern gegenüber den Patienten und deren Angehörigen, den Kollegen sowie anderen Systempartnern im Gesundheitswesen und zum Verhalten in der Öffentlichkeit dar, er reflektiert die rechtlichen und sozialen Gegebenheiten und muss infolgedessen immer wieder fortgeschrieben werden.

Der **„Verhaltenscodex für Psychiater"** formuliert aber nicht nur die Berufspflichten der Fachärztinnen und Fachärzte für Psychiatrie und Psychotherapeutische Medizin, Psychiatrie und Neurologie, Psychiatrie sowie Neurologie und Psychiatrie, sondern verfolgt das Ziel:
–   Das Vertrauen zwischen Psychiatern und Patienten zu fördern.
–   Die Qualität der psychiatrischen Tätigkeit im Interesse der Gesundheit der Bevölkerung sicherzustellen.
–   Die Freiheiten und das Ansehen des Berufsstandes zu wahren und
–   berufswürdiges Verhalten zu fördern und schädigendes Verhalten zu verhindern.

Dem Sinn gemäß adaptiert gelten diese Richtlinien auch für in Ausbildung stehende Ärzte.

Grundsätze ärztlich-psychiatrischen Verhaltens
Grundsätzlich unterscheiden sich die Verhaltensregeln für Psychiater nicht von denen, die für alle Ärzte gelten, vom hippokratischen Eid beginnend bis hin zu den gesetzlichen Bestimmungen.

§ 1 Aufgaben der Fachärzte für Psychiatrie
Psychiater dienen als Ärzte und Psychotherapeuten der psychosozialen Gesundheit. Aufgabe der Psychiater ist es, die psychosoziale Gesundheit zu schützen und wiederherzustellen und an der Erhaltung der natürlichen Lebensgrundlagen mitzuwirken, soweit sie für die Gesundheit der Menschen von Bedeutung sind.

§ 2 Allgemeine Berufspflichten
1. Psychiater üben ihren Beruf nach bestem Wissen und Gewissen sowie den Geboten der ärztlichen Ethik und der Menschlichkeit aus. Sie dürfen keinen Grundsätzen und Ideologien zustimmen und keine Vorschriften oder Anweisungen befolgen, die mit ihren Aufgaben nicht vereinbar sind oder deren Befolgung sie nicht verantworten können. Diesbezüglich dürfen Psychiater somit hinsichtlich ärztlicher Entscheidungen keine Weisungen von Dritten entgegennehmen.
2. Psychiater sind verpflichtet, sich kontinuierlich über alle gesetzlichen Vorschriften, die für ihre Berufsausübung gelten, zu unterrichten und entsprechend zu handeln.
3. Psychiater üben ihren Beruf gewissenhaft aus und entsprechen dem ihnen bei ihrer Berufsausübung entgegengebrachten Vertrauen.
4. Psychiater sind zu lebenslanger Fort- und Weiterbildung verpflichtet.
5. Unbeschadet der Verschwiegenheitsverpflichtung haben Psychiater auf Anfragen von Gerichten, öffentlichen Gesundheitseinrichtungen und Ärztekammern in angemessener Frist Auskunft zu erteilen, soweit diese in Erfüllung ihrer gesetzlichen Aufgaben tätig sind.

§ 3 Fortbildung:
1. In Klinik oder Praxis tätige Psychiater sind verpflichtet, sich kontinuierlich in jenem Umfang beruflich fortzubilden, der zur Erhaltung und Entwicklung der erforderlichen Fachkenntnisse entsprechend dem Stand der Medizinischen Wissenschaft notwendig ist.
2. Psychiater müssen beim Vorliegen gesetzlicher Verpflichtungen ihre Fortbildung durch entsprechende Zertifikate einer Ärztekammer nachweisen.

§ 4 Qualitätssicherung
Psychiater sind verpflichtet, an einschlägigen Maßnahmen zur Sicherung der Qualität der ärztlichen Tätigkeit teilzunehmen.

§ 5 Mitteilung von unerwünschten Arzneimittelwirkungen
Psychiater sind verpflichtet, unerwünschte Arzneimittelwirkungen, die ihnen aus ihrer ärztlichen Behandlungstätigkeit bekannt werden, den betroffenen Patienten und zuständigen offiziellen Stellen mitzuteilen.

§ 6 Behandlungsgrundsätze und Verhaltensregeln
1. Jede psychiatrisch-psychotherapeutische Behandlung hat wie alle medizinischen Interventionen unter Wahrung der Menschenwürde und unter Achtung der Persönlichkeit, des Willens und der Rechte der Patienten zu erfolgen. Das Selbstbestimmungsrecht des Kranken ist zu würdigen.
2. Psychiater achten das Recht ihrer Patienten, den Arzt frei zu wählen oder zu wechseln. Andererseits sind auch Psychiater frei, eine Behandlung abzulehnen. Ausgenommen sind Notfälle oder alle jene Verpflichtungen, die durch besondere Gesetze reglementiert sind oder zu denen sich der Psychiater vertraglich verpflichtet hat. Der Psychiater steht dem begründeten Wunsch des Patienten aufgeschlossen gegenüber, einen weiteren Arzt zuzuziehen oder ihn an einen anderen Facharzt zu überweisen.
3. Angehörige von Patienten bzw. deren Begleitpersonen dürfen bei der Untersuchung und Behandlung nur dann anwesend sein, wenn der Patient bzw. sein gesetzlicher Vertreter dies wünscht oder diesem Begehren zustimmt, vorausgesetzt, dass der verantwortliche Psychiater dies als sinnvoll empfindet.
4. Psychiater müssen Sorge tragen, dass ihre Rezepte nicht missbräuchlich verwendet werden.
5. Psychiatern ist es nicht gestattet, für die Verordnung von Medikamenten oder Medizinprodukten eine Vergütung oder einen anderen Vorteil für sich oder Dritte anzunehmen.
6. Psychiatern ist es nicht gestattet, Ärztemuster gegen Entgelt abzugeben.

§ 7 Aufklärungspflicht

Die Psychiater benötigen vor Therapiebeginn die Einwilligung der Patienten. Der Einwilligung hat eine Aufklärung über Risiken, Verlauf und alternative Behandlungsformen in einem persönlichen Gespräch vorauszugehen. Ausgenommen davon sind die vom Gesetz vorgesehenen Ausnahmen.

§ 8 Schweigepflicht

1. Psychiater haben über all das, was sie während ihrer ärztlichen bzw. psychotherapeutischen Tätigkeit erfahren, auch über den Tod des Patienten hinaus, zu schweigen, abgesehen von gesetzlich vorgesehenen Ausnahmen.
2. Psychiater sind zur Offenbarung der ihnen von Patienten anvertrauten Inhalte befugt, wenn sie von der Schweigepflicht entbunden sind oder im Sinne einer Güterabwägung die Offenbarung zum Schutze eines höherwertigen Rechtsgutes notwendig ist. Wenn gesetzliche Vorschriften die Schweigepflicht des Psychiaters einschränken, ist der Patient davon zu unterrichten.
3. Wenn mehrere Psychiater und Psychotherapeuten bzw. ein interdisziplinäres therapeutisches Team den Patienten behandeln, so sind sie untereinander von der Verschwiegenheitspflicht insofern befreit, als das Einverständnis der Patienten vorliegt oder berechtigterweise angenommen werden kann.

§ 9 Dokumentationspflicht

1. Psychiater haben über alle in Ausübung ihres Berufes getätigten Informationen und getroffenen Maßnahmen entsprechende Aufzeichnungen zu machen. Die Dokumentation ist nicht nur Gedächtnisstütze im Rahmen der Behandlung, sie dient auch dem Interesse der Patienten an einer ordnungsgemäßen Befunderhebung und -festlegung und als Beweis im Falle eines Rechtsstreits.
2. Psychiater haben Patienten auf deren Verlangen grundsätzlich in sie betreffende Krankengeschichten Einsicht zu gewähren und gegen Kostenersatz Kopien anzufertigen. Ausgenommen sind alle jene Teile, welche subjektive Eindrücke oder Wahrnehmungen des Psychiaters enthalten bzw. außenanamnestische Informationen, die vertraulich abgegeben worden sind.
3. Aufzeichnungen auf elektronischen Datenträgern und anderen Speichermedien bedürfen besonderer Sicherungs- und Schutzmaßnahmen.
4. Die gesetzlichen Fristen bezüglich der Aufbewahrung von Dokumenten sind einzuhalten.
5. Es ist Vorsorge zu treffen, dass auch ein langfristiger Schutz aller aufgezeichneten Daten gegeben ist.

§ 10 Ärztliche Untersuchungs- und Behandlungsmethoden

1. Mit Übernahme der Therapie verpflichten sich Psychiater den Patienten gegenüber, in der Diagnostik geeignete Untersuchungsmethoden anzuwenden und die Therapie nach dem aktuellen Stand der Forschung zu konzipieren und durchzuführen.
2. Der ärztliche Berufsauftrag verbietet es, diagnostische oder therapeutische Methoden unter missbräuchlicher Ausnutzung des Vertrauens oder der Leichtgläubigkeit der Patienten anzuwenden.

§ 11 Psychiater und Pharmazeutische Industrie

1. Jede Pharmastudie ist der zuständigen Ethikkommission zur Beurteilung der ethischen Unbedenklichkeit vorzulegen.
2. Soweit Psychiater Leistungen für die Pharmazeutische Industrie bzw. für die Hersteller von Medizinprodukten erbringen, darf das vereinbarte Honorar die Grenze der Angemessenheit nicht übersteigen. Die Verträge über die Zusammenarbeit sind schriftlich abzuschließen und – im Falle der Unselbständigkeit des Arztes – dem Arbeitgeber vorzulegen.
3. Für die Teilnahme an wissenschaftlichen Fortbildungsveranstaltungen ist die Annahme einer Einladung erlaubt. Auch die Annahme eines Kostenersatzes ist nicht berufswidrig. Die Annahme der Einladung bzw. eines Kostenersatzes ist dann nicht angemessen und somit abzulehnen, wenn der Zweck der Fortbildung nicht im Vordergrund steht oder der Geldwert des Kostenersatzes höher ist als die zum Besuch der Fortbildungsveranstaltung notwendigen Ausgaben (Reisekosten, Übernachtung, Verpflegung, Tagungsgebühr).
4. Bei aktiver Gestaltung von ärztlichen Fortbildungsveranstaltungen ist die Annahme eines finanziellen Beitrages (Sponsoring) durch konkrete (pharmazeutische) Unternehmen in angemessenem Umfang erlaubt. Der Sponsor ist bei der Ankündigung und Durchführung offenzulegen.
5. Im Falle eines gesponserten Vortrags ist vom Referenten auf eine Ausgewogenheit der Darstellung und auf fachliche Unabhängigkeit von den Interessen des Sponsors zu achten.
6. Für nicht-selbständige Psychiater (Amtsträger) ist es unstatthaft, pauschal für Beratungsleistungen oder Ähnliches eine kontinuierliche, projektunabhängige Bezahlung in Anspruch zu nehmen.

7. Die Annahme von Werbegeschenken oder anderen Vorteilen ist nicht gestattet, sofern der Wert nicht als geringfügig bezeichnet werden kann (nach derzeitigem Erlass [2009] des Bundesministeriums liegt diese Grenze bei 100,– €).

Leitbild des LKH-Universitätsklinikums Graz

Das Leitbild des LKH-Universitätsklinikums Graz (2010) (www.klinikum-graz.at) lautet:

„Auf der Grundlage des Unternehmensleitbildes „Menschen helfen Menschen" hat das LKH-Univ. Klinikum Graz seine allgemeinen und besonderen Aufgaben als ein Spital im Verbund der KAGes formuliert.

Wir orientieren unser Handeln am Wohl unserer PatientInnen. Wir schaffen für sie eine Umgebung und Atmosphäre, die auf ihre Würde Bedacht nimmt und in der sie sich geborgen fühlen können.

Unsere Aufgaben

Wir prägen die Identität und gestalten die Ziele des Klinikums Graz. Wir handeln wirtschaftlich verantwortungsvoll, organisatorisch effizient und umweltbewusst. Das Universitätsklinikum dient zum Wohle der Menschen gleichermaßen

– einer am neuesten Stand der Wissenschaft befindlichen medizinischen PatientInnenversorgung,
– der medizinischen Forschung,
– der Lehre und Ausbildung der Studierenden.

Unsere Unternehmenskultur

Wir arbeiten partnerschaftlich und zielorientiert

– mit den Rechtsträgern, das sind die Steiermärkische Krankenanstaltenges.m.b.H. und die Medizinische Universität Graz und gestalten die zukünftigen Entwicklungen gemeinsam für das Klinikum Graz.
– mit den PatientInnen und deren Angehörigen. Wir binden sie aktiv in ihren Gesundungsprozess ein, achten ihre Würde und Persönlichkeit und schaffen im Sinne des bio-psycho-sozialen Modells für sie eine Umgebung, die den Genesungsprozess ganzheitlich unterstützt. Ihre Wünsche und Bedürfnisse werden unter Berücksichtigung der vorhandenen Ressourcen erfüllt.
– mit unseren KollegInnen, MitarbeiterInnen und PartnerInnen. Wir achten und tolerieren uns gegenseitig und arbeiten teamorientiert und vertrauensvoll zusammen. Durch gezielte Aus- und Weiterbildung fördern wir persönliche Entwicklung, um die Aufgaben der Zukunft gut zu bewältigen. Als WHO-Partnerkrankenhaus orientieren wir uns an den Grundsätzen und Strategien des Österreichischen und Nationalen Netzwerks Gesundheitsfördernder Krankenhäuser und Gesundheitseinrichtungen.
– mit den Studierenden und allen Auszubildenden. Durch den Einsatz innovativer Konzepte und Methoden ermöglichen wir den Studierenden und allen Auszubildenden, die für ihr Berufsbild notwendigen Kenntnisse, Fähigkeiten und Werthaltungen zu erwerben."

Literaturverzeichnis

Weiterführende Literatur

Benkert O, Hippius H (2011) Kompendium der Psychiatrischen Pharmakotherapie. Springer, Heidelberg

Berger M (2012) Psychische Erkrankungen: Klinik und Therapie. Elsevier, Urban & Fischer, München Jena

Berzewski H (2009) Der psychiatrische Notfall. Springer, Heidelberg

Ermann M (2007) Psychosomatische Medizin und Psychotherapie: Ein Lehrbuch auf psychoanalytischer Grundlage. Kohlhammer, Stuttgart

Faust V (2011) Burnout: Erkennen – Behandeln – Vorbeugen. Hirzel, Stuttgart

Fiedler P (2001) Dissoziative Störungen und Konversion. Trauma und Traumabehandlung. Psychologie Verlags Union, Weinheim

Gaupp R (1996) Hauptlehrer Wagner. Zur Psychologie des Massenmords. Sindlinger-Burchartz, Nürtingen

Haller R (2008) Das psychiatrische Gutachten: Grundriss der Psychiatrie für Juristen, Sozialarbeiter, Soziologen, Justizbeamte, Psychotherapeuten, gutachterlich tätige Ärzte und Psychologen. Manz, Wien

Kockott G, Fahrner EM (2004) Sexualstörungen. Thieme, Stuttgart New York

Möller HJ, Laux G, Kapfhammer HP (2011) Psychiatrie, Psychosomatik, Psychotherapie. Springer, Heidelberg

Nedopil N (2012) Forensische Psychiatrie: Klinik, Begutachtung und Behandlung zwischen Psychiatrie und Recht. Thieme, Stuttgart New York

Peters UH (2007) Lexikon – Psychiatrie, Psychotherapie, Medizinische Psychologie. Elsevier, Urban & Fischer, München Jena

Remschmidt H (2011) Kinder- und Jugendpsychiatrie – eine praktische Einführung. Thieme, Stuttgart New York

Rothenhäusler HB (2008) Biopsychosoziale Auswirkungen herzchirurgischer Eingriffe. Südwestdeutscher Verlag für Hochschulschriften, Saarbrücken

Ruhs A (2010) Lacan – Eine Einführung in die strukturale Psychoanalyse. Löcker, Wien

Schott H, Tölle R (2006) Geschichte der Psychiatrie. Krankheitslehren, Irrwege, Behandlungsformen. C.H. Beck, München

Täschner KL (2002) Rauschmittel: Drogen – Medikamente – Alkohol. Thieme, Stuttgart New York

Täschner KL (2005) Cannabis. Biologie, Konsum und Wirkung. Deutscher Ärzte-Verlag, Köln

Täschner KL, Bloching B, Bühringer G, Wiesbeck G (2010) Therapie der Drogenabhängigkeit, 2. vollst überarbeitete und erweiterte Aufl Kohlhammer, Stuttgart

Yesim E (2009) Klinische interkulturelle Psychotherapie – Ein Lehr- und Praxisbuch. Kohlhammer, Stuttgart

Benutzte Literatur

Adler A (1912) Über den nervösen Charakter. Grundlagen einer vergleichenden Individual-Psychologie und Psychotherapie. Bergmann, Wiesbaden

Aigner G, Kletečka-Pulker M, Kletečka A, Memmer M (2003) Handbuch Medizinrecht für die Praxis. Manz, Wien

Akiskal HS, Pinto O (1999) The evolving bipolar spectrum. Prototypes I, II, III, and IV. Psychiatr Clin North Am 22:517–534

Akiskal HS, Brieger P, Mundt C, Angst J, Marneros A (2002) Temperament und affektive Störungen. Die TEMPS-A-Skala als Konvergenz europäischer und US-amerikanischer Konzepte. Nervenarzt 73:262–271

Alexander F (1950) Psychosomatic medicine: its principles and applications. Norton, New York

Altamura AC, Mundo E, Dell'Osso B, Tacchini G, Buoli M, Calabrese JR (2008) Quetiapine and classical mood stabilizers in the long-term treatment of Bipolar Disorder: a 4-year follow-up naturalistic study. J Affect Disord 110:135–141

Andreasen NC (1982) Negative syndromes in schizophrenia: definition and reliability. Arch Gen Psychiatry 39:784–788

Angst J (1966) Zur Ätiologie und Nosologie endogener depressiver Psychosen. Springer, Berlin Heidelberg

Angst J, Ernst C (1993) Current concepts of the classification of affective disorders. Int Clin Psychopharmacol 8:211–215

Arbeitsgemeinschaft für Methodik und Dokumentation in der Psychiatrie (2007) Das AMDP-System. Manual zur Dokumentation psychiatrischer Befunde. Hogrefe, Göttingen

Arolt V, Driessen M, Bangert-Verleger A, Neubauer H, Schürmann A, Seibert W (1995) Psychische Störungen bei internistischen und chirurgischen Krankenhauspatienten. Prävalenz und Behandlungsbedarf. Nervenarzt 66:670–677

Arolt V, Diefenbacher A (2004) Psychiatrie in der klinischen Medizin. Konsiliarpsychiatrie, -psychosomatik und -psychotherapie. Steinkopff, Darmstadt

Backmund M, Meyer K, Rothenhäusler HB, Soyka M (1998) Opioid detoxification with delta sleep-inducing peptide: results of an open clinical trial. J Clin Psychopharmacol 18:257–258

Baldessarini RJ, Tondo L, Davis P, Pompili M, Goodwin FK, Hennen J (2006) Decreased risk of suicides and attempts during long-term lithium treatment: a meta-analytic review. Bipolar Disord 8:625–639

Baranyi A, Rothenhäusler HB (2005) Interferon-alpha induzierte Depressionen bei Patienten mit chronischen Hepatitis C Infektionen. Psychiatrie & Psychotherapie 1:51–55

Baranyi A, Yazdani R, Haas-Krammer A, Stepan A, Kapfhammer HP, Rothenhäusler HB (2007) Atypische Neuroleptika und metabolisches Syndrom. Wien Med Wochenschr 157:255–270

Baranyi A, Stepan A, Rothenhäusler HB (2009) Sexualleben remittierter depressiver Patientinnen. Nervenarzt 80:1093–1102

Baranyi A, Piber D, Rothenhäusler HB (2009) Mann-zu-Frau-Transsexualismus. Ergebnisse geschlechtsangleichender Operationen in einer biopsychosozialen Perspektive. Wien Med Wochenschr 159:548–557

Baranyi A, Piber D, Rothenhäusler HB (2010) Der Wunsch zur Metamorphose. Ergebnisse geschlechtsangleichender Operationen in einer biopsychosozialen Perspektive. Ärztewoche 24:16–18

Baranyi A, Leithgöb O, Kreiner B, Tanzer K, Ehrlich G, Hofer HP, Rothenhäusler HB (2010) Relationship between posttraumatic stress disorder, quality of life, social support, and affective and dissociative status in severely injured accident victims 12 months after trauma. Psychosomatics 51:237–247

Baranyi A, Meinitzer A, Stepan A, Matejka J, Stauber R, Kapfhammer HP, Rothenhäusler HB (2011) Interferon α bei Patienten mit chronischer Hepatitis C. Biopsychosoziale Auswirkungen. Nervenarzt

Battegay R (1991) Narzissmus und Objektbeziehungen. Hans Huber, Bern Stuttgart

Baumann K, Linden M (2008) Weisheitskompetenzen und Weisheitstherapie. Pabst, Lengerich

Bäuml J, Pitschel-Walz G (2003) Psychoedukation bei schizophrenen Erkrankungen. Konsensuspapier der Arbeitsgruppe „Psychoedukation bei schizophrenen Erkrankungen". Schattauer, Stuttgart

Baumschlager D, Haas-Krammer A, Rothenhäusler HB (2011) Emotionale Befindlichkeit, kognitive Leistungsfähigkeit und Lebensqualität bei HIV-Patienten. Ergebnisse einer explorativen Untersuchung. Nervenarzt 82:902–909

Beck AT (1975) Cognitive Therapy and the Emotional Disorders. International Universities Press, New York

Becker S, Bosinski HAG, Clement U, Eicher W, Goerlich TM, Hartmann U, Kockott G, Langer D, Preuss WF, Schmidt G, Springer A, Wille R (1998) Standards der Behandlung und Begutachtung von Transsexuellen der Deutschen Gesellschaft für Sexualforschung, der Akademie für Sexualmedizin und der Gesellschaft für Sexualwissenschaft. Fortschr Neurol Psychiat 66:164–169

Bender D (2002) Grenzen der Schweigepflicht des Arztes bei Kenntnis von Misshandlungen oder entwürdigenden Behandlungen durch Eltern. MedR 12:626–630

Berle JO, Spigset O (2011) Antidepressant use during breastfeeding. Curr Womens Health Rev 7:28–34

Berne E (1961) Transactional Analysis in Psychotherapy. Grove Press, New York

Berner W, Hill A, Briken P, Kraus C (2004) Störungen der Sexualpräferenz – Paraphilie. In: Kockott G, Fahrner EM (Hrsg) Sexualstörungen. Thieme, Stuttgart, S 107–152

Bernstein EM, Putnam FW (1986) Development, reliability, and validity of a dissociation scale. J Nerv Ment Dis 174:727–735

von Bertalanffy L (1966) General systems theory and psychiatry. In: Arieti S (Hrsg) American Handbook of Psychiatry. Basic Books, New York

Biegert H (2000) Damit Schule nicht zum Alptraum wird. In: Fitner T, Stark W (Hrsg) ADS: verstehen – akzeptieren – helfen. Beltz, Weinheim, S 26–33

Bleuler E (1911) Dementia praecox oder Gruppe der Schizophrenien. In: Handbuch der Psychiatrie. Deuticke, Leipzig Wien

Bleuler M (1943) Die spätschizophrenen Krankheitsbilder. Fortschr Neurol Psychiat 15:259–290

Bleuler M (1954) Endokrinologische Psychiatrie. Thieme, Stuttgart

Blumer D, Montouris G, Hermann B (1995) Psychiatric morbidity in seizure patients on a neurodiagnostic monitoring unit. J Neuropsychiatry Clin Neurosci 7:445–456

Bochnik HJ, Gärtner-Huth C, Richtberg W (1986) Psychiatrie lernen. Perimed, Erlangen

Bock KD, Overkamp F (1986) Vorgetäuschte Krankheit – Beobachtungen bei 44 Fällen aus einer Medizinischen Klinik und Vorschlag einer Subklassifikation. Klin Wochenschr 64:149–164

Bonhoeffer K (1917) Die exogenen Reaktionstypen. Arch Psychiatr Nervenkr 58:58–70

Breitbart W, Rosenfeld B, Kaim M, Funesti-Esch J (2000) A randomized, double-blind, placebo-controlled trial of psychostimulants for the treatment of fatigue in ambulatory patients with human immunodeficiency virus disease. Arch Intern Med 161:411–420

Briquet P (1859) Traité Clinique et thérapeutique de l'hystérie. J.B. Baillière et Fils, Paris

Brockmeyer NH (2003) Deutsch-Österreichische Leitlinien zur antiretroviralen Therapie der HIV-Infektion. Dtsch Med Wochenschr 128:7–18

Bühringer G, Gastpar M, Heinz W, Kovar KA, Ladewig D, Naber D, Täschner KL, Uchtenhagen A, Wanke K (1995) Methadon-Standards. Enke, Stuttgart

Büssing A, Perrar KM (1992) Die Messung von Burnout: Untersuchung einer deutschen Fassung des Maslach Burnout Inventory (MBI-D). Diagnostica 38:328–353

Büttner-Westphal H, Hand I (1991) Die deutsche Fassung der Yale-Brown Obsessive Compulsive Scale (Y-BOCS) nach der überarbeiteten Fassung 1989. Verhaltenstherapie 1:226–233

Bullinger M (1997) Gesundheitsbezogene Lebensqualität und subjektive Gesundheit. Psychother Psychosom Med Psychol 47:76–91

Burisch M (2006) Das Burnout-Syndrom: Theorie der inneren Erschöpfung. Springer, Berlin

Carlsson A (1988) The current status of the dopamine hypothesis of schizophrenia. Neuropsychopharmacol 1:179–186

Cloninger CR, Svrakic DM (2000) Personality disorders. In: Sadock BJ, Sadock VA (Hrsg) Kaplan & Sadock's Comprehensive Textbook of Psychiatry. Lippincott Williams & Wilkins, Philadelphia, S 1723–1764

Cloninger CR, Svrakic DM, Przybeck TR (1993) A psychobiological model of temperament and character. Arch Gen Psychiatry 50:975–990

Conrad K (1958) Die beginnende Schizophrenie. Thieme, Stuttgart

Coppen A (1967) The biochemistry of affective disorders. Br J Psychiatry 113:1237–1264

Cotard J (1882) Du délire des négations. Archives de Neurologie 11:152–170

Cozza KL, Armstrong SC, Oesterheld JR (2003) Drug interaction principles for medical practice. American Psychiatric Publishing, Washington London

Creed F, Guthrie E (1996) The classification of psychiatric disorders and their relationship to physical disorders. In: Guthrie E, Creed F (Hrsg) Liaison Psychiatry. The Royal College of Psychiatrists, London, S 53–74

Dal-Bianco P (2010) Demenz – State of the Art. Österreichische Ärztezeitung 11:41–53

Delay J, Deniker P, Harl JM (1952) Utilisation en thérapeutique psychiatrique d`une phénothiazine d`action centrale élective (4560 RP). Ann Med Psychol (Paris) 110:112–117

Department für Virologie der Medizinischen Universität Wien (2011) Virus-Epidemiologie http://www.virologie.meduniwien.ac.at/home/virus-epidemiologie/lang_1-content.html. Zugegriffen: 30. April 2012

Derogatis LR (1977) SCL-90-R, administration, scoring & procedures manual-I for the R(evised) version. Johns Hopkins University School of Medicine: Eigendruck

Diehl RR (2003) Demenz. Fortschr Neurol Psychiat 71:617–628

Dormann C (2011) Stress, Burnout und Arbeitsengagement. In: Stock-Homburg RM, Wolff B (Hrsg) Handbuch Strategisches Personalmangement. Gabler, Wiesbaden, S 315–338

Eckhardt-Henn A (1999) Artifizielle Störungen und Münchhausen-Syndrom. Gegenwärtiger Stand der Forschung. Psychother Psychosom Med Psychol 49:75–89

Eggers C, Rosenkranz T (2005) HIV-Enzephalopathie und HIV-assoziierte Myelopathie. In: Hoffmann C, Rockstroh J, Kamps BS (Hrsg) HIV.NET 2005, Wuppertal, S 619–623

Ehrentraut S, Rothenhäusler HB, Kapfhammer HP (2001) Dissoziation und organische Störungen. Psychother Psychiatr Psychotherapeut Med Klin Psychol 6:130–135

Ehrentraut S, Rothenhäusler HB, Gerbes AL, Rau HG, Thiel M, Schirren CA, Kapfhammer HP (2002) Akutes Leberversagen unter Nefazodontherapie? – Ein Fallbericht. Nervenarzt 73:686–689

Engel GL (1977) The need for a new medical model: A challenge for biomedicine. Science 196:129–136

Erkwoh R, Saß H (1993) Störung mit multipler Persönlichkeit: alte Konzeptionen in neuem Gewand. Nervenarzt 64:169–174

Erman MK (1987) Insomnia. Psychiatr Clin North Am 10:525–539

Ermann M (1997) Psychotherapeutische und psychosomatische Medizin: ein Leitfaden auf psychodynamischer Grundlage. Kohlhammer, Stuttgart

Eysenck HJ (1967) Neurosen, Ursachen und Heilmethoden. Einführung in die moderne Verhaltenstherapie. Deutscher Verlag der Wissenschaften, Berlin

Faust V (1987) Depressionsfibel. Fischer, Stuttgart New York

Favaloro RG (1998) Landmarks in the development of coronary artery bypass surgery. Circulation 98:466–478

Fichter MM (2006) Diagnostik und Therapie anorektischer Essstörungen. Fortschr Neurol Psychiat 74:284–299

Fiedler P (2007) Persönlichkeitsstörungen. Psychologie Verlags Union, Weinheim

Finke J (1975) Neurologischer Untersuchungskurs. Urban & Schwarzenberg, München

Fischer G (2010) Sucht und Gender. Sucht 56:91–93

Fleischhacker WW, Allen C, Erfurth A, Hofer A, Lehofer M, Marksteiner J, Musalek M, Psota G, Rothenhäusler HB, Schöny W, Stuppäck C, Wancata J (2011) Therapieadhärenz bei Schizophrenie-Patienten. Psychiatrie & Psychotherapie 7:98–109

Förstl H (2011) Demenzen in Theorie und Praxis. Springer, Heidelberg

Franke G (1995) SCL-90-R: Die Symptom-Checkliste von Derogatis. Beltz, Göttingen (Deutsche Version – Manual)

Frankl VE (1946) Ärztliche Seelsorge. Grundlagen der Logotherapie und Existenzanalyse. Deuticke, Wien

Freud S (1895) Studien über Hysterie. Deuticke, Leipzig Wien

Freud S (1900) Die Traumdeutung. Deuticke, Leipzig Wien

Freud S (1910) Die zukünftigen Chancen der psycho-analytischen Therapie. Zentralblatt für Psychoanalyse 1:1–9

Freud S (1915) Das Unbewußte. Internationale Zeitschrift für Ärztliche Psychoanalyse 3:189–203

Freud S (1923) Das Ich und das Es. Internationaler Psychoanalytischer Verlag, Leipzig, Wien, Zürich

Freudenberger HJ (1975) The staff burnout syndrome in alternative institutions. Psychotherapy 12:72–83

Freyberger HJ, Spitzer C, Stieglitz RD (1999) Fragebogen zu Dissoziativen Symptomen (FDS): Ein Selbstbeurteilungsverfahren zur syndromalen Diagnostik dissoziativer Phänomene. Deutsche Adaption der Dissociative Experience Scale (DES) von E. Bernstein-Carlson und F.W. Putnam. Huber, Bern

Frommberger U (2004) Akute und chronische post-traumatische Belastungsstörung. Fortschr Neurol Psychiat 72:411–424

Gallo R (1991) Die Jagd nach dem Virus (Virus hunting): AIDS, Krebs und das menschliche Retrovirus. S. Fischer, Frankfurt am Main (Aus dem Amerikanischen von Sebastian Vogel)

Gaupp R (1914) Zur Psychologie des Massenmords. Hauptlehrer Wagner von Degerloch. In: Gruhle HW, Wetzel A (Hrsg) Verbrechertypen. Springer, Berlin, S 5–188

Gaupp R (1920) Der Fall Wagner. Eine Katamnese, zugleich ein Beitrag zur Lehre von Paranoia. Z Neurol 60:312–327

Gaupp R (1921) Die dramatische Dichtung des Paranoikers Wagner über den Wahn. Ein weiterer Beitrag zur Lehre von der Paranoia. Z Neurol 69:182–198

Gaupp R (1938) Krankheit und Tod des paranoischen Massenmörders Hauptlehrer Wagner. Eine Epikrise. Z Neurol 163:48–82

Geretsegger C (2010) Unterbringungsgesetz Novelle. Psychiatrie & Psychotherapie 6:65–65

Gitlin MJ (1993) Pharmacotherapy of personality disorders: conceptual framework and clinical strategies. J Clin Psychopharmacol 13:343–353

Grawe K (1994) Psychotherapie im Wandel. Hogrefe, Göttingen

Groß R (1988) Intuition. Dt Ärztebl 85:22–23

Grover S, Kumar V, Chakrabarti S (2011) Comparative efficacy study of haloperidol, olanzapine and risperidone in delirium. J Psychosom Res 71:277–281

Haase HJ (1978) The purely neuroleptic effects and its relation to the "neuroleptic threshold". Acta Psychiatr Belg 78:19–36

Häfner H (2000) Das Rätsel Schizophrenie. C.H. Beck, München

Hajak G, Rüther E (1995) Insomnie – Schlaflosigkeit. Ursachen, Diagnostik und Therapie. Springer, Berlin Heidelberg

Haller R (2009) Psychiatrische Aspekte der Geschäfts- und Einwilligungsfähigkeit. Psychiatrie & Psychotherapie 5:21–26

Haller R, Scholz H (2005) Spielsucht – eine nicht stoffgebundene Abhängigkeit. CliniCum Sonderausgabe Dezember

Haltmayer H (2010) Suchtmedizin in Forschung und Praxis – Auszug aus dem Konsensus-Statement „Substitutionsgestützte Behandlung Opioidabhängiger", erstellt von der Österreichischen Gesellschaft für arzneimittelgestützte Behandlung von Suchtkrankheit (ÖGABS). Österreichische Ärztezeitung 4:36–49

Hampel H, Möller HJ, Padberg F (2003) Alzheimer Demenz: Klinische Verläufe, diagnostische Möglichkeiten, moderne Therapiestrategien. Wissenschaftliche Verlagsgesellschaft, Stuttgart

Hassink RI (2007) ADHS – update: Streifzug durch den „evidence and experienced based" Daten-Dschungel. http://www.dr-haeni.ch/downloads/2007-adhs_vortrag.pdf. Zugegriffen: 30. April 2012

Haupt M (2006) Diagnostik und Therapie des Delirs – nicht durch Alkohol oder durch sonstige psychotrope Substanzen bedingt. Fortschr Neurol Psychiat 74:49–62

Hausotter W (2012) Begutachtung der Aufmerksamkeitsdefizit-/Hyperaktivitätsstörung bei Erwachsenen. Nervenarzt 83:618–629

Helmchen H, Hippius H (1967) Das depressive Syndrom im Verlauf der Neuroleptikabehandlung. Nervenarzt 83:618–629

Herpertz S, Saß H (1997) Impulsivität und Impulskontrolle – Zur psychologischen und psychopathologischen Konzeptualisierung. Nervenarzt 68:171–183

Hewer W, Rössler W (1998) Das Notfall-Psychiatrie-Buch. Urban & Schwarzenberg, München Wien

Higuma H, Kanehisa M, Maruyama Y, Ishitobi Y, Tanaka Y, Tsuru J, Hanada H, Kodama K, Isogawa K, Akiyoshi J (2012) Aripiprazole augmentation in 13 patients with refractory obsessive-compulsive disorder: a case series. World J Biol Psychiatry 13:14–21

Hinterhuber H, Lehofer M, Ofner H, Stuppäck C (2009) Verhaltenscodex für Psychiater erstellt im Auftrag der Österreichischen Gesellschaft für Psychiatrie und Psychotherapie. Psychiatrie & Psychotherapie 5:124–127

Hippius H (1985) Differentialtherapie der Depression: Möglichkeiten und Grenzen. Karger, Basel

Hoch P, Polatin P (1949) Pseudoneurotic forms of schizophrenia. Psychiatr Q 23:248–276

Hoche A (1912) Dementia paralytica. In: Aschaffenburg G (Hrsg) Handbuch der Psychiatrie. Deuticke, Leipzig Wien, S 1–82 (Spezieller Teil. 5. Abteilung)

Hoffmann SO (1998) Somatisierungsstörung und somatoforme Störungen – Herkunft der Konzepte und ihre Abbildung in den neuen diagnostischen Glossaren. In: Rudolf G, Henningsen P (Hrsg) Somatoforme Störungen: theoretisches Verständnis und therapeutische Praxis. Schattauer, Stuttgart, S 3–12

Hofmann A (1999) LSD – mein Sorgenkind: Die Entdeckung einer „Wunderdroge". Deutscher Taschenbuch Verlag, München

Holsboer F (2010) Die Zukunft der Depressionsforschung. Nervenarzt 81:1306–1312

Holsboer-Trachsler E (1993) Schlafstörungen und Depression. Ther Umsch 50:688–691

Horowitz M, Wilmer N, Alvarez W (1979) Impacts of Events Scale: A measure of subjective stress. Psychosom Med 41:209–218

Huber G (1966) Reine Defektsyndrome und Basisstadien endogener Psychosen. Fortschr Neurol Psychiatr 34:409–426

Huber G (1971) Ätiologie der Schizophrenien. Bestandsaufnahme und Zukunftsperspektiven. 1. Weißenauer Schizophrenie-Symposion. Schattauer, Stuttgart New York

Huber G (1972) Klinik und Psychopathologie der organischen Psychosen. In: Kisker KP, Meyer JE, Müller M, Strömgren E (Hrsg) Psychiatrie der Gegenwart. Forschung und Praxis. Springer, Berlin, Heidelberg, S 71–146

Huber G (1977) Psychosyndrome bei Epilepsien. Internist 18:62–66

Huber G (1994) Psychiatrie: Lehrbuch für Studierende und Ärzte. Schattauer, Stuttgart, S 397–496

Huber G, Gross G, Schüttler R (1979) Schizophrenie. Eine verlaufs- und sozialpsychiatrische Langzeitstudie. Springer, Berlin Heidelberg

Huber G, Gross G, Klosterkötter J (1989) Konzepte und Kriterien affektiver Psychosen. Nervenarzt 60:90–94

Hummer M, Conca A, Vitecek P, Nedopil N, David H, Wlasak G, Schanda H, Fleischhacker WW (2006) Prävention und Management von psychiatrischen Notfällen im stationären Bereich. Psychiatrie & Psychotherapie 2:1–8

Hütter BO, Fischer G (1997) Clinimetric evaluation of the German version of the Impact of Event Scale (IES). Proceedings of the 5th European Conference of Traumatic Stress

Jacobson E (1938) Progressive relaxation. University of Chicago Press, Chicago

Jaspers K (1973) Allgemeine Psychopathologie. Springer, Berlin Heidelberg, S 506–516

Jellinek EM (1960) The Disease Concept of Alcoholism. Hillhouse, New Haven

Jung CG (1935) Über die Grundlagen der analytischen Psychologie. Die Tavistock Lectures 1935. Fischer Taschenbuch (1980), Frankfurt am Main

Kanfer FH, Reinecker H, Schmelzer D (1991) Selbstmanagement-Therapie. Springer, Berlin

Kanner AM (2000) Psychosis of epilepsy: a neurologist's perspective. Epilepsy Behav 1:219–227

Kapfhammer HP, Rothenhäusler HB (1999) Zur Psychopharmakotherapie von Persönlichkeitsstörungen des Clusters C. In: Saß H, Herpertz S (Hrsg) Psychotherapie von Persönlichkeitsstörungen: Beiträge zu einem schulenübergreifenden Vorgehen. Thieme, Stuttgart New York, S 171–180

Kapfhammer HP, Rothenhäusler HB (2004) Chronic fatigue syndrome. MMW Fortschr Med 146:31–33

Kapfhammer HP, Rothenhäusler HB (2006) Malingering/Münchhausen: Factitious and somatoform disorders in neurology and clinical medicine. In: Hallett M, Fahn S, Jankovic J, Lang AE, Cloninger CR, Yudofsky SC (Hrsg) Psychogenic movement disorders: Neurology and neuropsychiatry. Lippincott Williams & Wilkins, Philadelphia, S 154–162

Kapfhammer HP, Dobmeier P, Mayer C, Rothenhäusler HB (1998) Konversionssydrome in der Neurologie – eine psychopathologische und psychodynamische Differenzierung in Konversionsstörung, Somatisierungsstörung und artifizielle Störung. Psychother Psychosom Med Psychol 48:463–474

Kapfhammer HP, Rothenhäusler HB, Dietrich E, Dobmeier P, Mayer C (1998) Artifizielle Störungen – Zwischen Täuschung und Selbstschädigung. Nervenarzt 69:401–409

Kapfhammer HP, Rothenhäusler HB, Krauseneck T, Stoll C, Schelling G (2001) Posttraumatische Belastungsstörung und gesundheitsbezogene Lebensqualität von Überlebenden eines ARDS im Langzeitverlauf. In: Maercker A, Ehlert U (Hrsg) Psychotraumatologie. Hogrefe, Göttingen Bern, S 119–138

Kapfhammer HP, Dobmeier P, Ehrentraut S, Rothenhäusler HB (2001) Trauma und Dissoziation – eine neurobiologische Perspektive. Psychother Psychiatr Psychotherapeut Med Klin Psychol 6:114–129

Kapfhammer HP, Rothenhäusler HB, Krauseneck T, Stoll C, Schelling G (2004) Posttraumatic stress disorder and health-related quality of life in long-term survivors of acute respiratory distress syndrome. Am J Psychiatry 161:45–52

Kasper S (2003) Schizophrenie – Medikamentöse Therapie. Konsensus-Statement der Österreichischen Gesellschaft für Neuropsychopharmakologie und biologische Psychiatrie. CliniCum (Sonderausgabe):1–23

Kasper S (2010) Antidepressive Therapie bei somatischen Erkrankungen. Konsensus-Statement der Österreichischen Gesellschaft für Neuropsychopharmakologie und biologische Psychiatrie. CliniCum (Sonderausgabe):1–15

Kasper S (2011) „Therapieresistente Depression" – Klinik und Behandlungsoptionen. Konsensus-Statement der Österreichischen Gesellschaft für Neuropsychopharmakologie und biologische Psychiatrie. CliniCum (Sonderausgabe):1–16

Kaufmann RM, Stompe T (2011) Medikamentöse Behandlung von Störungen der sexuellen Präferenz. JATROS Neurologie und Psychiatrie 7:43–44

Kennedy SH, Lam RW, Nutt DJ, Thase ME (2007) Treating depression effectively. Applying clinical guidelines. Martin Dunitz, London New York

Kernberg OF (1989) Psychodynamic Psychotherapy of Borderline Patients. Basic, New York

Kiefer F, Mann K (2007) Diagnostik und Therapie der Alkoholabhängigkeit. Fortschr Neurol Psychiat 75:33–46

Kielholz P (1972) Depressive Zustände. Huber, Bern

Kielholz P (1973) Die larvierte Depression. Huber, Bern

Kielholz P (1981) Der Allgemeinpraktiker und seine depressiven Patienten. Eine Kurzfassung des gegenwärtigen Wissens. Huber, Bern

Kielholz P, Pöldinger W (1968) Pharmacotherapy of endogenous depression. Compr Psychiatry 9:179–186

Kind H (1990) Psychiatrische Untersuchung. Springer, Berlin Heidelberg

Klerman GL (1981) The spectrum of mania. Compr Psychiatry 22:11–20

Klerman GL, Weissman MM, Rounsaville BJ, Chevron ES (1984) Interpersonal psychotherapy of depression. Basic Books, New York

Kopetzky CH (2002) Einwilligung und Einwilligungsfähigkeit. Manz, Wien

Kordon A, Zurowski B, Wahl K, Hohagen F (2011) Evidenzbasierte Pharmakotherapie und andere somatische Therapieverfahren: State of the art. Nervenarzt 82:319–324

Kraepelin E (1923) Lehrbuch der Psychiatrie. Deuticke, Leipzig Wien

von Krafft-Ebing R (1886) Psychopathia sexualis. Eine klinisch-forensische Studie. Enke, Stuttgart

Krammer A, Stepan A, Baranyi A, Kapfhammer HP, Rothenhäusler HB (2007) The effects of stalking on psychiatrists, psychotherapists and psychologists. Prevalence of stalking and its emotional impact. Nervenarzt 78:809–817

Krauseneck T, Rothenhäusler HB, Schelling G, Kapfhammer HP (2005) Posttraumatische Belastungsstörungen bei somatischen Erkrankungen – Eine Literaturübersicht. Fortschr Neurol Psychiatr 73:206–217

Kreiner B, Sulyok C, Rothenhäusler HB (2008) Führt Mobbing zur posttraumatischen Belastungsstörung? Implikationen von Stressverarbeitung und Persönlichkeit. Neuropsychiatr 22:112–123

Kreiner B, Baranyi A, Stepan A, Rothenhäusler HB (2009) Psychoedukation und Lebensqualität bei depressiven Erkrankungen – Ergebnisse einer Grazer Evaluationsstudie. Neuropsychiatr 23:101–114

Kreiner B, Baranyi A, Stepan A, Rothenhäusler HB (2012) Psychoedukation und Lebensqualität: Eine Erweiterung der Grazer Evaluationsstudie (Teil 1): Psychoedukation bei PatientInnen mit psychotischen Störungen. Neuropsychiatr 26:7–14

Kreiner B, Baranyi A, Stepan A, Rothenhäusler HB (2012) Psychoedukation und Lebensqualität: Eine Erweiterung der Grazer Evaluationsstudie (Teil 2): Psychoedukation bei psychotischen und depressiven PatientInnen im Vergleich. Neuropsychiatr 26:15–22

Kretschmer E (1918) Der sensitive Beziehungswahn. Ein Beitrag zur Paranoiafrage und zur psychiatrischen Charakterlehre. Springer, Berlin

Kretschmer E (1919) Gedanken über die Fortentwicklung der psychiatrischen Systematik. Z Ges Neurol Psychiat 48:317–377

Krippl M, Karim AA (2011) „Theory of mind" und ihre neuronalen Korrelate bei forensisch relevanten Störungen. Nervenarzt 82:843–852

Küchenhoff J (1993) Der psychogen motivierte Operationswunsch. Chirurg 64:382–386

Kutzelnigg A, Meshkat D, Konstantinidis A, Kasper S (2010) ADHS beim Erwachsenen. CliniCum neuropsy 6:14–21

Landolt H (1963) Über einige Korrelationen zwischen Elektroencephalogramm und normalen und pathologischen psychischen Vorgängen. Schweiz Med Wochenschr 93:107–110

Lange J, Bostroem A (1939) Kurzgefasstes Lehrbuch der Psychiatrie. Thieme, Leipzig

Lauter H (1962) Die anankastische Depression. Archiv für Psychiatrie und Zeitschrift f d ges Neurologie 203:433–451

Lauter H (1988) Die Organischen Psychosyndrome. In: Kisker KP, Lauter H, Meyer JE, Müller C, Strömgren E (Hrsg) Psychiatrie der Gegenwart. Springer, Berlin, Heidelberg, S 3–56

Lauter H (1991) Vorlesung, gehalten im Rahmen des Curriculums Psychiatrie an der Technischen Universität München, Wintersemester 1991/92

Lauter H, Schön W (1967) Über den Gestaltwandel der Melancholie. Archiv für Psychiatrie und Zeitschrift f d ges Neurologie 209:290–306

Lauter H, Zimmer R, Kurz A, Müllers-Stein M, Feldmann L (1989) Die Rehabilitation bei Demenzprozessen im höheren Lebensalter. In: Hippius H, Lauter H, Ploog D, Bieber H, van Hout L (Hrsg) Rehabilitation in der Psychiatrie. Springer, Berlin, S 60–65

Laux G, Dietmaier O, König W (2000) Pharmakopsychiatrie. Urban & Fischer, München Jena

Leibl C, Naab S (2006) Diagnostik und Therapie der bulimischen Essstörung. Fortschr Neurol Psychiat 74:226–240

Lenz G (2007) State of the Art: Behandlung von Angststörungen. Spectrum Psychiatrie 1:8–11

Leonhard K (2003) Aufteilung der endogenen Psychosen und ihre differenzierte Ätiologie. Thieme, Stuttgart

Lesch O (1992) Alkoholismus. In: Friedmann A, Thau K (Hrsg) Leitfaden der Psychiatrie. Maudrich, Wien, S 93–102

Lesch O, Grünberger J, Rajna P (1985) Outpatient treatment of alcohol addicts. The Burgenland model. Med Law 4:71–76

Letendre SL, Ellis RJ, Ances BM, McCutchan JA (2010) Neurologic complications of HIV disease and their treatment. Top HIV Med 18:45–55

Leuner H (1985) Lehrbuch des Katathymen Bilderlebens. Huber, Bern Stuttgart

Lieberman AJ, Tasman A (2006) Handbook of Psychiatric Drugs. John Wiley & Sons, New York London

Linden M, Schippan B, Baumann K, Spielberg R (2004) Die posttraumatische Verbitterungsstörung. Nervenarzt 75:51–57

Linehan MM (1987) Dialectic behavior therapy for borderline personality disorder: theory and method. Bull Menninger Clin 51:261–276

Lipowski ZJ (1988) Somatization: the concept and its clinical application. Am J Psychiatry 145:1358–1368

Lipowski ZJ (1990) Delirium: acute confusional state. Oxford University Press, Oxford

Lipowski ZJ (1992) Consultation-liaison psychiatry at century's end. Psychosomatics 33:128–133

Littlejohn GO, Guymer EK (2006) Fibromyalgia syndrome: which antidepressant drug should we choose? Curr Pharm Design 12:3–9

LKH-Universitätsklinikum Graz (2010) Leitbild Klinikum. http://www.klinikum-graz.at/cms/beitrag/10199951/6021478. Zugegriffen: 30. April 2012

Low-Beer S, Chan K, Yip B, Wood E, Montaner JSG, O'Shaughnessy MV, Hogg RS (2000) Depressive symptoms decline among persons on HIV protease inhibitors. J Acquir Immune Defic Syndr 23:295–301

Lowen A (1979) Bioenergetik. Rowohlt, Reinbek

Lyketsos CG, Schwartz J, Fishman M, Treisman G (1997) AIDS mania. J Neuropsychiatry Clin Neurosci 9:277–279

Maercker A (2002) Psychotherapy in Old Age and Clinical Gerontopsychology. Springer, Berlin, S 27–45

Maercker A, Einsle F, Kollner V (2007) Adjustment disorders as stress response syndromes: a new diagnostic concept and its exploration in a medical sample. Psychopathology 40:135–146

Maglione M, Maher AR, Hu J, Wang Z, Shanman R, Shekelle PG, Roth B, Hilton L, Suttorp MJ, Ewing BA, Motala A, Perry T (2011) Off-Label Use of Atypical Antipsychotics: An Update. Rockville http://www.ahrq.gov/ Zugegriffen: 30. April 2012 (MD): Agency for Healthcare Research and Quality (US); 2011 Sep

Marks I (1987) Fears, phobias, and rituals. Panic, anxiety, and their disorders. Oxford University Press, Oxford New York

Marksteiner J, Fleischhacker WW (2006) Neuere Antipsychotika zur Behandlung von Verhaltensauffälligkeiten bei Demenz. Pharmainformation 21:1–2

Maslach C (1979) Burned-out. Can J Psychiatr Nurs 20:5–9

Masters WH, Johnson VE (1970) Human sexual inadequacy. Little & Brown, Boston

Mauz F (1927) Zur Frage des epileptischen Charakters. Zb Neurol 45:833–835

Mayou R, Kirmayer LJ, Simon G, Kroenke K, Sharpe M (2005) Somatoform disorders: Time for a new approach in DSM-IV. Am J Psychiatry 162:847–855

Messer T, Tiltscher C, Schmauß M (2009) Polypharmazie in der Behandlung der Schizophrenie. In: Messer T, Schmauß M (Hrsg) Polypharmazie in der Behandlung psychischer Erkrankungen. Springer, Wien New York, S 53–94

Messer T, Schmauß M (2009) Polypharmazie in der Behandlung psychischer Erkrankungen. Springer, Wien New York

Meyendorf R (1976) Psychische und neurologische Störungen bei Herzoperationen – Prä- und postoperative Untersuchungen. Fortschr Med 94:315–320

Meyer-Massetti C, Cheng CM, Sharpe BA, Meier CR, Guglielmo BJ (2010) The FDA extended warning for intravenous haloperidol and torsades de pointes: How should institutions respond? J Hosp Med 5:E8–E16

Meyer-Massetti C, Vaerini S, Rätz Bravo AE, Meier CR, Guglielmo BJ (2011) Comparative safety of antipsychotics in the WHO pharmacovigilance database: the haloperidol case. Int J Clin Pharm 33:806–814

Michel K (1997) Der suizidale Patient. Ther Umsch 54:413–416

Montagnier L (1997) Von Viren und Menschen (Des virus et des hommes): Forschung im Wettlauf mit der Aids-Epidemie. Rowohlt, Reinbek bei Hamburg (Aus dem Franz. von Stefano Wendt)

Moreno JL (1959) Gruppenpsychotherapie und Psychodrama. Thieme, Stuttgart

Mühlbacher M (2009) Bipolare Erkrankungen. Uni-Med, Bremen

Mühlbacher M, Egger C, Kaplan P, Simhandl C, Grunze H, Geretsegger C, Whitworth A, Stuppäck C (2011)

Relabilität und Übereinstimmungsvalidität der deutschen Version der Young Mania Rating Scale (YMRS-D). Neuropsychiatr 25:16–25

Neundörfer B (2002) EEG-Fibel. Das EEG in der ärztlichen Praxis. Urban & Fischer, München Jena

Newman MF, Kirchner JL, Phillips-Bute B, Gaver V, Grocott H, Jones RH, Mark DB, Reves JG, Blumenthal JA; Neurological Outcome Research Group and the Cardiothoracic Anesthesiology Research Endeavors Investigators (2001) Longitudinal assessment of neurocognitive function after coronary-artery bypass surgery. N Engl J Med 344:395–402

Nielsen RE, Damkier P (2012) Pharmacological treatment of unipolar depression during pregnancy and breast-feeding – A clinical overview. Nord J Psychiatry 66:159–166

Olafsson E, Ludvigsson P, Gudmundsson G, Hesdorffer D, Kjartansson O, Hauser WA (2005) Incidence of unprovoked seizures and epilepsy in Iceland and assessment of the epilepsy syndrome classification: a prospective study. Lancet Neurol 4:627–634

Pawlow IP (1910) Naturwissenschaft und Gehirn: Vortrag gehalten in der allgemeinen Versammlung des XII. Kongresses Russischer Naturforscher und Ärzte in Moskau am 28. Dezember 1909 (10. Januar 1910 n. St.). Bergmann, Wiesbaden (Autorisierte Übers. von G. W. Volborth)

Perls F (1969) Gestalt Therapy Verbatim. Real People Press, Moab

Peter E, Bogerts B (2012) Epidemiologie und Psychopathologie des Amoklaufes: Erste Ergebnisse einer Analyse der Strafakten von 27 Amokläufern. Nervenarzt 83:57–63

Peters UH (2007) Ist Deutsch als Sprache der Psychiatrie noch up to date? Fortschr Neurol Psychiat 75:55–58

Pharmainfo (2011) Nikotinsucht 2011. http://www2.i-med.ac.at/pharmakologie/info/info26-4.html. Zugegriffen: 30. April 2012

Pöldinger W (1968) Zur Abschätzung der Suizidalität. Huber, Bern

Pöldinger W (1984) Somatisierte Angst und Depressivität. Karger, Basel

Potthoff AV, Brockmeyer NH (2010) Current therapy of HIV. J Dtsch Dermatol Ges 8:45–56

Power C, Selnes OA, Grim JA, McArthur JC (1995) HIV Dementia Scale: a rapid screening test. J Acquir Immune Defic Syndr 8:273–278

Price RW, Brew B (1992) The AIDS dementia complex. J Infect Dis 158:1079–1083

Quante A, van Hall F, Anghelescu I (2009) Pharmakologische Kombinationsbehandlung bipolarer Störungen. Fortschr Neurol Psychiat 77:252–262

Reiber H (1994) Flow rate of cerebrospinal fluid (CSF) – a concept common to normal blood-CSF barrier function and to dysfunction in neurological diseases. J Neurol Sci Apr 122:189–203

Reich W (1933) Charakteranalyse. Eigenverlag, Wien

Reisberg B (1988) Functional Assessment Staging (FAST). Psychopharmacology Bulletin 24:653–659

Reisberg B, Ferris SH, de Leon MJ, Crook T (1988) The Global Deterioration Scale (GDS). Psychopharmacology Bulletin 24:661–663

Rief W, Hiller W (1992) Somatoforme Störungen. Huber, Bern

Ringel E (1953) Der Selbstmord – Abschluss einer krankhaften psychischen Entwicklung. Maudrich, Wien Düsseldorf

Roach GW, Kanchuger M, Mangano CM, Newman M, Nussmeier N, Wolman R, Aggarwal A, Marschall K, Graham SH, Ley C (1996) Adverse cerebral outcomes after coronary bypass surgery. Multicenter Study of Perioperative Ischemia Research Group and the Ischemia Research and Education Foundation Investigators. N Engl J Med 335:1857–1863

Robert Koch-Institut (2010) Publikationsserver des Robert Koch-Instituts. http://edoc.rki.de Zugegriffen: 30. April 2012

Rogers C (1951) Client-Centered Therapy: Its Current Practice, Implications, and Theory. Houghton Mifflin, Boston

Rössler W (2011) Burnout: Mythos, Geschäft oder psychiatrische Diagnose? Psychiatrie & Psychotherapie 4:7

Rothenhäusler HB (1997) Emotionale Auswirkungen der Heimunterbringung Alzheimer-Erkrankter auf deren Ehepartner. In: Radebold H, Hirsch RD, Kipp J, Kortus R, Stoppe G, Struwe B, Wächtler C (Hrsg) Depressionen im Alter. Steinkopff, Darmstadt, S 229–231

Rothenhäusler HB (2003) Depression bei körperlichen Erkrankungen. In: Katschnig H, Demal U (Hrsg) Die Crux mit der Praxis in der Depressionsbehandlung. Facultas, Wien, S 84–101

Rothenhäusler HB (2005) Diagnostik der Depression. In: Lehofer M, Stuppäck C (Hrsg) Depressionstherapien – Pharmakotherapie, Psychotherapie, Soziotherapie, Ergänzende Therapien. Thieme, Stuttgart, S 1–10

Rothenhäusler HB (2005) Pharmako- und psychotherapeutische Ansätze bei depressiven Patienten mit somatischen Krankheiten. Psychother Psychiatr Psychotherapeut Med Klin Psychol 10:195–204

Rothenhäusler HB (2006) Klinik, Diagnostik und Therapie HIV-induzierter neuropsychiatrischer Störungen. Wien Med Wochenschr 156:644–656

Rothenhäusler HB (2006) Psychische Erkrankungen im Allgemeinkrankenhaus. Psychiatr Danub 18:183–192

Rothenhäusler HB (2006) Klinik, Diagnostik und Therapie epilepsieassoziierter depressiver Verstimmungen und Psychosen. Nervenarzt 77:1381–1392

Rothenhäusler HB (2007) Sind Antidepressiva auch bei Fibromyalgien ohne Begleitdepression wirksam? MMW Fortschr Med 149:21–24

Rothenhäusler HB (2007) Neurosyphilis: Diagnose und Therapie vor psychiatrischem Hintergrund. Fortschr Neurol Psychiatr 75:737–744

Rothenhäusler HB (2008) Organische psychische Störungen bei wichtigen somatischen Erkrankungen. In: Möller HJ, Laux G, Kapfhammer HP (Hrsg) Psychiatrie und Psychotherapie. Bd 2. Springer, Berlin Heidelberg, S 109–139

Rothenhäusler HB (2008) Klinik, Diagnostik und Therapie des nicht entzugsbedingten Delirs. Psychosom Konsiliarpsychiatr 2:160–167

Rothenhäusler HB (2009) Polypharmazie in der Konsiliar- und Liaisonpsychiatrie. In: Messer T, Schmauß M (Hrsg) Polypharmazie in der Behandlung psychischer Erkrankungen. Springer, Wien New York, S 189–214

Rothenhäusler HB (2009) Psychopharmakotherapie bei depressiven Patienten mit somatischen Krankheiten – Überlegungen aus einer konsiliarpsychiatrischen Perspektive. Spektrum Psychiatrie 1:26–30

Rothenhäusler HB (2010) Begleitdepressionen – Die biopsychosoziale Perspektive. JATROS Neurologie und Psychiatrie 7:32–37

Rothenhäusler HB (2010) Pharmakotherapie der Begleitdepression: Die biopsychosoziale Perspektive der Behandlung komorbider psychischer Störungen von körperlich Erkrankten. Psychopraxis 13:28–33

Rothenhäusler HB (2010) Biopsychosoziale Auswirkungen herzchirurgischer Eingriffe – eine relevante konsiliarpsychiatrische Herausforderung. Psychiatrie & Psychotherapie 6:202–209

Rothenhäusler HB (2010) Psychopharmakotherapie bei somatischen Patienten im Allgemeinkrankenhaus. Spektrum Psychiatrie 1:20–23

Rothenhäusler HB (2010) The effects of cardiac surgical procedures on health – related quality of life, cognitive performance, and emotional status outcomes: a prospective 6 – month follow-up study. Psychiatr Danub 22:135–136

Rothenhäusler HB (2011) HIV-induzierte psychische Störungen. Spektrum Psychiatrie 2:18–21

Rothenhäusler HB, Kapfhammer HP (1999) Der Verlauf von Borderline-Störungen. Fortschr Neurol Psychiatr 67:200–217

Rothenhäusler HB, Kapfhammer HP (1999) Psychiatrische Notfälle – Konsiliartätigkeit am Allgemeinkrankenhaus. Psycho 25:550–565

Rothenhäusler HB, Kapfhammer HP (2002) Vor dem letzten Schritt besuchen Lebensmüde oft den Hausarzt. Mit 16 Fragen decken Sie das Suizidrisiko auf. MMW Fortschr Med 144:48–50

Rothenhäusler HB, Kapfhammer HP (2002) Münchhausen-Patienten im Allgemeinkrankenhaus – Diagnose und Therapie vor konsiliarpsychiatrischem Hintergrund. Psychiatr Prax 29:381–387

Rothenhäusler HB, Kapfhammer HP (2003) Depression bei körperlichen Erkrankungen – Diagnose und Therapie vor konsiliarpsychiatrischem Hintergrund. Fortschr Neurol Psychiatr 71:358–365

Rothenhäusler HB, Kapfhammer HP (2004) Heimliches selbstschädigendes Verhalten. In: Arolt V, Diefenbacher A (Hrsg) Psychiatrie in der klinischen Medizin – Konsiliarpsychiatrie, -psychosomatik und -psychotherapie. Steinkopff, Darmstadt, S 395–409

Rothenhäusler HB, Kapfhammer HP (2005) Zur Frage des Zusammenhangs zwischen vorgetäuschter Störung und Persönlichkeitsstörung. Persönlichkeitsstörungen 9:99–105

Rothenhäusler HB, Kapfhammer HP (2005) Psychopharmakotherapie bei somatischen Erkrankungen – Behandlungsprinzipien in der medizinischen Routineversorgung. Wien Med Wochenschr 155:303–314

Rothenhäusler HB, Kapfhammer HP (2006) Posttraumatische Belastungssymptome als Folge schwerer körperlicher Erkrankungen – eine zunehmen relevantere konsiliarpsychiatrische Herausforderung. Psychiatrie & Psychotherapie 2:15–20

Rothenhäusler HB, Kurz A (1997) Emotionale Auswirkungen einer Heimunterbringung Alzheimererkrankter auf deren Ehepartner. Zeitschrift für Gerontopsychologie und –psychiatrie 10:61–69

Rothenhäusler HB, Ehrentraut S, von Degenfeld G, Weis M, Tichy M, Kilger E, Stoll C, Schelling G, Kapfhammer HP (2000) Treatment of depression with methylphenidate in patients difficult to wean from mechanical ventilation in the intensive care unit. J Clin Psychiatry 61:750–755

Rothenhäusler HB, Haberl C, Ehrentraut S, Kapfhammer HP, Weber MM (2000) Suicide attempt by pure citalopram overdose causing long-lasting severe sinus bradycardia, hypotension and syncopes: successful therapy with a temporary pacemaker. Pharmacopsychiatry 33:150–152

Rothenhäusler HB, Ehrentraut S, Kapfhammer HP (2001) Dissoziation und Persönlichkeitsstörungen. Psychother Psychiatr Psychotherapeut Med Klin Psychol 6:106–113

Rothenhäusler HB, Ehrentraut S, Kapfhammer HP (2001) Changes in patterns of psychiatric referral in a German general hospital: results of a comparison of two 1-year surveys 8 years apart. Gen Hosp Psychiatry 23:205–214

Rothenhäusler HB, Ehrentraut S, Stoll C, Schelling G, Kapfhammer HP (2001) The relationship between cognitive performance and employment and health status in long-term survivors of the acute respiratory distress syndrome: results of an exploratory study. Gen Hosp Psychiatry 23:90–96

Rothenhäusler HB, Ehrentraut S, Kapfhammer HP, Lang C, Zachoval R, Bilzer M, Schelling G, Gerbes AL (2002) Psychiatric and psychosocial outcome of orthotopic liver transplantation. Psychother Psychosom 71:285–297

Rothenhäusler HB, Ehrentraut S, Kapfhammer HP (2003) Psychiatrische Evaluation von Patienten vor Lebertransplantation – Ergebnisse einer konsiliarpsychiatrischen Studie über 281 Lebertransplantationskandidaten während eines 4-Jahreszeitraums. Psychother Psychosom Med Psychol 53:364–375

Rothenhäusler HB, Grieser B, Nollert G, Reichart B, Schelling G, Kapfhammer HP (2005) Psychiatric and psychosocial outcome of cardiac surgery with cardiopulmonary bypass: a prospective 12-month follow-up study. Gen Hosp Psychiatry 27:18–28

Rothenhäusler HB, Stepan A, Kapfhammer HP (2006) Soluble interleukin-2 receptor levels, temperament and character in formerly depressed suicide attempters compared with normal controls. Suicide Life Threat Behav 36:455–466

Rothenhäusler HB, Stanzel R, Baranyi A, Stepan A, Krammer A, Kapfhammer HP (2007) Diagnostik und Therapie depressiver Erkrankungen bei Herz-Kreislauf-Patienten vor konsiliarpsychiatrischem Hintergrund – Teil 1: Überlegungen zur Diagnosestellung. Psychosom Konsiliarpsychiatr 1:28–32

Rothenhäusler HB, Stanzel R, Baranyi A, Stepan A, Krammer A, Kapfhammer HP (2007) Diagnostik und Therapie depressiver Erkrankungen bei Herz-Kreislauf-Patienten vor konsiliarpsychiatrischem Hintergrund – Teil 2: Allgemeine Behandlungsprinzipien in der antidepressiven Pharmakotherapie bei depressiven Herz-Kreislauf-Patienten. Psychosom Konsiliarpsychiatr 1:139–143

Rothenhäusler HB, Stepan A, Baranyi A (2007) Diagnostik und Psychopharmakotherapie depressiver Erkrankungen bei Herz-Kreislauf-Patienten vor konsiliarpsychiatrischem Hintergrund – Teil 3: Wirksamkeit und mögliche Arzneimittelinteraktionen moderner Antidepressiva bei depressiven Herz-Kreislauf-Patienten. Psychosom Konsiliarpsychiatr 1:193–197

Rothenhäusler HB, Stepan A, Kreiner B, Baranyi A, Kapfhammer HP (2008) Patterns of psychiatric consultation in an Austrian tertiary care center – results of a systematic analysis of 3,307 referrals over 2 years. Psychiatr Danub 20:301–309

Rothenhäusler HB, Stepan A, Baranyi A (2009) Depressive Herz-Kreislauf-Patienten: Wirksamkeit und Arzneimittelinteraktionen moderner Antidepressiva. CardioVasc 8:6–9

Rothenhäusler HB, Scherr M, Putz-Bankuti C, Kapper A, Stepan A, Baranyi A, Haas-Krammer A, Haas B, Stauber R (2009) Der Zusammenhang zwischen emotionalen Befindlichkeitsstörungen, kognitiver Leistungsfähigkeit und gesundheitsbezogener Lebensqualität bei mit dem Hepatitis-C-Virus infizierten Patienten vor einer antiviralen Therapie. Fortschr Neurol Psychiatr 77:457–463

Rothenhäusler HB, Stepan A, Hetterle R, Trantina-Yates A (2010) Prospektive Untersuchung zu den Auswirkungen aortokoronarer Bypassoperationen auf die gesundheitsbezogene Lebensqualität, kognitive Performanz und emotionale Befindlichkeit im 6-Monats-Verlauf. Ergebnisse einer konsiliarpsychiatrischen Follow-up-Studie. Fortschr Neurol Psychiat 78:343–354

Sackett DL, Straus SE, Richardson WS, Rosenberg W, Haynes RB (2000) Evidence-based medicine: How to practice and teach EBM. Churchill Livingston, Edinburgh

Saletu B, Saletu-Zyhlarz GM (2001) Was Sie schon immer über Schlaf wissen wollten. Ueberreuter, Wien

Schäfer ML (2002) Zur Geschichte des Neurastheniekonzeptes und seiner modernen Varianten Chronic-Fatigue-Syndrom, Fibromyalgie sowie Multiple Chemische Sensitivität. Fortschr Neurol Psychiat 70:570–582

Scharfetter C (1984) Automanipulation von Krankheit. Selbstinduzierte, aggravierte, simulierte Krankheit und die Automanipulation. Schweiz Med Wochenschr 114:1142–1149

Schatzberg AF, Nemeroff CB (2006) Essentials of clinical psychopharmacology. American Psychiatric Publishing, Washington London

Schelling G, Stoll C, Kapfhammer HP, Rothenhäusler HB, Krauseneck T, Durst K, Haller M, Briegel J (1999) The effect of stress doses of hydrocortisone during septic shock on posttraumatic stress disorder and health-related quality of life. Crit Care Med 27:2678–2683

Schelling G, Stoll C, Vogelmeier C, Hummel T, Behr J, Kapfhammer HP, Rothenhäusler HB, Haller M, Durst K, Krauseneck T, Briegel J (2000) Pulmonary function and health-related quality of life in a sample of long-term survivors of the acute respiratory distress syndrome. Intensive Care Med 26:1304–1311

Schelling G, Briegel J, Roozendaal B, Stoll C, Rothenhäusler HB, Kapfhammer HP (2001) The effect of stress doses of hydrocortisone during septic shock on posttraumatic stress disorder in survivors. Biol Psychiatry 50:978–985

Schelling G, Richter M, Roozendaal B, Rothenhäusler HB, Nollert G, Schmidt M, Kapfhammer HP (2003) Exposure to high stress in the ICU can annihilate the positive effects of cardiac surgery on health-related quality of life. Crit Care Med 31:1971–1980

Schelling G, Kilger E, Roozendaal B, de Quervain DJ, Briegel J, Dagge A, Rothenhäusler HB, Krauseneck T, Nollert G, Kapfhammer HP (2004) Stress doses of hydrocortisone, traumatic memories, and symptoms of posttraumatic stress disorder in patients after cardiac surgery: a randomized study. Biol Psychiatry 55:627–633

Schildkraut JJ (1965) The catecholamine hypothesis of affective disorders. A review of supporting evidence. Am J Psychiatry 122:509–522

Schmitz B, Wolf P (1991) Psychoses in epilepsy. In: Devinsky O, Theodore WH (Hrsg) Epilepsy and Behavior. Wiley-Liss, New York, S 97–128

Schneider K (1923) Die psychopathischen Persönlichkeiten. Deuticke, Leipzig Wien

Schneider K (1938) 25 Jahre „Allgemeine Psychopathologie" von K. Jaspers. Nervenarzt 11:281–283

Schneider K (1950) Die Aufdeckung des Daseins durch die cyclothyme Depression. Nervenarzt 21:193

Schneider K (1966) Klinische Psychopathologie. Thieme, Stuttgart

Schöfer H (2004) Syphilis – Klinik der Treponema-pallidum-Infektion. Hautarzt 55:112–119

Schott H, Tölle R (2006) Geschichte der Psychiatrie. C.H. Beck, München

Schultz JH (1932) Das Autogene Training (Konzentrative Selbstentspannung): Versuch einer klinisch-praktischen Darstellung. Thieme, Leipzig

Sewell DD, Jeste DV, Atkinson JH, Heaton RK, Hesselink JR, Wiley C, Thal L, Chandler JL, Grant I (1994) HIV-associated psychosis: a study of 20 cases. San Diego HIV Neurobehavioral Research Center Group. Am J Psychiatry 151:237–242

Sigusch V (2001) Sexuelle Störungen und ihre Behandlung. Thieme, Stuttgart

Silbernagel W (1988) Psychoanalytischer Ansatz. In: Huppmann G, Wilker FW (Hrsg) Medizinische Psychologie & Medizinische Soziologie. Urban & Schwarzenberg, München Wien

Silverstone PH (1996) Prevalence of psychiatric disorders in medical inpatients. J Nerv Ment Dis 184:43–51

Sinzig J, Lehmkuhl G (2006) Intelligenzminderung. Fortschr Neurol Psychiat 74:469–487

Slater E, Beard AW, Glithero E (1963) The schizophrenia-like psychoses of epilepsy. Br J Psychiat 109:95–150

Smith LW, Dimsdale JE (1989) Postcardiotomy delirium: conclusions after 25 years? Am J Psychiatry 146:452–458

Sokolski KN (2008) Adjunctive aripiprazole for bupropion-resistant major depression. Ann Pharmacother 42:1124–1129

Soyka M, Rothenhäusler HB (1997) Delta sleep-inducing peptide in opioid detoxification. Am J Psychiatry 154:714–715

Soyka M, Rothenhäusler HB (1998) Doxepin in der Therapie des Opioidentzugs – Klinische Ergebnisse. Nervenheilkunde 17:265–267

Soyka M, Rothenhäusler HB (1999) Pharmacotherapies of opioid detoxification – an evaluation of different pharmacotherapeutical strategies. Alcoholism Treatment Quarterly 17:47–53

Soyka M, Rothenhäusler HB, Preuss U, Möller HJ (1997) Antidepressiva bei Alkoholabhängigkeit. Neue Befunde zu Indikationen, Interaktionen und Effizienz. Psychopharmakotherapie 4:138–144

Soyka M, Bahlmann M, Preuss U, Rothenhäusler HB (1998) Pharmakogestützte Rückfallprophylaxe der Alkoholabhängigkeit. Psycho 24:185–189

Staehelin JE (1931) Über die Entstehung periodischer Geistesstörungen. Schweiz Arch Neurol Neurochir Psychiatr 27:354–361

Staehelin JE (1955) Über Depressionszustände. Schweiz Med Wschr 85:1205

Starzl TE, Marchioro TL, Vonkaulla KN, Hermann G, Brittain RS, Waddell WR (1963) Homotransplantation of the liver in humans. Surg Gynecol Obstet 117:659–676

Stefanacci RG (2011) The costs of Alzheimer's disease and the value of effective therapies. Am J Manag Care 17 (Suppl 13):S356–S362

Stein DJ, Bandelow B, Merideth C, Olausson B, Szamosi J, Eriksson H (2011) Efficacy and tolerability of extended release quetiapine fumarate (quetiapine XR) monotherapy in patients with generalised anxiety disorder: an analysis of pooled data from three 8-week placebo-controlled studies. Hum Psychopharmacol 26:614–628

Steinacher L, Vandel P, Zullino DF, Eap CB, Brawand-Amey M, Baumann P (2002) Carbamazepine augmentation in depressive patients non-responding to citalopram: a pharmacokinetic and clinical pilot study. Eur Neuropsychopharmacol 12:255–260

Stepan A, Rothenhäusler HB (2007) Pschiatrische Komorbidität im Kontext neurologischer Grunderkrankungen – Überlegungen vor dem Hintergrund der Fallgeschichte eines Patienten mit Multipler Sklerose. Psychiatrie & Psychotherapie 3:148–152

Stoll C, Kapfhammer HP, Rothenhäusler HB, Haller M, Briegel J, Schmidt M, Krauseneck T, Durst K, Schelling G (1999) Sensitivity and specificity of a screening test to document traumatic experiences and to diagnose post-traumatic stress disorder in ARDS patients after intensive care treatment. Intensive Care Med 25:697–704

Stoll C, Schelling G, Goetz AE, Kilger E, Bayer A, Kapfhammer HP, Rothenhäusler HB, Kreuzer E, Reichart B, Peter K (2000) Health-related quality of life and post-traumatic stress disorder in patients after cardiac surgery and intensive care treatment. J Thorac Cardiovasc Surg 120:505–512

Stompe T (2007) Pharmakotherapie bei Sexualstraftätern. Neuropsychiatrie 21:12–17

Stone MH (1989) The course of borderline personality disorder. In: Tasman A, Hales RE, Frances AJ (Hrsg) Review of Psychiatry. American Psychiatric Press, Washington DC, S 103–122

Stone MH, Stephen WH, Stone DK (1987) The PI 500: Long-term follow-up of borderline inpatients meeting DSM-III criteria: I. Global outcome. Journal of Personality Disorders 1:291–298

Strain JJ, Karim A, Caliendo G, Brodsky M, Lowe III RS, Himelein C (2002) Neurologic drug-psychotropic drug update. Gen Hosp Psychiatry 24:290–310

Süllwold L (1991) Manual zum Frankfurter Beschwerde-Fragebogen (FBF). Springer, Berlin

Täschner KL (1979) Das Cannabis-Problem. Akadem. Verlagsgesellschaft, Wiesbaden (2 Aufl. 1981, 3 Aufl. 1986, 4 Aufl. 2005 unter dem Titel: Cannabis – Biologie, Konsum und Wirkung)

Täschner KL (1980) Rausch und Psychose – Psychopathologische Untersuchungen an Drogenkonsumenten. Kohlhammer, Stuttgart Berlin

Täschner KL (1981) Haschisch – Traum und Wirklichkeit. Akademische Verlagsgesellschaft, Wiesbaden

Täschner KL (1983) Zur Psychopathologie und Differentialdiagnose sogenannter Cannabispsychosen. Fortschr Neurol Psychiatr 51:235–248

Täschner KL (1983) Therapie der Drogenabhängigkeit – Ein Handbuch. Kohlhammer, Stuttgart Berlin

Täschner KL (1986) A controlled comparison of clonidine and doxepin in the treatment of the opiate withdrawal syndrome. Pharmacopsychiatry 19:91–95

Täschner KL (1987) Klinik der Rauschdrogen. In: Meyer JE, Strömgren E (Hrsg) Abhängigkeit und Sucht, 3. Aufl Handbuch Psychiatrie der Gegenwart, Bd 3. Springer, Berlin Heidelberg

Täschner KL (1989) Praktische Psychiatrie. Kohlhammer, Stuttgart Berlin

Täschner KL (1991) Brauchen wir Methadonsubstitutionsprogramme? Nervenarzt 62:524–528

Täschner KL (1991) Fahrtüchtigkeit bei Drogenkonsumenten. Versicherungsmedizin 43:193–196

Täschner KL (1993) Kriterien der Schuldfähigkeit Drogenabhängiger bei unterschiedlichen Deliktformen. Blutalkohol 30:313–320

Täschner KL (1994) Drogen, Rausch und Sucht. Trias Verlag, Stuttgart (2 Aufl. 1997, 3. Aufl 2001 unter dem Titel: Harte Drogen – weiche Drogen?)

Täschner KL (1996) Über den Einfluß des Zeitgeistes auf den Umgang mit Drogen und Drogenabhängigen. In: Ziegler B, Trabert W (Hrsg) Psychiatrie und Zeitgeist. Festschrift für Klaus Wanke. Profil, München, S 86–94

Täschner KL (1998) Begutachtung in Betäubungsmittel-Strafverfahren. In: Kreuzer A (Hrsg) Handbuch des BtM-Strafrechts. Beck, München, S 1207–1245

Täschner KL (2002) Rauschmittel – Drogen, Medikamente, Alkohol, 6. neu bearb Aufl Thieme, Stuttgart

Täschner KL (2003) Forensische Psychopathologie – Diagnostik und Begutachtung. In: Madea B, Brinkmann B (Hrsg) Handbuch gerichtliche Medizin. Bd 2. Springer, Berlin, S 739–808

Täschner KL, Richtberg W (1988) Koka und Kokain – Konsum und Wirkung, 2. erweiterte Aufl Deutscher Ärzteverlag, Köln

Täschner KL, Wanke K (1972) Drogenabhängigkeit bei Jugendlichen. Med Klin 67:515–520

Täschner KL, Wanke K (1973) Beschaffungskriminalität und Zurechungsfähigkeit bei Drogenabhängigen. Nervenarzt 44:85–88

Täschner KL, Wanke K (1973) Soziale Ursachen des Drogenkonsums Jugendlicher. Psychiatr Neurol Med Psychol (Leipz) 25:208–215

Täschner KL, Wiesbeck GA (1987) Schmerzmittelbedingter Kopfschmerz und das Problem der Schmerzmittelabhängigkeit. Med Monatsschr Pharm 10:353–356

Täschner KL, Wiesbeck GA (1988) Psychische und soziale Befunde bei Transsexuellen. Dtsch Med Wochenschr 113:1154–1157

Täschner KL, Wiesbeck GA (1991) Heroinsucht. Dtsch Med Wochenschr 116:1603–1609 (1640-1645)

Täschner KL, Bloching B, Bühringer G, Wiesbeck G (2010) Therapie der Drogenabhängigkeit, 2. vollst überarbeitete und erweiterte Aufl Kohlhammer, Stuttgart

Tellenbach H (1965) Epilepsie als Anfallsleiden und als Psychose. Über alternative Psychosen paranoider Prägung bei „forcierter Normalisierung" (Landolt) des Elektroencephalogramms Epileptischer. Nervenarzt 36:190–192

Tellenbach H (1983) Melancholie. Problemgeschichte, Endogenität, Typologie, Pathogenese, Klinik. Springer, Berlin Heidelberg

Thibaut F, de la Barra F, Gordon H, Cosyns P, Bradford JM, WFSBP Task Force on Sexual Disorders (2010) The World Federation of Societies of Biological Psychiatry (WFSBP) Guidelines for the Biological Treatment of Paraphilias. World J Biol Psychiatry 11:604–55

Thorndike EL (1935) The psychology of wants, interests and attitudes. Appleton-Century, London

Tölle R (1966) Katamnestische Untersuchungen zur Biographie abnormer Persönlichkeiten. Springer, Berlin, Heidelberg

Tölle R (1990) Organisch bedingte Depression. Nervenarzt 61:176–182

Tölle R (1991) Psychiatrie. Springer, Berlin, Heidelberg

Tölle R, Windgassen K (2011) Psychiatrie. Springer, Heidelberg

Trzepacz PT (2000) Is there a final common neural pathway in delirium? Focus on acetylcholine and dopamine. Sem Clin Neuropsychiatr 5:132–148

Trzepacz PT, Baker R, Greenhouse J (1988) A symptom rating scale for delirium. Psychiatry Res 23:89–97

Twillman RK, Manetto C, Wellisch DK, Wolcott DL (1993) The Transplant Evaluation Rating Scale: a revision of the psychosocial levels system for evaluating organ transplant candidates. Psychosomatics 34:144–153

Voderholzer U (2005) Zwangsstörungen. Fortschr Neurol Psychiat 73:526–547

Vyssoki D (2007) Traumafolgestörungen – Diagnostik und Therapie. Spectrum Psychiatrie 1:14–16

Wagner KD (2002) Management of treatment refractory attention-deficit/hyperactivity disorder in children and adolescents. Psychopharmacol Bull 36:130–142

Wagner-Jauregg J (1928) Malariatherapie. Vortrag, gehalten im Rahmen des Internationalen Fortbildungskurses über Syphilis und Hautkrankheiten am 16. Februar 1928. Wien Med Wochenschr 78:275–278

Walcher W (1969) Die larvierte Depression. Hollinek, Wien

Walcher W (1975) Pharmakotherapie der larvierten Depression. Psychiatr Neurol Med Psychol Beih 20-21:214–218

Walden J, Grunze H (1998) Bipolare affektive Störungen. Ursachen und Behandlung. Thieme, Stuttgart

Watson JB (1924) Behaviorism. Kegan Paul, Trench, Trubner & Co, London

Watzlawick P (1969) Menschliche Kommunikation. Huber, Bern, Stuttgart

Weig W (2006) Sexuelle Funktionsstörungen aus nervenärztlicher Perspektive. Nervenarzt 77:101–109

Weltgesundheitsorganisation (WHO) (2001) Taschenführer zur ICD-10-Klassifikation psychischer Störungen mit Glossar und diagnostischen Kriterien ICD-10, DCR-10. Huber, Bern Göttingen

Wieck HH (1956) Zur Klinik der sogenannten symptomatischen Psychosen. Dtsch Med Wochenschr 81:1345–1349

Wikipedia (2012) Evidenzbasierte Medizin. http://de.wikipedia.org/wiki/Evidenzbasierte_Medizin. Zugegriffen: 03. April 2012

Wise MG, Trzepacz PT (1996) Delirium (Confusional States). In: Rundell JR, Wise MG (Hrsg) Textbook of Consultation – Liaison Psychiatry. American Psychiatric Press, Washington London

Wolf P (1991) Acute behavioral symptomatology at disapperance of epileptiform EEG abnormality. Paradoxical or "forced normalization". In: Smith D, Treiman D, Trimble MR (Hrsg) Advances in neurology. Raven, New York, S 127–142

Wolfersdorf M (2000) Suizidalität – Begriffsbestimmung und Grundzüge der notfallpsychiatrischen Suizidprävention. Psycho 26:319–325

Wolfersdorf M, Dobmeier M (2003) Bipolare affektive Störungen: Aktuelle Fragen bei Diagnostik, Therapie und Suizidprävention. Krankenhauspsychiatrie 14 (Sonderheft 1): S 2–S 6

Wolfersdorf M, Schüler M, Le Pair A (2000) Klinische Psychotherapie mit älteren depressiven Patienten. In: Bäuerle P, Egbers S (Hrsg) Klinische Psychotherapie mit älteren Menschen. Huber, Bern

Wolpe J (1972) Praxis der Verhaltenstherapie. Huber, Bern Stuttgart

Yatham LN, Kennedy SH, Schaffer A, Parikh SV, Beaulieu S, O'Donovan C, MacQueen G, McIntyre RS, Sharma V, Ravindran A, Young LT, Young AH, Alda M, Milev R, Vieta E, Calabrese JR, Berk M, Ha K, Kapczinski F (2009) Canadian Network for Mood and Anxiety Treatments (CANMAT) and International Society for Bipolar Disorders (ISBD) collaborative update of CANMAT guidelines for the management of patients with bipolar disorder: update 2009. Bipolar Disord 11:225–255

Zapf D (1999) Mobbing in Organisationen – Überblick zum Stand der Forschung. Zeitschrift für Arbeits- und Organisationspsychologie 43:1–25

von Zerssen D (1976) Befindlichkeits-Skala Bf-S. Beltz, Weinheim

Zilker T (1998) Intoxikationen. In: Hewer W, Rössler W (Hrsg) Das Notfallpsychiatriebuch. Urban & Schwarzenberg, München Wien, S 211–212

Zimmerer T, Siegmund SV, Singer MV (2009) Das Problem von Compliance und Adhärenz am Beispiel der chronisch entzündlichen Darmerkrankungen. Dtsch Med Wochenschr 134:1417–1424

Zink M, Englisch S, Meyer-Lindenberg A (2011) Polypharmazie bei schizophrenen Psychosen. Nervenarzt 82:853–858

Zohar J, Yahalom H, Kozlovsky N, Cwikel-Hamzany S, Matar MA, Kaplan Z, Yehuda R, Cohen H (2011) High dose hydrocortisone immediately after trauma may alter the trajectory of PTSD: interplay between clinical and animal studies. Eur Neuropsychopharmacol 21:796–809

Zwanzger P, Deckert J (2007) Angsterkrankungen: Ursachen, Klinik, Therapie. Nervenarzt 78:349–360

Stichwortverzeichnis

D

D$_2$-5-HT$_2$-Antagonisten 105
DBT 158, 399
Debriefing 358
Debriefingkonzept 358
De-Clérambault-Syndrom 28, 294
Deeskalation 465
Defibrillator 457
DeGPT 506
Delir 237, 465
delirantes Syndrom 40
Delirium-Rating-Scale 196
Delirium tremens 191, 238, 239,
    248, 250, 251
delirogen wirksame Arznei-
    mittel 192
Delta-Hintergrundaktivität 182
Delta-Typ 235
Dementia alcoholica 178, 242
Dementia paralytica 10, 177, 207,
    209
Demenz bei Alkoholabhän-
    gigkeit 178
Demenz bei Alzheimer-
    Krankheit 176
Demenz bei anderen somatischen
    Krankheiten 178
Demenz bei Chorea
    Huntington 177
Demenz bei Creutzfeldt-Jakob 177
Demenz bei Endokrinopathien 178
Demenz bei Epilepsie 177
Demenz bei HIV-Krankheit 177
Demenz bei Intoxikationen 178
Demenz bei metabolischen
    Störungen 178
Demenz bei multipler Sklerose 177
Demenz bei Neurosyphilis 177
Demenz bei Normaldruckhydroze-
    phalus 177
Demenz bei Paralysis agitans 182
Demenz bei Parkinson-
    Krankheit 177
Demenz bei sonstigen Infek-
    tionen 178
Demenz bei Vitaminmangelzu-
    ständen 178
Demenz bei zerebralen Raumforde-
    rungen 177
Demenzformen 179, 181, 182
demenzielles Syndrom 41
Demenz nach Schädel-Hirn-
    Trauma 177
Demenzprogression 181

Demenz vom Lewy-Körperchen-
    Typ 177
Depersonalisationssyndrom 51,
    368
Depotneuroleptika 291
Depotpräparate 291
depressiogene Effekte 311
Depressionsbehandlung 312
Depressionsformen 298
Depressio sine depressione 305
depressive Episoden 234, 308
depressive Pseudodemenz 185
depressiver Stupor 468
depressive Symptomatik 114
Derealisationssyndrom 51, 368
DES 66
Designerdrogen 268
deskriptiv-phänomenologisch 8
desorganisierter Prägnanztyp 45
Desorientiertheit 25
Desuggestion 160
Detoxifikation 271
deutsches Strafgesetzbuch 474
Dexamethasonsuppressi-
    onstest 302
DGGPP 511
DGKJP 506
DGPM 506
DGPPN 99, 506
DG-Sucht 506
diagnostische Kategorie 17
dialektisch-behaviorale Psychothe-
    rapie 158, 399
Diathese-Stress-Modell 392
Diazethylmorphin 257
die 5 „P" 381
Die drei Kreise der großen
    Psychosen 7, 221
Differenzialdiagnosen beim
    Delir 197
Differenzialdiagnosen der Angst-
    störungen 345
Differenzialdiagnosen der
    HIV-induzierten Demenz 215
Differenzialdiagnosen der Zwangs-
    störung 338
difficult-to-wean-patients 267
Digitalispräparate 310
Dipsomanie 235
dissoziale Persönlichkeits-
    störung 394
dissoziales Syndrom 47
dissoziative Amnesie 362
dissoziative Bewegungsstö-
    rungen 362
dissoziative Fugue 362

dissoziative Identitätsstörung 361
dissoziative Krampfanfälle 362
dissoziativer Stupor 362, 469
dissoziative Sensibilitäts- und
    Empfindungsstörungen 362
dissoziative Störungen 361
dissoziative Symptome 51
Distanz und Nähe 359
DKPM 506
doctor shopping 364
Dokumentationspflicht 514
Dopamin 267
Dopaminagonisten 310
Dopaminhypothese der Schizo-
    phrenie 278
doppelte Depression 301, 306
Double-bind-Theorie 278
double depression 301, 306
Downers 76
Down-Syndrom 421
Drei-Instanzen-Modell 163
Dreikomponentenschema 43,
    95, 318
Dreistufenbefehl 184
Drogenanalytik im Haar 77
Drogenanalytik im Serum 76
drogenfreie Langzeitpro-
    gramme 272
Drogen- und Medikamenten-
    screening 74
DRS 65, 196
dStGB 474
Durchgangssyndrom 40, 191
Dyskinesien 113
Dysmorphophobie 338, 364
dysthyme Störung 298
Dysthymia 301, 306, 310

E

EACLPP 506
EBDD 253
EBM 11, 507
Ebstein-Anomalie 123
ECA-Studie 303
Echtheit 308, 358
Ecstasy 76, 221, 253
ECT 147, 318, 340, 389
EDDP 76
EEG 72
einfache Heilbehandlung 479
Einsichtsfähigkeit 479
Einsichts- und Urteilsfähigkeit 480
Einstichstellen 270
Einwilligungsfähigkeit 479

Medikamentenverzeichnis

Personenverzeichnis

Schneider Kurt wird allgemein mit seinem Vornamen zitiert, um eine Verwechslung mit dem überzeugten und aktiven Nationalisten Carl Schneider zu vermeiden, der sein Vorgänger auf dem Heidelberger Lehrstuhl für Psychartrie war (nach Schott und Tölle, 2006)

Printed in the United States
by Baker & Taylor Publisher Services